实用中医临床医学丛书

实用中医风湿免疫病学

姜 泉 主编

全国百佳图书出版单位

中国中医药出版社

·北 京·

图书在版编目（CIP）数据

实用中医风湿免疫病学/姜泉主编．—北京：中国
中医药出版社，2022.8
（实用中医临床医学丛书）
ISBN 978-7-5132-7420-3

Ⅰ.①实…　Ⅱ.①姜…　Ⅲ.①风湿性疾病−中医治疗
法　Ⅳ.①R259.932.1

中国版本图书馆 CIP 数据核字（2022）第 028878 号

中国中医药出版社出版
北京经济技术开发区科创十三街 31 号院二区 8 号楼
邮政编码　100176
传真　010-64405721
山东临沂新华印刷物流集团有限责任公司印刷
各地新华书店经销

开本　787×1092　1/16　印张 53　字数 1124 千字
2022 年 8 月第 1 版　2022 年 8 月第 1 次印刷
书号　ISBN 978－7－5132－7420－3

定价　368.00 元
网址　www.cptcm.com

服 务 热 线　010-64405510
购 书 热 线　010-89535836
维 权 打 假　010-64405753

微信服务号　zgzyycbs
微商城网址　https：//kdt.im/LIdUGr
官 方 微 博　http：//e.weibo.com/cptcm
天猫旗舰店网址　https：//zgzyycbs.tmall.com

如有印装质量问题请与本社出版部联系（010-64405510）

《实用中医风湿免疫病学》编委会

出版说明

医学科学是综合性实践科学，它是研究社会中人的疾病发生、发展规律的实践活动，形成了现代的生物-心理-社会医学模式。

现代科学技术为医学科学的发展奠定了坚实的基础，助力其加速发展。但是临床医学实践经验的积累仍然需要临床医师不懈地努力，仍然需要时间的积累。经验的积累与科学技术的结合，使医学科学理论上升到更高水平。

理论的发展需要经验和时间的积累，学科的发展亦有其自身规律。中医药学经过新中国成立后七十多年的发展，无论在科研、教学还是临床方面，都得到了长足的发展，尤其是临床方面，借助于现代科技，对疾病认识得更加深入、细致，辨证更加具体，对药物的认识更加全面，用药经验也极大地丰富起来。同时，经过几代人的努力，各医疗机构都建立了自己的专业团队，这些专业人员，代表了本专业的学术水平。

将七十多年中医临床医学进行系统梳理，理清其发展脉络，总结其卓有成效的治病方法，理清其固有的治疗思路，将零散的经验纳入到中医临床医学理论体系中，这是新时代中医药事业的紧迫要求，关系到中医药事业今后的稳步发展。这也是《实用中医临床医学丛书》编写的初衷。

《实用中医临床医学丛书》按临床分科分册，体现了现在的中医临床实际。本丛书是一套真正反映中医辨证论治思维，汇集古今中医临证经验，既有系统理论，又含具体治病方法的实用中医临床医学学术著作，理论系统、内涵丰富、临床实用为本丛书的特点。

本丛书参编人员大都是各专业委员会的骨干，他们首先是临床医生，长期从事临床研究，拥有丰富的临床经验，具备鲜明的专业特点。同时，他们大都从事教学工作，带教博士、硕士，具有较高的理论水平。另外，他们长期承担国家或省区市的科研工作，对疑难病有较深的研究。所以，编写团队代表了现在中医临床的时代水平。

本丛书是中医书，不是中西医结合书，更不是西医书，所以在编写过程中，编写人员根据中医临床实际，妥善处理了现代医学参与临床的问题，体现了中医学与时俱进、开放包容的态度、做法及优势，又不失中医药自身的完整性与系统性。

本丛书不是为初学者编写，读者定位于主治医师及以上职称。

科学在发展，医学在进步，中医学同样在不断完善。我们希望这是阶段性总结，也希望有更多的经验、理论纳入中医学体系中来，将中医药事业发扬光大。

中国中医药出版社

编写说明

　　风湿病属于临床常见、多发、疑难病，其涵盖范围十分广泛，包括 100 余种疾病，临床表现复杂多样，往往侵害人体多个系统。有研究表明，风湿免疫病影响世界人口的 5%～8%，且患病率呈持续上升趋势，我国风湿免疫病患者数以亿计。风湿疾病有病程长、缠绵难愈、病情复杂的特点，中医以辨证论治、整体调节为治疗原则，在风湿免疫病的治疗中显示出较大的优势。中医对风湿病的治疗源远流长，而对风湿病中医理论的全面继承和系统研究发展则始于 20 世纪的 80 年代初期。1983 年 9 月在大同成立中华全国中医内科学会痹证学组，1989 年成立全国痹病委员会，1995 年 11 月在芜湖成立中国中医药学会（现中华中医药学会）风湿病分会。在中华中医药学会的领导下，在路志正主任委员、焦树德副主任委员的带领下，在朱良春、谢海州、王为兰、陈之才、张沛虬、李济仁、娄多峰、冷方南、胡荫奇等老专家的支持下，风湿病中医理论的全面继承和系统研究就此拉开帷幕。随着 40 年来老中青几代人的努力奋斗，中医风湿病领域学术理论不断完备、学术思想不断发展、研究不断创新，中医药在风湿免疫病防治方面优势突显，积累了丰富和宝贵的临床经验及学术思想。

　　中华中医药学会风湿病分会一直秉承"继承、发展、创新、务实"的宗旨，自第四届风湿病分会委员会换届后，我们在学术交流、学科建设、人才培养、科学普及等各个方面都取得了长足的发展。学会一直注重学术的发展和传播，恰逢《实用中医临床医学丛书》编写之契机，牵头策划编纂《实用中医风湿免疫病学》。本书将中医风湿病临床医学进行系统梳理，理清其发展脉络，总结其卓有成效的治病方法，理清其固有的治疗思路，并将零散的经验纳入中医风湿病临床医学理论体系中。

　　本书是一套真实反映中医风湿病辨证论治思维，汇集古今中医风湿病临证经验及中医风湿名家学术思想的实用书系。本书特点包括：

●传承中医经典，发展风湿理论

　　中医经典是我国古代劳动人民结合自身实践得出的智慧结晶，是中医学科的基础所在。《黄帝内经》中提出的痹证是中医对风湿性疾病的最早归类，如《素问·痹论》较为系统、全面地对痹证的病因、病机、分类、治则、预后等进行了专门论述，成为后世风湿病学术思想发展的源流。由于历代医家对风湿病的认识不尽相同，古医籍中论述的风湿病内容浩如烟海。本书病证篇、疾病篇以风湿病中西医病名统领，系统梳理其源流和发展脉络，搜集了历代医家古籍的相关论述，力求内容丰富、脉络清晰，为后学溯本求源提供参考。

● **融汇中西病名，创新病证体系**

风湿病涉及 100 余种风湿免疫性疾病病种，包括系统性红斑狼疮、类风湿关节炎、干燥综合征、强直性脊柱炎等疾病。由于中医学对风湿病命名依据的多样性，反映在古医籍中的风湿病名称繁杂不一，有以病因命名者、有以主症特征命名者、有以病变部位命名者，据不完全统计，中医医籍中提到的与风湿病相关的病名共有 340 余种，这不利于中医风湿病的系统总结及研究。随着风湿病研究的不断深入，加之西医病名诊断及分类标准的规范化，目前临床病例书写中也要求既有中医诊断，也有西医诊断。因此，经过多次全国中医风湿病学术研讨会反复论证，确立了痹证→痹病→风湿病的风湿病一级病名，还规范了尪痹、燥痹、阴阳毒、大偻、痛风、筋痹、产后痹等一系列二级中医病名，以对照西医病名，促进中西医广泛沟通及交流。本书中疾病篇以西医病名统领中医辨证治疗，有助于中医诊疗体系的完善和发展。

● **立足中医辨证，注重临床治疗**

中医的生命力在于临床疗效，而取得良好疗效的前提是把握中医辨证论治的核心点。中医学蕴含着丰富的辨证方法，如八纲辨证、脏腑辨证、六经辨证、三焦辨证、气血津液辨证、经络辨证、卫气营血辨证等，同时也包罗了治疗方法，内治法如汤、丸、散、膏、丹，外治法如针灸、针刀、推拿、导引等。风湿病病程迁延、病情复杂，临床表现繁杂多变，常见合病、并病等复杂情况，为了提升临床实践性，本书广泛搜集和总结了与风湿病相关的辨证方法及治疗措施，供广大临床工作者权衡选择。

本书分为概论篇、病证篇、疾病篇、康复篇。概论篇从风湿病病名发展、生理病理、病因病机、诊法、辨证、护理等方面概述了中医风湿病的总体情况。病证篇、疾病篇分别详细介绍了 24 个中医病名病证和 35 个西医病名病证的临床诊疗系统知识，其中增加了近年热点疾病 IGg4 相关性疾病等内容，论述了中医的辨证和治疗特色。众所周知，风湿病影响广泛，不仅包括骨关节肌肉，而且包括与它们相关联的附件组织，诸如腱鞘、滑囊、筋膜、包囊、肌肉、软骨等。风湿性疾病作为造成慢性残疾的原因之一，严重影响人们的生活和工作。然而回顾风湿病的传统治疗，药物治疗以控制病情为主，忽略了早期康复治疗及早期预防功能障碍的内容。

中医康复是中医学的重要组成部分，以整体康复观、辨证康复观、功能康复观三个基本观点贯穿，本书的康复篇介绍了常见风湿病的中医康复方法，丰富了中医风湿病治疗和预防学的内容。

中医是一门实践医学，其不息的生命力在于临床疗效的肯定。本书的主编和副主编均为从事风湿病临床医疗工作数十载、有着丰富临床经验的学术带头人，参编人员涵盖了学会主委、副主委、常委、委员及青年委员等，参编单位汇聚了来自全国 31 个省（自治区、直辖市）的中医、中西医风湿免疫专科团队。本书如实反映和系统总结了风湿病前辈及各位临床大家的学术思想和实践经验，凝结了老中青三代的心血，体现了全体编写人员的智慧。参与本书的全体编写人员均为战斗在临床一线的医务工作者，在繁重的临床和科研工作之余，为了保证书稿质量，有些稿件数易其稿，反复讨论，立臻完备，在本书付梓之际，对他们一并表示诚挚谢意。

本书是一部理论系统、内涵丰富、临床实用的中医临床医学学术著作，是一本不可多得的实用性较强的中医风湿病工具书。但因水平、经验所限，难免有所纰漏，诚恳希望广大同仁不吝指正。

中华中医药学会风湿病分会主任委员　姜　泉
2022 年 5 月

目 录 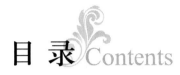Contents

疾病篇

康复篇

概论篇
GAI LUN PIAN

第一节 风湿病发展概要

一、从痹证、痹病到风湿病的认识

《黄帝内经》中提出的痹证是中医对风湿性疾病的最早归类。由于历代医家对风湿病的认识不尽相同，加之中医学命名依据的多样性，所以古医籍中提到的风湿病的名称繁杂不一。有以病因命名者（热痹、湿痹、风寒湿痹等）；有以主症特征命名者（行痹、痛痹、着痹、周痹等）；有以病变部位命名者（皮痹、肉痹、脉痹、筋痹、骨痹、肺痹、脾痹、心痹、肝痹、肾痹等）；有以病机命名者（虚痹、实痹）；有以发病季节命名者（孟春痹、孟夏痹、孟秋痹、孟冬痹等）。据不完全统计，中医医籍中提到的与风湿病相关的病名共有 340 余种。随着痹证研究的深入，参加研究人员的不断增加，各省市学术组织的逐步完善，鉴于"痹病"名称古亦有之，为了避免痹证病名中的"证"与证候中的"证"混淆，并突出强调痹证的病名概念，故将"痹证"改称为"痹病"。痹证、痹病虽沿用多年，但作为一个人的病类命名，仍不能囊括所有子病种，如痛风、鹤膝风、历节等就不称为"痹"或"×痹"，但这些病应属痹病范畴，恰恰相反，有些病虽名之为"痹"，如胸痹、喉痹等，却是另一独立病种，不属于痹病范畴。中医"风湿病"的名称自古有之。在中医文献中，凡提到风湿的，其涵义有二：一是指病因；二是作为疾病的名称。长沙出土的《五十二病方》中就有关于"风湿"的记载，《神农本草经》中记载"风湿"有 26 处之多；《黄帝内经》中除痹论篇外，以"风湿"单独出现者有 17 处；汉代张仲景《伤寒论》一书更有特点，全书 398 条中均未言"痹"，而论及风湿者多处，《金匮要略》中更是极为明确地首先提出以"风湿"作为病名。如"病人一身尽疼，发热，日晡所剧者，此名风湿。""风水，脉浮，身重，汗出恶风者，防己黄芪汤主之。"

由此可见，以中医风湿病命名替代"痹病"命名，是有理论和文献依据的，这种命名，不但不失突出中医学术特点，而且可补"痹病"命名之不足，避免了以"痹"为病名所引起的与其他病种交叉错杂的弊端。因此，从"痹证"到"痹病"到"风湿病"的命名，可以说是中医学术发展中，对同一类疾病在命名研究上的再提高。经过多次全国学术研讨会的反复论证，确立了痹证→痹病→风湿病的风湿病一级病名。在 1986 年 3 月卫生部（现国家卫生健康委员会）召开的中医证候规范学术会议上，国医大师路志正携其他老中医专家和中西医结合专家提出了疾病定义草案，正式提出并规范了中医风湿病的概念，即"中医风湿病是人体营卫失调，感受风寒湿热之邪，合而为病；或日久正虚，内生痰浊、瘀血、毒热，正邪相搏，使经络、肌肤、血脉、筋骨，甚至脏腑的气血痹阻，失于濡养，而出现的以肢体关节、肌肉疼痛、肿胀、酸楚、麻木、重着、变形、僵直及活动受限等症状为特征，甚至累及脏腑的一类疾病的总称。"诸位专家一致认为中医风湿病包括的疾病范围更广，更加符合临床实际。这一病名的提出，也确立了风湿病作为一支独立的学科屹立于中医之林，为专科学术发展及专科人才的培养奠定了坚实的基础。

二、风湿病的历史沿革

长沙马王堆三号汉墓出土的大批帛书及部分竹木简中就记载有"疾××""××痛"来看，我们祖先在《黄帝内经》完成之前，对风湿病就有了明确认识和防治经验。但对本病的系统概念、病因、病机、病位、症状、鉴别、预后等有较详尽的记载还应首推《黄帝内经》。

《素问·痹论》指出："风寒湿三气杂至，合而为痹也。其风气胜者为行痹，寒气胜者为痛痹，湿气胜者为著痹也。""所谓痹者，各以其时重感于风寒湿之气也。"《灵枢·寿夭刚柔》强调："病在阳者，命曰风，病在阴者，命曰痹。"病因方面除强调与感受外邪和饮食、生活环境有关外，《素问·痹论》还指出"荣卫之气亦令人痹乎……逆其气则病，从其气则愈，不与风寒湿气合，故不为痹"。《灵枢·五变》亦说："粗理而肉不坚者，善病痹。"可见是否发病还与荣卫之气是否和谐及腠理致密与否有关。在病位、病机方面，又强调了"血凝于肤者为痹，凝于脉者为泣，凝于足者为厥"（《素问·五脏生成论》）"五邪所乱……邪入于阴则痹……"（《素问·宣明五气》）。对有关症状的出现，《黄帝内经》解释为："其不痛不仁者，病久入深，荣卫之行涩，经络时疏，故不通，皮肤不营，故为不仁。其寒者，阳气少，阴气多，与病相益，故寒也。其热者，阳气多，阴气少，病气胜，阳遭阴，故为痹热。其多汗而濡者，此其逢湿甚也，阳气少，阴气盛，两气相感，故汗出而濡也。"又说："夫痹之为病，不痛何也？岐伯曰：痹在于骨则重，在于脉则血凝而不流，在于筋则屈不伸，在于肉则不仁，在于皮则寒，故具此五者，则不痛也"（《素问·痹论》）。关于病名和分类有行痹、痛痹、着痹、筋痹、骨痹、脉痹、肌痹、皮痹、心痹、肝痹、脾痹、肺痹、肾痹、周痹、众痹、血痹等记载。在疾病的演变、转归方面，《素问·痹论》认为："以冬遇此者为骨痹，以春遇此者为筋痹，以夏遇此者为脉痹，以至阴遇此者为肌痹，以秋遇此者为皮痹""五脏皆有合，病久而不去者，内舍于其合也。故骨痹不已，复感于邪，内舍于肾；筋痹不已，复感于邪，内舍于肝；脉痹不已，复感于邪，内舍于心；肌痹不已，复感于邪，内舍于脾；皮痹不已，复感于邪，内舍于肺"。在治疗上，提出了针刺和药熨疗法。关于预后，《素问·痹论》说："其风气胜者，其人易已也""其入脏者死，其留连筋骨间者疼久，其留皮肤间者易已"。《灵枢·厥病》说："风痹淫泺，病不可已者，足如履冰，时如入汤中，股胫淫泺，烦心头痛，时呕时悗，眩已汗出，久则目眩，悲以喜怒，短气不乐，不出三年死也。"这些论述是对大量临床经验的精辟总结。可见，秦汉以前中医对本病的认识已具有相当高的水平。

汉代张仲景在《黄帝内经》的论述基础上，提出了新的见解。他在《伤寒论》

中论述了太阳风湿的辨证与治疗。他指出，"伤寒八九日，风湿相抟，身体疼烦，不能自转侧，不呕不渴，脉浮虚而涩者，桂枝附子汤主之。若其人大便硬，小便自利者，去桂加白术汤主之。""风湿相抟，骨节疼烦，掣痛不得屈伸，近之则痛剧，汗出短气，小便不利，恶风不欲去衣，或身微肿者，甘草附子汤主之。"此行文虽简洁，却能示人以辨证论治之法。在《金匮要略》中将"风湿"与"历节"分篇论述，首先提出"风湿"与"历节"的病名，并立专篇论"血痹"一病。《金匮要略·痉湿暍病脉证》指出："太阳病，关节疼痛而烦，脉沉而细者，此名湿痹。""湿痹之候，小便不利，大便反快，但当利其小便。""病者一身尽疼，发热日晡所剧者，名风湿，此病伤于汗出当风，或久伤取冷所致也，可与麻黄杏仁薏苡甘草汤""风水，脉浮，身重，汗出恶风者，防己黄芪汤主之"，进一步描述了症状表现，提出了散风除湿、健脾化湿、温经散寒、固表祛湿诸法。仲景将"历节"列在《金匮要略·中风历节病脉证并治》中，指出："寸口脉沉而弱，沉即主骨，弱即主筋，沉即为肾，弱即为肝，汗出入水中，如水伤心，历节黄汗出，故曰历节""盛人脉涩小，短气自汗出，历节疼不可屈伸""荣气不通，卫不独行，荣卫俱微，三焦无所御，四属断绝，身体羸瘦，独足肿大，黄汗出，胫冷，假令发热，便为历节也"。这说明肝肾亏损、气血不足为历节病之本，再感外邪，而为历节。治疗上："诸肢节疼痛，身体魁羸，脚肿如脱，头眩短气，温温欲吐，桂枝芍药知母汤主之""病历节，不可屈伸，疼痛，乌头汤主之"。仲景在《金匮要略·血痹虚劳病脉证并治》说："血痹病从何得之？师曰：夫尊荣人，骨弱肌肤盛，重因疲劳汗出，卧不时动摇，加被微风，遂得之。""血痹，阴阳俱微，寸口关上微，尺中小紧，外证身体不仁，如风痹状，黄芪桂枝五物汤主之。"这指出血痹是由于先天不足，体弱不耐劳动，少劳则汗出，一遇微风，则使血滞于表不得畅行，出现麻痹不仁的症状。治以益气温经，和荣通痹则病愈。仲景确立了许多治疗风湿病的大法，诸如散风除湿，微发其汗；益气固表，发汗祛湿；温经解表，祛风胜湿；扶阳补土，祛风胜湿；温经散寒，除湿止痛；祛风散寒，清热除湿等。其中许多处方，如甘草附子汤、乌头汤、桂枝芍药知母汤、黄芪桂枝五物汤等，至今仍为临床常用的有效方剂。

华佗《中藏经》补充了《黄帝内经》对内因发病阐发之不足，提出了本病与七情致病有关，并标新立异提出了暑邪致病和热痹、气痹之说。他说："痹者，风寒暑湿之气中于人脏腑之为也，入腑则病浅易治，入脏则病深难治，而有风痹、有寒痹、有湿痹、有热痹、有气痹，又有筋骨、血、肉、气五痹也。""五脏六腑感于邪气，乱于真气，闭而不仁，故曰痹也。""气痹者，愁忧思喜怒过多，则气结于上，久而不消则伤肺，肺伤则生气渐衰，而邪气愈胜，留于上则胸腹痹而不能食，注于下则腰脚重而不能行。""肉痹者，饮食不节，膏粱肥美之所为也。""筋痹者，由怒叫无时，行步奔急，淫邪伤肝，肝失其气，因而寒热，所客久而不去，流入筋会，则使人筋急而不能行步舒缓也，故曰筋痹。""骨痹者，乃嗜欲不节，伤于肾也。""血痹者，饮酒过多，怀热太盛，或寒折于经络，或湿犯于荣卫，因而血搏，遂成其咎。"但有人认为《中藏经》非出自华佗之手，故其中一些观点虽颇有新意，仍未被后人所重视。

隋代巢元方所著《诸病源候论》一书把本病分为"历节风候""风湿痹候""风痹候""风不仁候""血痹候""风身体疼痛候""风四肢拘挛不得屈伸候""腰痛候""风湿腰痛候""背偻候""脚气疼痛不仁候""脚气痹挛候""贼风候"等。如卷一之"风湿痹候"云：风湿病之状，或皮肤顽厚，或肌肉酸痛，风寒湿三气杂至，合而为痹，其风湿气多，而寒气少者，为风湿痹也；由血气虚则受风湿，而成此病。久不瘥，入于经络，搏于阳经，亦变令身体手足不随。卷一之"风痹候"云："由人体虚，腠理开，故受风邪也，病在阳曰风，病在阴曰痹。"其对风湿病的病因病机、临床表现、预后有一定见解。同卷"贼风候"又云："其风冷则骨髓深痛，按之乃应骨痛也。但觉身索索冷，欲得热物熨痛处即小宽，时有汗。"其对症状特点的描述更为生动。该书卷二之"历节风候"对历节风的论述也颇为精当："历节风之状，短气自汗出，历节疼痛不可忍，屈伸不得是也。由饮酒腠理开，汗出当风所致也。亦有血气虚，受风邪而得之者。风历关节，与血气相搏交攻，故疼痛，血气虚则汗也，风冷搏于筋，则不可屈伸，为历节风也。"其强调历节风气血之虚为其病之本由，饮酒腠理开，汗出当风所致，认识是极为深刻的。

《诸病源候论》的论述，对唐宋医家影响很大。唐《备急千金要方》《外台秘要》，宋《太平圣惠方》《圣济总录》等著作，都遵巢氏之说，不但把"痹"与"历节"加以分别，还把诸多风湿类疾病纳入"风"病类中加以论述。其病因病机，亦多以巢氏所论为宗。如唐代孙思邈著《备急千金要方·诸风》云："诸痹内风寒湿三气并客于分肉之间，迫切而为沫，得寒则聚，聚则排分肉，肉裂则痛，痛则神归之，神归之则热，热则痛解，痛解则厥，厥则他痹发，发则如是，此内不在脏，而外未发于皮肤，居分肉之间，真气不能周，故为痹也。其风最多者，不仁则肿为行痹，走无常处，其寒多者则为痛痹，其湿多者则为著痹，冷汗濡但随血脉上下，不能左右去者，则为周痹也。痹在肌中更发更止，左以应左，右以应右者，为偏痹也。""夫历节风着人，久不治者，令人骨节蹉跌……古今已来，无问贵贱，往往苦之，此是风之毒害者也。"孙氏所谓"久不治者，令人骨节蹉跌"，是对本病晚期病邪深入骨髓，使骨节变形的明确的记载；"风之毒害者也"，给后世治疗本病用祛风解毒之药奠定了理论基础。此外，唐代王焘的《外台秘要》又另立白虎病之名："《近效》论白虎病者，大都是风寒暑湿之毒，因虚所致，将摄失理，受此风邪，经脉结滞，血气不行，蓄于骨节之间，或在四肢，肉色不变，其疾昼静夜发，发则彻髓，痛如虎之啮，故名白虎之病也。"于是，宋人著作如《太平圣惠方》《圣济总录》等书其论多宗此说，唯所不同处是另立热痹一门，治法也本《备急千金要方》而有所扩充。

如果说唐宋以前的论述侧重病因病机的话，那么唐宋以后除理论上有创新之外，在治疗方法和方药方面就显得日臻完善。

《备急千金要方》中收集了很多方药和疗法，如汤、散、酒药、膏摩、针灸等。西晋皇甫谧著有《针灸甲乙经》，收集了前人经验，记载了许多有关针灸治疗痹证的穴位和方法。宋代诸家在治疗方药上则有更大进展，以《太平圣惠方》和《圣济总录》为代表。如治疗热痹多用生地黄、升麻、羚羊角、麦冬、石膏、大黄之类苦寒、甘寒之药。尤其是比前人更多地使用了虫类药物，如蜈蚣、乌梢蛇、白花蛇、全蝎、地龙之类。《太平圣惠方》收集了一些虫类药组成的方剂，如蚕蛾散、天雄丸、蚱蟬丸等。据统计，《圣济总录》收集的治疗方药达 140 多个，是前所未有的。它对每一种"痹"都提出了系列处方，如根据肝痹的不同证候，提出了应用薏苡仁汤、萆薢丸、补肝汤、细辛汤、防风汤、牛膝汤、茯神散等不同的方药。这些都是颇有特色的经验方药，均被后世所沿用。

金元时代，刘河间《黄帝素问宣明论方》根据《黄帝内经》风寒湿三气偏胜之说，分别拟定了防风汤、茯苓汤、茯苓川芎汤等方；热痹用升麻汤。张子和在《儒门事亲》中提出了"痹病以湿热为源，风寒为兼，三气合而为痹"的观点，主张在病之早期及时用汗、下、吐三法攻痹。朱丹溪在《格致余论》中立"痛风"一名，他说："彼痛风者，大率因血受热，已自沸腾。其后或涉冷水，或立湿地，或扇取凉，或卧当风。寒凉外抟，热血得寒，污浊凝涩，所以作痛。夜则痛甚，行于阴也。"他在《丹溪心法·痛风》中说，痛风为"四肢百节走痛是也，他方谓白虎历节证，大率有痰湿、风热、风湿、血虚"，首先提出"痰"为病因的问题，治法用加减地仙丹、青龙丸、乳香丸等。朱丹溪之"热血得寒、汗浊凝涩"之说给后世活血化瘀祛痰浊的治法以很大的启示。另外，《丹溪心法》还说"肥人肢体痛，多是风湿与痰浊流注经络而痛，瘦人肢体痛，是血虚"，说明当时已注意到患者的体质与发病是有关系的，这对后世的研究也有一定影响。

由于金元时期受"古方不能尽治今病"的影响，极力提倡辨证，反对机械地套用《太平惠民和剂局方》，因此，病名诊断被淡化，证的称谓也越来越繁。

明代医家鉴于前贤所论，病证复杂，其说不一，所以多主张统一痹证、历节病、白虎病、痛风等病名。如孙一奎《医旨绪余·卷一》就对东垣、丹溪舍"痹"而言"痛风"提出异议，认为这是"因名迷实，为害已久"；张璐《张氏医通》也说："痛风一证，《灵枢》谓之贼风，《素问》谓之痹，《金匮》名曰历节，后世更名曰白虎历节"，而其病因病机基本相同，"多由风寒湿气乘虚袭于经络，气血凝滞所致"。张介宾在《景岳全书·杂病谟·论痹》中认为："风痹一证，即今人所谓痛风也，盖痹者闭也，以血气为邪所闭，不得通行而病也，如痹论曰风气胜者为行痹……历节风痛，以其痛无定所，即行痹之属也。"他还认为，痹证虽以风寒湿合痹为大则，但须分阴证、阳证，阳证即为热痹，"有寒者宜从温热，有火者宜从清凉。血虚血燥者，则非养血养气不可"。秦景明集前人之大成，在《症因脉治》中分列出风痹、湿痹、寒痹、热痹、肺痹、心痹、肝痹、肾痹、脾痹等名。对每一病证均有症、因、脉、治的描述，令人醒目。李士材《医宗必读》指出：行痹以散风为主、佐以祛寒理湿，又治风先活血，血行风自灭，更须参以补血之剂；治痛痹以散寒为主，佐以疏风燥湿，更参以补火之剂，大辛大热以释其凝寒之害；治着痹以利湿为主，而佐以祛风散寒，更须参以理脾补气，使土强而能胜湿。李士材提出的临床用药章法，一直为后世所推崇。

清代医家论述见仁见智，各抒己见。喻嘉言《医门法律·中风门》说："凡治痹证，不明其理，以风门诸通套药施之者，医之罪也。""古方多有用麻黄、白芷者，以麻黄能通阳气，白芷能行营卫，然已入在四物、四君子等药之内，非专发表明矣。"他强调关节变形、僵硬者，应先养血气，还指出小儿鹤膝风"非风寒湿所痹，多因先天所禀肾气衰薄，阴寒凝聚于腰膝而不解"。林珮琴《类证治裁》对各种"痹"进行了鉴别，并列举了有效处方，条理清晰，切合实用。他强调补助真元，宣通脉络，使气血流畅自已。程钟龄的《医学心悟》则谓病由"三阴本亏，恶邪袭于经络"所致。此外，王清任《医林改错》提出"痹由瘀血致病"说，书中列身痛逐瘀汤等方，在治疗上别具一格。唐容川《血证论》、张锡纯《医学衷中参西录》等又继之而起，对痹病属于瘀血者颇多阐发。叶天士对于痹久不愈者，有"久病入络"之说，倡用活血化瘀及虫类药物，搜剔宣通络脉，更是独辟蹊径。他提出"新邪宜速散，宿邪宜缓攻""虚人久痹宜养肝肾气血"的治疗大法，对后世也有很大影响。

清代温病学派崛起，对热痹的探讨更加深入。吴鞠通《温病条辨》中说"因于寒者固多，痹之兼乎热者亦复不少""误用辛温其害立见"。叶天士《临证指南医案》对热痹病因病机治法也有精辟论述："从来痹证，每以风寒湿三气杂感主治，召恙之不同，由于暑暍外加之湿热，水谷内蕴之湿热，外来之邪，著于经络，内受之邪，著于腑络，故辛解汗出，热痹不减，全以急清阳明而小愈。"其明确指出热痹与风寒湿痹各异，治法不同。《顾松园医镜》认为，热痹不仅可由感受湿热之邪引起，风寒湿痹"邪郁病久，风变为火，寒变为热，湿变为痰"，亦为热痹，提出了通络活血、疏散邪滞、降火、清热、豁痰的治疗大法。另外，吴鞠通《温病条辨》的宣痹汤和《临证指南医案》中的有关方剂等都是治疗热痹的有效方剂。

综上所述，中医历代文献中有关风湿病的论述相当丰富，《黄帝内经》揭其纲要，历代医家又从临床实践中加以丰富和发展，使之从理法方药等方面益加完备。

三、二级病名理论创新

1. 燥痹病名确立

历代医籍中，虽无燥痹这一病名，但与本病相关的论述散见于历代医籍之中。如《素问·阴阳应象大论》篇有"燥胜则干"的记载。《灵枢·九宫八风》篇有："风从西方来，名曰刚风。其伤人也，内舍于肺，外在于皮肤。其气主为燥。"《素问·至真要大论》中描述了燥邪伤人时所出现的消化道症状"喜呕，呕有苦"，皮肤症状"嗌干面尘，身无膏泽"，四肢关节症状"足外反热"等，与本病可造成多系统损伤有相似之处。又如《金匮要略》中记载了因"五劳虚极羸瘦"而出现"肌肤甲错，两目黯黑""腹满不能饮食"等"干血"所致之症状。金代刘河间提出"诸涩枯涸，干劲皴揭，皆属于燥"的经典论述，其在《素问病机气宜保命集·病机论》中阐述了"涩枯者"因气衰血少而不能滋养濡润全身，从而导致"皮肤皴揭而涩"，甚至"麻痹不仁"的病机，称其因燥而见周身症状者为"周痹"，记录了与本病相似的口眼与皮肤干燥、身痛不仁等症状。《医方集解·润燥之剂》中云："燥在外则皮肤皴揭，在内则津少烦渴，在上则咽焦鼻干，在下则肠枯便秘，在手足则痿弱无力，在脉则细涩而微，皆阴血为火所伤也。"其明确提出燥邪伤人，内舍于肺，外合皮毛，燥邪致病，可见皮肤皲裂、咽干鼻燥、口干烦渴、津枯肠燥、筋痿无力等病证。

燥气致痹，是路老根据本病的病因病机等特征，结合其多年的临床经验而提出的。"燥痹"作为中医诊断学名称，首见于《路志正医林集腋·痹病杂谈一组·燥痹论治》一书，次见于《痹病论治学·干燥综合征》，此后又为《中国痹病大全》所收录。

本病以心、肝、脾、肺、肾各脏及其互为表里的六腑、九窍特有的阴津亏乏之表现为临床特征。临床表现可见口鼻咽燥少津，眼干泪少，口丁口渴，渴不多饮，肌肤干涩，肢体关节微肿或不红肿、屈伸不利、隐隐作痛，舌红少苔或无苔，脉细数或细涩等证。燥痹一年四季皆可发病，但以秋冬季节为多见。其发病以儿童及青中年罹患机会较多，且女性多于男性。

2. 产后痹病名称的确立

在中国古医籍中，对妇人产后所患痹证命名纷杂，有"产后身痛""产后关节痛""产后痛风""产后中风""产后筋脉拘急""产后鸡爪风"等名称，其未与其他疾病区分，而是多种疾病的混淆。妇人产后所患的风湿性疾病，没有独立的命名，给临床诊断和治疗带来了极大困难。而产后所患之痹与一般的风湿病相比症状更加严重，本病以正虚为主，或夹有痰瘀，这些与其他风湿病的诊治是不同的。所以为了突出产后痹的特点，并与其他疾病区分开，路老提出了产后痹这一病名，将产褥期和产后百日内所患的风湿病定名为"产后痹"。

在诊断上，应注意发病时间及关节症状，产后痹发病在产褥期，或产后百日内，有产后体虚感受外邪史；主要临床表现为肢体关节、肌肉疼痛不适、重浊肿胀、酸楚麻木，筋脉拘挛，屈伸不利，甚或关节僵硬、变形，并伴有汗出畏风，或局部红肿发热、面色无华、体倦乏力、腰膝酸软等症。其舌质多淡，或舌嫩，或紫暗有瘀点，苔多薄白，或薄黄，或少苔，或苔白厚腻，脉细濡，或沉濡而数，或沉涩。产后痹发病急，疼痛骤，很快使肢体活动受限，病情变化错综复杂，治当随机应变，乘邪浅病轻时及早治疗，若失治误治，则可延至数月乃至数年难愈，甚则丧失劳动力，终身残疾。

产后痹作为风湿痹病的一种，除见风湿痹病共有的症状外，均有气血不足或肝肾亏虚的表现。在治疗上，产褥期以虚为主，治当大补元气，养气血，荣经络，药选功专力宏之品；产后期（30 天以上）以脉络不通为主，治宜侧重化瘀通络。但其证候有以正虚为主者，亦有以邪实为主和虚实夹杂者。治疗之时，除辨证运用祛风、散寒、除湿、清热、和血行瘀等祛邪治疗之法外，还需注意扶正，重视益气养血、补益肝肾之法。审其虚实，或先标后本，或标本同治，尤当注意虚中夹实，血络瘀滞，及时给予活血行瘀。用药不能偏寒偏热，寒则冰伏血凝，热则伤津动血，宜选性平之药，调补气血为先，并遵循补益勿过壅滞、风药勿过辛散、祛湿勿过伤阴、清热勿过戕阳、用血肉有情之品勿过滋腻，尚需时时顾护中州，四季脾旺不受邪，则五脏六腑俱旺，气血充盈则筋脉肢节柔而利。

3. 痛风正本溯源

痛风之名，起源于我国，始于金元时期。元代朱丹溪明确提出"痛风"的病名。其所著《丹溪心法·痛风》中记载："四肢百节走痛是也，他方谓之白虎历节风证。"为将本病病名正本清源，路老对丹溪生平时代背景、气候、河流、居住环境、生活习惯等进行了考察，参阅了义乌县志，广搜元明清医籍，对痛风病名提出的时代背景进行了深入研究。

丹溪倡"阳有余，阴不足"，为滋阴派代表，提出"六气之中，湿热病十居八九""湿热相火为病甚多"的见解。浙江义乌的气候、地理环境、生活习惯、嗜食酒肉厚味等情况，具有痛风的发生条件。在其所著《格致余论》内有痛风论一篇，率先列出"痛风"病名，创上中下通用痛风方。文中明确提出："彼痛风者，大率因血受热，已自沸腾。其后或涉冷水，或立湿地，或扇取凉，或卧当风。寒凉外抟，热血得寒，污浊凝涩，所以作痛。夜则痛甚，行于阴也。"这里明确指出：本病因是自身血分受热，此其一；由于血热，又受寒凉，热血得寒，而污浊凝涩，此其二；其痛所以夜剧，是行于阴之故，此其三。在《丹溪手镜》中，将痹列为十一，痛风列为十三，清楚表明二者非同一证候。《丹溪心法·痛风》中，尽管有寒、有湿、有热、有痰之不同，但所创之上中下通用痛风方，力求通治。从组方遣药看，是将清热燥湿之二妙散，泻火行水之龙胆草、防己，活血化瘀之桃仁、川芎，燥痰祛风之南星、白芷，祛风通络之桂枝、威灵仙，消积和胃之神曲熔于一炉，疏风祛寒宣于上，清热利湿泄于下，活血化瘀、燥痰消滞调于中，以达到三焦同治之目的。《丹溪心法·痛风》中列举了辨别体质和不同症状的加减用药，对我们研究防治本病有着很大的启迪作用。如治湿痰痛风、气实表实、骨节痛方、阴火痛风等，均有很好参考价值。

4. 五体痹、五脏痹诊断与标准制定

《素问·痹论》首次提出了"五体痹""五脏痹"，认为人有五体：皮、肉、筋、脉、骨；五体合五脏：肺、脾、肝、心、肾。五体组织皆可患痹，"痹在于骨则重，在于脉则血凝而不流，在于筋则屈不伸，在于肉则不仁，在于皮则寒"。"以冬遇此者为骨痹，以春遇此者为筋痹，以夏遇此者为脉痹，以至阴遇此者为肌痹，以秋遇此者为皮痹"，总称五体痹。五体痹进一步发展可深入脏腑，影响脏腑功能，五脏皆可患痹，总称五脏痹。"五脏皆有合，病久而不去者，内舍于其合也。故骨痹不已，复感于邪，内舍于肾；筋痹不已，复感于邪，内舍于肝；脉痹不已，复感于邪，内舍于心；肌痹不已，复感于邪，内舍于脾；皮痹不已，复感于邪，内舍于肺"。五脏痹又可影响其所主之形体组织。五体痹与五脏痹有着重要的临床意义，为后世医家的病证结合发展奠定了基础，遗憾的是在随后的各家医籍中对五体痹、五脏痹的论治未能进一步发展。1991年在安徽芜湖召开的第六届全国学术会议上，进一步修订痹病二级病名的诊断标准、疗效评定标准。此后又经中华中医药学会风湿病分会专门多次对其进行研究讨论，统一了五体痹（皮痹、肌痹、筋痹、脉痹、骨痹）、五脏痹（心、肝、脾、肺、肾）的概念、诊断及疗效评定标准，并制定了证候的诊断标准和理法方药，丰富了中医风湿病的理论内涵，为中医风湿病学的标准化、规范化奠定了基础。经过20多年的临床应用与验证，其中许多还是可行的，有些被政府采用，2012年国家中医药管理局医政司颁布的《中医临床路径及中医诊疗方案》将其作为风湿病部分的二级病名，使风湿病的标准化、规范化研究更加深入，提高了风湿病的诊疗水平。

四、中医风湿病学学科建设相关事纪

自1983年9月在大同成立中华全国中医内科学会痹证学组，1989年成立全国痹病委员会，到1995年11月在芜湖成立中国中医药学会（现中华中医药学会）风湿病分会，2015年由姜泉教授接任第四届主任委员至今，先后共举办了二十届全国风湿病学术大会，四届国际风湿病学术研讨会及"海峡两岸风湿学术研讨会"，大会促进了学术交流和学科发展，扩大了中医药在国内外治疗风湿病的影响。

学术会议是提高风湿病医生专业理论，交流学术经验，提高辨证论治能力的最好形式。第一届：1983年在山西大同召开了全国中华中医学会内科专业委员会第一次全国痹证专题讨论会，自此我国中医有了自己的痹证学术组织，为中医风湿病学的发展打下了良好而坚实的基础。第二届：1984年在浙江省宁波市召开，会议通过了"全国痹证科研协作方案"，决定对雁北会议拟定的痹证5种证候协定处方继续进行观察，制定了中华全国中医学会内科分会痹证诊断、治疗、疗效评定标准（修订稿）。第三届：1985年在北京市召开，大会交流总结了全国痹证科研协作方案实施情况，对风湿病系列药（湿热痹、寒湿痹、寒热痹、尪痹、瘀血痹冲剂）进行了临床科研总结，并进行了学术交流。学术论文水平较高，如痹证病因病机方面打破了"风、寒、湿三气杂至"的三气外邪学说，提出痰、瘀、外伤、遗传等因素的内因致痹说，会议就痹证病名繁多的问题，经过系统论证和讨论将一级病名痹证改为痹病。第四届：1987年在兰州市召开，会议对今后学术活动和科研提出的六点意见得到认同。小型、专业、多样是今后适宜学术活动形势；加强协作交流，成立痹病科研网，鼓励发掘民间治法，推动科研发展；复习中医文献，总结经验，争取写出痹证专著；争取数年内研究出低

毒高效新药新法；举办痹证讲学班，推广痹证系列中成药。第五届：1989 年在江西省庐山召开。经过数年努力，在痹病的专题研究、科研设计、研究手法、治疗方法等方面有长足进步，成立全国中医内科学会痹病专业委员会，老中青结合，具备了学术的代表性、权威性，中医风湿病发展进入了一个新的里程碑。第六届：1991 年在安徽芜湖召开。进一步修订痹病二级病（骨痹、皮痹、脉痹、肌痹、筋痹）的诊断标准、疗效评定标准。增加各省委员，健全委员会组织机构，各省陆续建立痹病学组。第七届：1992 年在北京召开第一届国际风湿病学术交流会暨全国第七届痹证学术会议，来自世界各地、全国各省的代表交流经验，探讨中医痹病的历史沿革、今日发展，探索新的科研思路，总结名医经验，了解海内外中医治疗痹病的现状，互相学习经验，探寻新疗法，拓展了中医在痹病治疗、教学、科研方面的眼界。第八届：2001 年在甘肃省敦煌市召开。此次大会回顾了近几年中医风湿病学会走过的历程，强调指出要："自尊、自立、自强、自信"，振兴中医，发展学术，提高疗效，展开了如何加快中医药发展步伐的专题讨论，学术水平大幅提高，体现在研究病种更加广泛，治疗方法多样化，除临床研究外，更加重视基础研究和中医药作用机制研究。2004 年第九届风湿病学术会议暨风湿病分会换届选举会议在福建省厦门市召开。在总会领导的主持下，本着民主、团结、有利于分会发展和代表全国学术水平的原则，在全国推选出第二届分会委员近 100 人，由此推选和产生了以主任委员王承德教授为代表的第二届领导成员。2005 年 10 月，中华中医药学会第十届风湿病学术会议暨风湿病分会第二届第二次全体委员会议在河南省郑州市顺利召开。本次会议的主题是中医风湿病标准化研究及从临床和基础理论研究方面探讨中医治疗风湿病的方法和特点。2006 年 10 月，中华中医药学会风湿病分会第十一届年会和第二届第三次委员会在贵阳召开，学会学术工作的重中之重为中医临床特色优势研究。2008 年 10 月，中华中医药学会第十二届风湿病学术会议暨风湿病分会第二届第四次全体委员会议在云南省昆明市举行，会议主题为中医风湿病标准化研究，旨在规范中医风湿病的诊断和疗效标准。2009 年 11 月，"海峡两岸风湿骨伤大会"暨中华中医药学会骨伤分会第四届第四次学术研讨会和中华中医药学会第十三届风湿病学术研讨会在北京召开，会议主题为促进海峡两岸中医骨伤、风湿学科学术交流，研讨两岸中医风湿、骨伤学科学术新进展、新思路。2010 年 8 月 7 日，"中华中医药学会风湿病分会第三届换届改选会议"与"中华中医药学会风湿病分会第十四届学术研讨会暨第四届国际中医风湿病学术会议"在北京同期召开，会议决定第三届主任委员仍由王承德教授担任，会议主题为中医风湿病规范化研究，旨在促进中医风湿病的诊断和疗效评价的规范化；中医风湿病的临床研究和特点及理论研究和基础研究等方法的探讨。2011 年 8 月 19 日至 21 日"中华中医药学会第十五届风湿病学术年会暨中华中医药学会风湿病分会 2011 年学术研讨会"在山东省烟台市召开，会议主题为中医常见风湿病诊疗规范的确立，风湿病名医、名师经验的继承和发展，以及本领域中医、中西医结合新理论、新技术、新方法和新进展。

2012 年 8 月 17 日，中华中医药学会第十六届风湿病学术大会在安徽黄山召开，会议主题为促进中医风湿病从理论到临床的发展，弘扬中国传统医学在风湿病治疗中的特色优势。2013 年 11 月 8 日至 10 日中华中医药学会第十七届风湿病学术大会在杭州西子湖畔召开，会议主题为促进学术交流，提高中医风湿病的诊断和治疗水平。2014 年 7 月，在北京会议中心举行了第二届岐黄论坛风湿病中医药防治分论坛，以及中华中医药学会第十八届风湿病学术会议，会议的主题是"承国医精华，求风湿创新"。2015 年 11 月，在南昌举办了中华中医药学会第十九届风湿病学术会议暨第七届国际中医风湿病学术会议。本次大会进行了中华中医药学会风湿病分会常委会换届选举，推选姜泉教授为主任委员，以及副主委 11 人、常委 62 人、委员 185 人，成立了中华中医药学会风湿病分会第四届委员会。2016 年 10 月，在南京举行中华中医药学会风湿病分会第二十届全国风湿病学术年会。2017 年 10 月，在重庆举行中华中医药学会风湿病分会第二十一届全国风湿病学术年会。2018 年 10 月，在广州举行中华中医药学会风湿病分会第二十二届全国风湿病学术年会，大会主题为"传承经典，提高疗效，关注健康，拥抱科技"。在老一辈专家的带领下，历经 30 余年的努力，风湿病在组织建设、学术发展、学术交流、科研水平、国际交流、人才培养、科学普及等方面均逐步形成了一定规模，学会委员已由最初的 30 人发展为现在的会员 200 余人及常务委员 60 余人，每次年会代表人数均达到 800 余人。学会被多次评为中华中医药学会的先进分会，目前在国内外已经具备了一定的影响力。

第二节 风湿病生理病理

一、风湿病生理

中医学认为，人体是以五脏为中心、以心为主导，配以六腑，以精、气、血、津液为基本物质基础，通过经络，内连脏腑、外络肢节，将周身形体官窍、皮毛肌腠等联系成一个有机的整体。作为基本物质基础的精、气、血、津液，是人体进行正常生理活动的物质基础。因此风湿病的生理，与人体的五脏六腑、经络气血以及精、气、血、津液密切相关。

1. 脏腑

人体以五脏为中心，与六腑相配合，以精气血津液为物质基础，通过经络的联络作用，使脏与脏、脏与腑、腑与腑、脏与奇恒之腑之间密切联系，将人体构成一个有机整体。脏腑之间的密切联系，除在形态结构上得到一定体现外，主要是在生理上存在着相互制约、相互依存和相互协同、相互为用的关系。这种关系，突出表现在五脏的系统分属关系、五脏的生克制化关系、五脏的精气阴阳关系等方面。脏腑失调会引起阴阳气血失衡，从而对风湿病的产生造成一定影响。

2. 经络

以十二经脉为主体的经络系统，具有沟通联系、感应传导及运输、调节等基本功能。经络能够通行气血，沟通上下内外，联络脏腑形体官窍，感应传导信息，协调阴阳，同时又是病邪入侵和疾病传变的通道。《黄帝内经》即有言："经脉者，所以能决死生，处百病，调虚实，不可不通。"经络气血运行如常，则人体阴阳和谐，风湿病不易起。

3. 精

精是构成人体和维持人体生命活动的精微物质。《灵枢·经脉》曰："人始生，先成精。"精是人体的起源，指代人体内部的精华物质，包括先天之精和后天之精，具有繁衍生命、生长发育、生髓化血、濡养脏腑、生气化神等作用。因此精是维系人体一切正常生理活动的前提，精的失常会引起精微物质不足与脏腑功能低下产生的病理变化，可表现为骨质疏松、筋脉懈惰、肌肉瘦削、疲倦乏力等虚弱状态，加重风湿病对机体的损害、严重影响风湿病的预后。

4. 气

（1）元气：是人体生命活动的原动力，由先天之精而化。其根系于肾，通过三焦，布散全身，全面地促进和调控全身各脏腑经络形体官窍的生理活动。他既能发挥推动、兴奋、化气、温煦等属于"阳"的功能，又能发挥宁静、抑制、成形、凉润等属于"阴"的功能。因此，元气调控着人体免疫，太过则免疫功能亢进（阳证），不及则免疫功能低下（阴证）。所谓"正气存内，邪不可干"，因此元气的调控功能与风湿病直接相关。

（2）营气、卫气：《类证治裁·痹证》中言："诸痹……良由营卫先虚，腠理不密，风寒湿乘虚侵袭。正气为邪所阻，不能宣行，因而留滞，气血凝涩，久而成痹。"营、卫之气由后天之精化生，营行脉中、卫行脉外，交相运行人体周身，调控人体的濡养、防卫及调控腠理的功能。营卫协调则风、寒、湿、热之邪无径而入，脉内脉外气血运行如常，人体才能有旺盛的抗邪能力和脏腑的正常生理功能，如是则痹证不起。

（3）脏腑、经络之气：古曰："气合而有形，因处以为名"，一身之气分布到某一脏腑或经络，即成为脏腑、经络之气。这些气是构成各脏腑、经络的基本物质，又是推动和维持各脏腑、经络进行生理功能的物质基础。风湿病多侵袭各经络，引起肢体经络肿痛、僵滞等症状。久痹则内舍相关脏腑。《素问·痹论》言："五脏皆有合，病久而不去者，内舍于其合也……诸痹不已，亦益内也。"故脏腑、经络之气的正常与否影响着风湿病的病程。

5. 血

血是构成人体和维持人体生命活动的基本精微物质，濡养滋润全身脏腑组织，并作为神志活动的物质基础。《素问·五脏生成》曰："肝受血而能视，足受血而能步，掌受血而能握，指受血而能摄……血行而不得反其空，故为痹厥也。"其指出正常血行是脏腑经络发挥生理功能的前提，痹证在脏腑经络受血异常濡养情况下发生。血的异常包括血虚与血液运行失常，引发脏腑病变、血瘀、出血等，导致脏腑受损、经脉瘀阻、不通则痛，是风湿病的常见病理。

6. 津液

津液包括各脏腑组织器官的内在液体及其正常分泌物，是构成人体与维持人体生命活动的基本物质，具有滋润濡养、化生血液、调节阴阳、排泄废物与运载全身之气的作用。《灵枢·决气》中言："腠理发泄，汗出溱溱，是谓津……谷入气满，淖泽注于骨，骨属屈伸，泄泽，补益脑髓，皮肤润泽，是谓液。"风湿病常见症状如肢体关节屈伸不利与津液相关。同时津液生成、输布和排泄的生理活动，是维持体内津液代谢的基本条件。津液输布异常化生痰、饮、水、湿，痹阻经络关节，是风湿病的病理基础。

精、气、血、津液皆为人体生理重要基本物质。精能化气、化血、分阴阳；气为血帅、气能生津行津；血能生气养气、津血同源。四者相互影响，共同维持人体先后天精气、脏腑、经络、肢节腠埋的阴阳平衡，直接影响风湿病的正邪交争、虚实转化、病情深浅等方面。在风湿病的生理上密切相关、病理上互相影响。

二、风湿病病理

中医风湿病（痹病，或痹证）是人体营卫失调，感受风寒湿热之邪，合而为病；或日久正虚，内生痰浊、瘀血、毒热，正邪相搏，使经络、肌肤、血脉、筋骨，甚至脏腑的气血痹阻，失于濡养，而出现的以肢体关节、肌肉疼痛、肿胀、酸楚、麻木、重着、变形、僵直及活动受限等症状为特征，甚至累及脏腑的一类疾病的总称。因此，风湿病病理与风寒湿热等外邪侵袭、肢体经络损伤、脏腑气血紊乱等密切相关。

1. 感受外邪

风湿病名曰"风湿"，与"风""湿"等外邪侵袭相关。《素问·痹论》对风湿痹证最早的论述中说："风寒湿三气杂至，合而为痹也。其风气胜者为行痹，寒气胜者为痛痹，湿气胜者为著痹也。"又言："其热者，阳气多，阴气少，病气胜，阳遭阴，故为痹热。"此皆指出外邪是形成风湿病的重要病理因素。

（1）风痹：以感受风邪为主，侵犯肌肤、关节、经络，以其性走窜、疼痛游走不定为症状特点。风为阳邪易侵袭阳位，故多发于上肢、肩背等处；卫阳不固、腠理空疏，故有恶风、汗出之表现。

（2）寒痹：因阳气不足、感受寒邪为主，其表现以肢体关节疼痛为著，固定不移，遇寒加重，得热痛减。《黄帝内经》曰："痛者，寒气多也，有寒故痛也。"又寒主收引、其性凝滞，故其多兼恶寒、肢体拘挛、屈伸不利、脉弦紧等。

（3）湿痹：以感受湿邪为主，湿邪留滞于肢体、关节、肌肉之间，由于湿性黏滞、阻滞气机，临床表现以局部肿胀疼痛、重着麻木为特征。因脾主运化水湿，故湿痹多兼有湿困脾土或脾湿不运及气机不畅等症状，如头沉而重、胸闷纳呆、腹胀身倦、苔腻、脉濡缓等。

（4）热痹：感受热邪或湿热之邪，或风寒湿邪入里化热，以肌肉关节的红肿热痛，伴有身热、汗出、口渴、舌苔黄腻、脉象滑数为特点。因火热阳邪，易伤阴津，故红肿明显，常兼有红斑、结节，口渴便干等。

（5）燥痹：是以感受燥邪为主，或由于阳热之邪化燥伤阴，引起肌肉筋骨关节失于濡养而致的一类痹证。所谓"燥胜则干"，以阴血津液不足，筋骨关节失于濡养，出现肌肉瘦削，关节不利，口鼻干燥，目干而涩等症为主要特点。

风寒湿热燥等外邪侵袭，很少独伤人，多兼夹而至。故上述风、寒、湿、热、燥诸痹，是以某一外邪为主致病，并非不兼夹他邪。

2. 肢体经络损伤

肢体经络损伤，引起筋脉痹阻不通发为痹痛，是风湿病的常见表现。中医理论中的五行学说将人肢体经络分为筋、脉、肉、皮、骨五体。按肢体部位分类也是中医的传统方法，如《黄帝内经》中"腰痛""足痹"等。后世医家多有发挥，如《医林改错》言："凡肩痛、臀痛、腰痛、腿痛或周身疼痛，总名曰痹证。"此类风湿病一般侵及筋、脉、肉、皮、骨，故可称为五体痹。

《灵枢·九针十二原》曰："皮肉筋脉，各有所处，病各有所宜，各不同形。"每一体痹都有着与其他体痹不同的特征和独立的症候群。五体痹证候特征《黄帝内经》论述甚详，《素问·痹论》谓："风寒湿三气杂至，合而为痹也……痹在于骨则重，在于脉则血凝而不流，在于筋则屈不伸，在于肉则不仁，在于皮则寒。"根据其论述可知，五体痹除具有痹病共有的或痛，或麻木不仁，或重著，或寒，或热等之外，还有各自的特征，如皮痹以恶寒较为突出，可伴瘾疹或皮肤虫行感；肌痹以肌肉疼痛和不仁较为突出；脉痹则因血凝不流引起，故见局部供血不足（肤色白或青）和血管曲张；筋痹以筋挛（即俗称抽筋）和关节能屈不能伸为特点；骨痹则以骨节重痛，或骨髓酸痛等为特征。

（1）皮痹：是指外邪侵袭皮腠或皮腠局部气血痹阻而引发的病证。主要特征是皮肤麻木不仁，或肤紧发硬，兼有关节不利，或见寒热、瘾疹等症。

皮痹之名始见于《黄帝内经》，在《素问·痹论》中曰："风寒湿三气杂至，合而为痹……以秋遇此者为皮痹。"又曰："痹……在于皮则寒。"其后隋代巢元方《诸病源候论》曰："秋遇痹者为皮痹，则皮肤无所知。"《备急千金要方》曰："以秋遇病为皮痹，皮痹不已，复感于邪，内舍于肺。"宋代《圣济总录》曰："以秋遇此者为皮痹。盖肺主皮毛，于五行为金，于四时为秋，当秋之时，感于三气，遂为皮痹。"严用和《济生方》曰："皮痹之为病，应乎肺，其状皮肤无所知觉，气奔喘满。"

（2）肌痹：肌痹为邪气滞留于肌腠之间，或肌肉气血痹阻，导致肌肉失于濡养，而引起肌肉疼痛酸楚，麻木不仁，渐至肢体痿软无力为主症的病证。

肌痹之名始见于《黄帝内经》。《素问·痹论》中曰："风寒湿三气杂至，合而为痹……以至阴遇此者为肌痹。"又曰："痹……在于肉则不仁。"《素问·长刺节论》云："病在肌肤，肌肤尽痛，名曰肌痹。"其后隋代巢元方《诸病源候论》曰："长夏遇痹者为肌痹，在肉则不仁。"《备急千金要方》曰："至阴遇病为肌痹，肌痹不已，复感于邪，内舍于脾。"宋代《圣济总录》曰："以至阴遇此者则为肌痹。其状皮肤弗营，肌肉厚而不仁是也。"严用和《济生方》曰："肌痹之为病，应乎脾，其状四肢懈怠，发咳呕吐。"

（3）脉痹：指邪气侵袭脉络之中，或各种原因引起脉络内伤，引起血络瘀阻，脉道不通，其临床表现以皮肤暗紫、麻木不仁、肢体疼痛等为主要特征的病证。重者脉搏细弱，亦有趺阳、寸口无脉者。因心主血脉，亦兼有心悸气短者。

脉痹之名始见于《黄帝内经》。《素问·痹论》中曰："风寒湿三气杂至，合而为痹……以夏遇此者为脉痹。"又曰："痹……在于脉则血凝而不流。"其后隋代巢元方《诸病源候论》曰："夏遇痹者为脉痹，则血凝不流，令人萎黄。"《备急千金要方》曰："以夏遇病为脉痹，脉痹不已，复感十邪，内舍于心。"宋代《圣济总录》曰："血性得温则宣流，得寒则凝涩，凝涩不行，则皮毛萎悴，肌肉痹。《内经》谓风寒湿三气杂至合而为痹；又曰：夏遇此者为脉痹，痹则血凝不流可知也。"宋代严用和《济生方》曰："脉痹之为病，应乎心，其状血脉不流，令人萎黄，心下鼓气，卒然逆喘不通，嗌干善噫。"

（4）筋痹：是邪气滞留于筋脉，或筋脉气血痹阻，使筋脉失养，引起筋脉拘挛、屈伸不利、肢节疼痛等症为主的一类病证。如腰膝不利、筋脉窜痛、能屈不能伸、拘挛抽搐之类，多属筋痹。

筋痹之名始见于《黄帝内经》。《素问·痹论》中曰："风寒湿三气杂至，合而为痹……以春遇此者为筋痹。"又曰："痹……在于筋则屈不伸。"《素问·长刺节论》曰："病在筋，筋挛节痛，不可以行，名曰筋痹。"其后《中藏经》认为："大凡风寒暑湿之邪入于肝，则名筋痹。"隋代巢元方《诸病源候论》曰："其以春遇痹为筋痹，则筋屈。"《备急千金要方》曰："以春遇病为筋痹，筋痹不已，复感于邪，内舍于肝。"宋代《圣济总录》详论筋痹，曰："经曰：风寒湿三气杂至，合而为痹；又曰：以春遇此者为筋痹，其状拘急屈而不伸是也。"

（5）骨痹：是病位深入于骨，阴阳不和，骨失所养引起的以骨节沉重、活动不利、腰脊痿软、关节变形为主要特征的病证。骨痹是发展较深阶段的风湿病。

骨痹之名始见于《黄帝内经》。《素问·痹论》中曰："风寒湿三气杂至，合而为痹……以冬遇此者为骨痹。"又曰："痹在于骨则重。"《素问·长刺节论》也提出："病在骨，骨重不可举，骨髓酸痛，寒气至，名曰骨痹。"《灵枢·气穴论》云："积寒留舍，荣卫不居，卷肉缩筋，肋肘不得伸，内为骨痹。"《中藏经》曰："大凡风寒暑湿之邪……人于肾，则名骨痹。"隋代巢元方《诸病源候论》曰："冬遇痹者为骨痹，则骨重不可举，不随而痛。"《备急千金要方》曰："以冬遇病为骨痹，骨痹不已，复感于邪，内舍于肾。"宋代《圣济总录》详论骨痹曰："经谓人有寒，汤火不能热，厚衣不能温，然不冻栗。是人者素肾气胜，以水为事，太阳气衰，肾脂枯不长，一水不能胜两火。肾者水也，而生于骨，肾不荣则髓不能满，故寒甚至骨也，所以不能冻栗者，肝一阳也，心二阳也，肾孤脏也，一水不能胜二火，故不能冻栗，病名曰骨痹，是人当挛节也。"张锐《鸡峰普济方》曰："所以不冻栗者，非阳虚而为阴乘也，名曰骨痹。"严用和《济生方》曰："骨痹之为病，应乎肾，其状骨重不可举，不遂而痛且胀。"

五体痹的病理认识为风湿病的深入研究打下了较为良好的基础。五体痹进一步发展，可深入脏腑，影响脏腑功能。

3. 痹舍五脏

五体分属于五脏管辖，五脏皆可患痹，称为五脏痹，五脏痹也可影响其所主之形体组织。如《黄帝内经》中言："五脏皆有合。病久而不去者，内舍于其合也。"风湿病初起表现在筋脉肉皮骨，病久不愈可内传入脏，病邪入里成脏腑痹，则更伤五脏，五脏伤则肢体关节之症亦随之加重，形成病理上的恶性循环。

早在《汉书·艺文志》中就记载有"五脏六腑痹十二病方"，但五脏痹病名到明代才首次单独出现，见于王肯堂的《证治准绳·杂病》。而最早详细论述五脏痹理论的文献则是《黄帝内经》，在《痹论》《玉机真脏论》《五脏生成》等篇均有论及。《黄帝内经》根据病变部位肺、脾、心、肝、肾等五脏不同而分为五脏痹，它们在病位、证候特征和预后等方面均有很大区别。根据病变部位进行分类是对风湿病分类的一种传统方法。正如清代董西园《医级·杂病·痹》所言："痹之为病随所着而命名。"

（1）心痹：为脉痹不已，复感于邪，内舍于心，以心脉痹阻的症状为主症的病证。其主要表现为心中悸动不安，气短而喘，血脉瘀滞，肢节疼痛，脉象细弱或结代等。

心痹之名始见于《黄帝内经》。在《素问·痹论》中曰："心痹者，脉不通，烦则心下鼓，暴上气而喘，嗌干善噫，厥气上则恐。"《素问·四时刺逆从论》曰："阳明有余病脉痹身时热，不足病心痹。"《素问·五脏生成》曰："赤，脉之至也，喘而坚，诊曰有积气在中，时害于食，名曰心痹。"《灵枢·邪气脏腑病形》曰："心脉……微大为心痹。"隋代巢元方《诸病源候论》曰："思虑烦多，则损心，心虚故邪乘之。邪积而不去，则时害饮食，心里愊愊如满，蕴蕴而痛，是谓之心痹。"唐代孙思邈《千金翼方》曰："风痹呕逆，不能饮食者，心痹也。"宋代《圣济总录》则明确强调："脉痹不已，复感于邪，内舍于心，是为心痹。"

（2）肺痹：为皮痹不已，复感于邪，内舍于肺，引起以肺气闭阻的症状为主症的病证。肺痹的主要表现除了关节疼痛、皮肤麻木等外，亦出现胸闷气短、咳嗽喘满之症。

肺痹之名始见于《黄帝内经》。《素问·痹论》中曰："肺痹者，烦满喘而呕。"《素问·玉机真脏论》曰："今风寒客于人……弗治，病入舍于肺，名曰肺痹，发咳上气。"《素问·四时刺逆从论》曰："少阴有余，病皮痹瘾疹，不足病肺痹。"《素问·五脏生成》曰："白，脉之至也，喘而浮，上虚下实，惊，有积气在胸中，喘而虚，名曰肺痹。"宋代《圣济总录》则明确强调："皮痹不已，复感于邪，内舍于肺，是为肺痹。"

（3）脾痹：为肉痹不已，复感于邪，内舍于脾，致脾气虚衰、失其健运的病证。由于病邪深入，进一步损伤脾胃中气，除肌肤疼痛麻木外，加重了脾胃本身的病变，出现脘痞腹胀，饮食不下，四肢怠惰，或肢体痿软无力、恶心呕吐等症。

脾痹之名始见于《黄帝内经》。《素问·痹论》中曰："脾痹者，四肢解堕，发咳呕汁，上为大塞。"《素问·四时刺逆从论》曰："太阴有余病肉痹寒中，不足病脾痹。"唐代孙思邈《千金翼方》曰："咳满腹痛，气逆唾涕白者，脾痹也。"宋代《圣济总录》明确强调："肌痹不已，复感于邪，内舍于脾，是为脾痹。"

（4）肝痹：为筋痹不已，复感于邪，内舍于肝，导致肝之气血不足，疏泄失职的病证。肝痹者除肢体拘挛、屈伸不利、关节疼痛外，还可出现少腹胀满、夜卧易惊、胁痛腹胀、腰痛足冷等症。

肝痹之名始见于《黄帝内经》。《素问·痹论》中曰："肝痹者，夜卧则惊，多饮数小便，上为引如怀。"《素问·五脏生成》曰："青，脉之至也，长而左右弹，有积气在心下支胠，名曰肝痹。"《素问·四时刺逆从论》曰："少阳有余病筋痹胁满，不足病肝痹。"《素问·玉机真脏论》云："今风寒客于人，使人毫毛毕直……肺痹，发咳上气；弗治，肺即传而行之肝，病名曰肝痹。"《灵枢·邪气脏腑病形》曰："肝脉……微大为肝痹"等。唐代孙思邈《千金翼方》曰："津液唾血腥臭者，肝痹也。"《圣济总录》则明确强调："筋痹不已，复感于邪，内舍于肝，是为肝痹。"

（5）肾痹：肾痹乃骨痹不已，复感于邪，内舍于肾，引起肾气虚衰，腰脊失养，水道不通的病证。肾痹是风湿病发展的后期阶段。由于肾之阴阳气衰，筋骨失养，腰脊不举，且水液代谢失常，故肾痹表现为严重的关节变形，四肢拘挛疼痛，步履艰难，屈伸不利，或有面色黧黑、水肿尿少等症。

肾痹之名始见于《黄帝内经》。《素问·痹论》曰："肾痹者，善胀，尻以代踵，脊以代头。"《素问·五脏生成》云："黑，脉之至也，上坚而大，有积气在小腹与阴，名曰肾痹。"《素问·四时刺逆从论》曰："太阳有余，病骨痹身重，不足病肾痹。"唐代孙思邈《千金翼方》曰："烦满短气，涕唾青黑，肾痹也。"《圣济总录》则明确强调："骨痹不已，复感于邪，内舍于肾，是为肾痹。"

综上所述，风湿病的病理过程是内因与外因互相作用的结果。六淫杂感是外在的致病因素，肢体经络损伤和脏腑功能紊乱是风湿病形成的内在病理基础。由于人体禀赋阴阳有偏盛偏衰之异，故感邪后有寒化、热化之别。风湿病日久，复感外邪，肢体经络损伤，内舍脏腑，则脏腑内伤而出现各种脏腑证候，气血津液紊乱而痰瘀内生，留着骨骱关节，致风湿病缠绵难已。

第三节　风湿病的病因病机

中医对风湿病病因的认识，早在《黄帝内经》中即有记载。"风寒湿三气杂至，合而为痹"，《素问·痹论》代表了古人对风湿病外因的认识，同时古人也意识到外因只是疾病发生发展的外部条件，内因则是疾病发生演化的根本因素。故《素问·评热病论》指出"风雨寒热不得虚，邪不能独伤人"，又指出"不与风寒湿气合，故不为痹"，体现了古代的唯物辩证思想。概括地说，正气不足是风湿病发生的内因，是本；而风、寒、湿邪则是风湿病发生的外在因素，是标。因此，分析风湿病之病因，应从内、外因两方面考虑。

现将风湿病的病因病机详析如下。

一、先后天不足论

1. 先天不足

李中梓在《医宗必读》中说："婴儿初生，先两肾。未有此身，先有两肾，故肾为脏腑之本，十二脉之根，呼吸之本，三焦之源，而人资之以为始者也。故曰先天之本在肾。"肾为先天之本，性命之根，主生长发育、藏精、主骨生髓、主水及纳气等。肾虚或由禀赋虚弱，或由劳倦过度、久病失养，从而腠理空虚，卫外不固，风寒湿热外邪入为痹。

肾者主骨生髓。如年轻人中多发的强直性脊柱炎与肾虚密切相关，此病当属中医风湿病中之"骨痹"范畴。《医宗必读》描述本病后期出现"在骨则重不能举，尻以代踵，脊以代头"的严重畸形与功能障碍。本病的发生与一般风湿之痹证有所不同，本病病位多在筋骨，而筋骨有赖于气血之温煦和肝肾之濡养。治则当以补虚为主兼以祛邪。补虚宜分气血与肝肾之别。若病在上，表现在颈椎、胸椎和四末，多属气血亏虚，筋骨失其温煦；若病在下，表现在腰椎、骶椎和下肢，则为肝肾所主，筋骨失其濡养，治当重在补益肝肾，强筋健骨。

肾主水。《素问·逆调论》云："肾者水脏，主津液。"人体水液代谢与周身各脏腑相关，但《素问·上古天真论》认为"肾者主水，受五脏六腑之精而藏之"，肾是人身水液代谢最主要的脏器。肾分阴阳，肾阴是人体阴液的根本，对全身各脏腑筋骨脉络起着滋润、濡养的作用。

如风湿病中的干燥综合征，涉及多脏腑系统病变。干燥综合征之燥与一般六淫燥邪致病截然不同，与季节无明显关联，起病隐匿，病程冗长，且缠绵难愈。口眼干燥的程度远非一般燥邪所能解释，其干燥之重，需随身带杯，说话、进食时频频饮水。本病燥邪邪势猖獗，可引起广泛的内脏如肺、肾、肝和结缔组织病变，常伴有四肢节疼痛。口鼻咽干，双目干涩，肢体关节隐隐作痛、屈伸不利等症与中医燥痹相似，发病与素体禀赋不足，或阴虚或阳疏，或过食辛燥之品，感受外邪，多从燥化，津枯液涸而致病。叶天士云："温自上受，燥自上伤，理亦相等。"燥邪上受，则先客于颜面，灼伤五窍，先耗五液，汗、泪、唾、涕、涎减少，故见口咽鼻眼干燥。《素问·宣明五气》云"肾为唾"，汗、泪、唾、涕、涎为五脏所化生，而肾主之，若燥伤脏气，气不化津，则五液减少。《通俗伤寒论》云：燥"先伤肺经，次伤胃液，终伤肝血肾阴"。肾主水液，主一身之津液和一身之阴，燥痹的发生与肾脏的病变关系密不可分。肾气壮实则津液充足，肾气虚衰则全身津液也衰，五液的化生亦全赖于肾阴的涵养。肾为先天之本，若先天禀赋不足，或嗜食燥热之品，内生热毒致阴分素亏，或一旦感受外邪，多从燥化，损伤津液，引发燥痹。

2. 后天失养论

脾胃为后天之本，生化之源。五脏六腑在人体中各有其位，各有其性。脾胃位居中央，统摄四旁，交通上下，和调左右；其性属土，脾为阴土，胃为阳土。二者通过经络相互络属，互相作用，称为"后天之本"。《素问·太阴阳明论》曰："脾与胃以膜相连耳。"脾与胃，两者在生理结构上通过经络相互络属，一主阳一主阴，生理功能上相互作用，共同维持人体的健康状态，病理上相互影响，是不可分割的一个整体。故《脾胃论·脾胃虚实传变论》曰："脾者阴土也，至阴之气，主静而不动；胃者阳土也，主动而不息。"在临证中，应重视脾胃作为人体后天之本的重要作用。东垣又曰："元气之充足，皆由脾胃之气无所伤，而后能滋养元气。"正如《素问·灵兰秘典论》中指出的"脾胃者，仓廪之官，五味出焉"。脾胃者，一脏一腑，共同完成饮食水谷的受纳和运化，化生气血津液，濡养四肢九窍、五官百骸，皮肉筋骨，无所不达，无器不养，是维持人体生命活动的重要器官。所以《景岳全书》中曰："胃阳主气，脾阴主血，胃司受纳，脾司运化，一运一纳，化生精气。"《素问·平人气象论》曰："人以水谷为本，故人绝水谷则死。"这些皆指出了脾胃为后天之本、主运化的重要地位和作用。

肾在骨的生长强壮过程中发挥着重要作用，又必须赖后天之本脾胃濡养才能发挥作用。尤其在痹病的治疗中，人体的四肢功能、肌肉活动是否正常与脾胃有很大关系。《素问·痿论》曰："脾主身之肌肉。"吴鞠通曰："痿痹更以通补阳明为要。"在风湿病的治疗中，脾胃功能的强弱与疾病的疗效、转归、预后有密切关系。不论中医的实痹、虚痹、顽痹，只要脾胃健旺，则疗效明显，愈后较好，这是因为"五脏六腑皆禀气于胃""脾为后天之本"。而且"脾主肌肉四肢"，脾为气血生化之源，脾主运化水湿。无湿则无痰，无痰则少瘀。脾胃强健则五脏六腑俱旺，气血充盈则筋脉关节得以濡润，四肢肌肉有所禀受也。

如临床常见的类风湿关节炎（尪痹），发病的重要原因是正气不足，先天禀赋亏虚，或者后天起居失调，导致机体气血不足，肌肤失养，腠理空虚，而令外邪侵入，阻滞气血经络，使气血运行不畅，经络、关节、肌肉失濡养而致病。若病程日久，侵犯脏腑，则诸脏气血皆衰，更无力抵抗外邪，形成恶性循环。同时气血亏虚，气虚血瘀，瘀血内生，痰湿内停，痰瘀互结胶着关节，而致僵硬、肿胀、变形，疼痛剧烈，令疾病更加顽固难愈。治疗时不应一味投以峻猛之药以攻邪，而应顾护脾胃之气，注重气血恢复为治疗尪痹的不二法则。一味猛攻，虽暂却病邪，然而正气亦伤，起居稍有不慎，极易复感，令病情反复，十分不利于恢复。因此恢复脾胃气血功能才是治疗尪痹的关键。

现代常见的痛风病，古人已有论述，但路老认为本病或因内有血热，外受风寒，涉水立湿，或因饮食不节，恣啖肥甘，饮酒过度，损伤脾胃；或因劳倦过度，思虑伤脾所致。脾虚胃弱，升降失司，久必伤及肾气，肾气虚则气化不利，清浊不分，水湿阴毒内蕴，久则化热，痰浊凝涩。内外之邪相引，则易诱发本病。

二、外感六淫之邪

六淫外邪是风湿病的外因。《黄帝内经》提出风、寒、湿三气杂至合而为痹论，并认为虽然是三气杂至，但因受邪次序有先后，感邪程度有偏重和偏轻，发病后的症状则不尽相同，即所谓风气胜者为行痹，寒气胜者为痛痹，湿气胜者为著痹。风寒湿邪，闭阻经络、关节，使气血运行不畅，不通则痛，故引起肢节疼痛。风邪善行数变，故行痹表现为关节游走疼痛。寒为阴邪，其性凝滞，主收引，寒气胜者，气血凝滞不通，发为痛痹，表现为关节冷痛。湿为阴邪，重浊黏滞，阻碍气血运行，故著痹表现为肢体重着，痛处不移。由风寒湿邪引起的风湿病，除见于行痹、痛痹、著痹外，多见于漏肩风、肿股风、肌痹、骨痹、历节风等病中。

1. 风邪论

风邪可致痹病。风邪又分为外风、内风。外风致痹早在《素问·痹论》中就提到过，"风寒湿三气杂至，合而为痹也。其风气胜者为行痹，寒气胜者为痛痹，湿气胜者为著痹也"。《黄帝内经》认为，风为百病之长，为六淫之首，风邪是外感病因的先导，寒、湿、燥、热等邪，往往都依附于风而侵袭人体，故风邪在痹病的病程中也有自己的特点。风邪最易与他邪合病，故又可见风寒之痹，风湿之痹，风热之痹。其临床表现有所区别，治当以祛风法为主，兼以温经、除湿、清热等。内风亦可致痹，《素问·阴阳应象大论》中认为，"阳之气，以天地之疾风名之"，表明体内阳气亢盛则为内风。而阳气亢盛亦有区分，有肝阳亢而风动，有热极而生风，有阴虚所致虚阳亢逆而动风，亦有血虚不荣而动风，根据其致病的病因病机不尽相同，临床表现及治法亦各有所异。

2. 寒邪论

寒邪可致痹病。寒邪又分为外寒、内寒。外寒致痹早在《素问·痹论》中就提过，"风寒湿三气杂至，合而为痹也……其寒气胜者为痛痹"，因此痛为寒邪致痹的典型特征。《素问·痹论》曰："痛者，寒气多也，有寒故痛也。"张仲景在《金匮要略》中亦有提及，称其为历节风，或白虎历节，因其"所历之节，悉皆疼痛，或昼静夜发，痛彻骨髓"而为名，以其痛甚如虎咬，故曰白虎历节。但亦有不以痛为主要表现者，例如骨痹可以肢体酸胀重着为主要表现，肌痹可以肌肉麻木不仁为主要表现等。寒邪常合风湿二邪发病，其治疗原则，当以散寒为主，参以疏风燥湿补血，需用大辛大温之剂释其寒凝之害。

内寒亦可致痹。《黄帝内经》认为，"阳虚则外寒……阴盛则内寒""阳者卫外而为固也"，表明体内阳气不足，阴寒内盛，则为内寒。寒属阴邪，易伤阳气。正如《黄帝内经》所言，阳气不足不能固护卫表，阴气偏盛，阴寒内生，外邪乘虚内侵，发为痛痹，而其所牵涉的脏腑不同，临床表现及治法亦各有所异，如胸阳不足而发胸痹，肾阳虚衰而致肾痹，肝阳不足而发肝痹，脾阳不足而致脾痹等。

外邪侵袭机体，多先形成五体痹，这在痹病的整个发病过程中，仅是一个初期阶段。寒痹机制虽各有所区分，但总体而言，是内有阳虚，外有寒邪，两气相感，发为痛痹。《素问·痹论》曰："其寒者，阳气少，阴气多，与病相益，故寒也。"病在五体还是五脏取决于正气的虚实，正气实则在五体，正气虚则入五脏。《素问·四时刺逆从论》说："太阳有余，病骨痹，身重；不足病肾痹"即为此意。例如，寒痹初起为骨痹，日久正虚可以传变，发为肾痹；反之，初起正虚发为肾痹，若正气得复，亦可逆传转为骨痹。因此，及时、正确地医治并防范外邪，改善生活和工作环境，食饮有常，房室有节，劳逸结合，加强锻炼等，对于疾病的预后至关重要。如果不能有效控制病情，五体痹发展至五脏痹，此时病邪由表入里，病情由轻转重，缠绵难愈，则预后不良。

3. 湿邪论

《说文·疒部》曰："痹，湿病也。"颜师古注曰："痹，风湿之病"，《玉篇·疒部》同。《素问·痹论》："风寒湿三气杂至，合而为痹也……湿气胜者为著痹也。"《金匮要略·痉湿暍病脉证》篇中提出："太阳病，关节疼痛而烦，脉沉而细者，此名湿痹。"

清代叶天士根据江南水乡，沟渠纵横，暑期过长，热迫湿蒸，人处其中，易患湿病的特点，明确提出"吾吴湿邪害人最广"的观点。后人多以北方干燥，刚劲多风，湿邪不甚，而予以忽视。

湿邪致病范围甚广，不必拘于一时一地。《黄帝内经》中早已明确提出了湿邪是导致痹病发生的重要因素之一；张子和《儒门事亲》亦提及"痹病以湿热为源，风寒为兼，三气合而为痹"。

湿邪属阴，其性重浊、黏滞、趋下，易阻气机，损伤阳气。湿邪侵及人体时，外袭肌表，湿浊困遏清阳，使头目昏沉，状如裹束；留滞于经络关节，使阳气受阻，肌肤不仁、关节疼痛重着；内留滞于脏腑经络，使气机升降失常。病程往往缠绵难愈，蕴蒸不化，胶着难解，往往反复发作或缠绵难愈。

《圣济总录》用湿者土性也，土性缓，荣卫之气与湿俱留，以解释着痹之重着不移。《景岳全书》认为，湿为阴邪，湿性濡滞，故湿痹见于肢体沉重顽麻。《医学入门》认为风湿多侵于上，寒湿多侵于下，湿多则关节重着，一处不移。湿痹临证常见肢体关节肌肉酸痛、沉重，或肿胀、麻木不仁、屈伸不利，关节怕冷，皮色不变，以腰以下关节受累多见，遇阴雨天症状加重。除上述症状外，湿痹患者多伴有头身困重、精神萎靡不佳、汗出恶风、四肢欠温、胸闷腹胀、纳食减少、小便不利、大便稀溏等，充分体现了湿邪致痹的特点。

张仲景将"风湿"列在《金匮要略·痉湿暍病脉证》的湿病之中，指出："太阳病，关节疼痛而烦，脉沉而细者，此名湿痹""病者一身尽疼，发热，日晡所剧者，名风湿，此病伤于汗出当风，或久伤取冷所致也，可与麻黄杏仁薏苡甘草汤""风湿，脉浮身重，汗出恶风者，防己黄芪汤主之""伤寒八九日，风湿相搏，身体疼烦，不能自转侧，不呕不渴，脉浮虚而涩者，桂枝附子汤主之，若大便坚，小便自利者，去桂加白术汤主之"，提出利小便为其主要治法。近现代医家尤其注重湿邪在着痹发病中的作用，曾有"无湿不成痹"之说，认为痹病风、寒、湿诸外邪中，湿居其要，是阻滞经络气血的主要因素；且湿性黏滞，故湿又为痹病缠绵不愈的根本原因。湿邪浸淫，上下内外，无处不到，临床湿痹所见肿胀疼痛、麻木不仁、肢体酸楚重着及屈伸不利等皆不离湿邪为病，治疗以"祛风除湿，通络止痛"为主要原则。现今人们生活嗜食厚味油腻，因此临床湿痹证型多见湿热痹阻，治疗多用清热活血治法，临床方用白虎加苍术汤、四妙丸、当归拈痛汤、宣痹汤等化裁，重用苍术、白术、薏苡仁、金银花、土茯苓、萆薢等清热祛湿之药。

4. 热毒论

《说文解字》载："毒，厚也，害人之草，往往而生，从屮从毒。"其本意是指毒草。《金匮要略心典》谓："毒，邪气蕴结不解之谓。"毒邪致病最易与火（热）邪相兼，即所谓"无邪不有毒，热从毒化，变从毒起，瘀从毒结"。又谓："热为火之渐，火为热之极，火甚成毒。"热毒内伏，不仅胶着壅滞，消灼气血津液，而且直伤脏腑、经络，使病势缠绵、迁延难愈，亦可随热毒损伤脏腑经络的部位不同而使各种变证丛生。热毒在痹病的成因中也有重要作用。

关于热毒与痹证的关系，古代医家对此已有论述。早在《素问·痹论》就有"其热者，阳气多，阴气少，病气胜，阳遭阴，故为痹热"，《素问·四时刺逆从论》有"厥阴……不足病生热痹"的记载，成为后世论述热痹的基础。《中藏经·论痹》在痹病的类型方面最早提出了热痹的病名，说："有风痹、有寒痹、有湿痹、有热痹、有气痹"。《备急千金要方》以犀角汤"治热毒流入四肢，历节肿痛"。《类证治裁》认为外感邪热致痹，"风热攻注，筋弛脉缓"。《叶选医衡·痹证析微论》认为热痹也可由风寒湿痹郁久"风变为火，寒变为热，湿变为痰"所化，治疗以"降火清热……参以通经活血，流散邪滞之剂"。《杂症会心录》提出了"虚火乘于经络而红肿热痛"的阴虚热痹病机，指出本病是由于机体禀赋异常，或由五志化火、饮食不节、湿热内生，导致阴阳失调，脏腑蕴热；又或复感风寒湿热毒邪侵袭，内外相合，邪郁蕴毒，酿生热毒或湿热毒邪；邪毒伤正，气血津液运行失常，痰瘀内生，蕴结化毒。邪毒痹阻经脉肢节，流注骨骱经隧，气血不通而发病。

5. 燥邪论

古人认为，燥易生风、生热，在筋脉则表现为拘挛、筋缓不收。早在《黄帝内经》中就有"燥胜则干"的论述。金元时期著名医家刘完素在《素问玄机原病式》中补充燥邪致病的发病机制，概括其病理特点为"诸涩枯涸，干劲皲揭，皆属于燥"，成为今日燥邪辨证之总纲。以津液、阴血亏耗导致筋脉失养，痰瘀相结，阻滞经络，致气血不通，关节筋脉痹阻而疼痛之特点，根据痹者，闭也，闭塞不通，不通则痛，提出因燥致痹。

燥痹之燥与一般六淫燥邪致病有所不同，总体可分为内燥和外燥两大部分。外燥（六淫致燥、七情致燥、饮食致燥等）、内燥（气虚阴虚致燥、阴虚血虚致燥、瘀血痰浊湿热致燥等）影响机体形成燥痹，日久不愈，阴液不足，导致气阴两虚，或阴损及阳，阳气亏虚，进而导致气阴两虚；日久则阴阳俱虚，形成血瘀、痰浊、虚热，致经脉不通，关节、筋骨、络脉失养，形成关节痹证。

三、营卫气血失调

营行脉中，卫行脉外，阴阳相贯，气调血畅，濡养四肢百骸、脏腑经络。营卫和调，卫外御邪，营卫不和，邪气乘虚而入，故营卫失调是风湿病发病的重要原因之一。《素问·痹论》指出："逆其气则病，从其气则愈。"若先天禀赋不足或素体不健，营阴不足，卫气虚弱，或因起居不慎，寒温不适，或因劳倦内伤，生活失调，腠理失密，卫外不固，则外邪乘虚而入。外邪留着营卫，营卫失和，气血痹阻不通则发为痹痛。营卫不和失其固外开阖作用，可出现恶风、自汗，筋脉失养，则头痛、项背不舒。正如《类证治裁·痹证》所云："诸痹……良由营卫先虚，腠理不密，风寒湿乘虚内袭，正气为邪气所阻，不能宣行，因而留滞，气血凝涩，久而成痹。"营卫之气在表，故风湿病初起，表现有寒热症状和肢节疼痛时，多认为是邪伤营卫所致。若受风寒之邪，营卫闭阻，可表现为恶风恶寒，关节游走疼痛，遇寒增剧。如若湿热之邪外伤营卫则表现为发热，烦而不安，溲黄，关节红肿、灼热、重着而屈伸不利。此即西医风湿病中的风湿性关节炎、类风湿关节炎、皮肌炎、系统性红斑狼疮、Still 病等的早期症状。

历节是风湿病中的一个主要疾病。历节的成因复杂，但初起亦多由外邪伤及营卫而致，正如张仲景在论述历节病时指出："荣卫不通，卫不独行，荣卫俱微，三焦无所御，四属断绝，身体羸瘦，独足肿大，黄汗出，胫冷，假令发热，便为历节也"（《金匮要略》）。足见营卫失调在风湿病发病中的重要作用。

皮痹也是风湿病中的一个病种。风寒湿邪袭于皮表，发生皮寒，皮肤冷痛，皮肤发硬或麻木，或皮肤瘾疹，中医称此为皮痹，相当于西医学的硬皮病。隋代巢元方《诸病源候论·风病诸候·风不仁候》云："风不仁者，由荣气虚，卫气实，风寒入于肌肉，使血气行不宣流，其状搔之皮肤，如隔衣是也。"硬皮病表现很复杂，有系统性与局限性之分，后者局限于皮肤某一部位，前者除皮损外，尚有内脏损害。中医认为，本病初起营卫不和，气血失调，进而皮痹不已传入内脏，故病始起者易治，病久者难已。

营卫与气血在生理功能上相互依赖，但究其理却不尽相同。营卫之气具有的濡养、调节、卫外固表、抵御外邪的功能，只有在气血调和、正常循行的前提下，营卫功能才能充分发挥出来。所以气血失调也是风湿病发病的内在原因之一。《金匮要略》的中风历节篇曰："少阴脉浮而弱，弱则血不足，浮则为风，风血相搏，则疼痛如掣。"风湿病是以肢体关节疼痛为主要症状的一类疾病的总称，中医认为"不通则痛"，故肢体关节痛的原因尽管有虚实寒热之不同，但气血凝涩不通则是疼痛的直接病理机制。故《类证治裁·痹证》中云："诸痹……良由营卫先虚，腠理不密，风寒湿乘虚内袭，正气为邪气所阻，不能宣行，因而留滞，气血凝涩，久而成痹。"

气血不调有虚实之分。气血不足当属虚证，气滞血瘀应为实证。气血不足，或因素体血虚，或大病之后，风寒湿热之邪乘虚而入，流注筋骨血脉，搏结于关节；或痹病日久，气血衰少，正虚邪恋，肌肤失充，筋骨失养，可致关节疼痛无力，并伴气短、食少、面黄、舌淡诸症。由气血不足而致的风湿病，可见于脾痹、脉痹、骨痹等病。风湿病日久，多可见气血不足或气血不调之证。

四、脏腑气机失调论

脏腑与形体诸窍有机联系构成一个统一的整体，五脏六腑发挥正常的生理功能，是维系机体正常生命活动的重要环节。脏腑安泰，气血周流通行，温煦濡养肌肉、关节、四末等，使筋骨强健，肌肉丰盛，正气旺盛则不受邪侵。脏腑失调，气血周流失畅，或脏腑虚损，四肢百骸无以濡润，至虚之处乃留邪之所，风寒湿邪乘虚而入，痹乃由生。

五脏各有所主。肺主皮毛，肺脏失调，则皮腠失密，卫外不固；心主血脉，心气不足，则血脉不充，或血脉凝涩；脾主肌肉，脾虚则水谷精微化生匮乏，肌肉不丰；肝主筋，肝气失和，则筋爪不荣，筋骨不韧；肾主骨生髓，肾虚则骨髓失充，骨质不坚。

《素问·痹论》曰："五脏皆有合，病久而不去者，内舍于其合也。故骨痹不已，复感于邪，内舍于肾。筋痹不已，复感于邪，内舍于肝。脉痹不已，复感于邪，内舍于心。肌痹不已，复感于邪，内舍于脾。皮痹不已，复感于邪，内舍于肺。"路老指出，风湿病初起病在五体之筋脉肉皮骨，称之"五体痹"，临床表现为肢体、关节、肌肤疼痛、肿胀、酸楚、麻木、重着、变形、僵直及活动受限等症状。病久不愈可内传五脏，变证丛生，症状繁杂，终而形成五脏痹。

气机在人体中运动有升、降、出、入四种形式，"故非出入，则无以生长壮老已；非升降，则无以生长化收藏。是以升降出入，无器不有""升已而降，降者谓天；降已而升，升者谓地。天气下降，气流于地；地气上升，气腾于天。故高下相召，升降相因，而变作矣"（《素问·六微旨大论》）。邪干五脏（六腑），影响脏腑正常的功能，邪气所干，气机升降出入失常，进而影响营血的运行。气在机体中无处不在，并处于不断运行的状态，气机失宜，血行不畅，不通则痛，痹乃由生。

痹病病机关键在于气血痹阻不通，所谓百病始生于气也。气机运动失常主要在于升、降、出、入运动的失常。气机的上升主要与肝、胆、脾、肺有关。肝属木，木曰曲直，其性主升、主动，为阴中之阳，全身气机的调达在于肝脏的疏泄作用，条达之性被抑，气机郁滞。胆属少阳，少阳主春升之气，少阳春升之气被郁，势必会引起气机的抑郁或横逆为乱。脾主升清，将水谷精微运输至肺金乃至全身，升清失常，清气不升，则生飧泄。气机的下降与肺、胃、肾有关，肺主宣发，亦主肃降，具备从革之性。胃腑以和降为顺，以通为用，主降浊，腑气不通，浊气居中，则腹生胀满、口臭、苔厚、头晕、卧不安眠，甚至上扰神明乃生狂躁之证。肾为气之根，维持呼吸深度，使气下行。升降与出入运动不能割裂开来，两种运动相互促进，亦可以相互为病。各脏腑之间调节气机的升降并不是孤立为用，而是相互配合、密切联系的。肝主左升，肺主右降，气机升降有序，相反相成，环周不息，脾胃为其枢机。脾为阳土，胃为阴土，脾主升清，胃主降浊，亦相互为用，相反相成。土居于中央，中焦脾土上以升清，胃土下以降浊，为上、下二焦枢机之所在，上焦心肺宣发布散气血，有赖于脾气上输水谷之精微物质，肺气的肃降与胃气的通降密切相关，下焦肝肾的气化津液有赖于胃气的和降通用，脾胃为后天之本，人有胃气则生，无胃气则死，以后天养先天。因此，中央脾胃之土所发挥的气机枢机作用在辨证论治的过程中起着关键作用。所以，临证欲调节气机升降，不能只看单一证候，务必要着眼于整个气机的运动。总之，中焦脾胃与其余四脏在气机的调节过程中有密切的联系，以中焦脾胃为中心来调节气机的升降是符合辨证的。气升太过，降不及，气逆为患；气升不及，降太过，气陷为病。百病生于气，治病则首要调气，凡气调则血顺，则津化。气之生在于生生不息，气之动在于升降出入。《素问·六微旨大论》云："成败倚伏生乎动，动而不已则变作矣。"气机升降运行不悖，各脏腑间相互协调，使痹病气血闭阻恢复周流，顽痹得消。

血之与气，异名而同类，气为阳，血为阴，气血调达才能阴阳调和，调气以和血，调血以和气。气为血之帅，气行则血行，气机升降失常，运行失畅，血行滞涩或不循常道，气所到之处，血亦能到达。气能生血，血能载气，血为气之母，血涵养气机不致妄行，上升太过，气逆于上，动血生风；下降太过，气陷于下，气虚血瘀，气虚血亏。《灵枢·营卫生会》云："营卫者精气也，血者神气也。故血之与气，异名同类焉。故夺血者无汗，夺汗者无血。故人生有两死，而无两生。"气与血之间相互依存，气血调和，外邪不能乘虚而犯，痰浊、瘀血、水湿、毒热亦不能作祟为痹。气机升降有序、有度才能阴阳调和。

五、痰浊瘀血内生

痰浊与瘀血既是机体在病邪作用下的病理产物，也可以作为病因作用于人体。风湿病大多为慢性进行过程，疾病日久，则病邪由表入里，由轻而重，导致脏腑的功能失调，而脏腑功能失调的结果之一就是产生痰浊与瘀血。例如，风寒袭肺，肺气郁闭，则肺津凝聚成痰；寒湿困脾，脾失运化，湿聚成痰；痹证日久，伤及肾阳，水道不通，水湿上泛，聚而为痰，若伤肾阴，虚火灼津变成痰浊；肝气郁滞，气郁化火，炼津为痰；加之风湿闭阻心气，血脉瘀滞，气滞血凝。风湿病日久，五脏气机紊乱，升降无序，则气血痰浊交阻，痰瘀乃成。

痰瘀既成，则胶着于骨骱，闭阻经络，遂致关节肿大、变形、疼痛加剧，皮下结节，肢体僵硬，麻木不仁，其症多顽固难已。

痰瘀作为病因，或偏于痰重，或偏于瘀重，或痰瘀并重，临床表现亦不尽同。若以痰浊痹阻为主，因痰浊流注关节，则关节肿胀，肢体顽麻；痰浊上扰，则头晕目眩；痰浊壅滞中焦，气机升降失常，则见胸脘满闷，纳差泛恶。若以瘀血为主，则血瘀停聚，脉道阻塞，气血运行不畅而痛，表现为肌肉、关节刺痛，痛处不移，久痛不已，痛处拒按，局部肿胀或有瘀斑。若痰瘀互结，痹阻经脉，痰瘀为有形之物，留于肌肤，则见痰核、硬结或瘀斑；留着关节、肌肉，则肌肉、关节肿胀疼痛；痰瘀深著筋骨，则骨痛肌痿，关节变形、屈伸不利。由此可知，痰瘀痹阻是风湿病中的一个重要证候。该证候多出现于中医风湿病之中晚期，可见于筋痹、脉痹、骨痹、心痹、肺痹中，西医学的类风湿关节炎、系统性红斑狼疮、皮肌炎、硬皮病、结节性多动脉炎、强直性脊柱炎等均可见之。故清代董西园论痹之病因曾谓"痹非三气，患在痰瘀"（《医级·杂病》），确是对《黄帝内经》痹病病因学的一个发展。

综上所述，风湿病之发生是内因与外因互相作用的结果，六淫杂感是外在的致病因素，而营卫气血失调和脏腑功能紊乱是风湿病形成的内在基础。六淫杂至，或风寒相合，或寒湿相兼，或风湿、湿热并见，或毒火、燥邪外侵，由于人体禀赋阴阳有偏盛偏衰之异，故感邪后有寒化、热化之别。风湿病日久，复感外邪，内舍脏腑，则脏腑内伤而出现各种脏腑证候，兼之痰瘀内生，留着骨骱关节，致风湿病缠绵难已。

风湿病的复杂性不仅表现为病性的多样，也表现在病位的传化演变上。风湿病是个慢性复杂过程，其病位的传变有多方面的表现。如表现为皮、肉、脉、筋、骨五体痹的传变。张子和《儒门事亲·指风痹痿厥近世差玄说》云："皮痹不已而成肉痹，肉痹不已而成脉痹，脉痹不已而成筋痹，筋痹不已而成骨痹。"

再如，五体痹向五脏痹传变。《素问·痹论》云："骨痹不已，复感于邪，内舍于肾；筋痹不已，复感于邪，内舍于肝；脉痹不已，复感于邪，内舍于心；肌痹不已，复感于邪，内舍于脾；皮痹不已，复感于邪，内舍于肺。"此外，还有五脏痹之间的传变。如《素问·玉机真脏论》云："肺痹，发咳上气。弗治，肺即传而行之肝，名曰肝痹。"风湿病的传变是复杂的，不会一成不变，其基本规律是由表入里，由实转虚，表里虚实相间则更为常见。

六、情志失调致痹

情志致痹其机制主要是影响人体正常的气血运行造成不通或者不荣的状态，如气机运行障碍、脏腑功能失常，以及损伤机体阴阳、精血等。主要有以下几个方面：戕伤五脏、影响气机的升降出入、气血阴阳亏损、形神皆伤。

《医学正传》指出，喜、怒、忧、思、悲、恐、惊，谓之七情，七情通丁五脏：喜通心，怒通肝，悲通肺，忧思通脾，恐通肾，惊通心肝。故七情太过则伤五脏，喜怒不节则伤脏，说明情志变动可以损伤内脏，情志不加节制会损伤脏腑正常的功能。其中首先是心，心主神，心为五脏六腑之大主，为精神之所舍。"悲哀愁忧则心动，心动则五脏六腑皆摇"，任何一情必然先伤心神，说明一切不良情绪都能影响心，而由于心受伤，人体的整个功能皆会受损。另外，不同的情志变化，对内脏又有不同影响，如《素问·阴阳应象大论》中说：喜伤心、忧伤肺、怒伤肝、思伤脾、恐伤肾，实际上并非是一情只伤一固定脏腑，既可一情伤几脏，又可几情伤一脏。如思虑过度可影响脾的消化吸收功能，同样悲忧太过亦能影响脾，导致食欲不振、脘腹胀满。情志影响五脏正常的生理功能，营卫气血不能发挥正常的功能，导致五体痹、五脏痹及其他痹证的发病。但一般说，情志伤脏，常以心、肝、脾三脏的症状多见。

气机，是气运动的根本形式，人体脏腑经络、气血津液的功能活动及相互联系，均有赖于气机的升降出入。而情志致病，首先是扰乱气机。情志的变化会影响气机的升降。《素问·举痛论》云："余知百病生于气也。怒则气上，喜则气缓，悲则气消，恐则气下……惊则气乱，劳则气耗，思则气结。"这说明不同情志变化对人体气机活动的影响是不相同的，所以导致的症状亦各异。这里的上下，说明气机升降失常；这里的结，说明气机郁滞，运行不畅；此外，消、缓、乱，亦是气的运行障碍。怒则气上指暴怒而致肝气疏泄太过，气机上逆，甚则血随气升，并走于上的病机变化。喜则气缓指过度喜乐伤心，导致心气涣散不收，甚则心气暴脱或神不守舍的病机变化。悲则气消指过度悲忧伤肺，导致肺气抑制及肺气耗伤的病机变化。恐则气下指过度恐惧伤肾，致肾气失固，气陷于下的病机变化。惊则气乱指猝然受惊伤心肾，导致心神不定，气机逆乱，肾气不固的病机变化。思则气结指过度思虑伤心脾，导致心脾气机结滞，运化失职的病机变化。以上论述都说明由于情志变化失常失和，过激过度，由理性的情志活动，转化为致病因素。情志致痹首先影响气机的运行，影响气机的升降出入，导致气虚、气滞、气郁、气逆、气乱、气下，气机运行失畅导致血虚、血瘀、血逆等，气血的逆乱导致皮毛、经脉、肌肉、筋骨、脏腑的不通和不荣，从而致痹。

《素问·举痛论》有"怒则气逆，甚则呕血及飧泄"，说明暴怒可致血随气逆，发生呕血。《灵枢·本神》曰："恐惧而不解则伤精……精时自下"，恐惧太过，五脏所藏之阴精失去统摄，耗散不止。《医学入门》也指出："暴喜动心，不能主血"，过喜则使气血涣散，血行不畅。此外，过分思虑，既可耗伤心血，又能影响食欲，造成气血生化不足，皆可使精血亏损。《素问·阴阳应象大论》曰："暴怒伤阴，暴喜伤阳"，说明情志过激，可损阴伤阳。《灵枢·口问》又说："大惊卒恐，则血气分离，阴阳破败"，阴阳破败，即阴阳失调。而阴阳协调是维持人体生命活动的基本条件，"阴平阳秘，精神乃治，阴阳离决，精气乃绝"，说明七情可以导致气血阴阳的亏损，发而为痹。畅怡情志对于调和机体气血、防病治病具有重要意义。

情志致病，先伤神，后伤形，最终形神俱伤。《彭祖摄生养性论》："积忧不已，则魂神伤矣；愤怒不已，则魄神散矣；喜怒过多，神不归定；憎爱无定，神不守形；汲汲而欲，神则烦；切切所思，神则败。"情志太激不仅伤神，亦能伤形。《素问·阴阳应象大论》曰："暴怒伤阴，暴喜伤阳。厥气上行，满脉去形。"满脉去形，即是情志先伤阴阳，后伤形体的结果。七情致病，有别于外感六淫，六淫伤人多伤形体，而情志致病，多先伤人神气，再伤形体。情志致痹同样亦先伤神、后伤形，最后形神皆伤，情志伤神最初不易觉察，情志伤形如若能有效疏导情志，积极有效治疗，能遏制病情的发展，若此时不加以合理干预，最终会形神皆伤，病情反复，顽疾难除。

第四节 风湿免疫病的诊法概要

诊法，即诊察收集病情资料的方法。主要包括望、闻、问、切四诊。张景岳说："诊，视也，察也，候脉也。凡切脉望色，审问病因，皆可言诊。"医生运用这些手段，对病情进行诊察，以收集症状、体征和相关的资料，从而为诊断提供可靠的依据。风湿免疫病的诊疗过程望、闻、问、切四诊占有重要地位。

一、望诊

望诊是医生运用视觉对人体外部情况进行有目的的诊察，以了解健康状况，测知病情的方法。望诊在中医诊断学中被列为四诊之首，并有"望而知之谓之神"之说。望诊的内容主要包括全身望诊、局部望诊、望舌、望排出物和望小儿食指指纹等5个部分。另外，现代还有借助各种仪器进行的微观望诊。临床望诊应注意排除一切干扰，在自然光线下进行，充分暴露检查部位，排除假象，诊查既全面又要有重点，细心敏捷，以提高诊查效果。

1. 全身望诊

全身望诊又称整体望诊，是医生在诊察病人时首先对病人的精神、色泽、形体、姿态等整体表现进行扼要观察，以期对病情的寒热虚实和轻重缓急等获得一个总体印象。全身望诊包括望神、望色、望形和望态四个方面。

（1）望神：神是人体生命活动的总称，是对人体生命现象的高度概括，具体表现于人体的目光、色泽、神情、体态诸方面，诊察眼神的变化是望神的重点。望神通过观察人体生命活动的整体表现来判断病情，正如《素问·移精变气论》所说："得神者昌，失神者亡。"临床根据神的盛衰和病情的轻重一般可分为得神、少神、失神、假神及神乱五类。风湿免疫病患者中病情轻、疾病活动度低的患者多表现为两目灵活、明亮有神，面色荣润，含蓄不露，神志清晰，表情自然，反应灵敏等得神的表现；类风湿关节炎、系统性红斑狼疮伴有中重度血细胞减少的患者可出现少气懒言、面色少华、暗淡不荣，精神不振，动作迟缓等少神的表现；重症狼疮、伴有急性进展性肺间质病变的无肌病性皮肌炎患者可出现两目晦暗、目无光彩，面色无华、晦暗暴露，精神萎靡，意识模糊，反应迟钝等失神的表现，甚者可由目光晦滞、面色晦暗突然精神转佳，面颊如妆，由失神转化为假神。狼疮性脑病、中枢神经系统白塞综合征、纤维肌痛症患者可出现狂躁不安或焦虑不安、心悸气促等神乱的表现。神是病情轻重的综合反应，似无形而有形，需在长期临床实践中注意总结，比较揣摩，积累经验，才能望而知之，心中有数。

（2）望色：望色又称"色诊"，是通过观察人体皮肤的色泽变化来诊察病情的方法。望色以面部望诊最为重要，兼望肌肤、目睛、毛发、爪甲等。色有常色、病色之分。健康人面部的色泽多表现为红黄隐隐，明润含蓄，此谓之常色，显示人体精充神旺，气血津液充足，脏腑功能正常。正如《望诊遵经》所说："光明者，神气之著；润泽者，精血之充。"病色可分为青、赤、黄、白、黑五种，分别见于不同脏腑和不同性质的疾病。《灵枢·五色》认为，以五色分属于五脏，其对应关系是青为肝，赤为心，黄为脾，白为肺，黑为肾；以五色反应疾病的不同性质，则青黑为痛，黄赤为热，白为寒。这种根据病人面部五色变化以诊察疾病的方法，即五色主病，或称"五色诊"。具体表现和主病如下：

面呈红色，多主热证，又有虚实之分，是血液充盈面部皮肤络脉所致。面红目赤，恶寒发热，咽痛脉浮，为外感风热；面红目赤，兼高热烦渴，汗出便秘等症状，为里热实证；潮热颧红，低热起伏，多为阴虚内热；若病重见两颧艳红，面晄肢厥，冷汗淋漓，为虚阳上越之戴阳证。系统性红斑狼疮的患者或长期服用大量激素的风湿免疫病患者由于不同程度的面部毛细血管扩张可表现为面色红。

面呈白色，多主寒证、虚证，是气血不荣、络脉空虚所致。外感初起，面白无汗，是风寒外束；若于急性热病中突然苍白，肢冷汗出，为阳气暴脱证；面白乏华，唇色淡白，爪甲苍白，形体消瘦，多为营血亏虚；面白浮肿为阳虚水泛；面色㿠白多滑泄吐利。风湿免疫病伴有中重度贫血的患者可表现为面色白。

面呈黄色，多为体虚或有湿，常因脾虚失运，水谷、水湿不化所致。面黄肌瘦，为脾虚失运，气血不荣；面黄浮肿，是脾虚湿滞；面色枯黄，是气血枯竭；黄疸属湿，黄而鲜明如橘色是湿热，黄而晦暗如烟熏是寒湿。因过食胡萝卜、南瓜、西红柿等食物或服用阿的平等药物所伤而面部发黄，则只能认为是该种食物或药物所伤。

面呈青色，主寒、主痛、主瘀、主惊，因气血不畅，经脉阻滞所致。面色青灰晦暗为阳气虚，乍青乍白为里寒甚；面青唇紫，呼吸急促，为肺气闭塞或心阳不振，气血瘀滞；面青而晦暗，尤以眉间、鼻梁周围、唇周为甚，且爪甲青紫，为惊风先兆，伴神昏、抽搐、呼吸困难，为惊风已作。

面呈黑色，主寒证、水饮证、瘀血证。停饮，常因阳气虚衰，水湿不化，气血凝滞所致。面色青黑，手足厥冷，多为阴寒内盛；面色青黑惨暗，则为肾气衰绝，不论新病久病，均属重症；面唇黧黑，多是心阳久衰；唇指紫黑，多是心阳虚衰，血脉瘀滞；面黑浅淡虚浮，为肾阳亏虚，水饮内停。风湿免疫病的患者长期服用某一类免疫抑制剂如雷公藤多苷会导致皮肤色素沉着，面色偏黑。

（3）望形：望形又称望形体，是观察病人形体的强弱胖瘦、体质形态和异常表现等来诊察病情的方法。人是有机整体，内有五脏六腑，外合筋骨皮毛，所谓肺合皮毛、脾合肌肉、心合血脉、肝合筋、肾合骨，就是对这种内外相应关系的概括。所以在临床上可以根据外形和体质的强弱来推测内脏功能的盛衰。部分风湿免疫病患者可由于服用糖皮质激素导致脂肪重新分布引起向心性肥胖。

（4）望态：望态又称望姿态，是观察病人的动静姿态、体位变化和异常动作以诊察病情的方法。病人的动静姿态、体位动作与机体的阴阳盛衰和病性的寒热虚实关系密切。阳主动，阴主静。阳、热、实证病人，机体功能亢进，多表现为躁动不安；阴、寒、虚证病人，机体功能衰减，多表现为喜静懒动。此外，不同的疾病常常可迫使病人采取不同的体位和动态，以减轻疾病痛苦。因此，观察病人的动静姿态和体位动作不仅可以判断疾病的属性，也有助于疾病的诊断。正如《望诊遵经》所说："善诊者，观动静之常，以审动静之变，合乎望闻问切，辨其寒热虚实。"

动静姿态包括坐形、卧式、立姿和行态，强直性脊柱炎患者病情严重者经过多年进展，整个脊椎由于腰椎前凸逐渐消失和胸椎后凸畸形可表现为驼背；骨关节炎膝关节受累时由于关节不稳定表现为双膝发软、无力、易摔倒、下楼困难，不能持重，出现明显的关节胶化现象；髋关节骨关节炎患者典型者大腿处于屈曲、外旋、外展位，出现拖曳步态；风湿热的患者可出现舞蹈症，表现为无目的、不自主的躯干或肢体动作，挤眉弄眼、摇头转颈、努嘴伸舌；凡是累及关节并导致关节破坏的风湿免疫病都可以出现关节拘挛、屈伸不利等肢体的异常动作。

2. 局部望诊

局部望诊是在全身望诊的基础上，根据病情和诊断的需要，对病人的某些局部进行深入、细致观察，以测知相应脏腑的病变情况。由于人体是一个有机整体，全身的病变可反应于相应局部，局部的病变也可影响于全身，故观察局部的异常变化，有助于了解整体的病变。局部望诊包括望头面、五官、躯体、四肢、二阴、皮肤等，风湿免疫病往往可累及全身多个系统，在机体的局部有一些独特表现。

（1）头面：瘢痕性脱发是盘状狼疮的常见并发症。头发盘状皮损最多见于头顶部位。系统性红斑狼疮的非瘢痕性脱发可有多种表现。"狼疮发"的特征性表现为前发际头发较短且粗细不一，它和系统性疾病活动有关。休止期脱发表现为弥漫性头发减少。斑秃（非连续部位的脱发）在系统性红斑狼疮中发生率也较正常人高。系统性红斑狼疮患者在鼻梁和双颧颊部有呈蝶形分布的红斑，称为蝶形红斑。

风湿免疫病患者长期应用糖皮质激素，可表现为面圆如满月，皮肤发红的满月脸面容。

系统性硬化症（systemic sclerosis，SSc）患者硬化期面部皮肤受损可造成正常的面纹消失，面容刻板，鼻尖变小，嘴唇变薄、内收，口周出现放射性皱褶，张口度变小，称"面具脸"，是本病特征性的表现之一。

50%的干燥综合征（sjogren syndrome，SS）患者可表现为间歇性腮腺肿痛，累及单侧或双侧，10天左右可自行消退，少数可持续性肿大。

60%～80%的皮肌炎（adult dermatomyositis，DM）患者在上眼睑或眶周有水肿性紫红色皮疹，称为向阳性皮疹，可出现在一侧或双侧，光照会加重。

银屑病关节炎（psoriatic arthritis，PsA）患者在头皮可以看到寻常型银屑病皮肤损害，也可有脓疱型和红皮病型银屑病皮肤损害。

SAPHO综合征（滑膜炎-痤疮-脓疱病-骨肥厚-骨髓炎综合征）的患者在面部多有痤疮，可呈聚合性痤疮、爆发性痤疮及毛囊闭塞三联征。

（2）五官

1）目：强直性脊柱炎（AS）、SS、SSc、贝赫切特综合征（Behcet disease，BD）等风湿免疫病均可累及眼，表现为目赤肿痛，眼睑红肿，目胞浮肿，瞳孔缩小、边缘不规则，虹膜粘连等。

2）耳、鼻：89%复发性多软骨炎（relapsing polychondrieis，RP）患者可出现单侧或双侧耳郭受累，先后或同时发生。病变侵犯耳郭软骨部分，以外耳轮突发的红、肿、热、痛为特征，有时有红斑结节，长期或反复发作可导致软骨破坏，耳郭松软、塌陷、下垂、畸形，局部色素沉着，呈菜花耳。63%～82%的RP患者可出现外鼻组织红肿、压痛，反复发作可导致鼻软骨局限性塌陷成"鞍鼻"畸形。SSc患者可出现鼻尖变小。痛风患者在耳郭可见到痛风石。

3）口与唇：类风湿关节炎（RA）患者颞颌关节受累可出现闭口困难；SSc有

"面具脸"表现的患者嘴唇变薄、内收，口周出现放射性皱褶，张口度变小；SLE 患者唇部可见红色表面覆有鳞屑的盘状狼疮，口腔可出现无痛性溃疡。BD 患者在颊黏膜、舌缘、唇内及软腭等处可出现一个或数个痛性红色小结，继以溃疡形成，溃疡的直径一般为 2~3mm，每年至少发作 3 次。

4）齿与龈：部分 SS 患者可出现猖獗性龋齿，表现为牙齿逐渐变黑，继而小片脱落，最终只留残根。

（3）躯体与四肢：风湿免疫病可累及躯体及四肢多处关节，出现不同的表现。RA 可表现为对称性多个小关节肿胀，尤以手指近端指间关节呈梭形肿胀膨大为特点，晚期可出现关节畸形，如手指的尺侧偏斜，天鹅颈样畸形等；AS 患者脊柱由于腰椎前凸逐渐消失和胸椎后凸畸形而表现为脊柱僵硬；风湿热以大关节受累为主，为游走性非对称性关节炎，伴关节发红，但最终不伴有关节畸形；骨关节炎以远端指间关节和负重关节受累为主，急性炎症期可表现为局部关节的肿痛，后期呈骨性肥大，手指间关节背面可有骨性突出物 Heberden 结节、Bouchard 结节；脊柱关节炎主要表现为下肢大关节受累为主的非对称性寡关节肿胀，较少出现畸形变，可伴腊肠指（趾）；PsA 远端指（趾）间关节肿胀较常见，可见腊肠指（趾），指甲可呈顶针样凹陷，表现为甲板增厚、浑浊、表面纵嵴，常有甲下角质增生，严重者甲剥离；SLE 可表现为以小关节受累为主的一过性、对称性关节肿胀，可伴有甲周红斑。SAPHO 综合征患者由于胸骨上端、锁骨内端及第一对肋软骨的骨质硬化和骨肥厚表现为前胸壁的肿胀，掌跖脓疱病也是其特征表现。

（4）望二阴：前阴是指外生殖器和尿道口，为肾所主，络属肝经。后阴指肛门。约 75% 的白塞综合征患者出现生殖器溃疡，溃疡深而大，最常出现的部位是女性患者的大、小阴唇，其次为阴道，男性患者的阴囊和阴茎；反应性关节炎可出现旋涡状龟头炎。

（5）望皮肤：皮肤为一身之表，内合于肺，卫气循行其间，有保护机体的作用，脏腑气血亦通过经络而外荣于皮肤。凡感受外邪或内脏有病，皆可引起皮肤发生异常改变。因此，望皮肤不仅可以诊察皮肤所发生的病变、判断病邪的性质，还可以诊察脏腑的虚实、气血的盛衰、内脏病变的轻重和预后等。正常人皮肤荣润有光泽，风湿免疫病患者可出现多种皮肤表现，这些皮肤表现对于疾病的诊断、观察预后等均有重要意义。SLE 急性皮疹包括蝶形皮疹、弥漫性充血性斑丘疹和大疱性表皮松解症，亚急性皮疹包括银屑病性皮疹和多发性红斑，慢性皮疹有盘状红斑和脂膜炎；成人皮肌炎表现为上眼睑或眶周的水肿性紫红色皮疹，这种皮疹还可出现在两颊部、鼻梁、颈部，前胸"V"形区和肩背部（披肩征），以及臀及大腿外侧（枪套征），关节伸面红色或紫红色斑丘疹称为戈特隆征（Gottron 疹），甲根皱襞处可见毛细血管扩张性红斑或瘀点，甲皱及甲床有不规则增厚，局部出现色素沉着或色素脱失，手指的掌面和侧面皮肤过多角化、裂纹及粗糙，表现为"技工手"；PsA 多数皮损为寻常型银屑病皮肤损害，皮损好发于头皮、四肢伸侧和躯干；反应性关节炎表现为溢脓性皮肤角化症；成人斯蒂尔病有一过性靶形、"V"形区酒醉样红斑样或橙红色斑丘疹；BD 患者可有针刺反应、结节性红斑和毛囊炎样或痤疮样皮损；结节病患者有斑片或结节性病变、狼疮样冻疮、狼疮样红皮病、瘢痕浸润、斑丘疹、鱼鳞癣和皮肤溃疡等；风湿热患者在四肢近端和躯干可有环形红斑；结节性脂膜炎患者有成批的非化脓性皮下结节，结节消退后局部皮肤有凹陷，并有色素沉着，少数脂肪坏死破溃，并有黄棕色油状液体流出；血管炎患者可出现网状青斑、肢端坏疽、紫癜等。

（6）望舌：察舌是望诊的重要内容。舌通过经络与脏腑广泛相联，依靠脏腑的精气上营使之灵活，多种脏腑的病变可以从舌象上反映出来，故有"辨舌质可辨五脏之虚实，视舌苔可察六淫之浅深"之说。临床望舌，主要观察舌体、舌质和舌苔三个方面的变化，正常舌象为舌体柔软，活动自如，舌质淡红，舌苔薄白质润。一旦患病，舌质和舌苔就会发生相应变化。风湿免疫病的舌诊与中医诊断学的舌诊内容基本一致，但也有例外，如 SS 患者可表现为舌痛，舌面干裂，舌乳头萎缩而光滑。口腔干燥常造成口腔菌落组成发生变化，慢性念珠菌感染可导致黏膜扁平苔藓样病变，长期服用大剂量激素和免疫抑制剂的患者也易出现此类病变，所以应加强这类患者的口腔护理。

3. 微观望诊

关节镜、X 线、CT、核磁共振（MRI）、关节超声等现代检查手段可以作为微观望诊的媒介，极大地延伸了风湿免疫病的望诊内容。关节镜技术使风湿科医生能够在直视下观察软骨和滑膜等结构的病理改变，不仅提高了关节炎的诊断水平，而且通过对滑膜等组织进行活检分析，有助于了解疾病致病机制，明确疾病的诊断，促进科研的发展；传统的骨关节 X 线片可以显示骨质的改变，但对早期病变不敏感，X 线检查表现是多种风湿类疾病分类标准中的重要组成部分，包括 RA、AS 等；在风湿病学中，CT 主要用于探查中轴骨的骨质异常（如骨质破坏、骨质硬化、新骨形成、骨折），CT 在上述这些应用中比 X 线片检查更为敏感，高分辨率 CT 可以诊断肺间质病，双能 CT 可以实现晶体成像，有助于痛风的诊断；MRI 可观察和评估外周炎性和退行性风湿病的炎性破坏性关节及软组织受累的程度，迄今为止，MRI 是探查及监测 AS 及其他脊柱关节炎的脊柱和骶髂关节炎症的最好方式，在外周炎性关节病的治疗过程中，MRI 可用于检测炎性软组织的病情改变（如滑膜炎，腱鞘炎，肌腱附着点炎），MRI 还可特异性显示骨髓水肿，为 RA、骨关节炎等提供预后信息；超声可敏感地显示和评价多种退行性病变及炎性风湿病病变中出现的外周炎症、关节破坏、软组织受累等，通过检测早期炎性改变，超声有助于早期 RA 的诊断，还可引导有创操作，可精确地穿刺抽吸和注射定位（如关节、滑囊、腱鞘或肌腱附着点）。

二、闻诊

闻诊是通过听声音和嗅气味来诊断疾病的方法。人体的各种声音和气味，都是在脏腑生理活动和病理活动过程中产生的，所以鉴别声音和气味的异常，可以判断出脏腑的生理和病理变化，为诊病、辨证提供依据。

1. 听声音

听声音是指听辨病人言语气息的高低、强弱、清浊、缓急变化，以及咳嗽、呕吐、肠鸣等脏腑病理变化所发出的异常声响，以判断病变寒热虚实等性质的诊病方法。听声音主要包括听辨病人的声音、语言、呼吸、咳嗽、心音、胃肠异常声音等。正常生理状态下人的声音称为常音，具有发生自然，声调和畅，柔和圆润，语言流畅，应答自如，言与意符等特点，表示人体气血充盈，发音器官和脏腑功能正常，但是由于年龄、性别和禀赋等个体的差异，正常人的声音也有不同，现代还可借助听诊器等，帮助提高内脏声音的听诊水平。风湿免疫病中 RP 累及呼吸道时，可表现为慢性咳嗽、咳痰、气短，伴有声嘶、喘息、胸闷、呼吸困难、打鼾等；RA、SSc、SS 等多种疾病均可伴有肺间质纤维化，表现为进行性的呼吸困难、干咳，在中下肺可听到清脆高调表浅的特征性啰音（velcro 啰音），咳后不消失；SSc、多肌炎/皮肌炎等疾病可继发肺动脉高压，在肺动脉瓣区可听到第二心音亢进或分裂及收缩期喷射性喀喇音。

2. 嗅气味

嗅气味是指嗅辨与疾病有关的气味，分嗅病体气味与病室气味两种。疾病情况下，由于邪气侵扰，气血运行失常，脏腑功能失调，浊气排出不利，腐浊之气内生，故可出现体气、口气、分泌物、排出物的气味异常。嗅气味可以了解疾病的寒热虚实，一般气味酸腐臭秽者，多属实热；气味偏淡或微有腥臭者，多属虚寒。

三、问诊

问诊是医生通过对病人或陪诊进行有目的的询问，以了解病情的方法。《素问·三部九候论》说："必审问其所始病，与今之所方病，而后各切循其脉。"明代张景岳以问诊为"诊病之要领，临证之首务"。

问诊的内容主要包括一般情况、主诉、现病史、既往史、个人生活史、家族史等。询问时，应根据就诊对象，如初诊或复诊、门诊或住院等实际情况，有针对性地进行询问。现病史是疾病现阶段病理变化的客观反映，是医生诊病、辨证的主要依据。因此，现病史是问诊的主要内容，为历代医家所重视，《十问歌》对问现病史具有指导意义，但也要根据病人的具体病情，灵活有主次地进行询问。

风湿免疫病的问诊有自己独特的侧重点：①一般情况：年龄和性别对风湿免疫病的诊断有其特殊意义，如 SLE 多以育龄期女性为主，而 AS 多以青壮年男性为主，所以要引起关注；患者的工作生活环境可能是疾病的诱因，如长期从事水中作业者，易患寒湿痹。②主诉：疼痛是多数病人的主诉，我们要仔细围绕患者主诉询问患者疼痛的部位，持续时间，缓解或疼痛加重的方式，疼痛的性质等。③诊治经过：风湿免疫病常常会累及全身多个系统，出现多种症状，而且往往可能出现在不同时间点，病情的轻重也多处于波动状态，我们要通过问诊详细了解病变过程，何时出现新的病情，何时病情好转或加重，病情有无变化规律等；治疗风湿免疫病的药物如改善病情抗风湿药等往往存在个体差异，而且我们要关注某些用药的累积剂量如环孢素，曾经用药的最大剂量、最小剂量如糖皮质激素、环磷酰胺，这些信息对于下一步治疗、判断患者的病情尤为重要。④个人史：婚姻生育史也要特别关注，因很多抗风湿药有卵巢毒性，如雷公藤多苷片、环磷酰胺、沙利度胺等有生殖毒性，计划怀孕的患者要避免使用，怀疑有抗磷脂综合征的患者尤其要询问患者有无流产史；饮食的偏嗜也可以成为疾病诱因，如高嘌呤饮食可引起痛风的发作或复发。⑤家族史：风湿免疫病虽不是遗传病，但其发病有一定的家族聚集倾向，如10%~12%的SLE患者中有患SLE的一级亲属，SLE患者的所有一级亲属中约3%发病，单卵双生子同时患病的机会为25%~70%，明显高于双卵双生子（1%~3%），所以患者的家族史也要详细询问。环磷酰胺等药物可引起患者月经减少或闭经，对服用此类药物未绝经的女性患者要询问其月经的具体情况；风湿免疫病多为慢性疾病，患者可能会存在一定的焦虑等情绪问题，如纤维肌痛综合征患者易焦虑，精神低沉，悲观失望，和周围人沟通障碍等，在问诊过程中要耐心听取患者对其痛苦的陈述，取得其信任，通过沟通让患者放松心情。

四、切诊

切诊是医生用手触按病人的动脉搏动和触按病人肌肤、手足、胸腹、腧穴等部位，测知脉象变化及有关异常征象，从而了解病变情况的诊察方法。

脉象是手指感觉脉搏跳动的形象，或称为脉动应指的形象。人体的血脉贯通全身，内连脏腑，外达肌表，运行气血，周流不休，所以，脉象能够反应全身脏腑功能、气血、阴阳的综合信息。诊脉的方法有三部九候诊法，寸口诊法等。正常的脉象表现为"有胃""有神""有根"，除了正常生理变化范围内及个体生理特异变化之外的脉象，均属病脉。近代临床所提及的脉象，有浮、沉、迟、数、洪、细、虚、实、滑、涩、弦、紧、结、代、促、长、短、缓、濡、弱、微、散、芤、伏、牢、革、动、疾等28种。风湿免疫病中大动脉炎（Takayasu arteritis，TA）的患者若双侧或单侧的锁骨下动脉受累，则表现为相应的浅表动脉（如颈动脉、肱动脉、桡动脉等）搏动减弱或出现无脉征，这时我们可以采用三部九候诊脉法或诊趺阳脉。

按诊是医生用手直接触摸或按压病人某些部位，以了解局部冷热、润燥、软硬、压痛、肿块或其他异常变化，从而推断疾病部位、性质和病情轻重等情况的一种诊断方法。主要有触、摸、按、叩四种按诊手法，临床上常用的按诊内容有按胸胁、按脘腹、按肌肤、按手足、按腧穴等。按诊在风湿免疫科应用广泛，对于所有诉关节痛的病人都要判断其关节是否有压痛，关节局部温度是否升高，活动是否受限，从而初步判断病人是否有关节炎的存在，只有自我感觉的关节痛不一定存在关节炎；注意触摸病人手指末端的冷热程度，以判断病情的寒热虚实，很多风湿免疫病如 SLE、SSc 都有雷诺现象，由于发作性肢端缺血，病人的手指末端温度较低，通过感知指端温度可以有助于疾病的诊断和疗效的观察；SSc 肿胀期手背可出现非凹陷性水肿，触之坚韧，硬化期皮肤变硬、变厚，似有皮革包裹，不易被提起，通过结合皮肤触诊，有助于疾病分期的判断；纤维肌痛综合征（fibromyalgia syndrome，FMS）由于症状多样，无特异性的实验室检查指标，诊断较困难，对患者的 18 个压痛点进行按压有助于诊断。

在风湿免疫病的诊断过程中要遵循四诊并用的原则，边诊边辨，诚如《医门棒喝·四诊合参与脉症从舍论》所说："望、闻、问、切，名曰四诊，医家之规矩准绳也。四诊互证，方能知其病原，犹匠之不能舍规矩而成器皿也……自古医圣，莫不以脉症互印，是四诊之不可偏废，岂不彰彰乎哉？然则自谓切脉即能知病，而无籍于四诊者，其技果能超出轩岐、扁鹊、仲景乎？抑亦自欺，而又欲欺人乎？明者察诸，慎勿自误，而追悔莫及也。"

第五节　风湿病的辨证概要

一、风寒痹阻证

【临床表现】

肢体关节冷痛，游走不定，遇寒则痛剧，得热则痛减，局部皮色不红，触之不热，关节屈伸不利，恶风畏寒，舌质淡红或暗红，舌苔薄白，脉弦紧或弦缓或浮。

【诊断要点】

主症：肢体关节冷痛，屈伸不利，痛无定处。

次症：①恶风畏寒，四末不温。②遇寒痛剧，得热痛减。

舌脉：舌质淡红，舌苔薄白，脉浮或弦紧或弦缓。

具备上述主症，或兼次症 1 项及舌、脉表现者，即可诊断。

【病机分析】

寒为阴邪，其性凝滞，主收引；风性善行而数变，故风寒之邪侵袭机体，闭阻经络关节，凝滞气血，阻遏经脉，使气血运行不畅，而见肢体关节冷痛，屈伸不利，痛无定处；寒性属阴，消伐阳气，故局部皮色不红，触之不热，恶风畏寒；遇寒则血溢凝涩，故痛更剧，得热则气血流畅，故其痛减；舌苔薄白亦属寒；舌质淡红或暗红，脉弦紧或弦缓，为属痛、属寒之征；脉浮为邪气外侵之象。

【本证辨析】

本证常见于风湿病中的行痹、痛痹、历节风等，由于各自病因病机不尽相同，临床表现各具特点。行痹，由风邪偏盛为患，以痹痛游走不定，多发上肢肩背，时兼恶寒发热等表证为特点；痛痹，为寒邪偏盛而成，以痹痛剧烈，部位多固定，下肢、腰膝多见，遇冷加重，得热则舒为特点；历节风则为肝肾不足，气血亏损，复感外邪而得，以关节疼痛剧烈，痛如虎啮，遍历关节，或关节肿痛如掣，甚则肿大变形等症为特点。

【治疗方法】

祛风散寒，温经通络。

【代表方剂】

1. 防风汤(《黄帝素问宣明论方》)

防风、麻黄祛风散寒；肉桂温经散寒；当归、秦艽、葛根活血通络，解肌止痛，用当归还有"治风先治血，血行风自灭"之意；茯苓健脾渗湿；姜、枣、甘草和中调营。诸药共奏祛风散寒、活血通络之功。

2. 乌头汤(《金匮要略》)

方中以乌头、麻黄温经散寒，两药配合能搜剔入骨之风寒，为方中主药；黄芪益气固表，并能利血通痹；芍药、甘草、蜂蜜缓急止痛解毒。诸药合用而成温经散寒、逐痹止痛之剂。

3. 风湿骨痛丸(《中华人民共和国药典》)

方中川乌、草乌辛热燥烈，其性善走，可散在表之风邪，逐在里之寒邪，能祛寒通痹止痛；麻黄助乌头通阳发汗以散寒；木瓜、乌梅、甘草三药合用，舒筋缓急，酸甘化阴，以防乌、麻之燥；细辛、红花辛散温通，活血通络，消肿止痛。诸药合用，能祛风散寒，活血定痛，舒筋缓急。

4. 祛风舒筋丸(《中华人民共和国药典》)

方中以桂枝、麻黄、制川乌、制草乌温经散寒，通络止痛；以防风、威灵仙、木瓜、秦艽、海风藤、青风藤、穿山龙、老鹳草、茄根祛风湿，通经络；苍术、茯苓健脾化湿；骨碎补、牛膝强筋壮骨；甘草调和诸药。全方共用，具有祛风散寒、舒筋活络之效。

5. 麻黄附子细辛汤(《伤寒论》)

方中麻黄、细辛祛风散寒；附子温经助阳，散寒止疼。诸药相配，有祛风散寒、温经助阳之功。

以上诸方临床使用时，可随症加减，如疼痛以肩、肘等上肢关节为主者，可选加羌活、白芷、威灵仙、姜黄、川芎祛风通络止痛；疼痛以膝、踝等下肢关节为主者，可选加独活、牛膝通经活络；疼痛以腰背关节为主者，多与肾气不足有关，酌加杜仲、桑寄生、淫羊藿、巴戟天、续断等温补肾气。

二、风湿痹阻证

【临床表现】

肢体关节肌肉疼痛、重着、游走不定，或有肿胀，随天气变化而作，恶风不欲去衣被，汗出，头痛，发热，肌肤麻木不仁，或身体微肿，肢体沉重，小便不利，困倦乏力，舌质淡红，舌苔薄白或腻，脉浮缓或濡缓。

【诊断要点】

主症：①肢体关节肌肉疼痛、重着，痛处游走不定。②肢体关节肌肉疼痛、肿胀，屈伸不利，恶风。

次症：①发热，或头痛，或汗出。②肌肤麻木不仁。③身微肿，或小便不利，困倦乏力。

舌脉：舌质淡红，舌苔薄白或薄腻，脉浮缓或濡缓。

具备上述主症 1 项，或兼次症 1 项及舌、脉表现者，即可诊断。

【病机分析】

由于素体虚弱，或饮食起居失宜，或冒风淋雨涉水，或汗出当风，风湿之邪侵入人体，闭阻经络、关节而致本证。"风则伤卫，湿流关节，风湿相搏，两邪乱经，故骨节疼烦、掣痛，不得屈伸……风胜则卫气不固，汗出，短气，恶风不欲去衣，为风在表；湿胜则水气不行，小便不利或身微肿，为湿外搏也。"（《注解伤寒论·辨太阳病脉证并治》）风者善行而数变，湿本黏腻不善走，有风邪领路则痛无定处；湿性重着、黏滞，故湿邪侵袭则肿胀重着，肢体沉重；湿困脾土而见困倦乏力；风湿相搏，痹阻气血，经络失和，故肌肤麻木不仁；舌苔薄白脉浮缓为风邪之征；舌苔腻、脉濡缓为湿邪之象。

【本证辨析】

本证常见于风湿病中的行痹、着痹、皮痹、肌痹、历节、周痹等。这些病种由于病机不同主症各异。行痹者，因人体卫阳不固，腠理空疏，风邪乘虚而入皮肤、肌肉、经络、关节所致，风者善行，以关节肌肉疼痛，游走不定，多见于上肢肩背，初起多兼表证为主；着痹者，因素体脾虚失运，加之居处潮湿、涉水冒雨、贪凉饮冷等，致水湿之邪浸入肌肤、经络、关节所致，湿者黏腻不易去，以肢体关节肌肉肿胀、疼痛、重着或麻木不仁为主；皮痹者，因阳气虚弱，卫外不固，外邪侵袭，皮络瘀闭，津液为痰，痰瘀与外邪互结皮络所致，以皮肤肿胀、麻木变硬为主，或感湿热邪气、寒郁化热、素有湿热，使热迫血行，以皮肤红疹、斑疹为主；肌痹者，为湿热毒邪浸淫肌肤，消烁肌肉，阻闭经脉所致，以肌肉尽痛，麻木不仁，肢体怠惰，四肢痿软无力，或恶风头痛，多汗呕恶为特征；筋痹者，因风寒湿热之邪客于筋，或外伤于筋，或痰湿流于筋脉所致，以筋急拘挛，筋腱肿痛，关节屈伸不利，腰背强直，步履艰难，胁满易惊为主；历节者，为肝肾亏虚，气血不足，复感外邪所致，以关节疼痛剧烈，痛如虎啮，遍历关节，甚则肿大变形为主；周痹者，为痹邪入侵血脉，随脉上下，呈现出周身皆痛，痛无歇止，不能左右，身体痿瘦，步履艰难为特点。

【治疗方法】

祛风除湿，通络止痛。

【代表方剂】

1. 羌活胜湿汤(《内外伤辨惑论》)

方中以羌活、独活为主药，羌活善祛上部风湿，独活善祛下部风湿，两者相合，能散周身风湿，舒利关节而通痹；防风、藁本发汗止痛，而祛肌表风湿，为辅药；佐以川芎活血祛风止痛，合蔓荆子升散在上的风湿而止头痛；使以炙甘草调和诸药。诸药合用，主治风湿痹阻证。

2. 苏羌达表汤(《重订通俗伤寒论》)

本方适用于风湿俱盛者。方中以苏叶、防风、羌活、白芷祛风胜湿；以杏仁、生姜、茯苓皮、橘红祛湿化痰。若肿胀沉重甚者，加苍术、防己、蚕砂、薏苡仁；若痛甚，舌暗红者，可加川芎、乳香、没药等活血理气之品；若麻木者，可加天麻、蕲蛇。

3. 蠲痹汤(《医学心悟》)

方中以羌活、独活、桂枝、秦艽、海风藤、桑枝祛风除湿通络；辅以当归、川芎、木香、乳香理气、活血、止痛，并以甘草调和诸药。诸药合用，祛风湿，止痹痛。偏风胜者，可加防风；偏湿胜者，可加防己、苍术、薏苡仁；兼寒者，可加制附子；痛在上肢者，可加威灵仙、姜黄；痛在下肢者，可加牛膝、续断。

4. 防风天麻散(《黄帝素问宣明论方》)

方中防风、天麻宣痹止痛，祛风胜湿；草乌、羌活、白芷、荆芥祛风除湿，通利关节；当归、川芎祛血中风邪，养血行血。诸药相合，共达祛风除湿、活血通络之功效。

三、寒湿痹阻证

【临床表现】

肢体关节冷痛、重着，痛有定处，屈伸不利，昼轻夜重，遇寒痛剧，得热痛减，或痛处肿胀，舌质淡胖，舌苔白腻，脉弦紧、弦缓或沉紧。

【诊断要点】

主症：肢体关节冷痛、重着。

次症：①痛有定处，昼轻夜重。②常于天寒雨湿季节发作，得热则减，遇冷则增。

舌脉：舌质淡胖，舌苔白腻，脉弦紧、弦缓或沉紧。

具备主症和舌脉表现，或主症加次症 1 项即可诊断。

【病机分析】

本证因人体营卫气血失调，寒湿外邪杂至而成。寒为阴邪，其性凝滞，主收引。血气受寒则凝而留聚，经脉不通，故见肢体关节冷痛，屈伸不利。遇寒或空气转冷则凝滞加重，故遇寒痛剧；遇热则寒凝渐散，气血得以运行，故得热痛减。湿亦属阴，其性重浊黏滞，易阻碍气机，故肢体重着，痛处不移。寒湿风胜，留于关节，故关节肿胀，舌质淡胖，舌苔白腻，脉弦紧、弦缓等为寒湿之象。

【本证辨析】

本证常见于风湿病中的痛痹、着痹、漏肩风、肌痹、筋痹、骨痹、鹤膝风、历节风等。由于病因病机病位不同，主症各异，容易鉴别。痛痹者，因寒邪偏胜为患，以肢体关节冷痛剧烈为主；着痹者，因湿邪偏胜所致，以肢体关节肿胀、疼痛、重着，或麻木不仁为主；漏肩风者，一般风寒重于湿，固定于肩部，好发于中老年人；肌痹者，为风寒湿热毒邪，侵袭肌肤，消烁肌肉阻闭经脉而成，以肌肉尽痛，麻木不仁，肢体怠惰，四肢痿软为主；筋痹者，因风寒湿热之邪客于筋，或外伤于筋，或痰湿流注于筋而致，以筋急拘挛，抽掣疼痛，关节屈伸不利，腰背强直，步履艰难为主；鹤膝风者，以寒湿痹阻于膝，见膝肿大，膝上肌肉轻度瘦削等症为主；历节风者，以肝肾亏虚，气血不足，复感外邪所致，见疼痛剧烈，痛如虎啮，遍历关节，早期游走，中晚期固定不移，甚则关节肿大畸形为主。

【治疗方法】

温经散寒，祛湿通络。

【代表方剂】

1. 附子汤（《金匮要略》）

方中重用附子温经通阳，散寒祛湿，通络止痛；人参、白术、茯苓益气健脾渗湿；参、附同用，温补元阳，以祛寒湿；芍药、附子同用，温经和营止痛。全方共奏温经散寒、祛湿止痛之功。

2. 乌头汤（《世医得效方》）

适用于寒湿之重证。方中用乌头、附子、肉桂、细辛、川椒大辛大热之剂，乃离照当空，阴霾自散之意；再配独活、秦艽、白芍、甘草以和血脉，通经络，引药直达病所。

3. 舒经汤（《普济方》）

适用于寒湿之轻证。方中用姜黄、羌活温经通络，散寒除湿；海桐皮、白术除湿而护脾；当归、赤芍活血通络；甘草调和诸药。病在上肢者，可加桑枝、桂枝；病在下肢者，可加独活、牛膝。

4. 海桐皮汤（《圣济总录》）

方中用海桐皮、防己化湿通络；侧子（按：即附子之边生者）、麻黄、肉桂温经散寒；天门冬甘寒反佐辛热；丹参活血通络；以生姜为使。全方共奏温经散寒、除湿通络之功。

5. 桂附姜术汤（《痹证防治》）

方中以桂枝、附子、干姜温经散寒；党参、白术健脾渗湿；片姜黄、海桐皮祛湿通络；白芍、甘草和血通络，缓急止痛；大枣、甘草调和诸药。湿胜者加苍术、云苓；夹风者，加荆芥、防风。

四、湿热痹阻证

【临床表现】

关节或肌肉局部红肿、疼痛、重着，触之灼热或有热感，口渴不欲饮，烦闷不安，或有发热，舌质红，苔黄腻，脉濡数或滑数。

【诊断要点】

主症：关节或肌肉局部红肿灼热，疼痛、有重着感。

次症：发热，口渴不欲饮，步履艰难，溲黄，烦闷不安。

舌脉：舌质红，苔黄腻，脉濡数或滑数。

具备上述主症，加舌、脉表现或再兼次症，即可诊断。

【病机分析】

湿热痹阻证多因素体阳气偏盛，内有蕴热，感受风寒湿热之邪，或有风寒湿痹，经久不愈，邪流经络，蕴化为热所致。热为阳邪，阳盛则热，故见发热、烦闷不安、溲黄、舌红之象。湿为阴邪，重着黏腻，湿胜则肿，湿热交阻于经络、关节、肌肉等处，故见关节肌肉呈局部红肿、灼热之象，且有沉重感。气血阻滞不通，不通则痛，故关节疼痛，骨节屈伸不利。湿热交阻于内，故虽口渴而不欲饮。舌苔黄腻、脉濡数或滑数均为湿热所致。由于湿热交结，胶固难解，其病常呈缠绵之势。

【本证辨析】

湿热痹阻证在热痹、脉痹、尪痹等病中都可出现，但其病因病机有别，临床表现有异。湿热一证除见关节肿痛，扪之或热或不热，如见热痹之病，表现为痛处喜凉，遇热痛增，得凉痛减，周身发热明显，或见红斑、结节等主症；见于脉痹一病，以肢体痹痛、局部皮色暗紫、舌暗脉涩等为突出；见于尪痹一病，多为尪痹早期或病情稳定后而又复感外邪之时，需兼有形体消瘦、关节僵硬变形、午后发热、五心烦热、盗汗、腰膝关节酸痛等肝肾阴虚证，其特点为湿热痹阻与肝肾阴虚证同时出现。

【治疗方法】

清热除湿，宣痹通络。

【代表方剂】

1. 白虎加苍术汤(《类证活人书》)

方用知母、石膏清热;苍术苦温燥湿;佐粳米、甘草养胃和中。本方具有清热燥湿之功效。临床可加黄柏、秦艽、忍冬藤、威灵仙等,以加强清热通络止痛之功效。

2. 二妙散加味(《丹溪心法》)

二妙散以黄柏苦寒,清热燥湿;配苍术辛温,加强燥湿之力。加萆薢、防己清热利湿,通络止痛;防风、威灵仙、桑枝、地龙祛风通络;当归、牛膝养血活血;忍冬藤、连翘、秦艽清热解毒通络。诸药合用,共奏清热除湿、通络止痛之功,为治疗湿热痹阻证之常用方剂。

3. 宣痹汤(《温病条辨》)

方中以防己清热利湿,通络止痛;蚕砂、薏苡仁、赤小豆祛除水湿,疏利经络;连翘、栀子、滑石增强清热利湿之效。本方具有清热利湿、通络止痛之功,多用于湿热痹阻证中湿偏盛的证候。

4. 当归拈痛汤(《兰室秘藏》)

方用防风、苦参、黄芩祛风燥湿清热为主;配羌活祛风胜湿;猪苓、茵陈、泽泻清热利湿;苍术、白术燥湿健脾;知母清热;以升麻、葛根清热解肌,当归活血止痛,人参补脾益气为佐;甘草调和诸药为使。

5. 加减木防己汤(《温病条辨》)

本方以木防己为主祛风除湿,配石膏清热;薏苡仁、通草、滑石清热利湿;杏仁开肺气以宣散湿邪;佐桂枝温经通络,助气化以行水湿。全方具辛开苦降、清化宣利之功效。临床加减:热重于湿者,去桂枝,加知母,重用石膏;湿胜于热者可加苍术、萆薢;风胜加羌活、防风、海桐皮;亦可酌加秦艽、桑枝、牛膝、威灵仙等以通络止痛。

五、瘀血痹阻证

【临床表现】

肌肉、关节刺痛,痛处固定不移且拒按,日轻夜重,局部肿胀或有硬结,瘀斑,面色黧黑,肌肤甲错或干燥无光泽,口干不欲饮,舌质紫暗或有瘀斑,舌苔薄白或薄黄,脉沉涩或细涩。

【诊断要点】

主症:肌肉、关节刺痛,痛处固定不移,久痛不已。

次症:痛处拒按或日轻夜重,局部肿胀,可有瘀斑或硬结,或面部黧黑,肌肤甲错或干燥无光泽,口干不欲饮。

舌脉:舌质紫暗或有瘀斑,脉细涩或沉涩。

具备上述主症，或兼见某项次症及舌、脉表现者，即可诊断。

【病因分析】

外邪痹阻肌肤、关节、经络等处，气血运行不畅，而致瘀血停滞，或疾病日久，正虚血瘀，不通则痛，故肌肤、关节剧烈刺痛而部位相对固定不移；血瘀实邪聚集不散，故局部拒按；经脉阻痹水停湿蕴，血瘀阻络，津液不能上承，故口干不欲饮；血行不畅，气血不能外达，肌肤失荣，故见皮肤干燥无光泽或肌肤甲错；瘀血阻络日久，溢于脉道之外，故见面色黧黑、舌紫、脉涩等；血瘀郁热，故见舌苔薄黄。

【束证辨析】

瘀血痹阻证在脉痹、筋痹、骨痹、心痹等病中最为多见。因瘀血痹阻部位不同，它们的主症有别。脉痹者，邪痹于脉，以肢体疼痛，伴有皮肤不仁，皮色紫暗，脉搏减弱或无脉为主；筋痹者，邪痹于筋膜，以筋脉拘急，腰背不伸为主症；骨痹者，邪痹于骨，而以腰膝酸痛，骨重不举的症状为突出；心痹者，邪痹于心，而见烦则心下鼓，暴上气而喘，或疼痛，或咽干善噫，易恐等心经症状。

【治疗方法】

活血化瘀，舒筋通络。

【代表方剂】

1. 身痛逐瘀汤(《医林改错》)

本方治疗瘀血痹阻证较宜。方中秦艽、羌活祛风除湿；桃仁、红花、当归、川芎活血祛瘀；没药、五灵脂、香附行血止痛；牛膝、地龙疏通经络以利关节；甘草调和诸药。全方具有活血祛瘀、通经止痛、祛风除湿的作用。

2. 活络效灵丹(《医学衷中参西录》)

本方以活血祛瘀、通经止痛为功效。方中当归活血补血，丹参活血通脉，乳香、没药活血祛瘀止痛，对于各种血瘀作痛颇有疗效。对由于寒凝气滞所致血瘀可加桂枝、附片、姜黄；气虚血虚所致瘀血，可加鸡血藤、首乌、黄芪、人参等；痰瘀并见加半夏、胆南星，或与二陈汤并用；阴虚血瘀加生地黄、玄参、知母、地骨皮。

3. 大黄䗪虫丸(《金匮要略》)

本方以大黄、䗪虫为君，破瘀散结，清热活血；以虻虫、水蛭、蛴螬、干漆、桃仁、杏仁加强破瘀散结之功为臣；干地黄、芍药、黄芩养血和血清热为佐，甘草调和诸药为使。治疗经络闭阻，内有瘀血之证。

4. 桃红四物汤(《医宗金鉴》)

本方以桃仁、红花、熟地黄、当归、川芎、白芍组成养血活血、化瘀通络之剂，使瘀血消散，脉络通畅，疼痛可止。由于外邪侵袭所致的瘀血痹阻证候，宜再加威灵仙、秦艽、豨莶草、羌活、薏苡仁等祛风湿、通经络之品，则疗效更加。

六、瘀热痹阻证

【临床表现】

关节肿热疼痛，痛如针刺，部位固定，肌肤见暗红色斑疹，手足瘀点累累，两手指白紫相间，双下肢皮肤有网状青斑，口糜口疮，低热或自觉烘热，烦躁易怒，小便短赤，舌红苔薄白或有瘀斑，脉细弦、涩数。

【诊断要点】

主症：关节肿热疼痛，多呈针刺痛，或痛有定处，肌肤见暗红色斑疹，手足瘀点累累，低热或有烘热，小便短赤。

次症：烦躁易怒，两手指白紫相间，双腿下肢网状青斑，口糜口疮。

舌脉：舌红苔薄白或有瘀斑，脉细弦、涩数。

凡具备上述主症及舌、脉表现，并有1项次症者，即可诊断。

【病机分析】

风湿病日久不愈，脏腑功能虚弱，真阴不足，水亏火旺；或外感风寒湿之邪，郁而化热，血热相结。病久入络夹瘀，瘀热阻塞经络关节，可见关节肿热疼痛，痛如针刺；瘀热阻塞体表脉络，故见手足瘀点累累，两手指白紫相间，双腿下肢网状青斑；阴虚火旺或外邪郁而化热，故见低热或自觉烘热，烦躁易怒；热迫血行，血不循经，溢于脉外，则见紫斑；瘀热壅阻下焦水道则见小便短赤；舌红苔薄白或有瘀斑，脉细弦、涩数，为瘀热之象。

【本证辨析】

本证可见于热痹、脉痹、皮痹等病。本证在上述疾病中均可见关节肿热疼痛、暗红色斑疹、身热等表现。但因邪犯部位不同，主症各异，亦不难鉴别。热痹者，病体阳气多，阴气少，病气胜，阳遭阴，痹而化热，热毒症状较盛，可见高热烦渴，甚或神昏谵语；脉痹者，邪痹于脉，见皮肤不仁，皮色紫暗，脉搏减弱或无脉；皮痹者，邪痹于肌肤，可见手足瘀点累累，两手指白紫相间，甚至指端紫黑、硬皮等症。临床多见于西医学硬皮病、红斑狼疮、皮肌炎、类风湿关节炎等疾病伴有血管炎或血管病变患者。

【治疗方法】

清热凉血，活血散瘀。

【代表方剂】

1. 玉女煎(《景岳全书》)

加味此方以石膏与熟地黄相配，滋阴降火，治疗低热，烦躁易怒；再用麦冬、知母以加强滋阴清热之力，牛膝可通脉络并引火下行；加桃仁、红花以活血化瘀。诸药相配共奏清热凉血，活血散瘀之功。

2. 四妙勇安汤(《验方新编》)

本方用大剂量玄参、金银花以清热解毒，玄参兼有滋阴清热之功，加当归活血和营，甘草既可清热，又可调和诸药，共奏清热解毒、活血和营之功。临床上最适用于脉痹关节热肿疼痛，溃烂流脓，热毒炽盛而阴血耗伤者。

七、痰瘀阻络证

【临床表现】

肢体关节肌肉疼痛，关节常为刺痛，痛处不移，甚至关节变形，屈伸不利或僵硬，关节、肌肤色紫暗、肿胀，按之稍硬，有痰核硬结和瘀斑，肢体顽麻，面色黧黑，眼睑浮肿，或胸闷痰多，舌质紫暗或有瘀斑，舌苔白腻，脉象弦涩。

【诊断要点】

主症：①肢体肌肉关节刺痛，固定不移。②关节疼痛，肌肤局部紫暗、肿胀，按之稍硬，肢体顽麻或重着。

次症：关节疼痛僵硬变形，屈伸不利，有硬结或瘀斑，面色黧黑，眼睑浮肿，或胸闷多痰。

舌脉：舌质紫暗或瘀斑，舌苔白腻，脉象弦涩。

具备上述主症之一，兼次症及舌、脉表现者，即可诊断。

【病因分析】

痰瘀是指痰湿和瘀血两种病理产物而言。津液不行，水湿内停，则聚而生痰，痰湿内阻，血流不畅，滞而为瘀。痰浊水湿与瘀血互结则为痰瘀。痰浊瘀阻乃有形之邪，留阻于经络、关节、肌肉，瘀阻脉络，故肌肉关节肿胀刺痛；痰瘀流于肌肤，则见痰核、硬结或瘀斑。邪气深入，痹阻筋骨，而致关节僵硬变形，难以屈伸；痰瘀阻滞，经脉肌肤失于气血荣养，故肢体肌肤顽麻不仁；面色黧黑、舌质紫暗或有瘀斑、脉弦涩为血瘀之象；而眼睑浮肿、胸闷痰多、舌苔腻等，乃痰湿为患之征。

【本证特点】

痰瘀痹阻证常见于肌痹、脉痹、心痹等病。由于痰瘀痹阻之部位不同，其临床表现有异可予区别。肌痹者，邪痹肌腠，以肌肤疼痛，肢体倦怠或肢体痿弱最为突出；脉痹者，邪痹于脉，以痹痛、局部皮色暗紫，脉搏减弱或无脉为主；心痹者，则由脉痹不已复感于邪转变而成，邪痹在心，其症为心下鼓或疼痛为主。

【治疗方法】

活血化瘀，化痰通络。

【代表方剂】

1. 阳和汤(《外科全生集》)合桃红四物汤(《医宗金鉴》)

本方对痰凝血滞之证，有养血温阳、宣通血脉、祛痰化瘀之功能。方中用熟地黄大补阴血，鹿角胶乃有形精血之属以赞助之，并配合肉桂、炮姜温阳散寒而通血脉；麻黄、白芥子助姜、桂以散寒而化痰滞；桃仁、红花、当归、赤芍、川芎以活血通络，祛瘀止痛。二方合用则为治疗痰瘀痹阻之良剂。因本证易于风寒湿外邪相合留注关节肌肉，可以酌加威灵仙、独活、木瓜以加强祛风湿功能，亦可易肉桂为桂枝，其温通血脉、和营通滞之力更优于肉桂，以助本方效能。对痰瘀互结顽恋病所者，可用破血散瘀搜风之品，如土鳖虫、蜈蚣、乌梢蛇、炮山甲（穿山甲现用代用品，下同）等。

2. 双合散(《杂病源流犀烛》)

方中桃红四物汤活血化瘀，二陈汤合白芥子、竹沥、姜汁涤痰通络，名曰双合，实乃祛痰与化瘀熔为一炉，为痰瘀并患的常用良方。

3. 身痛逐瘀汤(《医林改错》)合二陈汤(《太平惠民和剂局方》)

本方具有活血行气、祛瘀通络、宣痹止痛之功效。其中桃仁、红花、川芎、当归活血化瘀，兼以养血；二陈汤以燥湿化痰；没药、五灵脂、地龙、香附具有祛瘀通络、理气活血的功能；秦艽、羌活则祛风湿强筋骨，通经络利关节，止周身疼痛，羌活又善治上半身筋骨关节病变；牛膝可活血通络，引血下行，使瘀血去，新血生，并补益肝肾，使骨健筋舒；甘草调和诸药而守中宫。两方合用宜治痹久不愈，痰瘀互结，疼痛不已者。若痰留关节，皮下结节，可酌加制南星、白芥子以豁痰利气；如痰瘀不已，酌加炮山甲、白花蛇、蜈蚣、土鳖虫以搜风散结、通络止痛；痰瘀痹阻多损伤正气，若神疲乏力，面色不华，可加黄芪；肢凉畏风者加桂枝、附子、细辛、防风以温经通痹；若久病不已，有痰瘀化热之象，可酌加忍冬藤、黄柏、连翘、牡丹皮等以清热通络。

4. 桃红饮加味(《类证治裁》)

方中桃仁、红花活血化瘀，当归、川芎养血活血，威灵仙通行十二经，善于通行经络，祛风除湿，而又能消痰饮积聚，服用时冲入麝香少许，更可活血散结，开经络之壅遏以止痹痛。临证可酌加白芥子、僵蚕、地龙、南星等以化痰蠲痹。

八、热毒痹阻证

【临床表现】

关节疼痛，灼热红肿，痛不可触，触之发热，得冷则舒，关节屈伸不利，或肌肤出现紫红色斑疹及皮下结节，或伴有高热烦渴，心悸，面赤咽痛，溲赤便秘，甚则神昏谵语，舌红或绛，苔黄，脉滑数或弦数。

【诊断要点】

主症：关节红肿，疼痛剧烈，触之发热，得冷则舒，高热烦渴。

次症：关节屈伸不利，或肌肤出现紫红色斑疹及皮下结节，心悸，面赤咽痛，溲赤便秘，甚则神昏谵语。

舌脉：舌红或红绛，苔黄，脉滑数或弦数。

具备上述主症和舌、脉表现，结合次症1项者，即可诊断。

【病机分析】

本证主要由素体阳盛，感受风寒湿邪，留滞经络，郁久化热；或平日恣食膏粱厚味，而致热蕴于内，热为阳邪，热盛化火，火热炽盛，聚而成毒，热毒交炽，致关节、经络、肌肤痹阻不通，气血运行不畅而出现关节红肿热痛，疼痛剧烈；热灼经脉，故关节屈伸不利；热毒入营血故见高热烦渴，肌肤出现紫红色斑疹及皮下结节；热扰心神，故见心悸，甚则神昏谵语；面赤咽痛，溲赤便秘，舌红苔黄，脉滑数或弦数，皆为热毒炽盛之象。

【本证辨析】

本证可见于中医的热痹、心痹、脉痹等病，以及西医的红斑狼疮、痛风、多发性肌炎等疾病多见于上述病中的急性期或发作期，均可见关节红肿热痛、高热烦渴、舌红苔黄等热毒主症，然病种的不同，又各有其特征性表现。热痹可见紫红色的斑疹或皮下结节；脉痹必有四肢或躯干部的脉络灼热疼痛或有条索状物，按之则痛；心痹则可有心悸，甚则神昏谵语等心经症状，应辨病与辨证相结合更为确切。

【治疗方法】

清热解毒，凉血通络。

【代表方剂】

1. 犀角地黄汤（《备急千金要方》）

本方清热解毒，凉血化瘀。方用水牛角为主药代替原方犀角，重在清热解毒凉血，配以生地黄养阴清热，壮水制火，佐以牡丹皮、赤芍旨在加强清热凉血化瘀。诸药合用，实为治疗热毒入营血之主方。若有毒盛发斑，加玄参、金银花、大青叶等则疗效更佳。

2. 清瘟败毒饮（《疫疹一得》）

此方系由白虎汤、黄连解毒汤、清热地黄汤三方加减而成，具清热解毒、凉血滋阴之功效。此方重用石膏以退热，佐水牛角、黄连、黄芩泻上焦之火，牡丹皮、栀子、赤芍泻肝经之火，生地黄、知母、玄参滋阴抑火。诸药配用，奏清热解毒之功。

九、气血两虚证

【临床表现】

关节肌肉酸痛无力，活动后加剧，或肢体麻木，筋惕肉瞤，肌肉萎缩，关节变形，少气乏力，自汗，心悸，头晕目眩，面黄少华，舌淡苔薄白，脉细弱。

【诊断要点】

主症：关节肌肉酸痛无力，活动后加剧，少气乏力，心悸。

次症：头晕目眩，面黄少华，肢体麻木，筋惕肉瞤，或肌肉萎缩，或关节肿胀变形。

舌脉：舌淡苔薄白，脉细弱。

凡具备上述主症和舌、脉表现，以及次症1项者，即可诊断。

【病机分析】

素体虚弱，劳倦思虑过度，或风湿病日久不愈，脏腑功能衰退，风寒湿之邪乘虚而入，痹阻经络、关节而发风湿病，气血衰少正虚邪恋，四肢百骸失养，而致关节肌肉酸痛无力，或肢体麻木、筋惕肉瞤、肌肉萎缩等；气虚可见少气乏力、心悸自汗；血虚可见头晕目眩、面黄少华；舌淡苔薄白、脉细弱为气血两虚之象。

【本证辨析】

本证多见于风湿病中晚期，如在中医的历节风、尪痹、皮痹、脉痹、脾痹等的中晚期和西医的类风湿关节炎、皮肌炎、红斑狼疮等的久病患者中，均能见到。本证在上述病种出现时，皆有关节肌肉酸痛无力、少气乏力、心悸、头晕、面黄少华等气血两虚证候，但因病种不同，又各具自身特点。历节风者，以四肢小关节、多关节疼痛为主，痛剧，有时如虎啮；尪痹者，以关节肿大僵直、变形，甚则脊以代头、尻以代踵等骨质改变症状为特点，是历节风的晚期表现；皮痹者，以局部或周身皮肤紧绷变硬，皮肤不仁为特点；脉痹者，以患肢疼痛麻木，皮色苍白，或脉搏减弱为特点；脾痹者，以肌肤尽痛，麻木不仁，脘腹胀满，四肢倦怠，肌肉萎缩为特点。因有以上特征性表现，故辨病并不困难。

【治疗方法】

益气养血，活络祛邪。

【代表方剂】

1. 独活寄生汤（《备急千金要方》）

本方用党参、茯苓、甘草、地黄、川芎、当归、白芍寓八珍汤之意，益气补血以扶正；独活、秦艽、防风祛风湿止痹痛；配以杜仲、牛膝、桑寄生既能补肝肾以壮气血生化之源，又可壮筋骨以除顽痹；细辛、桂心发散风寒，通经活络。诸药合用，共奏益气养血，扶正祛邪之功。

2. 三痹汤(《校注妇人良方》)

为独活寄生汤去桑寄生，加黄芪、川续断、大枣。本方作用与独活寄生汤相似，但加了黄芪、大枣，益气补血之力更强，以达到扶正祛邪之目的。

3. 黄芪桂枝五物汤(《金匮要略》)加当归

《时方妙用》称此方为治虚痹之总方。方中用黄芪以益气固表，配当归有当归补血汤之意，二药合用，益气补血，正气盛则外邪自除；桂枝祛寒温经通络，芍药可佐诸药温燥之性。诸药合用则扶正祛邪。

十、气阴两虚证

【临床表现】

关节肌肉酸沉疼痛，麻木不仁，抬举无力，局部肿胀、僵硬、变形，甚则筋肉挛缩，不能屈伸，皮肤不仁或呈板样无泽，或见皮肤结节瘀斑，伴形体瘦弱，面㿠浮红，倦怠乏力，心悸气短汗出，眼鼻干燥，口干不欲饮，舌胖质红或淡红，有裂纹，苔少或无苔，脉沉细无力或细数无力。

【诊断要点】

主症：①关节疼痛、肿胀、僵硬变形，甚则筋肉挛缩。②肌肉酸楚疼痛，麻木不仁，抬举无力，活动后加重。③形体瘦弱，气短乏力，易汗出。

次症：神疲倦怠，心悸，眼鼻干燥，口干不欲饮，皮肤不仁或呈板样无泽，皮肤结节或瘀斑。

舌脉：舌胖质红或淡红，舌上有裂纹，舌苔少或无苔，脉象沉细无力或脉细数无力。

凡具备上述主症①③或②③，兼次症某项及舌、脉表现者，即可诊断。

【病机分析】

风湿病久治不愈，迁延日久，易致气阴两虚之证；或是年老体弱、饮食失调日久，素体气阴两虚而感受风寒湿邪者。气阴两虚则肌肤筋骨关节失于濡养，病邪留恋，闭阻经脉，深伏关节，故关节疼痛、麻木、肿胀；气阴亏损愈盛，邪气稽留愈深，以致关节变形、僵硬，甚则筋肉挛缩，不能屈伸；气虚则心悸、气短、汗出；气虚失运，生化乏源，气阴更亏，则见形体瘦弱、倦怠乏力、肌肤酸楚或不仁、眼鼻干燥、口干不欲饮等症；皮肤结节、瘀斑乃气虚血瘀之故；面㿠浮红，舌胖质红或淡红，舌上有裂纹，苔少或无苔，脉沉细无力或细数无力，均为气阴两虚之证。

【本证辨析】

气阴两虚证在风湿病中可见于因筋痹、脉痹、骨痹久治不愈，复感外邪，内舍于脏腑所致的肝痹、心痹、肾痹，更常见于燥痹中。

本证在上述脏腑风湿病中出现时，皆可有气短、乏力、易汗出、形瘦体弱、舌胖质红、苔少或无苔等气阴两虚的证候，但邪痹部位不同，主症各异。肝痹者，邪痹于肝，以筋脉挛急、两胁作痛、易惊等症为主；心痹者，邪痹于心，则见"烦则心下鼓，暴上气而喘"或心中疼痛等主症；肾痹者，邪痹于肾，肾主骨，而以腰背酸痛、偻屈不伸、步履艰难，甚或脊以代头、尻以代踵等症为特点；至于燥痹，则以口干、眼干、关节疼痛、清窍痹阻为主要特征。

【治疗方法】

益气养阴，活血通络。

【代表方剂】

1. 生脉散(《内外伤辨惑论》)合黄芪桂枝五物汤(《金匮要略》)

生脉散是益气养阴的代表方剂，有益心气、养血脉之功。对阴阳形气不足，久治不愈，气阴两虚的顽痹患者，合黄芪桂枝五物汤，两方合用旨在调以甘药，用参、芪补益正气，配白芍、五味子、麦冬、生姜、大枣以护阴血助营气，佐桂枝以通心阳。诸药配合，共奏益气养阴、养血荣筋、调营和卫、祛邪除痹之功。

2. 生脉散(《内外伤辨惑论》)合白虎加桂枝汤(《金匮要略》)

生脉散、白虎汤两方相合后有益气生津清热之功。对顽痹痼疾兼有虚热者，两方合用相得益彰。配桂枝以解肌达表，调和营卫。对迁延日久之顽痹，气阴耗损，复感外邪，或邪郁化热，郁于肌表，邪深不散而见虚热汗出、骨节烦痛、肌肉酸楚者，宜选用此方。临床可酌加忍冬藤、葛根、海桐皮以舒筋通络，热邪明显时将桂枝易为桑枝为妥。

十一、阴虚内热证

【临床表现】

患肢骨节烦痛，昼轻夜重或活动后加重，局部轻微红肿、变形，甚则不红不肿，屈伸不利，筋肉挛缩，局部皮肤潮红或暗红，触之微热而痛，伴形体消瘦，长期低热，五心烦热，盗汗，咽痛，口干喜冷饮，头晕耳鸣，双目干涩或目赤齿衄，虚烦不寐，大便干结，舌质红或红绛，舌体瘦小有裂纹少津，苔少或苔薄黄，脉细数。

【诊断要点】

主症：①关节剧痛、烦热，屈伸不利，筋肉挛缩。②局部轻微红肿，甚则不红不肿。③长期潮热盗汗，五心烦热，咽干痛喜冷饮。

次症：头晕，耳鸣，目干涩，虚烦不寐，大便干结，形体瘦弱。

舌脉：舌质红或红绛，舌体瘦小有裂纹，苔少或苔薄黄，脉细数。

凡具备上述主症①②或②③，兼次症某项及舌、脉表现者，即可诊断。

【病机分析】

患者感受热邪，邪热痹阻关节、经络，热灼伤津，津液暗耗，日久而致阴虚内热；久治不愈，迁延日久之顽痹，长期过用辛温燥烈之品，阴津耗损，虚热内生；或年老体弱，肝肾阴虚，复感外邪，郁而化热；或由于各种内伤疾病，脏腑积热，耗精伤阴，导致肝肾阴亏，阴虚火旺，筋脉失养而致风湿病。阴虚则肌肤筋骨失于濡养，病邪稽留不去，闭阻经脉，深伏关节，郁而化热，而致骨节烦痛，局部轻微红肿，甚则不红不肿、变形、屈伸不利、筋肉挛缩；阴津耗损过度，或年老肝肾阴虚，阴不制阳，阳气相对偏盛，而出现长期低热，五心烦热，形体消瘦；阴虚内热，逼津外泄而盗汗；虚火上炎则口眼干燥，咽痛喜冷饮，或目赤齿衄；阴虚不能养心，虚热上扰神明而虚烦不寐；阴虚内热，津亏肠燥，故大便干结。其肺阴虚内热者，则见干咳或咳则痰少而黏，或痰中带血，颧红，潮热盗汗，手足心热，口干咽燥，渴而喜饮，大便干结；脾阴虚内热者，则见肌肉消瘦，饥不思食，食入不化，或进食干噎，嘈杂胃痛，口干而渴，大便干结；其肝肾阴虚内热者，则见视物昏花，筋脉拘急、麻木、抽搐，爪甲枯脆，胁痛，眩晕耳鸣，腰膝酸软，齿摇发脱，遗精，形体消瘦，咽干口燥，五心烦热，午后潮热，颧红盗汗，虚烦不寐，尿黄便干。舌质红或红绛，舌体瘦小有裂纹，苔光或薄黄，脉细数，均乃阴虚内热之象。

【本证辨析】

阴虚内热证在风湿病中，常见于肾痹、筋痹、历节风等病。本证在上述风湿病中出现时皆可见形体瘦弱、长期低热、潮热盗汗、五心烦热等阴虚内热证候。但因病机、病位有别，不难鉴别。肾痹者，主要由骨痹不已，久致肾亏，肾阴亏损，筋骨失于濡养，而致关节疼痛，四肢拘挛，骨重不举，偻屈不伸，步履艰难；筋痹者，以筋脉挛急，关节疼痛，不得屈伸，胁满易惊，喜叹息为特征；历节风者则以关节剧痛，遍历关节，痛如虎啮，活动受限，甚则关节肿大变形为特点。

【治疗方法】

滋阴清热，活血通络。

【代表方剂】

1. 青蒿鳖甲汤（《温病条辨》）加味

青蒿鳖甲汤为清虚热的代表方，用于热病后期，邪热未尽，深伏阴分，阴液已伤。方中鳖甲咸寒滋阴，直入阴分，以退虚热，青蒿芳香，清热透络，引邪外出，共为主药；生地黄、知母益阴清热，协助鳖甲以退虚热，牡丹皮凉血透热，协助青蒿以透泄阴分之伏热，共为佐使药。加入活血通络的桑寄生、当归、络石藤。合而用之，共奏滋阴清热、活血通络之功。

2. 知柏地黄汤（《医宗金鉴》）

本方具有滋阴降火之功，用治真阴亏损，虚火上炎。方中熟地黄滋肾填精为主，辅以山萸肉养肝肾，山药补益脾阴，三药合用，以达到三阴并补之功；茯苓淡渗脾湿，以助山药之益脾，泽泻清泄肾火，并防熟地黄之滋腻，牡丹皮清泄肝火，并制山萸肉之温，共为佐使药。三补三泻，相辅相成。更入黄柏苦寒清热，知母养阴清热。各药合用，使之滋补而不留邪，降泻而不伤正，多用于风湿病后期。

十二、气虚血瘀证

【临床表现】

肌肉关节刺痛，痛处固定、拒按，往往持久不愈，或局部有硬结、瘀斑，或关节肿大畸形，肌肤麻木，甚或肌萎着骨，肌肤无泽，面色黧黑或有斑块，气短乏力，头晕汗出，口干不欲饮，妇女可见闭经、痛经，舌质暗淡有瘀斑或瘀点，脉沉涩或沉细无力。

【诊断要点】

主症：①肌肉关节刺痛，痛处固定不移，或有硬结、瘀斑，或关节肿大畸形，面色黧黑。②气短乏力，头晕汗出，肌肤麻木。

次症：肌肤干燥无泽，肌萎着骨，口干不欲饮，妇女闭经、痛经。

舌脉：舌质暗淡有瘀斑或有瘀点，脉象沉涩或沉细无力。

凡具备上述主症①②，或兼次症某项及舌、脉表现者，即可诊断。

【病机分析】

多见于机体脏腑功能衰退，元气不足，无力推动血液运行，血流不畅，瘀阻脉络而成。气为血帅，血为气母，气行则血行，气虚不足以推血，则必血瘀。气短乏力、头晕汗出为气虚之证；气虚血运不畅而致血瘀，脉道瘀阻，不通则痛，而出现关节肌肉刺痛、关节变形，痛处不移且拒按，甚则局部出现硬结、瘀斑；肌肉筋脉失于濡养，则肌肤麻木，甚则肌萎着骨；面色黧黑，口干不欲饮，妇女或见闭经痛经，舌质暗淡有瘀斑，脉涩无力，均乃气虚血瘀，瘀血停留之证。

【本证辨析】

气虚血瘀证在风湿病中多见于心痹、脉痹、皮痹、肾痹等病。本证在上述疾病中出现时，除具有气短、乏力、自汗等气虚症状外，还因血瘀痹阻病位不同，在临床上表现出相应部位的疼痛或痹阻症状，可供鉴别。心痹者，邪痹心胸，以烦则心下鼓、暴上气而喘、胸痛胸闷、嗌干善噫为主症；脉痹者，邪痹血脉，则以肢麻不仁，下肢出现瘀斑硬结，青筋暴露，甚则局部坏疽等症为主；皮痹者，邪痹肤络，故以皮肤不仁、干燥无光泽或瘾疹等症为特点；肾痹者，邪痹于肾，以骨关节变形为突出。此外，其气虚证候，亦随痹阻脏腑器官的不同而可区分。心痹之气虚证，多以心气虚与宗气不足并存，表现为神疲乏力，呼吸气短，语声低微，少气懒言，纳谷少馨，或见面色㿠白、头晕目眩、心悸自汗等脏腑功能减退的症状；脉痹之气虚证，以心气不足为主，表现为心悸怔忡，气短乏力，活动后症状加重，兼见胸闷不适、神疲自汗、面色㿠白等症；皮痹之气虚证，则以肺气虚为突出，表现为喘咳气短、声音低怯、自汗畏风、容易感冒、面白神疲；肾痹之气虚证，又以肾气虚为重点，表现为听力减退、头晕耳鸣、腰膝酸软、夜间多尿，女子则见月经淋漓不尽，甚则崩漏或痛经闭经、小产、滑胎；男子则见遗精、滑精、早泄等症。

【代表方剂】

1. 补阳还五汤(《医林改错》)

本方用于风湿病正气亏虚、脉络瘀阻、筋脉肌肉失养。方中黄芪用量独重，以大补元气，使气旺血亦行，祛瘀而不伤正，为方中主药；辅以当归尾、川芎、赤芍、桃仁、红花、地龙活血通络。合而为剂，可使气旺血行，瘀去络通，诸症自可渐愈。若脾胃虚弱者，可加党参、白术以补气健脾；若偏寒者，加制附子以温阳散寒。

2. 圣愈汤(《兰室秘藏》)加桃仁、红花

本方补气养血，是治气虚血瘀痹之效方。方中党参、黄芪补气，当归、赤芍、地黄、川芎以养血活血；桃仁、红花意在增强化瘀之力。若病在上肢加羌活、防风；病在下肢加牛膝、地龙、苍术、黄柏。

3. 黄芪桂枝五物汤(《金匮要略》)

本方治血痹之肌肤麻木不仁，是一首振奋阳气、温运血行的方剂。以黄芪益气固表为主药；辅以桂枝温经通阳，助黄芪达表而运行气血；佐以芍药养血和营，使以生姜之辛散；姜、枣同用以调和营卫。合而为剂，可使气行血畅，则血痹之证自愈。若兼血虚加当归、鸡血藤以补血；气虚重者，则倍黄芪、加党参以补气；筋骨痿软加杜仲、牛膝以强壮筋骨；久病入络，筋挛麻痹较甚者，加地龙、蕲蛇等以通络散风；瘀痛重者，加桃仁、红花、丹参以活血消瘀；下肢痛加牛膝，上肢痛加羌活，腰痛重者加狗脊；若以本方治产后腰痛，重用黄芪、桂枝效果显著。

4. 二味参苏饮(《正体类要》)

方中人参大补以扶正祛邪，气足则血行通畅而瘀血自去；苏木活血通络。二药配伍共奏补气活血、通络止痛之效。

5. 黄芪桃红汤(《医林改错》)

方中黄芪补气，桃仁、红花活血化瘀。三药相配补气活血，可治气虚血瘀所致之周身痹痛。若气虚多汗心悸者，可加生脉散以益气敛汗，养阴生津；腰背痛加牛膝、川续断；下肢重痛加独活、生薏苡仁、苍术。本方加川芎、归尾、威灵仙为《类证治裁》之桃红饮，治风湿病有血瘀者。

十三、肝肾阳虚证

【临床表现】

筋骨肌肉与关节冷痛、肿胀、酸僵麻木，昼轻夜重，下肢筋脉挛短，屈伸不利，腰膝酸软无力，足跟疼痛，形寒肢冷，畏寒喜暖，手足不温，面色㿠白，口淡不渴，毛发脱落或早白，齿松或脱落，或面浮肢肿，或小便频数，男子阳痿，女子月经愆期量少，舌质白滑，脉沉弦无力。

【诊断要点】

主症：筋骨肌肉与关节冷痛、肿胀、酸僵麻木，昼轻夜重，下肢筋脉挛短，屈伸不利，腰膝酸软，足跟疼痛，下肢无力。

次症：形寒肢冷，畏寒喜暖，手足不温或面色㿠白，口淡不渴，头发早白或脱落，齿松早脱，或面浮肢肿，或女子月经量少愆期，或小便频数。

舌脉：舌质淡或胖嫩，苔白滑，脉沉弦无力。

凡具备上述主症之一和舌、脉表现，或兼次症之一者，即可诊断。

【病机分析】

肝肾亏虚是人体自然衰老过程中的必然趋势。若肝肾阳虚，则真气衰弱，髓不能满，筋骨失养，血气不行，瘀阻经络，渐至关节冷痛、肿胀、酸僵麻木。入夜阳气渐微，阴气自盛，气凝滞，不通则痛，故见昼轻夜重。腰为肾之府，膝为筋之府，肝肾阳虚则见腰膝酸冷无力，下肢筋脉挛短，屈伸不利。足少阴肾经循足跟，肾虚经脉失养，故见足跟酸痛。寒滞肝脉，阳气不充，故形寒肢冷；肾阳不足，温煦失职，而致畏寒喜暖，手足不温，面色㿠白。痹者闭也，肾藏精，肝藏血，肝肾阳虚，精血失于温养，故男子阳痿，女子月经愆期量少。齿乃骨之余，肾主骨，发为血之余，肝藏血，肝肾阳虚，则可见发脱齿摇。肾阳虚衰，膀胱失约，故见小便频数，阳虚水邪泛滥，则见面浮肢肿。舌淡体胖苔白滑、脉沉弦，均为阳虚鼓动无力之象。

【本证辨析】

肝肾阳虚证在风湿病中，常见于肾痹、历节风、尪痹（肾虚寒盛证）、肝痹、筋痹等病中，病程日久者更易多见。本证在上述风湿病中，虽出现畏寒肢冷、腰膝酸软、男子阳痿、女子月经愆期量少等肝肾阳虚证候，但因邪痹部位不同，主症相异，可供鉴别。肾痹者，邪痹阻于肾，以足跟痛，骨关节畸形，甚则尻以代踵、脊以代头等症为主；历节风者，邪痹阻于关节筋骨，见关节筋骨剧痛，痛如虎啮，遍历关节，甚则肿大变形为主症；尪痹（肾虚寒盛证）者，以骨质受损，关节肿痛、变形僵硬，筋脉挛缩为其特点；邪痹于肝，以两胁坠痛、夜卧善惊、阴囊收缩等症突出；筋痹者，邪痹阻于筋，以筋挛节痛、肢体麻木为主症。

【治疗方法】

补肝肾，祛寒除湿，散风通络。

【代表方剂】

1. 独活寄生汤(《备急千金要方》)

本方具有祛风湿、止痹痛、益肝肾、补气血之功。主治风寒湿三气痹着日久，而致肝肾不足，气血两虚者。方中以独活、细辛专入足少阴肾经，搜风寒，通血脉；配以秦艽、防风疏经升阳，以祛风化湿；桑寄生补肝肾、益气血、祛风冷；又配合杜仲、牛膝壮肾健骨，强筋固下；更用当归、芍药、川芎、地黄活血补阴；以人参、桂心、茯苓、甘草益气补阳。全方主旨是用辛温以散之，甘温以补之，使肝肾强，气血足，风湿除，筋骨壮而腰膝痹痛自愈。

2. 附子汤（《黄帝素问宣明论方》）

本方具有温和益肾、散风祛湿散寒、活血通络之效。主治因肾阳不足、风寒湿之邪深侵而致的骨痹。方中附子大辛大热，温和散寒疗痹痛为主药；防风、独活、细辛、萆薢祛风散寒除湿，山茱萸、牛膝、肉桂益肾温阳，共为辅药；川芎、当归活血通络，黄芪、白术、枳壳补气行气，石菖蒲芳香性温，祛湿通窍治耳聋，菊花清利头目，天麻祛风通络，共为佐药；生姜辛温发散，散寒通络为使药。

3. 补肝汤（《奇效良方》）

本方具有补肝肾、温阳祛寒、舒筋脉、缓挛急之功。主治肝痹。方中乌头散寒止痛为主药；独活祛风湿，止痹痛，薏苡仁、甘草、白茯苓健脾祛湿，防风细辛祛风散寒，柏子仁养血安神明目，共为辅药，大枣缓和诸药。

4. 五加皮酒（《奇效良方》）

本方具有补肝肾、壮筋骨、和中缓急、止痹痛之效。主治筋痹。方中五加皮益肝肾、壮筋骨、强腰膝、祛风湿，为主药。蜀椒主治风寒湿痹、历节痛，并去贼风挛急；秦艽辛温，祛寒痹，且疗腹中冷痛；天雄辛热，补下焦命门之阳虚，强筋骨，主治风寒湿痹，拘挛节痛，共为辅药。当归、丹参、川芎养血活血通络；炙甘草、干姜、官桂温中宣通血脉，止腹痛；薏苡仁舒筋利节，健脾祛湿；火麻仁缓脾润肠，木通宣通血脉，祛湿利节，诸药共为佐药。以酒辛散活络，通行十二经，为使药。

十四、肝肾阴虚证

【临床表现】

筋肉关节烦疼，入夜尤甚，肌肤麻木不仁，步履艰难，筋脉拘急，屈伸不利，腰膝酸软无力，日久则关节变形，形体消瘦，或头晕目眩，咽干口燥，口干口疮，耳鸣如蝉，脱发，或失眠多梦，健忘，盗汗，五心烦热，两颧潮红。男子遗精，女子月经量少。舌红少苔，脉细数或弦细数。

【诊断要点】

主症：①关节烦疼或骨蒸潮热。②筋脉拘急，腰膝酸软，夜重日轻。

次症：头晕目眩，形体消瘦，咽干耳鸣，脱发，口舌生疮，失眠盗汗，关节屈伸不利，关节变形，精神不振，男子遗精，女子月经量少等。

舌脉：舌红少苔或无苔，脉细数或弦细数。

凡具备上述主症加舌、脉表现，或具备主症 1 项和次症 2～3 项加舌、脉表现，即可诊断。

【病机分析】

阴虚痹痛之证，起因多为素体阳盛阴虚，感受风寒湿邪后，邪从燥化伤阴；或诸邪稽留不去，久郁化热伤阴；或过服风燥之药邪从热化伤阴等。素体阴虚者，即使风湿病初起，亦可出现阴虚有热症状。

无论是风湿病初起过量服用风燥之药，还是本属阴虚（湿）热痹误用风门通套之药，均可使邪从热化、燥化，使阴液更伤。风湿病初起，常治以发散风寒、温经利湿之法，过服则易化燥伤阴。祛风之药，诚能表散风痹之邪；辛热之剂，固可缓解寒痹之痛；燥湿之品，确有祛除湿痹之效，但久服则皆难免化燥伤阴。如风寒湿痹之初，医家不问人的形体、受病之脏的阴阳属性，只泥于风、寒、湿三气杂至之说，非表散风寒，则温经利湿。若为阳脏受病者，则愈服愈热；如属阴液本虚者，用此攻耗之药，必使脏气空虚，真阴欲竭；若误用热药，则阴液更耗，使虚者更虚。如由肝肾为病所致的痛痹，其红肿疼痛的原因是筋脉失于濡养，虚火乘于经络，其证初起恶寒发热，类于伤寒，多肿痛于四肢经络之间，或左右移动，或上下游行，如果医家囿于风、寒、湿三气杂至之说，概以外邪施治，将使病势渐增，阴液渐耗，其虚虚之祸，不可胜言。另外，阴虚湿热痹证，误用表散辛温之药将使虚燥转甚，必反增其病。

肝肾同源，肝阴与肾阴互相资生，盛则同盛，衰则同衰，肾阴不足常导致肝阴不足，肝阴不足亦会使肾阴亏损。痹久伤阴，导致肾水亏虚，水不涵木，筋骨关节脉络失养，久病入络，气血不行则见关节酸楚疼痛，昼轻而夜重者，正阴虚瘀热之象也。肌肤麻木不仁，乃血虚络涩也；筋脉拘急，屈伸不利，关节变形，行动困难者，此血虚、血燥或肝气热也（肝气热则筋膜干，筋膜干则筋急而挛）；腰为肾之府，肾阴不足，则见腰酸软无力。肝肾阴虚，虚火上扰，头目失于阴精的滋养，故头晕目眩、健忘、脱发、耳鸣；阴液不能上承，故咽干口燥，口舌生疮。肝肾阴虚则生内热，故五心烦热，盗汗颧红，火扰心神则失眠多梦，火动精室则遗精；冲任隶属肝肾，肝肾不足则冲任空虚，故月经量少。舌红少苔或无苔，脉细数或弦细数，均为阴虚有热之象。

【本证辨析】

肝肾阴虚证，可见于风湿病中的骨痹、肾痹、筋痹、肝痹、脉痹、心痹等病。本证在上述病种出现时，皆可有头晕目眩、骨蒸潮热、形体消瘦、失眠盗汗等肝肾阴虚的表现，但因邪痹部位不同，各有其不同主症，不难鉴别。骨痹者，邪痹于骨，多发于冬季，以骨重不举，变形僵直，屈伸不利，步履艰难为主；肾痹者，为骨痹不已，内舍于肾而成，以腰膝酸痛，偻屈不伸，甚则脊以代头、尻以代踵为主症；筋痹者，邪痹于筋，多发于春季，以筋屈不伸、筋挛节痛、腰背强直等症突出；肝痹者，为筋痹不已，内舍于肝而产生，见肢体麻木、胸闷胁胀、卧则多惊等症；脉痹者，多发于夏季，出现脉涩而细，或无脉，或下肢硬结、红斑，或脉络曲张等症；心痹者，为脉痹不已，内舍于心所致，则以心悸怔忡、心下暴痛等症为主。

在临床中，肝肾阴虚证多见于系统性红斑狼疮及干燥综合征等疾病。在系统性红斑狼疮缓解期，免疫功能低下，多以正虚为主，如多为肝肾阴虚、脾肾阳虚。由于病程长，邪热稽留体内，耗损阴液，且经激素治疗，常表现心烦咽干、脱发耳鸣、腰酸等肝肾阴虚或阴虚内热证候。自身抗体测定与中医分型的关系中，抗 RNP 抗体多见于热毒炽盛、阴虚内热型，抗 Sm 与抗 ds-DNA，多见于阴虚内热型，肝肾阴虚、脾肾阳虚型较少。

【治疗方法】

滋补肝肾，强壮筋骨。

【代表方剂】

1. 大造丸(《景岳全书》)

本方适用于风湿病日久，出现五心烦热、口干咽痛、齿龈肌衄、形赢肌瘦、舌红、脉细等肝肾俱损、阴虚水亏诸症。方中用紫河车大补先天亏损；以龟甲、熟地黄、天冬、麦冬补水以配火，黄柏直折肾中阴火，使水火得以平衡；杜仲、牛膝壮筋骨以通脉络，治腰膝酸软。

2. 左归丸(《景岳全书》)

本方具有养阴补肾、填精益髓之功。主治眩晕耳鸣、腰膝酸软、五心烦热、潮热盗汗、口干咽痛、遗精。本方由六味地黄丸演变而来，但方中不用牡丹皮清肝火、泽泻清肾火、茯苓渗脾湿，而增加了菟丝子、枸杞子滋补肝肾，龟甲胶育阴潜阳，鹿角胶峻补精血，怀牛膝强筋健骨。故本品补肝肾、益精血的作用较六味地黄丸强。

十五、寒热错杂证

【临床表现】

本证临床特点是寒热并存，寒证热证同时混杂存在。临床最常见的大致有以下几种表现：

一个或多个关节肿胀疼痛，活动欠利，自觉局部灼热，全身却感，肢冷畏风寒，脉象紧数，舌苔黄白相间；肢体关节肿痛、变形，麻木不仁、伸屈不利，局部畏寒，得温则减，伴见口干苦、烦躁、便秘，或见午后潮热、夜卧盗汗，舌质红，苔薄白或淡黄；关节红肿热痛，或伴见结节红斑，但四肢末梢遇冷变白，局部畏寒、喜暖，或自觉发热触之不热，苔黄或白，脉弦或紧或数；关节作痛、沉重，局部喜暖，但触之发热，或伴有身热不扬，口干不欲饮，或喜热饮，舌红苔淡黄或黄白相兼。

【诊断要点】

主症：关节肿痛，局部灼热，肢冷畏风寒；关节红肿热痛，局部畏寒，得暖则舒；关节冷痛，筋脉拘急，口干苦，烦躁；肌肉关节冷痛拘急，麻木不仁，潮热盗汗。

次症：皮肤红斑，四肢末梢遇冷变白；关节疼痛，自觉局部发热，触之不热；关节作痛，自觉局部怕冷，但触之发热；发热，口干，喜热饮或不欲饮。

舌象：舌淡苔薄黄或舌红苔白，或舌苔黄白相兼。

凡具备上述主症1项，或次症2项及舌象者，即可诊断。

【病机分析】

寒热错杂痹的发生取决于人体的阴阳偏盛与病邪之属性，同时也可由其他痹证演变而来。素体阴气偏盛，故平日即有面色㿠白、畏寒、肢冷、喜暖等里寒之象，当肌肤、经脉外感湿热之邪时，外邪痹阻经脉，留滞肌肉关节，又出现局部关节红肿热痛等热痹症状，形成寒热错杂证；素体阳气偏盛，内有蕴热，素有面赤口苦、烦躁、便秘等实热之象，当外受寒湿之邪，外邪凝滞经络，痹阻关节，又有肌肉关节疼痛、麻木不仁、屈伸不利、得温则减的寒湿痹症状，形成寒热错杂证；素体阴虚阳亢，平日已有午后潮热、心烦、盗汗等阴虚内热之象，当受风寒湿邪侵袭，可见关节肌肉冷痛、拘急、伸屈不利，局部畏寒喜暖等痛痹表现，形成寒热错杂证。

亦可由外感风寒湿邪之行痹、痛痹、着痹失治或治疗不当，日久不愈，蕴于肌肤筋骨，郁而化热伤阴，又现热痹症状，但风寒湿邪仍留而未尽，形成寒热错杂证；痛痹、着痹过用辛温燥热药物，耗伤阴津，又有化热之象，形成寒热错杂证；或热痹初期未能治愈，渐伤阳气，兼见寒象等，亦可出现寒热错杂之证。

【本证辨析】

寒热错杂证可于多种风湿病中出现，较多见于骨痹、历节风及皮痹等。

本证出现在上述三种风湿病中，均可见肌肉关节冷痛，皮肤红斑，或肌肉关节热痛等寒热错杂证候，但因其病位、病机有异，主症有别，需予鉴别。骨痹多见于风湿病之晚期，痹邪已深入至骨，表现为肝肾不足之虚损，以关节僵硬、变形、强直，肌肉消瘦，肢体活动受限，不能伸屈为主症，甚或"尻以代踵，脊以代头"；历节风，又称白虎历节，痹邪与气血相搏，遍历周身关节，以关节疼痛剧烈，痛如虎啮，且痛无定处，周身游走为特点；皮痹者，邪痹皮腠，以四肢皮肤肿胀、硬化，甚至局部肌肉萎缩变薄，肤色发暗，肌肤不仁为其主要特点。

【治疗方法】

温经散寒，清热除湿，通络止痛。

【代表方剂】

1. 桂枝芍药知母汤(《金匮要略》)

方中桂枝、麻黄发散风寒，白术健脾除湿，附子助麻黄温经散寒止痛，防风佐桂枝祛风通络，知母除热于中，芍药、生姜、甘草调中和营卫。全方温经散寒，清热通络，用于寒重热轻之寒热错杂风湿病。

2. 白虎加桂枝汤(《金匮要略》)

本方系白虎汤加桂枝而成。方中石膏清热解肌，知母滋阴清热而生津，桂枝温经通络而止痛，甘草、粳米益胃和中，共成清热泻火、温通经脉之剂，多用于热重于寒之寒热错杂痹，也可加用防己、地龙、僵蚕、桑枝等清热通络止痛之药。

3. 大秦艽汤(《素问病机气宜保命集》)

秦艽苦辛平，为通痹之良药，攻一身之风，因其性平，故外邪阻滞经络，不论寒热，均可用其祛风通络，舒筋止痛；羌活、独活、防风、细辛、白芷祛风散寒通络；黄芩、石膏、生地黄清热凉血；当归、熟地黄、白芍、川芎养血柔筋，并制风药之燥；白术、茯苓、甘草健脾除湿和中。本方寒热并用，祛风散寒，清热通络，佐以养血柔筋。适用于风湿病寒热错杂证表现为寒热并重时。

4. 防风汤(《儒门事亲》)

方中防风、麻黄散在表之风寒，独活、秦艽辛温通络祛风湿，生石膏、黄芩解肌清热，当归、白术调补气血以通痹。该方功用祛风散寒，清热除湿，通络止痛，适于关节肿痛、疼痛游走不定、恶寒发热等寒热错杂之痹。

风湿病寒热错杂证，如表现为寒重热轻，可于其温经散寒、清热通络之方药中，重用或加用温热药以祛风散寒止痛，如麻黄、细辛、附子、肉桂、草乌、川乌、羌活、独活、威灵仙等；若症见热重于寒，邪气以湿热为主，则可重用或加用苦寒药以清热燥湿止痛，如防己、黄芩、苦参、秦艽、滑石、薏苡仁、桑枝、忍冬藤、豨莶草等。如患者阴虚发热，则可重用生地黄、青蒿、龟甲等。

十六、营卫不和证

【临床表现】

肌肉、筋骨、关节疼痛，肌肤麻木不仁，关节局部肿胀变形不明显，恶风，恶寒，头痛，项背酸痛不适，汗出或无汗，身热，或有发热，咳嗽痰白，舌质淡红，苔薄白，脉浮缓或浮紧。

【诊断要点】

主症：①肌肉关节疼痛。②肌肤麻木不仁。③畏风恶寒。

次症：头痛，项背不舒，身热，或有发热，汗出或无汗，咳嗽。

舌脉：舌质淡红，苔薄白，脉浮缓或浮紧。

凡具备上述主症①③或①②，兼次症某项及舌、脉表现者，即可诊断。

【病机分析】

风湿病营卫不和证主要包括卫闭营郁、卫强营弱两个类型。

卫闭营郁,指风寒外袭,寒邪较重,人体正气不虚,抗邪有力,导致卫阳郁闭,营阴郁滞不通,故致多关节疼痛;卫阳被遏,正邪交争,则恶寒、发热;膀胱经受邪,故有头痛、项背不舒;营卫闭郁,汗孔闭而不开,故无汗,脉浮紧;卫气通于肺,又可见咳嗽、气喘等肺气不宣之症。

卫强营弱,是指素体偏弱之人,外感风寒之邪客于肌表,卫阳浮越于外,与邪抗争(此即卫强)而有发热;风邪偏重,风性疏泄,腠理不固,营阴不得内守而外泻(此即营弱),故有自汗出、恶风;风性上行,则有头痛;邪滞肌腠,筋脉失养,故项背不舒,肌肉关节疼痛;营阴不足,皮肤不荣,则有麻木不仁;汗出伤阴而营弱,肌腠疏松,故脉浮而缓。

【本证辨析】

营卫不和证在风湿病中,可见于行痹、痛痹、着痹、皮痹、脉痹等。本证在上诉病种中出现时,虽均有恶风寒、发热、头痛、项背不舒等营卫不和证表现,仍须以病因、病位、主症等加以辨别。行痹者,风邪偏胜,以肌肉关节疼痛,痛处游走不定为特点;着痹,湿邪偏重,以关节肌肉肿胀、疼痛、重着、晨僵、痛处固定为主;痛痹,寒邪偏重,痛处固定不移,疼痛较为剧烈。皮痹,由邪痹皮腠所致,以四肢皮肤肿胀、硬化,甚至局部肌肉萎缩变薄,肤色发暗,肌肤不仁为主要症状;脉痹者,则以脉来减弱,似有似无,或无脉,皮色紫暗,伴有肢体疼痛、皮肤麻木不仁等症为主,此由邪气过盛,血脉瘀阻甚至完全闭塞所致。

营卫不和证与风湿病中常见的风湿痹阻证、气血两虚证、气虚痰阻证,均可见关节作痛、肌肤麻木不仁、畏寒、舌淡苔白等症,故应依其病因、病机、病位及主症之不同,加以鉴别。

【治疗方法】

调和营卫,解肌通络,祛邪止痛。

【代表方剂】

1. 麻黄汤(《伤寒论》)

方中麻黄苦辛温,能发汗散寒邪,解表通腠理;桂枝辛甘,透营达卫,和阳解表,温经散寒;麻、桂相配,使卫气之郁尽发,营气之邪尽透;杏仁温能散寒解表,苦能下气,佐麻、桂祛邪平喘;甘草内守,调里和中,又能缓和麻、桂之峻。全方共奏发汗解表,宣肺平喘,卫营郁闭得去。

2. 麻黄加术汤(《金匮要略》)

为麻黄汤原方加白术而成。主治"湿家,身烦疼",即素体多湿,又受风寒。以麻黄汤发汗解表,散寒祛湿,解除身体烦疼;白术既可健脾祛湿,又可实肌表,入原方后,祛湿之力增强。全方功用发汗解表,散寒祛湿,适用于身烦疼而有恶寒发热、无汗者。

3. 桂枝汤(《伤寒论》)

方中桂枝辛甘，解肌发表，温通卫阳，用之以治风，芍药酸以收之，益阴敛营，防发汗太过，桂治卫强，芍治营弱，二药相合，调和营卫；生姜辛温，助桂枝解肌；大枣甘温，佐芍药益气养血和中；甘草调和表里，且调和诸药；生姜、大枣、甘草相合，补益营卫，有助正气祛邪。全方共成调和营卫、解肌通络、滋阴和阳之剂。

4. 桂枝加葛根汤(《伤寒论》)

本方是桂枝汤加葛根而成。葛根性平，能祛风邪，解肌表，为治项背强的专药，佐桂枝汤之用，增强了全方解肌、舒筋的功效，主治"太阳病，项背强几几，汗出恶风"。适用于以颈项强痛不舒为主症者。

5. 桂枝附子汤(《伤寒论》)

此即桂枝汤去芍药加附子。方中附子三枚，辛热以温经止痛，逐在经之湿；桂枝、甘草、生姜同用，辛甘发散，解在表之风而散水气；姜、枣又可和表行营卫。全方功能祛风温经，助阳化湿，用于"风湿相搏，身体烦疼，不能自转侧"，以周身关节疼痛为主症者。

6. 黄芪桂枝五物汤(《金匮要略》)

此方即桂枝汤加益气固表之黄芪，扶正祛邪之力大增，功效益气和经，祛风通痹，主治阳虚汗出，四肢疼痛，麻木不仁。

第六节 风湿病的护理概要

风湿病是一种慢性疾病，常累及多个脏腑、关节，主要临床表现是关节疼痛、肿胀、皮疹、发热等，病程缓慢，发作缓解交替出现，其治疗是一个漫长的过程，绝大多数需终身服药。随着疾病的发展，往往会伤及脏腑、关节出现活动不利等症状，造成患者生活难以自理，给患者身心带来巨大痛苦，给家庭和社会带来极大负担。规范治疗的同时予以恰当的护理配合，有利于取得良好的疗效，获得较高的生活质量。中医认为"三分治疗，七分养"，调养是否得当在疾病的转归中极为关键，也就是说护理在预防疾病、延缓疾病的发展和治疗疾病的过程中起着很重要的作用。

中医认为人是一个有机整体，不仅认为人体的内部各器官是相互关联的、统一的整体，而且还认为人和社会、自然是一个有机的整体。人体受地域、气候、自然环境和社会环境的影响，也就是说我们在护理的过程中，不仅要关注患者身体健康，还要注意患者生存的环境对患者健康的影响。辨证论治和未病先防是中医治疗的原则，在护理上也是一样，辨证地看待护理问题，解决问题，做到"同病异护，异病同护"，根据患者自身疾病的特点，为患者制定属于自己的护理计划，在注重患者与社会、环境整体性的同时又区分了患者与他人的不同，充分体现了中医护理的整体观和辨证施护的特点。

我们将从风湿病的症状护理、饮食护理、生活起居、用药护理、功能锻炼、情志护理等方面进行简要概述。

一、症状护理

1. 疼痛

疼痛是风湿病中最常见的症状,严重影响着患者的生活质量。风湿病的疼痛主要是肌肉、关节、皮肤的疼痛,可见于尪痹、骨痹、痛风及大偻等。

对于疼痛的患者我们要有足够的耐心听取患者的主诉,让患者了解你能体会他的痛苦,并评估患者疼痛的关节部位,持续的时间和疼痛的性质,采用疼痛数字评分表进行疼痛评分。在疼痛剧烈的时候指导患者卧床休息为主,睡硬板床,枕低枕,减少活动,注意保持肢体的良肢位摆放,避免长时间一个姿势。长期卧床的患者,要关注皮肤情况,至少每 2 小时翻身一次。

指导患者注意保暖,要减轻关节的负重,肥胖的患者要合理减肥,必要时使用辅助工具,勿持重物,尽量使用双手、肘部或肩部去持拿或背物品。服用止痛药的患者,要观察患者服用药物后药物作用维持的时间和疗效。出现胃肠道反应时要及时告知医生。

2. 关节肿胀

关节肿胀可见于尪痹、骨痹和痛风等,风湿病的关节肿胀主要是指关节、膝关节、踝关节的肿胀,致使患者关节活动不利,给患者的生活带来极大不便。

评估患者肿胀关节的数量、程度,并做好安全评估,做好安全防范措施。注意关节的保暖。必要时穿护膝、戴护腕。对于生活不能自理的患者,要给予足够的生活照顾和情感支持。

3. 皮疹

皮疹可见于阴阳毒、结节性红斑、银屑病型关节炎等,皮肤发红、脱屑造成患者的自我形象紊乱,给患者的心理带来极大负担。

观察红斑/皮疹的颜色、范围、性质、程度及伴随症状。保持皮肤清洁干燥,每天用温水轻轻冲洗,忌用碱性肥皂,避免使用化妆品。病室安静、灯光柔和、避免阳光直射,外出时穿长衣长裤,避免阳光直接照射裸露皮肤。穿宽松棉质的内衣裤,勤剪指甲,勿搔抓皮肤,避免皮肤感染。

4. 发热

发热是风湿病的常见症状,多为低热和中度发热,也可见高热,常出现于疾病的活动期。

监测患者的生命体征,观察体温的变化。汗出较多时,要及时为患者更换衣物,避免汗出当风。肾功能正常的患者,鼓励多饮水。

5. 口、鼻、咽干燥

口鼻及咽部干燥常见于干燥综合征患者，给患者带来不适感，有的甚至影响到吞咽功能，致使患者进食困难。

观察患者口干的程度及性质，了解其每日饮水量及频率、进食干性食物有无吞咽困难现象，防止患者误吸。保持口腔清洁，勤漱口，彻底清除口腔内的食物残渣，以减少龋齿和口腔继发感染的可能。口腔溃疡的患者，可经常用金银花、白菊花或乌梅甘草汤等代茶频服或漱洗口腔。戒烟酒，避免服用引起口干的药物，必要时湿化室内空气。指导患者正确咳嗽，进行呼吸操锻炼，预防感冒。

除了上述症状外，风湿病的还会引起晨僵、雷诺综合征、纳呆、胸闷憋气等症状，常常也会由于焦虑、疼痛等而引起患者夜眠不安，我们应多关心患者，善于观察和发现患者存在的问题，从专业护理角度为患者解决问题。

二、饮食护理

中医学认为饮食与疾病的发生发展及治疗有重要关系。《黄帝内经》说："天食人以五气，地食人以五味。"五味能养人，亦能伤人，饮食偏嗜会导致种种不良后果："味过于酸，肝气以津，脾气乃绝。味过于咸，大骨气劳，短肌，心气抑。味过于甘，心气喘满，色黑，肾气不衡。味过于苦，脾气不濡，胃气乃厚。味过于辛，筋脉沮弛，精神乃央。"《素问·五脏生成》说："多食咸，则脉凝泣而变色；多食苦，则皮槁而毛拔；多食辛，则筋急而爪枯；多食酸，则肉胝皱而唇揭；多食甘，则骨痛而发落。此五味之所伤也。故心欲苦，肺欲辛，肝欲酸，脾欲甘，肾欲咸，此五味之合五脏之气也。"对风湿病患者来说，饮食调理对疾病的转归极为重要。

首先，注意营养均衡。一般来说，生冷、油腻、辛辣之品都是禁忌，应进高蛋白、高热量、高钙、易消化的食物，瓜果、菜蔬、鱼、肉、鸡、鸭均有营养，不可偏食。饮食种类可以广些，吸收的营养可全面些，这样对疾病康复有利。但对于痛风患者饮食应以低嘌呤、低盐、低脂、低糖食物为主，避免摄入高嘌呤食物，如动物内脏、肉汤、海鲜，特别是在痛风急性发作期要严格控制嘌呤的摄入，每日饮水量2000mL以上，以饮普通开水、淡茶水、矿泉水为宜，不可饮含糖高的饮料和纯净水，保证尿量在1500mL以上，加快尿酸排泄。阴阳毒（系统性红斑狼疮）患者特别要注意忌食无花果、芹菜等含补骨脂素的食物，以免造成疾病的加重。肾功能不全的患者要注意蛋白、钠盐的摄入，要在医生的指导下进食。

其次，慎用补品。风湿病患者在漫长的疾病过程中，或伴畏寒怕冷，肢体酸痛，乏力，或胸闷气短，或口眼干燥等，兼之长期服药，伤及脾胃，因此总觉得自己"虚"，又或者认为之所以生病都是因为正气"虚"，"抵抗力差"需要补补，病就容易好，更有甚者会相信各种宣传所谓可以"增强免疫力"的保健品等，这样既增加经济负担，又可能导致依从性差，延误治疗。对此，需要结合具体情况通过宣教让患者及家属有个正确认知。对于确实有虚象的可以建议患者服药的同时结合食补予辅助。可列出具体食谱供患者选择，让患者明白盲目进补于事无补，甚至加重病情。

最后关于忌口。药食同源，食物也有寒、热、温、凉的偏性及辛、甘、酸、苦、咸等味的不同。对于风湿病患者而言，需不需要忌口应该由医护人员决定，而不是道听途说。医护人员可以根据患者的证型，给予患者具有针对性的饮食指导，如风湿痹阻的患者宜食祛风除湿、通络止痛的食品；寒湿痹阻的患者宜食温经散寒、祛湿通络的食品；湿热痹阻的患者宜食清热祛湿的食品；痰瘀痹阻的患者宜食活血化瘀的食品；气血两虚的患者宜食补益气血的食品；肝肾不足的患者宜食补益肝肾的食品等。由于病种不同和类型不同，对于饮食的选择，主要是考虑疾病及其治疗与某些食物有否矛盾。一般食物与疾病的治疗不相宜表现在两方面，一是食物的性质与疾病的性质有矛盾，如病情属热则不宜食辛辣刺激之食物，病情属寒则不宜食生冷寒凉之物；二是食物的性质与治疗疾病的药物有矛盾，如服人参类补药，不要吃胡萝卜，恐抵消药效。

三、生活起居

风湿病患者最怕风寒、潮湿，因此需要注意防寒保暖，居住的房屋最好向阳、通风、干燥，保持室内空气新鲜，床铺要平整，被褥轻暖干燥，常常洗晒，洗脸洗手宜用温水，晚上用热水泡脚 15 分钟左右，可促进下肢血液流畅。

风湿病患者由于病痛的折磨，常会出现一些姿态、体位的异常，以图减轻疼痛。若不予纠正，时间长了就会影响患者今后的活动功能和生活自理能力。注意纠正病人的不良姿态与体位，对患者的坐、立、站、行走、睡眠等姿态均须注意，及时纠正异常，防止贻害终生。护理时还要注意生理姿态的保持，告知患者定期测量身高。例如，为了预防患者脊柱、髋、膝关节发生畸形、僵直，一般要求病人站立时应尽量挺胸、收腹和两手叉腰，避免懒散松弛的驼背姿态。坐时尽量挺直腰板，写字时椅子要低，桌子要高，床铺不可太软，以木板床上铺草席子为好，不宜睡软床垫，睡眠时忌用高枕，不可只向一侧卧，恐引起一侧的髋、膝关节发生挛缩畸形，以致屈曲不能伸直。尤其在该病急性发作时更需注意，因为大多数患者的严重脊柱畸形，都是在急性发作时产生和迅速发展的。一般人对俯卧位虽不习惯，但它可预防驼背和髋、膝关节屈曲畸形，故患者可采取俯卧姿势。当关节因病理改变或手术难以避免强直的时候，应使关节固定于最低的有利于自理生活的功能位置，例如能用筷子或勺自己把饭菜送到口中，手能抓握，下肢能持杖步行，肩关节有一定程度的外展、前屈、内旋、外旋等功能。

对于四肢功能基本丧失的长期卧床者，应注意帮助经常更换体位，防止发生褥疮。对于手指关节畸形，或肘关节屈曲挛缩难伸者，不能刷牙、洗脸及持筷进食者，要及时照顾，或者设计一些简便用具，如用不需拧绞的小毛巾、用调羹代替筷子、用长柄牙刷等，使病人感到方便。对两膝关节及踝关节变形、行走不便者，要注意防其跌仆，或设计一些适当的拐杖，或令桌椅位置安排得当，使能扶持便于室内活动。厕所内在适当地方装上把手，便于下蹲后起立。

对于燥痹患者，如汗腺受累引起皮肤干燥、脱屑和瘙痒者，避免使用碱性肥皂，可选用温和滋润的香皂和护肤品。鼻腔干燥者可用生理盐水滴鼻，忌用油性润滑剂，以免吸入引起类脂性肺炎；阴道干燥瘙痒者，应注意阴部卫生，必要时可适当使用润滑剂。

对于痛风患者，要求积极控制体重，避免饥饿疗法，坚持适当的运动量；生活有规律，按时起居；注意劳逸结合，避免过度劳累、紧张与激动，保持心情舒畅，情绪平和。

对于阴阳毒患者，急性期多卧床休息，避免情绪激动及焦躁、气急等不良心理状态，做好防跌倒等安全措施；恢复期适量活动，在家属陪同下可行太极拳、八段锦、散步等有氧运动，以不感疲劳为宜。

对于血小板下降和白细胞低的患者要注意自我防护，避免去人群聚集的地方，定时开窗通风，保持室内空气清新，做好个人卫生，避免磕碰。血小板下降的患者应学会观察有无出血倾向，用软牙刷，出现胸闷气短、牙龈出血或便血时及时就医。

总之，要根据病种不同、病的阶段不同给予个体化的护理，绝不能千篇一律地对待。

四、用药护理

风湿病患者病程长，需要长期服药治疗，有的患者甚至需要终身服药，风湿科常用药物主要包括免疫抑制剂、生物制剂、非甾体抗炎药、糖皮质激素、中药等。俗话说"是药三分毒"，所以在患者服药过程中，我们要观察药物的不良反应和副作用给患者带来的不适症状，以尽早发现问题，解决问题，减少因药物给患者带来的伤害，同时为了保障药物的疗效，还要指导患者在正确的时间服用正确的计量。

1. 口服中成药

在给予患者口服药前，要告知患者药物的作用、服用方法和可能出现的不良反应，取得患者的配合，嘱咐患者不要私自减药停药。

服药期间要观察患者有无出现胃肠道反应、皮疹、脱发等症状，若出现上述症状应及时告知医生。指导患者避免去人群聚集的地方，注意个人卫生，避免交叉感染。

2. 口服中药

服药的方法是根据药物的性质而定的，要严格按照医嘱执行，如有些药物需要在体内保持一定的浓度才能发挥最好的药效，就要日服3～4次；有些药物为了药力集中必须顿服；有些药必须空腹服用，使药物能迅速吸收，发挥药效较快。有些药物必须饭后服用，以免刺激胃部，可以减少不良反应，有的甚至在饭吃一半时服下，然后继续吃饭，更可减少药物对胃肠道的刺激；有些安神药必须睡前服用，可使夜间安睡；有些润肠药物，睡前服用，可使清晨大便通畅。对风湿病人来讲，一般服养血通络的药物必须持续一段时间才能逐步生效；但如遇疼痛剧烈必须止痛的，则服后痛楚减轻后可以逐步停服；服用汤剂，最好在饭后 2 小时左右，俟饮食离胃之后服用，一则可避免胃中不适，二则利于吸收。

关于服用汤药的温度，一般认为温热性的药物以热服较好，补益药宜温服，清热解毒药宜凉服，火热证时可以冷服，但遇到假热真寒、假寒真热之证，则需根据病之本质，热药凉服或凉药温服以防格拒。

服药之后，要密切注意观察患者有否反应。患者服药后若出现腹泻、便秘、汗出较多、口干、咽痛甚至口唇发麻等症状要及时告知医生，这可能是由于药物的副作用引起的，同时安慰患者勿紧张。

3. 外用药

风湿病常用的外用药有泡洗的汤药、外敷的中药粉和一些外用膏剂等，在使用过程中切勿使用时间过长、温度过高，要严格按照医嘱执行，一些皮肤敏感的患者要更加小心，外用这些药物后若出现皮肤痒疹或水疱时，必须立即停止使用。用药物熏洗时应注意温度，防止烫伤，用外搽药时切勿过度用力，以免损伤皮肤。

五、功能锻炼

风湿病人的关节肿痛、关节畸形严重影响着患者的生活质量，"以动防残"，通过功能锻炼，能够促进机体血液循环，改善局部营养状态，进而延缓关节畸形的进展，另外通过功能锻炼，也可以使已经畸形的关节恢复部分功能。风湿病患者进行功能锻炼时，必须注意以下几点：

1. 循序渐进，持之以恒

风湿病患者的锻炼是为了维持和恢复关节功能，要在医生的指导下进行，特别是在风湿病急性发作期，全身症状明显或关节严重疼痛肿胀，此时应该卧床休息，注意保持手、足关节的功能位置，可以由他人对肢体进行被动的肌肉训练。病情稳定后，再循序渐进地展开锻炼，先从床上的练习开始，如空蹬自行车、呼吸操等，逐步做一些床旁的活动，再逐步加大运动量，如八段锦、关节操等，活动时要量力而为，不可过劳。切记要持之以恒，不可半途而废。

2. 安全第一

风湿病患者身体都较虚弱，无力抵御外邪，要根据气候和天气的情况选择锻炼的场所和时间。活动的场所一定要宽敞，以免产生磕碰，活动不便的患者，在活动时一定要注意穿防滑鞋，要有人陪同，切勿独自锻炼。有心脑血管病的患者要注意锻炼的强度，如出现胸闷心慌、头晕头痛的症状应立即停止锻炼，必要时就医。

六、情志护理

中医很早就认识到情志与健康息息相关。《黄帝内经》倡导的养生要诀是"恬淡虚无，真气从之，精神内守，病安从来"，认为情志也可以是致病因素，"忧恐悲喜怒，令不得以其次，故令人有大病矣"，并告诫医者"病不许治者，病必不治，治之无功矣"，病人的情志决定着预后。风湿病患者经常忍受疼痛、行动不便等各种不适，治疗也是一个长期的过程，患者往往会产生不良的情绪或者焦虑的心理状态，心理护理必不可少！

首先，通过宣教使患者正确认识疾病，积极面对疾病所带来的痛苦、不便和不良情绪反应。对风湿病患者，我们更要关心他们，安慰他们，鼓励他们，让他们了解疾病的发生、发展及防治的有关知识及变化规律，让患者知道病情是可以通过自己的努力和各种治疗而得到控制，甚至是可以缓解的。告知患者情绪与疾病的关系，不良的情绪状态可导致病情加重，从而鼓励患者乐观积极地面对疾病。

其次，了解患者的心理状态，教会患者自我疏导和放松的方法。根据患者的生活环境、受教育程度、从事职业，以及人格、性别的不同特点，掌握患者的心理变化，医护人员要有同理心，了解和尊重患者，耐心听取患者的诉说，了解患者形体上的痛苦，体察患者的心理需要，帮助解决心理问题，对其心理上的痛苦进行针对性疏导，给予必要的处理，以减轻疾病的痛苦和思想上的负担，使其充满信心地和疾病做斗争。对患者提出的合理要求，可尽量满足，对于一时解决不了的问题应向患者说明情况，使之谅解。同时还应鼓励患者去做自己所能完成的部分生活管理和日常行为，以解除患者的依赖心理。告诉患者在闲暇时可以看看书，听听音乐，并教会患者做一些放松训练，如呼吸放松、冥想放松等，也可以建立病友会之类的患者交流的平台，借助患者之间的倾诉与鼓励，有助于形成良性情绪。

再次，建立良好的医患关系，争取家属的理解与配合。由于家庭成员的患病，打乱了家庭正常的生活秩序，造成了家庭经济困难，生活质量的下降，给患者造成极大的心理负担，而患病后引起的焦虑、悲观、绝望、孤独和恐惧使其心理状态进一步恶化，而这些都可能影响家庭关系。因此要求家庭成员尽可能多地学习风湿病有关的治疗护理知识，协助并配合治疗，理解同情并关心患者，在生活上细致耐心地照顾他们、鼓励他们同疾病做斗争，帮助他们建立对生活的信心；促进家庭团结，以亲情感动患者，消除不良因素的刺激，尽量避免与家庭成员发生冲突，解除患者的心理压力，让患者感觉到家庭的需要与支持，以家庭为后盾，医患携手共同努力战胜疾病，保持乐观的心态，提高疗效。和谐美满的家庭环境才能给患者带来良好的心态，家庭的感情关系对患者的身心健康影响极大，反之会加重患者原来的不良心理。所以家属的理解与配合也是情志护理的重要部分。

七、其他方面的护理

1. 并发症的护理

风湿病患者可能会出现高血压、高血糖、泌尿系统感染、肺部感染、压疮等一系列并发症，在护理风湿病患者时，除了要注意本病的观察外，还要注意有无其他并发症。医护人员决不能将风湿病患者的一切病痛均归之于风湿病而不及其他，注意并发症很重要，及时对并发症做出适当的护理与治疗，切勿顾此失彼。

2. 加强出院护理指导

风湿病患者住院治疗的时间是短暂的，患者大部分时间还是要在家里进行调养和治疗。只有把我们日常护理工作中重点关注的用药、健康教育、功能锻炼等告知患者，让其在家中也能按照医嘱正确执行，患者的疾病才能得到更好控制，出院指导极为重要。

对于一些年龄偏大或者不积极配合治疗的患者，我们要取得家属的帮助，告知患者家属平时照顾患者的一些注意事项，以起到监督和指导的作用。

总之，出院护理的指导对于患者出院的进一步治疗和调养起到了重要作用，促进了患者康复。

病证篇
BING ZHENG PIAN

第一节　尪痹

【概述】

尪痹是指具有关节变形、肿大、僵化，不能屈伸，筋缩肉卷，身体羸瘦，骨质受损等表现的风湿病。尪痹多由寒湿之邪深侵入肾或侵袭督脉，或因湿热久郁伤及肝肾，使气血经络痹阻，筋骨失养而致，以关节疼痛、肿大、变形、筋缩肉卷、难以屈伸、骨质受损等为主要临床表现。尪痹属于痹病（风湿病）范畴，是一种以肢体尪羸变形为特征的风湿病。

根据尪痹的证候表现，现代医学的类风湿关节炎晚期、强直性脊柱炎晚期、大骨节病后期、结核性关节炎后期等出现尪痹表现者，可参考本病辨证论治。

【源流】

尪痹之名，古代医籍没有记载，但对于尪痹的表现，则早在《黄帝内经》和《金匮要略》及后世医家的著作中均有极为相似的记载，多在肾痹、骨痹、历节（或历节风）、鹤膝风、鼓槌风等病中论述。可见古代医家已经认识到有的"痹"病会令人关节肿大、变形，筋缩肉卷，不得屈伸，甚则令人"尻以代踵，脊以代头""身体尪羸"而生活不能自理。由于历史等原因，关于这类疾病的论述，有的文字记载简略，有的论述兼及他病，总之，缺乏系统、详细的专篇论述。

"尪痹"一名是焦树德教授最早提出。"尪痹"作为独立的病名，在许多中医论文和书籍中被引用并加以论述。"尪"字与"尫""尩"等字通用，其意指足跛不能行，胫曲不能伸，身体羸弱的残疾而言，取其字义以示关节变形，几成残疾之特点。"尪"字还含有仲景先师所说"诸肢节疼痛，身体尪羸"之意，又表示出本病病情深重，缠绵难愈，重者可使劳动力丧失，生活不能自理。发病者以青年为多，女性多于男性。

"尪"指足跛不能行、胫曲不能伸、骨质受损、身体羸弱的残疾而言。东汉张仲景《金匮要略》描述"尪"就是指关节肢体弯曲变形、身体羸弱、不能自由行动而渐成的废疾。《辞源》注解说："骨骼弯曲症。胫、背、胸弯曲都叫'尪'。""痹"即《黄帝内经》痹论所谈的痹病。古代医籍中并无尪痹病名，而对于肢体变形、关节肿大、僵化、筋缩肉卷、不能屈伸、骨质受损的痹病，古代医家尚缺乏系统的论述和统一的命名。有称之"骨痹""肾痹"，又有称之"历节""顽痹"，有的则称"鹤膝风""鼓槌风"等。焦树德将本病的因、证、脉、治进行了归纳整理，把关节变形、骨质受损、筋挛肉卷、屈伸不能、活动受限、几成废人的痹病定名为"尪痹"，为深入研究本病的病因病机、证候发生与转化、治法方药与诊治规律奠定了基础。

【病因病机】

尪痹属于痹病范畴，"风寒湿三气杂至，合而为痹"是其病因病机的总纲。除上述机理外，尪痹还具有寒湿深侵入肾的特点。临床上以虚证多见，常因虚至实，而又见虚实夹杂之候。

1. 素体肾弱，寒湿深侵

先天禀赋不足，或后天失养，房事过度，产后失血等，而致肾虚。肾虚则髓不能满，真气虚衰，寒湿之邪，则乘虚深侵入肾。邪袭筋骨，痹阻经络，血气不行，关节闭涩，筋骨失养，渐致筋挛骨松，关节变形不得屈伸，甚至卷肉缩筋，肋肘不得伸，而致尪痹。

2. 冬季寒盛，寒袭入肾

《素问·痹论》说："所谓痹者，各以其时，重感于风寒湿之气也。""时"指五脏气旺之时（季节），肾旺于冬，寒为冬季主气，冬季寒盛感受三邪，肾先应之，故寒气可伤肾入骨，致骨重不举，久而关节肢体变形，成为尪羸难愈之疾。

3. 复感三邪，内舍肾肝

痹病若迁延不愈又反复感受风寒湿三气之邪，则邪气可内舍其所合而渐渐深入，使病复杂而重。冬春季节，寒风气胜，此时复感三邪，内舍肝肾，肝肾同源，筋骨同病，渐致筋挛骨松，关节变形，难以行走。

4. 肾督亏虚，痰瘀互结

督为阳脉之海，起于肾下胞中，肾督相连。三邪入侵，不但寒湿伤肾，并可伤及督脉，如督脉不足，阳虚寒凝，"阳气虚，无以温化水湿，阳光不照，阴霾内生"（这里的阴霾主要指痰瘀）。痰瘀形成，既阻滞经络又壅遏邪气，痰瘀邪气相搏，经络气血闭阻"不通"尤甚。肾督同病而致腰部疼痛，腿髀不利，行走不便，渐致脊柱弯曲、僵化、俯仰不利，脊柱伛偻，甚至"尻以代踵，脊以代头"。

综上所述，本病病位在筋骨肌肉关节，内涉肝、肾等脏腑。基本病因病机是风寒湿三气杂至之邪，深侵入肾而累及肝。肝藏血，主筋；肾藏精，主骨。风寒湿之邪伤及肝肾，肝肾亏虚则筋骨失养而渐成尪痹之疾。本病病程较长，病性为本虚标实，多因寒湿、痰浊、瘀血，互为交结，痹阻经络，气血不行，而使病情复杂。久痹亦可化热，而见寒热错杂之候。

【临证思路】

一、识症

本病主要见于痹病晚期，出现骨质损害，关节变形，臂臑枯细，膝踝肿大，肋肘不得伸，活动受限，甚则脊以代头，尻以代踵，生活不能自理。可伴有腰膝酸痛，疲乏倦怠，下肢无力，足跟疼痛，夜尿频多，经少经闭，眩晕耳鸣或关节疼痛，多喜暖怕凉，遇暖痛减，昼轻夜重等临床表现。亦可见关节微红，发热，喜凉不耐凉及骨蒸潮热等化热症状，经治疗后，则又出现腰膝酸痛、喜暖怕冷等。

（一）诊断依据

主症：四肢或腰脊关节疼痛变形。次症：关节屈伸、转侧不利，筋缩肉卷，腰膝酸痛，疲乏倦怠，夜尿频多，经少经闭，眩晕耳鸣。舌脉：舌质多异常，或微红或暗，舌苔薄白或白厚腻，或黄腻苔。脉沉弦或弦滑或沉弦滑，尺脉多弱。

（二）鉴别诊断

1. 顽痹

两者都是痹病中病机较复杂、治疗较困难者，均可出现在痹病晚期。顽痹多具有病程长久，反复发作，久治不愈，病变范围广泛而又复杂多变的特点，以脏腑功能紊乱显著和功能障碍为其主要表现，是一般药物和治疗方法难以取效的顽固痹病；虽然也有骨质受损、关节变形的表现，但不是所有顽痹都具备的，且日久不愈，可出现脏腑痹；而尪痹以关节变形、僵硬、不能屈伸、活动受限，身体尪羸，骨质损害为主要特征，也可见起病急骤，直至关节变形肢体残疾，卧床不起者。当然，顽痹晚期变形者也可表现为尪痹；而久治不愈的尪痹也是顽痹。

2. 肾痹

两者病机都与肾虚有关，均可见骨关节肿大僵硬或畸形等表现。肾痹多以关节疼痛，骨重难举，腰背酸痛，甚则关节肿大变形，蜷曲不伸，步履艰难，"尻以代踵，脊以代头"，脘腹胀满等为主要表现；尪痹则具有关节变形、肿大、僵化，不能屈伸，筋缩肉卷，身体羸瘦，骨质受损等表现。

3. 骨痹

两者均可见骨节变形之状。骨痹是以四肢关节沉重、疼痛，甚则强直畸形，屈伸或转动不利为特点，病变部位在骨，涉及脏腑主要在肾。尪痹则以关节肿大、变形、僵硬，不能屈伸，筋缩肉卷，身体尪羸，骨质受损为特点，病变部位涉及全身肌肉筋骨关节，主要累及脏腑在肝肾，两者不难鉴别。

二、审机

寒热辨识：尪痹以寒证居多。肾为寒水之脏，寒湿之邪与肾同气相感，深袭入骨，痹阻经络，血气不行，关节闭涩，筋骨失养，渐致筋挛骨松，关节变形不得屈伸，甚至肉卷筋缩，肋肘不得伸，而发本病。湿热之域，阳性体质之人，因热贪凉，风寒湿邪深侵入肾，从阳化热，湿热蕴蒸，耗伤阴精，肝肾受损，筋骨失养，渐成尪痹。

虚实辨识：虚实之辨，当从邪正标本缓急、病之新久着眼。新病以邪实为主，痹久邪留伤正，则由实转虚。急性期则表现为实多于虚；缓解期则表现为虚中夹实。尪痹多为痹病晚期，多以虚证为主，但临床以虚实夹杂之候为多见。

三、定治

尪痹的治疗大法是补肾祛寒为主，辅以化湿散风，强壮筋骨，祛瘀通络。肝肾同源，补肾亦能养肝、荣筋，辅以祛寒、化湿、散风，促使风寒湿三气之邪外出。治疗时要注重补肾祛寒，随证结合化湿、散风、活血、壮筋骨、利关节等法，以求标本兼顾。若见邪郁久化热者，则减少燥热之品，加用苦坚清润之品。若邪已化热者，则用补肾清热之法，俟标热得清后，再投补肾祛寒之药，以治其本。在治疗过程中，还须注意调护脾胃，以固后天之本。

四、用药

肾虚寒盛，症见肢体多关节疼痛、肿大、僵硬、变形、屈伸不利；腰膝酸痛，形寒肢冷，痛处遇寒痛剧，得温则减等，治宜补肾祛寒，通络止痛：补肾壮筋骨药用续断、补骨脂等；补肾阳，祛寒邪，药用制附片；填精补血，补肾养肝，药用熟地黄；温补肾阳，强壮筋骨药用骨碎补、淫羊藿、透骨草、自然铜、寻骨风；搜散筋骨肢体风寒湿邪，药用桂枝、独活、威灵仙；养血荣筋，缓急舒挛，药用白芍；散风，药用防风；散寒，药用麻黄；祛湿，药用苍术；化瘀清热，药用赤芍；滋肾清热，药用知母；通络散结，药用炙山甲；治瘀壮骨，药用地鳖虫；舒筋活络，药用伸筋草；通利关节，药用松节；使药下行引药入肾，药用牛膝。

肾虚标热，症见腰膝酸痛，肢体关节疼痛而热，肿大变形；患处喜凉不耐凉，局部发热，五心烦热，潮热盗汗；或骨蒸发热，午后颧红等，治宜养阴清热，温肾助阳。轻症，凉血补血填精，药用生地黄；补肾壮筋骨，药用续断、补骨脂、骨碎补；搜散筋骨肢体风寒湿邪，药用桂枝、羌活、独活、威灵仙；养血荣筋、缓急舒挛，药用白芍；滋阴清热，药用知母；通经散结，药用穿山甲；活血化瘀，药用红花；通经络、祛风热，药用忍冬藤、络石藤；散瘀壮骨，药用地鳖虫；利湿通利关节，药用薏苡仁。重症，补肾壮水，药用生地黄；坚肾清热，药用黄柏；补肾壮筋骨，药用续断；补肾祛骨风，药用骨碎补；补肾强筋，除风通络，药用桑寄生；益肾除劳热，药用地骨皮；祛风湿、除痹痛，药用威灵仙；搜肾、膀胱二经之风湿，药用羌独活；祛风壮骨，以骨治骨，药用虎骨（现用代用品，下同）；养血以缓急，药用白芍；降火清热，除蒸消烦，药用知母；通经络、祛风热，药用忍冬藤、络石藤；活血通经，药用红花；化瘀定痛，药用乳香、没药；通经活络搜剔，药用炙穿山甲；温阳宣痹，药用桂枝；通达四肢，祛风湿利关节，药用桑枝。

肾虚督寒，症见腰脊疼痛，僵硬，甚则伛偻，畏寒喜暖；或项背僵痛，或腰胯疼痛，两腿活动受限，甚者"尻以代踵，脊以代头"而成尪废之疾。面色黧黑，神疲乏力，男子阳痿、早泄、精冷，女子宫寒不孕，性欲减退，或见便溏，或小便频数或清长等。治宜补肾助阳，壮督通络。补肾填精，药用熟地黄；温肾壮阳、除风冷劳气，药用淫羊藿；坚肾益血、强督脉、利俯仰，药用金毛狗脊；补肾助阳、逐风寒湿，治脊强拘挛，药用制附片；益肾生精、壮督强腰，药用鹿角胶（霜）；补肝肾强筋骨，药用续断；坚肾壮骨，行血补伤，药用骨碎补；散风湿，强督脉，药用羌活；搜肾风，药用独活；温太阳，助阳化气且通血脉，药用桂枝；散血滞，药用赤芍；缓筋急，药用白芍；滋肾阴，药用知母；化瘀疗伤，药用地鳖虫；治脊痛项强，药用防风；逐寒温经，药用干姜、草乌；引药入肾，药用牛膝；引药直达病所，药用炙穿山甲。

【辨证论治】

1. 肾虚寒盛

主要症状：肢体多关节疼痛，肿大，僵硬，变形，屈伸不利；腰膝酸痛，形寒肢冷，痛处遇寒痛剧，得温则减，神倦懒动，小便清长；舌淡胖，苔白滑；脉多见尺部弱、小、沉细，余脉可见沉弦、沉滑、沉细弦。

治疗方法：补肾祛寒，通络止痛。补肾祛寒治尪汤：续断、补骨脂、制附片、熟地黄、骨碎补、淫羊藿、透骨草、自然铜、寻骨风、桂枝、独活、威灵仙、白芍、防风、麻黄、苍术、赤芍、知母、炙山甲、地鳖虫、伸筋草、松节、牛膝。

上肢关节较重者，去牛膝，加片姜黄、羌活；瘀血明显者，加血竭（分冲）、皂刺、自然铜（醋淬先煎）；兼有低热者，或自觉肢体关节发热者，去淫羊藿，加黄柏、地骨皮；肾虚腰腿痛明显者，去苍术，加桑寄生，加重续断、补骨脂、牛膝的用量；筋挛躯体蜷缩者，去苍术、防风、松节，加入薏苡仁、木瓜、白僵蚕，加重白芍、桂枝用量；脊柱僵直变形者，加金毛狗脊、鹿角胶、白僵蚕、羌活，苔厚腻，去熟地黄，加砂仁或藿香；有热象者，去淫羊藿、苍术，减附片、桂枝、补骨脂用量，加重赤白芍、知母的用量；热重者，另加黄柏、忍冬藤、桑枝；药后症减，唯疼痛明显者，加制草乌、制川乌。

2. 肾虚标热

主要症状：腰膝酸痛，肢体关节疼痛而热，肿大变形；患处喜凉不耐凉，局部发热，皮肤红或不红，肢体乏力，口干咽燥，五心烦热，潮热盗汗，或骨蒸发热，午后颧红，形体消瘦，伴有头晕耳鸣，失眠，健忘，小便黄，大便干；舌质微红，或红，舌苔微黄，或黄厚而腻；脉沉细略数，或滑数，或弦滑数，尺脉多沉小。

治疗方法：养阴清热，温肾助阳。轻症，加减补肾治尪汤；重症，补肾清热治尪汤。

加减补肾治尪汤：生地黄、续断、补骨脂、骨碎补、桂枝、羌活、独活、威灵仙、白芍、知母、穿山甲、红花、忍冬藤、络石藤、地鳖虫、薏苡仁。本方是在补肾祛寒治尪汤的基础上，减去温燥之品，加入苦以坚肾、活络疏清之品，制附片量已减少，但未完全去掉羌活、独活、桂枝、制附片等祛风寒湿之药。

补肾清热治尪汤：生地黄、黄柏、续断、骨碎补、桑寄生、地骨皮、威灵仙、羌活、独活、虎骨、白芍、知母、忍冬藤、络石藤、红花、乳香、没药、炙穿山甲、桂枝、桑枝。

低热或下午体温升高，五心烦热者，加秦艽；关节、筋肉痛重者，加蚕砂、海桐皮；晨僵明显或关节僵直、挛缩严重者，加白僵蚕、木瓜、薏苡仁、地鳖虫；上肢痛重者，加片姜黄；兼有受凉痛增症状者，可加草乌、地鳖虫；肿痛关节略现轻度发红，用手扪之局部略热者，可加皂刺、连翘、白芷；瘀血证明显者，可减地骨皮、白芍，加赤芍、桃仁；下肢病重者，加牛膝、泽兰；大便干结者，加桃仁泥、酒大黄；口渴思冷饮者，加生石膏。

3. 肾虚督寒

主要症状：腰脊疼痛，僵硬，甚则伛偻，畏寒喜暖；或项背僵痛，或腰胯疼痛，两腿活动受限，甚者"尻以代踵，脊以代头"而成尪废之疾，面色黧黑，神疲乏力，男子阳痿，早泄，精冷，女子宫寒不孕，性欲减退，或见便溏，五更泄泻，或小便频数或清长，夜尿多；舌质淡，苔薄白或白滑；脉多沉弦或弦细，尺脉多小。

治疗方法：补肾助阳，壮督通络。补肾强督治尪汤：熟地黄、淫羊藿、金毛狗脊、制附片、鹿角胶（霜）、续断、骨碎补、羌活、独活、桂枝、赤芍、白芍、知母、地鳖虫、防风、干姜、草乌、牛膝、炙穿山甲。

腰痛重者加桑寄生、杜仲；项背强痛者加葛根、片姜黄；脊背强直者加白僵蚕、白芥子、苍耳子。

寒凝痰瘀，阳虚痰凝者可选身痛逐瘀汤合导痰汤加附子、桂枝。

【其他治法】

一、针灸疗法

毫针：主穴取大杼、肾俞、足三里、三阴交；腕、掌、指关节取阳池、合谷、后溪；膝、踝关节取犊鼻、昆仑、太溪、丘墟；肩、肘、脊椎关节取肩髃、肩贞、肩髎、曲池、夹脊穴；可配阿是穴。

二、食物疗法

1. 枸杞羊肾粥（《圣济总录》）

枸杞叶500g，羊肾1对，米3合，葱白14茎。上四味细切，加五叶煮粥，如常法，空腹食。治阳气衰、腰脚疼痛、五劳七伤。

2. 羊脊骨羹（《饮膳正要》）

羊脊骨1具（锤碎），肉苁蓉30g，草果3个，荜茇6g，熬成汁，入葱白、五叶，做面羹食之，腰脊疼痛明显者适用。

三、推拿疗法

可根据其病理过程及不同病期，进行推拿治疗，或可适当配合电疗、超声波等疗法，以达到缓解疼痛、消肿胀、改善功能障碍、预防及纠正关节进一步强直的目的。

四、物理疗法

局部热水电水浴浸浴法、局部热水超声波浴法、局部热水涡流浴及气泡浴法、全身热水水中运动浸浴法。

五、其他传统疗法

膏摩、热熨、热蜡、熏洗等。

【病案参考】

病案一

任某，男，48岁，工人。1971年10月28日初诊。主诉：关节疼痛、肿大变形、僵化，肢体不能自己活动已1年有余。病史：1970年9月间，因挖地道长时间在地下劳动。一日突然高烧40℃以上，继而出现左膝、左踝关节红肿疼痛，行走不便。虽经治约半年，但病情日渐加重。两手腕、食指关节亦相继红肿疼痛、变形、僵化，活动严重受限，晨起伸不开。两膝关节肿大、变形，不能自由屈伸，左腿较重。两踝关节肿大如脱。经某医院检查，诊断为类风湿关节炎（当时血沉55mm/h），即转该院中医科诊治，服中药80剂，症状未见改善，血沉增快（118mm/h），遂来我院就医。现症：除上述两膝、两踝及两手腕、指关节肿大、变形、疼痛、不能自由活动外，两髋关节亦强直僵化、固定成一位置（大腿与躯干呈120°，不能屈伸），两肩、肘关节亦僵化不能活动，故来诊时需人背抬。有间断发烧，身体畏冷，心中烦热，食欲不振，时有恶心，大便每日1～2次，小便黄赤，舌苔白腻，脉象弦数。经我院放射科X线拍片，仍诊断为类风湿关节炎。

辨证：地下环境寒湿，久处其地而受风寒湿三邪侵袭致痹。寒湿最易伤肾，肾虚不以御邪，寒湿乘虚深侵，肾主骨，寒邪入骨，久久留舍，骨失所养，则可致骨骼变形，节挛筋缩，肢体不能屈伸，脚肿如脱，温温欲吐，而呈现尪羸之状。脉症合参，诊为尪痹。目前虽有标热之象，但实质仍为寒。

治法：补肾祛寒，散风活络。处方：补肾祛寒治尪汤加减。药用：制附片10g，骨碎补12g，桂枝10g，炙虎骨6.25g（另煎兑入），赤、白芍各10g，麻黄6g，知母10g，防风12g，威灵仙12g，白术10g，炙山甲10g，生姜10g，甘草6g。水煎服，6剂。

二诊：药后诸症均减轻，仍守上方又加伸筋草 30g，虎骨改为 12g，嘱可常服。至 1972 年 3 月 10 日来诊时，已能自己行走，不用扶杖。两手腕及指关节虽仍有变形，但可用力活动，按之亦无疼痛，但膝关节尚有肿胀。上方加黄芪 30g。3 月 17 日已能骑自行车上街，仍守上方。

三诊：1972 年 5 月 3 日来诊时，食欲很好，仅腕、背、踝部有时发胀，偶有轻痛，腕、指、膝、踝关节虽外观尚变形，但均不影响活动。先后共诊 22 次，服药 110 多剂，病情已稳定，改用粉剂常服。

药用：制附片 45g，骨碎补 54g，续断 60g，桂枝 36g，炙虎骨 60g，赤、白芍各 60g，知母 36g，防风 45g，苍、白术各 30g，威灵仙 120g，麻黄 36g，细辛 12g，松节 45g，伸筋草 120g，炙山甲 36g，地龙 45g，皂刺 21g，泽泻 30g。共研细末，每服 3g，每日 2 次，温黄酒送服。

四诊：1973 年 1 月 27 日来诊，膝肿消退，关节明显变小，仍守上方，加归尾 36g，焦神曲 30g，为细末服。1973 年 5 月 29 日，四肢功能明显好转，可以自由蹲下、站起，站立 1 个多小时也不觉疲累，能骑自行车上街行几十华里。脉亦较前和缓有力，舌苔正常。唯左腕及踝关节尚有轻痛。仍予原方以资巩固。

五诊：1975 年夏天追访已全天工作年余，腕、指、左膝关节外形虽未全恢复正常，但已无痛苦。

六诊：1979 年夏季复查，血沉 13mm/h，类风湿因子仍为阳性，但一直上全天班，并能胜任比较繁重的工作。

按：本案患者因工作环境久处地下，而受风寒湿等邪侵袭，寒湿伤肾，肾虚入骨，寒邪久留，骨失所养，致骨骼变形，节挛筋缩，而呈现尪羸之状，故诊断为尪痹；辨证为肾虚寒盛（虽有标热之象，但实质仍为寒）。故治以补肾祛寒，散风活络，方用补肾祛寒治尪汤加减。方中制附片、骨碎补、炙虎骨补肾；桂枝、麻黄、生姜祛寒；防风、威灵仙、白术祛风除湿；赤芍、白芍、知母清标热，并抑制热药之燥；炙山甲活血通络，甘草调和诸药。全方共奏补肾祛寒，散风活络之功。尪痹顽固，需按年月长期坚持治疗，方取良效。

（摘自：焦树德《中国中医风湿病学杂志》1999）

病案二

赵某，女，28 岁，汉族，教师。1982 年 10 月 5 日初诊。主诉：关节肿痛、变形、僵化 2 年余，加重 3 个月。病史：1980 年 1 月因居住潮湿，自觉手指发凉，皮色苍白，麻木疼痛。半年以后，渐及腕、膝、踝关节及足趾关节，均为对称性痛。1982 年 5 月产后延及全身大小关节疼痛变形。近 3 个月来不能起床，不能自行翻身，关节剧痛，不敢用手碰。在宁夏当地医院诊断为类风湿关节炎，曾先后口服消炎痛、水杨酸钠、强的松、布洛芬、昆明山海棠等，症状不减，卧床不起，几成废人。于 1982 年 10 月 5 日抬来我院住院治疗。现症：四肢大小关节均肿大变形，关节局部怕热、酸胀、烧灼感，但又不能久放被外，夜间痛重，怕风，有时呈游走性疼痛。四肢末端发凉，言语无力，说话时嘴不能张大，气短倦怠，眩晕耳鸣，咽干口燥，尿黄，月经50天一行，量少色黑。舌质正常，舌苔薄白，脉沉细数，尺脉弱，跗阳、太冲、太溪脉均沉细弱。极度消瘦，身高1.60m，体重仅有30.5kg，面色㿠白，皮肤脱屑，双臂不能向外伸展抬高，右臂抬高95°，左臂70°，双肘仅能伸展125°，双膝只能屈曲90°。双颌下及颈部可摸到数个肿物，小如豆粒大，大者如枣核，有压痛，化验血沉为142mm/h，类风湿因子阳性，血色素6.3g/L。X线片示骨质稀疏明显，掌指、指间关节及腕关节间隙明显狭窄，双侧小指间关节半脱位畸形，双骶髂关节间隙狭窄融合，符合类风湿关节炎改变。

辨证：风寒湿三气杂至合而为痹。冬季感受寒湿最易伤肾，寒邪久留，内舍于肾，深侵入骨，致骨质疏松变形，肢体不能屈伸，活动障碍。产后血亏，气随血耗，使气血双损，阴阳俱虚，又加重了病情的发展。肾阳虚衰，温煦失职，而见形寒肢冷，昼轻夜重，面色㿠白。产后失血，血虚阴伤，故口干舌燥，午后低烧，月经量少、后错。肝肾精血不足，筋骨失养，故肢麻筋挛，皮肤干燥脱屑，极度消瘦。兼有风邪，故关节有游走性疼痛、怕风。肾肝脾俱虚，故跗阳、太冲、太溪、尺脉均沉细弱。据此脉症诊为尪痹，肾虚标热轻证。

治法：补肾祛寒，辅以化湿祛风，佐以苦坚防热、活瘀通络。方药：制附片9g，骨碎补12g，生、熟地黄各15g，陈皮12g，砂仁3g，当归10g，赤、白芍各10g，桂枝12g，知母12g，络石藤30g，羌、独活各10g，威灵仙12g，片姜黄10g，葛根15g，寻骨风20g，酒炒黄柏10g。另给十全大补丸1丸，日2次。

二诊：治疗1个月后，已无眩晕咽干，面色红润。化验血色素8.1g/L，血沉110mm/h。已能扶拐杖走路，关节痛减，局部已无烧灼感，觉发凉喜暖，说明肾虚寒盛为其本。上方将附片加至12g，当归加至12g，改生、熟地黄为各20g。治疗84天，体重增加7kg，可以扔掉拐杖走3～4步，面色红润，无形寒肢冷及自汗症状。以前手不能握物，双手握力为0，现握力均为1kg。两臂可上举过头，右肘现可伸展140°，左肘160°，右膝变曲接近正常。生活渐能自理，全身情况好转，故想出院，嘱其配制药粉回原籍，长期服用，以再度提高疗效。

药粉处方：生、熟地黄各30g，骨碎补40g，川续断30g，赤、白芍各24g，知母30g，制附片30g，补骨脂24g，炙麻黄9g，苍术24g，桂枝30g，伸筋草40g，透骨草40g，威灵仙30g，羌、独活各30g，怀牛膝30g，片姜黄30g，草红花25g，苍耳子25g，五灵脂25g，炙山甲20g，炙虎骨30g，防风25g。上药共为细末，每次3g，每日2次，温开水或兑入一些黄酒送服。即于1982年12月28日出院。1983年元月来信："已能完全弃拐行走，体重亦增加不少。"

按：本案患者初期受邪，邪滞久留，入肾侵骨，变形受限；加之产后气血双损，阴阳俱虚，加重了病情；产后血虚阴伤，故口干舌燥，午后低烧；精血不足，筋骨失养，而致肢体关节症状，诊为尪痹（肾虚标热轻证）；故治宜补肾祛寒为主，辅以化湿祛风，佐以苦坚防热、活瘀通络。方以制附片、骨碎补、生熟地黄补肾祛寒；羌独活、威灵仙、片姜黄、桂枝祛风湿；当归、赤白芍养血活血，络石藤、寻骨风通经活络；葛根、知母、黄柏苦坚防热；另配十全大补丸补气养血，扶助正气。全方共奏扶正祛邪通络之功。二诊调方后，长期服用，提高和巩固疗效。

（摘自：焦树德《中国中医风湿病学杂志》1999）

病案三

陈某，女，46岁，南安人。1991年10月29日初诊。双侧手指、腕、肘及膝关节对称性肿痛，清晨手指僵硬加剧，活动困难，腰酸痛难于弯曲，已十几年。西医诊断为类风湿关节炎。经中西药治疗，病时缓时重，近日加剧。检查：两膝、肘、腕关节肿大疼痛，局部不红，扪及清冷感，手指变形僵硬，面黄少华，动则气喘，尿多、便溏，舌淡红，苔白，脉沉细。此乃气血亏虚，寒邪深入经隧，痰瘀交结于骨骱。先投温经散寒止痛，佐以补血活血。方拟：制川乌10g，桂枝10g，防风10g，乳没各10g，当归10g，川芎10g，白芍18g，牛膝12g，灵仙10g，甘草3g。服3剂。

二诊（10月31日）：关节疼痛有所减轻，腰痛未减。以上方加独活10g、木瓜10g，服3剂。

三诊（11月8日）：关节疼痛减半，但肿未明显减轻。举步、弯腰、手提物仍艰辛。蔡老认为，久病入络，痰瘀交结于骨骱，宜用走窜虫类药物以搜剔络道。方取：蕲蛇10g，蜈蚣2条，全蝎4只，露蜂房10g，僵蚕10g，制川乌10g，桂枝10g，甘草5g，白芍24g，当归10g，川芎10g，生地黄15g，牛膝10g，灵仙10g。

此后以上方为基本方，时增黄芪、鹿衔草。共服18剂。口服抗骨质增生丸10g，日3次。

十诊（12月2日）：病情大为改善，腰膝酸痛乏力。蔡氏认为需以补肝肾，补气血巩固疗效。药用：巴戟天10g，细辛10g，山茱萸10g，补骨脂10g，鹿衔草15g，蕲蛇10g，僵蚕10g，薏苡仁30g，杜仲10g，生地黄15g，当归10g，黄芪24g，枸杞子15g。抗骨质增生丸续服。

十五诊（12月20日）：上方共服12剂，关节肿痛基本消失，手指僵硬好转，可参加轻劳动。医嘱续服抗骨质增生丸。

患者于1992年6月10日，因急性胃肠炎来诊，诉半年来关节肿痛只有阴雨天气偶尔轻度发作。手指仍有变形，但僵硬明显减轻，活动尚好。

按：本案以双侧手指、腕、肘及膝关节对称性肿痛，清晨手指僵硬加剧，腰酸痛难于弯曲为主症，属于尪痹，为气血亏虚，寒入经隧，痰瘀交结所致。治以温经散寒止痛为主，佐以补血活血。方以制川乌、桂枝、防风温经散寒；当归、川芎、白芍、牛膝、乳没补血活血；灵仙祛风湿；甘草调和诸药。治疗后，关节疼痛减半，中间用走窜虫类药物以搜剔络道，使病情大为改善；后以补肝肾，补气血收功，其后以抗骨质增生丸巩固疗效以善后。尪痹的治疗具有复杂性和灵活性，要根据病情和治疗反应而及时调整方案，以取得疗效。

（摘自：张启文，李致重《杏林真传》蔡友敬医案）

第二节　燥　痹

【概述】

燥痹，是由燥邪（外燥、内燥）损伤气血津液而致阴津耗损、气血亏虚，使肢体筋脉失养，瘀血痹阻，痰凝结聚，脉络不通，导致肢体疼痛，甚则肌肤枯涩、脏腑损害的病证。以心、肝、脾、肺、肾各脏及其互为表里的六腑和九窍特有的阴津匮乏之表现为其临床特征。燥痹一年四季皆可发病，但以秋冬季为多见。其以儿童及中青年罹患机会较多，以45～55岁女性居多。女子以阴血为本，因其经、带、胎、产而不同于男子，易耗肾伤精，正气不足，燥邪乘虚侵入，化燥伤阴，燥邪闭阻关节经络而为痹。

"燥痹"之病名，为当代中医临床学家路志正教授根据燥气致痹的特点，结合多年临床经验，于20世纪80年代末首次提出并命名的。本病名首见于《医林集腋·痹病杂谈·燥痹论治》一书，此后被《实用中医风湿病学》所收录。路志正教授认为燥痹病因当分内外，外燥应该区分凉燥与温燥，引起燥痹的病因关系非常复杂，既有外部原因，又有内部因素，但总体上可以分为内燥与外燥两大部分，无论形成燥痹的原因有多少，病因如何复杂，相互关系多么繁乱，都要根据内燥、外燥的分类原则来加以分析，理清病因，把握燥痹的本质，正确运用辨证论证。其具体成因包括气运太过，燥气横逆，感而受之，燥痹乃成；患寒湿痹证而过用大热辛燥之品，耗伤津液，使筋脉失濡；素体肝肾亏虚，阴津不足，筋脉关节失于濡养，不荣而痛。同时路志正教授提出："燥痹的主要病机是阴血亏虚，津枯液涸。其临床表现为肢体关节隐隐作痛，不红不肿，伸屈不利，口舌干燥，肌肤干涩，燥渴欲饮。"燥痹的治疗异于一般燥证的治疗，因燥痹的特点为津液耗伤伴随经脉、关节的痹阻，故在滋养濡润的同时，需配以通络止痛。女性以阴为本，燥易伤阴，临床中女子易见情志失调，肝郁化火而伤阴血，或阴血亏虚不能养肝，见肝阳上亢之证，故燥痹之害女性多于男性。

燥痹一病，是路氏根据本病的病因病机、结合自己多年的临床经验而提出的。其与西医学很难对号入座，干燥综合征、类风湿关节炎、某些传染病中后期、贫血、冠心病、结节性非化脓性脂膜炎、硬结性红斑、皮脂腺囊肿等病出现的燥热伤津之证候，可参考燥痹治疗。

【源流】

燥气致痹，首见于《医林集腋》一书，次则见于《痹病论治学·干燥综合征》。

此后《中国痹病大全》收入，并认为："风寒伤人化热，风热伤人化燥。热则耗液，燥则伤津。病初起在经络、在体表。络脉痹阻而关节、肌肉酸痛，体表燥热则少泪、少涕、少唾、少汗而肤痒。"

历代古籍中无燥痹病名，但与本病相关的论述可散见于各医著中。燥为"六气"之一，如《素问·天元纪大论》曰："天有五行御五位，以生寒暑燥湿风。"汉代许慎《说文解字》曰："燥，干也，从火喿声。"根据四时主气，燥为秋季之主气，燥气太过，伤人致病，即为燥邪。《素问·阴阳应象大论》有"燥胜则干"的记载。《素问·痹论》中曰："痹或痛，或不痛，或不仁，或寒，或热，或燥……"即说明当时医家已认识到燥能致痹或燥是痹的表现之一。金代刘完素在《素问玄机原病式》中有"诸涩枯涸，干劲皴揭，皆属于燥"的论述，指出了燥病的特点。从感邪方面进行阐述，如《素问·五常政大论》云："阳明司天，燥气下临，肝气上从，苍起木用而立，土乃眚。凄怆数至，木伐草萎，胁痛目赤，掉振鼓栗，筋痿不能久立。"其明确指出：阳明燥金司天，燥气当令，肝木受制而从金化并为金用，土干地裂，凉气数至，草木凋枯。感其气则出现胁痛、目赤、头眩、战栗、筋痿不能久立等病证。该篇首先提出"燥毒"之论，且指出燥盛不已，蕴酿成毒，煎灼津液，阴损益燥。

津液耗夺亏损，人体皮肤、四肢、脏腑失于濡养，正常敷布运行代谢失调，导致内外津涸液干。唐代孙思邈《备急千金要方》所论的"精极"与燥痹相似。其曰："五脏六腑衰，则形体皆极，眼视而无明，齿焦而发落。"又曰："眼视不明，齿焦发脱，腹中满满，则历节痛。"《医门法律》中所言："燥盛则干，夫干之为害，非遍赤地千里也，有干于外而皮肤皴揭者，有干于内而精血枯涸者，有干于津液而荣卫气衰、肉烁而皮著于骨者，随其大经小络所属上下中外前后，各为病所"，对燥邪犯人进行了较详细论述。张景岳在前人的基础上又提出燥邪之气虽属外邪之类，但有阴阳之别；从阳者是因于火，从阴者原发于寒；而热则伤阴，必累及脏，寒则伤阳，必及于经。此固有表里不同之故，必辨明后方能论治。

在治疗方面，《素问·至真要大论》提出"燥者濡之"的治疗总则。由于燥邪有偏热、偏寒之不同，因此又有"燥化于天，热反胜之，治以辛寒，佐以苦甘""燥淫于内，治以苦温，佐以甘辛"之别。汪讱庵认为，燥证之患，相传路径不多，因之治法较简单，初用辛凉，继之用甘凉。燥证喜柔润而忌苦燥之品，因苦燥伤阴之故。

明代张景岳提出：燥盛则伤阴，因之治疗当以养营补阴为主。然如秋令太过，金气盛而风从之伤人肌表者，又当投轻扬温散之剂。此燥由阴生之故。正如他在《景岳全书·杂证谟》中所云："盖燥盛则阴虚，阴虚则血少。所以或为牵引，或为拘急，或为皮肤风消，或为脏腑干结。此燥从阳化，营气不足而伤乎内者也。治当以养营补阴为主。若秋令太过，金气胜而风从之，则肺先受病，此伤风之属也。盖风寒外束，气应皮毛，故或为身热无汗，或为咳嗽喘满，或鼻塞声哑，或咽喉干燥。此燥以阴生，卫气受邪而伤乎表者也。治当以轻扬温散之剂，缓肺去寒为主。"这段话阐述了燥邪内伤与外感燥邪的不同，治法亦异。《医学正传》认为，燥甚气血耗散可进一步发为痿，并提出"筋大燥"，其曰："如秋深燥甚，则草木萎落而不收，病之象也""筋缓不收，痿痹不仁……乃燥病之甚也""夫燥之为病者，血液衰少，不能荣养百骸""盖肝主于筋，而风气自甚，又燥热加之，则筋大燥也"。明代周之干《慎斋遗书》认为："燥热之病，有似热证，胃气不行，内无津液而干涸，求汤饮以自救，非渴也，乃口干；舌虽干而舌根多润，欲饮而饮汤不多。"

至清代，随温病学说的发展，对燥邪致病又有了较深的认识。王孟英从五气方面对燥邪进行论述。他说："以五气而论，则燥气为凉邪，阴凝则燥，乃其本气；但秋承夏后，火之余炎未息，若火既就之，阴凝则燥，是其标气。治分温润、凉润二法。"（《重订通俗伤寒论》）

叶天士指出，秋燥之证，颇与春月风温相似。温自上受，燥亦自上伤，均是肺先受病。但春月为病，犹冬藏固密之余；而秋令感伤，是夏热发泄之后，其体质虚实不同。初起治肺为先，当投以辛凉甘润之剂，气燥自平而愈。若果属暴凉外束，只宜葱豉汤，或苏梗、前胡、杏仁、枳壳、桔梗之属。延绵日久，病必入血分，又非轻浮肺药可治，当审体质证候。总之，上燥治气，下燥治血。慎勿用苦燥之品，以免劫烁胃津。对燥邪致病进行了较全面的论述。

路志正不仅明确地提出"燥痹"的病名，在他的《路志正医林集腋》中，对燥痹的发病及治疗阐述尤详。文中指出："外燥致痹多兼风热之邪，其治当滋阴润燥，养血祛风，方用滋燥养荣汤加减；内燥血枯，酌用活血润燥生津散（当归、芍药、熟地黄、麦冬、天冬、瓜蒌、桃仁、红花）加减。因误治而成者，既有津血亏耗，阴虚内热，又多兼湿邪未净之证，其治较为棘手，滋阴则助湿，祛湿则伤津，故应以甘凉平润之品为主，佐以芳香化浊，祛湿通络。方用玉女煎去熟地黄，加生地黄、玄参、藿香、茵陈、地龙、秦艽等。对素体阴亏者，当滋补肝肾，健脾益气，以'肾主五液''肝主筋''脾胃为气血生化之源'故也。方用一贯煎加减。何首乌、肉苁蓉、鸡血藤、怀牛膝、山药、白扁豆等药可随症加入。"他还反复强调指出："燥痹以阴血亏虚，津枯液涸，筋脉关节失濡为主要病机。治疗当以滋阴润燥为急，即使有兼夹之邪，也应在滋阴润燥的基础上佐以祛邪，不可喧宾夺主。"

【病因病机】

燥痹的病因病机错综复杂，起因多端，涉及多脏器、多系统的病理变化过程，其发生发展与先天禀赋不足、后天调养失宜、外感六淫之邪、气血阴阳失衡、脏腑功能失调均有一定的联系。本病病因病机虽然复杂，概括而言包括内伤致燥（七情致燥、气虚阴虚致燥、阴虚血虚致燥、瘀血痰浊湿热致燥等）与外感致燥（六淫致燥、七情致燥、饮食致燥等），共同影响机体形成燥痹，日久不愈，阴液不足，导致气阴两虚，或阴损及阳，阳气亏虚，进而导致气阴两虚；日久则阴阳俱虚，形成血瘀、痰浊、虚热，致经脉不通，关节、筋骨、络脉失养，形成关节痹证。常以肝脾肾功能失调导致的气虚阴亏内热为本，燥毒痰瘀痹阻经络为标。化燥损伤气血津液，阴虚液亏，精血不足，清窍失于濡润，病久化燥酿毒及瘀血阻络，血脉不通，累及肌肉关节，深至脏腑而成本病。先天禀赋不足，阴津匮乏；或劳逸失调，或饮食失宜；或情志失调，或反复感受燥邪、燥毒；或水形、火形之体后天感受天行燥邪或温热病毒，损伤津液；或过服辛热燥烈药品而耗伤阴津；或居住刚烈风沙缺水之地，或久在高温下作业；或接触新的化学药品，或有害元素损伤阴津等致使气血、脏腑失调，最终导致津液生成不足、消耗过度，或输布失调，机体失于濡养而成燥痹，久则痰瘀阻于络，燥、毒、瘀互结致病，而致本病缠绵难愈。津液是维持人体生命活动必不可少的重要物质，以荣养滋润机体各个组织、器官，内而脏腑脑窍，外至四肢百骸、筋骨、皮毛。若气虚，不能运载津液，则周身失于敷布润泽；或阴虚津液枯涸，脏腑组织失运、失荣，燥邪内生。燥则失濡、失润、失养，气血运行受阻，痹证乃成。经脉不通则瘀阻，甚则燥胜成毒，发展演变为燥痹、燥毒痹、燥瘀痹、燥痰痹等。

【临证思路】

一、识症

辨口干：每日有不同程度的口干，持续3个月以上，频频饮水，口角干裂，吞咽干性食物需水送下。龋齿多，牙齿变黑，呈粉末状或小块状破碎，最后脱落，只留残根，严重者称为"猖獗性龋齿"，易出现口腔溃疡、牙龈肿痛等口腔炎症。

辨眼干：每日感到有不能忍受的眼部干燥，持续3个月以上，有干燥性角结膜炎的表现，如眼干涩，泪液少，严重者痛哭无泪，有反复的砂子进眼或磨砂感等持续异物感，眼内眦有黏稠丝状分泌物等，或者每日需要人工泪液3次以上。严重者可致角膜溃疡，甚至穿孔、失明。

辨腮腺肿大：成年人容易反复发生腮腺肿痛、结节。患者表现有间歇性交替性腮腺肿痛，累及单侧或双侧。大部分可以自行消退，但有时持续性肿大。少数有颌下腺肿大，舌下腺肿大较少。

辨全身干燥：除了口眼干之外，还表现为其他系统干燥表现，鼻干、干咳无痰、大便燥结，皮肤因汗腺缺乏而干燥、瘙痒、粗糙脱屑，毛发枯槁不荣，可有荨麻疹样皮疹，结节红斑，女性阴道干涩，以致性交困难或灼痛等。

辨全身症状：关节痛较为常见，多不出现关节结构的破坏。有关节、筋膜、肌肉失于津液濡润的临床表现，出现瘀斑、红斑结节、肢端阵发性青紫等症，或者燥核凝结有皮下筋膜结节、皮脂腺囊肿、瘿瘤等。

二、审机

燥邪伤肺，肺气痹阻：燥为秋令主气，天行时气伤人，肺卫首当其冲，燥邪为病，多发于气候干燥、湿度低的秋季。如喻嘉言所云："秋伤于燥，上逆而咳，发为痿厥。"另外，也有久病体质虚弱之人，肺阴暗耗；或温热病中后期，热伤气阴；或汗吐下后伤亡津液；或失血过多等，津液耗伤而生内燥。肺主一身之气，其病位在肺。咽喉为肺之门户，开窍于鼻。肺津被灼则咽干、鼻干，或鼻窍出血、咳嗽短气；燥伤肺络，则咳痰带血或咯血。阴虚则内热，故见潮热、颧红、盗汗。肺与大肠互为表里，大肠主津液，液干则无水行舟，大便干结。肺主皮毛，津失润泽，则皮毛干燥，肌肤局部麻木不仁或疼痛。日久则肺气阴两伤，卫外不固，宣降失职，肺阴亏虚，其经失濡，故常见咳嗽、哮病、喘证、肺胀、肺痿、肺痨、虚劳、皮痹等疾病过程中的某个阶段。

心阴亏损，心脉瘀阻：心主血脉，是血液运行的动力，脉为血液循行的隧道，营血行于脉道之中，依靠心气心阳的推动，使之周流全身，濡养机体。心阴亏损，则虚火内燔；或情志内伤，五志化火，消灼心阴；或劳伤人过，心阴暗耗；或温热病伤阴，心阴受伤；或肺、肝、肾、脾四脏阴虚日久，致心阴不足，故见心烦不宁，甚则心中憺憺大动，惊惕不安，不寐多梦。舌为心之苗，其下又系金津玉液两脉。津少则口干、舌体光剥。心阴亏损，血行涩滞，心脉痹阻而胸中灼热疼痛，舌紫暗或有瘀斑，脉细数或细涩。此多见于心悸、怔忡、胸痹、厥心痛、真心痛、不寐、健忘、虚劳、癫证、百合病等病证。

胃阴不足，脾虚肌痹：《辨证录》曰："夫胃本属土，土似喜火而不喜水，然而土无水气则土成焦土，何以生物哉？况胃中之土，阳土也，阳土非阴水不养，胃中无水断难化物，水衰而物难化，故土之望水以解其干涸者，不啻如大旱之望时雨也。"胃阴不足，或劳倦内伤，思虑过度，或温病及慢性消耗性疾病的后期等，耗伤脾（胃）之阴血津液，致阴虚火旺，而出现饥不欲食、食入不化、胃脘灼痛、心烦嘈杂、低热消瘦、大便干结、舌红无苔等症。脾主四肢、主肌肉。《素问·太阴阳明论》指出："脾病而四肢不用何也？岐伯曰：四肢皆禀气于胃，而不得至经，必因于脾，乃得禀也。今脾病不能为胃行其津液，四肢不得禀水谷之气。气日以衰，脉道不利，筋骨肌肉皆无气以生，故不用焉。"本病病位在脾，故多见于脾胃阴液不足，纳化失常之病证。

肝阴亏虚，筋脉痹阻：肝藏血、主筋，体阴而用阳，喜柔而恶燥。肝阴虚而不能涵木，则肝阳上亢，可见头晕目眩，筋脉失养，则四肢麻木、关节不利。虚风内动则筋挛拘急，甚则抽搐。《温病条辨·下焦》云："热邪久羁，吸烁真阴，或因误表，或因妄攻，神倦瘛疭。"正如《素问·脏气法时论》所云："肝病者，两胁下痛引少腹，令人善怒""虚则目䀮䀮无所见，耳无所闻，善怒，如人将捕之"。《诸病源候论》中亦指出："肝气不足，则病目不明，两胁拘急，筋挛不得太息，爪甲枯，面青，善悲恐。"若肝阴血不足，不能上注于目，则目涩眼花，血不养筋，则肢体拘挛麻木，冲任失养，则月经量少、延期、闭经，甚则出现眩晕、胁痛、虚劳、中风、筋痹等病。

肾阴耗损，髓海亏虚：肾为先天之本，为生命活动之根，人的生长、发育、生殖、衰老均与肾息息相关。肾为水脏，主津液，是调解水液代谢的主要脏器，如果久病伤阴，或温病后期，阴液亏损，或五脏之火，五志过极化火，邪热稽留，郁久化火，不仅损耗本脏之阴，日久必耗伐肾阴，致肾阴亏虚。亦可因失血津涸，或过服温燥壮阳之品，或房劳过度而致相火妄动，虚火内炽。肾藏精、主骨。年老肾虚，精髓不充，致骨质疏松，腰膝酸软。阴虚燥热，火毒内烁骨髓，则骨节痛烦、变形，甚或肢体肌削失用。其病位在肾，多见于遗精、消渴、虚劳、内伤发热、燥热痿躄、尪痹等病证。

气阴两虚，血瘀痹阻：病久治不愈，迁延日久，易致气阴两虚之证；或是年老体弱、饮食失调日久，素体气阴两虚而感受风寒湿邪者。气虚则心悸、气短、汗出；气虚失运，生化乏源，气阴更亏，则见口目鼻干、形体瘦弱、倦怠乏力、肌肤酸楚、皮肤不仁或呈板样无泽等症；气阴两虚则肌肤筋骨关节失于濡养，病邪留恋，闭阻经脉，深伏关节，故关节疼痛、麻木、肿胀；气阴亏损愈盛，邪气稽留愈深，以致关节变形、僵硬，甚则筋肉挛缩，不能屈伸；皮肤结节、瘀斑乃气虚血瘀之故；面部浮红，舌胖质红或淡红，舌上有裂纹，苔少或无苔，脉沉细无力或细数无力，均为气阴两虚之证。

阴虚内热，痹阻筋脉：患者或感受燥热之邪，燥热痹阻关节、经络，邪伤津液，津液暗耗，日久而致阴虚内热；久治不愈，迁延日久之顽痹，长期过用辛温燥烈之品，阴津耗损，虚热内生；或年老体弱，肝肾阴虚，复感外邪，郁而化热；或由于各种内伤疾病，脏腑积热，耗精伤阴，导致肝肾阴亏，阴虚火旺，筋脉失养而致病。阴津耗损过度，或年老肝肾阴虚，阴不制阳，阳气相对偏盛，而出现长期低热，五心烦热，形体消瘦；阴虚内热，逼津外泄而盗汗；虚火上炎则口眼干燥，咽痛喜冷饮，或目赤齿衄；其肝肾阴虚内热者，则见视物昏花，筋脉拘急，麻木，抽搐，爪甲枯脆，胁痛，眩晕耳鸣，腰酸软，齿摇发脱，遗精，形体消瘦，咽干口燥，五心烦热，午后潮热，面红盗汗，虚烦不眠，尿黄便干，舌质红或有红络，舌体瘦小有裂纹，苔光或薄黄，脉细数，均乃阴虚内热之象。

燥瘀搏结，脉络痹阻：燥热内陷，传入血分。热毒炽盛，伤津耗液，煎熬成瘀。燥瘀相搏而致经脉闭塞，或伏邪蕴于脏腑，阴津暗伤，血液衰少而致血行涩滞，形成燥瘀互结之证。正如《温热逢源》中所说："平时有瘀血在络，或因痛而有蓄血，温热之邪与之纠结，热附血愈觉缠绵。血得热而愈形胶固；或早凉暮热，或外凉内热，或神呆不语，或妄见如狂。种种奇险之证，皆瘀热所为。治之者，必须导去瘀血，俾热邪随瘀而去，庶几病热可转危为安也。"阴虚瘀结可出现在多种疾病的发展变化过程中，并因与搏结之脏腑、经络部位不同，其临床表现各异，属虚实夹杂证。

燥痰凝结，痹成瘰核：素体阴虚内燥之躯，或患有慢性温热病之疾，灼阴耗津致燥。燥邪炼津成痰，随气血运行流注，凝结机体的部位不同，其临床表现证候各异。燥痰痹阻经络，则腠理筋膜可扪及大小不等的结节。燥痰凝结咽喉颈项，则口干咽燥，颈项患梅核或生瘿瘤。正如《诸病源候论·瘿瘤等病诸候》中所云："恶核者，肉里忽有核，累累如梅李，小如豆粒，皮肉燥痛，左右走身中，卒然而起……初得无常处，多侧侧痛……久不瘥，则变作瘘。"本证多见梅核疮、瘰疬、瘿瘤、粉瘤等。

三、定治

前人在治疗燥证方面，积累了不少宝贵经验。燥痹的临床特征是"燥"与"痹"并行，治疗上当明辨其病机变化，辨证与辨病结合。燥痹治疗应遵循《黄帝内经》"燥者濡之""燥者润之"的原则，扶正祛邪，调理脏腑气血阴阳，通达气机。法当滋阴润燥，益气养血，同时兼顾清热、祛瘀、通络，根据具体病理变化和个体差异不同而有所侧重。虚者扶正为主，滋阴润燥、补气生津、益气养血等；实者祛邪为主，清热解毒、活血化瘀等；虚实夹杂者，扶正祛邪兼顾，活血养血润燥等。滋阴润燥应以甘寒凉润为主，慎用苦寒，也不宜过用滋腻之品，否则有闭门留寇之忌。《素问病机气宜保命集》中认为，治疗燥证，应通经活络，投以寒凉之品，养阴退阳，血脉流通，阴津得布，肌肤得养，涸涩、皲揭、干枯、麻木不仁则相应而解，切忌用辛温大热之乌、附之辈。对此，《医门法律》中论述颇详，提出"治燥病者，补肾水阴寒之虚而泻心火阳热之实，除肠中燥热之甚，济胃中津液之衰；使退路散而不结，津液生而不枯；气血补而不涩，则病日已矣"的治疗原则。叶天士在治疗燥病方面更有独到之处，他在《临证指南医案·燥》中提出："上燥治气，下燥治血，此为定评。燥为干涩不通之疾，内伤、外感宜分。外感者……其法以辛凉甘润肺胃为先……内伤者……其法以纯阴静药柔养肝肾为宜……要知是症，大忌者苦涩，最喜者甘柔。若气分失治，则延及于血；下病失治，则槁及乎上；喘、咳、痿、厥、三消、噎膈之萌，总由此致。大凡津液竭而为患者，必佐辛通之气味；精血竭而为患者，必藉血肉之滋填。在表佐风药而成功，在腑以缓通为要务。"叶氏此段论述为后人治燥病广开了思路。

路志正教授认为，燥痹的根本病机是气阴两虚，也可见到热毒内蕴、痰瘀阻络、阴虚内热、阳气亏虚等兼证，因此益气养阴是中医治疗该病的基本大法，贯穿疾病治疗始终。燥邪所致疾患，是当前难治性疾病之一，其发病率有上升之势。由于人体之阴阳是相互依存、相互促进、相互制约又相互转化的，故对本病首当审其病位在表在里，在何脏何腑，根据病邪的消长、阴阳和表里等的进退与转化、临床的具体症状表现等辨证论治。在治疗中，要重视本病的双重性与复杂性，在生津增液、滋阴润燥的同时，要结合患者的客观情况，佐以疏风通络、活血化瘀、健脾和胃、祛风化痰等药物，时时顾护胃气。固阴之品，多重浊黏腻，多用、久用，不无滋腻碍脾之虞！中土一败，百药难施。

四、用药

燥邪伤肺，肺气痹阻：肺津被灼则咽干、鼻干，或鼻窍出血、咳嗽短气；燥伤肺络，则咳痰带血或咯血，用百合、川贝母、紫菀、杏仁等润肺宣肺，石膏清热泻火，生津止渴，配甘寒之桑叶疏风清热，表里同治，使邪热从肌表外透；杏仁、枇杷叶降逆化痰止咳；麦冬、麻仁、阿胶养阴润燥，生津补血；人参、甘草益气生津；咳而夜甚，两颧娇红者，用蛤粉（包）、青黛（包）、旋覆花（布包）；咳而痰中夹血者，用沙参、紫草根；咳而口干渴甚者，用玉竹、白芍、旋覆花（布包）；口干咽燥而疼痛者，用牛蒡子、锦灯笼；咳而胸脘闷满者，用瓜蒌、炒枳实；盗汗者，用生牡蛎（先煎）、浮小麦；咳而喘促不得卧者，用苦葶苈（包）；周身酸楚疼痛者，用忍冬藤、伸筋草、地龙；肩臂疼痛者，加威灵仙、片姜黄、赤白芍。

心阴亏损，心脉瘀阻：心阴不足，脉道失充，神无所寄，故有心悸怔忡、烦躁不宁、惊惕不安、多梦易醒、胸闷胸痛引臂之症，本证病位在心和心脉，其性属虚和虚中夹实之患，而又以虚为主。用莲子心、五味子、地骨皮清心养阴；用人参、麦冬、生地黄、知母、地骨皮益气养阴，清热生津，凉血润燥；白芍、熟地黄滋阴补血；五味子、炙甘草酸甘化阴，甘草有益气健脾、调和诸药之功，使滋阴而不腻，凉血而不寒。若烦躁便结者，用火麻仁；小便涩赤不利者，用莲子心、赤小豆、车前子（包）；心烦失眠者，用炒柏子仁、夜交藤；心中惊悸不安者，用生龙齿（先煎）、琥珀粉（分冲）；胸闷胸痛者，用丹参、瓜蒌；气短汗出者，用生牡蛎（先煎）、浮小麦；周身疼痛者，用地龙、络石藤；上肢关节疼痛者，用赤白芍、桑枝、秦艽。

胃阴不足，脾虚肌痹：燥毒损伤脾胃之阴，伤及脾（胃）之阴血津液，脾津虚，四肢无主，肌肉失养，故有肌肉萎缩、形体消瘦、四肢无力、举步不健之苦。口干恶心、胃脘嘈杂、饥不欲食，用石斛、玉竹、乌梅等益胃生津；用甘凉濡润之沙参、麦冬、生地黄养胃阴；扁豆、生山药、谷麦芽甘养脾阴，用谷麦芽尚能助脾胃生发之气；杏仁、火麻仁、玫瑰花降逆疏郁，活血通脉，润燥通便；白芍、甘草酸甘化阴，使津液自生，涓涓不息。胃热燥盛者用生石膏（先煎）；中脘痞满胁痛者，用丹参、木蝴蝶；心烦失眠者，用百合、夜交藤；大便干燥难下者用枳实、生首乌；恶心欲吐者，用苏梗（后下）、竹茹、旋覆花（布包）；气短胸闷者，用太子参、炒枳实、炒白术；心悸短气者，用太子参、莲子肉；情志抑郁或急躁者，用木蝴蝶、醋延胡索；烦渴甚者，用玉竹、乌梅、石斛等；肌肉酸楚痹痛者，用炒桑枝、地龙、络石藤、丹参等。

肝阴亏虚，筋脉痹阻：阴虚化燥，肝阴被劫，或肾阴亏虚，木失滋荣，用当归、生地黄、熟地黄、白芍滋阴补肝，养血荣筋，通脉润燥；秦艽、防风为风药中之润剂，疏风胜湿，通络舒筋，退虚热；甘草清热解毒，调和诸药，与白芍相配，酸甘化阴，滋阴荣肝。口苦而燥者，方中用沙参、枇杷叶；大便燥结难下者，用瓜蒌、炒枳实；潮热汗出者，用银柴胡、地骨皮；两胁疼痛者，用赤芍、醋延胡索；阴津过耗，口干甚者，用石斛、玉竹、沙参；心悸胸闷者，用麦冬、丹参、醋延胡索；烦热而渴者，用知母、生石膏（先煎）；失眠者，用炒枣仁、合欢皮、生龙齿（先煎）；关节疼痛者，用赤芍、忍冬藤、豨莶草；筋脉眴动者，用赤芍、炙龟甲（先煎）、生牡蛎（先煎）。

肾阴耗损，髓海亏虚：久病必耗伐肾阴，致肾阴亏虚，津亏液燥，用熟地黄、黄精、女贞子、天冬滋补肝肾，用知母、黄柏、生地黄、枸杞子滋阴清热，生津养液；配龟甲、猪脊髓填精补髓；续断、狗脊辛苦而温之辈；用龟甲胶、鹿角胶补肝肾，强筋壮骨，与前药相合，使滋阴而不滞，补阳而不燥，以从阴引阳，从阳引阴，令阳生而阴长；党参、白术、茯苓健脾和胃，培后天之本，生化不息，以补先天；用当归补血活血，通经活络；用牛膝通利关节，引药下行，使诸药达到病所；骨蒸潮热者，用青蒿、地骨皮、乌梅；腰膝酸软，乏力口干者，用山萸肉、制首乌、麦冬；盗汗者，用桑叶、糯稻根、生牡蛎；心烦失眠者，用麦冬、炒柏子仁、夜交藤；遗精早泄者，用芡实、莲子肉、生龙牡（先煎）。

气阴两虚，血瘀痹阻：对阴阳形气不足，久治不愈，气阴两虚的顽痹患者，用人参、黄芪补益止气；用白芍、五味子、麦冬、生姜、人枣以护阴血助营气；用桂枝以通心阳。诸药配合，共奏益气养阴、养血荣筋、调营和卫、祛邪除痹之功。用石膏、知母、粳米益气生津清热；用忍冬藤、葛根、海桐皮以舒筋通络；热邪明显时将桂枝改为桑枝；低热用地骨皮、青蒿；胃脘胀痛，用佛手、香橼；纳呆加炒谷麦芽；便溏用白扁豆、薏苡仁、山药、芡实等；肾阳亏虚用巴戟天、肉苁蓉等。

阴虚内热，痹阻筋脉：热病后期，邪热未尽，深伏阴分，阴液已伤，用鳖甲咸寒滋阴，直入阴分，以退虚热，青蒿芳香，清热透络，引邪外出；生地黄、知母益阴清热；牡丹皮凉血透热；活血通络用桑寄生、当归、络石藤；肾精亏虚用熟地黄滋肾填精；用山萸肉养肝肾，山药补益脾阴；用茯苓淡渗脾湿；用泽泻清泄肾火；用黄柏苦寒清热，知母养阴清热；口干明显加沙参、天冬；眼干明显加女贞子、白芍；血瘀气滞用鸡血藤、丹参、赤芍、牡丹皮、川牛膝；腮腺肿痛加僵蚕、夏枯草；口腔溃疡加土茯苓、蒲公英；关节疼痛加秦艽、防风；乏力加生黄芪、太子参；热毒炽盛用蒲公英、土茯苓、半枝莲等。

燥瘀搏结，脉络痹阻：热毒炽盛，伤津耗液，煎熬成瘀，形成燥瘀互结之证，用䗪虫，大黄化瘀，祛湿通络可用穿山龙、防风、蕲蛇、忍冬藤、鸡血藤等；伴见瘀血症状，配伍丹参、川芎、桃仁、红花、泽兰、益母草、三棱、莪术、姜黄、炮山甲等以活血通络；阴伤血滞用秦艽、防风、威灵仙、海风藤等；关节疼痛，骨关节变形、屈伸不利，皮肤红斑或双手紫暗者，尚须佐以清热凉血之药，如赤芍、丹参、凌霄花等，若瘀血征象明显者，蜈蚣、蜂房、地鳖虫、乌梢蛇等虫蛇类药亦可配伍运用，但需注意的是峻猛攻伐、破血之品必当审慎运用，以防进一步耗伤气阴或导致出血症状。

燥痰凝结，痹成瘿核：燥痰痹阻经络，则腠理筋膜可扪及大小不等的结节，用半夏、茯苓、瓜蒌皮、橘红理气化痰散结；痰湿郁而化热者用金银花等清热解毒；痰热重或便秘者，加全瓜蒌、黄连；兼瘀血证者，选加五灵脂、蒲黄、三七、川芎等；若痰留关节，皮下结节，可酌加制南星、白芥子以豁痰利气；如痰瘀不散，疼痛不已，酌加炮山甲、白花蛇、蜈蚣、土鳖虫，以搜风散结，通络止痛；痰瘀痹阻多损伤正气，若神疲乏力，面色不华，可加党参、黄芪；肢凉畏风冷者，加桂枝、附子、细辛、防风，以温经通痹。

【辨证论治】

1. 燥邪伤肺，肺气痹阻证

主要症状：干咳无痰，痰稠不易咳出，或痰中带血，量少色暗，咽喉疼痛，咽痒干咳，口鼻干燥，胸痛，胸闷短气；或声音嘶哑，鼻干少涕，或午后颧红，潮热盗汗，手足心热，神疲胁痛，日渐消瘦，皮毛干燥，或局部肌肤麻木不仁，舌红苔少乏津，或舌光剥，脉细数或沉涩。

治疗方法：治以轻清宣肺，生津润燥。清燥救肺汤加减：霜桑叶、生石膏、人参、甘草、火麻仁、阿胶、麦冬、杏仁、枇杷叶。

咳而口干渴甚者，去人参、甘草、桑叶，加玉竹、白芍、旋覆花（布包）；口干咽燥而疼痛者，去人参、甘草，加牛蒡子、锦灯笼；周身酸楚疼痛者，加忍冬藤、伸筋草、地龙；肩臂疼痛者，加威灵仙、片姜黄、赤白芍。

2. 心阴亏损，心脉痹阻证

主要症状：心悸怔忡，失眠多梦，咽干，眼干，口舌干燥，眩晕，健忘，烦躁不宁，惊惕不安，多梦易醒，胸闷钝痛，或灼热疼痛，或痛引肩背及臂臑内侧，时发时止，颧红，手足心热，盗汗，面色苍白或萎黄，口唇爪甲色淡，舌红少津，或有瘀斑，无苔或少苔，或舌光剥，脉细数或细涩兼结、代。

治疗方法：治以益气养阴，生津润燥。生脉散合加减一贯煎：人参、麦冬、五味子、生地黄、芍药、熟地黄、知母、地骨皮、炙甘草。

若烦躁便结者，加火麻仁；小便涩赤不利者，加莲子心、赤小豆、车前子（包）；心烦失眠者，加炒柏子仁、夜交藤；气短汗出者，加生牡蛎（先煎）、浮小麦；周身疼痛者，加地龙、络石藤；上肢关节疼痛者，加赤白芍、桑枝、秦艽。

3. 胃阴不足，脾虚肌痹证

主要症状：饥不欲食，或食入不化，胃脘嘈杂似饥，或呃逆干呕，心烦不寐，口咽干燥，烦渴思饮，或大便燥结，形体消瘦，甚则肌肉萎缩、四肢无力、举步不健。舌质暗红少津，或舌质剥裂，苔薄黄或无苔，脉细数或细涩。

治疗方法：治以养脾益胃，生津润燥。养脾润胃汤（路志正经验方）：沙参、麦冬、炒扁豆、生山药、生地黄、杏仁、玫瑰花、火麻仁、白芍、生谷麦芽、甘草

大便干燥难下者加枳实、生首乌；恶心欲吐者，加苏梗（后下）、竹茹、旋覆花

（布包）；情志抑郁或急躁者，加木蝴蝶、醋延胡索；烦渴甚者，加玉竹、乌梅、石斛等；肌肉酸楚痹痛者，加炒桑枝、地龙、络石藤、丹参等。

4. 肝阴亏虚，筋脉痹阻证

主要症状：头痛耳鸣眩晕，两目干涩，视物不清，面部烘热，口燥咽干，唇赤颧红，五心烦热，潮热盗汗，或胁肋隐隐灼痛，或手足蠕动，关节疼痛，屈伸不利；烦躁易怒，两胁疼痛，五心烦热，潮热盗汗，失眠多梦，胆怯易惊；女子月经量少或闭经。舌质暗红，少苔或无苔，脉弦细数或细涩。

治疗方法：治以滋肝润燥，荣筋通络。滋燥养荣汤：当归、生地黄、熟地黄、白芍、秦艽、防风、甘草。

口苦而燥者，方中加沙参、枇杷叶；大便燥结难下者，加瓜蒌、炒枳实；阴津过耗、口干甚者，加石斛、玉竹、沙参；烦热而渴者，加知母、生石膏（先煎）；失眠者，加炒枣仁、合欢皮、生龙齿（先煎）；关节疼痛者，加赤芍、忍冬藤、豨莶草；筋脉瞤动者，加赤芍、炙龟甲（先煎）、生牡蛎（先煎）。

5. 肾阴耗损，髓海亏虚证

主要症状：腰膝酸痛，头晕目眩，口干咽燥，颧红，五心烦热，潮热盗汗，失眠多梦，男子遗精、早泄，女好经少或闭经，便秘尿赤，形体消瘦，甚或形销骨立，尻以代踵，脊以代头，脊椎弯曲，关节变形，面色晦滞或黧黑干枯。舌红少津，或舌质暗红或瘀紫，少苔或无苔或花剥苔，脉细数或沉涩。

治疗方法：治以滋阴补肾，填精润燥。滋阴补髓汤：党参、生地黄、龟甲、知母、盐黄柏、白术、猪脊髓、当归、茯苓、枸杞子、续断、狗脊、牛膝。

骨蒸潮热者，方中去狗脊、党参、续断，加青蒿、地骨皮、乌梅；腰膝酸软，乏力口干者，去狗脊、续断、党参，加山萸肉、制首乌、麦冬；盗汗者，去狗脊、党参，加桑叶、糯稻根、生牡蛎；心烦失眠者，去狗脊、党参，加麦冬、炒柏子仁、夜交藤；遗精早泄者，方中去狗脊、续断，加芡实、莲子肉、生龙牡（先煎）。

6. 气阴两虚，血瘀痹阻证

主要症状：口眼鼻干燥，唇干皴揭，进干食困难，伤心无泪，头晕低热，气短，神疲乏力，心悸，胃脘不适，纳差便溏，形体瘦弱，肢端欠温，易汗出，易患外感，关节肌肉酸楚疼痛，麻木不仁，抬举困难，刺痛，皮肤结节、瘀斑，舌淡胖，舌尖红，舌边有齿痕，少苔，脉虚细无力。

治疗方法：治以益气养阴，增液润燥。补中益气汤合生脉散加减。生黄芪、党参、白术、当归、陈皮、升麻、葛根、沙参、麦冬、五味子、天花粉、石斛、山药、茯苓、炙甘草。

低热加地骨皮、青蒿；关节疼痛加海桐皮、秦艽；胃脘不适加佛手、香橼皮；纳差加炒谷麦芽；便溏加白扁豆、薏苡仁；关节畸形、皮肤粗糙加水蛭、土鳖虫；皮肤紫癜加牡丹皮、紫草；肢体刺痛加苏木、刘寄奴。

7. 阴虚内热，痹阻筋脉证

主要症状：口燥咽干，频频饮水，咽干痛，喜冷饮，口角干裂，或伴反复腮腺肿痛，或发作性口腔溃疡。两眼干涩无泪，皮肤皲裂、粗糙脱屑，毛发枯槁不荣，肌肉瘦削，潮热盗汗，手足心热，头晕心烦不寐，大便燥结，妇女阴道干涩，形体消瘦，舌质红绛，苔干燥少津或干裂无苔，脉细数。

治疗方法：治以养阴生津，润燥清热。六味地黄丸合青蒿鳖甲汤、增液汤加减。生熟地黄、山萸肉、生山药、牡丹皮、麦冬、玄参、枸杞子、石斛、天花粉、五味子、青蒿、鳖甲、知母、生甘草。

口干明显加沙参、天冬；眼干明显加女贞子、白芍；腮腺肿痛加僵蚕、夏枯草；口腔溃疡加土茯苓、蒲公英；关节疼痛加秦艽、防风；乏力加生黄芪、太子参；腮腺肿硬加山慈菇、夏枯草；肝脾肿大加丹参、茜草。

8. 燥瘀搏结，脉络痹阻证

主要症状：口燥，口渴，渴不欲饮，眼涩、肤干等干燥症状，或有关节疼痛，腮腺肿大，雷诺现象，皮肤结节红斑、紫癜，肌肤甲错，面色晦暗，女子可见阴道干涩，月经量少或者闭经，舌质紫暗、瘀点瘀斑，脉弦细涩等。

治疗方法：治以养阴化瘀，通络止痛。四妙勇安汤、血府逐瘀汤、活血润燥生津饮等加减：生地黄、玄参、赤芍、牡丹皮、丹参、紫草、当归、苏木、泽兰、鸡血藤、青风藤、三七花。

阴虚血滞加秦艽、防风、威灵仙、海风藤等；关节疼痛、骨关节变形、屈伸不利、皮肤红斑或双手紫暗者，佐以清热凉血之药，加赤芍、丹参、凌霄花等，若瘀血征象明显者，适当配伍蜈蚣、蜂房、地鳖虫、乌梢蛇等虫蛇类药。

9. 燥痰凝结，痹成瘰核证

主要症状：肌肉、关节刺痛，痛处不移，甚至关节变形，屈伸不利，关节、肌肤色紫暗，肿胀，按之稍硬，有痰核硬结或瘀斑，肢体顽麻，面色暗黧，眼睑浮肿，或胸闷痰多，舌质紫暗或有瘀斑，苔白腻，脉象弦涩。

治疗方法：治以活血行瘀，化痰通络。身痛逐瘀汤合二陈汤加减：桃仁、红花、川芎、当归、陈皮、半夏、茯苓、炙甘草、没药、五灵脂、地龙、秦艽、羌活、怀牛膝。

若痰留关节，皮下结节，可酌加制南星、白芥子以豁痰利气；如痰瘀不散，疼痛不已，酌加炮山甲、白花蛇、蜈蚣、土鳖虫，以搜风散结，通络止痛。燥结凝痰而成核、瘀者，可用玄参、牡蛎、贝母、瓜蒌、蒲公英等。

【针灸治疗】

1. 燥伤肺阴，肺气痹阻证

取穴：太渊、列缺、鱼际、尺泽、孔最、内关、三阴交、太溪、肺俞。

操作方法：诸穴用捻转补法或者平补平泻。

2. 燥伤心阴，心脉痹阻证

取穴：脾俞、膈俞、心俞、通里、阴郄、神门、内关。

操作方法：先泻后补，或提插法，或迎随补泻、呼吸补泻等。

3. 燥伤胃阴，脾虚肌痹证

取穴：胃俞、中脘、梁门、足三里、合谷、阴陵泉、公孙、内关。

操作方法：诸穴用捻转补法。

4. 燥伤肝阴，筋脉痹阻证

取穴：太冲、曲泉、三阴交、悬钟、行间、肝俞、血海、睛明、承泣。

操作方法：三阴交、太冲、曲泉、血海、悬钟用捻转补法，睛明、承泣用捻转泻法，行间、肝俞平补平泻。

5. 燥伤肾阴，髓海亏虚证

取穴：中脘、足三里、三阴交、关元、内关、太溪、行间。

操作方法·捻转补法或者提插补法。

6. 气阴两虚，血瘀痹阻证

取穴：气海、关元、膻中、太渊、脾俞、足三里、血海、肝俞、膈俞。

操作方法：捻转补法或提插补法。

7. 阴虚内热，痹阻筋脉证

取穴：鱼际、尺泽、中府、太溪、照海、肺俞、膏肓。

操作方法：诸穴用捻转补法或平补平泻。

8. 燥瘀搏结，脉络痹阻证

取穴：血海、曲池、足三里、三阴交、合谷、睛明、四白、承浆、廉泉。

操作方法：捻转泻法或者提插泻法。

9. 燥痰凝结，痹成瘿核证

取穴：曲池、合谷、血海、阴陵泉、三阴交、丰隆。

操作方法：捻转泻法或者提插泻法。

【病案参考】

病案一

刘某，女，50岁。1981年7月17日入院。

1961年患有慢性肝炎，1971年经当地医院检查，确诊为早期肝硬化。此后渐次出现全身皮肤干燥，双目干涩，视物不清，口咽鼻部干燥。在当地多方医治无效。近两年病情加重，转北京求治。在某医院确诊为干燥综合征。因治疗效果不住转入我院。

现症：全身皮肤干燥，两目干涩无泪，视物模糊，口、咽、鼻腔烘热干燥，饮食吞咽困难，必同时饮水相助方能咽下，全身乏力，关节挛痛，恶冷畏风，心烦急躁，两胁隐痛，大便干燥，三四日一行，小溲频数，舌暗红龟裂，少津无苔，脉弦细数。

本病病程长而病情复杂，既有肝脾阴血亏耗，虚火内蕴，又有气阴两伤，肝脉瘀阻，燥气内生。治以滋阴润燥，养血柔肝。方用一贯煎加减：沙参20g，麦冬12g，生地黄15g，赤白芍各12g，白扁豆12g，山药12g，绿萼梅9g，香橼皮10g，莲子肉15g，甘草6g。水煎服，1日2次，7剂。

上方服7剂，口、眼、鼻黏膜干燥略减，纳食增加，精神见振，大便日一行，略干。仍心烦易急，五心烦热，畏风恶冷，关节挛痛。上方加玄参10g，太子参10g，川楝子8g，7剂。药后自觉眼内润泽，但夜间仍干涩，口中微有津液。心烦易急、五心烦热已减，舌脉同前。守方不更。再进14剂后，患者自觉两目干涩、口咽干燥、皮肤枯涩、全身乏力、畏冷恶风比入院时大有好转，饮食不用水助能够下咽，精神振作，二便正常，唯四肢关节时而隐痛，两胁胀满不适。舌暗红少津有裂纹，脉细略数。上方去玄参，加预知子9g，首乌藤18g。

患者共住院217天，除2次外感和1次急性阑尾炎暂时对症治疗外，基本以上方为主加减进退，共服药170余剂。至1982年2月出院时，口、舌、眼、咽、鼻、皮肤干燥基本消失。带方出院，2日服1剂。嘱连服3个月，注意饮食有节，勿食辛辣，慎避风寒，以防复发。

按语：干燥综合征属于中医"燥痹"范畴，患者多病程较长，同时虚实夹杂，本例患者有肝脾阴血亏耗，虚火内蕴，同时气阴两伤，肝脉瘀阻，燥气内生。方用一贯煎加减以滋阴润燥，养血柔肝，加山药、扁豆养脾胃之阴，以绿萼梅、香橼皮等开胃散邪，助清阳之气上升，生津止渴，以莲子肉、甘草健脾益气，赤白芍养阴通络、缓急止痛。后续复诊随症加减，法以补益肝肾、益气健脾、养阴生津。

（摘自：王承德，沈丕安，胡荫奇．实用中医风湿病学．北京：人民卫生出版社，2012）

病案二

丁某，女，32岁。2009年8月17日初诊。

患者1年前因口眼干燥伴血小板降低，至某医院就诊，诊断为干燥综合征。目前以强的松75mg/d治疗为主，眼干好转，口稍干，大便偏烂，舌偏红，苔白腻，脉细。查血小板80.0×10⁹/L，血沉11mm/h。辨属燥痹，拟从肝肾阴虚，燥热内生调治。治宜益气养阴，祛瘀润燥。处方：生地黄20g，甘杞子20，川石斛20g，滁菊花12g，夏枯草15g，穿山龙50g，油松节30g，鸡血藤30g，鬼箭羽30g，甘草6g。20剂，水煎服，每日1剂。

2009年11月30日二诊：药后目干好转，仍口干，感乏力，近来偶尔胃痛、脘胀，纳可，便调，苔薄白，脉细。目前服强的松10mg/d；白芍总苷2粒/次，1日3次；维生素E1粒/次，1日2次。血常规：白细胞4.9×10⁹/L，血小板58.0×10⁹/L。

辨证为气阴两虚，阴血不足，治宜益气养阴为主，续当培益。处方：潞党参20g，甘杞子15g，穿山龙30g，全当归10g，鸡血藤30g，油松节30g，牛角腮30g，补骨脂20g，女贞子15g，虎杖15g，甘草6g。20剂，水煎服，每日1剂。

2010年3月15日三诊：眼干、口干均有好转，偶胃胀，大便正常，白细胞8.0×10^9/L，血小板72.0×10^9/L，舌质微红，苔薄白，脉细。上方已服3个月，强的松已经停服。药后症情均好转，继以前法治之。上方加生熟地黄各20g，生白芍20g。20剂，水煎服，每日1剂。病情平稳。

按语：干燥综合征是一种主要累及外分泌腺体的慢性炎症性自身免疫病，临床常累及多系统，属弥漫性结缔组织病，患者常以明显的口干、眼干、肤干、反复发作的腮腺肿大及关节疼痛为主要临床表现。部分干燥综合征患者伴有血小板、白细胞的下降。现代医学主要以激素、免疫抑制剂、生物制剂等治疗，长期应用多有一定副作用。本病属中医学"燥痹"范畴，辨属肝肾脾胃肺阴液不足，无以濡养，络脉不利，治宜滋养肝肾、润燥通络。干燥综合征因多脾胃阴伤，肝肾阴虚，津液不足，燥热内生，多用甘寒凉润之药为主治疗。本例患者诊断明确，经过激素治疗，症情有所控制。但是，除口干眼干外，主要表现为血小板计数低于正常，又有关节痛。方用生地黄、枸杞子、石斛滋养肝肾（胃）之阴；菊花、夏枯草清肝除热明目；穿山龙祛风湿，通经络，调节免疫功能；油松节、鸡血藤合穿山龙加强祛风湿、通经络之力，又有补血生精，升血小板、白细胞之功，此为朱良春老先生临床用药经验。二诊燥热、肝阳得清减，目干好转，然血小板仍然明显低于正常，口干乏力，以党参、枸杞子益气养阴，以全当归、鸡血藤、油松节、牛角腮、补骨脂、女贞子、虎杖加大升高血小板之力。三诊症情明显好转，血小板上升，口干等症情逐渐好转而稳定，再以大剂生熟地黄、白芍滋养肝肾之阴，巩固调治。纵观治疗过程，以滋养肝肾为主，又注意到血小板降低，以经验用药参伍其中，激素药渐减量停用，病情好转而稳定。

（摘自：吴坚，蒋熙，姜丹，等. 国医大师朱良春干燥综合征辨治实录及经验撷菁.
江苏中医药杂志，2014）

第三节　阴阳毒

【概述】

阴阳毒是以感受毒邪所致，以面赤发斑，咽喉痛，吐脓血，或以面目发青，身体、咽喉疼痛为特征，并可伴有脏腑损伤的全身性疾病。根据上述特征可分为阳毒和阴毒。

阴阳毒首见于《金匮要略·百合狐蜮阴阳毒病证治》，但记述极为简略，后世医家对本病的认识有了进一步的发展。《诸病源候论》把阴阳毒分为伤寒阴阳毒与时气阴阳毒，并将时气阴阳毒归为疫病范畴；尤在泾、赵以德等《金匮要略》注家在分析了阴阳毒的证候和治疗方药后，进一步明确了阴阳毒的病机特点。

根据阴阳毒的临床特征表现，古代医家认为本病与痧证、大头瘟、虾蟆瘟、瓜瓤瘟等温热病有关，近代随着西医传入中国，有医家认为其与斑疹伤寒、麻疹等有关。随着风湿免疫病学的发展，现代医家一般认为本病与系统性红斑狼疮、过敏性紫癜等风湿免疫病密切相关。

【源流】

阴阳毒之病名出自《金匮要略·百合狐惑阴阳毒病证治》，"阳毒之为病，面赤斑斑如锦文，咽喉痛，唾脓血。五日可治，七日不可治，升麻鳖甲汤主之。阴毒之为病，面目青，身痛如被杖，咽喉痛。五日可治，七日不可治，升麻鳖甲汤去雄黄、蜀椒主之"。升麻鳖甲汤由升麻、当归、蜀椒、甘草、雄黄、鳖甲组成。《金匮要略》论述了阴阳毒的典型症状、主要治疗方药和预后，但文字描述简略，对其病因病机、辨证施治等论述不够详细，历代医家对此争论颇多。但从其描述中可以明确：阳毒可表现为面部发斑、咽痛、咳血等症状，阴毒则表现为面青，身体咽喉疼痛。从方药分析，多用升麻、雄黄、甘草等解毒之品；从病名分析，以毒为名，说明阴阳毒的病因是感受毒邪，其临床表现也是毒邪所引起。

《脉经》是距离《伤寒杂病论》成书年代较近的一部保存较为完整的医书，其对阴阳毒发病的证候记载较为详细，阳毒可伴有精神症状，阴毒可伴随一些心肺、脾胃失调的表现。"阳毒为病，身重腰背痛，烦闷不安，狂言，或走，或见鬼，或吐血下痢，其脉浮大数，面赤斑斑如锦文，喉咽痛，唾脓血……升麻汤主之。阴毒为病，身重背强，腹中绞痛，咽喉不利，毒气攻心，心下坚强，短气不得息，呕逆，唇青面黑，四肢厥冷，其脉沉细紧数，身如被打……甘草汤主之。"《小品方》则记载了升麻汤和甘草汤的具体药物组成，升麻汤和甘草汤皆与升麻鳖甲汤相似。升麻汤由升麻、当归、蜀椒、雄黄、栀子、桂心、甘草、鳖甲组成。甘草汤由甘草、升麻、当归、蜀椒、鳖甲组成。

《诸病源候论》把阴阳毒分为伤寒阴阳毒与时气阴阳毒。其中伤寒阴阳毒与《金匮要略》描述的阴阳毒相似，而时气阴阳毒则可属于疫病范畴，"此谓阴阳二气偏虚，则受于毒。若病身重腰脊痛，烦闷，面赤斑出，咽喉痛，或下利狂走，此为阳毒。若身重背强，短气呕逆，唇青面黑，四肢逆冷，为阴毒。或得病数日，变成毒者，或初得病，便有毒者，皆宜依证急治。失候则杀人"，其加深了对阴阳毒病因的认识。

宋代对阴阳毒的认识有了明显变化，认为阴毒与阳毒分别是阴盛、阳盛导致的病证。庞安时在《伤寒总病论》中指出："若阴独盛而阳气暴决，必四肢逆冷，脐筑腠痛，身疼如被杖，面青，或吐或利，脉细欲绝，名曰阴毒也……若阳独盛而阴气暴绝，必发躁，狂走妄言，面赤咽痛，身斑斑如锦文，或下利赤黄，脉洪实或滑促，名曰阳毒也。"朱肱亦在《类证活人书》中指出："若阴气独盛，阳气暴绝，则为阴毒……若阳气独盛，阴气暴绝，则为阳毒。"《太平圣惠方》记载了大量治疗阴阳毒的主方及不同兼证的方剂。如治疗阳毒的主方为川升麻、当归、黄芩、犀角屑（犀角可用代用品，下同）、射干、黄连、地骨皮、甘草。此方为一派寒凉之品，与此时期医家对阳毒的认识一致，即阳毒为感受邪热所致，而表现为热毒壅盛之证。治疗阴毒的主方为附子散：附子、桂心、当归、半夏、干姜、白术、天南星、木香。此方多为温燥之品，以方测证，阴毒多为感受寒毒之邪所致的阴寒内盛之证。《三因极一病证方论》则指出阴阳毒的病机，阴毒为脾肾虚寒，重感于寒；阳毒为肠胃燥热，阳气独盛。

明清时，《金匮要略》各注家对阴阳毒的病因病机又进行了深入的阐述。赵献可对阴阳毒的认识继承了《诸病源候论》的学术思想，认为其是一种疫毒，《医贯》指出："是感天地疫疠非常之气，沿家传染，所谓时疫证者是也。"陈修园在《金匮要略浅注》中指出："仲师所论阴毒阳毒，言天地之疠气，中人之阳气阴气，非阴寒极、阳热极之谓也。"对于阴阳毒的病机，赵以德《金匮方论衍义》指出阴阳毒是感受同一种热毒，病在血分，但根据邪气中人之阴阳经络不同，而发为阴毒、阳毒，"在阳经络，则面赤斑斑如锦文，吐脓血；在阴经络，则面青，身如被杖。此皆阴阳水火动静之本象如此，岂是寒热之邪乎……病形虽由阴阳发证，论邪则一，皆属热毒与血病也"。杨栗山认为，导致阴阳毒的杂气中人阳分与阴分不同，"此气适中人之阳分，则为阳毒；适中人之阴分，则为阴毒"。陈修园则认为与感邪的时间有关："人之血气，昼行于阳，夜行于阴，疠气之毒，值人身行阳之度而中人，则为阳毒……值人身行阴之度而中人，则为阴毒。"

阴阳毒自《金匮要略》提出之后，历代医家都在探索其相当于何种疾病。《医宗金鉴》提出："此二证即今世俗所称痧证是也。"杨栗山认为："此二证者，即所称温病是也，即大头瘟、虾蟆瘟、瓜瓤瘟，以及痧胀之类是也。"至西医传入我国，很多医家都将阴阳毒与一些西医疾病相联系。陆渊雷认为斑疹伤寒即是阴阳毒，丁仲佑认为麻疹即阳毒。秦伯未在《金匮要略杂病浅说》中指出阴阳毒"即后世所说的发斑症"。随着现代医学的发展，人们对免疫性疾病的认识不断深入，有医家认为系统性红斑狼疮、过敏性紫癜、银屑病等免疫相关性疾病在其病程某一阶段所表现的证型与阴阳毒具有相似之处。

【病因病机】

外感毒邪：阴阳毒首见于《金匮要略·百合狐惑阴阳毒》，仲景的《金匮要略》以病分篇，本篇是数病合为一篇，百合、狐惑、阴阳毒这三种疾病与外感热病有关，在某些症状方面也有类似之处，因此，合为一篇。另外，狐惑病临床表现与白塞综合征极为相似，现代医家也认为阴阳毒与系统性红斑狼疮类似，两者都与现代的风湿免疫病密切相关。

一般认为，外感时邪疫毒是本病发病的重要因素，但内因是阴阳毒的根本原因。《诸病源候论》明确提出："此谓阴阳二气偏虚，则受于毒。"先天禀赋不足，形成了特异体质；加之情志失畅、精神抑郁，工作强度大，过度劳累，或服用某些药物、食物，遭受强烈阳光曝晒，可导致机体阴阳失衡，而引起内环境自我调节功能紊乱。此时若感受阴毒或阳毒之邪，则会导致阴阳毒的发生。尤怡在《金匮要略心典》明确指出毒是本病的病因："毒者，邪气蕴蓄不解之谓。阳毒非必极热，阴毒非必极寒，邪在阳者为阳毒，邪在阴者为阴毒也。而此所谓阴阳者，亦非脏腑气血之谓，但以面赤斑斑如锦纹，喉咽痛，唾脓血，其邪著而在表者谓之阳。面目青，身痛如被杖，咽喉痛，不唾脓血，其邪隐而在表之里者谓之阴耳。"大部分医家将阴阳毒归属一种疫疠，如赵献可根据"老小再服"，就断定阴阳毒是一种疫疠之疾。陈修园说："仲师所论阴毒、阳毒，言天地之疠气，中人之阳气阴气……皆从口鼻而下入咽喉。"《医宗金鉴》也认为邪气是从口鼻而入，"若谓必从皮毛而入，未有为病如是之速者也，是必从口鼻，而下入咽喉无疑"。

本虚标实：阴阳毒的病机特点是本虚标实，本虚多以肝肾阴虚为主，标实以毒、热、瘀为常见，即赵以德所言，阴阳毒"皆属热毒与血病也"。在急性发作期，常见高热、咽痛、口腔溃疡、面部或肢体红斑、关节疼痛等，多以热毒证为主。而在慢性缓解期，则多见低热、口干咽痛、面色灰滞、腰膝酸软等，以阴虚、血瘀证为主。除了主症之外，《脉经》记载的阴阳毒的其他证候，如邪盛正衰，毒邪内犯脏腑，可以出现心悸气短，浮肿，小便不利，呕吐，泄利等心、肺、肾、脾、胃症状，严重者可以危及生命。

在疾病初期，多见外邪致使肺、脾功能失调，肺失宣肃，脾失健运，导致三焦气化不畅，水湿运化不利，故见水肿。日久可损伤脾肾，肾阳虚衰，不能蒸腾水液，气化失常，脾虚不能运化水湿，则水湿停滞，小便不利，故可见水肿。瘀血痹阻心脉，或久病气血阴阳亏虚，无力推动血脉运行所致。水饮等邪也可影响到心，脾阳不振，水湿内停，饮停于中，冲逆上犯，或肾阳不足，阳气不布，脐下蓄水，冲逆上犯，故可见心悸、胸痹、喘等水饮凌心的证候。毒邪侵犯脾胃，以致脾胃升降失调，气机上逆则作呕；运化失常，清浊不分，而成泄泻。因此，毒邪侵犯人体各个系统，上达头目，下至足膝，外侵皮肤肌肉，内犯脏腑经络，无处不到，其临床表现多种多样。

【临证思路】

一、识症

阴阳毒主要表现为面部及全身其他部位的红斑，关节肌肉疼痛。

热毒血瘀证多表现为高热，面部红斑鲜红，咽喉肿痛，关节红肿热痛，舌质红绛，苔黄，脉滑数。

风湿证多以关节疼痛为主症，可表现为关节疼痛游走不定，或身体重着，关节屈伸不利，舌质淡红，苔白腻，脉沉弦。

气血亏虚证多表现为斑疹色淡，时起时消，神疲乏力，心悸气短，头晕目眩，舌质淡，苔薄白，脉细弱。

肝肾阴虚证主要表现为斑疹色暗，潮热盗汗，口渴，腰酸，脱发，舌质暗红，苔薄，脉沉细。

二、审机

热毒血瘀：阴阳毒多由热毒所致，热毒多来源于直接感受热毒之邪，或感受热邪，热盛成毒，或各种病理产物久蕴化热酿毒。热毒有其自身的特点，如热毒顽固，入内易攻脏腑，外趋易生疮疡，外感热毒多猛烈，内生热毒多从化于体质。热毒还容易与其他邪气兼夹，常见瘀血，因为心属火，主血脉，血以动者为常，同气相求，阳盛易动血，又耗伤阴液，煎熬血液，灼伤脉络，迫血妄行，即成瘀血，因此，热毒常与血瘀相兼。

热毒伤阴：热毒之邪壅盛，火热为阳邪，阳盛则阴虚，热毒过盛，就会耗伤阴液，而导致热毒伤阴，病情日久，邪传下焦肝肾，可进一步导致肝肾真阴亏耗，表现为热盛、肝肾阴亏同时出现的证候。

风湿阻络：风湿之邪乘虚侵入皮毛、肌肉、经络，经络痹阻，气血运行不畅，可导致疼痛酸楚、活动不利。风邪明显，由于风性善于走窜，则表现为疼痛游走不定。伴有寒邪，寒性凝滞，则关节肌肉疼痛剧烈，甚者痛如刀割，遇寒则剧，得热则舒。伴有热邪，则关节肌肉疼痛，痛处焮红灼热，肿胀明显。

气血亏虚：正气不足，脏腑内伤，其中以脾气虚常见。素体禀赋不足或饮食不节、劳倦过度，导致脾失健运，可见食欲不振，食少腹胀，大便溏，少气懒言，面色萎黄等症；由于气虚不能摄血，血液外溢肌肤，也可导致斑疹，此斑疹色暗淡，反复发作，遇劳加重。

三、定治

《金匮要略》指出阴阳毒"五日可治，七日不可治"，从临床上看治疗及时，则病情易于控制；反之，则邪盛正虚，病趋难治。另外，施治时还应注意"急则治其标，缓则治其本"和"标本同治"。

对阴阳毒的治疗，需时时紧扣毒、热、瘀等病理关键，同时兼顾肝肾、气血之虚。急性发作期，重在治标，宜以清热解毒、凉血祛瘀为主；慢性缓解期，重在治本，宜以滋养肝肾、补益气血为主。但临床上还要重视"辨证论治"和"随证治之"的原则。

阴阳毒在急性活动期、慢性缓解期的大部分病程阶段均表现以肝肾阴虚、气血亏虚为本，毒、热、瘀等为标的虚实兼夹之证。疾病的发展是一个动态过程，不同时期虚、毒、瘀等表现会有所偏颇，因此临床用药亦要有所偏重，这样才能提高疗效。阴阳毒在急性期一般热毒比较明显，所以用药要偏重于解毒；在缓解期治疗应偏重滋阴、益气、养血。再者，阴阳毒临床表现复杂多样，根据临床观察，除大多数急性活动期表现为热毒血瘀证候外，有时也会出现其他一些证型，如风湿热痹型、脾肾阳虚型等，应根据不同情况加以辨别。

四、用药

热毒血瘀：升麻鳖甲汤作为治疗阴阳毒的方剂，非常适合热毒血瘀证的治疗。方中升麻、甘草清热解毒；鳖甲、当归滋阴散血；雄黄、蜀椒解毒，以阳从阳，欲其速散。另外，《备急千金要方》的犀角地黄汤也是治疗热毒血瘀证的重要方剂，水牛角、生地黄、牡丹皮、赤芍都是清热凉血活血的要药。温病中治疗热入营血的方药也适合本证。邪热入营血后易伤阴致瘀、热灼脉络、迫血妄行，可用清热解毒、凉血活血之剂，如化斑汤、神犀丹、清瘟败毒饮、桃仁承气汤等方剂辨证选择。

热毒伤阴：六味地黄丸是补益肝肾阴虚的常用方剂，方中生地黄、山萸肉、山药等药物滋阴益肾，补血养肝。滋阴降火常用大补阴丸，以及熟地黄、龟甲、黄柏、知母。热象不显而以肾精亏虚为主，可用左归丸，方中加大补肾填精药物，如鹿角胶、龟甲胶、枸杞子、菟丝子、牛膝。

风湿阻络：以风湿为主可选用祛风胜湿药，如羌活、独活、秦艽、防风、防己、薏苡仁等。偏于热者可选用知母、黄芩、银花、连翘；偏于寒者可选用麻黄、附子、川乌、草乌、细辛；关节痛在上肢，可选用威灵仙、片姜黄、桑枝；在下肢者可加牛膝、木瓜、杜仲、续断等。此外，还可选用一些虫类药，加强祛风通络的功效，如蜈蚣、全蝎、地龙等。

补益气血：黄芪桂枝五物汤是《金匮要略》治疗血痹的主方，但方中黄芪益气通痹，配合桂枝汤调补营卫，是治疗气血亏虚导致邪阻经络关节的重要方剂。生地黄、当归、川芎、白芍、丹参等养血活血，人参、茯苓、白术、甘草补气健脾，两者合用为八珍汤。补气还可选择山药、莲子、芡实、薏苡仁等甘淡之品，健脾益气，滋养而不滋腻。此外，还可选用首乌、鸡血藤、阿胶、熟地黄等滋阴养血之品。

【辨证论治】

1. 热毒血瘀

主要症状：斑疹鲜红，面赤，关节肌肉酸痛，口疮，小便黄，大便秘结，舌质红，苔黄，脉滑数或洪数。

治疗方法：治宜凉血解毒，祛瘀消斑。方用升麻鳖甲汤加减。升麻、鳖甲、当归、甘草、青蒿、生地黄、赤芍、紫草。

红斑明显者，可加大青叶、凌霄花、七叶一枝花，红斑色深红面积大者可加雄黄；伴有壮热、口渴、头痛，加《温病条辨》化斑汤；咳痰黏腻胶着者，加千金苇茎汤及野荞麦根、瓜蒌皮、鱼腥草；伴有腑气不通者，加大黄。

2. 热毒炽盛

主要症状：高热，斑疹鲜红，面赤，口渴，烦躁，甚或谵语神昏，小便黄赤，大便秘结，舌红绛，苔黄燥，脉数。

治疗方法：治宜清热解毒，凉血消斑。方用犀角地黄汤加减。水牛角、生地黄、赤芍、牡丹皮、玄参、大青叶、蒲公英、金银花、石膏。

神昏或发狂者，可加安宫牛黄丸；发热、微恶风寒、咽痛者，加银翘散；壮热烦渴，重用石膏，加知母、紫花地丁、蛇舌草。

3. 风湿痹阻

主要症状：肢体关节疼痛、重着，或有肿胀，痛处游走不定，关节屈伸不利，四肢肌肉酸痛或困重，舌质红，苔腻，脉滑或弦。

治疗方法：祛风除湿，通络止痛。方用大秦艽汤加减。秦艽、川芎、当归、白芍、生地黄、熟地黄、细辛、羌活、独活、防风、黄芩、石膏、白芷、白术、伏苓、甘草。

偏于肩臂者，加桂枝、姜黄、桑枝；偏于下肢者，加防己、独活、川牛膝、海桐皮；腰膝酸软者，加桑寄生、杜仲；关节挛急、水肿者，加五加皮、薏苡仁；关节肿痛明显者，可加苍术、黄柏、薏苡仁；伴有雷诺综合征者，加黄芪桂枝五物汤或当归四逆汤。

4. 湿热痹阻

主要症状：四肢肌肉关节游走性疼痛或多个关节红肿热痛，可伴有发热，舌红，苔薄黄，脉滑数。

治疗方法：治宜祛风化湿，清热通络。方用独活寄生汤合白虎桂枝汤加减。

知母、生石膏、桂枝、生甘草、粳米、秦艽、防风、独活、桑寄生、当归、生地黄、川芎、茯苓。

身热者加柴胡、青蒿；小便短赤者加车前草、白茅根；大便不爽者加黄连、木香；痛剧者，加徐长卿、蕲蛇。

5. 肝郁血瘀

主要症状：斑疹色暗，胸胁刺痛或胁下癥块，或肝功能异常，纳差，月经不调，舌暗或有瘀斑，脉弦细或弦涩。

治疗方法：治宜疏肝解郁，解毒祛瘀。方用茵陈蒿汤合柴胡疏肝散加减。茵陈、青蒿、栀子、柴胡、赤芍、川芎、枳壳、陈皮、生甘草、香附。

口干喜饮者加麦冬、玉竹；上肢关节疼痛者加片姜黄；在下肢者可加牛膝、木瓜、杜仲、续断；盗汗者加浮小麦、生龙骨、生牡蛎；耳鸣者加珍珠母。

6. 肝肾阴虚

主要症状：低热，盗汗，面颧潮红，局部斑疹暗褐，口干咽燥，腰膝酸软，脱发，眼睛干涩或视物模糊，月经不调或闭经，舌质红，苔少或光剥，脉细或细数。

治疗方法：滋补肝肾，养阴清热。方用六味地黄丸合青蒿鳖甲汤加减。青蒿、炙鳖甲、生地黄、知母、地骨皮、牡丹皮、山萸肉、山药、白花蛇舌草、赤芍、甘草。

有口疮者，可加甘草泻心汤；口干、眼干者可加枸杞子、麦冬、谷精草；脱发明显可加制首乌、墨旱莲；乏力、水肿者，加生黄芪、半枝莲、金樱子；咳喘、气急者，加葶苈子、苏子。

7. 气血亏虚

主要症状：面部红斑色淡，神疲乏力，头晕，心悸，气短，自汗，面黄少华，舌质淡红，苔薄白，脉细弱。

治疗方法：益气补脾，养血活血。方用归脾汤合八珍汤加减。生黄芪、太子参、当归、白芍、丹参、白术、茯苓、生地黄、炙甘草。

出血明显可加仙鹤草、地榆、蒲黄；脾虚便溏加炒白术、炒鸡内金；妇女月经不调加益母草；贫血、白细胞减少者加黄精、鸡血藤，并加大黄芪用量。

【针灸治疗】

热毒血瘀可选用大椎、曲池、合谷、曲泽、血海等穴。操作方法：捻转泻法。

热毒炽盛可选用大椎、少商、曲池、商阳、大杼、合谷、膈俞、内关等穴。操作方法：捻转泻法。

肝肾阴虚可选用膈俞、肾俞、关元、太溪、三阴交。操作方法：捻转补法。

肝郁血瘀可选用太冲、阳陵泉、肝俞、血海、期门、支沟等穴。操作方法：躯干部位使用提插捻转法，不留针。四肢部位捻转泻法。

风湿痹阻可选用风池、膈俞、血海、太冲、曲池、合谷、阳陵泉等穴。热痹可加大椎、曲池、合谷；寒痹可加肾俞、关元；湿痹可加阴陵泉、足三里。操作方法：捻转泻法。

气血亏虚可选用脾俞、胃俞、足三里、关元、气海、心俞、三阴交等穴。操作方法：捻转补法。

【其他治法】

以关节疼痛为主者，还可选用制川乌、独活、羌活、防风、细辛、鸡血藤、红花、桃仁等祛风湿止痛药物进行中药熏洗，以湿热为主可加黄柏、苍术、薏苡仁、土茯苓等。

以气血亏虚为主者，可用艾条悬灸。其中，以气虚为主者，可选脾俞、胃俞、中脘、足三里等穴；以血虚为主者，可选心俞、巨阙、神门、三阴交等穴。气血亏虚者还可选用耳穴，如心、肺、脾、肝、肾、神门、交感、肾上腺、皮质下等穴，每次选 5～8 穴，耳穴压子法，每 5 天 1 次。

【预防调护】

本病病程较长，早期发现及时治疗，病情容易控制；若失治误治，则可导致病情加重，损伤脏腑，严重时可危及生命。应该秉承中医"治未病"的理念，患者平时注意防寒保暖，避免感冒，还应避免日常生活中能够诱发或加重阴阳毒发病的各种因素，尤其是温热毒邪，如避免曝晒，还应避免经常出入人多的公共场所，减少传染病的感染机会。病情缓解期可适当活动，注意劳逸结合，饮食清淡，忌食肥甘厚味及辛辣之品，忌烟酒，保持心情舒畅，避免精神刺激。

【病案参考】

病案一

俞某，男，10 岁，学生。1997 年 2 月 27 日初诊。患者无明显诱因双下肢出现多处紫色斑点，伴有肿胀感，逐渐在臀部及上肢也有少数出现。曾于当地人民医院住院，用激素、止血药等治疗，3 周后未见明显好转而来我处求诊。近几天来，患者自觉口渴咽痛、舌红苔黄、脉细数。实验室检查无明显异常。诊为"过敏性紫癜"，证属热毒内侵、血热妄行。治宜清热解毒、凉血止血之法。拟方：生地黄 15g，牡丹皮 9g，赤芍 9g，紫草 15g，升麻 7g，炙鳖甲 10g（先煎），徐长卿 12g，生甘草 5g，仙鹤草 20g，大青叶 20g。

服 7 剂后，口渴咽痛已除，全身新斑未再出现。方证相符，效不更方，遂守方续服半月，紫癜尽消。后因不慎外感再发少数紫癜，则仍按原方酌加疏风解表药治之，半月而愈。

按语：过敏性紫癜是一种侵犯皮肤和其他器官细小动脉和毛细血管的过敏性血管炎。本病好发于儿童及青少年，是青少年最常见的一种血管炎。主要表现为紫癜、腹痛、关节痛和肾损害。大多数以皮肤紫癜为首发症状，皮损表现为针头至黄豆大小瘀点、瘀斑或荨麻疹样皮疹或粉红色斑丘疹，压之不退色，与面赤斑斑如锦文的阴阳毒的症状描述极为相似。另外，过敏性紫癜常常由细菌感染等诱发，因此常伴有咽喉疼痛等感受热毒的症状，故用升麻鳖甲汤为主方，酌情加清热解毒、凉血止血之药治之，效果显著。

（摘自：范永升，温成平. 阴阳毒证治探讨. 中华中医药杂志，1997）

病案二

顾某，女，43 岁。患亚急性红斑性狼疮 2 个多月。症见发热不退，经用激素（醋酸泼尼松）治疗，发热虽然减轻，但面色红斑未退，形如蝴蝶状，色红似锦文，胸背上肢亦有红斑常现，下肢及面目有轻度浮肿，周身关节酸痛，有时咽部疼痛，小便较少，脉象细数，舌红苔白。化验：红细胞沉降率偏速，尿蛋白（++）。病属热邪在血分未尽，肾虚不能化气利水。治当清热解毒，补肾利水，方拟升麻鳖甲汤加减：升麻15g，生鳖甲20g（先煎），当归6g，牡丹皮10g，熟地黄20g，附子3g，牛膝12g，车前子10g，露蜂房6g，蛇蜕5g，土茯苓20g。

上方加减连服20剂，面部旧斑渐消，新斑未见，浮肿消退。尿蛋白转阴。热毒渐退，肾虚渐复，原方去车前子、牡丹皮，加雄黄1g（研冲），附子增至6g。再服20剂，症状基本消失，病情稳定，嘱常服原方以防反复。［说明：本例先用激素（醋酸泼尼松）治疗，后用中药治疗2个月，激素慢慢减量，最后减至每天服醋酸泼尼松一片，4个月后停用。］

按语：系统性红斑性狼疮属于自身免疫病，一般用糖皮质激素治疗，但久用则副作用明显。用升麻鳖甲汤去蜀椒，加露蜂房、土茯苓、地黄等药物，根据病情急缓、症状变化再适当加减治疗，具有较好效果。张谷才同意徐大椿、陆渊雷等注家的观点，认为"阳毒者，升麻鳖甲汤主之……阴毒者，升麻鳖甲汤去雄黄、蜀椒主之"原文有误，阴毒者不应去蜀椒、雄黄，故在面部旧斑渐消后加用雄黄、附子，也取得了较好的疗效。

（摘自：张谷才. 从《金匮要略》来谈阴阳毒. 广西中医药，1981）

病案三

陈某，男，17岁，学生。1980年9月就诊。自述50天前因下河洗澡，始发热，身痛，鼻衄。经某医院用青霉素等药治疗后好转。但不久身上发斑，时止时复，灼热瘙痒，遇冷热均加剧，伴咽痛，恶风，肩、膝关节游走性酸痛，口干不欲饮。查患者胸背上部、臂部、大腿下端有散在的、大如拇指的环形斑和一些不规则的色泽鲜明的红色斑块，舌质暗红，苔薄，脉数，往来不流利。当地医院诊为风湿性红斑，经抗风湿治疗无明显好转。前医曾治以银翘散、化斑汤等，均未取效。忆陈修园有"赤斑咽痛毒为阳，鳖甲周围一指量，半两雄黄升二两，椒归一两草同行"（《金匮方歌括》）之说，故诊为风湿化毒发斑，治宜解毒活血，用升麻鳖甲汤加味。升麻12g，当归9g，甘草9g，花椒3g（微炒），鳖甲9g（微炙），雄黄3g（醋浸、研末分3次药汁冲服），秦艽9g，紫草根10g。2剂，水煎服。

3日后，恶风消失，斑处灼痒减，咽痛轻。守方再进2剂，红斑显著减少，咽喉痛止，关节微酸，原方去雄黄，加薏苡仁25g、赤芍10g，又进4剂，诸症尽愈。

按语：升麻鳖甲汤为阴阳毒而设。阳毒为邪毒偏表，着于络脉，斑色显著，邪毒呈欲透未透之趋势。阴毒较阳毒更深，为邪毒郁于表之里、肌肉之间。正如魏念庭曰："阴毒血分积热同于阳毒而更深。"其斑色青暗，邪毒无外透之势。阴阳毒同是阳热毒证，故解毒是其总治则，用升麻鳖甲汤解毒消瘀为主。方中升麻、甘草解毒，当归、鳖甲消瘀透热。阳毒取蜀椒、雄黄，一助升麻、甘草解毒，二取"火郁发之""以阳从阳，欲其速散"之效。阴毒则舍蜀椒、雄黄，恐辛燥峻烈，劫阴伤津，重在清解凉血散瘀。阴阳毒都以发斑、咽痛为主要症状。本验案见发斑、咽干喉痛、舌红脉数之症，并伴有恶风、关节游走疼痛，故为风湿邪郁化毒。邪毒伤及表浅络脉，斑红显著。其斑时止时复，身痒，脉流不畅，均是邪毒欲透未透之象，参照阳毒论治，故用升麻鳖甲汤加紫草、秦艽，以解毒活血，透邪于表。

（摘自：张朝清．升麻鳖甲汤治验二则．成都中医药大学学报，1988）

第四节　大　偻

【概述】

大偻是指主因肾督亏虚、阳气不足，或因风寒湿热之邪深侵肾督，表现为腰骶胯疼痛，僵直不舒，继而沿脊柱由下而上渐及胸椎、颈椎（少数可见由上而下者），或见脊柱生理弯度消失、僵硬如柱、俯仰不能，或见腰弯、背突、颈重、肩随、形体羸弱，或见关节肿痛、屈伸不利等临床表现，甚还可见"尻以代踵，脊以代头"之征象的一类疾病。本病一般中青年起病，男女均可发病，男性居多，女性一般发病缓慢并且病情较轻。主要病变部位在脊柱，还可累及外周关节、附着点、眼、肾等部位，严重者可出现脊柱强直、关节破坏和残疾、骨质疏松骨折、视力障碍、肾功能异常等表现。

2011年国家中医药管理局发布的中医诊疗方案和临床路径中，确定强直性脊柱炎（Ankylosing Spondylitis，AS）中医病名为大偻，强直性脊柱炎参照大偻进行辨证论治。同时，其他脊柱关节病，如反应性关节炎、赖特综合征、银屑病关节炎、肠病性关节炎、未分化脊柱关节病等，均可参照"大偻"辨证论治。

【源流】

历代医家对大偻的认识及理论阐释逐渐完备、渐成体系。根据本病症状特点，在《黄帝内经》中，"肾痹""骨痹""踝厥""腰痛"等论述均与本病症状有所相似，然"大偻"病名描述最为贴切。大偻的描述最早见于《黄帝内经》，《素问·生气通天论》云："阳气者，精则养神，柔则养筋，开阖不得，寒气从之，乃生大偻"，首次提出了大偻的病名，并且指出其病因病机为阳气亏虚、寒邪侵袭。"大偻"病名有其含义。"大"者具有两层含义，一为脊柱乃人体最大的支柱，二者"大"字又深寓"病情深重"之意，正如《素问·四时刺逆从论》说："冬刺络脉，内气外泄，留为大痹"，"大痹"即指症情严重的痹证而言。偻者，《辞源》注"曲背"，"背"者一则指颈以下，腰以上部位，二则指背部、腰部、骶部的总称，"曲"当包含有当直不直而屈曲或当屈曲而不曲反僵直的双重含义，即指脊柱正常生理曲度消失而呈僵直或过度屈曲之状，因此，"偻"指的是背部高耸、脊椎突出、腰不伸的症状。《简明中医辞典》注："背偻又称伛偻，大偻俗称驼背。"《诸病源候论·背偻候》说："肝主筋而藏血。血为阴，气为阳。阳气，精则养神，柔则养筋。阴阳合同，则血气调适，共相荣养也，邪不能伤。若虚，则受风，风寒搏于脊膂之筋，冷则挛急，故令背偻。"总之，大偻是指病情深重，脊柱弯曲或僵直的疾病。

《黄帝内经》中指出本病病位在肾、在骨、在督脉，相关论述如"肾痹者，善胀，尻以代踵，脊以代头""病在骨，骨重不可举，骨髓酸痛，寒气至，名曰骨痹""督脉为病，脊强反折"。

汉隋唐时期多认为大偻病机主要从肝肾亏虚，风寒湿邪外侵，内舍肝肾而发。如《金匮要略》云："寸口脉沉而弱"，《诸病源候论·背偻候》云："若虚，则受风，风寒搏于脊膂之筋，冷则挛急，故令背偻"。

宋金元时期创立了大量补肝肾、强筋骨的方剂治疗本病，同时重视瘀血和湿热在大偻发病中的作用，如《丹溪心法·腰痛》云："湿热腰痛者，遇天阴或久坐而发者是也；肾虚者，痛之不已是也。瘀血者日轻夜重者也。"

明清时期进一步发展了痰瘀在大偻发病中的作用。如楼英《医学纲目》中直接提出"风湿痰""骨痰"的概念，如"四肢痿痹，屈伸不便者，风湿痰也"。王清任在《医林改错》中强调瘀血致痹的病机，提出"凡肩痛、臂痛、腰疼、腿疼或周身疼痛……风寒湿热……入于气管，痛必定流走，入于血管，痛不移处"。

【病因病机】

大偻（强直性脊柱炎）主要病因病机为肾督亏虚、阳气不足，或因风寒湿邪深侵肾督。督脉行于脊背通于肾，总督人体诸阳，督脉受邪则阳气开阖不得，布化失司。肾藏精主骨生髓，肾受邪则骨失淖泽，且不能养肝荣筋，血海不足，冲任失调，脊背腰胯之阳失布化，阴失营荣，加之寒凝脉涩，必致筋脉挛急，脊柱僵曲可生大偻之疾。或因久居湿地及素嗜辛辣伤脾蕴湿，化热交结，湿热之邪乘虚入侵痹阻肾督，阳之布化失司，阴之营荣失职，湿热蕴结，伤骨则痹痛僵曲、强直而不遂，损筋则"软短""弛长"而不用，损肉则肉削倦怠，形体尪羸，亦可生大偻之疾；或因肾督虚，邪气实，寒邪久郁，或长期用温肾助阳药后阳气骤旺，邪气从阳化热，热盛阴伤，阳之布化受抑，阴之营荣乏源，筋脉挛废，骨痹痛僵，还可产生大偻之疾。若兼邪痹胸胁、四肢、关节、筋骨，则见胸胁痛而不展，肢体关节肿痛僵重，屈伸不利等。

综上所述，大偻的发病系由肾虚阳气不足为其内因，风寒湿热之邪深侵为其外因，内外合邪所致，还会波及肝、脾、肺、心、胃肠、膀胱等其他脏腑，同时与诸多经脉与督脉相通。

【临证思路】

一、识症

腰痛：腰骶、胯疼痛，僵直不舒是本病的常见表现，属于内伤腰痛范畴，须与外感腰痛区别。大偻的腰痛乃因素体肾督亏虚，风寒湿热诸邪外侵，入肾入骨所致，往往表现为隐匿起病，40 岁之前发病，疼痛持续超过 3 个月，常伴有腰部晨僵，晨僵时间往往超过 30 分钟，疼痛运动后能减轻。外伤腰痛多因感受风寒湿热外邪，或腰部过度劳累、跌仆损伤，损伤腰背部所致，往往起病有诱因，起病急骤，不同年龄都可起病，晨僵时间往往少于 30 分钟，疼痛活动加重，休息后减轻。腰痛，若牵及膝腿痛或酸软无力，畏寒喜暖，得热则舒，俯仰受限，活动不利，或见男子阴囊寒冷，女子白带寒滑，舌暗红，苔薄白或白厚，脉多沉弦或沉弦细，多属寒湿痹阻之腰痛，而腰痛若伴有身热不扬、绵绵不解、汗出心烦、口苦黏腻或口干不欲饮，舌质偏红，苔腻或黄腻或垢腻，脉沉滑、弦滑或弦细数，多属湿热痹阻之腰痛。

关节痛：本病常伴有髋、膝、踝、肩等关节疼痛，乃因风寒湿热诸邪侵袭，日久成痰成瘀，痹阻关节、经络而成。因风寒湿侵袭者为寒湿痹阻证，关节疼痛常伴有怕风怕凉，得温则减，或疼痛游走不定，或关节痛而肿，黏着凝固、沉着不移等；因湿热之邪侵袭，或寒湿之邪日久化热，可为湿热痹阻证，关节痛常伴有关节红肿、发热，也可伴见关节积液；痹阻日久，痰瘀互结，痹阻关节、经络，则出现关节结节、肿胀、畸形、瘀斑等，脊柱关节受累严重出现"尻以代踵、脊以代头"表现。

二、审机

寒湿痹阻辨识：患者素体肾督亏虚、阳气不足，风寒湿邪侵袭，脊背腰胯之阳失布化，阴失营荣，寒凝脉涩，故脊柱疼痛、僵硬、困重，夜间加重，活动后缓解；寒湿邪气痹阻关节，可出现髋、膝、踝、足跟、足趾、肩、肘等关节疼痛、肿胀、沉重、僵硬，关节冷痛，怕风怕凉，得温则缓，或关节游走疼痛、肿胀沉重；邪气累及肝经与肺经，出现心情抑郁、善太息、胸锁关节、胸肋关节、脊肋关节疼痛、肿胀感，或伴有压痛，或伴有胸闷、气短、咳嗽、多痰等，或伴有腹股沟处、臀部深处疼痛及坐骨结节疼痛；肾阳亏虚，温煦不足，故周身怕凉；肾司前后二阴，肾虚则冲任失调，出现男子阴囊寒冷、女子白带寒滑；肾虚及脾，见倦怠乏力、纳谷欠馨等。

湿热痹阻辨识：肾督亏虚，或因久居湿地之域，或寒湿之邪日久化热，或长期使用温肾助阳药后阳气骤旺，邪气从阳化热，或素嗜辛辣伤脾蕴湿、化热交结，湿热之邪乘虚入侵痹阻肾督，阳之布化失司，阴之营荣失职，湿热蕴结，伤骨则痹痛僵硬、强直而不遂，损筋则"软短""弛长"而不用，损肉则肉削倦怠，形体尪羸，亦可生大偻之疾。湿热痹阻肾督，阴虚内热，故见腰骶臀胯僵痛、困重，甚则牵及脊项，无明显畏寒喜暖，反喜凉爽，伴见口干、咽燥、五心烦热、自汗盗汗，发热或午后低热；湿热痹阻关节，关节红肿热痛、关节积液，屈伸不利；邪及肝肺，则心烦易怒、性情急躁，或伴有双目干涩疼痛且可牵及头部，双目白睛红赤或红丝缕缕，发痒多眦；湿热及胃肠，大便干、小便黄。

三、定治

大偻遵循"急则治其标、缓则治其本"的原则，急性期寒湿痹阻证以祛风散寒除湿、化痰通络为主，湿热痹阻证以清热除湿、化痰通络为主；若患者表现为腰背、关节隐痛，活动得缓，或仅表现平素怕风怕凉等，病情处于缓解期，当以补肾强督为主。

四、用药

肾督阳气亏虚，当补肾强督，药用狗脊、鹿角霜、骨碎补、杜仲、续断，配以熟地黄、知母等滋补肾阴之品防温热太过；腰背痛属寒湿痹阻者，当温经散寒、化痰通络，用制附片、独活、羌活、防风、威灵仙，属湿热痹阻者，当清热除湿、化痰通络，用苍术、炒黄柏、牛膝、生薏米、忍冬藤、桑枝、络石藤、防风、防己等；关节冷痛明显者，用川乌、草乌、黑附片、青风藤、络石藤、穿山甲（现用代用品，下同）、泽兰、鸡血藤、桑枝等；关节红肿热痛者，用知母、青风藤、络石藤、桑枝、豨莶草、炒黄柏、徐长卿、白术、连翘、苍术、玄参和忍冬藤等；邪及肝经、肺经者，心烦易怒、胸肋关节疼痛，或有腹股沟处、臀部深处疼痛，或有双目干涩疼痛者，用香附、苏梗、姜黄、枳壳、郁金等。

【辨证论治】

1. 肾虚督寒

主要症状：腰骶、脊背、臀疼痛，僵硬不舒，牵及膝腿痛或酸软无力，畏寒喜暖，得热则舒，俯仰受限，活动不利，甚则腰脊僵直或后凸变形，行走坐卧不能，或见男子阴囊寒冷，女子白带寒滑，舌暗红，苔薄白或白厚，脉多沉弦或沉弦细。

治疗方法：补肾强督，祛寒除湿。补肾强督祛寒汤加减。狗脊、熟地黄、制附片、鹿角霜、骨碎补、杜仲、桂枝、白芍、知母、独活、羌活、续断、防风、威灵仙、川牛膝等。

寒甚痛重不移者，加制川乌、制草乌、淫羊藿、七厘散；畏寒重并伴脊背冷痛不舒者加炙麻黄、干姜；关节沉痛僵重伴肿胀、舌苔白厚腻者，去熟地黄，加生薏米、炒白芥子；久病关节僵直不能行走或腰脊坚硬如石者，可加透骨草、伸筋草、泽兰；膝、踝、足跟、足趾及上肢肩肘等关节疼痛、肿胀，邪痹肢节者，加青风藤、海风藤、鸡血藤、石楠藤；心烦易怒，胸锁关节、胸肋关节疼痛，或有腹股沟处、臀部深处疼痛，或有双目干涩疼痛，邪及肝肺者，加香附、苏梗、姜黄、枳壳；大便溏稀者可去或减少川牛膝用量，加白术、补骨脂；关节肿痛兼有积液，活动受限甚者可加茯苓、猪苓、泽兰、泽泻、车前子。

2. 肾虚湿热

主要症状：腰骶、脊背、臀酸痛、沉重、僵硬不适，身热不扬，绵绵不解，汗出心烦，口苦黏腻或口干不欲饮，或见脘闷纳呆、大便溏软，或黏滞不爽，小便黄赤，或伴见关节红肿灼热焮痛，屈伸活动受限，舌质偏红，苔腻或黄腻或垢腻，脉沉滑、弦滑或弦细数。

治疗方法：补肾强督，清热利湿。补肾强督清化汤加减。狗脊、苍术、炒黄柏、牛膝、薏米、忍冬藤、桑枝、络石藤、白蔻仁、藿香、防风、防己、萆薢、泽泻、桑寄生等。

午后潮热明显者，加青蒿、炙鳖甲、银柴胡、胡黄连、地骨皮；咽干、咽痛明显者，加玄参、知母、板蓝根；关节红肿疼痛、僵硬、屈伸不利者，加白僵蚕、生石膏、赤芍；膝、踝、足跟、足趾及上肢肩肘等关节疼痛、肿胀，邪痹肢节者，加青风藤、秦艽、豨莶草；心烦易怒，胸锁关节、胸肋关节疼痛，或有腹股沟处、臀部深处疼痛，或有双目干涩疼痛，邪及肝肺者，加香附、苏梗、姜黄、枳壳；关节肿痛明显，活动受限甚者可加茯苓、猪苓、泽兰、泽泻、车前子。

【其他治疗】

1. 外治治疗

（1）肾虚督寒证：可酌情选用以下外治方法。

中药热敷与离子导入：选用祛风散寒除湿、温经通络外用药物（如寒痹外用方：川乌、桂枝、透骨草、乳香、没药、制元胡）煎煮成 100mL，采用离子导入设备，将药物通过低中频电流导入疼痛部位，使用导入的药物控制在 37℃ 左右，每日 1 次，每次 30 分钟。

超声中药透入：选用祛风散寒除湿、温经通络外用中药，采用超声导入设备，将药物通过超声导入疼痛部位，每日 1 次，每次 20 分钟。

中药熏蒸：运用熏蒸设备，将祛风散寒除湿、温经通络外用中药对腰背疼痛局部进行熏蒸治疗，每日 1 次，每次 30 分钟，熏蒸温度以 40～60℃ 为宜。

中药药罐与电磁治疗：选用祛风散寒除湿、温经通络外用中药煎煮至 200mL 浸泡双足及双下肢，外用药罐和电磁治疗设备辅助药物吸收，调节水温以低于 45℃ 为宜，每日 1 次，每次 30 分钟。

（2）肾虚湿热证：可酌情选用以下外治方法。

中药湿包裹：酌情选用清热利湿外用药物（如热痹外用方：黄柏、知母、大黄、冰片、忍冬藤、地丁）煎煮约 50mL，用敷布浸湿后敷于肿痛关节，也可加用场效应治疗设备包裹于外促进药物透皮吸收，每日 1 次，每次 30 分钟。

半导体激光照射治疗：对关节肿痛部位采用半导体激光照射治疗，治疗仪距离肿痛部位 5cm，照射时间每日 1 次，每次小于 10 分钟，激光功率小于 1500 毫瓦。

关节腔穿刺：外周关节（如膝、踝、髋等关节）红肿热痛，活动受限者，可选用关节腔内穿刺注药治疗。若注药为糖皮质激素，每年应少于 3 次，且频繁注射可能增加感染风险，并可发生类固醇晶体性关节炎。

2. 针灸治疗

取足太阳经、督脉穴为主，配足少阴经穴，并可配阿是穴（即以痛为俞），循经取穴。特别是注意交会穴的运用，可以达到一经、一穴主治多经、多穴的效果。例如，三阴交穴为足少阴肾经、足太阴脾经、足厥阴肝经的交会穴，取此穴可以调补此三经的气血。寒证、阳虚证，针用补法，宜深刺留针，加灸疗；阴虚者则单用针刺；热证，针用泻法、浅刺，热甚者，可在大椎穴叩刺放血。

主穴：肾俞、腰阳关、夹脊、委中、昆仑、太溪、三阴交、阿是穴。

辅穴：寒湿明显刺风府，灸关元；肾虚明显：灸命门、志室；疼痛走窜：膈俞、血海；肌肤麻木、重着：足三里、商丘、阳陵泉；关节发热：大椎、曲池、风市；急性剧烈疼痛：人中、委中三棱针刺血；全身关节痛：大椎、身柱、八髎、后溪、申脉、足三里、曲池、合谷。

3. 体育医疗

进行脊柱和关节的功能锻炼及康复，可进行太极拳、八段锦，或参照"强直性脊柱炎体育医疗操"进行体育医疗锻炼。

4. 手法按摩

根据病情，可配合手法按摩治疗：取肾俞、腰阳关、夹脊、委中、昆仑、太溪、三阴交、阿是穴等穴位。

5. 针刀治疗

局部关节、脊背疼痛者，根据病情可选用微创治疗（针刀疗法）。

【预防调护】

1. 情志调护

与患者多进行面对面沟通，给患者予耐心的开导、热心的抚慰与鼓励，帮助患者正确认识自己的病情，了解治疗的过程与方法，建立战胜疾病的信心。

2. 生活调护

嘱患者注意保暖，并尽量选择向阳的居室居住，保持室内干燥、温暖、空气新鲜，温水洗手、洗脚，避免衣物潮湿，戒烟酒。对于有髋关节病变患者，在无负重的情况下进行肢体活动，病变严重者应借助腋拐行走。对于病情较重的卧床患者，应由护理人员协助患者床上进食、床上洗浴、床上大小便，并保持患者身体清洁、经常帮助患者翻身，防止褥疮及坠积性肺炎的发生。

3. 饮食调护

选择高蛋白、高维生素、营养丰富、易消化的食品，冬天还可多进些温补性的食物，如牛羊肉、骨头汤等。此外，本病易造成骨量丢失导致骨质疏松，应多进含钙质高的食物，如虾皮、酥鱼、奶制品等。

【病案参考】

病案一

许某，男，20岁。1988年2月25日初诊。患者于就诊前6个多月自觉腰髋部及双膝关节疼痛，遇热则痛减，伴僵直不舒。曾于当地医院查红细胞沉降率70mm/h。予以青霉素、链霉素和炎痛喜康片等治疗无效。近日来腰髋关节痛加重，坐时尤著，腰椎僵直感明显，前弯、侧弯、后仰活动受限，双下肢无力，不能下床活动，生活不能自理。痛甚则用消炎痛栓纳肛，汗出痛稍减，并自购服尪痹冲剂未见显效，故来我院就诊，收入院治疗。入院后查红细胞沉降率45mm/h，类风湿因子阴性，腰骶椎正侧位X线片示两侧骶髂关节改变符合强直性脊柱炎。查体：腰椎旁压痛（+），腰背肌肉呈板状僵硬，双下肢肌肉萎缩，不能下地行走。舌质淡，苔白，脉细滑。诊断为强直性脊柱炎。特请吾会诊。辨证：四诊合参，知为风寒湿邪乘虚而入，寒邪深侵入肾，督阳不化，伤骨损筋，而成尪痹（后改名为大偻），为肾虚督寒之证。治法：补肾祛寒，强督壮阳，散风除湿，活瘀通络。方用：补肾强督治尪汤加减。骨碎补15g，桑寄生30g，川续断15g，金毛狗脊30g，制附子10g，桂枝10g，威灵仙10g，牛膝15g，赤芍药、白芍药各15g，知母10g，伸筋草30g，独活10g，木瓜12g，红花12g，泽兰15g，鸡血藤10g，白僵蚕10g，炙穿山甲10g，茯苓20g。服用上药约30剂后，自觉腰髋疼痛较前减轻，腰椎板直、关节僵硬感均好转，双下肢自觉较前有力，并能下床推轮椅车行走数十步，应家属要求于1988年3月26日出院。回家后继续坚持服用以上处方。

1988年8月5日复诊：服药后腰、髋、膝关节疼痛明显减轻，僵直感显著好转，活动较前灵活，行走自如，能自行500米，可自行登楼梯上4层楼，精神好转，体力较前增加，生活能自理，纳食增，二便调。舌苔薄白，脉沉弦细，尺脉沉细，以原方继服。

1989年7月21日再诊：患者述服药后髋关节疼痛消失，生活能自理，仅有轻微腰部酸痛，双膝关节略痛。行走自如，可长达10千米。能骑自行车远行，能跑步百米以上。患者因自觉症状明显减轻，曾自行停服中药达2个月以上，病情仍稳定。查舌苔略白，脉沉略弦。嘱其继服中药，以巩固疗效。处方：补骨脂10g，杜仲15g，川续断20g，鹿角胶9g（烊化），狗脊30g，淫羊藿10g，制附子10g，桂枝10g，赤芍药

15g，知母 12g，红花 10g，牛膝 12g，泽兰 12g，白僵蚕 10g，炙穿山甲 9g，透骨草 30g，地鳖虫 9g，生地黄 20g，炒黄柏 10g。

1990 年 7 月 3 日再诊：患者现已恢复农业劳动，行走 1 日都不觉累，腰膝关节未发生疼痛，时有腰部微酸略痛。又曾自行停服中药 3 个月以上，病情一直稳定。仍守 1989 年 7 月 21 日原方，加自然铜 9g（醋淬、先煎），熟地黄 20g，骨碎补 18g，改川续断为 30g，改制附子为 12g。以上方 3 剂共为细末，每服 3g，每日 2～3 次，温开水送服，以巩固治疗。

按语：患者以"腰背疼痛、脊柱驼背"为主要表现，当属中医"肾痹"或"大偻"范畴。《素问·痹论》说："肾痹者，善胀，尻以代踵，脊以代头。"该患者腰背酸胀、僵直疼痛，脊柱驼背，符合肾痹特点。《素问·生气通天论》说："阳气者，精则养神，柔则养筋，开阖不得，寒气从之，乃生大偻。"大偻指的是因阳气亏虚感受寒邪，导致脊柱驼背弯曲不能伸直的表现，该患者符合大偻特点。本病病因为素体肾督阳气亏虚，感受寒湿邪气而为病。寒湿之邪外受，侵袭于骨，故见骨节疼痛；素体肾督亏虚，骨痹不已；寒湿之邪内舍于肾督，腰为肾之府，督脉循行于脊柱，故疼痛以腰背部为主；寒邪凝滞，夜间阳气最虚，故疼痛夜间为甚；天明阳气渐升，故疼痛天明得以缓解；湿邪凝滞，故疼痛部位酸胀不适；若阳气振奋，则驱邪外出，故可见汗出而痛减；寒湿痹阻经络关节，故见髋、膝等部位疼痛；舌淡苔白，脉细滑，均为肾督阳气亏虚、寒湿痹阻之象。当治以温肾强督、散寒除湿之法。方中以骨碎补、桑寄生、续断、狗脊温肾强督，附子、桂枝、威灵仙、伸筋草、独活、鸡血藤、白僵蚕祛风散寒除湿，茯苓健脾化湿，痹证日久必定留瘀，赤芍、白芍、红花、泽兰活血化瘀止痛，牛膝补肝肾而能引药下行于下肢，穿山甲搜风通络，贯彻经络，透达关窍，知母佐制补益药物温热之性。用药后患者阳气渐复，寒湿邪气渐散，故腰背疼痛、僵硬逐渐减轻。二诊时患者有所缓解，观舌薄白，脉沉弦细，尺脉沉细，均为肾督亏虚之象，效不更方，继续给予温肾强督、散寒除湿治疗。三诊时患者症状进一步改善，此时寒湿之邪已散大半，故减去威灵仙、伸筋草、独活、鸡血藤等散寒除湿通络之品，然阳气仍未恢复，故加用杜仲、鹿角、淫羊藿，加强温肾强督之力，然温药多恐有化燥伤阴之弊，故加用地鳖虫、生地黄、盐黄柏，佐制温热药物化燥之弊。四诊时患者阳气已基本恢复，寒湿邪气已祛除殆尽，故改汤药为丸药巩固疗效。

治疗该患者紧紧抓住肾督阳气亏虚，寒湿痹阻的基本病机，依据邪气的盛衰、正虚的轻重，按照先祛邪、后扶正的原则进行治疗，待邪气已衰、正气已复之时，自然疾病痊愈。

（摘自：焦树德. 强直性脊柱炎的治疗经验. 河北中医，2004）

病案二

患者徐某，男，25 岁，湖北人，学生。初诊 2005 年 3 月 10 日。

患者于 3 年前无明显诱因出现腰痛，晨起脊背僵硬，后逐渐出现腰部僵硬，活动受限。于北京某医院查 HLA-B27 阳性，骶髂关节 X 线片示双侧骶髂关节面模糊，关节间隙消失。诊为强直性脊柱炎。给予口服 SASP（柳氮磺吡啶）、非甾体抗炎药物治疗，效果不显，患者未坚持服药。遂于 2005 年 3 月 10 日来我院就诊。就诊时症见腰背僵痛，双髋及腰骶疼痛，需拄拐行走，倦怠乏力，腰膝酸软，四末不温，畏寒喜暖，纳食尚可，二便调畅。舌暗红，苔白，脉沉细、尺弱。ESR 32mm/h，CRP 2.14mg/dL，ASO、RF 正常，HLA-B27 阳性。双髋关节 CT 示双股骨头坏死、右髋内缘有骨缺损区、骨密度减低。双能 X 线法测量腰椎、股骨骨密度，结果示腰椎骨密度 T 值为-3.0SD、股骨骨密度 T 值为-2.6SD，均达到诊断骨质疏松标准（国际骨质疏松诊断标准为 T<-2.5SD）。诊断：西医为强直性脊柱炎（AS）、双侧股骨头坏死、骨质疏松症。中医为大偻（肾虚督寒证）。治法：益肾壮督，散寒活瘀，强筋壮骨。方药：金毛狗脊 25g，骨碎补 18g，补骨脂 12g，熟地黄 15g，鹿角霜 10g，炒杜仲 20g，桂枝 10g，赤芍 12g，白芍 12g，菟丝子 12g，葛根 15g，川续断 18g，羌活 12g，独活 10g，千年健 15g，地鳖虫 6g，炙山甲 6g，炙延胡索 15g，秦艽 15g，泽兰 10g，砂仁 10g。每天 1 剂，水煎服。医嘱：避免负重，防止跌倒。

二诊（2005 年 3 月 24 日）：服上药 14 剂后患者双髋部、腰部疼痛减轻，双髋关节仍僵硬，畏寒减轻，舌暗红、苔白，脉细弱。上方改骨碎补 20g，川续断 20g，金毛狗脊 30g，地鳖虫 10g，炙山甲 10g，泽兰 12g，加怀牛膝 12g、桑寄生 20g，每天 1 剂，水煎服。服用 14 剂后患者觉效好又自服原方 30 剂。

三诊（2005 年 5 月 9 日）：服用上方 45 剂后患者腰背、双髋部疼痛较前减轻，已可去拐缓慢行走，仍有双髋僵硬感，纳可，二便调。二诊方剂上减熟地黄、砂仁、怀牛膝，改川续断 25g，桑寄生 25g，加青风藤 15g、海风藤 15g，每天 1 剂，水煎服。服用 14 剂后患者觉效好又自服 30 剂。

患者坚持服药 1 年后，病情好转，腰、脊背、髋关节疼痛均消失，可弃拐行走，复查 ESR 7mm/h，CRP 0.8mg/dL，腰椎、股骨骨密度均较前有所改善，腰椎骨密度 T 值由-3.0SD 增为-2.4SD，股骨骨密度由-2.6SD 增加为-1.5SD。

按语：该患者乃因风、寒、湿之邪深侵肾督，而致肾督亏虚，阳气受损，骨失濡泽而为大偻，肾督受邪而见腰、背、髋僵痛，阳气亏虚故见畏寒、喜暖、四末不温、倦怠乏力等，邪郁日久，阻碍气血而留瘀，见舌质暗红。该证属肾虚督寒证。因其骨质受损较重，故用药时特别注重加大补肾壮骨之力。方中君以狗脊补肾，坚骨脊，强督脉，利俯仰。臣以熟地黄、鹿角霜、骨碎补、补骨脂、杜仲、菟丝子等填精髓，补肾阳，壮筋骨，强腰膝。佐以桂枝、赤芍、白芍等温阳通经络，活血和血缓筋急；川续断、羌活、独活、千年健、葛根、秦艽等续筋骨，散风湿，通督脉；其中秦艽性微寒，兼能清热，可防温药太过化热伤阴之弊；另有泽兰、地鳖虫、炙延胡索搜剔瘀血，通络止痛；砂仁化湿和胃，温中调气；又可配伍熟地黄，使滋而不腻，并更生脾胃之气，令气血生化有源。使以炙山甲性善走窜、通经活络引药达病所。全方共奏补肾强督壮骨，祛风散寒通络之效。二诊患者诸症减轻，效不更方，在原方中加大骨碎补、川续断、金毛狗脊、地鳖虫、炙山甲、泽兰之用量，另加入桑寄生以加大补肾壮骨、通督活络之力，并加怀牛膝引药入肾。三诊因患者双髋仍僵硬，余症明显减轻，恐熟地黄常服滋腻碍胃，去砂仁、熟地黄，增川续断、桑寄生用量更强补肝肾、强筋骨之效。

该患者以肾督阳气亏虚为主要表现，而风寒湿痹阻征象为轻，故出现股骨头坏死、骨质疏松，以及倦怠乏力、腰膝酸软、四末不温等，而腰背、关节疼痛较轻，治疗上以补肾强督为主。该医案中扶正与祛邪合理平衡，用药上灵活选用温肾强督的药物，尤其值得学习借鉴。

（摘自：孔维萍，阎小萍. 阎小萍教授治疗强直性脊柱炎的学术思想及其临床经验——从大偻辨治注重补肾壮骨. 中医正骨，2008）

第五节　骨　痹

【概述】

骨痹是以关节疼痛、肿胀僵硬沉重伴活动受限，甚或关节强直畸形为特征的证候。属于五体痹范畴。任何季节、任何年龄均可发病。女性多好发于周围关节，男性好发于中枢关节。临床表现以疼痛为主，伴肿胀僵硬、身重、有麻痹感，甚则肢体关节拘挛屈曲。

骨痹多与历节、痛风、热痹、鹤膝风、尪痹、大偻等的某些临床证候有所交错。如果出现关节剧痛、肢体拘挛屈曲、强直畸形者均可列入本病范畴。骨痹的范围很广，现代医学中的类风湿关节炎、强直性脊柱炎、骨关节炎、大骨节病、多发性骨髓瘤、痛风性关节炎、反应性关节炎、创伤性关节炎、增生性脊柱炎、肩周炎等病种出现骨痹的主症时，可参考骨痹辨治。本病起病缓慢，病情迁延反复，少数表现为急性发作。

【源流】

历代医家对骨痹的认识与阐述比较完备，各成体系。

1. 先秦两汉时期

骨痹之名最早见于《黄帝内经》。《素问·痹论》曰："风寒湿三气杂至，合而为痹……以冬遇此者为骨痹"，指出此病易发于冬季。此外，冬与肾相应，说明骨痹主要与肾相关。《素问·长刺节论》云："痛在骨，骨重不可举，骨髓酸痛，寒气至，名曰骨痹"，认为骨痹的形成主要是因外邪侵袭。《素问·逆调论》云："太阳气衰，肾脂枯不长……肾者水也，而生于骨，肾不生则髓不能满，故寒甚至骨也……病名曰骨痹，是人当挛节也。"《灵枢·刺节真邪》云："虚邪之中人也，洒淅动形，起毫毛而发腠理。其入深，内抟于骨，则为骨痹。""虚邪"乃是指风寒湿等外邪乘虚而伤人。这句话明确指"中人"先伤及皮毛，后经传变入骨才形成骨痹。骨痹，仲景称之为历节。《金匮要略·中风历节病脉证并治》曰："寸口脉沉而弱，沉即主骨，弱即主筋，沉即为肾，弱即为肝……诸肢节疼痛，身体魁羸，脚肿如脱。"仲景明确指出"寸口脉沉而弱"为骨痹脉象，这是现有文献中首次对骨痹脉象的记载。

2. 魏晋时期

《中藏经·论骨痹》记载："骨痹者，乃嗜欲不节伤于肾也……精气日衰，邪气妄入……下流腰膝，则为不遂，旁攻四肢，则为不仁。"至此对骨痹较《黄帝内经》有了更深层的认识，其本是"嗜欲伤肾"。

3. 唐代

孙思邈《备急千金要方·肾脏方·骨极》言："骨极者，主肾也，肾应骨，骨与肾合。又曰：以冬遇病为骨痹，骨痹不已，复感于邪，内舍于肾，耳鸣见黑色，是其候也……风历骨，故曰骨极……阴则虚……腰脊痛不能久立，屈伸不利。其气衰则发堕齿槁，腰背相引而痛，痛甚则咳唾甚……阳则实……膀胱不通，牙齿脑髓苦痛，手足酸，耳鸣色黑，是骨极之至也。"其明确指出骨痹复感于邪则转为骨极。骨极即骨绝，扁鹊云：骨绝不治。《外台秘要》也指出骨痹不愈复感可致骨极，最终导致"骨肉不相亲"，肉不濡骨，骨则死。

4. 宋代

《圣济总录·骨痹》记载："病名骨痹，是人当挛节也。"由于《圣济总录》是在民间医方和内府秘方基础上汇编而成的，来源于临床实践经验，是集宋以来历代验方之大成，因此其所载方药基本反映了宋以前治疗骨痹的特点。杨士瀛《仁斋直指附遗方论·痰涎·附诸贤论》引刘宗厚言："冷痰多成骨痹。"此说明痰浊亦是骨痹重要致病因素。

5. 明代

李时珍《本草纲目·诸水有毒》曰："汗后入冷水，成骨痹。"王肯堂《证治准绳·杂病》指出，骨痹"治法当求之痹门"。马莳曰："五痹之生，不外于风寒湿之气也……肾气衰则三气入骨，故名之曰骨痹。"李中梓《医宗必读》第一次提出："骨痹即寒痹痛痹也，痛苦切心，四肢挛急，关节浮肿。"方贤《奇效良方》曰："遇冬而得者为骨痹，中于肾则骨重不可举，善胀，尻以代踵，脊以代头。"此语说明骨痹与肾关系密切。

6. 清代

清代多数医家依然延续《黄帝内经》的论述，认为骨痹是由肾虚骨弱、风寒湿等外邪痹着引起。如高秉钧《医学真传》言："若中风历节，则伤肾。肾主之骨，肝主之筋，疼痛如掣，此言风伤有形之筋骨而为病，中之深，病之重者也，虽有浅深轻重之不同，皆不死也。"杨时泰《本草述钩元·毒草部》说："髓少骨痹身寒，重衣不能热，腰脊疼不得俯仰，脚冷受热不遂，此肾脂枯涸不行。髓少筋弱冻栗，故挛急，附子汤主之。"戴绪安《医学举要·杂症合论》说："骨痹属肾，痛苦切心，四肢挛急，关节浮肿。"张璐《张氏医通·诸痛》云："病在骨，多兼寒饮，重而屈伸不利，常若拭不干状，附子丸、川芎肉桂丸、活络丹、铁弹丸选用。"王清任《医林改错·卷下》中明确提出了"痹有瘀血"的论点，开拓了痹证辨治思路，将活血化瘀法广泛应用于痹病临床。

7. 近代

近代医家对骨痹亦多有论述。王为兰将骨痹归属肝肾，认为其病理特点为虚、瘀、闭；朱良春提出骨痹为风、寒、湿、热等外邪侵袭，气、血、痰、瘀内阻而致病；焦树德将骨关节畸形、骨质受损、肢体僵曲等症状总结，创立"尪痹"病名，丰富了对骨痹证候的论述；娄多峰则提出"虚、邪、瘀"致病理论；路志正等主编的《痹病论治学》与李济仁主编的《痹证通论》都对骨痹进行了详细论述。

【病因病机】

骨痹病因病机较为复杂。《灵枢·刺节真邪》曰："虚邪之中人也，洒淅动形，起毫毛而发腠理。其入深，内抟于骨，则为骨痹。"《中藏经·论骨痹》记载："骨痹者，乃嗜欲不节伤于肾也。"杨士瀛《仁斋直指附遗方论·痰涎·附诸贤论》引刘宗厚言："冷痰多成骨痹。"《张氏医通·诸痛》云："病在骨，多兼寒饮，重而屈伸不利。"《医林改错》中提出了"痹有瘀血"。可见肝肾亏虚、感受外邪、内有蕴热、痰浊瘀阻为其重要因素。其病机有四个方面：

1. 病发肝肾

《中藏经·论骨痹》云："骨痹者，乃嗜欲不节，伤于肾也。"肝主筋而肾主骨，肝藏血而肾藏精，乙癸同源。肾藏精，主骨生髓。"邪之所凑，其气必虚"，内有不足，方能感邪发病。

2. 感受外邪

骨痹病因以寒邪为主，寒主收引、凝滞，阻碍气血运行，因而患处拘急疼痛。寒邪多兼夹湿邪，以致寒湿共同为患。寒湿与正气相搏，阻碍气机，寒湿留滞关节而见疼痛、沉重、僵硬等。外感暑湿、湿热之邪，留着关节不去，湿热壅滞，伤气害形，"气伤痛，形伤肿"，因而患处常伴肿痛红热。

3. 内有蕴热

患者素体阳盛，内有蕴热，《杂病源流犀烛》有言：脏腑积热，湿热内生。复感外邪，内外相合，发为本病。因而形成外有寒湿、内蕴湿热之证。寒热交争、错杂，缠绵不休，日久寒湿亦可化热；或有肝郁日久，气机郁滞不得宣散，所谓"气有余便是火"，内有郁火不解，耗气伤血，外感寒湿之邪，停滞不去，因此发为本病。

4. 痰浊瘀阻

外感寒湿或内生湿热皆可阻滞气机，气机受阻则进一步影响水液代谢，因而湿聚成痰，痰聚成饮。痰饮随气机升降出入，流注关节、肌腠，发为肿胀、疼痛。气机受阻则血行有碍，所谓"气行则血行，气滞则血凝"，日久则瘀血内生。瘀血痰浊相互搏结而成痰瘀互结之证，此二者虽为病理产物，却又是疾病成因，留着体内，亦可损耗正气。因此，临证应痰瘀同治，正邪兼顾。

【临证思路】

一、识症

骨痹主要表现为关节疼痛，伴身重、肿胀、麻痹感，甚则肢体强直畸形。

1. 辨虚实

实证多为外感六淫之邪，或痰瘀互结，痹阻筋骨、经脉而致，多见肢体骨节疼痛剧烈，屈伸不利。虚证多为日久病深，肝肾亏虚，气血不足，筋骨经脉失养而致，多见关节隐痛、空痛，肢体酸胀、麻木，甚则畸形。

2. 辨寒热

寒证疼痛多表现为关节痛处固定，拒按，疼痛彻骨，恶寒肢冷，得温痛减，舌淡苔白，脉弦紧。热证疼痛多表现为关节红肿热痛，身热不扬，汗出心烦口渴，舌红苔黄，脉滑数。

3. 辨兼夹

夹湿证多表现为关节沉重感，屈伸不利，昼轻夜重，阴雨天加重，舌淡，苔薄白，脉滑。夹瘀证多表现为关节疼痛肿胀明显，刺痛拒按，痛有定处，甚则畸形、强直，舌暗，苔白腻，脉弦涩。夹痰证多表现为关节漫肿，不红不热，闷胀困重，麻木，遇寒则剧，肌肤有痰核，体倦乏力，舌淡，苔腻，脉滑。

二、审机

1. 感受外邪骨痹辨识

感受寒湿：营卫不固，复感寒邪，发而为痹。寒性凝滞收引，阻遏气血，经脉不通故见关节疼痛，固定如刀割；筋腱拘挛则屈伸不利；湿性重浊黏滞，故肢体酸胀沉重；寒为阴邪，遇寒则邪愈盛，而经脉不利尤甚，疼痛更剧；湿性重浊黏滞，寒湿相合，痛有定处而不移，而见局部畏寒怕冷；舌质淡红，苔薄白或白腻，脉弦紧。

感受湿热：外感暑湿热毒，或风寒湿邪郁而化热，湿热毒邪灼伤筋脉关节，故见关节红肿热痛，屈伸不利；湿热流注，故有关节积液；湿热弥漫，故身热不扬；热为阳邪，阳盛则热，故可见发热；外邪袭表，卫阳不固而见恶风；湿为阴邪，重着黏滞，可见发热有汗不解；热扰心神，而见心烦；热邪伤阴，可见口渴，便干尿赤，舌红、苔黄，脉滑数。

2. 湿热内蕴骨痹辨识

素体阳盛，内有蕴热，感邪郁而化热，或风寒湿邪郁久化热，或直接感受风湿热邪，湿与热结，壅滞关节经络，气血不通可致关节红肿热痛，疼痛不能屈伸；湿热流注，故有关节积液；湿热阻滞中焦，化燥伤阴，气血津液运行受阻则口黏不爽，口干不欲饮，脘闷，不欲饮食，大便干，小便黄，舌暗红，黄苔兼腻，脉象沉弦滑或弦细滑。

3. 肝肾亏虚骨痹辨识

先天禀赋不足，或年高肾气衰退，或嗜欲不节，致肾虚髓空，不能束骨而利关节；腰为肾之府，肾连督脉，由于肾气亏虚，则督脉空疏，故见腰尻疼痛，颈项腰背拘紧而痛；肝肾同源，肾精不足，则不能滋生肝阴肝血，筋骨失荣，肢节失用，故见肢体骨节隐痛沉重，甚则畸形。肝主筋，筋脉失养，故见关节僵硬拘急，转侧不利；肝肾亏虚，阴虚生内热，故见骨蒸潮热，颧红盗汗，舌尖红，苔薄少津，脉沉细或细数。

4. 气血两虚骨痹辨识

关节酸沉，隐隐作痛，屈伸不利，肢体麻木，四肢乏力；或伴形体虚弱，面色无华，汗出畏寒；纳呆，尿多便溏。素体脾胃虚弱，或饮食不节，或久病大病失养，抑或因产时产后，致气血两虚，血虚不能濡养经脉，气血不足，四肢百骸失于荣养，不荣则痛，故见关节酸沉，隐隐作痛，头晕目眩，少气懒言，乏力自汗，舌淡苔白，脉细弱等症状。血虚则面色苍白，头晕，气虚则少气懒言，舌淡苔白、脉细弱为气血两虚之象。

5. 痰浊阻滞骨痹辨识

饮食不节，损伤脾胃，内生痰湿，或外感湿邪，聚湿成痰，痰湿阻滞，则脾不能为胃行其津液，津液输布障碍，聚而成痰，痰随气升降，流注于骨，则肢体骨节漫肿、沉重，甚则畸形、僵硬、强直，肢节屈伸不利，动则痛剧，麻木，肌肤有痰核、痰斑，舌质淡，苔多白腻，脉滑。

6. 瘀血闭阻骨痹辨识

本病日久，气血耗损，气虚则血行迟缓，瘀血乃生；或曾有外伤史或痛痹日久，关节刺痛、掣痛，或疼痛剧烈，入夜尤甚，痛有定处；或肢体麻木，不可屈伸，反复发作，骨关节僵硬变形，关节及周围可见瘀色，舌紫暗或有瘀斑。

三、定治

骨痹的治疗本着初以祛邪为主，病久以扶正祛邪为主的原则。因其感受外邪，以寒邪为主，随病程发展兼杂不同，故治病必分清寒、热、虚、实。因寒致病，当以散寒；因热致病，当以清热；因虚致病必当以补益肝肾、益气补血；因痰、瘀致病，当以化痰、破瘀、通络；治法相互兼顾，因邪气有偏盛，祛邪通络又各有重点。肝肾亏虚是本病的重要病因，久病耗伤正气而虚实夹杂者，应扶正祛邪，且扶正有助祛邪。

四、用药

1. 感受外邪骨痹用药

外感寒邪，营卫不固，寒性凝滞收引，阻遏经脉不通，症见关节疼痛固定如刀割，治宜散寒除湿。药用薏苡仁、苍术祛湿蠲痹；麻黄、桂枝、羌活、独活、防风散寒祛风；当归、川芎养血通经活络；川乌、生姜温痹散寒。若湿重于寒者去麻黄、羌活、独活，加木瓜、防己、蚕砂、土茯苓、熟地黄、白芥子、鹿角胶、姜炭、肉桂、甘草、制附子、鸡血藤、蜈蚣、细辛、威灵仙、乳香、没药、徐长卿，疼痛在上肢加姜黄、青风藤、透骨草，痛在腰背加地龙、胡芦巴、补骨脂，痛在下肢加防己、独活、木瓜。

2. 内有蕴热骨痹用药

湿热蕴结证，素体阳盛，感邪郁而化热，或风寒湿邪郁久化热，或直接感受风湿热邪，湿与热结，壅滞关节经络，气血不通可致关节红肿热痛，疼痛不能屈伸或关节积液，口黏不爽，口干不欲饮，脘闷，食欲缺乏，大便干，小便黄，舌暗红，黄苔兼腻，脉象沉弦滑或弦细滑。治以清热除湿，蠲痹通络。药用苍术、木瓜、防己、板蓝根、水牛角、生地黄、赤芍、牡丹皮、石膏、黄柏、薏苡仁、虎杖、甘草。热毒伤津加沙参、玄参、麦冬、白芍，夹湿加萆薢、车前子、泽泻、泽兰、蚕砂，痛甚者加延胡索、川楝子。

3. 肝肾亏虚骨痹用药

先天禀赋不足，或年高肾气衰退，或嗜欲不节，致肾虚髓空，肾连督脉，故见腰尻疼痛，颈项腰背拘紧而痛，肢体骨节隐痛沉重，甚则畸形，关节僵硬拘急，转侧不利，骨蒸潮热，颧红盗汗，舌尖红，苔薄少津，脉沉细或细数。治宜补益肝肾，活血通络，补益肝肾，强筋骨。药用熟地黄、杜仲、五加皮、千年健、骨碎补补益肝肾；土鳖虫、桃仁、红花、乳香、川牛膝活血通络。若骨蒸潮热，自汗盗汗，腰髓灼痛者，加金银花、牡丹皮、知母，熟地黄改用生地黄；恶寒、肢冷、得热痛减者，加桂枝、川椒、熟附子、熟地黄、山茱萸、山药、茯苓、泽泻、牡丹皮、白芍、木瓜；肢体麻木加鸡血藤、黄芪、桑枝；跟骨疼痛加牛膝；上肢疼痛加海风藤、伸筋草；腰痛加杜仲、牛膝、狗脊、巴戟天。

4. 痰浊阻滞骨痹用药

饮食不节，损伤脾胃，内生痰湿，或外感湿邪，聚湿成痰，痰湿阻滞，津液输布障碍，聚而成痰，流注于骨，则肢体骨节漫肿、沉重，甚则畸形、僵硬、强直，肢节屈伸不利，难以屈伸转动，动则痛剧、麻木，肌肤有痰核、痰斑，舌质淡，苔多白腻，脉滑。治宜涤痰祛湿，通络止痛，消肿定痛。药用半夏、白芥子、萆薢、土茯苓化痰散结；枳壳理气；桂枝通络。若关节红肿疼痛或有低热者加金银花、板蓝根、虎杖；关节冷痛，得热痛减者加川椒、杜仲、补骨脂、肉苁蓉、熟地黄、当归、川芎、丹参、乳香、没药、鸡血藤，痛在腰腿加乌梢蛇、独活，痛在腰以上去牛膝加姜黄，血瘀明显加三七、血竭、苏木。

5. 瘀血闭阻骨痹用药

本病日久，气血耗损，气虚则血行迟缓，瘀血乃生；或曾有外伤史或痛痹日久，关节刺痛、掣痛，或疼痛剧烈，入夜尤甚，痛有定处；或肢体麻木，不可屈伸，反复发作，关节僵硬变形，关节及周围可见瘀色，舌紫暗或有瘀斑。治宜活血化瘀、止痛。药用桃仁、红花、制没药、川芎、羌活、当归、地龙、陈皮、秦艽、全蝎、蜈蚣。痛甚加乳香、延胡索；经脉拘急加僵蚕、地龙。

【辨证论治】

1. 寒湿痹阻

主要症状：肢体骨节冷痛、肿胀、沉重，关节屈伸不利，昼轻夜重，怕冷，阴雨天加重。舌质淡红，苔薄白或白腻，脉弦紧。

治疗方法：散寒除湿，助阳行痹。乌头汤加减：麻黄、芍药、黄芪、炙甘草、川乌、苍术、防风、干姜。

若湿重于寒去麻黄、川乌，加木瓜、防己、蚕砂、土茯苓。疼痛在上肢加姜黄、细辛、青风藤、透骨草，痛在腰背加地龙、胡芦巴、补骨脂，痛在下肢加防己、独活、木瓜、松节。

2. 湿热痹阻

主要症状：肢体骨节红肿热痛、沉重，关节屈伸不利，有积液，或肢体酸胀，身热不扬，汗出烦心，口苦黏腻，小便黄赤。舌红，苔黄腻。脉滑数。

治疗方法：清热除湿，活血通络。大秦艽汤加减：羌活、甘草、川芎、当归、白芍、细辛、防风、黄芩、石膏、白芷、白术、生地黄、熟地黄、白茯苓、独活。

发热、关节红肿明显加板蓝根、豨莶草；关节积液明显加车前草、泽泻；关节僵硬加炮山甲、全蝎、白花蛇舌草。

3. 郁热内蕴

主要症状：肢体骨节热痛，关节沉重感，胸脘痞闷，烦闷易怒，口苦咽干，口苦黏腻，小便浑浊，大便黏腻不爽，舌红，苔黄腻，脉弦滑。

治疗方法：清热利湿，宣通经络。宣痹汤加减：防己、杏仁、滑石、连翘、山栀子、薏苡仁、半夏、蚕砂、赤小豆。

湿热甚加萆薢、防己；痛甚加延胡索、川楝子；局部热重，加生石膏、知母；低热者加金银花、板蓝根、虎杖；肿胀明显加泽泻、穿山龙。

4. 痰浊阻滞

主要症状：肢体骨节漫肿、沉重，甚则畸形、僵硬、强直，肢节屈伸不利，动则痛剧、麻木，肌肤有痰核、痰斑。舌质淡，苔多白腻，脉滑。

治疗方法：涤痰祛湿，通络止痛。二陈汤合三仁汤加减：半夏、橘红、白茯苓、甘草、杏仁、半夏、滑石、薏苡仁、通草、白豆蔻、竹叶、厚朴、土茯苓、萆薢。

结节明显加白芥子、莱菔子，关节冷痛，得热痛减者加川椒，痛在腰腿加乌梢蛇、独活，痛在腰以上加姜黄。

5. 肝肾亏虚

主要症状：肢体骨节隐痛沉重，甚则畸形，骨蒸腰酸，腰尻疼痛，上连项背，下达腰膝，僵硬拘急，转侧不利，俯仰艰难，腹股之间牵动则痛，颧红盗汗。舌尖红，苔薄少津，脉沉细或细数。

治疗方法：补益肝肾，活血通络。独活寄生汤加减：独活、桑寄生、熟地黄、杜仲、秦艽、葛根、羌活、土鳖虫、桃仁、红花、乳香、川牛膝。

若骨蒸潮热，自汗盗汗，腰髓灼痛者，加金银花、牡丹皮、知母，熟地黄改用生地黄；恶寒、肢冷，得热痛减者，加桂枝、川椒、熟附子。肢体麻木加鸡血藤、黄芪、桑枝，跟骨疼痛加牛膝，上肢疼痛加海风藤、伸筋草，腰痛加杜仲、牛膝、狗脊、巴戟天。

6. 气血两虚

主要症状：关节酸痛无力，时轻时重，活动后更为明显，肢体麻木，面色少华，心悸气短，自汗乏力，食少便溏。舌淡，苔薄白，脉细弱无力。

治疗方法：益气温经，和血通痹。黄芪桂枝五物汤加减：黄芪、桂枝、白芍、生姜、大枣、川芎、熟地黄、细辛、鸡血藤、甘草。

偏寒者加附子、肉桂，夹痰者，加白芥子、竹茹，夹湿者，加薏苡仁、土茯苓、苍术。

7. 瘀血闭阻

主要症状：关节、肌肉刺痛、固定不移，色暗，甚则关节僵硬变形，屈伸不利，有瘀斑，遇寒加重。舌紫暗或瘀斑，苔白腻，脉弦涩。

治疗方法：活血祛瘀，通经止痛。身痛逐瘀汤加减：桃仁、红花、制没药、川芎、羌活、当归、地龙、陈皮、秦艽、全蝎、蜈蚣。

寒胜者加淡附子、川乌，湿胜者加苍术、薏苡仁，血瘀者加地龙、丹参，夹痰者加陈皮、半夏、白芥子。痛甚加乳香、延胡索；头晕易怒者加白菊花、草决明；经脉拘急者加僵蚕、地龙。

【其他治法】

古代医家在治疗骨痹时，除内服中药外，其他外治方法亦得到诸多运用，中医外治法在本病治疗中有独特优势。《针灸甲乙经》记载"骨痹烦满，商丘主之"，介绍针刺治疗骨痹；《备急千金要方》提出"良医之道，必先诊脉处方，次之针灸，内外相夹，病必当愈""汤药攻其内，针灸攻其外""针灸之功，过半于汤药"，亦说明针灸的重要性。《诸病源候论》外用熨法治疗，其曰："其风冷则骨骺沉痛，按之乃应骨痛也，但觉身内索索冷，欲得热物熨痛处即小宽。"龚廷贤《万病回春》用神应膏"治骨节疼痛"。程鹏程《急救广生集》曰："筋骨疼痛，槐枝、桃枝、柳枝、椿枝煎水浸洗。"《外治寿世方》《验方新编》用二妙散外洗治筋骨疼痛。

一、针灸治疗

1. 体针

（1）治骨痹寒证：主穴选大椎、至阳、脾俞、肾俞、委中、风市、阳陵泉、足三里、关节局部穴位及压痛点。每次选取3~4对穴位。肌肉丰厚部位可行合谷刺，肌腱韧带附近可行恢刺法，关节畸形者可用长针透刺。

（2）治骨痹热证：主穴选大椎、风池、曲池、外关、合谷、八风、三阴交、太溪、关节局部穴位及压痛点。每次选取3~4对穴位。辨虚实行补泻手法，辨寒热可行烧山火、透天凉。若见穴位附近有小络外浮，可挑刺其血络。关节肿胀者可用三棱针局部散刺出血，针后拔罐，以消其肿。

2. 艾灸

常用穴位：膻中、中脘、气海、足三里、膈俞、肝俞、脾俞、命门。用直径4cm的艾灸条悬灸以上穴位，每穴5分钟，皮肤潮红为度，热力深透，每日或隔日1次，15次为1个疗程。用于寒湿偏盛者和气血两虚者。

3. 火针

火针选穴规律与毫针基本相同，对寒性病证效果显著。治疗前消除患者顾虑，取得患者配合，治疗时需准确定位、标记，便于火针准确刺中腧穴，把针烧红，速刺速起，不留针，刺入机体的深度要根据病情轻重、体质与季节不同而定。每周针刺1次，4~8次为1个疗程。

4. 电针

各型骨痹均可适用，对缓解症状有很好的疗效，可取夹脊穴、压痛点，针刺得气后，通电30分钟左右，强调适中。

二、手法治疗

1. 点穴治疗

背部可点风池、大杼、肝俞、肾俞、关元俞、八髎、秩边；上肢可点肩井、肩髎、肩贞、曲池、外关、合谷；下肢可点环跳、风市、委中、阳陵泉、承山。均用中等刺激手法。早期以和营通络、活血止痛为主；后期以舒筋通络、滑利关节为主。治疗前可配合热敷。

2. 推拿治疗

上肢部推拿：患者仰卧位，两手臂自然伸直置于身体两侧，医者可用㨰法放松上肢前侧和外侧，往返 3～5 遍，手法柔和深透，并配合做肘、腕、掌指关节的被动运动。

下肢部推拿：患者俯卧位，先用㨰法放松下肢，然后按揉腘窝数十次，拿捏跟腱 3～5 次。患者仰卧位，先拿捏大腿前部及外侧，向下至小腿外侧，并配合髋、膝做踝关节的被动运动。

背部推拿：背部用捏脊舒筋法，先推捏督脉自腰俞至大椎，再自八髎穴沿夹脊两线拿捏至大杼，最后沿膀胱经拿捏各 3 次。

三、其他治疗

1. 中药熏蒸法

（1）散寒止痛熏蒸方：制川乌、制草乌、独活、羌活、防风、透骨草、雷公藤、白芥子、虎杖、海风藤、红花、细辛、白芍、牛膝、威灵仙、独一味、肉桂。祛风散寒，通络止痛。主治骨痹症见局部关节疼痛、肿胀、寒凉、麻木重着、屈伸不利或活动受限。

（2）清热止痛熏蒸方：黄柏、苍术、薏苡仁、土茯苓、红花、制川乌、艾叶、徐长卿、防己、独一味、白屈菜、半夏、天南星、忍冬藤、冰片。清热祛湿，通络止痛。主治骨痹症见肢体烦疼，局部关节红肿灼热、活动不利。

方法：以上药物包好加入药物熏蒸器内，将药物加温产生雾气，患者进入仓内，保留头部至仓外，按部位调节温度，使患者感到合适为宜。每日 1 次，每次治疗 20 分钟，7～10 天为 1 个疗程。

2. 中药贴敷

（1）循经穴位贴敷

药物：白芥子、细辛、元胡、徐长卿、川芎、白芷、肉桂、地龙、香附。

方法：将药物打碎为末，姜汁调和，贴于穴位，常用穴位大椎、命门、肾俞、曲池、阳陵泉等，随症加减。

（2）局部药物外敷

药物：半夏、姜黄、路路通、独一味、肉桂、天龙、天南星、川乌、草乌。

方法：上方共为细末，加药酒调为稀糊状，涂在患处，并以电磁波治疗仪照射 30 分钟，药物直接渗透作用于病变部位，治疗中要注意有无皮肤过敏。

3. 针刀

患者选择舒适体位，于关节周围找到软组织有粘连、瘢痕、挛缩等条索状物，每次选 5～7 个点，常规消毒，治疗点行 0.5% 利多卡因 1～2mL 局部麻醉，10 分钟后根据病灶深浅选择 4 号或 5 号针刀进行治疗，刺入病灶后，以纵向切割为主，辅以横行剥离，可缓解关节及周围炎症产生的局部组织粘连、结痂及挛缩，对于严重的疼痛和关节变形可选择。

4. 耳针

选取相应耳区压痛点，每次选取 6～8 个穴位，用 75% 乙醇先进行消毒，用专用的揿针式耳针或皮内针刺入耳穴后，用胶布固定可埋置一天，埋针期间应嘱患者每天按压揿针数次，以增强刺激。

5. 穴位注射

关节肿胀点或疼痛敏感点，选取 3～6 穴，采用当归注射液，或 0.5% 普鲁卡因注射液，刺入穴位后，行针得气，刺入深浅因穴位而定，每穴注入 0.5～5mL 不等，10 次为 1 个疗程。

6. 红外线偏振光治疗

红外线偏振光照射痛点时，可改变血管通透性，减低炎性物质的渗出速度和程度，减轻充血和水肿，同时舒张局部血管，加速血流，促进炎性渗出物的吸收及炎性细胞的浸润消散。一次可照射 15～30 分钟。

【病案参考】

病案一

罗某，男，53 岁。初诊：1990 年 2 月 17 日。左髋关节肿痛 10 个月，加重 2 个月。患者于 10 个月前无诱因出现左髋关节疼痛，行走不便，用强的松口服，外用膏药等治疗，于 5 个月前症状消失。为巩固疗效，于 4 个月前用助应素针 20 天，每日 1 支，肌注。打针后病情又作，予推拿及服中药 20 余剂，仍不见效。近 2 个月左髋关节疼痛加重，不能行走，活动及天气变化时病情加重，全身乏力，饮食一般，无发热，无盗汗，二便正常。检查：神志清，精神差，面色白，痛苦面容，跛行，弓腰，呼吸均匀，无咳喘，语音低微，肌肤温润，弹性好，无明显斑疹、溃疡、浮肿等。X 线示左侧股骨头呈蘑菇状畸形，密度增高且夹杂一些骨吸收透亮区，髋臼边缘硬化。舌质淡、尖红，苔白，脉弦数。

诊断：骨痹（左侧股骨头缺血性坏死）。证属气血两虚，痹阻经络。治以益气养血，活血通络。

处方：当归 30g，党参 30g，薏苡仁 30g，首乌 30g，川牛膝 30g，木瓜 30g，白芍 30g，桑寄生 30g，独活 30g，制乳香 9g，制没药 9g，香附 30g，甘草 9g。水煎服，8 剂。

医嘱：避风寒湿邪，适当功能活动。

二诊（1990 年 2 月 26 日）：服上方 8 剂，左髋关节疼痛减轻，行走较前方便。舌质淡红，苔白，脉弦数。嘱上方继服 10 剂后，将上方稍加减（去乳香、没药，加炒山甲 12g），共为细面，每服 5～6g，每日 3 次，连服 12 个月以上。

三诊（1991 年 9 月 6 日）：左髋关节已无疼痛，无明显跛行。治疗前坐位 2 个小时即出现左髋明显疼痛，现坐位 8 小时以上也无明显不适。X 线示左股骨头仍呈蘑菇状，密度均匀，与治疗前相比无加重现象。

按语：本病虽以气血两虚为主，但因其病变在骨，局部骨组织呈缺血坏死改变，所以补肾活血应为本病的治疗大法。实践表明，按此大法，坚持长期治疗，多能控制疾病发展，改善关节功能。

（摘自：《娄多峰论治痹病精华》）

病案二

杨某，男，20 岁。初诊：1990 年 3 月 22 日。左足趾、足背反复发作性肿痛 6 年。6 年前在一次饮酒后（量约 15mL），突然发生左足背、大拇趾肿痛，难以入睡，局部灼热红肿。在当地服用消炎镇痛药物（药名不详），约 1 周后病情完全缓解。以后，每遇饮酒过量或感冒即易发作，每次发作都很突然，往往是夜里一切正常，第 2 天早上即发病不能起床。近几年每遇发作，即服保泰松、强的松、肠溶阿匹林等约。开始时效果明显，近 1 年来服用上药效果渐差。每次发作需 2 周至 6 周治疗才能使病情缓解。疼痛部位固定于左足背及左拇趾。无发烧、腹泻。平素"火气"大，经常口咽干、大便干、小便黄，饮水较多。于 2 周前又因酒后卧睡受凉发作，局部红肿热痛，功能受限，故来我处诊治。检查：体壮实，面红，跛行，左足背及拇趾红、肿，局部发热，压痛，功能受限。舌质偏红，苔黄腻，脉弦滑数。

化验：Hb 125g/L，WBC 9.3×10^9/L，N 0.77，L 0.23，ESR 80mm/h，血尿酸 7.2mg/dL。

X 线：左足第一跖骨头处出现溶骨性缺损，局部软组织肿胀。

诊断：足痹（痛风性关节炎）。证属湿热阻络。治以清热解毒，祛湿通络，消肿止痛。

处方：土茯苓 30g，薏苡仁 30g，萆薢 30g，防己 30g，秦皮 20g，海桐皮 30g，白花蛇舌草 30g，丹参 30g，川牛膝 30g，木瓜 18g，香附 20g，甘草 9g。水煎服，日 1 剂。

医嘱：忌食酒肉厚腻之味，注意休息。

二诊（1990 年 4 月 5 日）：服上药 10 剂，症状消失，行走自如，无跛行。舌质淡红，苔薄白。为巩固疗效，防止复发，嘱痹隆清安片，每服 6～8 片，日 4 次，连服 6 个月；忌食酒肉厚腻之味。

随访 3 年，病情未复发。

按语：患者素体壮实，多进厚腻饮食，易化生湿热。内生湿热之邪阻滞经脉，故出现局部红肿热痛，功能受限。因湿性重着、黏腻，故病变主要固定于下肢，且反复发作难愈。本病消除急性症状较易，控制反复发作较难。控制其反复发作的关键，除了长期服药以彻底清除体内残留的湿热之邪外，更重要的是限制摄入酒肉厚腻之味，以阻断湿热化生之源。

（摘自：《娄多峰论治痹病精华》）

第六节　骨　痿

【概述】

骨痿是由于先天禀赋不足或失于调养而元阳虚衰，真阴耗损，不能充骨生髓；或后天脾胃虚弱，水谷精微摄入不足，气血生化之源匮乏，致筋骨失养；或久居湿地，湿聚或湿蕴化热，入侵筋骨，内外合邪，而致全身骨痛，下肢抽筋，甚则出现身长缩短、驼背、骨折等临床表现的病证。临床出现腰脊不举、肌肉松懈、肢体无力、运动困难，后期可出现胸中气满、喘息不便等表现的病证。骨痿常见的症状有乏力、少气、口渴欲饮、腰脊无力、不能坐起、目无所见、下肢无力、不能久立等；常见的体征有骨骼瘦削变细、肌肉萎缩、面色黑、牙齿枯槁；尺脉急甚或微滑皆为骨痿之脉。本病多从中年起病，老年几乎都可患病，还可继发于多种疾病和用药不当。本病相当于西医的骨质疏松。

【源流】

历代医家对骨痿的认识及其理论阐述比较完备，自成体系。

骨痿的病名，最早出自《素问·痿论》，"肾气热，则腰脊不举，骨枯而髓减，发为骨痿""有所远行劳倦，逢大热而渴，渴则阳气内伐，内伐则热舍于肾，肾者水脏也，今水不胜火，则骨枯而髓虚，故足不任身，发为骨痿"，认为本病发病是由于水本以制火，然火盛则烁水，而水愈虚火愈炽，故而劳倦热渴，阳火内炽，水不能胜火而肾精亏虚，又因热伤津液，阳热之气内伐而舍于肾，致水不胜火发为骨痿。《灵枢·邪气脏腑病形》曰："肾脉……微滑为骨痿，坐不能起，起则目无所见。"以上具体描述了骨痿的病因病机和症状，这是有关骨痿的最早记载。《素问·太阴阳明论》云："今脾病不能为胃行其津液，四肢不得禀水谷气，气日以衰，脉道不利，筋骨肌肉皆无气以生，故不用焉。"《灵枢·本神》："脾气虚则四肢不用。"脾胃强健，受纳运化如常，则化生有源，气血以和，肌肉筋骨得以濡养。若脾胃受损，气血生化乏源，水谷精微不能输布，使四肢、肌肉、筋骨无以充养，百骸皆损，易发骨痿。《素问·痿论》提出了"治痿独取阳明"的治疗原则，所谓"独取阳明"，主要是指采用补益脾胃的方法治疗痿证。人体脏腑、宗筋、经脉都依靠阳明气血的濡养才能正常运行，阳明不能濡润，则筋骨不和，筋骨不和则机关不利，机关不利则致痿病。脾胃功能健旺，饮食得增，气血津液充足，脏腑功能旺盛，筋脉得以濡养，有利于痿证恢复。综上，《黄帝内经》不仅提出了骨痿的病名，还强调肾虚、脾胃虚弱是痿证的病因，用调理脾胃的方法治疗本证。

汉代张仲景在《金匮要略·中风历节病脉证并治》中说："咸则伤骨，骨伤则痿，名曰枯。"可见饮食过咸为骨痿病因之一。

唐代孙思邈《备急千金要方》对骨痿病因病机、临床表现的记载从脉象入手加以论述，"骨应足少阴，少阴气绝则骨枯。少阴者，冬脉也，伏行而濡滑骨髓者也。故骨不濡，则肉不能着骨也。骨肉不相亲，即肉濡而却。肉濡而却，故齿长而垢，发无泽。发无泽者骨先死"。其又论"足三阴脉也肾脉急甚，为骨痿癫疾"。唐王冰提出："腰为肾府，又肾脉上股内，贯脊，属肾，故肾气热则腰脊不举也。肾主骨髓，故热则骨枯而髓减，发则为骨痿。"其从经络循行路线以及骨痿的病位（腰部、肾脏、肾脉）和病因病机（肾气热、骨髓减）来论述本证。对于骨痿的治疗，《备急千金要方》提出"治肾气虚寒阴痿，腰脊痛，身重缓弱"，以杜仲、牛膝、肉苁蓉、巴戟天等补肾药物为主。综上，唐代医家认为骨痿是由于肾气虚或肾气热而致，表现为腰脊不举，齿垢发枯，治以补肾之品。

宋金元时期从五脏气衰、肝肾阴虚、脾胃虚弱等方面论述骨痿。《济世全生指迷方》曰："沉而微，五脏气衰，骨痿不能起。"饮食不节，劳倦过度，最易伤及脾胃。金元时期，李杲在《脾胃论·脾胃胜衰论》中指出"脾病则下流乘肾肝……则骨乏无力，是为骨痿。令人骨髓空虚，足不能履地，是阴气重叠，此阴盛阳虚之症"。脾为后天之本，气血生化之源。脾胃虚弱，气血生化乏源，筋骨失于濡养，因此，筋骨肌肉若要强壮有力，须补益脾胃，促进气血化生。元代朱震亨在《格致余论》中说："比及五十，疾已蜂起。气耗血竭，筋柔骨痿。"张子和结合自己的临床实践提出"痿病无寒"之说，并指出胃为水谷之海，水谷精微不能濡养四肢百骸，故形体日渐消瘦，甚则发为骨痿。治疗上，《古今医统大全·痿证门》记载加味四斤丸治疗"骨痿"："治肾虚肺热，热淫于内，致筋骨痿弱不能胜持。"另记载金刚丸："治肾损骨痿，不能起床，宜服此益精。"宋代《圣济总录》论曰："肾脏虚损，骨痿羸瘦者，盖骨属于肾，肾若虚损，则髓竭骨枯，阳气既衰，身体无以滋养。所以骨痿、肌肤损削而形羸瘦也。经曰骨者髓之府。不能久立，行则振掉，骨将惫矣，此之谓也。"其列出"鹿茸丸""补骨脂丸方""肉苁蓉丸方""巴戟天丸方""石钟乳丸方""菟丝子丸方""石斛饮方"。金代刘完素的《素问病机气宜保命集》提到煨肾丸：治肾肝虚损，骨痿不能起床，筋弱不能收持，以及脾损谷不化，善益精缓中消谷。综上，宋金元时期丰富了从肾、脾论治骨痿，强调脾肾双补。

明代医家提出血气亏虚是骨痿的病因。明代龚廷贤《寿世保元》提道："痿者，手足不能举动是也，又名软风……此症属血虚。血虚属阴虚，阴虚能生热，热则筋弛。步履艰难，而手足软弱。此乃血气两虚。"李中梓在《医宗必读》中曰："阳明虚则血气少，不能润养宗筋，故弛纵，宗筋纵则带脉不能收引，故足痿不用。"《景岳全书》记载："元气败伤，则精虚不能灌溉，血虚不能营养者，亦不少矣……痿由内脏不足之所致，但不任用，亦无痛楚，此血气之虚也。"从中可以看出：血气亏虚型可以没有疼痛的表现，与一些骨痿患者没有疼痛的表现相一致。明代张介宾《景岳全书》曰："肾水绝则木气不荣，而四肢干痿，故多怒，鬓发焦，筋骨痿""久则髓减骨枯，发为骨痿者有矣"。张景岳认为，肾虚导致骨痿，在前人的基础上创立了著名的补肾益精填髓方剂——左归丸、右归丸，两方分别对肾阴阳不足导致的腰酸腿软、眼花耳聋等症有良好的治疗效果。两方纯补，峻填精髓，补肾兼顾养肝益脾，使得肾精得充，虚损得复，阴阳互滋而生化无穷。

清代医家认为本证为本虚标实之证，在病因上提出外邪、气滞、痰瘀等因素，并对本病的治疗进行了较为详尽的论述，以肾气丸、六味、八味丸加减治疗。清代程国彭《医学心悟》言："腰痛，有风、有寒、有湿、有热、有瘀血、有气滞、有痰饮，皆标也。肾虚其本也。然肾虚之中，又须分辨寒热二证，如脉虚软无力，溺清便溏，腰间冷痛，此为阳虚，须补命门之火，则用八味丸；若脉细数无力，便结溺赤，虚火时炎，此肾气热，髓减骨枯，恐成骨痿，斯为阴虚，须补先天之水，则用六味丸，合补阴丸之类。"清代张璐在《张氏医通》中提出："言肾经腰痛者，内伤房室也……唯肾脏虚伤，膀胱之府安能独足。又有膏粱之人，久服热剂，醉以入房，损其真气，则肾脏热，腰脊痛，久则髓减骨枯，发为骨痿。此为本病，其有风寒湿热、闪挫瘀血、滞气痰积，皆为标病，而肾虚则其本也。"其阐述了骨痿为本虚标实之病，肾虚为本；治疗分寒热，"属阳虚火衰，肾气丸加肉苁蓉、补骨脂、巴戟天……属阴虚火炎，六味丸加龟甲、当归、杜仲、续断之类"。

近现代医家对骨痿的辨证论治、理法方药积累了丰富的临床实践经验，在继承了古代医家对骨痿病因病机认识的基础上，强调了瘀血在骨痿发病中的作用，除了突出脾肾亏虚致病，还认识到肝失疏泄这一导致骨痿的病机。

【病因病机】

中医认为，骨痿病位在骨，但病之脏腑在肝脾肾三脏，由肾精亏虚、髓减骨枯，脾胃亏虚、气血乏源，肝肾阴虚、筋骨失养，久病气虚血瘀，经脉运行不畅所致。

1. 肾虚精亏，髓减骨枯

先天不足、肾精素虚，强力过劳（包括体力过劳、房劳过度和惊恐过度）、耗伤肾精，肾精亏虚，肾不生骨髓可引发骨痿。

2. 脾胃虚弱，气血乏源

中医认为脾主运化水谷精微，为气血生化之源，后天之本。若素体脾胃虚弱，则受纳、运化、输布的功能失常，气血生化之源不足，无以生髓养骨而发生骨痿。

3. 肝肾阴虚，筋骨失养

肝与肾密切相关，肝藏血、肾藏精，肝主疏泄、肾主封藏，肝主筋、肾主骨。肝虚时，则阴血不足，筋失所养，致肢体屈伸不利。肾精亏损，则髓枯筋燥，致痿废不起，导致骨痿的发生。

4. 气虚血瘀，阻滞经络

气血津液不足，无以行血脉利关节，而瘀血不去，新血不生，气血更加亏虚，导致骨痿发生。

【辨治思路】

一、识症

骨痿的临床表现包括手足关节疼痛、骨痛、驼背、筋骨拘挛、午后发热、盗汗骨蒸、洞泄、视物昏花等。

关于本病之证候表现，《黄帝内经》所论颇为详尽，主要有"腰脊不举""坐不能起""足不任身"等。举，有提起、起身的意思。如《礼记·曲礼》曰："行不举足。"《国语·晋语》曰："举而从之。"所谓"腰脊不举"，即因腰脊无力，难以自己起身，从坐位也不能起立，如果扶立起来，双足不能支撑身体重量，难以站稳，进而也不能独立行走。这较为形象地描述了骨痿的临床症状特点。

《素问·玉机真脏论》云："大骨枯槁，大肉陷下……肩髓内消，动作益衰……目眶陷。"可见，骨痿以骨骼的形态改变，即枯槁不用、骨骼瘦削变细、肌肉萎缩甚至严重消瘦等为主，还会出现面肤色黑、牙齿枯槁、目眶凹陷等。

二、审机

1. 肾虚精亏，髓减骨枯

《灵枢·本神》指出："精伤则骨酸痿厥。"腰为肾之府，肾精亏虚，腰府失养，故腰膝酸软。肾开窍于耳，脑为髓海，肾精亏虚，精少髓亏，耳窍失于充养，故见耳鸣、耳聋。肾精亏损，无以充髓实脑，则健忘恍惚，甚至神情呆钝。肾之华在发，齿为骨之余，精亏不足，则发枯易脱，齿松早脱。肾精不足，生殖无源，不能兴动阳事，故性欲减退，生育功能低下，男子表现为精少不育，女子表现为经闭不孕。

2. 脾胃虚弱，气血乏源

中医认为，脾主运化水谷精微，为气血生化之源，后天之本。若素体脾胃虚弱，则受纳、运化、输布的功能失常，气血生化之源不足，无以生髓养骨而发生骨痿。

3. 肝肾阴虚，筋骨失养

肝主筋、肾主骨。肝肾阴虚，精血不能濡养筋骨经脉，故肢体无力痿软。肾主藏精，肾虚不藏，腰为肾之府，精虚髓空，则腰脊酸痛。肝肾阴虚，肝阳上扰，则头昏目眩。

4. 气虚血瘀，阻滞经络

气血津液乃营养皮肉筋骨的物质基础，元气亏虚，血脉瘀滞，易出现腰背酸痛，四肢痿软，麻木不仁，四肢青筋暴露，有压痛点，舌淡有瘀斑或瘀点，脉涩。

三、定治

总以补益肾精、填髓健骨为治疗原则。根据临床上患者的症状表现，或偏重于补，或偏重于攻，或攻补兼施。病变以肾精亏虚、肝肾阴虚、脾胃虚弱为主者，佐以滋养肝肾、健脾益胃、补益气血；日久不愈，元气亏虚，血行无力，发为气虚血瘀；或因于气，情志内郁，气机阻滞，血脉周行不畅，发为气滞血瘀；或因于邪，痰湿中阻，血行不畅，而致血瘀，可适当加入活血通络之品。

四、用药

肾精亏虚，髓减骨枯：治宜补益肾精，药用鹿茸、熟地黄、菟丝子、杜仲、肉苁蓉等。

肝肾阴虚，筋脉失养：治宜滋补肝肾，药用牛膝、龟甲、知母、黄柏、当归、白芍等。

脾胃虚弱，气血乏源：治宜健脾益气，药用莲子、怀山药、茯苓、扁豆等。

气虚血瘀，阻滞经络：治宜益气养血，活血通络，药用人参、黄芪、川芎、熟地黄、三七等。

脾肾阳虚：治宜温阳健脾，滋肾填精，药用淫羊藿、菟丝子、巴戟天、黄芪、白术等。

气血亏虚：治宜补益气血，药用黄芪、桂枝、鸡血藤、当归、白术等。

气滞血瘀：治宜活血化瘀，行气止痛，药用当归、乳香、没药、川芎、五灵脂、赤白芍、地黄、牛膝、甘草、大枣、白术、黄芪、龙眼肉、远志等。若瘀证较重，则以水蛭等破血逐瘀之品。若气滞较重，可用柴胡、木香、陈皮等行气之品。病久且剧烈疼痛、关节轻度畸形者可加全蝎、蜈蚣，以活血通络，化瘀止痛；下肢骨节疼痛严重者可加防己、独活以祛风除湿，通络活血止痛；上肢骨节疼痛明显者加姜黄、桑枝以祛风除湿，通利关节，化瘀止痛。

瘀血阻络：治宜活血化瘀，通络止痛，药用桃仁、红花、当归、川芎、赤芍、地龙、蜈蚣、牛膝、延胡索、白芥子等。

【辨证论治】

1. 肾精亏虚，髓减骨枯

主要症状：腰膝酸软，耳鸣、耳聋，健忘恍惚，神情呆钝，发脱，齿摇，性功能减退，男子精少，女子"天癸"早竭。青年常出现眩晕、虚劳、耳鸣耳聋、不孕、不育、滑泄、阳痿等。中老年人则主要表现为较同龄人早老，或患有严重的体虚衰羸等，症见齿摇松动、耳鸣耳聋、健忘痴呆，舌淡，少苔，脉沉细。

治疗方法：治以补肾填精，益髓壮骨。青娥丸：补骨脂、草薢、杜仲、胡桃肉、黄柏、知母、牛膝。下肢发凉者，加淫羊藿、仙茅；小腿抽筋者，加白芍。肾阳不足，命门火衰证，用右归丸温补肾阳，填精益髓。舌强不能言，足废不能用，为喑痱，用地黄饮子（《黄帝素问宣明论方》）滋肾阴，补肾阳，开窍化痰。肾气不固证，可用金锁固精丸、缩泉丸加减。

2. 肝肾阴虚，筋脉失养

主要症状：腰膝酸软，胁肋胀痛，头晕目眩，耳鸣健忘，视物不清，失眠多梦，咽干口燥，五心烦热，颧红盗汗，男子遗精，女子经少或闭经，舌红，少苔，脉细数。

治疗方法：治以滋补肝肾，荣养筋脉。虎潜丸加减：知母、黄柏清热坚阴，以龟甲、虎骨（现用代用品，下同）、熟地黄、白芍、锁阳补益肝肾，以干姜、陈皮温中健脾，理气和胃。若病久阴损及阳，见神疲畏寒，加淫羊藿、补骨脂、巴戟天；足热骨痿，加枸杞子等；若肝血虚，则加入当归、白芍；兼有咳嗽气促者，加入五味子、麦冬。肝肾阴虚、真阴不足，出现腰酸腿软，头晕眼花，耳聋失眠，遗精滑泄，自汗盗汗，口燥舌干，舌红少苔，脉细者，治以滋阴补肾，填精益髓之法，予左归丸加减。肝肾阴虚，阴虚火旺，出现骨蒸潮热，盗汗遗精，咳嗽咳血，心烦易怒，足膝疼热，或消渴易饥，舌红少苔，尺脉数而有力者，治以滋阴降火之法，予大补阴丸加减。若阴虚较重者，可加天冬、麦冬以润燥养阴；阴虚盗汗者，可加地骨皮以退热除蒸；咯血、吐血者，加墨旱莲、仙鹤草、侧柏叶以凉血止血；遗精者，加金樱子、芡实、桑螵蛸、山茱萸以固精止遗。

3. 脾胃虚弱

主要症状：身倦乏力，四肢不温，少气懒言，胃脘胀满，隐隐作痛，喜温喜按，时缓时急，纳呆便溏，小便清，舌质淡或有齿痕，苔薄白，脉细弱。

治疗方法：健脾益气、滋养胃阴。补中益气汤加减：黄芪、党参、白术、炙甘草、当归、陈皮、升麻、柴胡、生姜、大枣。

若兼腹中痛者，加白芍以柔肝止痛；头痛者，加蔓荆子、川芎、藁本、细辛以疏风止痛；咳嗽者，加五味子、麦冬以敛肺止咳；兼气滞者，加木香、枳壳以理气解郁；时见腹痛，加木香、香附；兼舌苔白腻者，加苍术、厚朴；大便清稀，小便色清，腹部隐隐作痛，加炮姜、肉豆蔻、益智仁；少气懒言，便泻不止，甚至脱肛，加黄芪、升麻、葛根；兼夹湿热，口苦舌黄，或大便夹黏冻，加黄连、马齿苋。

4. 气虚血瘀

主要症状：腰背酸痛，四肢痿软，麻木不仁，四肢青筋暴露，有压痛点，舌淡有瘀斑或瘀点，脉涩。

治疗方法：治以益气养血、活血通络。圣愈汤加减：人参、黄芪、当归、白芍、川芎、熟地黄等。常用活血化瘀药，如当归、川芎、丹参、三七、牡丹皮、香附等。

5. 脾肾阳虚

主要症状：腰膝酸软，腰髋冷痛，甚则弯腰驼背，形寒肢冷，腹中冷痛，腹胀腹泻，或五更泄泻，小便不利，或夜尿频多，面浮肢肿，甚则腹胀如鼓。舌淡胖或边有齿痕，舌苔白滑，脉沉细无力。

治疗方法：补虚回阳，温中散寒。附子理中汤加减：人参、白术、干姜、附子、炙甘草、肉桂、黄芪。

有脾虚湿盛痰多等症状者可联合应用六君子汤加减；若食积、不思饮食者可健脾行气导滞，加神曲、山楂等；若阳虚寒湿胜，加吴茱萸等温阳祛寒湿之品；阳虚而兼水肿症状明显者，加泽泻、木香、佛手、香橼等行气利水而消肿。

6. 气血亏虚

主要症状：四肢倦怠，面色苍白或萎黄，头晕，气短懒言，心悸怔忡，饮食减少，舌淡苔薄白，脉细弱或虚大无力。

治疗方法：益气补血。八珍汤加减：人参、白术、茯苓、当归、川芎、白芍、熟地黄、炙甘草、黄芪、制何首乌。

若以血虚为主，眩晕心悸明显者，可加大地黄、白芍用量，并加黄芪，若心悸不寐者加远志、炒酸枣仁；若大便稀薄者，加扁豆、肉豆蔻；若水肿者，加桂枝、补骨脂。

7. 气滞血瘀

主要症状：周身骨节疼痛，腰背膝痛有定处，疼痛拒按，卧床转身疼痛，日轻夜重，甚则驼背，腰椎、桡骨远端、髋关节骨折，胸胁胀闷，走窜疼痛，急躁易怒，女性可见月经闭止，或痛经，经色紫暗有块，舌质紫暗或见瘀斑，脉涩。

治疗方法：活血祛瘀，行气止痛。血府逐瘀汤加减：桃仁、红花、当归、生地黄、牛膝、川芎、桔梗、赤芍、枳壳、炙甘草、柴胡、黄芪、地龙、蜈蚣。常配合疏肝利湿法，旨在使气机通达，血行流畅，以利肢体功能恢复。常用香附、川芎、丹参等行气活血药与郁金、柴胡等疏肝药合用，还常将柴胡与桔梗、牛膝、枳壳巧为配伍，调畅气机，行气活血。化瘀多健脾胃，常用苍术配升麻，苍术气香而性燥，质重而味厚，泄浊降胃气，配升麻质轻而味薄，升发脾气。

8. 瘀血阻络

主要症状：周身骨节疼痛，日轻夜重，腰背酸痛，甚则弯腰驼背，活动受限，或四肢关节变形，面色晦滞，舌暗红或舌间有紫络，苔白腻，脉沉涩而弦。

治疗方法：活血行气，通痹止痛。身痛逐瘀汤加减：秦艽、川芎、桃仁、红花、炙甘草、羌活、没药、当归、五灵脂、香附、牛膝、地龙、丹参、蜈蚣等。

【病案参考】

病案一

余某，女，62岁。2009年5月24日初诊。腰背酸痛1年余。近期腰背酸痛板滞，四肢活动尚可，但疲乏无力，胃纳欠佳，夜寐不安。X线片示腰椎体骨质增生，骨密度结果为骨质疏松。苔薄白，脉细。中医诊断为骨痿。西医诊断为骨质疏松症。施老认为本证当属脾肾两亏，筋骨失养，治以补肾健脾，活血通络。处方：炙龟甲、鹿角片、全当归、潞党参、大川芎各12g，淫羊藿、仙茅、大熟地黄、补骨脂各18g，生黄芪30g，怀牛膝15g，炙甘草5g。服药14剂，腰背酸痛明显减轻，胃纳如常，守方再服14剂调治。

按语：骨质疏松症属中医"骨痿"范畴。根据"肾主骨""脾肾相关""血瘀""肝肾同源"等中医理论，认为肾虚是导致骨质疏松症的主要原因，同时与肝、脾及血瘀关系密切。因此在治疗时不能单纯使用补肾法，而应将补肾、疏肝、健脾、活血结合。本方选用龟甲、鹿角补益肝肾，滋阴养血，《备急千金要方》中称鹿角"益气力，强骨髓"；龟甲配熟地黄增强滋阴之功；淫羊藿、仙茅、牛膝既能补益肝肾，壮骨强筋，又能舒筋通络；补骨脂补肾中之阳，"能温暖水土，消化饮食，升达脾胃"；当归、川芎活血通络；党参、黄芪益气生血。全方阴阳平补，标本同治，共奏补肾壮骨、健脾益气、通络止痛之功。

（摘自：《上海名老中医医案精选·施杞典型医案》）

病案二

魏某，女，61岁。2005年9月1日初诊。主诉：反复腰背痛5年，加重2天。既往有腰1椎体压缩性骨折病史。查体一般情况好，腰椎生理曲度变直，压痛明显，双侧腰大肌紧张，直腿抬高试验左70°（－），加强试验（－），右70°（－），加强试验（－）。腰椎屈伸活动受限明显。骨密度检查提示重度骨质疏松。舌紫暗、舌下脉络曲张、苔薄黄，脉弦。庄教授认为，该病属于气滞血瘀之骨痿，治疗当以活血化瘀。处方：当归、丹参、郁金、白芍、枳壳各15g，川芎、甘草各10g，黄芪30g，补骨脂、杜仲、女贞子、泽泻各12g。7剂，每天1剂，水煎，早晚服。

9月8日二诊：腰背痛大减，舌暗红、苔微黄，脉弦。上方去丹参，加香附12g，桑寄生15g。再服7剂，腰背痛进一步减轻，腰椎活动明显改善。

按语：庄教授认为，骨质疏松症多因年老脏腑衰退，气血虚弱，运行失常，致气滞血瘀，痹阻筋络，筋骨失其濡养致脆弱。治当着重活血化瘀，在遣方用药方面，用当归、香附、郁金以活血化瘀、通畅血脉，改善局部的血液濡养；补骨脂、女贞子补肾壮骨；伍以白芍柔肝、柴胡疏肝、黄芪补气、川芎行气、枳壳理气，共调气机。诸药合用，共奏活血化瘀、补肾壮骨、通络止痛之功。

（摘自：何铭涛，梁祖建.庄洪教授从瘀论治骨质疏松症经验介绍.新中医，2007）

病案三

陈某，女，63 岁，农民。2014 年 1 月 7 日初诊。患者反复腰背疼痛 2 年余，时轻时重，久立、劳累时疼痛加剧，休息减轻。近 3 个月来，腰背疼痛症状加剧，不能久立，无双下肢放射性酸痛麻木。神志清，精神软，胃纳可，夜寐不安，二便调，舌质暗、苔薄白，脉弦细。腰椎 CT 示腰椎屈度可，L_1 轻度楔形变，骨质增生，腰椎退行性改变。骨密度测定：T 值-2.6。西医诊断：骨质疏松症。中医诊断：骨痿（肝肾阴虚型）。治当补益肝肾，强筋壮骨，方用益骨汤加味治之。药用：补骨脂、骨碎补、生地黄、怀山药、仙茅、淫羊藿、青风藤、海风藤、夏枯草、枣仁各 12g，川楝子 9g，白芍、延胡索、远志各 20g，丹参、生龙骨、生牡蛎各 30g，百合 10g。14 剂。

1 月 21 日二诊：服上药后腰背疼痛缓解，夜间盗汗，舌质暗、苔薄，脉弦细。上方去青风藤、海风藤、川楝子，加熟地黄、续断、当归、地骨皮各 12g。14 剂。

2 月 4 日三诊：疼痛已明显缓解，再拟前方出入，进一步巩固治疗。上方加细辛 3g，杜仲 10g。14 剂。

2 月 18 日四诊：疼痛基本缓解，活动可。续服益骨汤以巩固疗效。益骨汤处方：生地黄 15g，怀山药 20g，丹参、补骨脂、骨碎补各 10g。

按语：姚教授认为，本例患者初始虽以腰背疼痛为主，但其病性却属本虚标实，本虚主要责于脾肾，而标实则多系瘀血，故以益肾、健脾、养肝、活血化瘀作为治疗大法，以"益骨汤"加味治之。方中补骨脂、骨碎补补肾壮阳，生地黄养阴生津清热，此有"善补阳者，必于阴中求阳"及"壮水之主，以制阳光"之意，而怀山药健脾益气，丹参活血通络。另加仙茅、淫羊藿增强温补肾阳之力，青风藤、海风藤通络止痛，枣仁、远志、生龙骨、生牡蛎、百合安神定志，夏枯草、白芍、川楝子柔肝理气，延胡索活血止痛。诸药配伍，共奏益肾健脾、活血化瘀、消除骨痿之功。

（摘自：方针，姚新苗．姚新苗治疗骨质疏松症经验述要．浙江中医杂志，2017）

第七节　痛　风

【概述】

痛风一名，从广义而论，是具有突发急作、疼痛剧烈、来去如风等特点的关节疼痛性疾病，从狭义归纳分析，是由于外感风、寒、湿之邪与内生痰、湿、瘀、毒互结于四肢远端关节，以红、肿、热、痛为主要表现的一类病证，以足趾关节好发，隶属于广义的"痹证"范畴，涵盖了现代医学中由于高尿酸血症导致的急性或慢性痛风性关节炎的症状。

【源流】

追溯《黄帝内经》虽无痛风一名的出现，但已经有了类似的记载。《素问·生气通天论》载"膏粱之变，足生大丁，受如持虚"，其实是对痛风一病的病因病机及临床表现的最早描述，为后世痛风的系统立论奠定了指导意义。其后东汉张仲景在《金匮要略·中风历节病脉证并治》记载："寸口脉沉而弱，沉即主骨，弱即主筋，沉即主肾，弱即为肝，汗出入水中，如水伤心，历节黄汗出，故名历节"，指出病因乃"盛人脉涩小，短气自汗出，历节疼不可屈伸，此皆饮酒汗出当风所致"，提出了与痛风临床表现相似的"历节病"的病机及论治。唐代王焘著《外台秘要·白虎方》曰："白虎病者，大都是风寒暑湿之毒，因虚所致，将摄失理，受此风邪，经脉结滞，血气不行，蓄于骨节之间，或在四肢，肉色不变；其疾昼静而夜发，发即彻髓，酸疼不歇，其病如虎之啮，故名白虎之病也。"此亦记载了与痛风发病过程相似的表现名"白虎病"。历节和白虎的系统论述实则奠定了后世痛风系统诊疗理论的基础。

最早记载"痛风"一词的是梁代陶弘景《名医别录》，"上品"中云："独活，微温，无毒。主治诸贼风，百节痛风无久新者。"其中"痛风"一词描述了关节疼痛的走窜不定的性质。

至元代，朱丹溪在《格致余论》中启"痛风"篇章，创"痛风"之病名，立痛风专方"上中下通用痛风方"，并在《丹溪心法》《丹溪治法心要》等著作中首开"痛风"专论。《格致余论·痛风论》载："彼痛风者，大率因血受热，已自沸腾。其后或涉冷水，或立湿地，或扇取凉，或卧当风。寒凉外抟，热血得寒，污浊凝涩，所以作痛。夜则痛甚，行于阴也，治以辛热之剂，流散寒湿，开发腠理，其血得行，与气相和，其病自安……恶血入经络证，血受湿热，久必凝浊。所下未尽，留滞隧道，所以作痛。"

明待虞抟著《医学正传》和龚廷贤著《万病回春》二书中，都有"痛风"专论。对痛风的发病因素、临床症状、治疗方法等都有详细的阐述。虞抟私淑丹溪，继其遗风，博采众长，自有独创，在《医学正传·痛风》曰："痛痹者，即今之痛风也，诸方书又谓白虎历节风，以其走痛于四肢骨节如虎咬之状，而以其名之耳"，首次指出若要减轻病情或避免病情复发，须将"鱼腥、面、酱、醋"等皆断去，明确提出了痛风的饮食宜忌。龚廷贤在《寿世保元》中云："夫痛风者，皆因气体虚弱，调理失宜，受风寒暑湿之毒，而四肢之内，肉色不变。其病昼静夜剧，其痛如割者，为寒多，肿满如剜者，为湿多，或汗出入水，遂成斯疾……一论痛风，腰背手足肢节疼痛，乃血虚气弱，经络枯涩，寒滞而然也"，其对痛风的临床表现、病机演变特点加以阐述，较之以前的记载更为完备。

至清代记载痛风的著述颇多，理论日臻完备。清代张璐著《张氏医通·痛风》云："按痛风一症，《灵枢》谓之贼风，《素问》谓之痹，《金匮》名曰历节，后世更名曰白虎历节。"陈修园《时方妙用》曰:"痹者闭也,风寒湿杂至,合而为痹,与痛风相似。但风则阳受之,痹则阴受之。"以上医家分别对痛痹、痛风、白虎历节进行了详细论述,病名不同但症状类似,可见痛风、痹证、白虎历节实为同病异名也。

张璐《张氏医通·痛风》曰:"肥人肢节痛,多是风湿痰饮流注……痛风一证,多由风寒湿气,乘虚袭于经络,气血相凝滞所致。"陈歧《医学传灯·痛风》中云:"痛风者,遍身疼痛,昼减夜甚,痛彻筋骨,有若虎咬之状,故又名白虎历节风。有痛而不肿者,有肿而且痛者,或头生红点,指肿如槌者。皆由肝经血少火盛,热极生风,非是外来风邪。"其认为痛风即白虎历节,由肝经火盛引起。沈金鳌《杂病源流犀烛》曰:"风胜为行痹,游行上下,随其虚处,风邪与正气相搏,聚于关节,筋弛脉缓,痛无定处,古名走注,今名流火,俗有鬼箭风之流。寒胜为痛痹,四肢挛痛,关节浮肿,痛有定处,是名痛风,又名白虎历节风。三痹之外,更有热痹,由脏腑移热,复遇外邪,故身热,唇口反裂,皮肤色变也。更有周痹,由三气遍及于身,故周身俱痛也。白虎历节风,痛痹之一症也,以其痛循历遍身百节,故曰历节;以其痛甚如虎咬,故曰白虎历节。"以上著作对痛风的疼痛症状记载较为完备,病机多归之于风寒湿邪侵袭人体,加之其人本痰湿壅盛,故气血凝滞不通,遂发为此病。

近代医家对痛风的辨证论治、理法方药有所发挥、不断完善,积累了丰富的临床实践经验。如路志正教授认为痛风有"源之中焦,流阻下焦,病于下肢"和"起于脾胃,终于肝肾"的明显病理特点,基本病因病机是血中有热,饮食肥甘,脾运失健,湿热壅滞,凝涩关节。朱良春认为痛风之发生,是浊瘀为患,认为痛风"似风非风,责诸浊毒兼滞",临床治疗过程中应始终围绕"泄化浊瘀"施治。

从历代医家对痛风的认识来看,痛风属于"痹证"范畴,且多由于外感风、寒、湿之邪与内生痰、湿、瘀、毒互结于四肢远端关节而形成红、肿、热、痛之象。

【病因病机】

本病病因主要是饮食不节、劳逸失常或先天不足或外感六淫邪气,遂使脾之健运失职、肾之气化不利而痰浊恣生,久而蕴结,酿生湿热或血热沸腾,复感六淫邪气,内外合邪,痰浊流注关节、肌肉,气血运行受阻而发痛风。病变日久,痰浊瘀血胶结不解,内伤脏腑,变证丛生。

饮食不节:恣啖肥甘,饮酒过度,损伤脾胃;脾胃运化失常,升降失司,水液运化失司,聚而成湿,水湿内蕴日久则化热。内外之邪相引,则易诱发本病。

六淫外感:由于久居湿地,或水中作业,或冒雨涉水,或汗出当风,又当正气不足,卫外不固,风湿之邪,或风寒湿邪,或寒湿之邪,或风湿热邪侵入人体经脉,滞留关节,致使关节经脉闭阻不通,发为痛风。因人之体质强弱不同,禀赋各异,地土方宜、生活习惯不一,而受邪各有偏盛,则见不同之证候。

劳逸失常:劳倦过度,起居无常,暗耗气血,内伤脏腑。脾失健运,湿浊内生,或肺气不利，水液分布失常，或肾脏亏损，水气为病聚而成湿，湿浊内蕴，阻滞肢体关节经络，外邪相引，易发本病。

先天不足：先天禀赋不足，肝肾亏虚，精血不足则筋骨经脉失养，脾肾功能不全，痰浊内聚，流注关节、肌肉，闭阻经脉，均可发生痹痛。正气亏虚，素体虚弱，则经脉失养，无力抵抗外邪，内外相合则发本病。

因此，本病病机主要是饮食不节、劳逸失常或先天不足，正气亏虚，关节虚损，经脉失养，导致脾运失司，痰浊内生，聚而成痰，蕴而化热，或肾气损伤，气化不利，清浊不分，复感风、寒、暑、湿、热、毒等外邪，内外合邪，痰浊流注关节、肌肉，气血运行受阻而发痛风。病久则痰浊凝涩、瘀血痹阻经脉，出现关节肿大、畸形、僵硬，关节周围瘀斑、结节，且内损脏腑，并发相关脏腑病证。

【临证思路】

一、识症

辨关节症状：如痛风之名，往往见关节红肿热痛，疼痛剧烈，痛如虎啮，剧痛难忍，活动不利，伴见口干渴饮、发热等症，脉象弦硬，按之搏指，舌质紫暗或红赤，舌苔黄厚腻。若病程日久，反复发作，痰瘀凝涩，沉积关节，则可见关节局部硬肿或结节。

辨脏器损伤：关节肿痛反复发作，可见肿大畸形，愆延不愈，痰浊瘀血痹阻，内伤脏腑，肾气受损，痰瘀痹阻于肾，则清浊不分，水液内停，伴见面部及下肢浮肿，小便浑浊有泡沫，乏力等；心气受损，痰瘀痹阻于心，胸阳不展，可见心悸怔忡、胸痹心痛等症。

二、审机

痛风一病总由内外合邪而发，故需审其病机之标本缓急，当辨病之虚实兼夹及病程之久新。关节痛剧红肿，病初发者，为病之急、病之标，主要责之湿热。兼夹之邪，一是外邪，二是痰浊瘀血。反复发作，迁延不愈，痰浊瘀血凝涩难解，则见关节肿大、畸形、僵硬。若瘀滞甚者，局部皮色紫暗，疼痛夜甚；痰浊甚者，局部皮色不变，但见肿大；湿热甚者，关节局部灼热，皮色焮红。虚证以气血亏虚、脾肾亏虚多见。气血亏虚见倦怠乏力，面色苍白少华，头晕，心悸，气短，纳呆，失眠，爪甲色淡，舌淡，脉细弱等。脾肾亏虚为病之甚者，见大便稀溏，下肢痿软，腰痛，浮肿，小便浑浊，舌淡胖大，脉沉细弱。本病早期以实证为主，中晚期多见虚实夹杂，晚期以虚证为主。

三、定治

痛风的治疗遵循"急则治其标，缓则治其本"之原则。急性发作之时针对标实当投以大剂清热利湿之品。清热（疏、清、利、下）是不可缺少的对症治疗，辅以温阳散寒之药，并结合病因学、病机学治疗痛风。病因学治疗为祛除病因，特别是疏散外感六淫之邪，是治疗的基本原则，如疏风、燥湿、清热解毒等。病机学治疗为调畅气机，泄浊通络，活血化瘀。痛风日久，临床常常补益肝肾以加强通络散血止痛之功。病之新发，脏腑尚充，以祛邪为主，病之久者，正气耗伐，脏腑受损，当以扶正为本，兼顾祛邪，使邪去而正安。

四、用药

痛风发作时，关节局部红肿热痛，来势汹汹，局部焮热不可触碰，治疗宜清热利湿、消肿止痛、化瘀解毒之品，用土茯苓、川萆薢、玉米须、炒薏苡仁、忍冬藤、山慈菇、虎杖、姜黄、秦艽等药物；若疼痛隐隐，肿胀不甚，迁延不愈，或伴乏力、倦怠、大便溏薄，择用茯苓、山药、炒白术、生黄芪等运脾祛湿之品；若兼风邪，疼痛游走，可加防风、威灵仙、海风藤等祛风胜湿、通络止痛；阳虚寒盛，冷痛暗紫者，重用桂枝、附子，或加细辛温经散寒。

病程迁延，久必伤及肾气，肾气虚则气化不利，清浊不分，开合失司，精微泄漏而见尿浊、夜尿频、水肿等症，此时治疗健脾同时不忘补肾，可选熟地黄、山药、山茱萸、猪苓、茯苓、玉米须等药。如肾气亏虚，下肢乏力者，重用牛膝、桑寄生、续断等补肾强筋、通络止痛。

老年痛风患者，常伴见腰酸腿软、筋脉拘挛、遗精滑泄、头晕健忘、盗汗耳鸣等肾精亏耗之象，常佐以血肉有情之品，如龟鹿二仙胶等。然补肾之品常滋腻有碍脾之虞，此时路老常少佐砂仁、娑罗子等辛香理脾之品以顾护脾胃，又使补而不滞。

【辨证论治】

1. 风湿热痹

主要症状：关节红肿热痛，疼痛剧烈，痛不可触，得冷则舒，发作势急，伴发热、口渴，烦躁不安，舌红苔黄，脉滑数。

治疗方法：清热祛湿，通络止痛。

方药：白虎加桂枝汤加减。生石膏、知母、甘草、桂枝、川萆薢、土茯苓、络石藤、青风藤、薏苡仁。

舌黄苔厚腻，脉象弦急有力，加用三黄泻心汤以清热解毒；苔薄水润，脉象沉滑，加桂枝、附片、细辛以通络散寒。热象明显，加大石膏用量以辛凉清热止痛。

2. 湿热痹阻

主要症状：关节肿痛，局部焮红，触之灼热，口干口苦，小便黄赤，大便黏滞或偏干，舌红，苔黄腻，脉滑数。

治疗方法：清热利湿，消肿止痛。

方药：四妙散加减。黄柏、苍术、牛膝、薏苡仁、土茯苓、萆薢、泽泻、忍冬藤、秦艽。

关节肿胀明显，加薏苡仁用量，辅以玉米须、茯苓皮、冬瓜皮等药物以祛湿通络；疼痛明显，加用延胡索、络石藤、蜂房等药物以通络止痛；热毒炽盛、身热烦渴，加用生石膏、滑石、知母等清热之力；瘀热明显加山慈菇、虎杖、鬼箭羽等祛瘀泄热。

3. 脾虚湿阻

主要症状：痛风发作日久不愈，关节疼痛反复发作，时轻时重，关节肿大或漫肿，局部颜色暗沉，面色无华，气短乏力，倦怠身困，大便溏薄，舌质淡伴有齿痕，脉濡散无力。

治疗方法：健脾益气，祛浊通痹。

方药：防己黄芪汤加减。黄芪、防己、茯苓、苍术、薏苡仁、萆薢、木瓜、晚蚕砂。

中焦湿阻，脘闷纳呆者，可加藿梗、荷梗以芳香理气化湿；水肿明显，加玉米须、炒薏苡仁以利水消肿；疼痛明显，加用姜黄、延胡索活血通络以使气血顺畅、脉络通利。全方共奏消肿止痛之功。疏肝理气用佛手片、陈皮等物以调畅气机。

4. 痰瘀痹阻

主要症状：关节疼痛，痛如针刺，关节僵硬、变形、拘挛、麻木，屈伸不利，甚至强直畸形，局部肤色暗沉，或伴结节，舌质暗或有瘀斑，苔白腻，脉细涩。

治疗方法：化痰通络，散瘀止痛。

方药：双合散化裁。桃仁、红花、当归、熟地黄、川芎、赤芍、陈皮、半夏、白芥子、山慈菇。

若兼夹风湿者，可予丹溪上中下通用痛风方，既有祛风湿、化痰瘀，又可消滞和中，三焦同治，对上中下之痹痛均可使用。若皮下结节破溃，脂溢脓出，久不愈合者，重用黄芪以益气托毒排脓，加皂角刺化毒透脓，脱腐生肌收口。

5. 肝肾亏虚

主要症状：痛风反复发作，日久不愈，关节游走疼痛，或酸楚重着，甚至关节畸形或挛缩，麻木不仁，腰膝酸痛，下肢痿软。舌质淡红，苔薄白或少津，脉沉细弱或细数。

治疗方法：补益肝肾，舒筋止痛。

方药：独活寄生汤加减。独活、桑寄生、杜仲、牛膝、人参、熟地黄、细辛、秦艽、茯苓、肉桂、当归、川芎、防风、芍药、甘草。

痛风日久，营血耗伤、肾阴不足之患者，用生地黄、当归、泽泻、玄参等药物以滋阴补血利湿，肝肾不足明显，也可加巴戟天、续断、淫羊藿等药物以补益肝肾。

6. 气血两虚

主要症状：痛风迁延日久，关节冷痛不舒，痛风结节肿大难消，甚至关节肿大变形，生活无法自理，腰膝酸痛，面色不荣，舌质淡，脉沉细。

治疗方法：温阳通络，益气养血。

方药：八珍汤加减。炒党参、白术、茯苓、炙甘草、当归、川芎、白芍、熟地黄、黄芪、焦六曲、杜仲、续断、鸡血藤。

兼见湿热，加茵陈、泽泻、柴胡；便溏脘闷、纳呆者，加炒谷麦芽、鸡内金；兼瘀血者，加桃仁、红花、鳖甲（先煎）；兼阴虚内热者，加知母、黄柏、女贞子、旱莲草。

【其他治法】

一、外洗

关节肿痛剧烈者，常配合以外洗方进行局部的熏洗，以达到快速缓解疼痛的作用，急性发作时，常用如下方药：制川乌、制草乌、细辛、冰片、生石膏、青风藤、山慈菇、红花，其中组方寒温并用，共奏消肿止痛之功。

二、针灸推拿疗法

1. 火针

火针的烧针和针刺深浅至关重要。《针灸大成·火针》曰："刺针切忌太深，恐伤经络；太浅不能祛痛，唯消息取中耳。"又曰："灯上烧，令通红，用方有功。若不红，不能祛病，反损于人。"

治疗关节肿痛急性发作，主穴选取肝俞、行间、太冲、内庭、陷谷、阿是穴；湿热蕴结加脾俞、太白；瘀热阻滞加血海、膈俞；痰浊阻滞加丰隆、足三里；肝肾阴虚加太溪、照海。

常规消毒，火针要求加热至通红，然后施针于患处。本病证一般采取快针法。火针针刺后，用干棉球迅速按压针孔，以减轻疼痛。如针处出血，一般勿止，待其自止。嘱患者不要搔抓患处，一天内不要洗澡，如局部微红，高起于皮肤为火针后正常反应，两日后可自行消退。火针治疗期间忌食生冷，针后半小时之内勿饮水。（《上海针灸杂志》2009 年 3 月第 28 卷第 3 期）

2. 针灸

除火针外，尚有梅花针或三棱针刺血拔罐、皮内针及耳针等，亦有配合推拿或内服、外敷中药进行治疗的。以普通针灸为例：

取穴：分 2 组。①足三里、阳陵泉、三阴交。②曲池。

配穴：分 2 组。①内踝侧：太溪、太白、大敦；外踝侧：昆仑、丘墟、足临泣、束骨。②合谷。

治法：病变在下肢，均各取第一组；在上肢各取第二组。以主穴为主，据部位酌加配穴。以 1~1.5 寸 28 号毫针刺入，得气后采用捻转提插补泻手法。急性期用泻法，恢复期用平补平泻法，均留针 30 分钟。每隔 10 分钟行针 1 次。每日或隔日 1 次，7~10 次为 1 个疗程，疗程间隔 3~5 天。

3. 推拿

关节疼痛剧烈，活动受限者，勿施于痛风结节局部，以循经点穴为主。常用手法有揉法、按法。治疗的主要目的在于减轻疼痛，缓解肌肉痉挛，促进局部血液循环，使炎症吸收加快。

病程较长、关节肿痛不甚者，病情相对稳定，可选用揉法、推法、弹法、按法等，能够缓解症状，并能起到预防痛风复发及治未病作用。常用穴位如百会、神庭、曲池、合谷、神门、足三里、太冲、丰隆、内庭、阴陵泉及阿是穴，局部点按、弹拨。

【病案参考】

病案一

王某，男，29 岁，某公司程序员。2003 年 5 月 31 日初诊。主诉：周身关节疼痛，反复发作 3 年，加重 3 天。病史：患者自 3 年前左足踝关节突发肿痛，夜痛甚，需服芬必得、百服宁止痛。此后足踝、肘、膝关节游走性疼痛反复发作，时感周身重滞不舒，与气候变化无明显关系。常于劳累、饮食不慎时发作。3 天前左膝关节肿痛，色红，皮温高，不能行走。查体见面部及前胸有散在性暗红色皮下结节。食欲尚佳，但时有腹胀、大便溏薄，因关节肿痛而夜眠不安。舌质暗，苔薄黄而腻，脉沉涩。

中医诊断：痛风。

西医诊断：痛风性关节炎。

中医辨证：脾虚湿胜，郁久化热，湿热阻滞。

治疗：健脾祛湿，清热助阳化气。

处方：苏叶 10g，藿荷梗各 10g，炒苍术 15g，炒薏苡仁 30g，炒杏仁 10g，厚朴 12g，土茯苓 18g，泽泻 12g，山慈菇 10g，益母草 10g，防风 12g，防己 12g，萆薢 15g，豨莶草 15g，益智仁 9g，砂仁 6g。7 剂，水煎服，日 1 剂，早晚分服。

二诊：服药后关节疼痛明显缓解，红肿已消，胸背疼痛症状减轻，现仍感关节乏力、僵涩，纳谷尚馨，脘闷腹胀，睡眠尚安，大便溏薄，小便短黄。舌质暗红，苔薄黄，根腻，脉沉细而涩。治宗上法，稍事加减：去苏叶、豨莶草、益母草、益智仁、藿梗，以免祛风过而伤正，加大腹皮 12g、姜半夏 10g、炒枳实 15g、车前子 15g（布包）、苏荷梗各 10g（后下），以增行气祛湿之力，继服 14 剂。同时给予中药局部外洗，处方：防风、防己各 15g，当归 12g，炙乳没各 6g，山甲珠 10g，络石藤 10g，地肤子 20g，忍冬藤 15g。14 剂。

三诊：药后膝关节红肿疼痛已除，唯站立久则肢体酸软，纳可，大便时溏。舌体胖，舌尖红，苔薄白，脉沉滑。证属湿热渐去，而正虚日显。治宜健脾扶正，祛湿通络。处方：太子参 15g，炒苍术 12g，炒薏苡仁 20g，炒杏仁 10g，厚朴花 12g，姜半夏 10g，土茯苓 20g，砂仁 6g（后下），萆薢 15g，防风、防己各 12g，山慈菇 10g，青风藤 15g，何首乌藤 15g，益母草 15g，虎杖 15g，牡丹皮 10g。12 剂。

此后，时因工作紧张，痛风复发，左膝关节活动不利，微红肿，夜间疼痛为甚，发热，汗出，伴乏力。饮食可，夜寐差，多梦，腹胀，大便溏，小便黄。舌苔薄黄，尖边红，有齿痕，脉沉滑小数。则治守前法、方剂，重在清热利湿，通络止痛，加用黄柏 10g、松节 15g、地龙 12g 等，并辅以茶饮方以增强疗效，则可很快缓解。

茶饮处方：太子参 10g，炒薏苡仁 30g，赤小豆 30g，厚朴花 12g，玫瑰花 20g，玉米须 40g。10 剂。药后关节肿痛已消，唯站立久有无力而紧缩感，胃脘不适已除，纳可，大便日晨起一行。舌胖暗有齿痕，苔薄黄且腻。属湿热清而寒湿之象显露，治宜益气健脾，疏风利湿通络。

处方：生黄芪 20g，茯苓 18g，炒薏苡仁 20g，泽泻 10g，炒苍白术各 10g，青风藤 15g，络石藤 15g，萆薢 15g，桃杏仁各 10g，鹿含草 12g，松节 15g，防己 12g，忍冬藤 15g，车前草 15g，砂仁 6g（后下），全蝎 4g。20 剂。

药后病情平稳。大便日 1～2 次，偶不成形。舌质淡，尖红，苔薄白根微腻，脉沉滑。即见效机，治宗前法，守方增减再进 14 剂，并嘱注意饮食宜忌，调理巩固之。至今尿酸、血脂正常，未再复发。

按：痛风发生大抵脾虚湿胜，郁久化热，湿热阻滞。此案患者苔薄黄而腻，脉象沉涩。此为阳气阻滞于湿热之象，路老选用苏叶 10g、藿荷梗 10g、炒苍术 15g、炒薏仁 30g、炒杏仁 10g、厚朴 12g、土茯苓 18g、泽泻 12g、山慈菇 10g、益母草 10g、防风 12g、防己 12g、萆薢 15g、豨莶草 15g、益智仁 9g、砂仁 6g。7 剂。其中杏仁，薏仁去上中焦之湿，合厚朴以宽胸畅膈，苏叶、荷叶梗升清阳，一升一降，则气机调畅而湿热则化，配伍土茯苓、萆薢解毒利湿、通络关节，益智仁、砂仁健脾和中，诸药相伍则共奏化湿祛浊之功效。二诊时去苏叶、豨莶草、益母草、益智仁、藿梗，以免祛风过而伤正，加大腹皮 12g、姜半夏 10g、炒枳实 15g、车前子 15g（布包），导湿热从二便分消，继服 14 剂。同时给予中药局部外洗，内外同治以加强疗效。三诊时舌体胖，舌尖红，苔薄白，脉沉滑。证属湿热渐去，而正虚日显。治宜健脾扶正，祛湿通络。处方：太子参 15g，炒苍术 12g，炒薏苡仁 20g，炒杏仁 10g，厚朴花 12g，姜半夏 10g，土茯苓 20g，砂仁 6g（后下），萆薢 15g，防风、防己各 12g，山慈菇 10g，青风藤 15g，何首乌藤 15g，益母草 15g，虎杖 15g，牡丹皮 10g。12 剂。此诊注重健脾化湿泄浊，同时配伍茶饮方，频频服用，其中大抵都为健脾益气之药，玉米须可以利小便，炒薏仁健脾化湿，厚朴宽胸理气，诸药泡茶饮用可以起到清利湿浊功效。此诊之后关节肿痛已消，唯站立久有无力而紧缩感，胃脘不适已除，纳可，大便日晨起一行。最后医嘱注意饮食，并调理巩固而收工。从路老的选方用药来看，痛风之病因一般为湿热内蕴，关节局部痰浊瘀毒阻滞，"不通则痛"，在治疗过程中，尤其应注意疏理气机，气机调畅，再导湿热之邪从二便分消，则痛风症状得以缓解，同时应该注意饮食宜忌，持续调理巩固。

（摘自：石瑞舫 . 路志正治疗痛风痹经验 . 河北中医，2011）

病案二

夏某，男，55 岁，干部。1988 年 3 月 14 日就诊。主诉：手指、足趾小关节经常肿痛，以夜间为剧，已经 5 年，右手食指中节僵肿破溃，亦已 2 年余。

病史：5 年前因经常出差，频频饮酒，屡进膏粱厚味，兼之旅途劳顿，感受风寒，时感手指、足趾肿痛，因工作较忙，未曾介意。以后每于饮酒或劳累、受寒之后，即疼痛增剧，右手食指中节及左足拇趾内侧肿痛尤甚，以夜间为剧，即太医院就诊，作风湿性关节炎处理，曾服炎痛喜康、布洛芬等药，疼痛有所缓解，时轻时剧，终未根治。2 年前右手食指中节僵肿处破溃，流出白色脂膏，查血尿酸高达 918μmol/L，确诊为"痛风"，即服用别嘌呤醇、丙磺酸等药，症情有所好转，但因胃痛不适而停服，因之肿痛又增剧，乃断续服用，病情缠绵，迄今未愈。

检查：形体丰腴，右手食指中节肿痛破溃，左足大趾内侧亦肿痛较甚，入暮为剧，血尿酸 714μmol/L，口苦，苔黄腻，质衬紫，脉弦数。右耳翼摸到 2 枚痛风石结节，左侧亦有 1 枚。

诊断：浊瘀痹（痛风）。

治疗：泄化浊瘀，蠲痹通络。

处方：土茯苓 60g，生薏仁、威灵仙、萆草、虎杖各 30g，萆薢 20g，秦艽、泽兰、泽泻、桃仁、地龙、赤芍各 15g，地鳖虫 12g，三妙丸 10g（包煎）。10 剂，水煎服，日 1 剂，早晚分服。

3 月 25 日二诊：药后浊瘀泄化，疼痛显减，破溃处之分泌物有所减少，足趾之肿痛亦缓，苔薄，质衬紫稍化，脉细弦。此佳象也，药既奏效，毋庸更张，继进之。上方去三妙丸，加炙僵蚕 12g、炙蜂房 10g。15 剂。

4 月 10 日三诊：破溃处分泌已少，僵肿渐消，有敛愈之征；苔薄，衬紫已化，脉小弦。血尿酸已接近正常，前法续进，并复入补肾之品以善其后。上方土茯苓减为30g，去赤芍、萆草，加熟地黄 15g，补骨脂、骨碎补各 10g。15 剂。

10 月 5 日随访：手足指、趾之肿痛迄未再作。

按：本案初诊时患者关节肿痛明显，此为痰浊瘀毒阻滞于关节筋膜，"不通则痛"，故伍威灵仙、桃仁、赤芍、地鳖虫以活血通络，疏通筋膜；此人素体丰硕，胖人多痰湿，脾虚失运，痰湿凝滞，故伍生薏仁、草薢、萆草、泽泻以健脾祛湿泻浊；土茯苓能解毒利湿利关节，虎杖也能疏利肝胆，化湿泄浊，且配伍上三妙丸更增通络化湿泻浊之功效，故而一诊之后疼痛明显减轻。二诊时效不更方，脉由弦数变为细弦，说明内热已渐退，故去掉苦燥之三妙丸，而加僵蚕、蜂房以解毒。三诊之后热象已去，脉由细弦变为小弦，故减少土茯苓之解毒，去赤芍、萆草之活血，而配伍补益肝肾之补骨脂、骨碎补以善其后。

（摘自：姚祖培，陈建新．朱良春治疗痛风的经验．中医杂志，1989）

病案三

刘某，男，48岁。2007年12月10日初诊。患者嗜酒，喜食用肥甘厚味。昨晚因饮大量啤酒出现左拇趾、第一跖趾关节剧烈疼痛而入睡困难，稍活动后疼痛加重，不能触摸。清晨疼痛稍缓解，遂来就诊。查体：体温38.6℃，左拇趾、第一跖趾红肿灼热，触痛明显，活动受限，口干，溲黄。舌红，苔黄腻，脉滑数。实验室检查：血尿酸541mmol/L，血沉62mm/h，白细胞计数11.2×10⁹/L。左足正斜片未见明显异常。

诊断：痛风，证属湿热阻滞，经络痹阻。

治疗：清热利湿，通痹止痛。

处方：秦皮30g，马齿苋30g，生地黄30g，桑白皮30g，车前子30g（包），羌活30g，忍冬藤30g，络石藤30g，泽泻12g，牡丹皮12g，川芎12g，陈皮6g，佛手6g，甘草3g。每日1剂，早晚分服。服用14剂，局部疼痛有所缓解，肿胀减轻，续进14剂，复查血尿酸、血沉、血象均正常，患者基本恢复正常。

按：本案患者饮用啤酒后关节疼痛，出现关节红肿灼热，口干，小便黄，苔黄腻，脉滑数，均为内热炽盛，湿热胶着之象，故伍大剂量羌活、桑白皮、秦皮以苦渗燥湿清热。配伍车前子以导湿热从小便而去，忍冬藤、络石藤能疏通关节、通络止痛，川芎、牡丹皮、生地黄可以入血分而凉血清热解毒，陈皮、佛手疏肝理气，甘草调和诸药。

（摘自：郭纪涛，沈丕安．沈丕安治疗痛风性关节炎经验．辽宁中医杂志，2009）

第八节　狐蟨病

【概述】

狐蟨病是一种以咽喉、外阴溃烂，伴有心烦、目赤、咽干声哑、关节痛为主要特征的疾病。以咽部溃烂为主称为"蟨"，外阴溃烂为主称为"狐"。本病起病急，挥霍撩乱，病情疑难，反复发作，缠绵难愈，且易误诊为单纯口腔或阴部溃疡，故临证当详询病情，仔细辨证。

狐䘌病与现代医学的白塞综合征有相似之处，白塞综合征主要表现为口-眼-生殖器三联征，严重者可伴有发热，出现皮肤、肠道、神经、关节等部位病变。

【源流】

狐䘌病名首见于《金匮要略》。汉代张仲景《金匮要略》在"百合狐䘌阴阳毒病脉证治"篇曰："狐䘌之为病，状如伤寒，默默欲眠，目不得闭，卧起不安。蚀于喉为䘌，蚀于阴为狐，不欲饮食，恶闻食臭，其面目乍赤、乍黑、乍白。"在治疗上，根据其病变部位选方用药："蚀于上部则声嘎，甘草泻心汤主之……蚀于下部则咽干，苦参汤洗之……蚀于肛者，雄黄熏之。"另外"病者脉数，无热，微烦，默默但欲卧，汗出，初得之三四日，目赤如鸠眼；七八日，目四眦黑。若能食者，脓已成也，赤小豆当归散主之。"

隋唐时期，巢元方《诸病源候论·伤寒狐䘌候》继承了张仲景对狐䘌的基本认识，"夫狐䘌二病者，是喉阴之为病也"，并进一步指明本病病因"此皆由湿毒气所为也"。唐代孙思邈进一步指出本病的治疗禁忌"其病形不可攻、不可灸，因火为邪，血散脉中，伤脉尚可，伤脏则剧"。

宋代《圣济总录》认为狐䘌病可由伤寒变化而来，"治伤寒变成狐䘌""治伤寒不发汗十日以上""治伤寒发汗不解""治伤寒阴阳不和""治伤寒发汗下利不解"均可变成狐䘌。对狐䘌进行更细致的描述，除默默但欲卧、烦、初得之三四日眼赤、七八日目四眦黑外，还可见腹胀面赤、咽喉涩痛、唇口破、唾脓血、胸胁满痛、善呕腹痛、神思昏闷、大便难、肌肤热、肛门痒甚不已等症状体征。

明代诸位医家详细列出多种治疗狐䘌病有效药物。例如《神农本草经疏》载艾叶"烧烟入管中，熏狐䘌虫良"。《本草纲目》载蕙草"狐䘌食肛，默卧汗出，同黄连、酸浆煎服"；雄黄"伤寒狐䘌，虫蚀下部，痛痒不止：雄黄半两，烧于瓶中，熏其下部"。《本草汇言》载羚羊角"治肝虚内热，时惊惕，时梦魇，时狂怒，时擂搦，或大人中风，小儿惊风，及五痫癫痫，人事狐䘌，一切心神失灵、肝神昏乱诸证"。《刺灸心法要诀》载鬼哭穴"灸鬼魅狐䘌，恍惚振噤等证"。《针灸大成》载"狐䘌……虫在脏腑食肌肉，须要神针刺地仓"。

清代魏念庭《金匮要略方论本义》另提出"虚热"的病因，说："狐䘌者，阴虚血热之病也。""治虫者，治其标也；治虚热者，治其本也。"鲍相璈《验方新编》认为小儿也可患狐䘌证，治疗上要以"泻积热"为主。

近代以后医家对本病的病因病机、辨证论治等方面积累了丰富的临床实践经验，特别是随着西医学的发展，中西医双方对本病的认识逐渐加深，比如西医学中的白塞综合征，大量临床报道显示，参照狐䘌病对其进行辨治，可取得较好的临床疗效。

【病因病机】

狐䶎病病因以外感六淫，七情内伤，湿热蕴滞为主要因素，日久导致脏腑功能下降。其病机如下：

病发心、脾、肝、肾四脏：本病多因伤寒病后，表邪不解，壅滞经络，气血运行受阻；心开窍于舌，其华在面，心火上炎，循经上扰，口舌溃疡，面红目赤；脾主运化，素体脾胃虚弱，运化功能失司，加外感湿热虫毒，弥漫三焦；或热病后期，余热未尽，正气偏虚，气阴两虚，肝肾不足，阴虚内热，耗血伤阴；疾病终末阴损及阳，导致脾肾阳虚，溃疡经久难愈。

虚实邪热：肝胆湿热或热毒炽盛，上熏目窍，或久病伤阴，虚火上炎，可导致失眠，目赤、目痛、视力减退。过食辛辣刺激、肥甘厚腻之品损伤脾胃，使湿热内蕴，熏蒸于口，发为口溃；心开窍于舌，情志过极、五志化火及心经有热，心火循经上炎于口舌而见口舌生疮；肾脉连咽系舌本，两颊与齿龈属胃与大肠，脾胃湿热蕴久则伤阴，阴虚火旺熏蒸于口；或劳倦过度，病久迁延，耗气伤阴，虚火上浮，灼烧口舌、血脉等，均可导致本病的发生。肝肾下焦湿热蕴结，或脾失健运，水湿停留，蕴久化热，湿热下注，灼伤血络，则溃疡丛生。外阴溃疡反复发作，经久不愈，损伤气血，亦致肝肾亏虚。

迁延危变：湿热瘀虚缠绵反复，病情迁延难愈；心肝火热，煎灼血络，气血运行不畅，瘀血阻滞，继而为害；热迫血行，气血上涌，发为薄厥；久病耗气伤阴，久病入络，阴损及阳，虚实夹杂，病情繁复。

【辨治思路】

一、识症

虚实之症：实证起初邪热上扰，目睛发红，赤如鸠眼，日久瘀血阻滞，目四眦黑；热邪伤津则咽干暗哑；热灼血络，则口腔溃疡，咽喉溃烂；此外，本病不同病理阶段，面色会不断变化，或红、或黑、或白。湿热下注，热灼血络则阴部溃疡，肛周溃疡，疼痛明显。虚证素体虚弱，或年老久病，病情迁延难愈，口、眼、生殖器溃疡反复发作，日久不敛，疼痛不著，舌暗，苔薄，脉细。气阴两虚者，兼有面色暗淡，神疲乏力，少气懒言，失眠多梦，爪甲色淡暗。肝肾阴虚者，兼有目暗昏花，口咽干，胸胁隐痛；脾肾阳虚者，兼见面色㿠白，怕冷乏力，便溏。本病早期以实证为主，日久则虚实兼见，甚则以虚为主。

湿、热、瘀之症：湿、热、瘀互结，胶结难解，是狐䶎病反复发作的症结所在，湿热为患，侵及皮肤可见皮肤溃疡、红斑、血管炎、静脉炎等；波及脾胃、湿热熏灼则出现口腔溃疡；累及肝及其经络，上蒸下注，可见眼部症状、外阴溃疡等。瘀血既是湿、热、毒邪内侵后的病理产物，也是致病因素，症见口腔、外阴溃疡经久不愈，色紫暗或见瘀斑，舌紫暗，脉细涩等。

变证性质：湿邪流注关节，阻滞气血运行，出现关节酸痛，阴冷天加重，有晨僵，常反复发作为痹证。湿热蕴阻中焦，下移小肠，可出现右下腹痛、腹部包块、腹部胀满、嗳气、呕吐、腹泻、便血等。热扰心神，则头痛，发热，视物模糊，心烦失眠，偏瘫，颈部僵直，呕吐，参考不寐、癫狂、中风等。

二、审机

湿热内蕴：平素嗜酒太过或嗜食辛辣厚味，酿湿蒸痰化热，蕴结局部，出现口、眼、外阴溃烂，肉腐成脓；湿邪阻滞气机，清阳不升则头昏；湿阻中焦，则胸胁满痛，欲呕吐；湿性黏滞，郁热于内，不得发越，则身热不扬。

热灼血络：热邪伤津则口干咽干，热邪上扰、气血上涌则目赤，热邪煎灼血液则运行迟滞，血瘀于内则目四眦黑、面色斑斑如锦文，热迫血行、脉道受损则吐血。

心火上炎：五志过极则化火，心火上炎，则以口舌生疮、溃烂疼痛为主，目眦发红，血赤，心烦失眠，发热，口渴，便秘，尿黄，舌尖红绛，苔黄，脉数而有力。

肝郁化火：肝热上扰则目睛红肿，口苦咽干，肝气犯胃则嗳气，热邪扰神则心烦，热邪循肝经上扰则胸胁胀痛。

气阴两虚：狐蜜病病情缠绵，反复不愈，久之则耗气伤阴，且久病者每次溃疡复发常与劳倦有关。患者就诊时常有气阴两虚之证候，如神倦乏力、胸闷气短、口干咽干、五心烦热、食欲不振、低热不退。

肝肾阴虚：阴津不足，津伤气少则面色暗淡无光，阴虚日久口溃难愈，津液亏虚则口咽干，阴虚络滞则胸胁隐痛，肝阴不足则目暗昏花，阴虚不能制约肝阳则低热。

脾肾阳虚：阳气不足则面色㿠白，怕冷乏力，脾阳虚运化无力则纳差食少，阳气不足失于固摄则局部久溃不敛，脾肾阳虚、不能蒸化津液则大便溏薄。

三、定治

本病治疗，应考虑疾病邪正标本，急则治标，缓则治本。治疗首应分清虚实，实证以清热利湿为主，若热邪偏盛则清热泻火，后期肝肾阴虚，甚至虚热上扰，应以补肝肾、退虚热为主，疾病终末期阴损及阳，可出现脾肾阳虚之证，注意补益脾肾。病情日久，伤及脏腑，则要注意扶正固本，以利于疾病康复。

急则治其标：发作期，根据不同病因，采用相应治法。风寒外感，入里化热，寒热并治，辛开苦降；湿热为患，以清热祛湿为主，湿热毒邪伤及血络，溃疡疼痛明显，则清热燥湿解毒；肝郁化火者，清肝泻火；心火上炎者，清心利尿；另见瘀血阻络，则兼活血化瘀。

缓则治其本：根据不同病变脏腑，以补虚固本为大法。疾病日久，耗损真阴，肝肾阴虚，则补益肝肾；疾病末期，阴损及阳，脾肾阳虚，则脾肾双补。通过调补脏腑精气，逐渐恢复脏腑功能。

标本兼治：若疾病虚实夹杂，则补虚泻实相结合。本病狐疑霍乱，病情繁复，常常虚实兼见，根据疾病发病原因，并结合脏腑病位等方面标本兼治。

四、用药

湿热内蕴：口、眼、外阴溃烂，肉腐成脓，宜清利湿热，消肿排脓，药用黄芩、黄连、天花粉、连翘、生甘草、赤小豆、白芷等。生甘草清热解毒，为狐蜜主方甘草泻心汤君药，现代研究认为能够起到保护皮肤黏膜作用。连翘为疮家圣药，赤小豆、白芷排脓效果甚佳。湿邪偏盛，头昏，欲呕吐，身热不扬，体重节痛，大便黏腻不爽或泄泻，用茯苓、猪苓、苦参、半夏、泽泻、薏苡仁、苍术、干姜、枳壳等。湿邪容易兼夹其他邪气，故不能单纯使用祛湿药，要仔细分析病证，结合患者情况或行气化湿，或清热利湿，或合用芳香化湿等药物。

热灼血络：热邪明显，口干目赤，面红发斑，急当清热泻火，药用生石膏、知母。尤其高热者，石膏用量宜大，用 60～90g，待体温下降，及时减少清热药用量。热迫血妄行，循于脉外则吐血，加玉竹、芦根、地榆、白及、血余炭、黄连。热盛伤津，合用养阴清热药物，如麦冬、五味子、沙参、百合、生地黄、石斛等。大便干加生大黄、枳实、厚朴等通腑泄热，待大便得下腑气通畅，则中病即止。

心火上炎：心经火热，口舌生疮，目眦发红，心烦，失眠，药用大黄、黄连、栀子等清泻心经火热；若心火下移小肠，小肠经热，症见小便短赤，咽喉疼痛，药用淡竹叶、木通、生地黄等清热养阴利尿。

肝郁化火：肝郁气滞，胸胁胀痛，药用柴胡、香附、木香、川楝子疏肝止痛。气郁化火加牡丹皮、栀子、黄芩、连翘。肝气犯胃，嗳气频频、纳呆食少，药用青皮、陈皮、黄连、川楝子等疏肝理气健脾。肝郁化火，母病及子，可出现心肝火旺，治疗则需泻火清木。

气阴两虚：热邪日久，耗气伤津，出现气阴两虚之证，可用太子参、西洋参、南沙参、玉竹、麦冬、石斛、功劳叶、仙鹤草等药物，或者竹叶石膏汤、沙参麦冬汤等加减。

肝肾阴虚：阴津不足，津伤气少则面色暗淡无光，药用枸杞子、珍珠粉、女贞子、旱莲草。口咽干燥，加石斛、麦冬、沙参等。阴虚络滞，胸胁隐痛，用白芍、熟地黄、川楝子、黄精。肝阴不足则目暗昏花，药用菊花、枸杞子、石决明等。

脾肾阳虚：肾阳虚，洞泄无度，药用四神丸。脾阳虚泄泻，药用党参、白术、茯苓、白扁豆、炮姜等。乏力怕冷加黄芪、党参、肉桂、仙鹤草等。

【辨证论治】

1. 湿热内蕴

主要症状：口、眼、外阴溃烂，肉腐成脓，头昏，胸胁满痛，欲呕吐，身热不扬，渴不欲饮，体重节痛，大便黏腻不爽或泄泻，舌质红，苔黄腻，脉濡数。

治疗方法：治以清热利湿，活血解毒。甘草泻心汤合四妙勇安汤加减。药用：生甘草、黄芩、黄连、玄参、金银花、干姜、制半夏、当归、大枣。

随症加减：小便黄赤，尿道灼痛加龙胆草、淡竹叶、车前子；肿胀明显，加茯苓、猪苓、厚朴；关节疼痛，加桂枝、鸡血藤、夜交藤、络石藤、土茯苓、秦艽。

2. 热灼血络

主要症状：口干目赤，或四眦发黑，面色斑斑如锦文，咽干咽痛，暗哑，咳吐脓血，发热汗出，心烦少寐，小便灼热，大便干，舌质红，苔薄黄，脉数。

治疗方法：治以清热泻火，凉血解毒。白虎地黄汤加赤小豆当归散加减。药用：生石膏、生地黄、大黄、泽泻、赤小豆、白茅根。

随症加减：吐血加地榆、白及、血余炭、黄连，高热加水牛角、黄芩、知母，口渴明显加沙参、芦根、麦冬、知母。

3. 心火上炎

主要症状：口舌生疮，溃烂疼痛，咽喉疼痛，面赤，心烦，失眠，大便干，小便短赤，舌尖红，苔薄，脉数。

治疗方法：清心泻火，养阴利尿。导赤散加泻心汤加减。药用：淡竹叶、甘草、木通、生地黄、黄芩、黄连、栀子、白茅根。

随症加减：口溃明显，加人中白、人工牛黄、白及，小便灼热加泽泻、车前子、茯苓。

4. 肝郁化火

主要症状：目睛红肿，口苦咽干，嗳气，心烦，胸胁胀痛，皮肤红斑，苔薄，脉弦。

治疗方法：疏肝泻热，理气健脾。丹栀逍遥散加减。药用：牡丹皮、炒栀子、柴胡、白芍、赤芍、茯苓、枳壳。

随症加减：胁痛重者，酌加郁金、川楝子、延胡索、青皮；若兼见心烦急躁，口干口苦，尿黄便干，舌红苔黄，脉弦数等气郁化火之象，加栀子、黄芩、龙胆草；若伴胁痛、肠鸣、腹泻者，加白术、茯苓、泽泻、薏苡仁。

5. 气阴两虚

主要症状：溃疡经久不愈，疼痛不著，口干口渴，眼睛干涩，神疲乏力，纳差，舌暗淡苔薄少，脉细。

治疗方法：补气养阴，益胃生津。沙参麦冬汤加减。药用：南北沙参、西洋参、麦冬、玉竹、石斛、山药、仙鹤草等。

随症加减：阴虚有热者，加知母、生石膏、青蒿、百合、枸杞子；大便干加生地黄、玄参、枳实、白芍。

6. 肝肾阴虚

主要症状：面色暗淡无光，口溃难愈，口咽干，隐隐作痛，目暗昏花，低热，舌暗红，苔少，脉弦细。

治疗方法：补肝肾，退虚热。杞菊地黄丸加减。药用：枸杞子、菊花、山萸肉、牡丹皮、泽泻、山药、生地黄、熟地黄、女贞子、旱莲草、白芍。

随症加减：低热加银柴胡、胡黄连、青蒿、地骨皮，腰膝酸软加怀牛膝、杜仲、桑寄生，口溃难愈配合锡类散外用。

7. 脾肾阳虚

主要症状：面色㿠白，怕冷乏力，纳差，口腔、阴部溃疡，疼痛不著，纳呆，便溏，舌质淡，苔薄少，脉沉迟。

治疗方法：健脾补肾。金匮肾气丸加参苓白术散。药用：肉桂、附子、山药、山萸肉、茯苓、牡丹皮、白术、薏苡仁、补骨脂。

随症加减：大便稀溏加白扁豆、肉豆蔻、干姜，纳差食少加炒麦芽、半夏曲，神疲乏力加党参、黄芪、仙鹤草。

【预防调护】

1. 调畅情志

狐蜮病口眼生殖器等部位溃疡，影响患者正常生活，加之病情疑难，易反复发作，需长期治疗。患者容易情绪低落，焦虑不安，肝郁化火，进一步影响疾病康复，故对此类患者要做好情志疏导，使患者树立正确的疾病观，增强自信心，配合医生治疗。

2. 饮食有节

本病基本病机是湿热邪气为患，患者应禁食辛辣燥热食物，例如牛羊肉、生葱、大蒜、辣椒、桂圆等，少食烘烤煎炸之品，禁烟酒，以减少对口腔黏膜的刺激。

3. 避除六淫邪气

久居湿热之地，或伤寒侵袭，瘀久不去，素体阳热，导致寒邪入里化热，或素体湿热，蕴蒸气血津液，导致狐蜮，故应外避风寒湿热邪气。

4. 局部护理

指导患者避免久视伤睛，勿擦眼，勿用脏水、脏毛巾洗脸，避免水流入眼内，保持眼部清洁，同时多转动眼球，防止眼球粘连。指导患者按时刷牙，使用软毛牙刷刷牙，动作轻柔。用餐前后及睡前坚持漱口，以保持口腔清洁，预防感染，还可外涂锡类散。保持会阴部清洁干燥，大小便后及时进行局部清洗，清洗时动作轻柔，勤更换内裤，选择优质的纯棉柔软内裤，经期选择质量好的卫生巾。避免长时间走路、骑脚踏车，以减少两股间摩擦对创面的进一步破坏。

【其他治法】

1. 外洗方

（1）茵陈 60g，陈皮 30g。水煎后熏洗坐浴，用于治疗湿热浸渍引起的白塞综合征皮肤病变。每日熏洗 2～3 次。

（2）苦参 12g，黄柏 12g，地肤子 12g，当归 10g，牡丹皮 10g。煎汤后熏洗局部，用于治疗湿热瘀结引起的白塞综合征。每日熏洗 2～3 次。

2. 针灸治疗

口腔及前阴黏膜溃疡，瘙痒作痛，头晕耳鸣，烦躁不安，易怒失眠，腹胀纳呆，口干不欲饮，舌质红，苔黄腻，脉弦滑。

穴位：太冲、足三里、阳陵泉，配关元、三阴交。

刺法：足三里、关元、三阴交用补法，留针 10 分钟。

【病案参考】

病案一

一女年十二岁，患胸痛甚剧，床上翻覆滚号，治以消食行气之药不效，与阿芙蓉膏开水冲少许，服始效，后仍不效。余视其肌肉消瘦，面黄有蟹爪纹，询之肛门如痔痛，脉或时弦紧，或时细数，而有歇止，却与金匮狐惑病证相符，乃根据《外台》杀虫方法，用附子、桂心、大黄、鹤虱、雷丸、干姜、甘草各等分为粗末，每服二三钱，百沸汤入蜜半匙，和服两剂，以后胃口渐开，肌肉渐生，至今六七年，是病不复作矣。

（摘自：《一得集》）

病案二

妇人冬令进补，春节时，寒热喉痛，经医注射白喉血清，喉痛减而腹痛又作。医谓伤寒兼腹膜炎，治之久而不效。渐至手足发冷，时静时躁，唇青齿燥，口有恶臭，阴道有恶液流出，医辞不治。余承其乏，姑拟泻心合增液承气汤法，冀作万一之望，一剂大效。终以气忿，而绝食伤生，殊可惜也。

有顾盛氏者，于冬季常进补品。以桂圆肉及大枣肉，共蒸成膏服之，所服甚多。至次年正月初四日，忽发寒热，喉痛大作，求治于西医。医谓白喉也，注射白喉血清，而喉痛顿减。一二日后，又变为腹痛，寒热颇甚，大便多日未解。乃进前同孚路某医院求治，医断为伤寒而兼腹膜炎。盖此时腹痛之甚，手不可近，硬固如板，小溲黄赤，思食冷物，但热不寒，热度颇高，以腹痛之故，呼号烦乱，不可终日。病家又拒绝开刀，医除用退热剂外，兼以冰囊罨敷于腹部（按此法不可用），以冀消炎止痛，别无他法。日复一日，病者愈形疲惫，绝口不食，欲眠而不得片刻安枕，如此一星期。最终手足发冷，时静时躁，唇青齿燥，口有恶臭，阴道有似带之恶液流出。医者辞以不治，病家征得该院之同意，延余诊之。

余亦知其不治，只好见证用药。以其补益太过，大便旬余未解，热蒸于里，灼烂内腑，乃至如此，因书泻心合增液承气法，促令与服，作万一之希望。是时索饮冷水，余令购生梨之大者一枚与之食。

无何食尽，呼快不已，一家皆喜。又约二十分钟，又呼胃中难过，格格欲吐。吐出之物，夹有咖啡色之腐败物，此确为胃烂之征。但吐后则又觉舒适矣。进药之后，一夜大便未解，腹中有时更痛。直至次日上午10时左右，大便始通，解下黑色如酱之粪，夹有结硬实之粪球甚多。一解之后，病者神恬气静，而安卧矣。腹部亦较为柔和，不似前此之板硬。

其夫以妻病大转，乘其熟睡而返家，一则清理积务，再则稍事休养。盖旬日以来，病者常常呼号，其夫伴之，亦不得安枕也。后病者恨其夫不告而返，以为寡情，而盼其速死也。乃痛哭流泪，绝药绝食。次日夜间，病又转剧。伴者促其夫来，劝其服药，绝不启齿。又隔一日，终于昏糊。阴道及肛门内，流出恶臭之水，如黑豆汁，如屋漏水，此即《金匮》狐蟨病所谓蚀阴蚀肛之狐蟨病也。不二日而亡。嗣余闻之，甚恨此病之未竟全功，而又悲夫此妇，以补益致病，以气忿而伤生也。

泻心合增液承气汤方：

锦纹大黄三钱，元明粉三钱（分冲），川连一钱五分，生黄芩三钱，润玄参一两，连心麦冬八钱，鲜生地黄六钱，鲜石斛四钱。

（摘自：《余无言医案》）

第九节　产后痹

【概述】

产后痹是妇女因产后体虚，或复感风寒湿邪，或饮食起居失调，导致病邪乘虚侵袭，流注肌肉、筋脉、骨节而出现的以肢体肌肉关节疼痛，酸楚麻木，或伴恶风、怕冷等为主要表现的一种疾病，亦称"产后身痛""产后中风"等。其与一般痹病不同，以关节外围肌肉、肌腱部位血液循环障碍为主要病理改变，与外感风寒湿邪、病变局部组织血管痉挛缺血、代谢产物瘀积及孕娠导致的骨与肌肉关节功能变化等因素有关。中医治疗此病具有一定的优势。

【源流】

《金匮要略·妇人产后病脉证治》中有"产后风"的记述。隋代巢元方《诸病源候论》中列有"产后中风""产后腰痛"等，提出急灸五俞穴治疗产后中风。唐代咎殷《经效产宝》一书中曰："产后中风，身体疼痛，四肢弱不遂""产后伤虚，腰间疼痛，四肢少力，不思饮食"，并指出："产伤动气血，风邪乘之"。孙思邈《备急千金要方》中亦有治疗产后受风引起的肢体疼痛的方药。《圣济总录》列羌活汤等治疗本病。宋代陈自明《妇人大全良方》记录了"夫产后中风，筋脉挛急者，是气血不足"。《太平圣惠方》也指出产后百虚未复，过早操劳，风、寒、湿邪气极易乘虚而入，严用和《严氏济生方》有"产后遍身疼痛，甚则腰背强硬，不能仰卧，手足拘挛，不能屈伸，或身热头痛"等记载。元代《丹溪心法》强调产后当大补气血为先。明代张景岳提出产后有表邪、水湿之邪及内伤停滞等多种致病因素。《校注妇人良方》解释产后身痛："产后遍身痛者，尤其是百节开张，血流骨节，以致肢体沉重不利，筋脉引急。"王化贞《产鉴》曰："产后中风者，由产时伤动血气，劳损脏腑，未曾平复，起早劳动，致使气虚而风邪乘虚入之，客于皮肤经络，致令痛痹，羸乏不任，少气。"清代叶天士指出本病虚实兼有，治疗时强调奇经八脉用药。《竹林寺女科秘传》中言："凡产后盈月，气血充足则病不生，若气血虚弱，百病俱生，妇人多患此"，并记载产后百节酸痛、腰痛者当服用埋产回生丹补虚祛瘀。《傅青主女科》强调："凡病起于血气之衰，脾胃之虚，而产后尤甚。"张山雷《沈氏女科辑要笺正》强调："此证多虚，宜滋养，或是风寒湿三气杂至之痹，则养血为主，不可峻投风药。"后世医家多用黄芪桂枝五物汤、趁痛散、独活寄生汤等扶正祛邪为原则治疗本病。总之，历代医家对于此病均有认识，现代路志正教授倡导使用"产后痹"一名。

【病因病机】

产后痹是妇女在产褥期或产后百日内，由于机体虚弱，气血不足，筋脉失养；或湿寒之邪因虚乘之；或痰浊内生，蕴郁化热；或瘀血阻滞经络，或病久体虚，复感外邪，内外相引，病邪深入脏腑，虚者更虚。故常常将产后妇女概括为"多虚多瘀"之体。

多数医家认为本病的病因病机特点有三：①多虚：气血亏虚兼脏腑功能不足是主要的内在因素，也是主要病因病机。②多郁、多瘀：情志因素导致郁结不通。气血两虚导致寒凝瘀血留滞经脉。③感邪：乃因产后气血不足，虚损未复，风寒之邪客之而成痹。先天肾气不足，肾督亏虚，肝肾不足，加之感受外邪，内外合邪是形成本病的主要病机。病久则化生痰、瘀、热、毒，致使虚实错杂，寒热相兼，缠绵难愈。"产后百节开张、血脉流散"反映了产褥期女性的生理病理特点，阳气虚损，腠理不密，风寒湿邪乘袭肢体，形成阳虚血亏，寒凝瘀滞，不通则痛的痛痹证。其病机属虚实夹杂。即素体肝肾不足，又值产后气血骤虚致经络失养，外邪乘虚而入，留滞经络，

多虚：多数医家认为产后风湿病的病因病机主要是产后血虚，经脉失养；或产后卫阳不固，外邪乘虚袭于经络而致。妇女在妊娠及生产中耗气伤血，或产后恶露不

尽，气血再伤，或调护不慎，风寒湿邪乘虚入侵，阻滞经络，郁而生痰，痰浊瘀血阻络，多种因素共同作用，导致肌肤、筋脉、骨骼、关节等全身组织失于濡养温煦而发病。巢元方在《诸病源候论·产后中风候》中言："产则伤动血气，劳损腑脏，其后未平复，起早劳动，气虚而风寒外邪乘虚伤之"，明确指出本病为产后气血亏虚，复感风寒邪气所致。明代王化贞《产鉴》曰："产后中风者，由产时伤动血气，劳损脏腑，未曾平复，起早劳动，致使气虚而风邪乘虚入之，客于皮肤经络，致令痛痹，羸乏不任，少气。"

阳气不足为发病基础，风寒湿侵袭为病机关键。产后风湿属"痹病"范畴，《素问·痹论》曰："风寒湿三气杂至合而为痹。"风性主动，善行数变，可见关节肌肉游走性疼痛；寒性收引凝滞，易伤阳气，可见关节肌肉疼痛，遇寒加重，得温缓解；湿性重浊黏滞，阻遏气机，可见肢体沉重、酸胀等表现。清代医家郑钦安的《医理真传》曰："阳者，阴之主也，阳气流通，阴气无滞……阳气不足，百病丛生""人身所恃以立命者，其唯阳气乎？阳气无伤，百病自然不作，阳气若伤，群阴即起"，可见阳气在人体生理病理中的重要作用。产后风湿发病在"产后"这一特殊时期，此时机体处于"百脉空虚，百节开张，血脉流散"的状态，阴阳气血俱不足，尤以阳气亏虚为主。产妇阳气亏虚，卫外不固，极易招致外邪而发病，正如《竹林寺秘授女科》所言："凡产后盈月，气血充足则病不生，若气血虚弱，百病俱生，妇人多患此"，《傅青主女科》也云："凡病起于血气之衰，脾胃之虚，而产后尤甚"，可见阳气不足为本病发病基础。

《太平圣惠方》也指出产后百虚未复，过早操劳，风、寒、湿邪气极易乘虚而入。国医大师路志正教授认为其发病以"虚"为纲。

多郁：情志因素加重本病病情。《素问·阴阳应象大论》指出："人有五脏化五气，以生喜怒悲忧恐"，情志活动与脏腑气血有着密切联系。女性因性别差异较男性更易出现悲伤、焦虑、抑郁等不良情绪，即"妇女百病皆自心生"，而妇人产后更是如此。究其原因，可归纳为一个"郁"字。《外台秘要》曰："女属阴，得气多郁"，《宋氏女科秘书》也指出："初产时，不可问是男女，恐因言语而泄气，或以爱憎而动气，皆能致病，不可独宿，恐致虚惊"，均阐释了产后情志不畅可能导致产后风湿的发生。此外，妇人产后气血俱虚，气血亏虚则肝气疏泄无力，易致气郁，而寒邪凝滞主收引，湿邪阻遏阳气运行，亦可加重气机郁滞。李公明等认为，气郁不通日久，易生瘀血，郁瘀相结，两邪相得，正是本病缠绵难愈的原因所在，而羊维等也认为"血郁同病"为本病病机关键，两者常相互间杂，互为因果。笔者认为，产后风湿患者或多或少伴有抑郁、焦虑等情绪障碍，严重者产后抑郁、焦虑症可与本病同时出现，而抑郁、焦虑的程度直接决定了本病的病情轻重。

多瘀：瘀血贯穿本病病程始终。宋代《产育宝庆集》言："产后百节开张，血脉流走，遇气弱则经络分肉之间血多留滞，累日不散则骨节不利，筋脉引急，故腰背转侧不得，手足动摇不得，更身疼痛"，《校注妇人良方·产后遍身疼痛方论》也言："若以手按而痛甚，是血瘀滞也"，可见瘀血在本病发生发展中的重要作用。瘀血在本病中具有双重身份，不仅是病理产物，也是致病因素。一方面，女子因经带胎产之故，素体多瘀，加之产后气血不足，无论是气虚行血无力，还是"有形之血不能速生"所致营血虚滞，均可导致瘀血内生。而风寒湿外邪侵袭机体，痹阻经络，亦可加重气血运行不畅而产生瘀血。另一方面，瘀血又可加重病情程度，如瘀血痹阻可阻碍气机运行，影响津液输布，日久必生痰浊，产生新的致病邪气，这也是本病迁延日久难愈的原因之一。而"血瘀之处必有伏阳"，瘀血痹阻日久化热，邪热耗伤气血，加重机体气血亏虚，致使机体更加抗邪无力。娄多峰教授"不通"则是发病的病理关键。

感邪：感受风、寒、湿、热之邪。产后气血亏耗，正气不足，腠理不密，卫阳不固，汗出津液外泄之时，外风极易乘虚而入，且血虚亦可生风，营卫失和，则有翕翕发热，汗出恶风，肢体酸痛等症状。若不及时治疗，极易与温、热邪相合，而成风温或风热之候；产后居住潮湿之地，或分娩在春、秋、冬季，室内过冷或过暖，衣服被褥增减失宜，导致风湿、寒湿或湿热之邪入侵；或产期在盛夏炎热之时，室内用空调、冷气、电扇消暑，皆易感受风、寒、湿、热诸邪，邪气痹阻经络而发病。

由于人的禀赋不同，体质强弱的差异，若过服补益、辛温刚燥药物，寒湿郁久化热，可转化为湿热痹阻或热邪壅滞证；若阳气衰微，不能行温煦之职，气血运行受阻，导致血瘀痰结，可发为瘀血痹阻证候。久则肌肉、筋骨、经脉、关节变形，而成为尪痹。

【临床诊断】

一、临床表现

肢体关节、肌肉疼痛不适、重着肿胀、酸楚麻木，筋脉拘挛，屈伸不利，甚至关节僵硬、变形，并伴有汗出畏风，或局部红肿发热、面色无华、体倦乏力、腰膝酸软等症。舌质淡，或舌嫩，或紫暗有瘀点。舌苔薄白，或薄黄，或少苔，或苔白厚腻。脉细濡，或沉濡而数，或沉涩。

二、诊断要点

1. 发病在产褥期，或产后百日内。
2. 有产后体虚感受外邪史。
3. 产后痹应与痿证、产后痉证、产后郁证加以鉴别。痿证以肢体痿软无力而关节不痛与产后痹鉴别；痉证以四肢抽搐、项背强直，或口噤不语、角弓反张等，没有肢体关节疼痛之症，可鉴别；产后郁证以情绪抑郁焦虑为主，关节肌肉疼痛不适不明显，可鉴别。

【临证思路】

一、识症

疼痛：肢体关节、肌肉痛轻，部位游走，怕风怕凉为风邪；肢体关节、肌肉冷痛、遇凉加重，得热减轻，欲加衣被者为寒邪；肢体关节、肌肉疼痛，沉重，酸胀，阴雨天加重，为湿邪；肢体关节肌肉热痛，遇热加重，得凉减轻为感受热邪，或外邪郁而化热；全身多关节胀痛为气滞；肢体关节刺痛，痛处固定为血瘀。

怕风怕冷：气虚为主多怕风畏寒，伴汗出、乏力；血虚为主多怕风，伴有面色苍白、心悸、失眠头晕；阳虚可见形寒怕凉、腰膝酸痛、四肢欠温，喜食温热，进食生冷则脘腹不适，大便溏薄；阴虚无明显怕风怕凉，可见盗汗，咽干口渴，五心烦热，失眠多梦。

二、审机

病情初期：产后痹初期，因产后气血不足，虚损未复，风寒之邪客之而成痹；或因先天肾气不足，肾督亏虚，肝肾不足，加之感受外邪，内外合邪是形成本病的主要病机。

病情中晚期：产后痹病久，则化生痰、瘀、热、毒，致使虚实错杂，寒热相兼，缠绵难愈。"产后百节开张，血脉流散"反映了产褥期女性的生理病理特点，阳气虚损，腠理不密，风寒湿邪乘袭肢体，形成阳虚血亏，寒凝瘀滞，不通则痛的痛痹证。其病机属虚实夹杂。

目前，产后痹尚无公认的现代医学诊断标准，虽然特定的发病人群及特殊的发病时间使本病诊断似乎并不困难，但"特定""特殊"并非"特异"，同时由于缺乏阳性体征及实验室检查依据，诊断需除外可能引起与本病相似临床表现的一系列疾病，如类风湿关节炎、脊柱关节病、干燥综合征、系统性红斑狼疮、未分化结缔组织病等。这不仅要求临床医师具备高水平的鉴别诊断能力，也提示诊疗中出现误诊、漏诊的可能性增加。另外，由于缺乏相对应的现代医学病名，现代医学往往忽视了对本病的认知，限制了对中医药在本病治疗中良好疗效的关注程度。目前关于本病的医学文献仍以中医学者个人治疗经验介绍及小样本量中医药干预临床疗效观察为主，缺少从血清学、组织学、神经内分泌等可能相关方面的实验研究，长此以往不利于中医药对本病诊疗水平及认知度的进一步提升。

三、定治

本病的治疗总则为扶正为主兼祛邪。扶正以益气养血，补肾健脾为主。祛邪以祛风散寒，除湿通络为主，兼以理气活血。治疗权衡虚实轻重，扶正不宜过于滋腻，祛邪不宜过于猛烈，以防伤正。

产后风湿病的表现以疼痛为主，但产后亡血伤精、瘀血内阻、多虚多瘀所表现出的临床症状特点各异，以致很多报道都有特色分型论治。如有学者将本病分为气血亏虚、瘀血停滞兼虚实夹杂及肾气亏虚，分别以黄芪桂枝五物汤、身痛逐瘀汤及独活寄生汤加减治疗。有学者将本病分为气虚和血瘀两型论治者，产后气虚，首当顾护元气，用当归补血汤合桂枝汤治之；血瘀乃虚中有实，当活血化瘀，通络止痛，用身痛逐瘀汤或桃红四物汤治疗；肾虚型治以补肾强腰、壮筋骨为主，用养荣壮肾汤加熟地黄汤治疗。总以益气养血补虚，祛风散寒除湿，扶正祛邪，标本兼顾为主，效果显著。

四、用药

产后风湿病气血虚弱，致风寒湿邪乘虚而入，重在扶正兼以祛邪，以黄芪、党参、白术、茯苓等益气固表；以当归、白芍、川芎、熟地黄、阿胶等滋阴养血；桑寄生、川续断、杜仲等补益肝肾；以防风、薏苡仁、秦艽、防风、独活、细辛、桂枝等祛风除湿温经。全方共奏益气养血、祛风胜湿、强筋止痛之效。颈痛加葛根、白芍、甘草；上肢痛加桑枝、白芷；下肢痛加木瓜、牛膝；阴雨天痛重加防风、荆芥；自汗乏力者重用生黄芪、当归；心悸失眠多梦者加熟地黄、川芎；形寒肢冷者加麻黄、熟地黄、熟附子。

【辨证论治】

1. 气血亏虚，风寒阻络

主症：全身多关节、肌肉游走疼痛，怕凉怕风，头晕乏力。

兼次症：或腰背拘急，心悸失眠，唇甲色淡。

舌象：舌质淡或淡暗，苔薄白。

脉象：细或弦细。

分析：产后气血亏耗，脉络空虚，易感外邪，风寒入侵，正虚无力祛邪，外邪留滞，痹阻经络，筋脉失养，故全身多关节、肌肉疼痛；风邪善行数变，故疼痛部位游走不定；气虚卫外不固，风寒侵袭，故怕风怕凉；背为阳，寒邪易袭阳位，加之寒凝血瘀可见腰背拘急；血虚失养故头晕乏力，心悸失眠，唇甲色淡。舌质淡或淡暗，苔薄白，脉细或弦细，皆为气血亏虚，风寒阻络之象。

治法：益气养血，祛风散寒。

方药：黄芪桂枝五物汤（《金匮要略》）加减。方中黄芪、当归、白芍益气养血；桂枝温通经络，散寒止痛，配芍药调全身营卫，邪正兼顾；羌活、独活、防风祛风散寒通络；丹参、鸡血藤、络石藤养血活血，通络止痛；生姜、大枣和胃调中。全方有益气养血，祛风散寒之功。若痛重者加姜黄、威灵仙、豨莶草；多汗乏力甚者，重用黄芪；心悸失眠者加太子参、酸枣仁。

若产后气血虚弱，瘀血阻滞，筋脉失养，腰背拘急，头身疼痛，脉虚弦而涩者可用趁痛散(《产育宝庆集》)加减。

2. 湿热痹阻

主症：关节灼热、红肿、疼痛，肢体沉重酸软无力，口干不欲饮。

兼次症：或见发热，夜寐盗汗，形体消瘦，胸脘痞闷，纳呆食少，大便或干或溏，小便黄赤。

舌象：舌尖边红，苔白厚腻或黄腻。

脉象：脉濡细数。

治法：清热利湿，宣痹止痛。

分析：素体壮实或脾虚湿胜，产后过于贪凉饮凉，或偏食辛辣油腻，或情志郁闷不得宣泄，运化呆滞，湿热内生，郁久化热多成此证。湿热交蒸，滞于筋脉关节，痹阻不通，故局部红肿热痛；湿邪流注关节，必见肿胀或成为积液，肢节沉重无力，运动受限，产后体虚，湿邪黏滞则见重着酸楚，倦怠乏力。产后阴亏，再加邪热灼伤阴液，虚损更著，故见阴虚发热，夜寐盗汗，形体消瘦，湿邪中阻，则胸闷脘痞，纳呆食少，口干不欲饮，饮亦不多。大便不爽，小便黄赤，苔黄脉数，均为湿热蕴蒸之象。

方药：宣痹汤(《温病条辨》)加减。方中用连翘、赤小豆、滑石、茵陈、车前草、防己、生薏苡仁清热利水，祛风止痛；晚蚕砂、半夏、杏仁降逆和胃，祛风燥湿。诸药相合，共奏清热利水、祛风胜湿、宣痹止痛之功。关节红肿疼痛甚者，方中去滑石、杏仁，加忍冬藤、木通、生地黄；周身关节酸楚者，去滑石、杏仁、赤小豆，加桑枝、西河柳、豨莶草；筋脉拘急者，去滑石、赤小豆，加松节、藕节；口干渴思饮者，去半夏、滑石，加生地黄、麦冬；下肢关节灼热疼痛者，去滑石、杏仁，加黄柏、知母、忍冬藤；腰膝酸软无力者，去滑石、杏仁、半夏，加桑寄生。

3. 脾肾阳虚，寒湿阻络

主证：肢体关节冷痛、重着，形寒肢冷。

兼次症：冷痛以腰膝为甚，小便清长，便溏，神疲困倦，胃脘不适，惧食生冷。

舌象：舌质淡，苔薄白。

脉象：沉弦或沉细。

分析：先天不足，后天失养，脾肾阳虚，产后气血耗伤，损及阳气。阳虚则阴寒内盛，稍遇寒湿外邪，易留滞关节肌肉，痹阻气血经络，致关节冷痛、重着；阳虚温煦功能减弱，故形寒肢冷；腰为肾之府，肾虚感寒，故腰膝痛为甚；脾阳亏虚，清阳不升，气血乏源，肢体失养，精微无以养神，故神疲困倦；胃内阴寒故胃脘不适，惧食生冷；肾阳虚衰，不能温养脾土，脾阳不升，水谷下趋，见便溏，气化无力，见小便清长。舌质淡，苔薄白，脉沉弦细为脾肾阳虚，寒湿阻络之象。

治法：温补脾肾，蠲痹通络。

方药：右归饮(《景岳全书》)加减。方中附子、肉桂、干姜温补脾肾，通络止痛，配熟地黄、山萸肉、枸杞子、鹿角胶、菟丝子补肾温阳，补而不燥；杜仲、当归补肝肾，强筋骨，通络止痛；加千年健、威灵仙散寒通络止痛；白芍、甘草缓急止痛。诸药合用有温补脾肾，蠲痹通络之效。若关节沉重者加薏苡仁、白术；关节痛甚者加全蝎。

4. 肝肾阴虚，筋脉失养。

主症：肢体关节酸痛，不怕寒凉，时有筋脉拘急。

兼次症：五心烦热，盗汗，失眠，头晕耳鸣，夜半咽干，口渴喜饮，溲赤便干。

舌象：舌质红，少苔。

脉象：弦细或细数。

分析：肝主筋，肾主骨，筋骨赖以肾水、肝血滋养，方能抵御外邪，功能强健。素体虚弱，肝肾阴虚，又产后阴血耗伤过大，筋骨失养，再遇外邪内侵筋脉，痹阻筋络，则肢体关节酸痛，时有筋脉挛急；阴虚生内热，热盛在里，故不怕寒凉，虚火上扰则头晕耳鸣，五心烦热，失眠；虚火迫津外泄则盗汗；阴虚津少则夜半咽干，口渴喜饮，溲赤便干。舌红少苔，脉弦细为肝肾阴虚，筋脉失养之象。

治法：补益肝肾，养阴通络。

方药：养阴蠲痹汤(《实用中医风湿病学》)加减。方中生地黄、山萸肉、枸杞子、白芍滋补肝肾，养阴增液；丹参、赤芍、鸡血藤养血以滋阴，活血以通络；山药健脾补肾；露蜂房、豨莶草散风祛湿通络。群药相伍而奏补益肝肾，养阴通络之功。若口干喜饮者，加麦冬、玉竹；上肢关节疼痛者，加姜黄、桑枝；关节热痛者，加忍冬藤、黄柏；烦躁盗汗者，加浮小麦、生龙骨、生牡蛎；耳鸣甚者，加珍珠母。

临床尚可用独活寄生汤(《备急千金要方》)加减。

5. 瘀血凝滞，外邪痹阻

主症：肢体关节刺痛，痛处不移，入夜尤甚。

兼次症：怕风怕凉，遇寒加重，小腹疼痛，恶露不净，口渴不欲饮。

舌象：舌质紫暗有瘀点、瘀斑，苔薄白。

脉象：细涩或沉涩。

分析：妇女产后，不仅失血，恶露不净，瘀滞体内，瘀血不去，新血不生；血虚血瘀之体，复感外邪，痹阻经脉，致肢体关节疼痛；瘀血阻络，故痛处不移，入夜尤甚；风寒邪侵故怕风怕凉；血得热则行，遇寒则凝，故遇寒疼痛加重；瘀阻胞宫，见恶露不下或下而不畅，小腹疼痛；瘀滞体内，津液输布障碍，但津液未伤故口渴不欲饮。舌质紫暗或瘀点，脉细涩均为瘀血凝滞、外邪痹阻之象。

治法：活血化瘀，蠲痹通络。

方药：身痛逐瘀汤（《医林改错》）加减。方中用桃仁、红花活血化瘀；川芎活血行气，调畅气血；佐以熟地黄，甘温以滋阴养血填精；当归补血养肝，和血调经；白芍养血柔肝和营；桂枝、防风散寒固表，温通经络；鸡血藤、延胡索、豨莶草通络止痛。全方有活血化瘀，蠲痹通络之功。若疼痛明显者加全蝎、三七。

6. 血虚肝郁，气机郁滞

主症：全身多关节肌肉胀痛，怕风怕凉，情绪焦虑。

兼次症：心烦失眠，腰膝酸软，汗出，头晕目眩，胸胁胀满，口苦。

舌象：舌淡红或淡暗，苔薄白或薄黄。

脉象：弦滑或弦涩。

分析：肝藏血，产后气血亏耗，血不养肝，肝失条达，或情致不畅则肝气郁结，气机郁滞，故见全身多关节肌肉胀痛；气虚血弱，营卫失和，若风寒侵袭，可见怕风怕凉，汗出；肝血不足，肢体筋脉失养见腰膝酸软、头窍不荣见头晕目眩；肝气郁结则胸胁胀满，郁而化热，郁热上扰则口苦、心烦失眠；肝失条达则情绪焦虑。舌淡暗，苔薄白，脉弦涩有血虚肝郁，气机郁滞之象。

治法：养血疏肝，蠲痹通络。

方药：柴胡疏肝散（《证治准绳》引《医学统旨》方）合甘麦大枣汤（《金匮要略》）加减。方中柴胡、枳壳、香附疏肝解郁，理气止痛；川芎、芍药、甘草柔肝活血止痛；浮小麦补肝气，敛虚汗，合大枣安心神；当归、鸡血藤养血活血；川牛膝、桑寄生蠲痹通络；桂枝、防风散寒固表，通经络；忍冬藤、桑枝通络止痛。诸药相伍，共奏养血疏肝，蠲痹通络之功。若上半身痛甚者加延胡索、姜黄；下肢痛甚者加独活；腰痛甚者加续断；肝郁化热者加黄芩、钩藤、郁金。

【病案参考】

病案一

郝某，女，31 岁。2013 年 3 月初诊。

5 个月前产后受凉，逐渐出现手指、肘、肩、膝关节疼痛、怕凉，局部热敷后减轻，未系统治疗。后因劳累而多关节疼痛加重，曾到某三甲医院风湿科就诊，RF、ANA、ESR、CRP、ASO 及关节片等多项检查未见异常，用扶他林疗效不显。现症见：四肢关节凉痛，上肢麻木，自汗怕风，头晕目眩，心悸失眠，口腔多发溃疡，纳可，便调，面色无华，爪甲色淡，腰困，膝关节酸痛。舌淡红，苔薄白，脉滑。辨证：气血亏虚，风寒阻络。立法：益气养血，蠲痹通络。治疗：炙黄芪 20g，桂枝 5g，白芍 9g，当归 10g，党参 10g，茯苓 15g，炒白术 15g，生甘草 10g，葛根 15g，片姜黄 15g，全蝎 5g，麦冬 30g，干姜 3g，川牛膝 10g。

2013 年 6 月复诊：近 3 个月上述症状减轻，口腔溃疡发作 3 次，每次 1～2 块，10 余日可愈。舌淡红，苔薄白，脉滑。治疗：炙黄芪 20g，桂枝 5g，白芍 9g，当归

10g，党参 10g，茯苓 15g，炒白术 15g，生甘草 15g，葛根 15g，片姜黄 15g，全蝎 10g，麦冬 30g，干姜 3g，川牛膝 10g，续断 25g。

2014 年 2 月复诊：怕冷减轻，仍全身疼痛，乏力，皮肤遇风起风团。舌淡红，苔薄白，脉滑。治疗：生黄芪 15g，桂枝 10g，白芍 10g，大枣 10g，炙甘草 10g，茯苓 15g，当归 10g，川芎 10g，柴胡 10g，党参 10g，黄芩 10g，半夏 10g。

2014 年 3 月复诊：怕冷缓解，风团减轻。舌淡红，苔薄白，脉滑。治疗：生黄芪 15g，桂枝 10g，白芍 10g，大枣 10g，炙甘草 10g，茯苓 15g，当归 10g，川芎 10g，柴胡 10g，党参 10g，黄芩 10g，法半夏 10g，生龙骨 15g，生牡蛎 15g，佩兰 10g，藿香 10g，苍术 10g，泽泻 10g。

按语：此例由于产后气血两虚，又感受风寒，以致关节疼痛、怕凉，故治以补气血，祛风寒，方用黄芪桂枝五物汤加减，使气血逐渐恢复，邪气逐步祛除，经治关节疼痛怕凉痊愈。

病案二

张某，女，28 岁。2013 年 11 月初诊。

2013 年 8 月产后受凉出现四肢关节疼痛，足跟疼痛，怕风，头皮麻木，心悸，烦热，眠差，月经正常。化验提示 ANA、抗 CCP 抗体及 RF 均阴性。舌红苔薄白，脉弦。辨证：血虚肝郁，寒热错杂。立法：疏肝解郁，平调寒热。治疗：北柴胡 10g，法半夏 10g，生龙骨 15g，生牡蛎 15g，桂枝 10g，白芍 30g，炙甘草 10g，川芎 15g，细辛 5g，炒栀子 5g，淡豆豉 10g，乌梢蛇 30g，桑寄生 30g，生黄芪 20g。

2013 年 12 月复诊：药后症状减轻，下肢酸沉，头怕风，足底疼痛。偶有心悸，睡眠好转，纳食可，二便调，月经正常。舌红，苔薄白，脉弦滑。治疗：北柴胡 10g，法半夏 10g，生龙骨 15g，生牡蛎 15g，桂枝 10g，白芍 30g，炙甘草 10g，茯苓 30g，狗脊 15g，乌梢蛇 30g，桑寄生 30g，生黄芪 20g，厚朴 10g，川芎 15g，当归 10g，生地黄 30g。

服药 14 剂后诸症减轻，心悸及头怕风消失。仍头皮发紧，行走久后足底略感不适，舌红，苔薄白，脉弦滑。治疗：北柴胡 10g，法半夏 10g，生龙骨 15g，生牡蛎 15g，桂枝 10g，白芍 30g，炙甘草 10g，茯苓 30g，狗脊 15g，乌梢蛇 30g，桑寄生 30g，生黄芪 20g，厚朴 10g，川芎 15g，当归 10g，生地黄 30g，泽泻 15g，泽兰 10g，续断 15g。

按语：此例患者产后血虚生热，又感受风寒，造成寒热错杂，故治以疏肝解郁，化痰祛瘀，寒热平调，方用柴胡加龙骨牡蛎汤加减，使痰瘀祛除，脉络通畅，诸症缓解。

（摘自：王玉明主任医案）

第十节　肺　痹

【概述】

肺痹多由皮痹日久不愈，肺脾肾亏损、阴阳气血失调，再复感外邪，内舍于肺，而致肺气痹阻，宣降失司，所引起的临床上以皮肤麻木不仁或皮肤瘾疹搔之不痛，喘嗽气急，胸背疼痛，心胸烦闷，卧则喘促，甚则呕恶等为主要特征的一种病证。

肺痹之病名，最早见于《黄帝内经》。《素问·玉机真脏论》曰："今风寒客于人，使人毫毛毕直，皮肤闭而为热，当是之时，可汗而发也，或痹不仁肿痛，当是之时，可汤熨及火灸刺而去之。弗治，病入舍于肺，名曰肺痹，发咳上气。"

肺痹是发生于多种疾病过程中的一种临床病证，范围涉及较广泛，往往涉及胸痹、肺痿、肺炎喘嗽变证、痰饮等有关病证。本病多继发于西医学之自身免疫性疾病，如硬皮病、皮肌炎及干燥综合征等结缔组织疾病，以皮肤麻木不仁或皮肤瘾疹搔之不痛、呼吸困难、咳嗽、胸痛等为主要症状者，可参考本证进行辨证论治。

【源流】

有关肺痹的最早记载，可上溯到《黄帝内经》，《素问·痹论》对肺痹论之较详，之后文献少见。《素问·痹论》载："皮痹不已，复感于邪，内舍于肺"是为肺痹，"五脏皆有合，病久而不去者，内舍于其合也"，合者，即肺合皮毛之意。《素问·五脏生成》曰："喘而浮，上虚下实，惊，有积气在胸中，喘而虚，名曰肺痹寒热，得之醉而使内也。"《素问·痹论》云："风寒湿三气杂至，合而为痹……皮痹不已，复感于邪，内舍于肺。""凡痹之客五脏者，肺痹者，烦满喘而呕……淫气喘息，痹聚在肺。""肺痹者，烦满喘而呕。"《灵枢·邪气脏腑病形》曰："微大为肺痹引胸背，起恶日光。"

汉代华佗《中藏经》首次提出"气痹"之名，其曰："风寒暑湿之邪……入于肺，则名气痹"，认为邪入肺称气痹，但后世少从之。隋唐时期《诸病源候论》《备急千金要方》等有皮痹入肺，其中唐代孙思邈《备急千金要方》则在"六极"门下论五脏痹，强调了痹病由"痹"到"极"、由实到虚的演变发展过程，其所述"气极"与肺痹关系密切。宋代《圣济总录·肺痹》云："皮痹不已，复感于邪，内舍于肺，是为肺痹。其候胸背痛甚，上气，烦满，喘而呕是也"，认为肺痹由外邪入里，内客于肺，而致胸背刺痛，短气烦满。北宋时期《圣济总录》则首次将肺痹单独列出，系统论述其理法方药。其后肺痹文献渐丰富，但多不出《黄帝内经》之说。

元代罗天益在《卫生宝鉴》中曰："因而大饮则气上逆，肺痹寒热喘而虚惊"，指出肺痹与过度饮酒有关。明代张介宾认为肺痹"气分火盛而阴精衰也，其因醉以入房，则火必更炽，水必更亏，肾虚盗及母气"，强调肺肾金水相生，房事不当，导致肾虚精亏，虚火上炎，灼伤肺阴形成肺痹。秦景明《症因脉治》曰："肺痹之成因，或形寒饮冷，或形热饮热，肺为华盖，恶热恶寒，或悲哀动中，肺气受损，而肺痹之症作矣"，认为肺痹与饮食寒热、七情内伤有关。

明清时期对肺痹的认识更是百家争鸣。部分医家直接将"肺痹"称为"气痹"，如清代喻昌《医门法律》曰："肺为相傅之官，治节行焉，管领周身之气，无微不入，是肺痹即为气痹。"特别是清代叶天士的《临证指南医案》将"肺痹"独列一门，比较完整系统地阐述了肺痹的证脉因治，发展和丰富了肺痹的内容。叶氏"肺痹"案共16则，其病因分外感内伤两种："六淫之气，一有所著，即能病……最畏风火，邪着则失其清肃降令，遂痹塞不通爽矣"等外因或"得之忧愁思虑，辛热酒毒，所以肺脏受病，上焦不行，下脘不通，周身气机皆阻"等内因，而成"肺痹"。这一时期医家对肺痹的论述较多，也使肺痹出现了一病多名。清代陈士铎《辨证录》云："人有咳嗽不宁，心膈窒塞，吐痰不已，上气满胀，不能下通，人以为肺痹也。肺痹之成于气虚，尽人而不知也，夫肺为相傅之官，治节出焉，统辖一身之气，无经不达，无脏不转，是气乃肺之充，而肺乃气之主也，肺病则气病，而气病则肺亦病，然则肺痹即气痹也。"两人均论述"肺痹即气痹"，但从其论述来看，他们所说的气痹是从"肺主气"的功能角度来称肺痹的，即《素问·五脏生成》所曰："诸气者皆属于肺。"

【病因病机】

肺痹的病因有内因和外因。既可因感受风寒湿邪、饮食不当自外而入，亦可因七情内伤、正气不足由内而生；外因为感受风寒湿等邪，稽留日久，皮肤痹阻不宣，邪气内舍于肺；内因为病久不去，脏腑失调，肺脏虚损，宣降失司。内外相合，发为肺痹。其主要病机为外邪侵袭，肺肾亏虚，宣降失司，气血不行，肺络痹阻。

外邪痹阻：阳虚阴寒之体，更感风寒，邪气内侵入肺，两寒相加，内外合邪，肺气失宣，痹阻不行，发为肺痹；或皮痹患者外邪阻滞皮肤，复感风寒，内舍于肺脏，使肺气宣降失职，清气不升，浊气不降，喘促气急，形成肺痹。

痰瘀壅阻：皮痹患者，感受风寒湿邪，留而不去，入舍于肺，邪郁日久化热，灼津炼痰，痰瘀阻滞气机，肺失宣降，发生肺痹；或素体阴虚内热，或过食辛辣炙煿之品，肺热痰阻，宣降失职，发生肺痹。

肺肾亏虚：情志不遂，或悲哀恸中，或失于调养，营卫失和，气滞络阻。脾虚失运，痰饮内生，痰瘀阻肺；肝郁化火则肝侮肺金，暗耗肾水以致肺津亏损，炼液为痰，损伤正气，戕伐纵欲。肺肾虚损，功能失职，气痹不行，或卫外不固，邪气侵入，或肺肾亏虚，肾不纳气，发为肺痹；或皮痹之人，日久不愈，肺气虚损，宣降失司，发生肺痹。

本病的致病因素包括外感、情志、房劳、饮食及他病所致等，但总不外"虚、邪、瘀"三类。痹肺之邪可自外而入，亦可由内而生。外感风寒湿等六淫之邪，患有皮痹日久不愈为基础；复感外邪，内侵肺脏为诱发因素；以肺气痹阻，宣降失司为基本病机；病位在于肺脏，可涉及皮肤，与肺、肾、脾、肠等脏腑关系密切。肺痹多为本虚标实之证，实为风寒湿等外邪，或痰瘀气滞，痹阻经脉；虚为肺脾肾等脏腑功能失调，肺虚气痹，宣降失司。本病虚实错杂，危急笃重，缠绵难愈，属疑难重证。

【临证思路】

一、识症

皮痹的主要表现：皮肤寒冷、肿胀、变厚、发黑，皮肤感觉迟钝、麻木不仁，或肤紧发硬，兼有关节不利，可常见寒热瘾疹等症。《圣济总录》《医门法律》等指出皮痹除皮肤表现外，还可以见到肢体与脏腑的症状。从这些症状描述来看，与现代医学的硬皮病相符合。其特征是皮肤显著增厚、硬化，颜色随病情发展而加深呈棕色或棕褐色，皮肤感觉迟钝、麻木不仁，且大多伴有雷诺综合征。故临床上一定通过仔细诊断，明确皮肤病变特征，辨明是否有皮痹表现。

喘嗽气促，呼吸困难：喘者，张口抬肩者是也。气促即短气，短气者，呼吸虽数，而不能相续，似喘而不摇肩，似呻吟而无痛者是也。喘促短气为肺痹特征性症状，最初只发生于运动时，偶可发生于静息时，呼吸浅快，紫绀，无端坐呼吸。临床上与哮喘、肺痈及痰饮病等均有喘促气急、咳嗽及胸痛等症状。肺痹有皮痹日久不已，内舍于肺的发病过程。哮喘多有夙根，反复发作；肺痈咳吐大量腥臭浊痰；痰饮病吐白沫痰和体位性呼吸困难而不能平卧；三者均无皮痹的临床表现。

胸背闷痛：宋代《圣济总录·肺痹》云："皮痹不已，复感于邪，内舍于肺，是为肺痹。其候胸背痛甚，上气，烦满，喘而呕是也。"其认为肺痹由外邪入里，内客于肺，而致胸背刺痛，短气烦满。胸背刺痛是以胸部闷痛，血府瘀血，肺络痹阻，亦可导致胸闷喘憋为主症的病证。胸背疼痛本病不常见，但类风湿关节炎、系统性红斑狼疮、混合结缔组织病和药物诱发的疾病，可有胸痛的表现。结节病患者常有胸骨后疼痛。胸痹也有喘息咳唾、胸背闷痛、短气等症状，病机为胸阳痹阻不通，与肺痹的临床表现和病机很相近。但胸痹以胸痛为主症，胸痛彻背，其病位在心胸；而肺痹见皮肤麻木不仁，或肤紧发硬、瘾疹搔之不痛等症。

干咳：干燥综合征、硬皮病等患者合并肺间质病变多有持续性干咳，早期不严重，晚期有刺激性干咳，少有咯血、发热，劳作或用力呼吸而诱发。各种原因使 CTD-ILD（结缔组织病相关间质性肺疾病）患者阴津异常过量地损耗或病久脏腑功能虚损，体内有病理产物积聚，使得水液的输布出现障碍，造成阴津相对不足，继而出现干咳之症。干咳多见于感冒燥咳、SS-ILD、肺癌干咳等病证，临床上主要依据症状而区别。

全身乏力、体重减轻：肺痹日久，耗伤气血。气、血、阴、阳亏虚，脏腑功能失调，脾胃纳化失常，后天气血生化乏源，肺气失宣则机体失于濡养，故全身乏力、体重减轻等变证丛生。

二、审机

1. 实证

痹证是由于人体感受风、寒、湿、热等邪气所致。肺痹的病位在肺，其位置最高，有"华盖"之称，最易受邪。正如叶天士《温病条辨》云："温邪上受，首先犯肺。"肺叶娇嫩，不耐寒热，易被邪侵，所以肺又称"娇脏"。风、寒、暑、湿、燥、火六淫外邪首犯肺，且肺脏易受他病影响，易受损伤，导致肺气虚损。外邪致使肺失宣发肃降，导致津停液聚、水湿泛滥，上贮于肺，痰湿聚于肺脏；六淫邪气反复袭肺，肺的宣发肃降失司，邪气阻于气道，气滞则血停，聚而为瘀，瘀于肺络。具体而言，肺中痰毒、瘀毒形成，由肺脏本身功能失司，宣降失衡，水津不能布散聚集于肺而生成痰毒以致肺痹；邪气阻于气道，气滞则血停，聚而为瘀，瘀于肺络而致肺痹。

脾胃为一身气机之枢，脾胃升清降浊功能失职，中焦气行不畅，致使体内酿生湿热、痰湿，湿热痰浊蕴结于肺，阻滞气血，使体内气血不畅，痹阻而成病；或饮食不节损伤脾胃，脾胃运化失常，后天气血生化乏源，五脏亏虚，水饮内停、痰浊内生，蕴于肺内，酿生痰毒，脏腑功能失调而发为本病。

《中藏经》曰："风寒暑湿之邪入于肺，则名气痹。气痹者，愁忧思喜怒过多，则气结于上，久而不消则伤肺，肺伤则生气渐衰，则邪气日胜。"七情过极，气机失于调畅，肺气郁闭，气郁化火，木火刑金而为病。气阻水停，可致水液运行失调，酿生痰浊，气停血亦停，气血逆乱，变生血证。情志失调，肝失条达，气滞津停，血不归经，津不正化，随肝脉上注于肺，聚于肺内，形成痰瘀。七情过极可影响肺的宣发肃降功能，临床常见部分结缔组织病患者由于情志不遂而加重诱发本病。

痰浊瘀血在肺痹的发展过程中起着重要作用。饮食失调、七情内伤等因素导致阴阳气血失调，风寒湿邪乘虚入侵，并与气、痰、湿、瘀、热等搏结导致肺气痹阻、气血瘀滞而成。肺主气，司呼吸，上连气道、喉咙，开窍于鼻，外合皮毛，内为五脏华盖，其气贯百脉而通他脏，不耐寒热，易受内外之邪侵袭而致宣肃失司。痹肺之邪可自外而入，亦可由内而生。病初，以邪实为主，或因外感六淫侵袭肺脏；或因饮食不节酿湿生痰化热，上犯于肺；或因情志不遂，气机不畅，肺失宣降，肺络闭塞。久之影响气血津液运行输布，血滞为瘀，津停为痰，耗气损络而引起内伤肺痹。

2. 虚证

肺痹日久必虚。五脏失和，津停液聚，痰瘀互结阻于肺络，外邪引动内毒发病；或因年老体衰，气、血、阴、阳亏虚，脏腑功能失调，痰瘀之毒渐聚，内虚易招外邪，外邪引动内毒发为本病。

肺气虚。肺气不足，宣肃失司，邪阻气道，闭阻肺络；脾气不足，运化失司，津聚为痰、血停为瘀，痰瘀互结，内伤肺络；先天不足、久病、房劳致使肾气亏虚，"肺为气之主，肾为气之根"，肾气不足，子病及母，肺肾气虚，肺不主气、肾不纳气，邪气阻肺，发为肺痹。同时肾虚不能治水，水湿泛滥，上扰于肺，肺络闭阻，从而发为肺痹。

阴阳两虚。肺热久咳，或热病之后，邪热伤津，劳热熏肺，热壅上焦，津枯肺燥，肺热叶焦，肺阴大伤，虚火灼津炼液为痰，津液耗损致血行瘀滞不畅，痰瘀互结，痹阻肺络；患者素体阳虚，或久咳，或大病、久病之后，损伤肺脏，肺气虚寒，不能输布津液、温通经络，久之累及脾肾之阳气，而致阳虚水泛、寒凝血瘀，痹阻于肺，发为肺痹。

肾气亏虚，子盗母气。《类经》认为，肺痹"其因醉以入房……肾虚盗及母气"。《素问·四时刺逆从论》曰："少阴有余病皮痹瘾疹，不足病肺痹。"由此可见，先天禀赋不足或后天失养，致使肾气亏虚，肾虚子盗母气，则肺金受损易受邪侵。正如《辨证录》指出："肺痹之成于气虚，尽人而不知也，夫肺为相傅之官，治节出焉，统辖一身之气……是气乃肺之充，而非肺乃气之主也，肺病则气病……然肺痹即气痹也……肺气受伤，而风寒湿之邪遂填塞肺窍而成痹矣。"

血虚，先天不足或后天损伤，导致脾胃虚弱，运化失司，水谷精微生成不足，入心化赤成血减少；或因丢失过多，致使血虚，脏腑失于濡养，行气活血、通调水道等功能减低，导致气滞津停血瘀，痰瘀之毒互结于肺，发为肺痹。

肺痹日久，耗伤气血，损及肺脾肾，病理性质虚实错杂，治疗困难、迁延不愈、变证丛生。本病长期不愈，反复发作，病变后期出现肺脾气虚、肾不纳气，以脏腑亏虚贯穿整个疾病始终，毒损肺络的病理基础左右着疾病的发生与发展病情严重者出现喘脱之重症，危及患者的生命。

三、定治

肺痹为痹证之重症，六淫邪气、饮食失节、七情所伤皆可致病，可由皮痹不已内舍于脏，也可本脏自虚、肾气亏虚而病，其证候特点为虚实夹杂，其病本为虚，标为肺气闭郁不行，气郁于上焦。邪盛以祛邪为急，正虚以扶正为先，虚实夹杂，则祛邪扶正并举。治疗以"标本缓急重在本，攻补兼施补为要"的原则，坚持祛邪扶正为大法，强调辨病与辨证相结合，在四诊合参的基础上，重视舌象变化。

肺痹病因属络脉瘀阻、气血不通，常因外感六淫诱发加重和恶化者，治宜辛通。"络以通为用""络以辛为泄"，故治肺痹早期发作当辛以通之。属正虚邪实，虚实夹杂者，正虚主要是气血亏虚，络脉不荣，邪实主要是痰瘀阻络，在治疗上应补虚泻实，通补兼施。属肺肾虚损者，宜扶正固本为主。总之，在治疗肺痹时，应根据不同病机采用相应治法治则。

肺痹主要病机是肺气痹阻，宣降失司，但由于病性的多样性，治疗方法迥异。一般常用宣痹散寒、清热化痰、补益肺气等法则。本病早期本虚标实，以标实为主，治以辛通宣痹散寒，多兼以益气温阳，以标本兼顾，清热化痰以祛痰热之标。切记肺痹本虚，而痰热更伤肺津，病衰当顾正气，宜通补兼施，随证祛邪。病变后期邪少虚多，气血亏虚，络虚不荣为主，治宜急顾正气，补益肺肾，严重者当急救回阳，以复生机。

四、用药

本病病初以外邪为主，首先祛除外邪，同时不忘扶正补虚，宜选用辛味为主的药物，辛味轻清，性善走窜，外可透皮毛腠理以宣肺开闭，内可化痰瘀而通达肺络。常用防风、细辛、皂荚、白芥子等祛风寒湿药加补虚药，若兼表邪，可加祛邪解表之剂。具体临证时，若由外感风寒诱发者，治以辛温通络，选用三拗汤、小青龙汤和止嗽散加减。若因风热犯肺诱发者，治以辛凉解表通络，多用桑菊饮、银翘散加减。若因风燥伤肺诱发者，治以辛润通络，多用桑杏汤、杏苏散加减。若表证已解，痰、湿、热、瘀、毒等阻滞肺络，辨别邪气之不同，治以辛开散结。

针对痰瘀阻络，采用化痰通络和活血化瘀通络。痰浊瘀血痹阻肺络是整个病程的关键，其中瘀血为肺络痹阻的基本病理产物，故应酌情加当归、鸡血藤、红花、桃仁等药以活血化瘀通络。痰浊阻肺是本病的一个重要病理基础，若见背寒怕冷、咳唾稀白痰涎，遇冷加重，舌淡苔薄白、脉弦紧迟者，常选用紫苏、麻黄、细辛、半夏等药温化痰浊；若见发热，咳痰黄黏腥臭，烦躁汗出，口苦咽干，舌红绛，苔黄厚腻，脉滑疾数者，常选用桑白皮、地骨皮、芩连、石膏、葶苈子等药以清肺化痰肃肺。在临证时处理好"通"与"补"的关系是至关重要的，由于此时是肺痹和肺痿共存、肺痹和肺痿相互转化的关键阶段，若维持在肺痹阶段，病尚可救，若转为肺痿，多预后不佳，转化的关键并不在邪气的强弱，而在于正气的盛衰。

本病日久由实至虚，以虚为主，且以肺气虚贯穿始终，症见胸满喘促动则加重者，可用人参、黄芪、五味子等药以补肺气；当肺肾两虚，症见喘息气短，气不接续，甚则小便频数失禁，舌质淡、脉沉细弱者，常用生地黄、熟地黄、山萸肉、沙参、黄精、麦冬、紫河车、蛤蚧等药以补肾纳气；同时选择桔梗、白果、杏仁等止咳平喘药以纳气平喘，标本同治。本病在正虚的基础上发生，病初多邪实为主，病久多正虚为主，急性发作期以祛邪为主，缓解期以正虚为主。针对风湿热瘀，毒邪阻滞所致ILD，可以酌情使用具有祛风解毒、除湿消肿、舒筋通络效果的雷公藤多苷片。

【辨证论治】

1. 风寒痹阻

症见：皮肤麻木不仁，如有虫行，咳逆喘满，不能平卧，胸闷痛甚，背寒怕冷，身紧无体浮肿，咳吐稀白痰涎，天冷时加重，恶心干呕，小便不利，舌淡苔薄白，脉弦紧迟或疾数无力。

治宜宣散风寒，补益肺气。五味子汤加减，常用五味子、紫苏子、麻黄、细辛、紫菀、黄芩、党参、桂枝、当归、半夏。

咳甚者，加前胡、杏仁；喘甚者，加杏仁、厚朴；痰涎涌者，加干姜、茯苓；呕恶甚者，加生姜、代赭石（先煎）。待风寒渐退，邪少正虚时，转五痹汤加减。药用：党参、茯苓、酒当归、白芍、川芎、白术、细辛、甘草、五味子、生姜。

2. 痰浊阻肺

症见：皮肤麻木不仁，喘而胸满闷塞，甚则胸盈仰息，咳嗽，痰多黏腻色白，咳吐不利，兼有呕恶，食少，口黏不渴，舌苔白腻，脉象滑或濡。

治宜祛痰降逆，宣肺平喘。二陈汤合三子养亲汤加减。药用：法半夏、陈皮、茯苓、苏子、白芥子、莱菔子、杏仁、紫菀、旋覆花。

喘促甚者，加紫石英、桃肉、加杏仁、厚朴；喘促不继，汗出肢冷者、加人参以补益元气；痰涎涌者，加干姜、茯苓。

3. 痰热壅阻

症见：皮肤瘾疹风疮时见，搔之不痛，发热，或恶寒，咳嗽气急，胸满喘促，咳黄臭黏腥痰，胸中作痛，烦躁汗出，口苦咽干，舌红绛，苔黄厚腻，脉滑疾数。

治宜清热化痰，宣痹肃肺。泻白散合苇茎汤加减。药用：桑白皮、地骨皮、黄芩、川黄连、生石膏（先煎）、芦根、桃仁、杏仁、冬瓜子、生薏苡仁、葶苈子。

咳嗽甚者，加牛蒡子、前胡；喘促甚者，加麻黄、白果；痰稠不利者，加胆南星、瓜蒌；发热甚者，加金银花、柴胡。若痰热邪退，则当减黄芩、黄连等苦寒燥湿伤阴之品，加沙参、款冬花等润肺顾津，以防燥热伤肺。

痰热已除，必须顾本益肺以求康复。

4. 肺虚气痹

症见：皮肤麻木不仁，变厚生硬，或瘾疹风疮，搔之不痛，喘促气迫，动则加重，畏风寒，大汗淋漓，面浮少华，体倦乏力，声怯懒言，下肢浮肿，舌淡有齿痕，苔薄白，脉微细或疾数。

治宜益气养阴，补肺宣痹。生脉散合补肺汤加减。药用：人参（另煎兑入）、麦冬、杏仁、黄芪、熟地黄、紫菀、五味子。

喘促甚者，加紫石英、桃肉；肢肿少尿者，去麦冬、熟地黄，加制附子（先煎）、茯苓；喘促不继，大汗肢冷，脉象模糊者，为肺气欲竭、心肾阳衰之喘脱危象，急煎参附汤（人参、附子），送服黑锡丹，以冀逆流挽舟，救微续绝。若气逆喘咳，口燥咽干，可选用清燥救肺汤。药用：霜桑叶、枇杷叶、沙参、麦冬、胡麻仁、阿胶（烊化）、杏仁、生石膏（先煎）、甘草。久病必瘀，风湿热毒阻滞者，可以酌情使用雷公藤多苷片。

5. 肺虚血瘀

症见：皮肤麻木不仁、变硬变厚、肌肤甲错，或斑隐，搔之不痛，喘促气短、动则加重，畏风寒、汗出不止；舌淡有斑点、苔白，脉细涩无力。

治宜补肺益气，活血通络。补阳还五汤加减。药用：黄芪、全当归、川芎、赤芍、红花、地龙、杏仁、紫苏、鸡血藤。

喘促不继，汗出肢冷者加人参以补益元气。瘀滞较甚，舌体瘀斑甚者，加制乳香、制没药、三七粉，以加大活血通络之功。

6. 阴虚肺燥

症见：皮肤麻木不仁，变厚变硬，或瘾疹风疮，搔之不痛，咳吐浊唾涎沫，质地黏稠，不易咳出，咳声不扬，气急喘促，动则加重，形体消瘦，颧红，午后潮热，盗汗，五心烦热，皮毛枯萎，口燥咽干，舌质红，苔薄少、干，脉虚大而数。

治宜养阴清肺，润燥生津。清燥救肺汤加减。药用：桑叶、石膏、甘草、胡麻仁、阿胶、枇杷叶、人参、麦门冬、杏仁。

痰黏不爽加川贝母、海蛤壳；五心烦热、盗汗加知母、黄柏；口燥咽干明显加沙参、生地黄、玄参以滋阴增液。

7. 气阴两虚

症见：皮肤麻木不仁，变厚变硬，或瘾疹风疮，搔之不痛，面色苍白，头晕肢乏，神疲乏力，口干咽燥，手足心热，自汗，小便淡黄，大便干燥；舌质红、苔薄少，边有齿痕，脉细数。

治宜益气养阴，升举大气。生脉散合沙参麦冬汤加减。药用：人参、麦门冬、五味子、沙参、玉竹、天花粉、生扁豆、桑叶、生甘草。

若自汗、乏力甚者，加浮小麦、麻黄根、玉屏风散以增强益气敛汗之力；若口干咽燥、大便干燥甚者，为阴虚津亏，加玄参、生地黄、芦根、白茅根以滋阴增液。

8. 肾不纳气

症见：皮肤麻木不仁，变厚变硬，或疹风疮，搔之不痛，喘息气短，气不接续，动则喘甚，汗出肢冷，甚则小便频数失禁，舌质淡，脉沉细弱。

治宜补肾纳气，益肺宣痹。参蛤散合七味都气丸加减。药用：人参、蛤蚧、熟地黄、山萸肉、云茯苓、五味子、生山药、泽泻、牡丹皮。

若喘促甚，吸气不下者，加紫石英、胡桃肉以加重纳气之力；若喘促不继，大汗不止、肢冷脉微者，为肺肾衰竭，加附子（先煎），送服黑锡丹以急救之。

【其他治法】

一、中成药

1. 肺通口服液

肺通口服液具有益气养阴，清瘀化痰作用。用于肺脾气虚，气短不得续且动则加重；痰浊瘀血凝滞胸中，上气而喘或伴咳嗽；阴虚肺津失布，干咳无痰或痰不易出，伴口干；痰瘀阻滞胸中气机，致胸中窒闷、疼痛等症；瘀血甚者可见紫绀或杵状指；阴虚甚者兼见低热等。

2. 抗纤舒肺颗粒

抗纤舒肺颗粒具有益气补肺、活血祛瘀，清热化痰、扶正固本作用。用于肺肾气虚，痰热瘀阻所致气短不续、胸中窒闷疼痛、咳嗽咳黄黏痰。

3. 肺痿方

肺痿方具有清热化痰解毒、益气养阴、活血化瘀的作用。用于肺肾气虚，痰热瘀阻所致气短不续、胸中闷疼痛、咳嗽咳黄黏痰。

4. 固肾定喘丸

固肾定喘丸具有温肾纳气、健脾化痰的作用。用于肾不纳气，脾肾阳虚所致喘息气短、呼多吸少，咳吐痰涎。

5. 百令胶囊

百令胶囊具有补肺肾，益精气的作用。用于肺肾两虚引起的咳嗽、气喘、腰背酸痛。

6. 金水宝胶囊

金水宝胶囊具有补益肺肾，秘精益气作用。用于肺肾两虚，精气不足，久咳虚喘，神疲乏力，不寐健忘，腰膝酸软，月经不调。

二、单方验方

1. 参蛤麻杏膏

生晒参 60g（如用党参，剂量加倍），蛤蚧 2 对，麻黄 60g（去节），杏仁 100g，炙甘草 50g，生姜 60g，红枣 120g（去核），白果肉 20 枚。生晒参另煎，收膏时冲入。蛤蚧去头、足研末冲入收膏。余药加水浸泡一宿，浓煎 3 次，将滤取的清汁再浓缩，加入冰糖 500g 收膏。每服 1 匙，每日 3 次。适用于肺虚气痹证、肺虚血瘀证和肾不纳气证。（《实用单方验方大全》）

2. 定喘神奇丹

党参 60g，牛膝 15g，麦冬 60g，五味子 10g，熟地黄 60g，山萸肉 12g。以水 4 碗，煎成 1 碗，顿服，每日 1 剂，适用于肺虚气痹证、肾不纳气证等。（《咳嗽哮喘验方》）

3. 喘咳舒药酒

海风藤 60g，钻地风 60g，白酒 500g，冷浸制成药酒。每 10mL，早晚空腹冷服。适用于风寒痹阻证。（《全国中草药新医疗法展览会资料选编》）

4. 金白汤

大金钱草 60g，桑白皮 60g，淫羊藿 70～180g，桔梗 30g，猪肺 1 具。先将前 4 味煎熬 3 次，取汁 250mL，与猪肺共炖 1.5 小时，加适量白糖。每次 20mL，首次服药在夜半 12 时，其后每 8 小时 1 次。1 周为 1 个疗程，每疗程服药 3 剂。适用于痰热塞阻证。

三、外治疗法

1. 消喘膏穴位贴敷，分贴于肺俞、心俞、膈俞，每次贴 4～10 小时，3～5 天贴 1 次。适用于风寒痹阻证。(《中国基本中成药》)

2. 气喘膏药，将膏药烘软，贴背后第 3 胸椎旁开 1 寸处。适用于肺虚气痹阻，肺虚血瘀证。(《中国基本中成药》)

3. 定喘膏贴敷肺俞，适用于风寒痹阻证。(《中国基本中成药》)

四、针灸疗法

1. 体针

(1) 取肺俞、列缺、尺泽、丰隆、少商，用泻法，隔日 1 次，10 次为 1 个疗程。适用于痰热壅痹证。

(2) 取天突、大杼、风门、丰隆、肺俞，用平补法，隔日 1 次 10 次为 1 个疗程。适用于风寒痹阻证。

(3) 取膏肓俞，四花穴(双侧膈俞，胆俞与膏肓俞合用，补益虚损)，大椎(手足三阳经和督脉交会穴，有宣肺定喘之效)，足三里(胃经合穴，强壮保健要穴)，气海(补气行气要穴)，用平补法，隔日 1 次，10 次为 1 个疗程。适用于肺虚气痹证。

2. 耳针

常用穴位有：肺、脾、肾、交感、肾上腺、三焦、内分泌等。每次选用 3～5 穴，留针 30 分钟，或用电针、埋针。

3. 灸法

(1) 取肺俞、中脘、膻中、列缺、膏肓俞，每日 1 次，10 次为 1 个疗程。适用于风寒痹阻证。

(2) 取肾俞、关元、气海、膏肓俞、足三里，每日 1 次，10 次为 1 个疗程。适用于肾不纳气证。

五、药膳疗法

1. 桃仁粥

桃仁 10g(去皮尖)，青粱米(或粳米) 50g。将桃仁研碎和米煮粥，加少许红糖，作早餐服用。适用于肺痹之皮肤干燥、大便秘结者。(《食医心鉴》)

2. 黄精冰糖

黄精 30g，冰糖 50g。黄精冷水发泡，入砂锅，加水适量，入冰糖，煮至黄精烂熟。每日服 2 次。适用于肺虚气痹而肺燥者。(《偏方大全》)

3. 猪肺

猪肺 1 具，白及 30g，冰糖 120g。水煮熟，去白及，将肺带水分 3 次服完。适用

于肺虚气痹证。(《咳嗽哮喘验方》)

【预防调护】

1. 肺痹患者，病情笃重，病程缠绵，应使患者了解疾病的治疗调护规律，建立信心，与病魔做斗争。

2. 肺痹患者呼吸困难时需加强防护，宜进行适当呼吸训练。

（1）建立腹式呼吸模式

1）放松：用辅助呼吸肌群减少呼吸肌的耗氧量，缓解呼吸困难。具体方法：①前倾依靠位：患者坐于桌前或床前，两臂置于棉被或枕下，以固定并放松肩带肌群，头靠于枕上放松颈肌。前倾位还可降低腹肌张力，使腹肌在吸气时容易隆起，增加腹压，有助于腹式呼吸模式的建立。②椅后依靠位：患者坐在有扶手的座椅上，头稍后仰靠于椅背，完全放松坐5～15分钟。③前倾站位：自由站立，两手指互握置于身后并稍向下拉以固定肩带，同时身体稍前倾以放松腹肌，也可前倾站立，两手支撑于前方的低桌上以固定肩带。此体位不仅起到放松肩部和腹部肌群的作用，而且是腹式呼吸的有利体位。

2）缩唇呼气法：此方法可增加呼气时的阻力，这种阻力可向内传至支气管，使支气管内保持一定的压力，防止支气管及小支气管被增高的肺内压过早压瘪，促进肺泡内气体排出，减少肺内残气量，从而可以吸入更多的新鲜空气，缓解缺氧症状。具体方法为经鼻腔吸气，呼气时将嘴缩紧，如吹口哨样，在4～6秒内将气体缓慢呼出。

3）暗示呼吸法：通过触觉诱导腹式呼吸，常用方法：①双手置上腹部法：患者仰卧位或坐位，双手置于上腹部（剑突下、脐上方）。吸气时腹部缓缓隆起，双手加压做对抗练习；呼气时腹部下陷，两手随之下沉，在呼气末梢用力加压，以增加腹内压，使膈肌进一步抬高。如此反复练习，可增加膈肌活动度。②两手分置胸腹法：患者仰卧位或坐位，一手置于胸部（通常置于两乳间胸骨处），一手置于上腹部，位置同①。呼气时置于腹部的手随之下沉，并稍加压；吸气时腹部对抗加压的手，并缓缓隆起。呼吸过程中置于胸部的手基本不动。此法可用于纠正不正确的腹式呼吸方法。③下胸季肋部布带束胸法：患者取坐位，用一宽布带交叉束于下胸季肋部，两手抓住布带两头。呼气时收紧布带（约束胸廓下部，同时增高腹内压）；吸气时对抗加压的布带而扩展下胸部，同时徐徐放松束带，反复进行。④抬臀呼气法：仰卧位，两足置于床架上。呼气时抬高臀部，利用腹内脏器的重量将膈肌向胸腔推压，迫使膈肌上抬；吸气时还原，以增加潮气量。

4）缓慢呼吸：这是与呼吸急促相对而言的缓慢呼吸。这一呼吸方法有助于减少解剖无效腔，提高肺泡通气量。但过度缓慢呼吸可增加呼吸功，反而增加耗氧，因此每分呼吸频率宜控制在10次左右。通常先呼气后吸气，呼吸方法同前。CTD-ILD患者有低氧血症时，主要依靠二氧化碳来刺激呼吸，腹式呼吸后二氧化碳含量常较快降低，从而使呼吸的驱动力下降。呼吸过频容易出现过度换气综合征（头昏、头眩、胸闷等），有的患者还可因呼吸过分用力而加重呼吸困难。因此每次练习的次数不宜过多，即练习 3~4 次，休息片刻再练，逐步做到习惯于在日常活动中使用腹式呼吸。

5）膈肌体外反搏呼吸法：使用低频通电装置或体外膈肌反搏仪。刺激电极位于胸锁乳突肌外侧、锁骨上 2~3cm 处（膈神经部位）。先用短时间低强度刺激，当确定刺激部位正确时，即可用脉冲波进行刺激治疗。每天 1~2 次，每次 30~60 分钟。

（2）呼吸肌训练：呼吸肌训练可以改善呼吸肌耐力，缓解呼吸困难。

1）吸气训练：采用口径可以调节的呼气管，在患者可接受的前提下，将吸气阻力增大，吸气阻力每周逐步递增-2 至-4cmH$_2$O。初始练习时间为每次 3~5 分钟，每天 3~5 次，以后可增加至每次 20~30 分钟，以增加吸气肌耐力。

2）呼气训练：①腹肌训练：腹肌是最主要的呼气肌。CTD-ILD 患者常有腹肌无力，使腹腔失去有效的压力，从而减少了对膈肌的支托能力和外展下胸廓的能力。训练时患者取仰卧位，腹部放置沙袋做挺腹练习（腹部吸气时隆起，呼吸时下陷），初始沙袋为 1.5~2.5kg，以后可以逐步增加至 5~10kg，每次腹肌练习 5 分钟；也可在仰卧位做双下肢屈髋屈膝、两膝尽量贴近胸壁的练习，以增强腹肌力量。②吹蜡烛法：将点燃的蜡烛放在口前 10cm 处，吸气后用力吹蜡烛，使蜡烛火焰飘动。每次训练 3~5 分钟，休息数分钟再反复训练。每 1~2 天将蜡烛与口的距离加大，直到距离增加到 80~90cm。③吹瓶法：用两个有刻度的玻璃瓶，瓶的容积为 2000mL，各装入 100mL 水。将两个瓶用胶管或玻璃管连接，在其中的一根瓶插入吹气用的玻璃管或胶管，另一个瓶插入一根排气管。训练时用吹气管吹气，使另一个瓶的液面升高 30mm 左右，休息片刻后反复进行。以液面升高的程度作为呼气阻力的标志。可以逐渐增加训练时的呼气阻力，直到达到满意程度为止。

（3）中国传统康复方法：医疗体操太极拳、八段锦、五禽戏及医疗气功等对 CTD-ILD 有明确的治疗作用。中国传统康复方法强调身心调整训练，基本锻炼方法和要领有共同之处。例如，调身——调整体态，放松自然；调息——调整呼吸，柔和匀畅，以横膈呼吸为主；调心——调整神经、精神状态以诱导入静。

3. 自然物理因子治疗。

（1）日光浴：进行日光浴要选择安静的地点，如空旷的森林、海滨、原野等，身体尽可能裸露。锻炼时间从 5~10 分钟开始，如果无不良反应，时间可以逐步延长。注意避免曝晒，防止发生皮肤灼伤。日光浴可以与游泳、步行等锻炼结合，但要避免疲劳。

（2）冷水浴：初学者要遵循循序渐进的原则，一般从夏季的冷水洗脸开始，过渡到冷水擦浴，逐步增加冷水浴的面积和时间，逐步降低水温，最后过渡到冷水淋浴。在身体不适时应适当增加水温，或暂停冷水浴。锻炼时可与身体按摩相结合，即在冷水浴的同时对洗浴部位进行按摩和搓揉，直到身体发红发热。按摩一般从四肢开始，逐步到胸部和腹部。

4. 氧气的使用。长期低流量吸氧可提高患者的生活质量，使 CTD-ILD 患者的生存率提高 2 倍。在氧气使用过程中主要应防止火灾及爆炸，在吸氧过程中应禁止吸烟。

5. 预防感冒。CTD-ILD 患者易患感冒，继发细菌感染后加重支气管炎症。可采用防感冒按摩冷水洗脸、食醋熏蒸等方法增强体质，预防感冒。

6. 戒烟。各种年龄段及各期的 CTD-ILD 患者均应戒烟。戒烟有助于减少呼吸道的黏液分泌，降低感染的危险性，减轻支气管壁的炎症，使支气管扩张剂发挥更大作用。

7. 其他。注意饮食调节，忌生冷饮食，还应忌辛辣及肥甘厚味之品；慎劳作，节房事，静调养。

第十一节　心　痹

【概述】

心痹是由热痹、行痹或脉痹不已，复感外邪，内舍于心，致心脉痹阻不通而成，临床表现除了发热、面色苍白、肌肉热极、四肢不利、关节红肿热痛等脉痹表现外，还可见心悸惊恐、气逆喘促、心胸烦闷，甚则精神恍惚、咽干叹息、心中微痛兼有腹胀不能饮食等症。本病以 15～40 岁的青壮年最为多见，女性多于男性。

心痹一名，最早见于《黄帝内经》，其中《素问·痹论》对心痹论之较详。宋代《圣济总录》则首次将心痹单独列出，系统论述其理法方药。其后心痹文献日渐丰富，但多不出《黄帝内经》之说。

西医学中的风湿热并发心肌炎或反复发作后遗留的心瓣膜病变而形成的慢性风湿性心脏病等，可参考本节辨证论治。

【源流】

心痹之名始见于《黄帝内经》。在《素问·痹论》中记载其临床表现，曰："心痹者，脉不通，烦则心下鼓，暴上气而喘，嗌干善噫，厥气上则恐。"《素问·五脏生成》曰："赤，脉之至也，喘而坚，诊曰有积气在中，时害于食，名曰心痹。"《灵枢·邪气脏腑病形》描述其脉象为："心脉……微大为心痹。"心痹的发生与脉痹不已，复感外邪有关，《素问·痹论》云："五脏皆有合，病久而不去者，内舍于其合也。故……脉痹不已，复感于邪，内舍于心。"《诸病源候论》曰："脉痹不已，又遇邪者，则移入心。"《圣济总录》明确指出："脉痹不已，复感于邪，内舍于心，是为心痹。"《素问·四时刺逆从论》认为其病因病机与经气盛衰有关，曰："阳明有余病脉痹身时热，不足病心痹。"隋代巢元方《诸病源候论》则认为思虑过度导致心气亏虚，外邪侵入，稽留不去而成心痹，"思虑烦多，则损心，心虚故邪乘之。邪积而不去，则时害饮食，心里愊愊如满，蕴蕴而痛，是谓之心痹"。清代秦景明《症因脉治》分析本病的病因为焦思劳心，心气受伤，或心火妄动，心血亏损。治疗方面，《灵枢·官针》中记载了针灸治疗心痹，其文曰："偶刺者，以手直心若背，直痛所，一刺前，一刺后，以治心痹"。宋代《圣济总录》记载了茯神汤、赤茯苓汤、紫石英散、秦艽汤、犀角散等方剂。明代王肯堂《证治准绳》用枳实散治疗心痹。《症因脉治》中依据心痹不同的临床表现，采用安神丸、归脾汤等方剂治疗。

【病因病机】

本病的发生，主要由正气不足及风、寒、湿、热、毒邪入侵于心，致心脉瘀滞不畅，损伤心气、心阳或心阴而成。摄生不慎、饮食失宜，劳倦过度、情志不调、房事不节等常是本病发生或加重的诱因。

感受外邪：脉痹、热痹日久不愈，或平素气虚之体，卫外之功不足，或因摄生不慎等，在气候骤变、寒暖失常、淋雨受湿等情况下，风、寒、湿、热毒邪乘虚入侵皮肤、经络、关节，久留不去或反复侵袭，由表入里，内舍于心，致心脉瘀痹，止气受损，则成心痹。

气血亏虚：素体亏虚，心肺不足，卫外不固，或思虑过度，耗损心血，心血不足，则外邪易侵，直中于心，而致心痹；或心肺气虚，不能行心血以濡养周身；气虚日久，营血化生不足，乃至心阴两虚，气损及阳，则必心阳虚衰而致心痹；若病及脾肾，影响三焦气机而生血瘀水停，则致心阳欲脱之心痹危候。

痰瘀气滞：情志不畅，气滞血瘀，或饮食不节，痰浊内生，痰瘀阻滞，血行不畅，痹阻心脉，发为心痹；或忧思气结，经脉郁滞，心血失养，而发心痹。

心痹的病位主要在心及心脉，可波及全身血脉、经络。其发病除正气不足之外，风、寒、湿、热毒邪的入侵起着重要作用。感邪重者，起病多急；感邪轻者，常因复感于邪，内舍于心而引起，起病常缓慢。

心痹的基本病机是心脉痹阻，瘀血阻滞，心气不足，其病早期或慢性期感邪时，以外邪痰阻肌腠、筋脉、骨节及心脉为主。心脉痹阻之后，心血瘀滞常与心肺气虚并见，严重时则现心气、心阳暴脱之危候，日久不愈，则以阳虚、血瘀、水停同时并现为主要病变，甚则发生阴盛格阳之脱证。

【临证思路】

一、识症

心痹的辨证主要在辨明邪正虚实，病程的早、中、晚期，以及病情轻重。一般而言，本病早期病情较轻，或仅切脉、触胸而知，或见心悸、短气、自汗、脉细弱等心气虚弱之候，或更兼低热、颧赤、脉细数无力等气阴两虚之证，虽可见心痛、舌瘀等血瘀之证，但较轻微。中期，多见肺络瘀阻证，临证以怔忡、气急，咳喘、咯血、舌质紫瘀为特征，其证常与心气虚弱之候并存。晚期则或见唇甲青紫、胁下癥积、下肢水肿、脉沉涩等血瘀水停之候，或见神疲肢冷、肢体水肿、小便不利、脉沉细无力等阳虚水泛之候，其症常与唇甲青紫、舌质紫瘀并见。

若见气促难续，端坐不得卧，人汗如珠，四肢厥冷，咳吐粉色泡沫痰，则为心阳虚脱之危候。若突发头痛、神昏、半身不遂之象，则为瘀血阻络之重症。病中感邪，则可并发行痹、热痹，而且此常为发生危重证候之诱因。

从上可见，本病属本虚标实之病。本虚，以气虚、阴虚、阳虚、气脱、阳脱为主；标实，总以血瘀为主，或兼水停，或兼痰浊。不过虚实有侧重，病情有轻重，证性有缓急。临证时应认真望、闻、问、切，仔细辨证。

二、审机

心气不足辨识：心脉痹阻，气血运行障碍，致心气虚弱，故心悸、气短且劳累后明显，疲乏无力；心气虚，不足以行血，致瘀血阻滞于胸，亦不养心，故胸闷憋气，或胸膺部痛；气虚血瘀，故舌淡苔薄兼舌质紫瘀；脉沉细或虚细无力为气虚之象。

气阴两虚辨识：热痹侵袭心肺及肾。伤阴耗气，则心悸不宁；阴虚火旺则低热、两颧潮红、盗汗、口干舌燥；气虚则乏力、自汗、气短、声低懒言；舌红苔薄少，脉沉细无力为气阴两虚之证。

气血阻络辨识：心脉瘀阻，故怔忡，两颧紫红；日久气阴两虚，阴虚阳亢，迫血妄行，致心血上冲于脑，络脉受阻，故头痛、头昏、半身不遂；瘀血不散，故发热；舌脉变化乃血瘀阳亢之象。

肺络瘀阻辨识：心脉瘀滞，气血运行不畅，故心悸、怔忡；肺气贯心脉，肺气被心血所阻，呼吸之气不利，则气急咳喘；气血瘀滞，则两颧紫红、舌质青紫或见瘀斑；肺络瘀阻，脉络损伤，故咯血；瘀血内停，清阳不展，故头晕、乏力；心肺气血瘀阻，脉气不匀，故见脉细涩或结代。

血瘀水阻辨识：心痹日久，瘀血内停益甚，故两颧暗红、口唇紫绛、颈脉怒张，胁下痞块，爪甲青紫，瘀血内停，气化不利，津液不行，水湿内聚，故小便量少、下肢浮肿；血瘀水停，气滞不利，故胸闷胸痛、脘腹胀满；水气凌心，心阳被阻，故心悸、气短；津不上承，故口干漱水不欲咽；舌质及脉象特点乃血瘀水停之象。

心肾阳虚辨识：心脉痹阻日久，致少阴心肾阳虚，心失所主，气不归根，复因阳虚水泛，故心悸、怔忡、气短、喘息不宁；动则阳气虚衰益甚，故其症加重。阳气虚衰，则神疲欲睡；卫阳不充，肌肤四末失于温煦，则畏寒肢厥；肾阳虚衰，不能化气行水，则面浮肢肿，小便不利，甚至全身浮肿；面色晦暗、口唇发绀、舌暗淡苔白滑，脉沉细无力或结代，乃阳虚血瘀水停所致。

脾肾阳虚辨识：心痹日久，气虚益甚，致心脾肾阴虚，故神倦、乏力，面色苍白；阳虚失温不能化气行水，故畏寒肢冷、浮肿，大便溏薄、小便短少；水气内停，气滞不利，故脘闷纳差、腹部胀满；水气凌心，故心悸短气；舌淡苔白滑、脉沉细或结代为阳气虚衰之象。

阳气虚脱辨识：气虚阳微欲脱，气不归根，故气短难续、喘息端坐、不得平卧；心阳衰微，阴寒弥漫，故皮肤湿冷、肢体浮肿、咳吐大量痰液、痰声辘辘；阴盛格阳，阳气虚脱，故口唇紫绀、面色灰白、大汗淋漓、肛坠欲便、小便失禁，舌苔、脉象特征乃阳气虚脱之象。

三、定治

本病的治疗应以益气活血，标本兼顾为总则。具体治法应根据不同证候而定。气虚者，当益气；气阴两虚，当益气养阴，但应佐适量活血化瘀药物；心血阻络之候，当益气活血，通经活络；肺络瘀阻者，应活血通络，益气止血；血瘀水阻证，应活血化瘀，温阳行水；心肾阳虚，脾肾阳虚之候，宜温阳化气，行水利尿；阳气虚脱者，急当回阳救逆，益气固脱。必要时，中西医结合治疗。

本病除药物治疗外，调摄、护理十分重要，切不可忽视。

四、用药

心气不足：心脉痹阻，气血运行障碍，致心气虚弱，故心悸、气短且劳累后明显，疲乏无力；心气虚，不足以行血，致瘀血阻滞于胸，亦不养心，故胸闷憋气，或胸膺部痛；气虚血瘀，故舌淡苔薄兼舌质紫瘀；脉沉细或虚细无力为气虚之象。治宜补益心气，佐以活血。药用党参、黄芪、白术、茯苓、炙甘草补气，桂枝、丹参通心阳、活心血。诸药共起补益心气、温通心阳以行血的作用。气虚甚者加白人参易党参，血瘀较甚者，加桃仁、红花。

气阴两虚：热痹侵袭心肺及肾。伤阴耗气，则心悸不宁；阴虚火旺则低热、两颧潮红、盗汗、口干舌燥；气虚则乏力、自汗、气短、声低懒言；舌红苔薄少，脉沉细无力为气阴两虚之证。治宜气阴两补，兼活心血。药用人参、甘草、大枣补气；麦冬、生地黄、阿胶、五味子养阴；丹参，川芎活血，佐桂枝、生姜温通心阳以行心血。诸药合用，有补气阴、活心血之功，气虚甚，加黄芪；阴虚甚，加玉竹；必要时，加红花、赤芍，以加强活血之功。

气血阻络：心脉瘀阻，故怔忡、两颧紫红；日久气阴两虚，阴虚阳亢，迫血妄行，致心血上冲于脑，络脉受阻，故头痛、头昏、半身不遂；瘀血不散，故发热；舌脉变化乃血瘀阳亢之象。治宜益气活血，通经活络。药用黄芪、桃仁、红花、赤芍、川芎、当归益气活血；片姜黄、牛膝通络活络。临证时可酌加丹参、三七粉，以加强活血通络作用。

肺络瘀阻：心脉瘀滞，气血运行不畅，故心悸、怔忡；肺气贯心脉，肺气被心血所阻，呼吸之气不利，则气急咳喘；气血瘀滞，则两颧紫红、舌质青紫或见瘀斑；肺络瘀阻，脉络损伤，故咯血；瘀血内停，清阳不展，故头晕、乏力；心肺气血瘀阻，脉气不匀，故见脉细涩或结代。治宜活血通络，益气止血。药用桃仁、红花、赤芍、丹参活血行瘀；桂枝、陈皮、远志通心阳，理气豁痰，以活心肺之络脉；三七活血止血，甘草调和诸药。气虚加红参、黄芪；阴虚加麦冬、玉竹；阳虚加制附片（先煎）；瘀阻甚，加蒲黄、花蕊石，以强活血止血之功。

血瘀水阻：心痹日久，瘀血内停益甚，故两颧暗红、口唇紫绛、颈脉怒张、胁下痞块、爪甲青紫；瘀血内停，气化不利，津液不行，水湿内聚，故小便量少、下肢浮肿；血瘀水停，气滞不利，故胸闷胸痛、脘腹胀满；水气凌心，心阳被阻，故心悸、气短；津不上承，故口干漱水不欲咽；舌质及脉象特点乃血瘀水停之象。治宜活血化瘀，温阳行水。药用桃仁、红花、当归、川芎、生地黄、赤芍、牛膝活血通脉行瘀；制附片、生姜、白术、茯苓温阳化气行水，方药能起活血化瘀、温阳行水作用。临证应用时，可酌加人参、葶苈子、木通以增强益气活血、泻水利尿作用。

心肾阳虚：心脉痹阻日久，致少阴心肾阳虚，心失所主，气不归根，复因阳虚水泛，故心悸、怔忡、气短、喘息不宁；动则阳气虚衰益甚，故其症加重。阳气虚衰，则神疲欲睡；卫阳不充，肌肤四末失于温煦，则畏寒肢厥；肾阳虚衰，不能化气行水，则面浮肢肿，小便不利，甚至全身浮肿；面色晦暗、口唇发绀、舌暗淡苔白滑、脉沉细无力或结代，乃阳虚血瘀水停所致。治宜温阳化气，行水利尿。药用桂枝、制附片、干姜温心肾之阳，以强人体之气化；茯苓、白术、泽泻淡渗实脾，以利尿化湿；丹参活心血，入阴以和阳；稍佐甘草以调和诸药。阴寒较盛，加肉桂、北细辛；气虚，加黄芪、党参；小便量少，加猪苓、薏苡仁。

脾肾阳虚：心痹日久，气虚益甚，致心脾肾阴虚，故神倦、乏力，面色苍白；阳虚失温不能化气行水，故畏寒肢冷、浮肿，大便溏薄、小便短少；水气内停，气滞不利，故脘闷纳差、腹部胀满；水气凌心，故心悸短气；舌淡苔白滑、脉沉细或结代为阳气虚衰之象。治宜温补脾肾，化气行水。药用附片、干姜、白术、茯苓、甘草温补脾肾，大腹皮、陈皮、生姜皮、木通、北五加皮理气行水。诸药共起温阳化气行水之功，临证时可宜酌加桂枝，以增加温阳化气作用；水肿甚，可加泽泻、猪苓，更甚者加黄芪、木防己，以增强益气行水之力。

阳气虚脱：气虚阳微欲脱，气不归根，故气短难续、喘息端坐、不得平卧；心阳衰微，阴寒弥漫，故皮肤湿冷、肢体浮肿、咳吐大量痰液、痰声辘辘；阴盛格阳，阳气虚脱，故口唇紫绀、面色灰白、大汗淋漓、肛坠欲便、小便失禁，舌苔、脉象特征乃阳气虚脱之象。治宜回阳救逆，益气固脱。药用人参、黄芪、甘草益气固脱；附片、干姜回阳救逆；龙骨、牡蛎敛心神，以防心阳之亡脱。

【辨证论治】

1. 心气不足

主要症状：心悸气短，劳累后明显，疲乏无力，低热，胸闷憋气，或有胸膺部疼痛，舌质淡或紫瘀，苔薄白，脉沉细或虚细无力。

治疗方法：补益心气，佐以活血。保元汤加味：党参、黄芪、桂枝、炙甘草、白术、茯苓、丹参。

气虚甚者加白人参易党参，血瘀较甚者，加桃仁、红花。

2. 气阴两虚

主要症状：低热，两颧潮红，乏力，自汗或盗汗，心悸气短，声低懒言，口干舌燥，舌红苔薄或无，舌质红，脉沉细无力。

治疗方法：气阴两补，兼活心血。生脉散合炙甘草汤：人参、麦冬、五味子、炙甘草、桂枝、生地黄、阿胶、大枣、生姜、丹参、川芎。

气虚甚加黄芪；阴虚甚加玉竹；必要时，加红花、赤芍，以加强活血之功。

3. 气血阻络

主要症状：怔忡，两颧紫红，头痛，头昏，发热，半身不遂，舌质紫瘀，苔薄白，脉弦涩。

治疗方法：益气活血，通经活络。补阳还五汤加减：黄芪、桃仁、红花、赤芍、川芎、当归、姜黄、牛膝。

临证时可酌加丹参、三七粉以加强活血通络作用。

4. 肺络瘀阻

主要症状：两颧紫红，气急咳嗽，甚则咯血，头晕乏力，心悸怔忡，舌质青紫或有瘀斑，苔薄，脉细涩或结代。

治疗方法：活血通络，益气止血。桃红饮加减：桃仁、红花、赤芍、丹参、远志、甘草、三七粉、陈皮、党参。

气虚加红参、黄芪；阴虚加麦冬、玉竹；阳虚加制附片；瘀阻甚，加蒲黄、花蕊石以强活血止血之功。

5. 血瘀水阻

主要症状：两颧暗红，口唇紫暗，胁下痞块，爪甲青紫，胸闷胸痛或脘腹胀痛，心悸，气短，小便量少，下肢浮肿，口干不欲咽，舌质紫暗或青紫，舌下络脉紫暗、怒张，脉沉细或涩。

治疗方法：活血化瘀，温阳行水。血府逐瘀汤合真武汤：桃仁、红花、当归、川芎、赤芍、生地黄、牛膝、制附片、白术、茯苓、生姜。

临证应用可酌加人参、葶苈、木通以增强益气活血、泻水利尿作用。

6. 心肾阳虚

主要症状：心悸怔忡，气短，喘息不宁，动则尤甚，神疲欲睡，面色晦暗，口唇发绀，畏寒肢厥，面浮肢肿，甚至全身水肿，小便不利，舌暗淡，苔白滑，脉沉细无力或结代。

治疗方法：温阳化气，行水利尿。苓桂术甘汤合真武汤加减：茯苓、桂枝、白术、甘草、制附片、丹参、干姜、泽泻。

阴寒较盛，加肉桂、北细辛；气虚加黄芪、党参；小便量少加猪苓、薏苡仁。

7. 脾肾阳虚

主要症状：神倦乏力，面色苍白，心悸、短气，脘闷纳呆，腹部胀满，大便稀溏，畏寒肢冷，浮肿，小便短少，舌质淡，苔白滑，脉沉细或结代。

治疗方法：温补脾肾，化气行水。实脾饮合五皮饮加减：制附片、干姜、甘草、白术、茯苓、北五加皮、大腹皮、陈皮、生姜皮、木通。

临证时可酌加桂枝以增加温阳化气作用；水肿甚，可加泽泻、猪苓；更甚者加黄芪、木防己以增强益气行水之力。

8. 阳气虚脱

主要症状：气短促难续，喘息端坐，不得平卧，心慌，烦躁不安，面色灰白，口唇紫绀，皮肤湿冷，肢体浮肿，大汗淋漓，咳吐大量白色或粉红色泡沫痰，甚至咯血、痰声辘辘、肛坠欲大便，甚则大便失禁，舌淡苔白滑，脉沉微欲绝或数大无根。

治疗方法：回阳救逆，益气固脱。参附龙牡汤加减：人参、制附片、龙骨、牡蛎、甘草、干姜、黄芪。

本证危急，除急煎汤剂口服或鼻饲用药外，应立即静脉注射参附注射液后再静脉点滴参附注射液等，必要时中西医结合抢救。

【其他治法】

一、针灸疗法

1. 毫针

主穴：内关、足三里、心俞、三阴交。配穴：胸闷心悸加神门、膻中；下肢浮肿加阴陵泉、三阴交；呼吸困难加脾俞、列缺；腹胀加天枢、气海；咳血加肺俞、孔最；纳差加脾俞、膏肓俞；发热配大椎、合谷；热甚少商点刺出血。

2. 耳针

主穴：心、神门、内分泌、皮质下。配穴：肾上腺、小肠、交感、风湿线（本穴呈线状，位于耳舟中，即锁骨穴至肘间穴连线）。

3. 穴位注射

取穴同毫针取穴。药物：5%当归液、5%玄参液、10%丹参液。治法：上药任选一种，每次取主穴2个，配穴按辨证取穴，每次注入0.5mL药液，隔日1次，10次为1个疗程。

二、单验方

1. 桂枝茯苓丸（《金匮要略》）

桂枝15g，茯苓30g，赤芍15g，桃仁10g，牡丹皮15g。诸药为水泛丸，1次服10g，1日3次。治心血瘀阻。

2. 回阳救急汤（《伤寒六书》）

制附片15g，干姜10g，甘草5g，人参10g，白术15g，茯苓30g，陈皮10g，半夏15g，麝香1g，五味子15g。水煎，1日3次，治心肾阳虚。

3. 安神定志丸（《医学心悟》）

人参10g，茯苓10g，茯神10g，龙齿15g，远志5g，石菖蒲5g。诸药为蜜丸，每丸6g，1次1丸，1日3次。长服，治心气不足。

【病案参考】

病案一

某患者，女，66岁。1989年10月30日初诊。主诉发作性胸闷胸痛3年。病情一直稳定。4天前因家务心情不快，劳动时突然发病，心悸胸憋，胸背彻痛，3~5分钟自行缓解，病时伴手足发凉，神疲乏力。刻诊：尚头胀头晕，耳鸣烘热，心烦急躁，口舌生疮月余，口干纳少嘈杂，舌红苔薄白，脉弦细数。查血压：140/70mmHg。心电图：运动试验ST-T改变阳性。诊断：①中医：肝心痛。②西医：冠心病心绞痛。辨证：心肝阴虚，虚火扰心。治法：养阴柔肝，清心宁神。处方：沙参15g，麦冬10g，枸杞子10g，赤白芍各10g，生地黄12g，川楝子10g，郁金12g，丹参15g，炒柏子仁15g，钩藤12g（后下），玫瑰花10g，谷麦芽各12g。服药5剂，胸闷好转，胸背痛发作减少，头晕头胀、耳鸣心烦减轻，唯心悸乏力明显，舌质暗红，苔黄腻，脉细弦小弱。上方去生地黄、沙参，加太子参10g、五味子6g、竹茹10g，继服5剂，心悸气短好转，舌淡红苔薄黄，脉稍有神。守方治疗月余，胸背痛消失，诸症改善，心电图大致正常，临床基本痊愈。

按语：本案系路老验案，属心肝气阴亏虚，肝火扰心，故治以养阴疏肝以潜上扰之肝阳，肝阳平，心阴得滋，则阳平阴秘，心悸烦痛得愈。

（摘自：《路志正心痹治验》）

病案二

某患者，女，49岁。1989年4月13日初诊。患"冠心病"3年。近1个月因工作不遂，情志抑郁，常感胸闷，心痛发作加重。多于黎明前发作，伴心悸、气短、面色㿠白，自汗，胸闷喜太息，虚烦懊恼，多梦易惊，头晕目涩，倦怠嗜卧，纳呆脘痞，大便不畅，口黏，舌暗滞苔薄腻，脉细弦尺弱。心电图：运动试验阳性。诊断：

①中医：肝心痛。②西医：冠心病心绞痛。辨证：心胆（肝）气虚，阴血不足，兼气郁痰阻。治法：益气养心，疏肝宁胆，佐以化痰。处方：太子参12g，当归10g，白芍10g，百合10g，淮小麦30g，夜交藤15g，合欢皮15g，柴胡9g，郁金10g，竹茹12g，醋香附10g，龙牡各20g（先煎）。服药5剂后，心痛发作时间延迟，继服3剂，心痛发作得到控制，心悸自汗、心烦易惊、头晕眼涩诸症好转。守方治疗6周，心绞痛未再发作，体力增加，精神改善。唯晨起偶觉心悸而烦，眩晕目涩，继投天王补心丹、杞菊地黄丸、逍遥丸等善后调理，1个月而安。

按语：本案系气阴亏虚为本，兼有肝郁脾滞，故治以益气养心，疏肝运脾，佐以化痰宁胆。

（摘自：《路志正心痹治验》）

第十二节　肝　痹

【概述】

肝痹多因筋痹日久不愈、复感外邪、内舍于肝而致，临床上可见筋脉拘急、关节疼痛、屈伸不利等筋痹症状且伴有胸胁满闷或疼痛、夜卧则惊、多饮、小腹胀满或阴缩等症状。该病一年四季均可发生，一般以中年女性多见。

肝痹是中医学中按照五脏组织分类的风湿病三级痹病病种之一。现代医学中自身免疫性肝炎、原发性胆汁性肝硬化、原发性硬化性胆管炎，以及其他结缔组织病出现肝损害者，常有关节疼痛症状又伴有肝区疼痛、肝脾肿大等内脏病变者均可参考本病辨治。

【源流】

肝痹之名最早见于《黄帝内经》。《黄帝内经》不仅介绍了肝痹的病因病机，还描述了肝痹的临床表现，并提出针刺治疗肝痹。《素问·痹论》曰："筋痹不已，复感于邪，内舍于肝。""肝痹者，夜卧则惊，多饮数小便，上为引如怀。"《素问·五脏生成》曰："青，脉之至也，长而左右弹，有积气在心下支胠，名曰肝痹。"《素问·四时刺逆从论》曰："少阳有余病筋痹胁满；不足病肝痹。"《素问·玉机真脏论》曰："肝痹，一名曰厥，胁痛出食，当是之时，可按若刺耳。"司马迁在《史记》中记载了关于肝痹的最早医案，《史记·扁鹊仓公列传》曰："齐王故为阳虚候时，病甚，众医皆以为厥。臣意诊脉以为痹，根在右胁下，大如覆杯，令人喘，逆气不能食。"

唐宋时期进一步丰富了肝痹的病因病机，同时提出了治疗肝痹的诸多代表方剂。唐代孙思邈《备急千金要方》在"六极"门下论有五脏痹，其所述"筋极"与肝痹关系密切，强调了由"痹"到"极"，由实到虚的演变发展过程。《千金翼方》用八风十二痹散治疗肝痹；用补肝汤治"肝气不足，两胁满，筋急不得太息，四肢厥，寒热偏痛，淋溺石沙，腰尻少腹痛"。宋代《圣济总录》首次将肝痹单独列出，并列出了治疗肝痹的 8 种方剂，诸如"治肝痹筋脉不利，拘挛急痛，夜卧多惊，上气烦满，薏苡仁汤方""治肝痹气逆，胸胁引痛，眠卧多惊，筋脉挛急，镇肝祛邪，人参散方"等。

明清时期对肝痹的认识继承了《黄帝内经》之理论，并有所发展。如明代秦景明《症因脉治·痹证论》详细介绍了肝痹的病因病机，并对临床脉症及方药等进行系统论述，"肝痹之症，即筋痹也。夜卧则惊，多饮数小便，腹大如怀物，左胁凝结作痛，此肝痹。肝痹之因，逆春气则肝气怫郁，恼怒伤肝则肝气逆乱，惊动魂魄，则肝气不宁。肝痹之脉，左关弦数，肝家有热，或见沉滞，肝家郁结，或见虚弦，肝家少血。肝痹之治，左关弦数者，泻青丸或泻肝汤。左关沉滞者，柴胡疏肝散"。明代龚居中《新刻幼科百效全书》曰："肝经有病，人多痹。"清代罗美《内经博议》认为："凡七情过用，则亦能伤脏气为痹，不必三气入舍于其合也……所以然者……用力不息而致乏竭，则痹聚在肝……肝痹者，肝气郁而血不荣筋之症也。脉涩为风热合邪……涩则血滞，故病积。"

近代医家对肝痹的辨证论治、理法方药有所发展，近代张山雷《本草正义》言鸡血藤能"走五脏，宣筋络"，可治疗肝痹。丁光迪认为"痹病不已，必及内脏，徒治其标，不顾其本，未为恰当，因此养血益气，煦濡筋骨，标本兼顾以治痹，又为关键"。现代痹病相关的研究不断深入，在临床研究方面，开展了病因学的研究，为治疗引起肝痹的原发性疾病提供了可靠依据。

【病因病机】

肝痹病因，与筋痹不已，复感于邪，七情过用，伤及肝气，肝脏虚弱，筋脉失荣有关，亦可由他脏久病，传于肝脏者。其病机多虚实夹杂相兼，实者气滞、血瘀、肝脉闭阻；虚者气血阴液亏虚，筋脉失荣。两者或主或从，夹杂为患，缠绵难愈。

筋痹不已，复感于邪：调摄不当，感受风寒湿邪，或寒湿化热，内舍于肝，而成肝痹。临床可见筋痹之关节疼痛筋挛，还可见邪气内舍，肝失条达，气滞血瘀之胸胁胀满、疼痛，甚则成积；肝脏亏虚，不藏魂魄，不荣于筋，可见卧而多惊，目眩筋挛。

肝脏亏虚，筋合失荣：久病体弱，或产后失血过多，房劳过度，或时值更年期，肝之气血阴液亏虚，筋合失荣；或感风寒湿邪，三邪直中，本脏益损，魂不守舍，筋挛脉痹，而成肝痹。

七情过用，伤及肝气：长期情绪失调，或过紧张，思想负担过重，或恼怒、暴怒不解，肝失条达，气郁血瘀，痰浊凝滞，或气郁化火，耗伤阴血，致肝脉痹阻，牵及肝脏失荣，而发为肝痹。

他脏久病，传之于肝：风寒客表，内舍于肺，失治误治，由肺及肝；或饮食失节，损伤脾胃，脾失健运，痰湿内生，凝滞于肝，可成肝痹。

【临床诊断】

本病多发于筋痹之后，临床上常以胸胁满闷疼痛不舒、筋脉挛急、夜卧多惊、或阴囊缩小等为主要症状。

一、诊断要点

1. 一年四季均可发病，发病人群以中年女性多见。
2. 有筋痹日久不愈，复感外邪的病史。
3. 自觉关节疼痛，屈伸不利，胸胁疼痛，夜卧则惊，多饮数小便，或腹胀如鼓，有如怀物之状，或阴囊缩小等症状。
4. 脉弦，或沉涩。

二、鉴别诊断

本病应与筋痹相鉴别。肝痹和筋痹均可见筋脉挛急、关节疼痛、屈伸不利等症。但筋痹以筋脉挛急、关节疼痛等筋脉症状为主，肝痹则以胸胁胀闷，甚则胁下积聚等肝系症状为主，且肝痹多有筋痹日久不愈的病史。

【临证思路】

一、识症

初病辨识：肝痹初病者，可见胸胁少腹胀满而痛，疼痛走窜不定，受情志波动而变，或伴易怒，纳少，喜太息，舌淡，苔薄，脉弦，病多在气；若见胸胁胀满疼痛，纳呆泛恶，口苦，目赤或身黄者为湿热蕴结之象；若由筋痹进展而至，可有关节疼痛、走窜不定或者关节肿痛较甚者。

病久者辨识：肝痹病程多绵长，病久者耗伤气血、阴津，或同时成痰瘀互结，则见虚实夹杂之证。以气血阴津不足为主者，可见胸胁引痛，夜卧多惊，筋脉挛急，或肢麻、筋挛，面黄少华，乏力心悸，目眩，舌质淡，苔薄白或薄少，脉沉细弱，并痰瘀痹阻者，则可见胁腹胀痛或刺痛，触及包块，肢体顽麻疼痛，关节肿胀，甚至关节变形，筋脉挛缩，屈伸不利，颜面及关节局部皮色紫暗，舌质紫暗或瘀斑，苔白腻，脉弦涩。

二、审机

寒热辨识：素体阳气不足，肝脉失于温养，或者寒凝肝脉，可见筋挛、骨痛、四末不温、得热可减之寒证；外邪入侵，湿热蕴结，或素体阴虚，湿热内蕴，痹阻肝脉，气血不通，可见胸胁胀满、疼痛、纳差、泛恶，有骨节肿者痛甚，舌苔黄腻，脉弦数而阴虚内热者，多见潮热，盗汗，五心烦热，失眠多梦，目眩，形瘦，筋挛，舌红少苔。

虚实辨识：病初者，或久病痰瘀痹阻于肝脉者为实，可见胸胁胀痛较重，痛处拒按，可有四肢关节肿痛；久病失血，饮食失调等致肝之气血亏虚，肝失所养者为虚，可见胸胁隐痛，体倦乏力，形体消瘦。

气血辨识：情志不遂，肝郁日久，或者筋痹不已，内舍于肝，病在气者，胸胁胀满时作，心烦易惊，情绪波动时明显；久病入络，病在血者，胁下刺痛，触之有块，可有颜面皮色紫暗，舌质紫暗或有瘀斑，苔白腻，脉弦涩之象。

三．定治

肝痹基本病变为经脉痹阻，筋失所荣，故治疗当以通经活络，养肝柔筋为原则，并在辨别寒热、虚实、气血基础上进行论治，可以通经活络为主，或补气荣血为主，配合清热利湿、疏肝解郁、化痰活血、益气养血、滋补肝肾、温阳散寒等治疗。

四、用药

初病用药：胸胁少腹胀满而痛，走窜不定，情绪波动时有增减者，当以疏肝解郁，养血理脾为法，用疏肝理解气，养血柔肝之品，如柴胡、当归、白芍、青皮；胸胁胀满疼痛，纳呆泛恶，口苦，目赤或身黄，小便黄，大便黏滞，舌红，苔黄腻，脉弦滑或弦数之湿热痹阻，治以清热利湿为主，多用茵陈、大黄、赤芍、黄芩、龙胆草、柴胡、栀子、泽泻、车前子、防己、薏苡仁、木瓜等，伤阴者加生地黄、白芍，养血柔肝。

久病用药：久病而见胸胁引痛，夜卧多惊，筋脉挛急，或肢麻、筋挛，面黄少华，乏力心悸，目眩，舌质淡，苔薄白或薄少，脉沉细弱之气血两虚者，治以益气养血，补气养血之品可重用，如黄芪、党参、当归、川芎、生地黄等。胸胁隐痛，缠绵不休，筋脉拘急，屈伸不利，腰膝酸软，头晕耳鸣，咽干目眩，失眠多梦，易惊，日久关节变形，形体消瘦，心烦热，盗汗颧红，头面烘热，男子遗精，女子月经量少或闭经，舌红少苔，脉弦细数为肝肾阴虚者，治以滋阴清肝，用药如生地黄、山药、山茱萸、泽泻、牡丹皮、茯苓、柴胡、栀子、当归、白芍。久病耗伤阳气者，治以补肾益肝，温阳祛寒，可用制附子、肉桂、细辛之品。病久虚实夹杂，而现痰瘀痹阻之证，胁腹胀痛或刺痛，颜面及关节局部皮色紫暗，舌质紫暗或有瘀斑，苔白腻，脉弦涩。治以活血行瘀，化痰通络。药物用量应适度，如桃仁、红花、当归、川芎、乳香、没药、地龙、穿山甲等。

【辨证论治】

1. 湿热痹阻

主要症状：胸胁胀满疼痛，纳呆泛恶，口苦，目赤或身黄，关节肿胀热痛，屈伸不利，下肢尤甚，小便黄，大便黏滞。舌红，苔黄腻，脉弦滑或弦数。

治疗方法：治以清热利湿，宣痹通络。龙胆泻肝汤加减：龙胆草、柴胡、栀子、黄芩、泽泻、车前子、木通、当归、防己、薏苡仁、木瓜、桑枝。

胁肋疼痛甚者，加延胡索，热重者加石膏、忍冬藤，伤阴者加生地黄、白芍，去木通、泽泻。

2. 肝气郁滞

主要症状：胸胁少腹胀满而痛，关节拘急疼痛，屈伸不利，疼痛走窜不定，情绪波动时有增减，或伴易怒，纳少，喜太息。舌淡，苔薄，脉弦。

治疗方法：治以疏肝解郁，养血理脾。三灵汤加减：柴胡、当归、白芍、青皮、白术、葛根、茯神、石决明。

筋脉拘急，关节疼痛明显者，加秦艽、木瓜；肝火偏旺者，加黄芩、栀子；气滞血瘀者加鸡血藤、丹参。

3. 痰瘀痹阻

主要症状：胁腹胀痛或刺痛，触及包块，肢体顽麻疼痛，关节肿胀，甚至关节变形，筋脉挛缩，屈伸不利，颜面及关节局部皮色紫暗，舌质紫暗或瘀斑，苔白腻，脉弦涩。

治疗方法：活血行瘀，化痰通络。身痛逐瘀汤加减：桃仁、红花、当归、川芎、乳香、没药、地龙、香附、羌活、陈皮、茯苓、清半夏。

胁痛甚，有积块者，加穿山甲；兼寒者加桂枝；兼热者加忍冬藤；气虚者加黄芪；血虚者加白芍、熟地黄。

4. 气血两虚

主要症状：胸胁引痛，夜卧多惊，筋脉挛急，或肢麻、筋挛，面黄少华，乏力心悸，目眩，舌质淡，苔薄白或薄少，脉沉细弱。

治疗方法：益气养血，调肝。肝痹散加减：人参、当归、川芎、酸枣仁、肉桂、茯苓、代赭石。

5. 肝肾阴虚

主要症状：胸胁隐痛，缠绵不休，筋脉拘急，屈伸不利，腰膝酸软，头晕耳鸣，咽干目眩，失眠多梦，易惊，日久关节变形，形体消瘦，心烦热，盗汗颧红，头面烘热，男子遗精，女子月经量少或闭经，舌红少苔，脉弦细数。

治疗方法：滋阴清肝。滋水清肝饮加减：生地黄、山药、山茱萸、泽泻、牡丹皮、茯苓、柴胡、栀子、当归、白芍、炒枣仁。

6. 寒凝肝脉

主要症状：胁肋或少腹冷痛，阴囊挛缩，关节拘挛冷痛，手足不仁，四肢欠温，面色㿠白，遇冷症状加重，休息得暖而减，舌淡苔白，脉细沉无力或虚大。

治疗方法：补肾益肝，温阳祛寒，舒筋活络。补肝汤加减：制附子、山茱萸、肉桂、薏苡仁、独活、茯苓、柏子仁、防风、细辛。

筋急拘挛疼痛者，加白芍、伸筋草；目昏不明者加草决明、青葙子等。

【其他治法】

一、针灸疗法

1. 体针

病以胁肋部痛为主要症状时可以虚实辨证取穴治疗。

实证者，可取期门、支沟、阳陵泉、足三里、太冲、内关。毫针刺，用泻法。每日 1 次，每次留针 20～30 分钟，10 次为 1 疗程。

虚证者取肝俞、期门、肾俞、行间、足三里、三阴交、阴陵泉。毫针刺，用补法。每日 1 次，每次留针 30 分钟。

2. 耳针

取穴：肝、胆、神门、胸。

针法：实证用强刺激，虚证用轻刺激。留针 30 分，或埋皮内针。

二、推拿疗法

实证之肝气郁滞者，选穴肝俞、胆俞、章门、期门、肩井、环跳、阳陵泉、绝骨、太冲等推揉、搓擦痛点。痰瘀痹阻者，选肝俞、胆俞、阳陵泉、太冲推揉。

虚证之肝阴不足、气血亏虚者，选肝俞、三焦俞、章门、阳陵泉、绝骨、太冲等，重用推揉法，配合搓擦痛点。

【病案参考】

病案一

患者女，65 岁。2006 年 11 月 8 日因"肝功能异常 4 年，乏力、腹胀 1 年余"就诊。2002 年体检发现肝功能异常，多项病毒性肝炎指标均为阴性。近 1 年乏力、腹胀明显，本院化验肝功能丙氨酸氨基转移酶（ALT）72U/L，天门冬氨酸氨基转移酶（AST）78U/L，γ-谷氨酰转移酶（GGT）549U/L，碱性磷酸酶（ALP）284U/L。抗核抗体（ANA）1：160，抗线粒体抗体（AMA）（+）1：640，抗线粒体抗体 M_2 亚型（AMA-M_2）>300RU/mL。B 超：肝实质回声欠均；胆囊多发结石。现乏力，头晕，口干思饮，腹胀，大便不成形，2～3 次/日。舌淡暗苔白，胖大有齿痕，脉沉细无力。西医诊断：原发性胆汁性肝硬化。中医诊断：肝痹，辨证为脾气不足，湿热不化。治以健脾益气，化湿清热。方用补中益气汤加减：生黄芪 30g，威灵仙 20g，茵陈、赤芍各 15g，党参、白术、柴胡、当归、陈皮、菖蒲、郁金各 10g，升麻、炙甘草各 6g。熊去氧胆酸（优思弗）250mg，1 天 3 次。服用 1 个月余，乏力头晕减轻，仍感口干、腹胀、大便不成形。复查 ALT 41U/L，AST 47U/L，GGT 294U/L，ALP 218U/L。守方加炒薏仁 30g，枳壳、苏梗、香附各 10g。再服 1 个月乏力明显改善，腹胀减轻，熊去氧胆酸减为 250mg，1 天 2 次。以后基本以前方加减治疗至今，多次化验肝功能正常，病情稳定。

按语：董教授认为，该病病位主要在肝、脾，累及肾，病性属本虚标实，虚实兼见，但病机关键总以脾胃病变为中心，脾胃气虚贯穿疾病始终。该患者素体脾胃气虚，水谷精微不布，肌肉四肢失于温养，故见乏力倦怠；气血生化乏源，不能上荣于头，则见头晕；脾胃运化失职，湿郁日久化热，湿热壅滞，则见口干思饮，腹胀，大便不成形。结合舌脉辨证为脾气不足，湿热不化。治以健脾益气，化湿清热。方以补中益气汤为补益脾气，加茵陈、郁金清利肝胆湿热，威灵仙疏肝通络。复诊时症见口干、腹胀、大便不成形，加用炒薏苡仁、枳壳、苏梗、香附以疏肝理气、健脾渗湿。

（摘自：刘颖.董振华教授治疗原发性胆汁性肝硬化的经验.中国临床医生，2015）

病案二

童某，男，60 岁。2006 年 12 月 4 日初诊。患者肝功能波动 30 余年，诊断为自身免疫性肝炎。2006 年 11 月 28 日检查：ANA 1：100，AMA 正常，抗 SSA（+），抗 SSB（+），ALT 130U/L，AST 77U/L，TG 2.3mmol/L，γ-GT 43U/L，A/G=1.31。刻下：疲乏无力，易感冒，时有头晕，口干，眼干，手足心热，纳食一般，大便不畅，夜寐差，舌淡有紫气，苔腻微黄，脉细弦。金师初步诊断为自身免疫性肝炎、疑似干燥综合征，建议做唇黏膜活检、腮腺造影、泪流量试验、荧光染色及泪囊破碎试验。中医诊断：肝痹，辨证属湿热阻滞，肝络失和。治拟清热化湿，流气活络。处方：炒柴胡 6g，黄芩 15g，枳壳 10g，姜黄 10g，丹参 10g，山栀 10g，垂盆草 40g，鸡骨草 20g，佛手片 10g，茵陈 20g，泽泻 25g，夏枯草 15g，炒白术 10g，甘草 5g。每日 1 剂。水煎分 2 次服。

2007 年 2 月 15 日复诊：患者仍觉口干，乏力已有明显改善，手足心热渐退，纳食尚可，大便日行 1 次，质软，夜寐好转，舌质淡有紫气、苔黄腻，脉细弦。复查：肝功能已基本正常，ALT 35U/L，AST 40U/L，A/G=1.33。眼科检查：荧光染色试验阳性，泪流量检测右眼 4mm、左眼 3mm。治疗仍宗原法。

2007 年 5 月 10 日三诊：患者服药后口干、眼干、腿酸乏力等症已明显好转，有泪液少许，纳食可，二便调，夜寐安和，舌质淡、稍有紫气、苔薄黄微腻，脉细弦。原方去佛手片，加南北沙参、青风藤、麦冬。此后在本方基础上加减出入，治疗至今已两年半，患者疲乏无力、口干、眼干等症状已基本消失，实验室指标恢复正常。

按语：金教授认为，自身免疫性肝炎的病理因素为湿邪、热邪、气郁、血瘀，病位主要在肝胆脾。该患者病情迁延日久，伤及正气，导致肝肾阴虚，精亏血少，出现肢软乏力、时有头晕、口干及眼干等症状。久病伤及肝脾，以致湿热蕴结，见大便不畅。故金教授采用清热化湿、流气和络之法。本例选用炒柴胡、枳壳、佛手片、姜黄调气疏肝和络；垂盆草、鸡骨草、夏枯草清热护肝；黄芩、茵陈、山栀清热退黄利胆；丹参活血调肝；泽泻、白术健脾化湿；甘草调和诸药。三诊因泪液少，考虑津液不足，故加用南北沙参、麦冬滋阴生津，青风藤通经络。

（摘自：钱程亮. 金实诊治自身免疫性肝炎的经验. 江苏中医药，2010）

第十三节　肾　痹

【概述】

肾痹为骨痹不已，加之肾虚，复感外邪，内舍于肾；或虽无肾虚，但邪舍于肾经及肾之外府，表现以关节疼痛，骨重难举，腰背酸痛，甚则关节肿大变形，蜷屈不伸，步履艰难，以及兼见肾虚证候为特征的一类痹病。五体痹进一步发展可深入五脏，而为五脏痹，肾痹属于五脏痹之一。

肾痹涉及西医的多种疾病，如类风湿关节炎、强直性脊柱炎、骨关节病、系统性红斑狼疮等。这些病在发展的某一阶段，临床表现与肾痹相似。

【源流】

关于肾痹的论述，最早记载于《黄帝内经》。《素问·痹论》："五脏皆有合，病久而不去者，内舍于其合也""骨痹不已，复感于邪，内舍于肾""肾痹者，善胀，尻以代踵，脊以代头"。《素问·五脏生成》云："黑脉之至也，上坚而大，有积气在小腹与阴，名曰肾痹。"《素问·四时刺逆从论》曰："太阳有余病骨痹身重，不足病肾痹。"这些论述了肾痹的病因、病机及证候，对肾痹认识已见雏形。

东汉张仲景《金匮要略·五脏风寒积聚病脉证并治》另立"肾着"病名，实属肾痹范畴，"肾着之病，其人身体重，腰中冷，如坐水中，形如水状，反不渴，小便自利，饮食如故，病属下焦，身劳汗出，衣里冷湿，久久得之，腰以下冷痛，腹重如带五千钱，甘姜苓术汤主之"。"肾着"乃寒湿之邪侵犯肾之外府，尚未伤及肾之精气者，方以甘姜苓术汤开肾痹证治先河。唐代孙思邈在甘姜苓术汤基础上，增加补肾药物，标本兼治，改名为肾着散，对于后世医家治疗肾痹注重补肾有很大影响。《千金翼方》用八风十二痹散治疗肾痹。

宋代《圣济总录》载有7首肾痹方剂，如用远志丸"治肾脏虚乏，久感寒湿，因而成痹"；防风丸"治肾脏虚冷，邪气乘虚，身体冷痹不仁，手足牵强，举动艰难；或肌肉眴动，引腰脊及左右偏急，不能饮食；或因房室发动"；牛膝酒"治肾气虚冷，复感寒湿为痹"。《普济方》承《圣济总录》之方治疗肾痹，并用风髓丹"治肝肾二脏稍有不足，风寒之气侵之，每到中夜后腰背疼痛，转侧不得，不能行步"等。明代皇甫中《明医指掌》用五痹汤治疗肾痹。王肯堂《证治准绳》用五痹汤加独活、官桂、杜仲、牛膝、黄芪、萆薢治疗肾痹。张介宾认为"治痹之法，最宜峻补其阴"，强调补肾。汪绮石《理虚元鉴》用补元汤治肾痹，也是强调扶正。秦景明《症因脉治》曰："肾痹之治，远行劳倦者，坎离丸；房劳精竭者，河车封髓丹；肾火上炎者，家秘滋肾丸；真阳不足者，八味丸料，溶鹿、龟二胶为丸；真阴不足者，家秘天地煎、坎离既济丸。"可见到宋明时期肾痹的辨治已趋于完善。

清代喻昌治疗肾痹在补肾祛湿的基础上，重视活血化瘀。《医门法律》曰："肾痹，用牛膝酒。原治肾痹虚冷，复感寒湿为痹。"其认为"肾为北方寒水之脏，而先天之真火藏于其中。故谓生气之原，又谓守邪之神。今风寒湿之邪，入而痹之，生渐远矣。此方防己、麦冬、丹参、地皮，迂缓不切"。沈金鳌《杂病源流犀烛》曰："五脏之痹……宜五痹汤各加本经药"，提出治疗五脏痹应加用归经药。

历代医家对肾痹的论述极其丰富，认识也比较深刻。《黄帝内经》揭其纲要，后世医家在此基础上不断完善补充，经过反复深入研究实践，肾痹之名及其病因病机、理法方药等方面的认识更加完善。

【病因病机】

体质因素：少阴肾虚体质或太阳卫阳不足体质，卫表不固，抗邪无力，或气血亏虚，产后气血受伤，腠理疏松；或劳逸失度，长期劳力，筋骨劳损；或老年体虚，肝肾不足，筋骨失养。正虚之下，容易导致风寒湿热侵袭。肾气亏虚，风寒湿热等邪气乘虚入侵，痹阻经脉，留着于骨，骨痹不已，内舍于肾，发为肾痹。《灵枢·百病始生》云："风雨寒热不得虚，邪不能独伤人"，强调了正虚为致痹的关键因素。

外邪侵袭：骨痹久而不已，即易内舍于肾；或肾气不足，卫气空疏；或肾气先虚，而外邪较重，可直接侵袭入肾，而为肾痹。如《素问·痹论》曰："风寒湿三气杂至，合而为痹也""骨痹不已，复感于邪，内舍于肾"，强调了外邪侵袭而致痹。《素问·五脏生成》曰："肾痹，得之沐浴清水而卧。"

痰浊瘀血：肾痹多为骨痹不已，复感于邪而致，骨痹与痰浊瘀阻密切相关，无论脾虚内生痰湿，或外感湿邪，痰湿阻滞，经络气血不得通畅，瘀血由生。如《素问·调经论》曰："五脏之道，皆出于经隧，以行血气，血气不和，百病乃变化而生。"痰瘀胶结，伏着于骨，导致关节肿大变形，屈伸不利而发为骨痹。病情迁延日久，内舍于其所合，渐致肾虚，肾阳不足，气化无力，水湿上泛，聚而为痰；肾阴不足，虚火灼津，炼津为痰，进一步加重痰瘀阻络。

【辨证思路】

一、识症

肾痹的临床除可见骨重不可举、肋胁不得伸、骨骼酸痛等骨痹表现外，还可见到腰痛、僵直、骨节酸痛、屈伸不利，甚者出现"尻以代踵，脊以代头"的严重脊柱关节变形，步履艰难，尿少浮肿等症。

湿热痹阻：本证多为外感湿热之邪，起病较急，邪着腰部，经脉痹阻，不通则痛，故见腰背疼痛、重着；湿热壅遏，故见局部红肿、灼热；热伤津液，故见烦渴喜饮。

寒湿痹阻：多为居处阴冷潮湿，或跋山涉水，感受寒湿之邪所致，症见腰背肌肉冷痛、重着，痛有定处，转侧屈伸不利，日轻夜重，遇寒痛甚，得热则减。

痰瘀互阻：本证多为病情迁延，久病入络，血脉痹阻，顽痰内伏，痰瘀痹阻，故见腰脊、关节刺痛、肿胀、变形、僵硬，屈伸不利，肌肤色紫暗；瘀血不去，新血不生，肌肤失养，故见肢体顽麻。

肝肾阴虚：肝主筋脉，肾主骨，久痹不已，气血耗伤，肝肾亏虚，筋骨失养故见腰脊、关节、肌肉酸痛，活动后加重，形体消瘦；五心烦热，夜半咽干，口干不欲饮，盗汗为阴虚内热之象。

肾阳亏虚：肾阳为诸阳之本，"湿胜则阳微"，病久伤及肾阳，"阳气者，精则养神，柔则养筋"，阳虚筋脉失养，故见腰脊、关节冷痛，昼轻夜重，腰膝酸软，下肢无力，足跟疼痛；形寒肢冷，面色㿠白，或面浮肢肿等一派阳虚之象。

二、审机

肾痹的辨证，首先当辨病程新久、病性虚实、在经在脏。肾痹初起，或为风寒湿热之邪留滞于肾经，痹阻气血，以邪实为主，病位在经；或为肾气先亏，而后感受风寒湿热等邪气而成虚实夹杂之肾痹，病位在脏。如果反复感邪，入于骨骼，日久肾气渐虚，邪气乘虚内舍于肾脏，致使肾虚邪恋，以肾虚为主。

肾痹日久，有三种病理变化：一是风寒湿痹日久不愈，气血运行不畅，瘀血痰浊阻痹经络，出现皮肤瘀斑，关节周围结节，关节肿大畸形，伸屈不利；二是病久气血亏损、肝肾亏虚、脾肾两虚；三是痹病日久，病邪由经络入脏腑，而成脏腑痹。

三、定治

肾痹治疗原则不外寒者温之，热者清之，留者去之，虚者补之。

首先分清虚实。根据肾痹的发病特点，归纳为肾虚邪实。肾虚者，不外乎肾阴虚、肾阳虚；邪实者，分为寒湿或湿热之邪侵犯肾经、痰瘀痹阻肾经。疾病初起，尚无肾虚之候，当以祛邪为主，如祛风除湿、清热通络、祛风散寒或除湿通络等。如病久正虚邪恋，宜扶正祛邪，并根据邪正的盛衰消长，分别采取扶正为主兼顾祛邪，或以祛邪为主兼顾扶正，或先扶正后祛邪，或先祛邪后扶正。发作期多以祛邪为主，缓解期则以补肾扶正为主，巩固疗效，以善其后。

四、用药

1. 按疼痛部位选药

肾痹具体用药，应该根据肢节疼痛的部位，选用不同药物。如痛在上肢者，可选用羌活、片姜黄、桂枝、桑枝，祛风除湿，药性上行；痛在下肢者，选独活、防己、牛膝、木瓜，除湿开痹，药性下行；膝关节肿痛，或有积液者，可用土茯苓、萆薢、薏苡仁、牛膝、木瓜，以祛湿消肿；手（足）指（趾）关节肿痛者，可用青风藤、露蜂房、僵蚕、威灵仙，以消肿散结；颈项强痛者，可用葛根、羌活，以祛风舒筋活络；腰脊强痛者，可用狗脊、杜仲、续断、桑寄生，以补肾强腰。

2. 藤类药的应用

藤类药如青风藤、海风藤、忍冬藤、鸡血藤、络石藤等，长于舒筋活络止痛，所以适合痹病肢体关节疼痛、伸屈不利者。再如五皮五藤饮，组成为白鲜皮、海桐皮、桑白皮、牡丹皮、地骨皮、青风藤、海风藤、夜交藤、双钩藤，此方出自北京中医医院皮科大家赵炳南先生，有"皮药"善走皮，"藤药"能通络止痛之特点，对于肾痹兼有血分有热的皮肤病变者，可辨证选用，效果显著。

3. 虫类药的应用

络痹深重顽固之久病络疾，虫类搜剔之品应首当其冲。痛证病机为"不通则痛"，络脉运行津血，络体细小，分支众多，且气血双向流动，具有更易瘀滞的特殊性，因此久痛易于入络，入络更易导致久痛。如小白花蛇、乌梢蛇、水蛭、土鳖虫、全蝎、蜈蚣、地龙、僵蚕等虫类搜剔药物，功善搜风活血通络，适合于治疗邪伏较深之顽痹。但其作用均较峻猛，搜风通络之力较强，药性多偏辛温，或多有毒或小毒，久用可破气耗血伤阴，所以用量宜小。

【辨证论治】

1. 邪犯肾经

主要症状：本证可分为湿热痹阻及寒湿痹阻。湿热痹阻者，腰背疼痛、重着，局部红肿、灼热，烦渴喜饮，溲黄，舌质红，苔黄腻，脉滑数。寒湿痹阻者，腰背肌肉冷痛、重着，痛有定处，转侧屈伸不利，日轻夜重，遇寒痛甚，得热则减，舌淡苔白腻，脉弦紧。

治疗方法：湿热侵犯肾经者，治以清热祛湿、解毒通络为主。寒湿侵犯肾经者，治以散寒化湿，温经通络为主。

湿热侵犯肾经者，白虎桂枝汤合宣痹汤加减：石膏、桂枝、芍药、防己、杏仁、滑石、薏苡仁、连翘、栀子、蚕砂、赤小豆、怀牛膝。

寒湿侵犯肾经者，乌头汤合四藤一仙汤加味：乌头（先煎）、麻黄、白芍、黄芪、甘草、白蜜、络石藤、钩藤、海风藤、鸡血藤、威灵仙。

若皮肤有红斑，加生地黄、牡丹皮、赤芍、玄参以凉血活血；若腰脊、关节红肿热痛较甚，宜加忍冬藤、金银花、苍术、黄柏，以加强清热解毒、化瘀止痛之功；若湿邪偏胜，关节漫肿者，酌加茯苓、薏苡仁、羌活以祛湿通络；若兼风邪，关节痛无定处者，酌加羌活、防风以祛风胜湿。

2. 痰瘀互阻

主要症状：痹病日久，腰脊、关节刺痛、肿胀、变形、僵硬，屈伸不利，肌肤色紫暗，肢体顽麻，面色暗，或眼睑浮肿，胸闷痰多，舌质紫暗或瘀斑，苔白腻，脉弦涩。

治疗方法：活血祛瘀，化痰通络。双合汤加减：桃仁、红花、当归、川芎、白芍、茯苓、半夏、陈皮、白芥子。

若痰留骨骼，关节肿胀变形，皮下结节，加制南星、白芥子以豁痰利气；若痰瘀胶着不散，关节僵硬变形，疼痛甚者，加全蝎、蜈蚣、小白花蛇、僵蚕等虫类药以搜风通络止痛。

3. 肝肾阴虚

主要症状：腰脊、关节、肌肉酸痛，活动后加重，关节变形，腰膝屈伸不利，日久腰弯背曲，形体消瘦，五心烦热，夜半咽干，口干不欲饮，盗汗，或男子遗精，女子月经量少，舌红少苔，脉细数。

治疗方法：滋补肝肾，强筋壮骨。左归丸加减：熟地黄、山萸肉、枸杞子、菟丝子、鹿角胶、龟甲胶、狗脊、桑寄生。

若低热、烦渴，阴虚内热盛者，加知母、黄柏、地骨皮滋阴清热；关节肿痛变形，屈伸不利者，加白芥子、伸筋草活血止痛，化痰通络。

4. 肾阳亏虚

主要症状：腰脊、关节冷痛，昼轻夜重，屈伸不利或僵硬变形，腰膝酸软，下肢无力，足跟疼痛，形寒肢冷，面色㿠白，或面浮肢肿，夜尿频数，或男子阳痿、女子月经期量少或闭经。舌淡胖嫩，舌苔白滑，脉沉弦无力。

治疗方法：温补肾阳，祛寒除湿通络。肾气丸加减：炮附子、桂枝、熟地黄、山药、茯苓、山萸肉、泽泻、鹿角胶、甘草、黄芪、怀牛膝、白芍。

若肾阳虚衰，腰膝酸软较甚，加狗脊、续断、淫羊藿、菟丝子补益肾阳，强壮腰膝；面浮肢肿者，加茯苓、猪苓、泽泻淡渗利湿；关节僵直变形，屈伸不利者，加全蝎、蜈蚣、乌梢蛇等虫类搜剔之品以通络止痛。

【其他治法】

1. 针灸治疗

循经取穴：上肢疼痛取肩髃、曲池、合谷、外关，肩痛加肩髎，肘痛加尺泽、天井，腕痛加阳溪、完骨；下肢疼痛取血海、足三里、膝眼、阳陵泉、阴陵泉、三阴交，膝痛加梁丘、内外膝眼；踝痛加丘墟、照海；腰背疼痛取华佗夹脊或督脉穴，如肾俞、命门等。

辨证取穴：湿热痹阻加中脘、阳陵泉。寒湿痹阻加阴陵泉、大肠俞，温针灸或艾条灸。痰瘀阻络证加膈俞、丰隆；肝肾阴虚证加肾俞、太溪；肾阳亏虚证加肾俞、关元、气海。其均以艾灸为主。

2. 推拿疗法

腰背部用捏脊舒筋法。自八髎开始，沿督脉上至大椎，推捏 3 遍，再沿膀胱经推捏 3 遍。肢体均可采用按、揉、推、散、提拿、归挤、扇打、劈叩、捋、顺、抖、颤等手法及各关节主动与被动活动的功能疗法。本疗法适用于肾虚为主，关节僵硬，活动不利者。

3. 外用膏剂

狗皮膏：功能祛风散寒，活血止痛。适用于风寒湿邪、气血瘀滞所致的痹病。症见四肢麻木、腰腿疼痛、筋脉拘挛，或跌打损伤、闪腰岔气、局部肿痛等。外用可将膏药加温软化，贴于患处或穴位。

麝香壮骨膏：功能活血止痛。适用于风湿痛、关节痛、腰痛、神经痛、肌肉酸痛。

4. 热熨疗法

生川乌、生草乌、生附子、生半夏、生南星各 9g，生姜 30g，樟脑 30g，桂枝 30g，红花 30g。上药共研末，酒拌，装布袋。将药袋围摊于关节局部，外用热水袋热熨 30 分钟，每日 3~4 次。主治肾痹急性期，寒湿痛痹。注意事后洗手。

【预防调护】

肾痹的发生与外感风寒湿热等邪气及肾虚有关，首先应注意避免外邪侵袭，注意尽量避免汗出当风、受寒、冒雨涉水等，并注意根据季节气候变化，增减衣物，积极防治外感病。同时注意改善居处环境，保持室内清洁干燥，空气流通，阳光充足，温度适宜，避免久居潮湿阴冷之地。再次，应该坚持锻炼身体，改善体质，可以选择传统太极拳、八段锦等，以提高机体抵抗力，减少痹病的发生或诱发加重。但痹病急性期应适当休息，减少关节活动；病情稳定后，则应及时进行肢体功能锻炼。关节屈伸不利或强直者，可协助活动肢体关节，循序渐进，进行康复训练。另外，还应该注意保持心情舒畅与合理膳食。注意避免不良情绪刺激，保持乐观向上的心境，避免过多忧郁、焦虑，甚至绝望等负面情绪。饮食应以富有营养、易于消化的食物为原则，避免生冷、辛辣、肥甘厚腻食物。

【病案参考】

病案一

林某，男，52岁。腰部疼痛，影响活动数月。经某医院X线照片，报告为腰椎骨质增生，辗转治疗无效，1983年3月邀余往诊。症见腰痛甚，蹲下或起身时痛彻腰骶，索其以往用方，均为除寒祛湿，化瘀定痛之属。诊其脉沉细而迟，两尺尤甚，望其舌质淡而苔薄白。细问得知，近年来腰时微痛，夜尿频多，可见肾虚于前，疼痛由渐而剧，可见骨由失充而致损；按风寒湿痹治疗无效，可见非外邪阻闭，脉沉细而迟，两尺尤甚，舌质淡，可见肾阳亏虚。综观之，病属肾阳亏虚，无力生髓充骨，骨退变而生骨疣，阻滞经络，再加寒邪乘虚内侵，虚寒相搏，不通则痛，诊为肾痹。《金匮要略》曰："虚劳腰痛……八味肾气丸主之。"投肾气丸加味：附片12g，桂枝10g，茯苓10g，怀药12g，枣皮10g，牡丹皮6g，泽泻10g，熟地黄12g，鹿角片30g，白芍30g，甘草6g，炙川乌6g（同附片先熬1小时）。服后痛减，连服20剂疼痛基本消失，恢复上班。为巩固疗效，仍宗"虚则补之""结者散之"之义，并改剂为丸。处以：炙马钱子10g，炙川草乌各5g，炙乳香15g，炙没药15g，赤芍10g，续断12g，怀牛膝15g，鹿茸8g。上药为末，炼蜜制为60丸，每日早晚各以淡盐汤送服一丸，共服一月，疼痛全止，精神健旺，体力劳动后也无不适感，原方再服一料，至今三年多，疼痛从未再作。

本例证候明显，而诸医竟束手，原因囿于风寒湿痹的治法，墨守痰瘀交阻的陈规，忽视了肾痹的客观存在，故一经按肾痹治疗，则迅速收效。

按语：肾痹需与风寒湿痹相鉴别，肾气亏虚、外邪侵袭、痰浊瘀血痹阻是肾痹的主要病因，三者之间密切相关，互为因果。痹证是风、寒、湿、热邪杂至，闭阻经络气血所导致，以肢体肌肉、关节、筋骨疼痛、重着、酸楚，或关节肿大畸形，屈伸不利为特征的病证。因此肾痹的治疗应该标本兼治，补肾与祛邪并举。

（摘自：刘方柏.肾痹管窥.山东中医学院学报，1988）

病案二

张某，男，69岁。2003年12月23日初诊。主诉腰痛、膝关节疼痛，活动受限20年。患者20年前出现腰痛，膝关节疼痛、肿胀，弯腰、屈膝受限。X线片示腰椎、双膝骨性关节炎。疼痛逐年加重，膝关节肿大变形，行走困难。平素腰膝酸软，下肢无力，怕冷怕风，四肢不温，舌淡暗体胖，舌苔白，脉沉细。诊断：肾痹。辨证：肾阳亏虚，痰瘀阻络。治法：温补肾阳，活血止痛，化痰通络。

处方：炮附子10g，肉桂6g，熟地黄20g，鹿角胶10g（烊化），麻黄6g，黄芪20g，甘草10g，穿山甲6g，白芥子6g，怀牛膝20g，狗脊15g，白芍20g。

上方服 14 剂，患者腰膝疼痛减轻，膝关节肿胀减轻，仍感活动受限，腰膝酸软，乏力怕冷，舌淡暗体胖，舌苔白，脉沉细。上方加全蝎 6g，仙茅 10g，淫羊藿 15g，继服 20 剂后，疼痛进一步缓解，腰膝酸软、下肢无力均减轻，能步行 1 小时。

按语：阳和汤出自《外科证治全生集》，有温阳补血，散寒通滞之功。原治阳虚寒凝而成之流注、阴疽等证，方中重用熟地黄大补营血为君，鹿角胶生精补髓、养血温阳为臣，肉桂温经通脉，白芥子消痰散结，麻黄调血脉、通腠理，甘草补中缓急，均以为佐，用以治疗肾阳亏虚、痰瘀阻络之肾痹，正为合拍。

[摘自：王承德、胡荫奇、沈丕安主编《实用中医风湿病学》（第二版）]

第十四节　脾　痹

【概述】

脾痹为五脏痹之一，多由肌痹日久不愈，复感外邪，内舍于脾所致，以肌肉疼痛、麻木不仁或萎缩，四肢倦怠、酸软，胸闷、咳嗽，脘腹胀满，食少纳呆、呕吐清水或痰涎为主要临床表现。

脾痹病首记载于《素问·痹论》曰："脾痹者，四肢解堕，发咳呕汁，上为大塞"，《素问·四时刺逆从论》曰："太阴有余病肉痹寒中，不足病脾痹"。本病发病无季节性，任何年龄均有发生。本病具有疗程长、反复发作、迁延难愈的特点。

根据脾痹的发病特点、证候表现，其相当于多发性肌炎、皮肌炎、进行性营养不良症等累及消化系统者。当咽、喉、食管、膈、肋间肌及括约肌受累时出现发音、吞咽及呼吸困难，呕吐，大小便失禁等；伴发恶性肿瘤以胃癌、肺癌、鼻咽癌为多见。脾痹还可见于多种弥漫性结缔组织病累及消化系统病变，如系统性红斑狼疮胃肠损害或并发出血，类风湿关节炎并发肌肉萎缩，白塞综合征肠壁或肠黏膜血管炎造成的腹泻、腹痛，系统性硬化症因胃肠道壁的平滑肌或吞咽肌受损而出现的吞咽困难、食管反流、胃炎、结肠炎等，均可参考本证进行辨证论治。

【源流】

脾痹病名始见于《黄帝内经》。《素问·痹论》曰："脾痹者，四肢解堕，发咳呕汁，上为大塞""阴气者，静则神藏，躁则消亡，饮食自倍，肠胃乃伤。淫气喘息，痹聚在肺；淫气忧思，痹聚在心；淫气遗溺，痹聚在肾；淫气乏竭，痹聚在肝；淫气肌绝，痹聚在脾"。《素问·四时刺逆从论》曰："太阴有余病肉痹寒中，不足病脾痹。"《素问·五脏生成》《素问·移精变气》《灵枢·邪气脏腑病形》等篇中尚有相关记载。东汉华佗的《中藏经》中首次提出七情致痹说，并提出五脏痹治疗"宜节忧思以养气，慎喜怒以全真，此最为良法也"，在预后方面提出"入腑则病浅易治，入脏则病深难治"。东汉张仲景进一步完善相关痹病理论，重视"湿"邪致病，提出利小便、发汗、利湿邪治疗，强调通阳法的运用。

唐代孙思邈《千金翼方》曰："咳满腹痛，气逆唾涕白者，脾痹也。"《备急千金要方》中把心痹、肝痹、脾痹、肾痹、肺痹归属于脉极、筋极、肉极、骨极、气极门中。

宋代《圣济总录》明确强调："肌痹不已，复感于邪，内舍于脾，是为脾痹"，明确阐述五脏痹病机、方证及临床经验用药，后世治疗五脏痹多选用其方药。

明代张景岳提出："诸痹者，皆在阴分"，治疗上强调"峻补真阴"。明代王肯堂《证治准绳·杂病》曰："五脏痹宜五痹汤。肝痹加酸枣仁、柴胡；心痹加远志、茯苓、麦冬、犀角。脾痹加厚朴、枳实、砂仁、神曲。肺痹加半夏、紫菀、杏仁、麻黄。肾痹加独活、官桂、杜仲、牛膝、黄芪、萆薢等"。其明确提出五脏痹的具体治法。

清代罗美《古今名医汇粹》曰："五脏痹者，皮肉筋骨脉，痹不已将复感于邪而内舍五脏，遂为五脏之痹。心痹者，脉不通，通则心气郁……脾痹系肉痹之类也，结于中而如有所怀也。肾痹者阳明之气卜行，阳明逆也。"同时，其以《黄帝内经》论痹为纲，于《内经博议·厥逆痹病》曰："肺痹者，痹既入脏，则脏气闭而不通，本气不能升举""心痹者脉不通，则心气郁""肝痹则气血两衰""脾痹者，本脏不足，不能散精""痹气在肾，肾气不行"，较为详细地阐述五脏痹的病机。另《证治汇补》《医门法律》等著作中也论及脾痹。

胡志坚提出五脏痹可通过五体痹传至，以及自身脏器功能失调、饮食等因素形成，初步探讨了在现代某些临床疾病中五脏痹的体现。

董振华以《黄帝内经》五脏痹理论为纲，对五脏痹的病因、病机、证治及其与现代风湿病多系统损害的关系均进行了较为深入的探讨，认为五脏精气亏损、气机逆乱是痹病发生和传变的关键因素，辨识五脏痹的证候必须与五体痹结合起来，治疗也应以调整和恢复五脏正常功能为主。

【病因病机】

脾痹的病因有不外内因外因两方面，正气不足是脾痹发病的关键，其中又以脾胃亏虚为本。外因多为风、寒、湿、热等淫邪侵袭，又以湿邪致痹为主，湿邪黏腻、停滞，滞留肌肤，合于他邪，日久深侵入脾。脾痹发病内因表现为营卫气血失调，脏腑阴阳内伤，痰浊瘀血内生，多因先天禀赋不足，脾胃亏虚；或情志不畅，思虑伤脾，或脾虚生湿，湿聚为痰饮；或过食膏粱厚味，碍脾伤胃，痰浊内生，脾不运化，邪实互结阻碍气血运行，形成气滞血瘀之态，发为脾痹。

外邪入侵：因湿邪为主夹他邪侵袭人体，脾胃虚弱易受邪，脾胃化生气血，运化水液失职；或肌痹日久不愈，复感外邪，则发为脾痹。《素问·痹论》曰："风寒湿三气杂至，合而为痹也""逆其气则病，从其气则愈，不与风寒湿气合，故不为痹"。不同邪气致病各有其特点，"其风气胜者为行痹，寒气胜者为痛痹，湿气胜者为着痹也"。东汉华佗《中藏经》曰："痹者，风寒暑湿之气中于人脏腑之为也""痹者闭也，五脏六腑感于邪气，乱于真气，闭而不仁，故曰痹"。张介宾《景岳全书》曰："五脏六腑之痹，则虽以饮食居处皆能致之，然必重感于邪而内连脏气，则合而为痹矣。"清代张志聪说："邪之中人，始伤皮肉筋骨，久而不去，则内舍于所合之脏，而为脏腑之痹矣。"

脾胃虚弱：先天禀赋不足，脾胃虚弱，或因饮食失宜，脾胃功能受损；或卫外不固，外邪乘虚入侵，邪阻困脾；或肌络久痹，邪深损脾，发为脾痹。《证治汇补》援引《古今医鉴》曰："由元精内虚而三气所袭……久而成痹。"《黄帝内经》曰："饮食自倍，肠胃乃伤""邪之所凑，其气必虚""风雨寒热不得虚，邪不能独伤人""粗理而肉不坚者，善病痹"。这都说明脾胃虚弱为致痹的关键因素。脾与肌肉相合，《中藏经》曰："大凡风寒暑湿之邪，入于脾，则名肉痹""肉痹者，饮食不节，膏粱肥美之所为也，脾者肉之本，脾气已失，则肉不荣……宜节饮食以调其脏，常起居以安其脾，然后根据经补泻以求其愈尔"，节饮食以调其脏为治痹方法。明代秦景明《症因脉治》曰："脾痹之因，脾为胃行津液，权主磨化，若饮食过多，饥饱失节，则脾气受损，失其健运，而脾痹之症作矣。"

脾属太阴，其经络气血虚弱，亦可为致病因素。《素问·四时刺逆从论》曰："太阴有余病肉痹寒中，不足病脾痹，滑则病脾风疝，涩则病积心腹时满"，即经脉中邪气有余，气血不足，可病脾痹、寒中。

内伤七情：情志活动由脏腑精气对外在环境因素的应答而产生，脏腑精气是情志活动的内在生理学基础。由于人体是以五脏为中心的有机整体，故情志活动与五脏精气的关系最为密切，太过与不及则可损伤相应之脏。如《素问·阴阳应象大论》所说：肝在志为怒，心在志为喜，脾在志为思，肺在志为忧，肾在志为恐。忧思不解易伤脾，脾失健运，可见食欲不振、脘腹胀满、大便溏泄等症。《中藏经》首次提出七情致痹，说："气痹者，愁忧思喜怒过多，则气结于上，久而不消则伤肺。肺伤则生气渐衰，则邪气愈胜。留于上，则胸腹痹而不能食；注于下，则腰脚重而不能行。"《内经博议》曰："凡七情过用，则亦能伤脏气而为痹，不必三气入舍于其合也。所以然者，阴气静则神藏，躁则消亡……营卫之气不行以致肌绝，则痹聚在脾。盖七情过用，而淫气能聚而为痹，以躁则消阴故也。"

痰瘀阻络：脾为后天之本，气血生化之源。《素问·调经论》云："五脏之道，皆出于经隧，以行血气，血气不和，百病乃变化而生。"未病时，因饮食不节或调养不慎或七情内伤，致脾胃亏虚，内生湿邪，湿邪凝聚可成痰饮；湿邪、痰饮等实邪阻于脉络影响气血运行，气行迟缓或停滞加重血行不利，血停则为瘀血，阻于脉道亦添气滞之态，痰浊气滞瘀血相互影响，与致痹邪气相夹，郁滞于肢体经络，形成痹病。正如《临证指南医案》所说，痹者，闭而不通之谓也，正气为邪所阻，脏腑经络不能畅达，皆由气血亏损，腠理疏豁，风寒湿三气得以乘虚外袭，留滞于内致湿痰、浊血流注凝涩而得之。

王清任《医林改错·痹证有瘀血说》云："凡肩痛、臂痛、腰痛、腿痛，或周身疼痛，总名曰痹证……总逐风寒，祛湿热，已凝之血，更不能活。如水遇风寒，凝结成冰，冰成风寒已散。明此义，治痹证何难？"其说明瘀血在发病中的重要作用，并强调注重使用活血化瘀之法治疗痹病。近代周学海《读医随笔》曰："血滞于脏则为积，气滞于脏则为聚"，强调气血阻滞致痹。李志铭指出五脏痹是风、寒、湿热等外邪与痰浊、血瘀等继发致病因素相互搏结，形成热毒壅盛，痰瘀痹阻。

肌痹内传脾脏：《素问·痹论》云："五脏皆有合，病久而不去者，内舍于其合也。故骨痹不已，复感于邪，内舍于肾。筋痹不已，复感于邪，内舍于肝。脉痹不已，复感于邪，内舍于心。肌痹不已，复感于邪，内舍于脾。皮痹不已，复感于邪，内舍于肺。"肌痹反复日久不愈，复感风寒湿热等外邪，循经内传，内舍于脾致痹。《儒门事亲·指风痹痿厥近世差玄说二》曰："皮痹不已，而成肉痹。肉痹不已，而成脉痹；脉痹不已，而成筋痹；筋痹不已，而成骨痹；久而不已，内舍其合。"明代李中梓《医宗必读》曰："皮肉筋骨脉各有五脏之合，初病在外，久而不去，则各因其合而内舍于脏。"

脾脏直中，脏腑功能失调：肌痹内传，也可由邪气直中脾脏所致，在表现上与前者区别较大，先有脾胃受损表现，如脘腹胀满，食少纳呆，呕吐清水或痰涎，其后可累及四肢、肌肉，表现为四肢倦怠、酸软、肌肉疼痛、麻木不仁或萎缩。《素问·痹论》云："阴气者，静则神藏，躁则消亡，饮食自倍，肠胃乃伤""淫气肌绝，痹聚在脾"。明代马莳曰："先以内伤为之本，而后外邪得以乘之。"另外，脏痹之间可相互传变，他脏痹病可传至脾脏，发为脾痹。

从脾痹的形成来看，外邪由表及里，邪盛正虚形成肌痹，肌痹缠绵不愈，复感外邪，内舍脾脏而致病，人体正气亏虚，邪气盛，病更难愈，所以脾痹是痹病的深重阶段，预后较差。

【辨治思路】

一、识症

眼睑紫红色水肿斑，肌肤肿痛：本症表现以湿热蕴结为主，眼睑紫红色水肿斑，肌肤肿痛，可兼见肢体重着无力，伴身热不扬，胸脘痞满，口黏口干，渴不多饮，动辄汗出，纳差，小便短赤，大便不实。舌质红，苔黄腻，脉弦滑。湿性黏滞重着，壅滞经络，日久化热，见眼睑紫红色水肿斑，肌肤肿胀酸痛，肢体困重抬举无力；湿热不能外散，故身热不扬，汗出黏滞；湿困脾土，故纳差，胸脘痞闷；湿热蕴内，则苔黄或白厚腻，脉显弦滑、濡数之象。

眼睑、面颊、颈、前胸、肩背水肿性红斑：本症表现以热毒炽盛为主，眼睑、面颊、颈、前胸、肩背水肿性红斑，四肢和躯干也可见成片斑疹出现，其色鲜红，或有烧灼感，或有痒、痛，四肢近端肌肉酸痛无力，甚则剧痛不可触按，严重者吞咽受阻，举头乏力，时有呛咳，声音嘶哑，全身软瘫，多见于急性期，病情进展快。同时伴心悸烦躁、便结溲赤。舌质红绛或紫暗，苔黄厚，脉弦滑。

眼睑、面部及四肢暗红色，肿胀斑疹：本症表现以寒湿痹阻为主，眼睑、面部及四肢暗红色，肿胀斑疹，平素怕冷畏寒，神疲乏力，面色苍白，大便偏溏，四肢末端遇冷之后则见发白或发紫之象，暖时缓解。全身肌肉关节疼痛，酸软无力，举臂、蹲起等动作困难，手足肿胀，吞咽不利。缓慢发病或病程迁延。舌淡苔薄白腻，脉浮紧或弦缓。

肌肤遗留暗红色斑疹或色素沉着：本症表现以阴虚为主，面部、四肢、躯干遗留有暗红色斑疹或色素沉着，四肢肌肉酸痛隐隐，时感乏力，行滞语迟，腰酸腿软，举动软弱，甚或吞咽不利，形体偏瘦，面色潮红，皮肤干涩少泽，时有五心烦热，头晕目眩，口干咽燥，耳鸣健忘，失眠多梦，时时盗汗，经乱经少，舌红少苔或中剥有裂纹，脉细数。

肌肤皮疹渐退，眼睑虚浮：本症表现以脾气亏虚为主，全身皮疹消退，或仅余淡淡红斑，眼睑虚浮，四肢肌肉近端微感乏力，肌肉酸痛不明显。伴胃纳不佳，食少腹胀，面色不华，神疲乏力，少气懒言，虚汗频频，动则尤甚，时有头晕、目眩，或有心悸时作，大便偏溏，多见于缓解期。舌质淡，边有齿印，苔薄或白腻，脉细弱无力。

肌肤红斑色淡或有色素沉着，形寒肢冷，腰酸膝软：本症表现以脾肾阳虚为主，疾病后期或缓解期，局部红斑色淡或有色素沉着，眼睑浮肿，四肢肌肉酸痛、重着，甚则肿痛不消，或肌肉萎缩，关节僵硬变形。伴精神不振，神疲欲睡，面色发白，形寒肢冷，腰酸膝软。时有心悸、喘咳，下肢浮肿，甚则全身浮肿，胸闷气短，动则汗出，唇甲青紫，大便一日数次，常有完谷不化，小便清长，夜尿增多，经少或淋漓不尽，舌质淡暗，舌体胖大，边有齿痕，苔薄白或白腻，脉沉细弱。

二、审机

脾痹虚证：脾为气血生化之源，脾气虚则气血化生乏源，运化失司，可见肢体倦怠，少气懒言，面色萎黄，食少，腹胀，便溏；水湿失于温化，可见面部、四肢、躯干遗留有暗红色斑疹或色素沉着，四肢肌肉酸痛隐隐，肢体困重无力，少气懒言，面色萎黄或白；泛溢肌表可见肢体浮肿，舌淡苔白，脉缓弱无力。脾主肌肉，脾虚气血生化不足，肌肉失养则形体渐瘦；久病正虚邪陷，邪阻肌络，则骨节疼痛缠绵不愈，甚则肌肉软弱不用，此乃肌络失养，气血不荣所致；脾虚不健运，而食欲不振，生化不足，正不胜邪则显脉象细弱；脾运不健，则大便不实。脾肾两虚，脾虚不运，肾阳虚失于温煦，寒从内生而畏寒肢冷，脘腹微胀，纳呆便溏，脉象沉迟；脾之精微不足，肌肉失养则肌肤不仁，肌软无力，甚至肌萎；腰为肾之府，肾主骨，肾虚腰膝酸软，骨节变形；脾肾两虚，见舌质淡白。

脾痹实证：外邪侵袭，寒邪乘袭肌络，肌络阻痹，可见眼睑、面部及四肢暗红色，肿胀斑疹，平素怕冷畏寒；邪湿困脾，则肢体困重，纳差，纳呆，便溏；困遏阳气，水湿失于温化，泛溢肌表，故有尿少肢肿表现。湿热、热毒蕴结肌肤，可见眼睑、面颊、颈、前胸、肩背、四肢、躯干等出现水肿性红斑，四肢肌肉酸痛无力，甚则剧痛不可触按；素喜恣食膏粱厚味，痰浊内生阻络，气血运行不畅，瘀血内生，滞留肢体筋脉、关节、肌肉，经络闭阻表现出肢体关节刺痛或麻木。

三、定治

对于脾痹治疗应辨病与辨证相结合，标本缓急结合，因人制宜，故治疗应结合病证，明确病位，辨证准确。采以实则治其标，缓则治其本为原则，扶正与祛邪各有侧重；并以健脾祛湿，祛风通络为基本治法；具体选方用药依据"热者寒之，寒者热之，虚则补之，实则泻之"治疗大法，辨证施治。具体：健脾祛湿，祛风散寒，清热利湿，活血化瘀，养血和营，益气补血，舒筋通络，调和营卫等治法；对于脾痹重证，病情危笃，需采用中西医结合之法，救治内竭之脏。

四、用药

实证：寒邪伤脾，经络阻滞，宜温中健脾，祛湿除痹，可选用黄芪、石斛、附子、肉苁蓉、白术、益智仁、人参、肉桂、厚朴、诃子肉、白豆蔻、沉香、高良姜、枳实各三分。若伴见湿邪偏重，或寒湿在里，腹胀肠鸣，小便不利，苔白厚腻，可用胃苓汤健脾燥湿，化气利湿；若寒重于湿，腹胀冷痛者，可用干姜、乌药、小茴香等；若长夏雨季，湿热明显，酌加藿香、佩兰芳香化浊。若形体消瘦，自觉足胫热气上腾，心烦，舌红或苔中剥，脉细数，为热甚伤阴，可加生地黄、麦冬以养阴清热。若伴有肝郁气滞，日久化火，瘀血阻络之证，可加用柴胡、牡丹皮、栀子，疏肝理气，清热凉血。

虚证：脾气虚弱，宜健脾益气，助运化湿，多选用健脾化湿类药物，如茯苓、山药、薏苡仁、白扁豆等。若时见腹痛，加木香、香附；兼舌苔白腻者，加苍术、厚朴；大便清稀，小便色清，腹部隐隐作痛，加炮姜、肉豆蔻、益智仁；少气懒言，便泻不止，甚至脱肛，加黄芪、升麻、葛根；脾阳虚弱，水湿失运，宜益气和中，健脾通络，宜使用人参、白术、橘红、茯苓、黄芪、砂仁等；若发热、咽痛者，加南沙参、麦冬；心烦、失眠者，加郁金、百合；乏力、面色苍白者，重用黄芪，加太子参、龙眼肉。脾脏亏虚为主时，可酌情加用茯苓、山药、薏苡仁、白扁豆等；以肾脏亏虚为主，可酌情加用牛膝、熟地黄、龟甲、知母、黄柏。

【辨证论治】

1. 脾虚湿胜

症见：肌肤皮疹渐退，眼睑虚浮，肢体困重无力，筋肉、关节疼痛，喜温喜按，脘腹胀满，食后为甚，口不知味，甚至不思饮食，大便溏薄，精神不振，形体消瘦，肢体倦怠，少气懒言，面色萎黄或白，或肢体浮肿，舌淡苔白，脉缓弱无力。

治宜健脾益气，助运化湿，白术汤加减，常用：白术、丁香、甘草、陈橘皮、木香、枳壳、草豆蔻等。

如时见腹痛，加香附；兼舌苔白腻者，加苍术、厚朴；大便清稀，小便色清，腹部隐隐作痛，加炮姜、肉豆蔻、益智仁；少气懒言，便泻不止，甚至脱肛，加黄芪、升麻、葛根；兼夹湿热，口苦舌黄，或大便夹黏冻，加黄连、马齿苋。

2. 寒邪伤脾

症见：眼睑、面部及四肢暗红色，肿胀斑疹，肢体困重疼痛，骨节亦痛，肢体浮肿，口中不渴，脘腹痞满，不思饮食，四肢不温，大便溏薄，小便量少，舌苔白腻，脉象沉紧。

治宜温中健脾，祛湿除痹。黄芪丸方加减，常用黄芪、白茯苓、桂心、山茱萸、白术、麦门冬、当归、五味子、石斛、人参、附子、陈橘皮等。

若湿邪偏重，或寒湿在里，腹胀肠鸣，小便不利，苔白厚腻，可用胃苓汤健脾燥湿、化气利湿；若寒重于湿，腹胀冷痛者，可用理中丸加味。

3. 湿热困脾

症见：上眼睑可见紫红色水肿斑，肌肤肿痛，肌肉酸痛肿胀，四肢困重，或痿软无力，身热不扬，汗出黏滞，食欲不振，胸脘痞闷，苔黄腻，或舌红，苔白厚腻，脉濡数。

治宜清热除湿，舒筋通络。方用四妙散加减。常用：黄柏、苍术、牛膝、薏苡仁等。

若湿胜，胸脘痞闷明显，可加厚朴、茯苓、泽泻理气化湿。若长夏雨季，酌加藿香、佩兰芳香化浊。若形体消瘦，自觉足胫热气上腾，心烦，舌红或苔中剥，脉细数，为热甚伤阴，上方去苍术，加生地黄、麦冬以养阴清热。

4. 痰瘀痹阻

症见：肌肤皮疹紫暗，眼睑虚浮，肌肉、关节刺痛，痛处拒按，固定不移，或麻木疼痛，胸脘痞闷，纳呆，舌质紫暗或有瘀斑，咳嗽、痰多，舌苔白腻，脉弦涩。

治宜燥湿化痰，祛瘀通络。双合汤加减，常用当归、川芎、白芍、生地黄、陈皮、半夏、茯苓、桃仁、红花、白芥子等。

治湿痰，可加苍术、厚朴以增燥湿化痰之力；治热痰，可加胆星、瓜蒌以清热化痰；治寒痰，可加干姜、细辛以温化寒痰；若伴有肝郁气滞，日久化火，瘀血阻络之证，可加用柴胡、牡丹皮、栀子，疏肝理气，清热凉血。

5. 阳虚水盛

症见：肌肤红斑色淡，形寒肢冷，下肢肿胀，骨节疼痛，缠绵难愈，甚则肌肉萎缩、肢软不用，食欲不振，大便不实，舌苔薄，舌边齿痕，脉象细弱。

治宜益气和中，健脾通络。补气运脾汤加减，常用人参、橘红、茯苓、黄芪、砂仁、甘草等。

若发热、咽痛者，加南沙参、麦冬；心烦、失眠者，加郁金、百合；乏力、面色苍白者，重用黄芪，加太子参、龙眼肉。

6. 脾肾两虚

症见：肌肤红斑色淡或有色素沉着，形寒肢冷，腰酸膝软，肌肉麻木，四肢怠惰或腰膝酸软，骨节变形，甚见肌肉萎缩，脘腹微胀，纳呆，便溏，舌淡白，脉沉细或沉迟。

治宜温肾补脾，益气养血。生肌养荣汤加减，常用熟地黄、制首乌、怀山药、阿胶、巴戟天、山萸肉、肉桂、淡附片、党参、全当归、鸡血藤、鹿角胶、砂仁、广陈皮、炙马钱子粉等。

若以脾脏亏虚为主，可酌情加用茯苓、山药、薏苡仁、白扁豆等；以肾脏亏虚为主，可酌情加用牛膝、龟甲、知母、黄柏。

【其他治法】

一、中成药

雷公藤多苷片：具有祛风解毒、除湿消肿、舒筋通络作用，用于治疗风湿热瘀，毒邪阻滞所致的痹病。

昆仙胶囊：具有补肾通络、祛风除湿作用，用于风湿痹阻兼肾虚证候的痹病。

复方芪薏胶囊（新风胶囊）：具有健脾化湿、祛风通络作用，用于脾虚湿胜，经络阻滞所致脾痹。

正清风痛宁片：具有祛风除湿，活血通络，消肿止痛之功效，用于风寒湿痹症。

湿热痹颗粒：祛风除湿，清热消肿，通络定痛。用于湿热痹证。

瘀血痹胶囊：为理血剂，具有活血化瘀、通络止痛之功效。主治瘀血阻络所致的痹病。

二、针灸治疗

1. 治则为通痹止痛，以病痛局部穴为主，结合循经及辨证选穴。
2. 主穴。阿是穴和局部经穴。

3. 配穴。寒邪偏盛者，加肾俞、关元；痛痹者，加膈俞、血海；湿邪偏盛者，加阴陵泉、足三里；热偏盛者，加大椎、曲池；另可根据部位循经配穴。

4. 操作。毫针泻法或平补平泻法。寒、湿邪偏盛者可加灸法。热邪盛，大椎、曲池可点刺出血。局部穴位可加拔罐法。

三、刺络拔罐法

用皮肤针重叩背脊两侧和关节病痛部位，使出血少许，加拔火罐。

四、穴位注射法

采用当归、威灵仙等注射液，在病痛部位选穴，注意勿注入关节腔内。每隔 1～3 日注射 1 次。

五、电针法

选择上述处方穴位，针刺得气后，通电针机，先用连续波 5 分钟，后改疏密波，通电 10～20 分钟。

六、药酒外熨

药酒外熨是治疗痹病的最早疗法之一，见于《黄帝内经》。《灵枢·寿夭刚柔》云："刺布衣者，以火焠之；刺大人者，以药熨之……用醇酒二十升，蜀椒一升，干姜一斤，桂心一斤……用棉絮一斤，细白布四丈，并内酒中……以熨寒痹所刺之处，令热入至于病所……三十遍而止。"

七、按摩导引

隋代巢元方强调体虚是痹病发生的关键因素。其编著的《诸病源候论》中有关痹病的论述中，提及了以汤、熨、针、石等法治疗痹病，同时详细描述《养生方》里的按摩导引方法治疗痹病。当代气功治疗痹病的文献也不少。

八、中药离子导入

适用于脾痹所致四肢肿胀、疼痛等，选用活血化瘀类、祛风湿通络类药物，能扩张小动脉及毛细血管，改善局部血液循环，每次作用时间约 30 分钟。

【预防调护】

中医学"治未病"思想，包括未病先防和既病防变方面。

对于未病健康人群，宜居住向阳房屋内，屋内要多通风；少食寒凉、辛辣刺激之品，以免损伤脾胃；应常食用健脾祛湿、促消化食物，建议患者选用药食同源类食物，如茯苓、山药、薏苡仁、黄精、山楂等，对护养脾胃大有益处。对于既病患者，疾病活动期间饮食宜清淡，多食健脾食材、当季蔬菜和水果等；应减少户外出行，以休息为主。待病情稳定，要适当增添营养，食用稍低热量的猪肉、鸡肉等，配合健脾益气养血中药，如黄芪、当归、茯苓、山药等，使脾健有源，化生气血，促进机体恢复。

未病人群要适度进行关节锻炼，减少易使关节损伤的活动，避免冒雨涉水、长时间单侧肢体负重等；既病患者应以平静休息为主，避免剧烈运动，活动以散步、慢跑为主，寒冷、下雨时避免外出，天气变化应及时增减衣物，患者适度的关节活动及正确的功能锻炼对于防治疾病进展尤为重要。同时，要保持乐观的情绪，亦有助于预防本病反复。严重变证，应绝对卧床休息，紧密观察其神志、肌肤温度等情况，以防病证急变。

【病案参考】

病案一

某男子年六十余，素善饮酒，两臂作痛，服祛风治痹之药，更加麻木，发热体软，痰涌，腿膝拘痛，口斜语涩，头目晕重，口角流涎，身如虫行，搔起白屑。谓余曰：何也。余曰：臂麻体软，脾无用也。痰涎自主，脾不能摄也。口斜语涩，脾气伤也。头目晕重，脾气不能升也。痒起白屑，脾气不能营也。遂用补中益气加神曲、半夏、茯苓，三十余剂，诸症悉退，又用参、术煎膏治之而愈。

按语：脾痹的致病因素包括外感、情志、饮食及他病所致等，但总不外"虚、邪、痰"三类。痹脾之邪可自外而入，亦可由内而生，以感受风寒等六淫之邪，患有肌痹日久不愈为基础；复感外邪，内侵脾脏为诱发因素；以脾虚失运、脾气痹结为基本病机；病位在于脾脏，可涉及肌肉，与脾、胃、肝、肾等脏腑关系密切。病理因素主要是湿、痰、瘀。病性为虚实夹杂，实者多为外邪痹阻，多见肌肉疼痛、发热、恶寒等；虚者多为脾气虚弱，多见纳差、腹胀等；脾虚失其健运则水液停滞，血行滞缓则形成痰瘀等虚实夹杂之证。患者由于过量饮酒损伤脾胃，脾失健运，痰浊内生，痹阻经络，故出现肢体疼痛麻木；痰浊中阻，清阳不升，故头目晕重；口斜语涩，口角流涎，为气虚痰浊痹阻经络所致。证属脾气亏虚、痰浊痹阻经络，龚氏以补气化痰立法，方选补中益气汤加化痰之品，方药对证，最后得以治愈。但是纵观本案患者的临床表现，不能除外中风先兆的可能，如再在上方中加入石菖蒲、郁金、天麻、白蒺藜等化痰开窍、祛风通络之品，疗效可能更佳。

（摘自：《寿世保元》龚廷贤治脾痹验案）

病案二

患者，女，51岁。1999年12月13日就诊。主因双手及面部皮肤发紧、变硬11年，食后上腹胀痛1年住院，确诊为系统性硬化症，胃肠功能紊乱。上消化道造影示食管硬化，幽门不完全性梗阻。西医先后用高舒达、吗丁啉、西沙必利口服和液体石蜡灌肠治疗无效。中医会诊时见其极度消瘦，乏力神疲，频繁呃逆，腹胀纳差。因脘腹胀痛明显故每次主食仅50g，进食过多则排便困难或便秘，又因咽下困难，故喜流食，口干无津，胸闷心慌，舌暗淡，苔白腻乏津。方用旋覆代赭汤合平胃散加减：生白术60g，大生地黄30g，升麻10g，枳壳15g，旋覆花10g，代赭石20g，半夏10g，苍术10g，厚朴10g，陈皮10g，薤白10g，桔梗10g，杏仁10g，黄芩10g，八月扎10g，炙甘草5g。水煎服。进药7剂，呃逆停止，腻苔变薄，脘腹未再胀痛，进食增加，大便通畅，呈糊状，每日2~3次。原方去旋覆花、代赭石、八月扎，加北沙参、麦冬，再服7剂，病情稳定而出院。

按语：患者辨证属痰瘀痹阻证型，脾胃运化功能减弱，痰浊中阻，可见胃虚痰阻气逆症状，故见乏力神疲、胸脘痞闷、频繁呃逆，腹胀纳差；痰浊阻络，气血运行不畅，瘀血内生，滞留肢体筋脉、关节、肌肉，经络闭阻所表现出来的双手及面部皮肤发紧、变硬。治宜健脾益气，和胃降逆，通调气机。患者喜流食，口干无津，胸闷心慌，舌暗淡，苔白腻乏津，亦为脾胃津液亏虚，佐以北沙参、麦冬益胃生津。全方配伍合理，谨守病机，收到较好疗效。

（摘自：董振华. 从《内经》五脏痹理论探讨风湿病多系统损害的治疗，
北京中医，2006）

病案三

王某，男，38岁，缝纫工人。1993年10月20日就诊。上肢肌肉萎缩加重2个月，四肢怠惰2年余。肌肉麻木不仁，松弛无力，肌萎缩以右上肢尤甚。病始于过劳后，上肢痛及肩背，渐有肌萎麻木，纳呆，吞嚼不适，便溏，舌淡苔白，脉沉弱。曾服中药治疗未愈，发现肌萎后经查诊为进行性肌营养不良症，求诊于此。用自拟生肌养荣汤治之。熟地黄15g，制首乌15g，怀山药12g，阿胶9g（烊化），巴戟天9g，山萸肉9g，肉桂5g，淡附片9g（先煎），潞党参9g，全当归9g，鸡血藤9g，鹿角胶9g（烊化），砂仁6g，广陈皮9g，炙马钱子粉0.6g（随汤送下）。经治疗两月有余，随病情变化调整药物，配合适当的功能锻炼，患者病情大有好转。

按语：脾痹的治疗以健脾通络为原则。由于病因各异，虚实不同，应采取不同治法。实则以祛邪为主，虚当以扶正为先。如《医宗必读》曰："治外者散邪为急，治脏者养正为先。"病初应以祛邪为主，扶正为次，病急以治标为先，治本为后。对正邪互扰、虚实夹杂者，应祛邪扶正并举。虚证可用健脾和胃、益气养血等法，虚实夹杂者扶正祛邪兼顾。同时，在整个治疗过程中注意健脾益气，脾痹重证，病情危笃，需采用中西医结合之法，救治内竭之脏。本例患者属于脾痹虚证，为脾肾两虚型。脾主肌肉四肢，脾气亏虚，失于健运，气血化源不足致使气血亏虚，肌肉四肢失于气血的濡养，故出现肌肉麻木不仁、松弛无力；气虚行血无力，血行不畅，脉络瘀阻，则出现肢体疼痛；纳呆、便溏、舌淡苔白、脉沉弱为脾肾亏虚之象。李氏治疗时从火培土、温肾健脾（虚则补其母）入手，佐以养血活血通络，用血肉有情之品大补阴血，求阳于阴血之上；投桂、附、巴戟天温补命门之火；用培补中气及养血活络、行气健脾等药，使补而不滞。炙马钱子粉意在增强肌肉收缩力，每日应小于 0.6g。方证相符，患者病情趋于好转。

（摘自：《痹证通论》李济仁治脾痹验案）

第十五节　脉　痹

【概述】

脉痹是五体痹证之一，属于中医风湿病范畴，是指风寒湿热毒等邪侵入血脉，致气血涩滞甚至瘀闭不通，或外邪久羁，耗气伤血，脉道空虚，而引起的以肢体麻木、酸胀、疼痛、皮色暗黑或苍白、脉搏减弱甚或无脉等为主要特征的一种病证。本病一年四季均可发病，但因于湿热者多发于夏季，由于寒湿或阳虚而致者则好发于冬季。发病年龄段以青壮年为多，老年人次之，幼儿　般不发病，本病性别差异不大。

脉痹一名，始见于《黄帝内经》。继后，《金匮要略》等医籍有血痹的记载。血气痹阻与经脉痹阻相关，故血痹与脉痹类同。后世医籍虽有论及脉痹者，但均未将其正式列为病种，更缺乏病因病机及辨证论治等方面的系统论述。从临床实践看，脉痹作为病种并不少见，故将其列为病种之一。凡以血脉瘀滞为主要病证者，均应属本病。

本病主要包括系统性血管炎、冷球蛋白血症等，以及各种风湿病并发的血管炎。其他疾病如血栓闭塞性脉管炎、闭塞性动脉粥样硬化、下肢静脉曲张、肢体动脉栓塞等周围血管疾病未发生溃疡或坏疽时，也可参考本病有关内容而辨治。

【源流】

关于脉痹的论述最早见于《黄帝内经》，且较为详细，后世多宗其说。《素问·痹论》云："风寒湿三气杂至，合而为痹……以夏遇此者为脉痹。"《黄帝内经》中认为脉痹的发生是内外因相互作用的结果。《灵枢·刺节真邪》曰："虚邪之中人也，洒淅动形，起毫毛而发腠理，其入深……抟于脉中，则为血闭不通。"《灵枢·口问》曰："邪之所在，皆为不足。"又如《素问·痹论》曰："痹……在于脉则血凝而不流。"这些均强调了正虚邪实为脉痹的病因病机。《黄帝内经》也有脉痹治疗的详细论述，尤其是在针刺方面，指出"视其虚实"而"调之"。《灵枢·阴阳二十五人》曰："凝涩者，致气以温之，血和乃止；其结络者，脉结血不和，决之乃行"且记载了放血疗法以疏通络脉，祛除瘀血，给外邪以出路。而且《黄帝内经》强调了脉痹应尽早治疗，否则内传入里，预后不良。如《素问·阴阳应象大论》云："邪风之至，疾如风雨。故善治者治皮毛，其次治肌肤，其次治筋脉，其次治六腑，其次治五脏。治五脏者半死半生也。"

《黄帝内经》之后论述脉痹的文献较少见，后世医籍，仅《圣济总录》《杂病源流犀烛》等书有脉痹专篇，但涉及脉痹证因脉治的内容仍不多。大多数医籍均不以脉痹立论，有关脉痹的内容散见于其他病种中。

汉代华佗《中藏经》中提及五痹则无"脉痹"而有"血痹"，认为血痹的病位在"心"。其曰："大凡风寒暑湿之邪……入于心，则名血痹。"血痹与脉痹相关，亦宜互参。

唐代孙思邈《备急千金要方》则将五体痹归于"六极"门下，强调了痹病由"痹"到"极"，由实到虚的演变发展过程。其所论"脉极"与脉痹相似。对于脉极进行虚实辨证治疗，用生地黄煎治脉热极；防风丸"治脉虚惊跳不定，乍来乍去"；升麻汤治脉实洪满；麻黄调心泄热汤"治心脉厥大，寸口小肠热，齿龋嗌痛"；沐头汤"治脉极虚寒，须发落堕"；并列有针灸法："脉不出针不容，穴在幽门两旁各一寸五分；心闷痛上气牵引小肠，灸巨阙二"等。

之后唐代王焘《外台秘要》承其说，论述脉极与脉痹。《外台秘要》运用寒热辨治脉极，列有脉热极方三首，用茯苓汤治脉实热极，麻黄汤治脉极热，升麻润色消痹止热极汤治"脉热极，遇风为痹，痹感心"。脉寒极方四首，用半夏消痛止极益气汤、桑白皮沐头方等治脉极虚寒。

到了宋代，《圣济总录》首次对脉痹的理法方药系统论述，载有脉痹6方，用导痹汤"治脉痹血道壅涩"；人参丸"治脉痹，通行血脉"；黄芪汤"治脉痹，身体不仁"；升麻汤"治脉痹面颜脱色，脉空虚，口唇色赤干燥"；防风汤"治风湿脉痹，皮肤不仁"；芍药汤"治脉痹荣卫不通，四肢疼痹"。

明清时期，对脉痹的认识有所发展，论述较多。明代皇甫中《名医指掌》治疗五体痹强调辨证，"善治者，审其所因，辨其所形，真知其在皮肤、血脉、筋骨、脏腑浅深之分而调之"。明代李中梓《医宗必读》首先提出："脉痹即热痹也。"其后《证治汇补》《张氏医通》等随其说，同时提出治疗原则："在外者祛之犹易，入脏者攻之实难。治外者散邪为急，治脏者养正为先""脉痹……升麻汤主之"。其后《证治汇补》从之。脉痹为五体痹之一，心痹为五脏痹之一，五体与五脏有对应的相合关系。《症因脉治》云："心痹之症，即脉痹也。"这种相合关系，不仅表现在生理方面相互促进，还表现在形体患病后对所合之脏的病理传化。《儒门事亲》曰："脉痹不已而成筋痹"，认为脉痹可传变为筋痹，提出新的传变观点，即脉痹传变途径可在五体间进行，由外入内、由浅入深。这些传变规律强调辨证治疗、早期治疗的重要性。

近代医家对脉痹的辨证论治、理法方药积累了丰富的临床实践经验，如李裕蕃善用水蛭伍天花粉治脉痹。《李济仁痹证通论》用三参复脉丸治脉痹，四妙通脉汤治热毒血瘀证脉痹，阳和复脉汤治寒凝血脉证脉痹。此外，还有一些外用洗剂，如温经散寒洗剂治脱疽（血栓闭塞性脉管炎），红粉散治脉管炎，蜗牛泥治血栓闭塞性脉管炎等。

【病因病机】

脉痹的致病原因比较复杂。久病体虚或禀赋素弱，或阳热内盛，久食辛辣，阳明积热，感受风寒湿热之邪或暑热毒邪。邪客血脉，生痰生瘀，血热充斥，阻滞脉道，甚则津伤血瘀，内舍脏腑。故瘀血、痰浊又是贯穿本病始终的重要病理因素。痰瘀互结常是本病缠绵难愈的主要原因。

外邪痹阻：表虚之人，腠理空疏，风寒湿入侵，阻滞经络，闭阻血脉，影响营卫气血运行，则成风寒阻络之脉痹；湿热毒邪入侵，或寒湿郁遏化热，熏灼血脉，阻滞经络，则生湿热瘀结之脉痹。阳虚之体，四末阳气不足，经脉失温，气血营卫滞行，偶遇风寒客于血脉，则生阳虚寒凝之脉痹；久居湿地、复迁寒冻，或严冬涉水、步履冰雪，寒湿客于经脉，气血凝塞，或阳虚寒凝日久，均致脉络瘀阻不通，则又形成寒凝血瘀之脉痹。

气血瘀阻：忧郁恼怒伤肝，肝郁气滞日久，或术后、产后、外伤后长期卧床伤气，均可因气机郁滞，致血行迟缓，瘀阻血脉，产生气郁血瘀之脉痹。

痰浊瘀阻：素禀脾虚，或忧愁思虑，或膏粱厚味滞碍脾气，谷不化精，痰浊内生；寒湿积久不化，致中焦脾阳不运，也可聚湿为痰。痰浊流注，阻滞经络，营卫气血运行受阻，瘀阻血脉，亦成脉痹。

邪搏正虚：房劳伤肾，或患病误投补阳之剂，致心火煽惑，消烁阴精，或郁热、邪热伤阴致精亏血凝，痹阻血脉，则生阴虚内热痹；脉痹日久，复感于邪，内舍于肾，致肾阳虚衰，脾土失温，则成脾肾阳虚之痹；气血不足之人，风寒湿邪乘虚入于经脉，或痹久伤脾，生化不足，则形成气血虚痹。

本病的病位主要在血脉，病变可波及全身血脉，但以四肢血脉受病者为多见，尤以发于下肢者为最常见。至于浅表血脉受累或是病变主要在深部血脉，则又当根据具体的证类而异。血脉痹阻较甚或脉痹日久，其病变尚可累及肌肤，乃至内舍有关脏腑，如心、肝、脾、肾、脑等，但病变中心始终在血脉。

脉痹的发病以脏腑阴阳失调、正气不足为主，外因则是起病的重要条件。故本病大都起病缓慢，但因腠理空疏，骤遇风寒湿热毒邪而发病者，则起病较急。本病起病多为风寒痹阻、寒凝血滞、湿热瘀结、气郁血瘀、阳虚寒凝之证，也有起病即为阴虚内热者。

脉痹的基本病理特点是血脉瘀阻，故其病性当属实，尤其因于复感风寒湿热毒邪或气郁、痰浊而起病者更具实之性。但本病也有由阳虚、阴虚致血脉痹阻而起病者，其病性又属虚实夹杂。脉痹中晚期，因血脉瘀阻日久，病及脏腑，致脏腑虚弱，正气化生不足，又可表现为虚实夹杂以虚为主的性质。总之，脉痹的病性复杂，须根据具体证类而定。

【辨治思路】

本病的辨证要点，主要是辨寒热、辨虚实，以及辨病程的早、中、晚期。

寒证以素体阳气不足，复感寒湿之邪，症见患处皮色青紫或苍白、肢体发凉、恶寒或畏寒、多在入冬或遇寒时发病或加重、得热缓解或减轻、舌淡等为要点；热证以素体阴虚，复感热邪，症见患处皮肤红肿或潮红、肢体发热或触之灼热、舌红等为要点。

脉痹系血脉凝涩，脉络痹阻所致，其证多实，但也有虚实夹杂者。起病急，病程短，由严冬涉水、负重远行、嗜辛辣肥甘烟酒等外因引起，症见患处肢体肿胀、疼痛较剧，皮肤麻斑，肌肤甲错或顽麻，舌暗或有瘀斑，苔厚腻者为实证；而起病缓、病程长、素体正虚、肢体酸软无力、疼痛悠悠、伴虚象者则为虚证，或以虚为主。

脉痹早期病位表浅，病变局限，肢体疼痛较轻，疼痛多在活动后出现，静息后逐渐缓解，中期则疼痛加重，常持续不解，日轻夜重，患肢色改变较为明显，可见患肢肌肤肿胀、瘀斑及患肢肌肤爪甲失营等症；病至晚期则病情进一步加重，病变弥散，疼痛剧烈，持续不解，甚至可继发溃烂、昏厥等症，证属虚实夹杂而以虚为主。

一、识症

外邪痹阻型：脉痹是以素体脏腑阴阳失调，正气不足而发病，其基本病理机制是血脉痹阻，临床表现为脉搏减弱或消失。虚人外感风寒湿邪，则见恶寒、发热、无汗或汗出、脉浮紧或浮缓。外感湿热之邪或寒湿郁而化热，则以患肢喜冷怕热，或络脉红热灼痛，或肢端溃烂流黄水为特点。阳虚之人偶遇风寒者，则见患肢胀痛、发凉、皮色苍白或青紫，得热痛减。寒湿客于脉络，日久瘀塞明显，寒凝血瘀者，以皮肤变色、肌肉萎缩、屈伸不利为特点。

气血瘀阻型：气机郁滞，致血行迟缓，瘀阻血脉，以肢体胀痛、胸闷、叹息、情绪激动或稍事活动则发作或加重为特点。

痰浊瘀阻型：痰浊内阻可见气机不利，清阳不升则有头晕、头重、胸闷脘痞、纳差等症状。

邪搏正虚型：气血两虚则见面色萎黄、头昏、眼花、心悸、气短、舌淡苔薄白、脉沉细无力等；阴虚则见皮色潮红、低热或午后潮热、盗汗、舌红少苔等症；阳虚则见腰膝酸软、手足逆冷、畏寒、神疲乏力、面色苍白、食少、大便稀溏、小便多等症。

二、审机

外邪痹阻型辨识：素有表虚，腠理空疏，风寒湿乘虚侵袭血脉，影响营卫气血运行，外邪阻滞经络，闭塞血脉，故见脉搏减弱或消失，肢体疼痛或酸楚，脉络青紫，兼见恶寒、发热、无汗或汗出、舌淡红、苔薄白、脉浮紧或浮缓等表证。寒湿外感明显者可有周身沉重乏力，活动出汗后诸症减轻。外感暑湿或湿热毒邪入侵，或寒湿郁遏化热，熏灼血脉，阻滞经络，热瘀肉腐，故有患处肌肤红肿，肢体灼痛，或肢端溃烂流黄水。湿热熏蒸，气机不利，耗伤津液，故尚兼现身热、头重、头痛、汗出、面垢、口渴或不渴、胸闷、纳呆、小便短赤等湿热郁滞之症。素体阳虚之人，肢末阳气不足，有肢体发凉、面色㿠白，畏寒症状，经脉失温，本气血营卫滞行，加之偶遇风寒客于血脉，两寒相得，气血凝涩，故有四肢麻木、发凉、疼痛，遇寒加剧，得温痛减。阳虚寒凝，日久成瘀，或严冬涉水、步履冰雪，寒湿客于经脉，气血凝塞，故有患肢疼痛较甚、皮肤变色、肌肉萎缩、屈伸不利。

气血瘀阻型辨识：肝气郁滞之人，气机不畅，或术后、产后、外伤后长期卧床伤气，均可因气机郁滞、瘀阻血脉，而见患肢胀痛，胸胁胀满，善叹息，情绪激动或稍事活动则发作或加重，经血夹血块，舌紫瘀，苔薄白或薄黄，脉弦涩。

痰浊瘀阻型辨识：素禀脾虚，中焦脾阳不运，聚湿为痰，痰浊留滞经络，故见肢体困重疼痛；痰湿内蕴肌肤，故形体偏胖；湿阻清阳，清阳不升，故头重如裹；湿阻气道，故语声重浊；湿困脾胃，运化失司，故食欲不振，胸闷不舒。

邪搏正虚型辨识：气血不足之人，风寒湿邪乘虚入于经脉，或久痹不愈，气血耗伤，故有四肢欠温，麻木不仁，肌肉消瘦；脾胃虚弱，精微不能上奉，则纳呆食少，面色萎黄；气血不足，心失所养则心悸、气短、头晕目眩。若房劳伤肾，或误投补阳之剂，致心火煽惑，消烁阴精，或郁人伤阴，或热邪伤阴，致精血凝涩，痹阻血脉，故有肢体灼痛、潮热盗汗、口燥咽干、舌红少苔等阴虚内热证。久痹不愈，内舍脏腑，穷必及肾，致元阳虚衰，脾土失温，脾肾阳气不足，不能温养肢体，故常有肢体冷痛，皮色晦暗，皮肤变薄、萎缩，肢厥身冷之症。

三、定治

脉痹病性复杂，素体脏腑阴阳失调之人，正气不足，复感外邪而发病，且痰瘀贯穿病程全过程，病机虚实夹杂，当以"虚则补之，实则泻之"为原则，扶正与祛邪并进，在临床应针对病机、病变部位、病之虚实缓急，辨证施治。

四、用药

外邪痹阻型：体虚外感风寒湿，脉络阻滞，症见脉搏减弱或消失，肢体疼痛，恶寒、发热、无汗或汗出、舌淡红、苔薄白、脉浮紧或浮缓等，治宜祛风散寒解表，除湿通络止痛。祛风除湿通络用羌活、独活、秦艽、海风藤、桑枝，散寒解表用桂心、细辛，行气止痛用川芎、木香、乳香。阳虚偶遇风寒客于血脉，两寒相得，气血凝涩，症见四肢麻木、发凉、疼痛，遇寒加剧，得温痛减，治宜温阳散寒，解凝宣痹。温阳用干姜、肉桂、鹿角胶，解表散寒用麻黄、桂枝、白芍、细辛，散寒解凝用白芥子。寒凝日久成瘀，症见患肢疼痛较甚、皮肤变色、肌肉萎缩、屈伸不利，治宜温经散寒，活血通痹。温经散寒用制乌头、麻黄、桂枝、制附片、细辛，活血通脉用桃仁、红花、当归等，行气用川芎、没药。湿热瘀结脉络，熏蒸血脉，症见患处肌肤红肿，肢体灼痛，或肢端溃烂流黄水，兼现身热、头重、头痛、汗出、面垢、口渴或不渴、胸闷、纳呆、小便短赤等湿热郁滞之症，治宜清热利湿，活血消瘀。清热解毒用连翘、金银花、黄柏，利湿用茵陈、赤小豆、薏仁、泽泻等，活血散瘀用赤芍、玄参。

气血瘀阻型：思虑过多，肝气郁滞，瘀阻血脉，症见患肢胀痛，胸胁胀满，善叹息，情绪激动或稍事活动则发作或加重，经血夹血块，舌紫瘀，苔薄白或薄黄，脉弦涩，治宜疏肝理气，活血散瘀。疏肝理气止痛用柴胡、香附、枳壳、乌药、五灵脂等，活血化瘀用丹参、桃仁、红花。

痰浊瘀阻型：素禀脾虚，中焦脾阳不运，聚湿为痰，痰浊留滞经络，故见肢体困重疼痛，头重如裹，食欲不振，胸闷不舒，治宜豁痰散结，活血祛瘀。豁痰散结用白芥子、地龙、干姜，活血化瘀用桃仁、红花、川芎、丹参、当归等。

邪搏正虚型：气血不足，风寒湿邪乘虚侵袭，客于脉中，或久痹不愈，气血耗伤，症见面色萎黄、心悸、气短、头晕目眩、四肢欠温、麻木不仁、肌肉消瘦、纳呆食少等，治宜益气养血，活血通痹。益气养血用党参、黄芪、当归、熟地黄，活血用川芎、丹参，并合用独活、怀牛膝、桂心、细辛等散寒通痹之品。若肾精耗伤，精血凝涩，痹阻血脉，症见肢体灼痛、潮热盗汗、口燥咽干、舌红少苔等，治宜养阴清热，活血通痹。用银柴胡、白薇、知母、青蒿、生地黄、玄参等养阴清热之品，并用鸡血藤、丝瓜络、川芎活血通络止痹痛。久痹不愈，内舍脏腑，穷必及肾，致元阳虚衰、脾土失温，脾肾阳气不足，不能温养肢体，故常有肢体冷痛，皮色晦暗，皮肤变薄、萎缩，肢厥身冷之症，治宜温补脾肾，散寒活血。温补脾肾用鹿茸、枸杞子、菟丝子、补骨脂、狗脊，散寒止痛用小茴香、制附片、干姜、肉桂，活血用当归、熟地黄。

【辨证论治】

1. 风寒阻络
主要症状：脉搏减弱或消失，肢体胀痛，骨节胀痛，骨节酸痛，皮肤或脉络青紫，周身沉重乏力，恶寒、发热，无汗或汗出，舌淡红，苔薄白，脉浮紧或浮缓。以脉搏减弱或消失、肢体胀痛、皮肤青紫、恶寒、发热为本证诊断要点。

治疗方法：治以祛风散寒，除湿通络。蠲痹汤加减：羌活、独活、桂心、秦艽、海风藤、桑枝、当归、川芎、乳香、广木香、甘草、细辛。

随症加减：平素畏寒怕风、易气短，可酌情加黄芪、白术、鸡血藤等益气养血；发热烦躁者，可加石膏、知母清热除烦；寒冷痹痛较甚者，可加麻黄、附子、干姜温经散寒，通脉止痛；脉络瘀滞较甚者，可加丹参、桃仁、红花、姜黄活血通络。

2. 阳虚寒凝
主要症状：脉搏减弱或消失，患肢或肢端麻木、发凉、胀痛，局部皮肤温度降低且皮色苍白或青紫、潮红，遇冷或冬季加重，得温则减，或行动后肢体胀痛、抽搐，静息后缓解，或患肢现游走性条索状肿物，舌淡苔白滑，脉沉细。以脉搏减弱或消失，患肢胀痛、发凉、皮色苍白或青紫为本证诊断要点。

治疗方法：治以温阳散寒，解凝宣痹。当归四逆汤合阳和汤加减：桂枝、白芍、甘草、生姜、大枣、当归、细辛、干姜、鹿角胶（烊化）、肉桂、白芥子、麻黄、熟地黄。

随症加减：肌肤麻木不仁者，加海桐皮、豨莶草以祛风通络；四肢发凉，冷痛较甚者，可加附子、吴茱萸、当归温经散寒，通脉止痛；血瘀较甚者，可加乳香、没药、莪术。

3. 寒凝血瘀

主要症状：脉搏减弱或消失，患肢发凉、麻木、疼痛较甚，日较夜重，皮肤苍白或潮红、紫瘢，甚至皮肤干燥脱屑、破裂，汗毛脱落，少汗或无汗，指（趾）甲增厚、脆硬、变形，肌肉萎缩，顽麻不仁，舌质紫瘀苔薄白，脉沉涩。以患肢疼痛、皮肤变色、肌肉萎缩、脉搏减弱或消失为本证诊断要点。

治疗方法：治以温经散寒，活血通痹。乌头汤合身痛逐瘀汤加减．制乌头（先煎）、麻黄（先煎）、桂枝、赤芍、甘草、制附片（先煎）、桃仁、红花、当归、没药、五灵脂、川芎、细辛。

随症加减：冷痛剧烈，遇冷更甚，加附子、桂枝、干姜加强温经散寒止痛之力；皮色紫瘢较甚者加当归、鸡血藤、木香以行气活血益血；水湿停运，肢体肿胀，加萆薢、五加皮以利水通络。

4. 气郁血瘀

主要症状：脉搏减弱或消失，情绪激动或稍事活动则现肢体皮色苍白或青紫、潮红，肢体胀满，胸胁痞满而痛，太息，纳呆，大便不调，日久肢体肿痛、皮色紫红加重，或午后潮热，月经不调，经行腹痛而有血块，舌紫瘢，苔薄白或薄黄，脉弦涩。以脉搏减弱或消失，患肢胀痛，皮色苍白、青紫、潮红阵作，情绪激动或稍事活动则发作或加重为本证诊断要点。

治疗方法：治以疏肝理气，活血散瘀。血府逐瘀汤或膈下逐瘀汤加减：香附、枳壳、川芎、红花、丹参、五灵脂、柴胡、桃仁、乌药、赤芍、甘草、当归、延胡索、牛膝。

随症加减：发热、头痛、烦躁易怒者，加牡丹皮、山栀；失眠多梦，夜寐不宁者，酌情加合欢皮、夜交藤；瘀血较重者，加郁金、延胡索、姜黄。

5. 湿热瘀结

主要症状：脉搏减弱或消失，患肢喜冷怕热、沉重、疲软、肿胀剧痛，患处络脉红热灼痛，或有索条状物，按之则痛，或肢端溃烂、流黄水，身热，口渴不欲饮，胸闷，纳呆，小便黄赤，舌苔黄腻，脉滑数。以脉搏减弱或消失，患肢喜冷怕热，或络脉红热灼痛，或肢端溃烂流黄水为本证诊断要点。

治疗方法：治以清热利湿，活血消瘀。茵陈赤小豆汤加减：茵陈、赤小豆、连翘、金银花、忍冬藤、薏仁、苍术、苦参、汉防己、泽泻、黄柏、牛膝、赤芍、玄参。

随症加减：满面油垢，胸脘痞闷或痛，用二陈汤加桃仁、红花燥湿化痰，行气活血；肢端焮热肿痛者，加紫花地丁、夏枯草、赤芍、丹参、大青叶清热解毒；小便涩痛者，加栀子、木通、车前子、猪苓利尿通淋。

6. 痰浊瘀阻

主要症状：脉搏减弱或消失，患肢肿胀、顽麻、疼痛、发凉，皮色暗滞或见核、硬结，头晕头重，胸闷痞满，纳呆，泛吐痰涎，久病而形体不瘦，舌胖色暗，或见瘀斑，苔白腻，脉沉弦滑。以脉搏减弱或消失，患肢肿胀、顽麻、疼痛、皮色暗滞，形体不瘦，舌胖色暗苔白腻为本证诊断要点。

治疗方法：治以豁痰散结，活血祛瘀。双合汤加减：干姜、陈皮、白芥子、竹沥、桃仁、红花、川芎、当归、地龙、丹参。

随症加减：皮下结节者，加浙贝母、僵蚕以化痰散结；肿胀较甚者，加萆薢、五加皮、茯苓以利水通络；痞满较甚者，加砂仁、白术健脾行气；痰湿胜者，加半夏、南星。

7. 阴虚内热

主要症状：脉搏减弱或消失，肢体酸痛，关节灼痛，皮肤潮红，低热或午后潮热，盗汗，头晕，耳鸣，失眠，视力障碍，口干舌燥，舌红少苔，脉数细。以脉搏减弱或消失，肢体酸痛、关节灼痛、皮色潮红热、舌红少苔为辨证依据。

治疗方法：治以养阴清热，活血通痹。滋阴清热通络汤或养阴活血汤加减：玄参、青蒿、白薇、知母、黄芩、牡丹皮、生地黄、赤芍、川芎、连翘、鸡血藤、丝瓜络、银柴胡。

随症加减：潮热盗汗甚者，加地骨皮清虚热；口干舌燥甚者，加熟地黄、二冬、沙参润燥养阴；头晕耳鸣者，加黄柏滋阴降火。

8. 气血两虚

主要症状：脉搏减弱或消失，患肢酸软、顽麻、掣痛、皮色苍白无泽，肌肉萎缩，肌肤干燥脱屑，或创面色淡红，久不愈合，面色萎黄，形体消瘦，自汗，四肢乏力，头昏，眼花，心悸，气短，舌淡苔薄白，脉沉细无力。以脉搏减弱或消失，肢体酸软而疼痛、肌肉萎缩、肌肤干燥脱屑、面色萎黄、肢端肿胀为本证诊断要点。

治疗方法：治以益气养血，活血通痹。三痹汤加减：党参、黄芪、当归、川芎、白芍、熟地黄、续断、防风、桂心、细辛、怀牛膝、独活、甘草、丹参。

随症加减：气短乏力甚者，加白术、黄精、山药等补益正气；心胸刺痛者，加郁金、三七、苏木活血定痛；肢体疼痛、偏瘫加桑寄生、秦艽、威灵仙等养血活血，疏经通络。

9. 脾肾阳虚

主要症状：脉搏减弱或消失，肢体冷痛，腰膝酸软，手足逆冷，皮色晦暗或青紫、瘀斑，肌肤萎缩或皮肤增厚，畏寒，神疲乏力，面色苍白，食少，大便稀溏，小便多，舌淡胖苔薄白，脉沉细无力或脉微欲绝。以脉搏减弱或消失，肢体冷痛，皮色晦暗、畏寒为本证诊断要点。

治疗方法：治以温补脾肾，散寒活血。消阴来复汤加减：鹿茸（冲）、制附片、枸杞子、菟丝子、补骨脂、狗脊、小茴香、独活、怀牛膝、肉桂、干姜、当归、川芎、熟地黄。

随症加减：若腹痛泄泻，下利清谷，可加肉豆蔻、五味子涩肠止泻；若见小便不利，面浮肢肿，加白术、茯苓、泽泻、大腹皮、桂枝健脾温阳利水；若见气短声弱者，可加人参、黄芪健脾益气。

【预防调护】

1. 调摄精神

保持乐观情绪，消除忧虑烦恼，避免情志刺激，可促使精神-体液调节功能健全，血管舒缩功能稳定、适中，对预防疼痛发生，促进病情改善有一定意义。

2. 适当锻炼，增强体质

进行适当的体育锻炼，增强体质，促进血液运行，改善血管张力，保持血管良好弹性。

3. 调节饮食

改善饮食习惯，少吃肥甘厚味及辛辣刺激性食物，禁忌酗酒。

4. 戒烟

戒除吸烟习惯，以避免引起血管痉挛、血液黏稠度增加而导致血液运行缓慢。

5. 防止外伤

避免外伤，保持血管壁完好无损、光滑完整，以免形成血栓。

6. 慎起居，适寒温，保持环境清洁

养成良好的起居习惯，改善客观环境，保持环境清洁、空气新鲜、温度适宜，杜绝外邪侵袭。

【病案参考】

病案一

孙某，男，33岁，干部。1981年7月15日就诊。患者右小腿内侧硬索状红肿疼痛（由踝部起一直上延至膝部）已半年余。经用西药治疗，反复不愈。近来症状加

重，局部红肿痛热，夜不能寐，不能行走，溲赤便结，舌绛苔黄，脉弦略数。西医诊为血栓性静脉炎。

辨证：属脉痹，热毒炽盛型。

处方：蒲公英 15g，紫花地丁 15g，牡丹皮 15g，赤芍 15g，生地黄 15g，土茯苓 30g，红花 8g，土贝母 30g，当归 12g，野菊花 30g，玄参 20g，牛膝 15g，黄柏 10g，银花 15g，连翘 15g。每日煎服一剂。

服五剂而疼痛减轻，红肿渐消，患部颜色变暗，夜间可以入睡，下肢可以行走。舌苔转为黄腻。于上方中去生地黄，加薏苡仁 30g，苍术 10g，以健脾祛湿。

又服十剂，肿疼俱消，患部柔软，摸不到硬结，仅右内踝上部有几个小结节，触之则痛，脉细弦，舌苔薄白。仍守上法加益气、软坚之品，原方去银花、连翘、蒲公英、野菊花，加黄芪 15g，黄药子 30g，桃仁 10g，地龙 10g。服 20 多剂而痊愈。1983年 5 月追访未见复发。

按语：本患者发病虽久，长达半年，小腿红肿热痛、溲赤便结、舌绛苔黄、脉弦数均为热毒炽盛，经脉不通之象。案例中以四妙勇安汤合并五味消毒饮加减治疗，其中金银花、野菊花、蒲公英、紫花地丁、黄柏清热解毒，而野菊花更是善治"痈疮疔毒"之药；玄参、牡丹皮、赤芍、生地黄、红花活血凉血，当归养血活血，土茯苓、土贝母、连翘化痰散结，牛膝引血下行，共奏清热解毒、活血消肿、化痰散结之功。待毒热之邪已去，红肿渐消，再微调药方。考虑病情缠绵，病久伤正，诸邪消退，再辅以扶正，加强活血通络之功，疗效显著。

（摘自：李志铭《痹证论》）

病案二

陶某，男，65 岁，退休工人。患者右足大趾肿胀疼痛，局部发紫，遇冷则剧，肢端冷痛，麻木，反复发作已四年。皮肤科诊为血栓闭塞性脉管炎，经用中、西药治疗未好转而于 1978 年 11 月 8 日来诊。主要症状：右足大趾端明显青紫，皮肤发凉，大趾内侧可见一黄豆大之溃疡面。脉细弱，舌淡暗，苔白薄。

辨证：属脉痹，寒湿凝滞型（外科称之为脱疽）。

治则：益气活血，温经通络。

处方：生黄芪 30g，桂枝 20g，丹参 20g，川芎 12g，鸡血藤 20g，赤芍 12g，桃仁 15g，灵仙 15g，熟附片 15g，土贝母 15g，路路通 10g，姜黄 10g，乳香 6g，当归 12g，白芥子 10g，雷公藤 12g。

服药 15 剂，患部发紫、冷痛明显好转。内服药 20 剂，疼痛遂止，患趾色泽与健侧基本上一致，患趾之皮肤温度与健侧亦相同，溃疡面愈合。后又宗上方出入治疗月余，诸症消失，病情稳定。于是给予十全大补丸、金鸡虎补丸、补肾健身膏等中成药长期服用，以巩固疗效。于 1982 年 7 月、1983 年 2 月随访，未见复发。

按语：本例患者足趾肿胀疼痛、麻木，反复发作已四年，久病伤正，阳气渐衰。

患部发紫、遇冷加重,脉细弱,舌淡暗、苔白薄均为阳虚寒凝之象。益气活血、温经通络止痛为基本法则。方中黄芪重用,可益气以助阳行血,桂枝性温,助阳行气,附子则起补益肾阳、散寒止痛之功;丹参、川芎、鸡血藤、赤芍、桃仁、灵仙、当归、路路通、乳香养血活血,通经散瘀止痛;川芎入血分可活血祛瘀,入气分又可行气散滞;姜黄行气破瘀,通经止痛;白芥子善消皮里膜外之痰,土贝母化痰散结,雷公藤为藤类药物,通经活络,使气畅血行。全方温经散寒、活血行气、通络止痛,使阳气得复,经络得通,四末得以温煦。病情稳定后再予补肾健脾之品巩固,效力更宏。这体现了治病以固本祛邪为主,邪气退去,则扶正固本,以防复发。

(摘自:李志铭《痹证论》)

第十六节　血　痹

【概述】

血痹是因气血不足,感受风寒,血行不畅,肌肤失养所引起的以肢体肌肤麻木不仁,甚则伴有疼痛为主要表现的一类疾病。中医学认为血痹是邪入血分而成的痹证,由气血虚弱、当风睡卧,或因劳汗出,风邪乘虚侵入,使血气闭阻不通所致。《金匮要略·血痹虚劳病脉证并治》曰:"问曰:血痹病从何得之?师曰:夫尊荣人,骨弱肌肤盛,重困疲劳汗出,卧不时动摇,加被微风,遂得之。"《诸病源候论》卷一认为,血痹者,由体虚邪入于阴经故也。血为阴,邪入于血而痹,故为血痹也。

现代医学认为,该病是发生在肢端的一种血管性疾病,多由四肢末端动脉发生阵发性痉挛,使皮肤因缺血而成苍白色或局部缺氧而发绀。现代医学中很多疾病都可以归入血痹的范畴,如多发性大动脉炎、骨关节病、雷诺病、周围神经损伤等。

【源流】

血痹之名首见于《黄帝内经》,在《素问·五脏生成》中有"卧出而风吹之,血凝于肤者为痹",《灵枢·九针》有"邪入于阴,则为血痹"之说,但只是作为一个病机概念提出来。在《素问·痹论》中有对血痹病相类似的描述,"帝曰:荣卫之气亦令人痹乎?岐伯曰:荣者,水谷之精气也,和调于五脏,洒陈于六腑,乃能入于脉也。故循脉上下,贯五脏,络六腑也。卫者,水谷之悍气也。其气慓疾滑利,不能入于脉也,故循皮肤之中,分肉之间,熏于肓膜,散于胸腹,逆其气则病,从其气则愈,不与风寒湿气合,故不为痹。"在《黄帝内经》中已经认识到,在卫外不固、血脉空虚的基础上,外邪客袭是痹证发生的病机所在。我们姑且把此称为"荣卫痹",《黄帝内经》对"荣卫痹"的论述和后世对血痹成因、论治方面的论述颇多吻合,可说明《黄帝内经》"荣卫痹"与后世"血痹"之渊源。

至汉晋南北朝时期，《神农本草经》在治疗血痹的用药上，补充了《黄帝内经》的不足，并从另一方面佐证了血痹病的存在。《中藏经》认为血痹的病位在"心"，为外邪与血相搏而成。汉代张仲景《金匮要略》将血痹作为完整的病名概念提出，且列专篇进行论述，不仅补充完善了血痹的病因病机和脉症，更首次提出了治疗方剂。《金匮要略·血痹虚劳病脉证并治》中记载："问曰：血痹病从何得之？师曰：夫尊荣人，骨弱肌肤盛，重因疲劳汗出，卧不时动摇，加被微风，遂得之。但以脉自微涩，在寸口、关上小紧，宜针引阳气，令脉和，紧去则愈。""血痹，阴阳俱微，寸口关上微，尺中小紧，外证身体不仁，如风痹状，黄芪桂枝五物汤主之。"其认为血痹病由汗出后风寒外侵所致，为"尊荣人"易患之疾。临床症状"身体不仁，如风痹状"。据血痹证候不同分为血痹轻证："尊荣人"疲劳汗出，加被微风，遂得之，但以脉自微涩，在寸口、关上小紧，宜针引阳气，令脉和紧去则愈之证；血痹重证："血痹，阴阳俱微，寸口关上微，尺中小紧，外证身体不仁，如风痹状"之黄芪桂枝五物汤证。此外，仲景还提及"人年五六十，其病脉大者，痹侠背行"之阳虚太阳经气失养证，其与《素问·生气通天论》中"阳气者，精则养神，柔则养筋"甚为相符，从而为温通经脉之外治法提供理论依据。仲景在"血痹虚劳篇"还谈及"经络荣卫气伤"日久因"内有干血"而使痹病加重，发展成肢体畸形、肌肤甲错、两目暗黑之瘀血虚劳病，此论证可开后世医家痹病从瘀血治之先河。

隋唐至明清时期是血痹病证治的丰富与发展阶段，在这一阶段中，随着社会经济文化的发展，人们对该病的认识逐渐深入，治疗经验日渐丰富，理论体系进一步发展和完善。唐宋元时期，大量的方书展示了血痹的治法，但系统论治的文献较少。隋代巢元方在其著作《诸病源候论》中详细论述了痹病，巢氏将痹病都归于风病门，除此之外，巢元方还分专门篇章论述了血痹，巢氏虽对仲景所论血痹病因病机做了进一步解释，但并未进行深层次的发挥与补充。他在《血痹候》中描述：血痹者，由体虚，邪入于阴经故也，血为阴，邪入于血而痹，故为血痹也。其状，形体如被微风所吹。此由忧乐之人，骨弱肌肤盛，因疲劳汗出，卧不时动摇，肤腠开，为风邪所侵也。诊其脉自微涩，在寸口、关上小紧，血痹也。可针引阳气，令脉和紧去则愈。唐宋医家都遵循巢氏之说，将"痹"和"历节"都归于"风"病门讨论。孙思邈在《备急千金要方》以风痹为血痹做了论述。宋代的《太平圣惠方》认为，夫劳倦之人，表里多虚，血气衰弱，腠理疏泄，风邪易侵……随其所感，而众痹生焉。《太平圣惠方》称血痹为"风血痹"，其曰："夫风血痹者，由体虚之人，阴邪入于血经故也。若阴邪入于血经而为痹，故为风血痹也。"所论风血痹其实就是血痹，因此，风血痹为血痹别名。其后严用和《济生方》也论有风血痹，并创制了一系列方剂治疗风血痹，为后世医家治疗血痹病提供了很好的借鉴。

金元时期的医家多遵从《黄帝内经》的说法称之为痹病，而很少看到血痹、历节、白虎病之名。张子和对于痹病强调是外邪为病，在其著作《儒门事亲》卷一中论述：夫痹之为状，麻木不仁，以风湿寒三气合而成之。朱丹溪对于痹病有自己独特的见解，独立"痛风"病名取代了"血痹"等病名，使后代在学习论治血痹上遇到了一些困难。

明清时期很多医家对朱丹溪这种做法持异议，恢复了痹的分类。在此时期，辨证更为细腻，治疗方法亦逐渐完善。明清众多医家都承《黄帝内经》《金匮要略》等论有血痹，如《奇效良方》《证治准绳》《医门法律》《张氏医通》等都论有血痹。另外，血痹还有风血痹、血痹风等称谓。治疗方面，王清任的《医林改错》提出了瘀血致病说。喻昌《医门法律》对于痹病强调要理解其病机，根据其病机论治。唐容川明确指出血痹病的受邪部位，在治疗用药上也有发展。他在《血证论·痹痛》中指出：虚人感受外风，客于脉分则为血痹，仲景用黄芪桂枝五物汤，以桂枝入血分，行风最效。失血家血脉既虚，往往感受外风，发于痹痛，或游去不定，或滞于一处，宜黄芪桂枝五物汤重加当归、牡丹皮、红花。

到了现代，医家认为血痹病可涵盖西医学许多疾病，如多发性大动脉炎、肢端红痛症、周围神经炎、类风湿关节炎等，治疗皆遵仲景以黄芪桂枝五物汤为主或用针灸治疗，且在此基础上有了很大的发展，一般以内外合治或中西医结合等综合手段治疗为多。以中医辨证论治为特色的药物内治法占主导地位，一般分为轻证和重证两期论治。在外治上有熏洗、药浴、针灸、推拿等各种方法，其中内外合治的疗效稳定，症状改善明显。这些丰富多彩的治疗用药理论和经验，对今人的研究将具有宝贵的借鉴价值和指导意义。

【病因病机】

血痹的发生多因正虚邪侵，气血虚弱，营卫不和，感受风寒湿等外邪而致；基本病机为气血不足，运行不畅，肢体肌肤失于濡养。本病为本虚标实之证，本虚以气血亏虚为主，标实以风邪、寒凝、痰瘀为主。从原文"骨弱肌肤盛"句中可以看出，骨弱当指筋骨脆弱，实指精血不足者而言，强调了血痹的内因。"疲劳汗出""加被微风，遂得之"指出尊荣人缺乏锻炼，卫气虚弱，腠理不固，一遇疲劳，极易汗出，阳气一伤再伤，腠理极虚，此时感受风邪，内因与外因相互作用，血行痹阻遂发为本病。

正气亏虚：正虚是导致血痹发生的内在因素，主要指由于禀赋不足、劳逸过度或病后产后引起的气血不足。仲景在《金匮要略·血痹虚劳病脉证并治》中有"血痹，阴阳俱微"之谓，即指明血痹所患多缘于素体正气亏虚，营卫气血不足者。《诸病源候论》曰："血痹者，由体虚邪入于阴经故也……此由忧乐之人，骨弱肌肤盛，因疲劳汗出，卧不时动摇，肤腠开，为风邪所侵也。"另有"盛人脉涩小，短气，自汗出，历节疼不可屈伸，此皆饮酒汗出当风所致"，此类看似"盛人"，实则虚弱、气不足也，亦可招风而患历节。再有"血痹风……乃由体虚而风邪深入阴分，气血为风邪所击""虚人感受外风，客于脉分，则为血痹""少阴脉浮而弱，弱则血不足，浮则为风，风血相搏，即疼痛如掣"，特指气血不足是外风乘虚而入的关键。平素体弱，气虚血少，无以濡养肢体肌肤而致血痹；或平素阳气不足，无力鼓动血行，阴血运行滞涩，极易感受风邪，风邪虽微，亦致血痹。《张氏医通》曰："唯尊荣奉养之人，肌肉丰满，筋骨柔脆，素常不胜疲劳，行卧动摇；或遇微风，则能痹著为患，不必风寒湿之气杂至而为病也。"

感受外邪：邪侵是血痹发病的重要条件，外邪主要是指风、寒、湿等邪，如汗后受风、夜间露宿、冒雨涉水、气候异常或居住环境不佳等。过于安逸、不耐劳作之"尊荣人"，外表肌肤虽丰盛，但其筋骨软弱，"阳气者，烦劳则张"，腠理不密而汗出，再加之稍感微风，即使阳气不畅，血行涩滞而患痹病。风邪等外邪，侵袭肌表，与血相搏，血行不畅，而致血痹。如《灵枢·九针论》曰："邪入于阴，则为血痹。"

痰瘀气滞：平素嗜酒油腻，脾胃失运，聚湿生痰；或气虚血少，血行不畅，久而留滞成瘀，痰瘀相搏，阻滞脉络而致血痹；或血虚脉道不充，复感外邪，邪凝则脉络不通，肌肤经络失养，而成血痹。如《素问·痹论》曰："病久入深，荣卫之行涩，经络时疏，故不痛，皮肤不营，故为不仁。"

【临证思路】

一、识症

血痹轻证：血痹轻者表现为肢体局部（肌肤）麻木不仁感，"脉自微涩""寸口、关上小紧"。脉微为卫阳虚弱，是指患者本来是卫阳不足体质，涩为血行瘀滞，紧脉主风寒，是指感受风寒之邪，由于病邪轻浅，故紧脉只出现于寸口、关上。治疗应以行气活血为法，因血的运行全赖于气，所谓气行则血行，故治疗此种轻证血痹，宜用针刺法引动阳气，阳气行则邪去，邪去则脉和而不紧，如此，则血痹可愈。如尤在泾的《金匮要略心典》云："而痹之为病，血即以风入而痹于外，阳亦以血痹而止于中，故必针以引阳使出，阳出而邪去，邪去而脉紧乃和，血痹乃通，以是知血分受痹，不当独治其血矣。"

血痹重证：血痹重症主要以肢体局部（肌肤）肌肉麻木，甚至疼痛为特征，这是风寒入侵血分、血行阻滞的反映。如《素问·逆调论》云："荣气虚则不仁，卫气虚则不用，营卫俱虚则不仁且不用，肉如故也。"带有疼痛感是因体质虚弱较甚者感受外邪也会较深较重，血行闭阻较甚，不通则痛所致。血痹轻证感邪较轻，脉只寸口、关上小紧，未涉及尺中，故谓之"轻"证，而重证虚的程度更重，受邪亦较深，所以一则说"寸口、关上微"，是强调营卫气血皆不足者，故表现出寸口与关上之脉皆微；甚者因感邪较重较深，小紧脉可现于尺中。治则为益气温经，和营通痹，治以黄芪桂枝五物汤温阳行痹，即《灵枢·邪气脏腑病形》所说："阴阳形气俱不足，勿取以针，而调以甘药"之意。方用黄芪补气，桂枝、芍药通阳除痹，生姜、大枣调和营卫，有补益气血、温通卫阳、散寒除痹之功。临证时，还应根据具体病情随症加减。

二、审机

气虚辨识：人身以气为主，阴阳升降，血脉运行，荣卫运转，五脏六腑相养相生，皆有赖于气的充盛与功能的正常发挥。气之不到之处，也就是病邪存留之处。气虚，无以生血则血弱；气虚不运，津液不能正常输布，则停而为水，聚而成痰；气虚运行迟滞则气滞；无力助血行则血瘀；气虚日久，损及阳气，则阳虚。临床多有肌肤麻木不仁、倦怠乏力等症。

外感风寒湿邪辨识：血痹一证为体虚而外邪入中，风、寒、湿为常见病因。风为阳邪开发腠理，又具穿透之力，寒借此力内犯，风又借寒凝之机，使邪附病位，而成伤人致病之基。湿邪借风邪的疏泄之力、寒邪的收引之能，而入侵筋骨肌肉，风寒又借湿邪之性，黏着、胶固于肢体而不去。临床多有肢体紧、脉拘急、身重等症。

痰瘀互结辨识：气虚不运，阳虚寒凝，血液运行迟滞则致血瘀，津液停留则为痰浊；湿热之邪痹阻筋骨肌肉，热盛炼液为痰；由此可见，无论新病邪盛，经络阻滞，抑或久病正虚运行无力，均可导致痰瘀阻络，脉道痹阻，见肌肤麻木不仁、心悸气短等症。

三、定治

通阳气除外邪：血痹轻证脉证提示"寸口微涩""关上小紧"是气虚血滞、感受寒邪的表现，但正虚不甚，感邪轻浅。正如《诸病源候论》所云："血痹者，由体虚邪入于阴经故也。血为阴，邪入于血而痹，故为血痹也，其状形体如被微风所吹，此由忧乐之人，骨弱肌肤盛，因疲劳汗出，卧不时动摇，肤腠开，为风邪所侵也，诊其脉，自微涩在寸口，而关上小紧。"治以行气活血为法，气行则血行，因血的运行全赖于气，故治疗这种轻型的血痹，可不服用汤药，只需用针刺的方法即可，以引动阳气，令阳气通行，血行可以通畅，则风邪可以外解。此所谓"血行风自灭"之意，故曰"针引阳气，令脉和，紧去则愈"。

益气通阳行痹：血痹重证脉证提示"寸口关上微"为阴阳俱虚，气血阴阳皆弱，表现为寸口与关上之脉皆微；"尺中小紧"为感受风寒之邪，但此时正气虚弱，感邪较重，小紧脉可现于尺中；"身体不仁，如风痹状"即肢体麻木严重，甚者可有轻度疼痛，这是风寒入侵血分、血行阻滞的反映。和血痹轻证相比，虚的程度较重，受邪亦较深，用针引阳气，已不足于治之，当予补气行血法治之，可使涩滞之血畅行，而痹证得除。此论即《灵枢·邪气脏腑病形》："阴阳形气俱不足，勿取以针，而调以甘药"之谓。

四、用药

血痹因感受风邪，见肢体关节游走疼痛、肿胀，苔薄，脉浮者，治以行气活血，选用黄芪桂枝五物汤加防风祛风散寒，秦艽、牛膝、桃仁、红花、鸡血藤等活血通络、解肌止痛；疼痛以肩肘、上肢关节为主者，可加羌活、白芷、威灵仙、姜黄等祛风通络止痛；疼痛以膝踝等下肢关节为主者，可加独活、牛膝、防己通经活络；疼痛以腰背关节为主者，多与肾气不足有关，可加杜仲、桑寄生、淫羊藿、巴戟天等温补肾气；感受风邪留滞经脉者，配以搜风通络，选加乌梢蛇、蜈蚣等；因产后出血过多，身体虚弱，身痛，舌淡，脉来无力者，治以行气补血，可加川芎、当归、熟地黄等；营卫不调者，调和营卫，酌加桂枝、芍药、当归等；经脉不通者，治以行气通经，宜木通、路路通、当归等。因感受寒邪者，选用桂枝、麻黄、川乌温经散寒止痛；感受湿邪者，选用苍术、薏苡仁健脾除湿，生姜、甘草解表、健脾和中；感受热邪者，选加白虎汤清热除烦、养胃生津。在选择调补药品时，要注意选用那些扶正而不恋邪的药物，如补气宜黄芪、白术；补血宜当归、鸡血藤、熟地黄，重用白芍；益阴宜沙参、石斛；温阳重用桂枝，生姜易为干姜。

【辨证论治】

1. 脾肾阳虚

主要症状：遇寒则四肢冷甚，指趾皮肤颜色苍白或青紫，肢体麻木疼痛，腰膝酸软发凉，畏寒怕冷。舌质淡，苔白，脉沉细弱。

治疗方法：治以益气温经，和营通络。黄芪桂枝五物汤加减：黄芪、桂枝、白芍、丹参、细辛、炙甘草、生姜。

本证虽以阳气亏虚为主，相当于疾病的早期，阳虚则鼓动无力，易致气机阻滞，血行迟缓，而使脉络闭阻，可诱发或加重病情，故在温经同时可酌加调理气血之剂。

2. 阳虚寒凝

主要症状：手足厥寒，指尖有如白蜡，继则青紫，伴头晕目眩，形寒怕冷，月经后期，量少，色淡，舌淡苔白，脉沉细者。

治疗方法：治以温阳散寒，活血通络。当归四逆汤加减：当归、白芍、桂枝、细辛、通草、吴茱萸、甘草。

若肢端皮肤苍白、发凉，伴冷痛麻木，而无发热，口中不渴，舌淡苔白，脉沉细者，用阳和汤加减。若寒重拘挛疼痛者，加川乌、蜈蚣；手指疼痛者，加片姜黄、制乳没；畏寒甚者，加附片、肉桂；疼痛明显者，加延胡索、地龙。

3. 气滞血瘀

主要症状：四肢痹痛、末端青紫、局部发凉，疼痛明显者，舌质紫暗，苔薄白，脉弦迟或涩。

治疗方法：治以理气活血，化瘀通络。血府逐瘀汤加减：桃仁、红花、当归、川芎、赤芍、牛膝、柴胡、枳壳、延胡索、郁金。

伴有气虚乏力，可加黄芪、党参；病在下肢，以足趾为患者，加牛膝、益母草；血瘀肢痛较甚者，加乳香、没药、血竭、丹参。

4. 气虚血瘀

主要症状：肌肤麻木不仁、发凉、麻木、胀痛，身重，倦怠乏力，自汗，气短，舌紫暗有瘀点或淡胖，脉沉细或涩。

治疗方法：治以益气活血，温经通脉。黄芪桂枝五物汤、补阳还五汤加减：黄芪、当归、党参、桂枝、赤芍、地龙、川芎、红花、桃仁。

皮肤脱屑或增厚紫暗者，可酌加红花、地鳖虫；倦怠食少者，加白术、焦山楂等。补阳还五汤应用时黄芪用量宜大，开始可用小剂量，根据病情需要逐渐加大剂量；在补气活血通络基础上可酌加理气之品，以使补气而不阻滞气机。

5. 瘀热阻络

主要症状：肢端潮红，或有紫斑，皮肤温度上升，伴肿胀疼痛，口干而苦，舌质红，苔黄腻，脉滑数者。

治疗方法：治以清热解毒，活血通络。济生解毒汤加减：金银花、连翘、蒲公英、紫花地丁、黄芩、当归、赤芍、玄参、桃仁、红花。

热毒较甚，可加野菊花、板蓝根；血瘀痛甚者加乳香、没药、丹参；皮肤溃疡者，加蒲公英、天花粉。临床运用，应根据病情变化随症加减使用，若热毒甚者，温补之品应慎用，免犯"实实"之戒。

6. 血虚风湿阻络

主要症状：肌肤麻木疼痛，肢体酸困，头晕眼花，心悸多梦，手足发麻，神疲健忘，失眠多梦，女子月经量少或延期，色淡，舌质淡，脉细无力。

治疗方法：治以养血活血，祛风除湿。方药：当归、丹参、鸡血藤、黄芪、熟地黄、白芍、老鹳草、透骨草、薏苡仁、甘草。

【针灸疗法】

1. 主穴

缺盆、照海、三阴交。

2. 配穴

手三里、内关、小海、十宣；环跳、阳陵泉、足十宣。

3. 治法

根据病变在上肢或下肢，选取不同的主穴与配穴，其中拇指、食指病重者加手三里，中指重者加内关，无名指、小指重者加小海。主穴每次必取，配穴据症酌取。缺盆穴，用 1 寸毫针直刺，得气后行小幅度雀啄法提插，不留针，此穴要注意进针方向及深度，以免引起气胸。手足十宣穴，用消毒三棱针点刺出血。余穴深刺，反复提插探寻，使针感放射至手指尖或足趾尖。留针 30 分钟。每日 1 次，18 次为一疗程，疗程间隔 1 周。

【病案参考】

病案一

患者，女性，52 岁，农民。1982 年 1 月 4 日初诊。主诉：两手渐及两肘关节持续酸麻疼痛 8 天。现症：四肢酸麻、疼痛，头晕眼花，心慌，失眠多梦，纳差，乏力，舌质淡，苔少，脉沉细、稍数。中医诊断为血痹，证属血虚受风、风湿阻络。治宜养血活血，祛风除湿。处方：当归 18g，丹参 30g，鸡血藤 30g，黄芪 30g，熟地黄 30g，白芍 20g，老鹳草 30g，透骨草 30g，桑枝 60g，焦麦芽、焦山楂、焦神曲各 18g，薏苡仁 30g，甘草 9g，生姜 9g，大枣 5 枚。3 剂。1 天 1 剂，水煎，分早晚 2 次口服。1982 年 1 月 8 日二诊，诸症若失，肘部微有酸感。继服 3 剂，1 个月后病愈。

按语：血痹者，正虚受邪入血分也，症见"阴阳俱微，寸口关上微，尺中小紧，外证身体不仁，如风痹状"。"阴阳俱微，寸口关上微"指营卫气血不足，"尺中小紧"指阴血凝滞，"不仁"指麻木，"如风痹状"指疼痛游走不定。该案例与上述诸症甚合，而血虚明显，故取黄芪桂枝五物汤之意加熟地黄。方中当归、熟地黄、白芍、丹参、鸡血藤养血行血，黄芪、薏苡仁益气健脾除湿；老鹳草、透骨草祛风通络。因脉数，改桂枝为桑枝，疗效较佳。

（摘自：曹玉举，王颂歌. 娄多峰教授治疗血痹经验，中医研究，2011）

病案二

患者，男性，39 岁。1997 年 3 月 12 日就诊。"遇冷水手足麻木疼痛 3 个月"，3 个月前因雪地作业，手足冻伤后手足麻木，经外科治疗，冻伤愈而手足麻木时轻时重，遇冷水刺激后，麻痛尤甚，伴手足皮肤青紫，持续 30 分钟缓解。在某医院诊断为雷诺病，予维生素 E、维生素 C、654-2 等治疗罔效。舌淡胖，脉沉细无力。证属血虚寒凝，络脉瘀阻。治宜温经散寒，活血通络。治予黄芪桂枝五物汤：黄芪 30g，桂枝、白芍药各 12g，生姜、当归各 15g，川芎 20g，大枣 10 枚。3 剂，每日 1 剂，水煎服，药渣浓煎后熏洗手足。1997 年 3 月 15 日复诊，症状减轻，效不更方。守方 6 剂后症状消失，随访 5 年未复发。

按语：血者，阴也，得温则行，得寒则凝。患者平素体弱血虚，感寒后，血行不畅尤甚，麻痛始作。黄芪桂枝五物汤方中桂枝、生姜辛甘化阳，温阳散寒通脉；当归、川芎、白芍药活血行血；黄芪补气，帅血而行。诸药合用，使血寒得散，络脉得通，气血达于四末，麻痛诸症自除。

（摘自：李淼. 黄芪桂枝五物汤新用，河北中医，2003）

第十七节 筋 痹

【概述】

筋痹，是以筋急拘挛、抽掣疼痛、关节屈伸不利为主要表现的痹病。"筋"，《说文解字》解释为"肉之力也。从'月'从'力'，所以明其义也；从竹者，以竹之为物多节，所以明其形也"。筋痹属于五体痹之一，病位在筋，可累及多个部位，尤以四肢及腰背部多见，并可涉及肝肾等脏腑。本病多以脏腑功能失调、正气不足为内因，风寒湿热等邪侵袭为外因，其基本病机为筋脉痹阻，筋膜失养。本证初起时病性属实，病位表浅，表现为肢体关节屈伸不利，筋挛节痛，腰背强直，局部压痛或肿胀，疼痛较剧；病久多虚，反复发作，表现为疼痛隐隐，步履艰难，唇甲无华。实际上，本病临床多表现为虚实互见，同时肝主筋，筋痹不已，可累及其所主，而发为肝痹。

有关筋痹的论述最早见于《黄帝内经》，《素问·痹论》对筋痹论述较详，之后汉代华佗《中藏经》及隋唐时期《诸病源候论》《备急千金要方》等均对筋痹进行过论述。其中唐代孙思邈《备急千金要方》将五体痹归于"六极"门下，强调了痹病由"痹"到"极"，由实到虚的演变发展过程，其所论"筋极"与筋痹相似，并将二者一起论述。之后唐代王焘《外台秘要》及宋代王怀隐《太平圣惠方》承其说，论述筋极与筋痹。宋太医院所编的《圣济总录》则首次对筋痹的理法方药系统论述。明清时期对筋痹的认识有所发展，论述较多，各家争鸣。

根据筋痹的发病特点、证候表现，现代医学中的风湿性疾病，如纤维肌痛症等，骨科疾病如关节周围炎及各种因素引起的筋膜炎、肌腱粘连等出现筋痹表现者，可参考本证进行辨证论治。

【源流】

有关筋痹的最早记载，可上溯到《黄帝内经》，其词简义深，对筋痹的病因病机、病证表现、治疗原则和方法及转归均有较系统的阐述。

1. 病名和病因病机

《素问·痹论》提出了"筋痹"的病名，指出了筋痹易发生的季节，"以春遇此者为筋痹"，春应于肝，肝主筋，所以春天感受风寒湿之邪而得的痹证是筋痹。马莳注曰："肝主春，亦主筋，肝气衰则三气入筋，故名之曰筋痹。"其指出筋痹不仅是因感受风寒湿等外邪而成，还可因肝气衰而引起三气入筋。

2. 病证表现

《素问·痹论》和《素问·长刺节论》论述了筋痹的病证表现为筋蜷曲不能伸

开、关节疼痛，"痹……在于筋则屈不伸""病在筋，筋挛节痛，不可以行，名曰筋痹"。《灵枢·终始》中也提到"手屈而不伸者，其病在筋，伸而不屈者，其病在骨"，再次强调了这一点。

3. 脉象

筋痹的脉象在《黄帝内经》中也有详细的阐述。《素问·四时刺逆从论》记载："少阳有余病筋痹胁满。"足少阳胆经的脉有余，就是病筋痹，胆与肝为表里，所以病归于肝，肝主筋，故有余则为筋痹。《素问·大奇论》曰："心脉满大……筋挛。肝脉小急……"按王冰注："心脉满大，则肝气下流，热气内迫，筋干血涸，故筋挛。肝养筋，内藏血，肝气受寒，故筋挛，脉小急者，寒也。"《灵枢·邪气脏腑病形》曰："肝脉……微涩为瘛挛筋痹。"涩脉主血虚，肝脉涩而微的，则为血不足以养筋，即主因血虚所致的筋脉拘挛不舒之筋痹。

4. 治疗原则

《素问·调经论》提出："病在筋，调之筋。"《灵枢·终始》也提到"在筋守筋"，强调"筋病治当守筋，不可误求于骨"。

5. 治疗方法

《黄帝内经》中记载了针刺疗法，并有恢刺、关刺、燔针劫刺的详细操作方法和"以痛为俞"的取穴方法。

6. 转归与预后

《素问·痹论》所说："筋痹不已，复感于邪，内舍于肝。"因为肝与筋相合，始病在外之有形，复伤在内之五气，外内形气相合，而邪舍于内矣。

《黄帝内经》之后历代医家对筋痹的论述较少，散见于各家医术中。东汉华佗《中藏经》补充了《黄帝内经》筋痹的病因学说，将七情、劳伤、寒热等均视为筋痹之因，而不囿于风寒湿三气之说。《备急千金要方》所论筋极与筋痹相似，并详论其虚实，曰："阳气入于内，阴气出于外，若阴气外出，出则虚，虚则筋虚，筋虚则善悲，色青苍白见于目下，若伤寒则筋不能动，十指爪皆痛，数好转筋，其源以春甲乙日得之伤风，风在筋为肝虚风也。若阳气内发，发则实，实则筋实，筋实则善怒，嗌干伤热则咳，咳则胁下痛不能转侧，又脚下满痛，故曰肝实风也。"其后多为医家承《备急千金要方》论筋极、筋痹。金代张从正《儒门事亲》认为脉痹可传变为筋痹，提出新的传变观点。金代李东垣《脾胃论》论述了上热下寒的病机，出现"膝下筋急"等症。

明清医家认为筋痹等五体痹是由风寒湿等邪所致，以病变部位而命名的痹病。如马莳说："五痹之生……犹在皮脉肌筋骨，而未入于脏腑。"楼英《医学纲目》所言："皆以所遇之时，所客之处命名，非此行痹、痛痹、着痹之外，又别有骨痹、筋痹、脉痹、肌痹、皮痹也。"《证治汇补》认为血虚筋枯是年老病筋痹的根本病机，"若举动即痛者，是无血以养筋，名曰筋枯不治""如年高举动则筋痛者，是血不能养筋，名曰筋枯难治"。《症因脉治》从内外立论，论述有筋挛，认为其本在于湿所致，包括外感筋挛（寒湿、湿热）和内伤筋挛（肝经血热、阳明湿热）。《杂病源流犀烛》对于《黄帝内经》所说少阳有余病筋痹胁满，不足病肝痹，认为"盖相火之气犯阴，则肝受之，若邪有余则火伤筋而痹，胁满，肝部在胁也，不足是肝木虚而痹，肝痹者，邪郁而血不荣筋之症也"，又曰："筋骨皮脉肉之间，得邪则气缓，故虽痹而不痛……以复感云者，既已成痹，又各以其主时，重受风寒湿之邪气为病而深也"。此外，明代虞抟《医学正传》提出"筋大燥"之名，"盖肝主于筋，而风气自甚，又燥热加之，则筋大燥也"。在治疗方面，《圣济总录》首次系统梳理筋痹治疗的理法方药，认为"治法以筋痹为先，筋痹既平，则邪弗入于肝矣"，并列有筋痹方，用牛膝汤、独活散、补肝汤、细辛汤、五加皮酒治疗筋痹；天麻丸"治筋风，四肢挛痹"；人参饮"治肝虚筋急，或霍乱转筋"；石菖蒲丸治"筋脉相引"；牛膝大豆浸酒治"筋挛膝痛"等。

近代周学海《读医随笔》曰："湿……久则化热，不急攘除，则热气内烁，伤液而大筋软短矣；湿气外淫，而小筋弛长矣""大筋软短，则屈伸不能；小筋弛长，则操纵无力，而合病为痿矣"。张锡纯《医学衷中参西录》曰："盖筋属于肝，独宗筋属胃，此证因胃腑素有燥热，致津液短少，不能荣养宗筋。夫宗筋为筋之主，故宗筋拘挛，而周身牵引作痛也。"中华人民共和国国家标准《中医临床诊疗术语》中收录有筋痹病名。

【病因病机】

筋痹的致病因素，外因大多为风寒湿热之邪侵袭筋脉。其内因为禀赋不足；或少阳肝胆有热，热邪煎熬筋脉，血枯筋泣，致筋脉拘急疼痛；或因肝血亏虚，不能濡养，致筋脉拘挛；或郁怒气滞，或痰浊瘀血阻滞等，致使气血运行受阻，筋脉不利，而成筋痹。筋痹的病因病机除了六淫中"风""寒""湿"邪为常见原因外，又可遇热邪而致筋缓弛纵，其内因多为肝血不足，疏泄宣发失常，痰浊瘀血阻滞。

正气虚弱，外邪侵袭：正虚感受风寒湿等六淫邪气，邪侵筋痹而成筋痹。久居湿地、严冬涉水等，风寒湿等邪侵袭筋脉，阻滞经络，致气机运行受阻而发筋痹。寒湿郁遏，日久化热；或湿聚成痰，阻滞筋脉；或湿热蕴结，灼伤筋脉，筋脉失濡，均可发生筋痹。《灵枢·刺节真邪》曰："虚邪之中人也，洒淅动形，起毫毛而发腠理，其入深……抟于筋，则为筋挛。"《中藏经·论痹》述及筋痹的病因病机是由于肝气虚，感受六淫邪气，客于筋而成，如"筋痹者，由怒叫无时，行步奔急，淫邪伤肝，肝失其气，因而寒热所客，久而不去，流入筋会，则使人筋急而不能行步舒缓也，故曰筋痹"。《诸病源候论·风病诸候上》说："此由体虚腠理开，风邪在于筋故也。春遇痹，为筋痹，则筋屈，邪客关机，则使筋挛"。《仁斋直指方·论痹证》中也论述筋痹的成因是由正虚邪侵，"由体虚之人，腠理空疏，为风寒湿三气所侵，不能随时驱散，流注经络"。

二阳有余，津血不足：素体肝旺，急躁易怒，气余化火，火烁灼阴，肝血渐亏，血不荣筋，筋脉失于营养，而致筋痹。如《素问·四时刺逆从论》记载筋痹的病机："少阳有余病筋痹胁满，不足病肝痹。"《黄帝内经太素·杂诊》曰："足少阳，胆脉也。肝主筋也，足少阳盛阴病，故为筋痹""少阳有余病筋痹胁满"。《内经博议·厥逆痹病》中有"若邪有余则火风伤筋，故筋痹，部在胁肋，故胁满。不足是肝脏本虚，故成肝痹。肝痹者，肝气郁而血不荣筋之证也"。《类经·六经痹疝》曰："少阳有余病筋痹胁满（少阳者相火之气也，其合肝胆，其主筋，其脉行于胁肋，故少阳之邪有余者，当病筋痹胁满）。"肝血不足如《金匮发微·中风历节病脉并治》记载："肝主筋，血不行所以筋痹。"《类经·脏脉六变病刺不同》论筋痹病机"皆血不足以养筋也"。

气机不利，失于宣发疏泄：肝主疏泄，情志刺激，怒叫无时，则肝气疏泄失常；而木旺乘脾，则脾之运化呆滞，湿浊痰饮内生，阻滞筋脉；木旺侮金，肺失宣发，则水津输布失常，阻滞筋脉，气阻邪滞于筋，皆可发生筋痹。如《中藏经》曰："筋痹者，由怒叫无时，行步奔急……则使人筋急而不能行步舒缓也。"《赤水玄珠》曰："凡见筋骨作痛……有痰涎者。"龚廷贤《寿世保元》曰："瘀血湿痰，蓄于肢节之间，筋骨之会，空窍之所而作痛也。"

【临床诊断】

1. 特征性症状

全身弥漫性疼痛是纤维肌痛综合征患者最具特征的临床症状。疼痛常以颈肩、腰背、髋胯等处多见，且常呈对称性；疼痛的性质常呈胀痛、酸痛或刺痛。本病患者的周身疼痛症状常因失眠、情志刺激、寒冷等诱因而加重。

2. 常见症状

除全身弥漫性疼痛外，本病 90% 的患者可以见到睡眠障碍，80% 的患者出现疲劳，60% 的患者出现尿频尿急，30%～50% 的患者出现肠易激症状，20%～40% 的患者出现抑郁症状，12% 的患者出现膀胱易激惹症状，认知障碍（思维或记忆问题）、头痛、晨僵、寒冷不耐受和心悸胸痛均为本病常见症状。另外，外周软组织出现多个压痛点也是本病常见症状，往往呈对称性分布，这些压痛点位于肌腱、肌肉、关节等部位。

3. 其他症状

临床上还观察到许多纤维肌痛综合征患者除有上述症状外，还可出现麻木、头晕、口腔溃疡、食欲丧失、烧心、恶心呕吐、便秘、憋气、视物不清、口干、皮肤瘙痒、风团、气喘、雷诺现象、耳鸣、听力障碍、味觉改变、眼干、皮疹、光过敏，易出现瘀斑、脱发等症状，少数患者还可以出现低热。

【临证思路】

一、识症

辨外感筋痛：筋痹的主要临床表现为筋脉拘挛疼痛。外感风寒湿热等邪气痹阻筋脉，均可出现筋脉拘挛疼痛，其感受邪气的偏胜不同，从而疼痛程度和性质有所不同。

首先应分清外感风寒湿与外感湿热。湿热证以周身郁热、肢体灼痛为特点；风寒湿证虽有肢体疼痛，但无灼痛，遇冷及阴雨天气症状加重，遇热则症状减轻。若痛有定处，疼痛剧烈则为寒胜；若痛无定处，游走者则为风胜；若肢体酸痛重着，麻木不仁者则为湿胜。

辨内伤筋痛：口干口苦、心烦气急、急躁易怒、眠浅多梦，多为肝失疏泄、肝气郁结、气郁化火、肝胆湿热证；食少便溏、气短乏力、身热不扬、无汗或汗出不畅，多为脾胃运化失司、湿热内蕴证；口干口渴，视物模糊，经水点滴量少或淋漓不尽，手足蠕动或瘛疭，为津亏液枯、阴血不足之证。

舌象：舌质胖、边有齿痕，为湿浊内停之证；舌质暗滞或紫暗或有瘀斑，多为瘀血之象，或由血亏运行滞缓，或由气滞血行不畅之证；舌质殷红或深绛，为内有血热之象或瘀热交阻之证；舌苔白腻或黄腻，为湿气内盛或湿热之证；舌苔少或剥苔，为伤阴之证。

二、审机

外感风寒湿热之邪：外感时邪，邪之所客，经络闭阻，气血壅滞，脉络绌急。既得，随人体阴阳偏胜之异，外邪所客之别，病程长短及传化之殊，其候或风，或寒，或热，或湿。风性善行数变，无有定处，则筋脉时或不通，痛无定处；寒性收引、经脉拘急，见肢体疼痛、遇寒痛甚；热性升散，易伤津液，则筋脉气血运行不畅，出现疼痛；湿性重着，见肢体酸痛重着，麻木不仁。以上外客之邪气常兼合而犯，临证还需多加辨别，分清主次。外感邪气所致筋痹，其基本病机为邪客致局部气血失运，病位尚表浅，应及早治疗。

内生湿热痰浊瘀血之邪：或虚体脾虚，或内伤饮食，损伤脾胃，脾失健运，水湿内停，湿聚为痰，日久则阻滞气机，导致筋脉气血运行不利，则肢体重着、疼痛；湿郁化热，湿热内蕴，气机不畅，除肢体沉重、疼痛外，还可见胸闷憋气、口干不欲饮，或小便不利；气机不畅致血行缓慢，瘀血内生，则肢体疼痛、痛有定处、夜间加重。

津亏血虚，筋失所养：不论外来之热邪，抑或脏腑功能失衡，导致内生之热邪，热盛伤津，津液不足，津血同源，均可导致津亏血虚；或损伤脾胃后，气血化生乏源，或年老肝肾阴虚，则津亏、血虚、阴虚不能养筋，筋脉失于滋润和濡养，无以为荣，则见筋脉肢体疼痛、肌肉蠕动等。

肝气郁滞，失于疏泄：或素体性情急躁，或七情刺激，或年老肝血不足，失其柔顺舒畅之性，都可导致肝失疏泄，气机郁结，则周身疼痛。此外，肝木过旺，横逆乘脾犯胃，还可导致母病及子，脾运无力，胃腑失和，脾胃升降失常，气机不畅，所形成的病理产物都可加重周身疼痛的筋痹症状。同时肝气郁化火，肝火上炎，肝之阳气升发太过，可见头胀头痛、面部浮红、耳鸣耳聋等。木旺侮金，还可影响肺之宣发、通调水道的功能，导致上焦气机不畅，痰浊内留。

三、定治

遵"实者泻而通之，虚者补而通之"原则，根据不同病因、病机进行治疗。治宜"攘外安内"，祛邪以舒筋缓急、扶正以调和气机并举。在分清外感筋痹和内伤筋痹的基础上，应特别重视邪气的性质和脏腑阴阳偏胜，及早进行治疗。外感筋痹，根据风、寒、湿、热之邪气的偏胜，采取祛风、散寒、清热、除湿等治法；内伤筋痹，根据正邪虚实之异，注重辨别气滞痰浊血瘀之病理产物的寒热性质，以及肺脾肝肾脏腑之功能失常轻重，其中，尤应侧重气机之通畅。如风湿痹阻证，须重视使风湿之邪透出气分而解之辛散、分利、缓急法的应用；如痰湿痹阻筋脉之证，脾脏喜燥恶湿，痰湿内停，不仅影响筋脉气机运行，也影响脾之运化功能，故在除湿化痰之中又须加健脾运脾之品，以安生痰之源。再如年老之肝气郁结筋痹，气机不畅，疏泄失调，见周身肢体筋脉疼痛、胀痛，气滞常常引起血瘀，治疗时可少佐化瘀之品，如果兼见易疲劳或精力不足，应注意配合扶正，以养肝血、强筋骨。

四、用药

外感邪气用药：外感风寒湿热等邪气，痹阻筋脉，症见筋脉拘挛疼痛等，治宜祛风、散寒、清热、除湿。祛风，药用防风、秦艽等；散寒，药用麻黄、附子、细辛等；清热，药用秦艽、桑枝、地龙等；除湿，药用防己、木瓜、茯苓、五加皮等。

内生之邪用药：脾失健运生湿，湿聚成痰，痰滞气机，气血运行不利，症见肢体重着、疼痛，治宜健脾运脾、除湿化痰。健脾运脾，药用苍术、白术、茯苓等；除湿化痰，药用半夏、陈皮、白芥子等。湿郁化热，湿热内蕴，气机不畅，症见肢体沉重疼痛、胸闷憋气、口干不欲饮，或小便不利，治宜清化湿热，药用薏苡仁、知母、黄柏、忍冬藤、海桐皮等。日久，瘀血内生，症见肢体疼痛、痛有定处、夜间加重，治宜活血通络，活血通络，药用桃仁、红花、川芎等。

筋失所养用药：津血亏虚，肝肾不足，筋脉失荣，症见筋脉肢体疼痛、肌肉蠕动等，治宜生津、补血、滋阴。生津药用芦根、北沙参等，补血药用生地黄、熟地黄、当归、白芍等，滋阴药用石斛、玄参、山萸肉，阴虚风动者还可加用血肉有情之品以滋阴息风。

气失疏泄用药：肝失疏泄，气机郁结，症见周身疼痛，焦虑，喜叹息，治宜疏肝理气、活血化瘀。疏肝理气药用柴胡、香附、枳壳、陈皮等；活血化瘀药用郁金、川芎、鸡血藤等。

木旺乘土用药：肝木过旺，横逆乘脾犯胃，脾运无力，胃腑失和，脾胃升降失常，气机不畅，症见肌肉骨骼疼痛，胸胁胀闷，纳呆嗳气，治宜疏肝抑肝、运脾健脾。疏肝抑肝药用石决明、龙骨、牡蛎、柴胡、香附等；运脾健脾药用苍术、白术、茯苓等。

【辨证论治】

1. 外邪痹阻

主要症状：肢体关节疼痛游走不定，局部肿胀，关节屈伸不利，恶风恶寒，舌暗淡，苔薄白，脉浮紧或弦缓。

治疗方法：蠲除外邪，解肌通络。

临证处理：蠲痹汤加减。羌活、独活、肉桂、秦艽、海风藤、桑枝、当归、川芎、乳香、广木香、甘草、细辛、苍术。

风邪偏胜，痛无定处，加防风、荆芥；寒邪偏胜，疼痛固定，拘急冷痛者，加麻黄、附子、川乌；湿邪偏胜，关节肿胀重着者，加防己、萆薢；热邪偏胜，肢体灼热汗出，加金银花、连翘、薄荷。

2. 肝胆湿热

主要症状：肌肉骨骼疼痛、沉重，头重身困，胸脘痞闷，惊悸不安，口苦心烦，头痛失眠，食欲减退，渴喜冷饮，性情急躁，反复梦魇，腹胀或者便溏，舌质红，苔黄腻，脉弦滑或弦滑数。

治疗方法：清热化痰，宁心安神。

临证处理：龙牡温胆汤加减。半夏、竹茹、枳实、橘皮、茯苓、远志、延胡索、黄芩、生龙骨、生牡蛎、炙甘草、生姜。

口干口渴者，加马勃、天花粉；邪热化火，壮热烦渴，舌红少津者，加山栀、漏芦。

3. 津血不足

主要症状：肢体拘急，屈伸不利，行动困难，甚则麻木，或可见干咳无痰或少痰，或可见头晕目眩，视力减退，或可见腰酸胁痛，两目干涩，耳鸣，盗汗颧红，头面烘热，男子遗精，女子月经量少或闭经，舌红少苔，脉弦细数。

治疗方法：生津通络，益气养血。

临证处理：根据津、血、阴三者损伤的偏重，酌情选择沙参麦冬汤、加味四物汤或独活寄生汤加减治疗。沙参、玉竹、生甘草、桑叶、麦冬，天花粉，当归、白芍、熟地黄、川芎、桃仁、红花、独活、桑寄生、秦艽、防风、细辛、桂心、茯苓、杜仲、牛膝、人参。

血虚甚者，重用当归；血虚肢体麻木者，加苏木、路路通；阴虚甚者，加玄参、山茱萸；阴虚火旺者，加盐知母、盐黄柏；兼有瘀血者，加桃仁、红花。

4. 肝郁气滞

主要症状：肌肉骨骼疼痛，焦虑易怒，寐差多梦，疲乏无力，头痛，胸胁胀闷，舌质红，苔薄黄，脉弦细。

治疗方法：疏肝解郁，理气止痛。

临证处理：柴胡疏肝散加减。柴胡、白芍、川芎、枳壳、陈皮、香附、甘草。

气郁化火，胁肋掣痛，口干口苦，烦躁易怒者，加山栀、牡丹皮、黄芩、夏枯草；肝血不足者，加当归、枸杞子；肝郁化火伤津，胁肋隐痛不休者，加北沙参、菊花。

5. 气滞血瘀

主要症状：肌肉骨骼疼痛、胀痛，疼痛夜甚，急躁易怒，胸胁胀闷或刺痛，妇女可见月经闭止，或痛经，经色紫暗有块，舌质紫暗或见瘀斑，脉涩。

治疗方法：行气活血，通络止痛。

临证处理：身痛逐瘀汤加减。秦艽、川芎、桃仁、红花、甘草、羌活、没药、当归、五灵脂、香附、牛膝、地龙、甘草。

气滞明显者，加柴胡、川楝子；瘀血明显者，加莪术、三七、地鳖虫。

6. 肝郁脾虚

主要症状：肌肉骨骼疼痛，胸胁胀闷，纳呆嗳气，每因抑郁恼怒，或情绪紧张之时，发生腹痛腹泻，便溏，月经不调，舌质暗淡，舌苔白或腻，脉弦细。

治疗方法：疏肝运脾，化湿和中。

临证处理：越鞠丸合归脾汤加减。柴胡、党参、香附、川芎、白术、茯苓、栀子、酸枣仁、苍术、木香、当归、远志、神曲、生姜、红枣、甘草。

肝木过旺，乘脾犯胃，胃腑失降，恶心呕吐者，加半夏、陈皮、旋覆花。

【针灸疗法】

根据疼痛的部位，可辨证选用针灸治疗。按部位取穴，局部选用阿是穴等，如肩部：肩髎、肩髃、臑腧；肘部：曲池、天井、外关；腕部：阳池、阳溪、腕骨；脊背：身柱、腰阳关；髋部：环跳、居髎；股部：秩边、承扶；膝部：犊鼻、梁丘、膝阳关、阳陵泉；踝部：申脉、照海、昆仑、解溪。按病性取穴，如风气甚者，加合谷、血海、风池、膈俞；寒气甚者，加合谷、足三里、关元、腰阳关；湿气甚者，加足三里、阴陵泉、丰隆；热气甚者，加大椎、曲池、委中、阴陵泉。根据病机，可结合病性及疼痛部位进行选穴。针刺方法：寒湿偏重者，以针为主，针灸并用。痰热偏盛者，则应浅刺、疾刺或刺络放血。久病脾肾亏虚者，使用补法。针具选择，可选择普通针刺、电针、浮针、揿针等，也可以根据病情结合穴位埋线或针刀疗法治疗。

1. 穴位贴敷疗法

根据天人相应及中医的整体理念，选用特定穴位，进行三伏贴、三九贴或春秋分贴敷。常用药物：白芥子、莘荑等作为基本处方，粉碎研末后加姜汁调匀置于专用贴敷膜上。取穴：肝、脾、肾、命门等穴位。操作：患者取坐位，穴位局部常规消毒后，取药贴于相应穴位，一般贴敷 4～6 小时可取下，注意关注皮肤反应，出现皮肤过敏者需及时取下，必要时请皮肤科大夫协助处理。

2. 中医养生功法锻炼

养生气功是一种我国传统的保健、养生、祛病的方法，是将身心锻炼相结合，通过温和缓慢动作、呼吸吐纳、心理调节，以疏通经络、调和脏腑，达到形神合一、阴阳平衡，使自身气机通畅协调，适合筋痹患者。正确的锻炼可以改善患者睡眠、减轻疼痛、缓解疲劳，对于改善患者的关节功能状态、精神状态具有重要的作用。根据养生功法难易程度和患者喜好，具体的养生功法可选择八段锦、太极拳、易筋经、五禽戏等，每次 15～20 分钟，一日一次。

【预后转归】

筋痹的转归与预后主要取决于患者正气的强弱、感邪的轻重、病变程度、治疗措施得当与否。初起阶段，若诊治适时，方药得当，多能控制病情，恢复功能，预后一般尚好。若筋痹日久，气血瘀阻经络，或外伤经络，或再次感受邪气，筋脉瘀阻，邪气深入内传，伤及脏腑，则预后较差。若年老体弱，病程日久，肝肾渐亏，加之气血运行不畅，筋脉失于濡养，预后也较差；严重者，可出现关节僵硬、筋肉萎缩失用等表现。

【病案参考】

病案一

石某，男，81 岁。身体强壮，3 年前曾患右胁带状疱疹，虽治愈，遗下胸胁痛。经西医多方检查诊为肋间神经痛，反复发作，中西治疗效不如意，十分痛苦。1996 年初诊，诉右胁肋痛，遇气候变化及情绪不佳时疼痛加剧，痛如锥刺，痛处不移，拒按，肌肤甲错如鳞屑，形体消瘦，大便秘结，小便黄而腥臊，舌暗红有瘀斑、苔黄腻，脉弦涩。据此脉症，诊为肝郁气滞，筋脉痹阻。方选血府逐瘀汤加味治之。处方：柴胡 12g，赤芍 30g，枳壳 12g，甘草 15g，当归 15g，川芎 12g，桃仁 15g，红花 12g，桔梗 12g，牛膝 15g，丹参 15g，郁金 12g，天麻 15g，甲珠 15g，大黄 10g（另包）。3 剂，冷水煎服。药后大便畅下，小便清爽，疼痛大减。

按语：《济生方·痹》中说："皆因体虚腠理空疏，受风寒湿气而成痹也"，其关键还在"体虚，腠理空疏"，筋脉空虚，肝虚血不能濡润筋脉，故应从肝论治。四诊合参，综合患者舌脉，当属肝郁气滞型，方选血府逐瘀汤。方中桃仁破血行滞而润燥，红花活血化瘀以止痛，共为君药。赤芍、川芎助君药活血化瘀；牛膝长于祛瘀通脉，引瘀血下行，共为臣药。当归养血活血，祛瘀生新；生地黄凉血清热除瘀热，与当归养血润燥，使祛瘀不伤正；枳壳舒畅胸中气滞；桔梗宣肺利气，与枳壳配伍，一升一降，开胸行气，使气行血行；柴胡疏肝理气，为佐药。甘草调和诸药，为使药。全方共奏疏肝理气、活血化瘀之功。

（摘自：李树钿．筋痹从肝论治．云南中医中药杂志，1998）

病案二

患者，男，42岁。患者4天前始觉左臀部疼痛并循下肢后侧放射至足，疼痛呈阵发性、烧灼样。痛时剧烈，夜间尤甚，翻身、行走困难，弯腰则疼痛加剧，直腿抬高试验阳性。环跳、承扶、承山等穴位处压痛比较明显，舌尖边红，脉弦。证为气阴两虚、邪热痹阻经络。治以益气清热、滋阴活血、通络止痛。方药：黄芪30g，太子参15g，炒山药15g，穿山甲12g，地骨皮12g，鳖甲12g，玄参15g，炒白术12g，土鳖虫10g，连翘12g，忍冬藤30g，透骨草30g，伸筋草30g，钩藤30g，川牛膝15g，红花15g，升麻6g。服药6剂。加甘露醇、地塞米松静滴后疼痛大减，行走及弯腰较前自然，又服6剂而愈。

按语：坐骨神经痛属于中医学"痹证"之"筋痹"范畴。临证所见，多数患者非一次受邪，多为首次受邪，尚未重视，邪气深伏于内，日久化热伤气，正气不足无以抗邪，复感风邪，引动伏邪，邪热痹阻经络，不通则痛，发为此病。辨证用药以益气清热之品为主，正气充，则血行畅，清热以祛邪，少佐活血通络之品，使气血流通，通则不痛。方中黄芪、太子参、白术、山药益气扶正；连翘、忍冬藤、透骨草、伸筋草、钩藤等舒筋活络止痛；升麻、牛膝配伍，一升一降，益气活血强筋骨，使气血升降平衡，流畅无阻。因为本病夜间痛甚，加用地骨皮、鳖甲之类以清阴分之邪，常获良效。

（摘自：崔艳霞．中西医结合治疗坐骨神经痛32例．中国民间疗法，2013）

第十八节　皮　痹

【概述】

皮痹一名出自《素问·痹论》："风寒湿三气杂至，合而为痹……以秋遇此者为皮痹"，是以局部或全身皮肤进行性肿硬、萎缩，严重者可累及脏腑为主要表现的痹病类疾病。

本病好发于中青年，女性多于男性，发病前多有劳累或触冒寒湿史。皮损开始多见于手、足、面部，逐渐发展至上肢、颈部或胸背部，亦有首发于胸背部，渐及颈面部及四肢者，可发于一处，亦可发于多处。皮肤损害呈斑点状、点状、条状，重者皮肤呈弥漫性损害。皮损早期可见皮肤肿胀厚紧，皮肤呈淡红、紫红、淡黄或苍白色，继之皮肤坚硬如革，紧厚不能捏起，蜡样光泽，皮肤色暗，或皮肤暗白相间。皮痹在手则手指屈伸不利，在面则面无表情、张口受限、眼睑不合、口唇变薄、鼻尖耳薄，在胸则状如披甲、紧束如裹等。疾病晚期则皮肤萎缩而薄，毛发脱落，肌肉瘦削，皮肤紧贴于骨。初起可有发热、恶寒、头痛、关节酸痛，其后可见纳少腹胀、气短心悸、月经不调、遗精阳痿等全身症状。本病深入脏腑可见各脏腑的病证，入于肺则见胸闷、气喘，入于脾胃可见吞咽困难、腹胀呕吐，入于心则见心悸心痛等。皮痹临床上相当于现代医学之局灶性硬皮病和系统性硬皮病。

【源流】

《素问·痹论》首先提出"皮痹"的病名，指出皮痹的病因为风寒湿邪所致，此病多发于秋季。如《素问·痹论》说："风寒湿三气杂至，合而为痹也……以秋遇此者为皮痹。"《素问·痹论》也就皮痹的临床表现进行了简单描述，如云："病久入深，荣卫之行涩，经络时疏，故不通，皮肤不营，故为不仁。"又说："在于皮则寒。"《素问·五脏生成》认为皮痹与血行瘀滞有关："卧出而风吹之，血凝于肤者为痹。"《素问·痹论》还说："皮痹不已，复感于邪，内舍于肺"，说明皮痹不愈，反复感受外邪，病邪可以深入肺后形成肺痹。《黄帝内经》的这些论述至今仍具有重要的指导意义。

隋代《诸病源候论·风病诸候·风湿痹候》中说："风湿痹之状，或皮肤顽厚""皮肤无所知"，即对皮痹的临床症状做了进一步描述。

宋代《圣济总录·皮痹》更明确指出皮痹的病因是感受风寒湿三气所致，谓"感于三气则为皮痹"，同时还指出皮痹除皮肤表现外，还可以见到肢体与脏腑的症状，如项强背痛、四肢缓弱、胸满短气、言语声嘶、腹胁胀满、大肠不利等症。

明代楼英《医学纲目》言："皆以所遇之时，所客之处命名，非此行痹、痛痹、着痹之外，又别有骨痹、筋痹、脉痹、肌痹、皮痹也。"其后《证治准绳》《张氏医通》《金匮翼》等也随其说。《顾松园医镜》《医衡》等更是详论曰："皮痹、脉痹、肌痹、筋痹、骨痹者，病之所在。故昔人云，风寒湿气，所为行痹、痛痹、着痹，又以所遇之时，所客之处，而命其名，非行痛着之外，别有皮脉五痹也。"《杂病源流犀烛》对于《黄帝内经》所说"少阴有余病皮痹瘾疹，不足病肺痹"，认为"盖少阴君火之气，有余则克金，肺合皮，故瘾疹；不足则不能温金，故肺痹""筋骨皮脉肉之间，得邪则气缓，故随痹而不痛。以复感云者，既已成痹，又各以其主，重受风寒湿之邪气为病而深也"。

随着时代的进步、医学的发展，人们对皮痹的认识逐渐加深。依据辨证求因、审因论治的原则探讨研究了皮痹的病因病机及治法，总结出如祛风除湿、活血化瘀、温阳散寒等一些有效的治疗方法。朱仁康主编的《实用中医外科学》总结多方面的成果，对其病因病机、证候分类及辨证论治进行了较详细的论述。路志正教授等主编的《痹证论治学》及王承德主编的《实用风湿病学》亦对皮痹的概念、证候特点、病机分析、诊断依据等方面进行了简明的论述。

【病因病机】

其根为"虚"：本病的根源为"虚"，正气不足则外邪入侵，经络闭阻，营卫气血失于通畅，而致瘀阻，皮肤失于荣养而致病。"本虚"之中，与肺、脾、肾三者关系最大。肺主皮毛，肺之气阴亏损，皮肤失其柔润，变硬如革、干燥、无汗。脾主肌肉、四肢，本病常伴脾气虚亏，脾失健运，气血衰少，津液不能濡养肌肤，肌肉萎缩而四肢活动困难。肾气为诸阳之源，肾阳虚，卫气失充，卫外不固，外邪从皮毛而入，阻于肌肤，发为皮痹。同时肾主水液，为人体元阴元阳之本。本病皮肤干枯变硬，为阴液不足，病虽在皮毛与肺，其本在肾。故病机以肺、脾、肾气阴不足，形成多脏同病，多系统、多器官受损害的局面。

"寒、热"为标：寒热缘于外感和内生，外感寒、热，常夹风、夹湿；脏腑失调、阴阳偏盛，内生寒热。寒气凝滞，聚湿成痰，阻于皮肤，皮肤、肌肉、四肢失于濡养，而出现皮肤肿胀、暗厚、紧硬，肌肤麻木不仁症状。寒性收引，脉络绌急，可见肢端苍白-青紫-潮红三相变色。湿热阻滞于肌肤，可见皮肤肿胀发红、瘙痒，病变皮肤面积逐渐增大等症状。

"络"贯始终：发病初期，病邪侵袭络脉，伤及络气，使络气郁滞导致津血互换障碍，津凝为痰、血滞为瘀，痰瘀作为病理产物阻滞络脉，形成痰瘀阻络的病理状态。久病久痛，脏腑气机紊乱；或气血耗损，无以荣养络脉，致络虚不荣；或气结在经，功能失调，久则入血入络，伤及形质。根据络脉的结构运行及功能特点，病邪伤及络脉则可形成易滞易瘀、易入难出、易积成形的络病病机特点，从而出现络脉瘀阻、络脉绌急、络息成积等络病基本病机变化。

【临证思路】

一、识症

皮痹的主要症状为早期可见皮肤肿胀、光亮，皮色潮红或暗红，继而皮肤增厚、紧硬，皮色变暗或暗白相间，重者坚硬如革，皮皱消失，难以提起，毫毛减少或消失，蜡样光泽，后期可见皮肤萎缩变薄，身体瘦削，肢端或关节伸侧面皮肤溃破，或皮下脉络隐隐可见。皮痹在手则手指屈伸不利，在面则面无表情、张口受限、眼睑不合、口唇变薄、鼻尖耳薄，在胸则状如披甲、紧束如裹等。

皮痹分寒热两大证型。本病以寒证多见，症见皮肤苍白不红，皮温不高，畏寒肢冷，肢端遇寒则苍白-青紫-潮红三相变色，或见大便溏薄、小便清长、阳事不兴，舌质淡，苔白等。热证常见于疾病初期湿热痹阻，症见皮肤发红、肿胀，皮温升高，舌苔黄厚腻，脉滑数等，热证还可见于阴虚内热、湿郁化热、瘀久伏阳、气郁化火等证候，除皮肤红热主症外，阴虚内热证可见五心烦热、潮热盗汗、身形瘦弱、舌红少津、脉细数；湿郁化热证见皮肤肿厚光亮、心烦喜呕、腹胀纳差、大便黏滞臭秽，舌苔黄厚腻、脉象滑数；瘀久扰阳证可见肌肤紧暗、顽厚、麻木不仁，唇青体痛、舌下青筋、肢端坏疽，舌紫暗或有瘀点瘀斑，脉细涩；气郁化火证可见心烦易怒、口干口苦、胁肋胀满、头昏失眠、舌苔薄黄、脉弦细等相应症状。

痰湿证多表现为皮肤肿胀、紧厚、光亮、麻木，或伴见咳嗽咳痰、胸闷气短、肢倦乏力、大便黏滞不爽、舌质淡、苔白厚腻等症。

瘀血证常表现为皮肤发暗明显，面色晦暗、肌肤肢体疼痛，妇女经少紫暗成块，或闭经，舌紫暗，或见瘀斑瘀点，脉细涩或结代等。

络脉绌急证症见肢端遇寒或情绪变化时出现苍白-青紫-潮红三相变色，合并络脉瘀阻时可出现指端溃疡坏疽，络脉绌急严重持久亦可引起肺动脉高压，出现动则气短、口唇紫绀等症。

络息成积证主要表现为皮肤肿硬紧厚明显，关节畸形、屈伸不利以及内脏纤维化所见诸症。

二、审机

寒热辨证：寒热辨证为中医八纲辨证之一，治痹首辨寒热，明其纲目。寒热辨疾病性质，乃阴阳之化，反映疾病中机体阴阳的偏盛偏衰，因此辨寒热即为辨阴阳。《素问·调经论》说："阳虚则外寒，阴虚则内热"，《素问·四时刺逆从论》曰："厥阴有余病阴痹，不足病生热痹"，华佗《中藏经》记载"皮寒而燥者，阳不足；皮热而燥者，阴不足。皮寒而寒者，阴盛也；皮热而热者，阳盛也"。本病以寒证多见，或为外感寒湿之邪，或脾肾阳虚、寒湿内生，或为气血两虚、肌肤不荣，寒湿阻于肌肤表现为肌肤肿胀、皮色不红、皮温不高、形寒肢冷等症；热证多为外感湿热，多见于皮肤水肿期，或为寒湿入里化热，阴虚生热，水湿不化、郁而化热，瘀血久伏化热等，热郁肌肤症见皮色发红、皮肤病变面积扩大、皮温升高等症。

脏腑辨证：脏腑辨证的实质不是简单脏腑定位，而是具体判断患者症状与脏腑阴阳气血盛衰的关联，是各种辨证方法的落脚点。《灵枢·本神》明确提出治病"必审五脏之病形，以知其气之虚实，谨而调之也"。本病可以累及肺、脾、肾等多个脏器，而且随着病情的发展，往往成为疾病的主要矛盾，成为治疗的重点。根据累及脏腑不同而五脏分治，总以理气和血通络、维护脏腑功能为治疗思路。

络脉辨证：皮痹病不但累及皮肤，还可影响内脏，而皮肤和内脏正是络脉循行部位，病变初起，伤及阳络，而随着疾病的发展，由阳络（皮肤）而及经脉，再由经脉传变至阴络（内脏）。本病不仅起病于络，其发展又有由表入里，沿经传变的特征。

正如《素问·皮部论》曰："邪客于皮则腠理开，开则邪入客于络脉，络脉满，则注于经脉，经脉满，则入舍于腑脏也。故皮者有分部，不与而生大病也。"《三因极一病证方论》中说"三气袭人经络，入于筋、皮肉、肌肤，久而不已，则入五脏"。又有部分皮痹患者长时间观察并无内脏受累或内脏病变轻微，皮肤病变亦逐渐好转，皮肤代谢改善，功能恢复，盖因脏实而不受邪，或由于治疗及时得当，邪犯阳络即逐邪外出。正如《医宗金鉴》云："其人脏实而不受邪，复还于外，则易治多生。假如久病皮痹，复感于邪，当内传肺而为肺痹。若无胸满而喘咳之证，则是脏实不受邪，余脏仿此。"

皮痹初期外感寒湿之邪，阻于肌肤之络（孙络），致络气郁滞、络脉瘀阻，而"血不利而为水"，此即"由血及水"的道理。络脉具有使布散于肌腠中的津液还于脉中的作用，当外邪犯络，络脉瘀阻时，津液不能渗于脉中而渗于脉外，于是出现皮肤水肿、皱纹消失等症。络脉瘀阻，气血失和，久则络中津血不足，络虚不荣，肌肤失养而致皮肤硬化萎缩。

依据络脉辨证诊查要点，皮痹之络脉病机分为络脉瘀阻、络脉绌急和络息成积三个证型。络脉瘀阻可见肌肤发暗、厚紧，面色黧黑，口唇青紫等症，络脉绌急主要表现为雷诺综合征，络息成积主要变现为皮肤厚硬及脏器纤维化诸症。

三期辨证：本病典型的皮肤病变分水肿期、硬化期和萎缩期。水肿期以邪实为主，外邪犯络，络脉瘀阻，津液不能渗于脉中而渗于脉外，故见皮肤肿胀，此时为皮肤变性阶段，是皮痹治疗的最为关键时期，往往决定疾病的发展和预后；硬化期改善皮肤代谢、恢复皮肤正常生理功能，治疗以活血通络、软坚散结为主；萎缩期治疗难度较大，病机特点以正虚为主，外邪伤正，气血亏虚，络虚不荣，肌肤失养，治以益气血、通经络、养荣生肌，若治疗得当，皮肤尚能逐渐变软，皮肤代谢改善，以至恢复正常功能。

三、定治

皮痹辨证治疗应遵循寒热、脏腑、络脉辨证相结合的原则，还要注意辨别正邪在不同阶段所占比例，认清皮痹主要病位。《中藏经》提出，虚则补之，实则泻之，寒则温之，热则凉之，不虚不实，以经调之。皮痹首辨寒热，寒证治则包括温补肾阳、温经散寒、辛温解表等治则，热证治则包括辛凉解表、清热解毒、养阴清热等；络脉瘀阻者应活血化瘀通络，络脉绌急者应搜风通络、解痉缓急，络息成积治则又包括软坚散结、解毒散结、化痰散结、消癥散结等。皮痹之脏腑辨证主要涉及脾、肾、肺、肝四个脏器，顾护脏器功能、调理脏腑气机为主要思路，脾肾不足者宜益气健脾、化湿理气、补肾填精，肝气郁结者宜疏肝理气、解郁除烦，肺气不宣者宜宣肺解表、化痰理气。疾病初期，外邪侵袭，祛邪为主，扶正为辅，疾病晚期扶正兼以祛邪。同时皮痹病位主要在皮肤。《素问·阴阳应象大论》曰："其有邪者，渍形以为汗；其在皮者，汗而发之。"因此解表透邪治则应引起重视。

四、用药

辨证属热者，可选用桑叶、蝉蜕、浮萍、积雪草等辛凉解表药，热毒重者可配合金银花、连翘、白花蛇舌草、虎杖、白鲜皮等清热解毒药，阴虚有热者，选用生地黄、牡丹皮、地骨皮、知母等药，湿郁化热证，可选用胆南星、黄连、竹茹、天竺黄、浙贝、陈皮、半夏、茵陈等药；辨证属寒者，可选用麻黄、细辛、桂枝、荆芥、防风等辛温解表药，脾肾阳虚者合用淫羊藿、巴戟天、仙茅、附子、山药、茯苓等药，气血两虚、肌肤失荣者，可选用八珍诸药，加灵芝、百合、鹿角胶等；皮痹之络脉病变证属络脉瘀阻者，可选用当归、赤芍、川芎、红花、鸡血藤、丹参、土元、水蛭等药，络脉绌急者可选用全蝎、蜈蚣、蝉蜕、僵蚕、芍药、甘草等酸甘化阴和息风止痉等药，络息成积者选用三棱、莪术、半夏、山慈菇、皂角刺、海藻、昆布、穿山甲等药；脾虚严重者，选用山药、炒白术、薏苡仁、党参、芡实等药，肾精不足者，选用菟丝子、黄精、熟地黄等填补肾精，肺主皮毛，外邪侵袭、肺卫不宣者，可加用杏仁、苏子、紫菀等药，皮痹患者兼有肝气不舒者并不少见，可选用柴胡、香附、青皮、川楝子、枳壳等药。

【辨证论治】

1. 主证

（1）寒证

①寒湿外侵，肺卫不宣：皮肤肿胀但无热感，皮色不红，而渐变硬暗，恶寒肢冷，无汗或汗出不畅，或手足遇寒变白变紫，或兼发热、咳嗽、胸闷、头痛、身痛等，舌苔白，脉浮紧。

治法：散寒除湿，宣肺解表。

方药：麻黄附子细辛汤加味。

炙麻黄 10g，炮附子 10g，细辛 5g，杏仁 15g，桂枝 15g，荆芥 12g，炒白术 15g，海桐皮 12g。

②脾肾阳虚，痰湿内生：皮肤肿胀、紧硬、厚暗，皮肤无热感，皮色不红，四肢逆冷，手足遇寒变白变紫，伴有身倦乏力、头晕腰酸、阳痿早泄、纳呆便溏等症，舌淡苔白或白腻，脉沉细滑。

治法：温肾散寒，健脾化浊。

方药：二仙汤合苓桂术甘汤加减。

仙茅 10g，淫羊藿 15g，炙麻黄 10g，细辛 5g，桂枝 10g，当归 15g，知母 10g，云苓 30g，白术 15g，半夏 12g，甘草 10g。

③气血两虚，脉络失荣：皮硬变薄，毛发脱落，唇薄鼻尖，身痛肌瘦，面部表情

局限，或见肢端坏疽、皮肤溃疡、气短心悸、咳嗽乏力、食少腹胀、神疲肢倦，舌瘦苔少，脉沉细或沉涩。

治法：补气养血通络。

方药：十全大补汤加减。

人参 15g，茯苓 15g，白术 15g，炙甘草 15g，熟地黄 20g，川芎 15g，当归 15g，白芍 20g，黄芪 25g，肉桂 15g，灵芝 12g。

（2）热证

①湿热郁结：皮肤肿胀、紧厚，皮温升高，皮色发红，无汗或汗出不畅，皮纹减少或消失，蜡样光泽，或伴有发热，关节红肿疼痛，肢端溃疡。舌质红，苔黄腻，脉滑数。

治法：清热解毒，化湿解表。

方药：四妙勇安汤加味。

金银花 20g，玄参 15g，当归 15g，生甘草 15g，虎杖 20g，白鲜皮 15g，海桐皮 15g，牡丹皮 12g，土茯苓 15g。

②脾虚湿阻，蕴而化热：皮肤肿胀、紧厚，皮温升高，皮色发红，皮纹减少或消失，蜡样光泽，伴面色萎黄、身困肢倦、纳呆腹胀、便溏或黏滞不爽，或伴有发热，关节红肿疼痛，舌质淡，舌体胖或有齿痕，苔黄腻，脉细滑。

治法：健脾祛湿，清热解毒。

方药：温胆汤加减。

制半夏 15g，陈皮 15g，茯苓 15g，甘草 15g，竹茹 10g，胆南星 15g，白术 15g，连翘 15g，白花蛇舌草 15g，海桐皮 15g，蚕砂 15g。

③阴虚血热：素体阴亏，或阳病及阴，或病久耗气伤阴，均可见阴虚血热证候，症见皮肤暗红萎缩，指腹变薄，肢端溃疡，身体瘦削，骨蒸盗汗，五心烦热，口干咽燥，心悸气短，舌体瘦小，舌质暗红，苔少或花剥，脉沉细滑等。

治法：滋阴清热，养血活血。

方药：两地汤加减。

生地黄 20g，白芍 15g，地骨皮 15g，玄参 12g，麦冬 12g，知母 12g。

2. 兼证

络脉病变：硬皮病患者均有络脉病变，主要有以下三种证型。

（1）络脉瘀阻：肌肤紧暗、顽厚，麻木不仁，唇青体痛，舌下青筋，甚者肌肤甲错，肢端坏疽，舌紫暗或有瘀点瘀斑，脉细涩。

治法：化瘀通络。

方药：可根据病情选择以下药物。

当归 15g，赤芍 15g，川芎 15g，红花 12g，鸡血藤 30g，丹参 15g，三棱 12g，莪术 12g，土元 12g，水蛭 9g，乌梢蛇 15g。

（2）络脉绌急：手足、舌尖、口唇遇寒或情绪变化时出现苍白-青紫-潮红三相变色，伴有局部冷、麻、刺痛等，症状时作时止。

治法：搜风通络，解痉缓急。

方药：可根据病情选择以下药物。

全蝎 3g，蜈蚣 3g，蝉蜕 9g，僵蚕 10g，芍药 30g，甘草 10g。

（3）络息成积：络息成积是皮痹患者最为突出的病理机制，所有的皮肤、脏器、血管硬化均是络息成积，症状主要包括皮肤硬紧厚暗，关节筋膜挛缩畸形，累及内脏而导致的内脏纤维化诸症，如肺纤维化出现气短、咳嗽，累及心脏出现心慌、胸闷、脉结代，消化道受累出现进食梗阻感、烧心泛酸、胸痛、大便干稀交替等，累及肾脏出现腰痛、水肿等。

治法：软坚散结，通络消积。

方药：三棱 10g，莪术 10g，半夏 15g，山慈菇 12g，皂角刺 12g，海藻 10g，昆布 10g，山甲粉 3g（冲服）。

临证均在寒热基本辨证加兼证的基础上处方用药。

【其他治法】

一、针灸

1. 络脉瘀阻

取穴：肺俞、脾俞、足三里。按皮损部位，病在上肢，取大椎、扶突，配穴手三里、外关、合谷、三阴交、血海；腰背下肢合并病变者，主穴腰阳关、环跳、秩边、关元俞，配穴三阴交、承山；病变在前额者，主穴上星、阳白、头维，配穴印堂、太阳。

手法：热补法，或温通法，使局部产生温热感者佳。针后加灸。

2. 脾肾阳虚

取穴：命门、脾俞、肾俞、中脘、气海、足三里、关元、合谷、太冲、膈俞、血海、手三里、外关。

手法：热补法，针后加灸。

二、中药药浴

分电脑控制局部药浴、中药全身药浴和蒸汽浴三种。根据患者症状辨证组方，治法包括清热解毒、温阳散寒、化湿祛痰、益气养血、软坚散结、活血通络、疏风止痒、散寒止痛等。

三、推拿疗法

中医推拿疗法应用于硬皮病皮损影响关节活动，关节活动受限，对改善关节运动，缓解关节疼痛疗效肯定。

治法：活血祛风，散寒除湿。

取穴：病变部位及受累关节周围腧穴。

手法：一指禅推法、擦法、揉法、搓法、捻法、抖法、摇法、擦法、按拿法。

操作：先按揉患部及其周围穴位以酸胀为度，再用擦法在患部及其周围治疗，配合按、拿法，然后在患部用擦法治疗，以透热为度；肌肤麻木不仁者可用拍击法治疗。若病变关节较小可用一指禅推法治疗，同时配合该关节的功能活动；病变关节较大者，则可用搓法，关节较小者，则可用捻法；关节活动受阻者，用摇法施于该关节，最后用抖法和搓法结束治疗。

四、艾条灸疗法

艾条灸是将纯净的艾绒（或加入中药）卷成圆柱形的艾卷，点燃后在穴位表面熏烤的一种技术操作。对于硬皮病能起到温通经络的作用，缓解皮肤硬化可以起到一定的辅助治疗效果。

【病案参考】

病案一

朱某，女，55岁。主诉：2006年确诊硬皮病。初诊：症见颈部、两手臂、腰以下、腹部、双侧乳房以上胸部、两颧、两颊、颜面皮肤均干枯硬变，皮色光亮如黄蜡，关节酸痛，四肢乏力，腰脚酸软，饮食无味，但喜辛辣，大便偏溏，指尖冰凉发痛，身重恶寒，声低息短，少气懒言，同时发现硬变部位僵硬，尤其是双手臂肌肉萎缩到只见皮包骨的程度，不知痛痒，四肢不温，双手由晨起不能握拳发展到日间不能握拳，肘膝关节活动受限，舌质淡、白薄腻苔，脉象沉细无力。患者又补诉，素体虚弱，42岁前曾患风湿病，经老中医治愈，但42岁绝经失治。发现硬皮病后已多方求治，中西药屡屡未效。今脉证合参，显属肺脾肾大虚，气血大亏，治当峻补真元，温肾健脾，拟仿吴老白通加肉桂汤。初诊处以：制附子60g，干炮姜各30g，油肉桂10g（打粉开水冲泡兑入），生姜50g，葱白头连须5茎（后入）。嘱附子先煎3小时，剂量每日递增20g至200g为止，服10剂；同时服散剂健脑散，每次5g，日2次，饭前开水冲服（健脑散方请参看拙作《朱良春杂病廉验特色发挥》246页，由人参、鹿茸、制马钱子、紫河车、杞子、炒益智仁、天麻、全蝎、鸡内金、土元、红花等组成）。服药10天后，二诊诉，病情得到控制，硬化部位皮肤开始脱皮，诸症好转。服药前3日均下果冻样大便，便前腹痛，附子剂量加到150～200g后，每日溏便3次，且有全身麻、唇舌麻、呕吐痰涎等表现。因处方时预告患者可能会出现吐痰涎或下溏便、腹痛等排病之证，患者心中踏实无惊。只是患者要求能否改为全部散剂以减轻中药久煎的负担，考虑到患者每日要 4 小时煎药，乃改投白通合四逆加桂汤为"煎散"。处方 1：制附片 6～10g，干姜 3～5g，油肉桂 5g，甘草 5g。10 剂量，共打粉，分 10 包，每天 1 包，小葱白头 3 根，加水 500mL 煎 10 分钟，去葱白，连汤带药分 3 次送服健脑散（健脑散每日 15g 分 3 次，开水送服也可，但吃药时间要错开）。服完第 2 个 10 剂药后，病情又有较大的好转，继用二诊方药。60 天后喜告硬皮部位均见脱皮软化，肌肉萎缩严重的两手臂开始长肉，但下肢关节活动仍不灵活，体力尚未得到恢复。故又转投大剂白通合四逆加肉桂汤 10 剂。处方 2：制附片 120g，干姜、炮姜、生姜、炙甘草各 30g，油肉桂 10g（打粉冲泡兑入），小葱白 5 根连须（后入），并嘱隔日附子量递增 20g 至 220g 为止，健脑散每日 15g 如上分服，附子先煎 3 小时。服完 10 剂后，患者告精神气力大增，萎缩之肌肉进一步恢复，嘱停汤药，再投"煎散"合健脑散 30 剂。患者又喜告病情有较大好转，再嘱守服白通合四逆加肉桂之"煎散"半年，其间感冒无发烧投大剂白通加桂汤 2 剂，感冒发烧投柴胡桂枝汤、仙鹤草易人参 2 剂，每投即愈。先后服白通加肉桂汤剂 20 剂，加白通合四逆加桂"煎散"合健脑散共 10 个月，硬皮所有部位全部软化，两手臂肌肉萎缩基本恢复正常，只是体力尚有不耐劳累，硬化部位之皮色还有较少面积的暗色，嘱停服"煎散"，守服健脑散加吞生硫黄日 2～3g，半年后恢复如常人。

（摘自：邱志济. 吴佩衡学术思想用治硬皮病肌萎缩. 江西中医药，2009）

病案二

患者，男，42 岁。初诊日期 1971 年 7 月 20 日。主诉：右小腿有一块皮肤发硬色淡红，已 4 个多月。2 月间发现右小腿下方又有一块皮肤变硬色淡红，有时稍痒，有时小腿抽筋范围逐渐扩大。曾经某医院诊断为局限性硬皮病。经埋线 3 次，因反应较大而中断治疗。又服中药 20 多剂，效果不理想。现觉纳食不香、大便溏泄，夜寐不安，失眠多梦，全身无力，舌质淡红，舌苔薄白，脉象沉细而弱。皮肤科检查：右小腿伸侧中 1/3 处有一块约为 7cm×8cm、右侧足背有一块约 4cm×6cm 大小之硬皮，色淡红，表皮有蜡样光泽，触之坚实，皮肤之毳毛脱落，皮损四周可见毛细血管扩张。西医诊断：局限性硬皮病。中医辨证：脾肾阳虚，气血两亏，风寒外袭，经血痹塞不通。立法：补肾养血，益气健脾，温通经络。方药：全当归 9g，党参 15g，黄芪 30g，川芎 9g，白术 15g，茯神 9g，龙眼肉 15g，远志 9g，桂枝 9g。外用黑色拔膏棍，加温外贴包紧。

服上方 2 周后，失眠情况好转，饮食稍增，局部皮损色转淡粉红，周围粉红晕渐退，全身疲乏已好转。按前方加鹿角霜 6g、菟丝子 15g、补骨脂 15g，外用药同前。

服前方 2 周后，局部皮损转淡色，渐软，有时局部微微出汗，继服前方，又进上方 2 周，共治疗 6 周后，全身情况基本恢复正常，局部皮肤蜡样光泽消失，接近正常肤色，触之柔软，有皮纹出现，并见新生毳毛，症获显效。

（摘自：蔡念宁. 硬皮病辨治经验概述. 中国中西医结合皮肤性病学杂志，2009）

第十九节　肌　痹

【概述】

肌痹为五体痹之一，凡因正气虚弱，风寒湿、热毒等外邪侵袭肌肉，闭阻经络，肌肤失养，出现一处或多处肌肉疼痛、麻木不仁，甚至肌肉萎缩，疲软无力，手足不随，谓之肌痹。历代文献中肌痹的别名较多，如肉痹、肉苛、肉极、肉痿、着痹、湿痹、脾痹、麻木等。现代医学中的多发性肌炎、皮肌炎、风湿性多肌痛、纤维肌痛综合征、重症肌无力、进行性肌营养不良及各种原因引起的肌炎等病可参照肌痹辨证论治。

【源流】

肌痹之名始见于《黄帝内经》，在《黄帝内经》中对肌痹的病因、病位、病症及发展趋势等都有较详细的记述。肌痹的形成，外因责之风寒湿。如《素问·痹论》云："风寒湿三气杂至，合而为痹也……以至阴遇此者为肌痹。"又云："痹……在于肉则不仁。"内因责之为荣卫虚。如《素问·逆调论》："人之肉苛者，虽近衣絮，尤尚苛也，是谓何疾？岐伯曰：荣气虚，卫气实也，荣气虚则不仁，卫气虚则不用，荣卫俱虚则不仁且不用，肉如故也。"肉苛即肌肉麻木不仁之症，是肌痹主要症状之一。《素问·长刺节论》又说："病在肌肤，肌肤尽痛，名曰肌痹。"肌肉疼痛往往是肌痹的首发症状，有痛则能称痹也。《素问·四时刺逆从论》云："太阴有余病肉痹寒中，不足病脾痹。"《素问·痹论》说："肌痹不已，复感于邪，内舍于脾""脾痹者，四肢解堕，发咳呕汁，上为大塞"。《素问·痿论》说："肺热叶焦……著则生痿躄也……脾气热……肌肉不仁，发为肉痿"，提到了肌痹发病与肺脾相关。

《中藏经·论痹》云："大凡风寒暑湿之邪……入于脾，则名肉痹"，论述了外因风寒暑湿之邪在发病中的作用。《中藏经·诊肉痹》云："肉痹者，饮食不节，膏粱肥美之所为也……肉痹之状，其先能食而不能充悦四肢，缓而不能收持是也。"所谓不能充悦，是说脾气虚，精微不化，不能营养肌肉，肌肉不能丰满充实，强调了内因在肌痹发病中的重要作用。

《诸病源候论·风病诸候·风湿痹手足不遂候》详细分析了肌痹主要症状产生的机制："人腠理虚者，则由风湿气伤之，搏于血气，血气不行，则不宣，真邪相击，在于肌肉之间，故其肌肤尽痛，然诸阳之经，宣行阳气，通于身体，风湿之气，客在肌肤，初始为痹，若伤诸阳之经，阳气行则迟缓，而机关弛纵，筋脉不收摄，故风湿痹而复身体手足不随也。"这里提出肌痹的初期和后期主症有所不同，初期邪客肌肤，疼痛明显，以瘀为主，病情偏实，后期邪伤阳气，手足不随，以虚为主，还提出了肌痹发病的季节特点，如"长夏遇痹者为肌痹，在肉则不仁"。

《备急千金要方》所论肉极与肉痹相似，其云"夫肉虚者，坐不安席，身危变动。肉实者，坐安不动，喘气。肉虚实之应主于脾，若其脏腑有病从肉生，热则应脏，寒则应腑。"《千金翼方》云："六曰肉极。令人发痓，如得击不复得言，甚者致死复生。"

宋代《圣济总录·诸痹门》收载肌痹方4首，肉苛方10首，为肌痹分型辨治打下了基础。《儒门事亲》有云"肉痹不已，而成脉痹"，认为肉痹可传变为脉痹，提出了新的传变观点。

清代张璐所著的《张氏医通》认为"肌痹者即着痹、湿痹也，留而不移，汗出，四肢痿弱，皮肤麻木不仁，精神昏塞"，并提出"痹在肌肉，神效黄芪汤"治之。神效黄芪汤中有黄芪、人参、甘草、白芍、蔓荆子、橘皮，前三味药经现代药理学实验证明，有明显的调节人体免疫功能作用。

近年来在文献中有关肌痹与肌炎的报告亦屡见不鲜。1994年国家中医药管理局颁布的《中医病证诊断疗效标准》列有"肌痹"，并界定了其所包含的现代医学病种。中华人民共和国国家标准《中医临床诊疗术语》收录了"肌痹"病名。

【病因病机】

肌痹的外因是风、寒、湿、热、毒等邪气痹阻经络、肌腠，内因是五脏虚损、气血不足，不能荣养肌腠，是一个虚实夹杂的病理机制。

邪侵肌腠：正气不足，卫外不固，风寒湿三气杂至，侵犯肌肤、阻闭气血，脉络不通，发为肌痹，故肌肉尽痛。湿胜则肿，风胜则窜，风邪化热则可出现皮疹。血虚风搏湿阻则出现麻木不仁、手足不随等症。若外受毒热所袭则发病急骤，内有毒热侵于肌肤则发病缓慢。亦有外感风寒湿邪入里化热生毒者。毒热相搏充斥肌肤，则肌肉肿痛、皮肤发红、眼睑紫红，或身热口渴，或心烦不安，或身重乏力。进则伤阴耗血，筋脉肌腠失荣，则出现肌肉萎缩，肢体不仁、不用。营阴不足，心肾受损，则烦渴盗汗、心悸腰酸、肢体痿弱不用等诸症丛生。

五脏虚损：五脏虚损，尤其是脾胃虚弱是肌痹发生的内在重要条件之一。脾胃为气血生化之源，充养肌肉腠理，又为正常水液代谢的枢纽，若饮食不洁、生冷不忌、饥饱无度、损伤脾胃，或过食膏粱厚味，脾胃呆滞，或忧思过度，或劳倦伤脾，而致脾胃虚弱，脾胃虚则气血亏，气血亏则荣卫弱，荣卫弱则不能充养四肢肌肉，不荣则痛，则见肌肉疼痛、萎缩、麻木不仁。久病入络，脉络受阻，不通则痛。脾虚不能运化，水湿停留，蕴成痰浊，痰浊阻络，则见四肢沉重、肿胀、无力。气虚血行滞涩，而致瘀血闭阻肌肤发为肌痹。脾胃虚弱，影响生克制化，心肾受损，可出现心悸、气短、腰酸、腰痛、尿少、浮肿等症；肺气虚损则出现咳嗽、喘憋、胸闷、气促等症。

本病病因多正虚邪实，病位初始在表，在皮肤、肌肉，进而伤及脾胃，累及心肺、肝肾。

本病的病理特点是虽感受风寒湿或热毒之邪，但脾气虚，营卫不调，经脉受阻，肌肤不荣为其主要病机。

本病发病，若以外邪、实邪为主者，其病势较急，症状较重，常伴有发热、恶寒、周身肌肉多处痛肿；若偏于热毒者，常伴有皮疹；寒湿重者，则多肢冷身重，病情缠绵。以正虚为主者，其病势较缓，以四肢无力、肢体痿弱不用伴脏器功能衰退为主要表现。

【临证思路】

一、识症

一般说来，肌痹初起多实，后期多虚，但往往虚实并见。临证时要辨寒热风湿孰轻孰重，虚实孰主孰从，诊断要抓住肌痛、肌无力、肌萎缩三个主症。风寒湿邪阻闭经络者，可见肌肉疼痛，常伴有关节肿痛、肌肤麻木、畏寒肢冷，遇寒则脉络闭阻加重，肌肤变紫暗或苍白、疼痛加重。正气虚损者发病一般较缓，多见于40~60岁女性，中老年人随着年龄增长，肝肾渐亏，肌肉筋骨失其所养，则发肌痹。发病时四肢近端肌肉受累明显，以后累及其他肌肉，其肌肉疼痛、压痛较轻，肌力明显减退，甚则肢体痿软、抬举困难、步履不行、肌肉萎缩。热毒炽盛、气血两燔者，多见于儿童及青壮年，其阳气较甚，内外毒热合邪搏结于肌肤，则见寒战高热、肌肉肿痛、皮肤发红、眼睑紫红或出现斑疹；甚则吞咽困难、举头无力、咳嗽喘促、全身瘫软；毒热炽盛、伤津耗气则口渴咽干、神疲乏力、声低息微。湿热蕴结肠道则便溏，结于膀胱则溲赤。脾肾两虚证多见于疾病晚期，脾胃虚则气血生化无源，则见形体瘦削、唇甲淡白等症。久病伤肾则出现腰酸腿软、形寒肢冷、喘促浮肿等症。

二、审机

热毒炽盛证：外受毒热所袭或内有毒热侵于肌肤，抑或外感风寒湿邪入里化热生毒，毒热相搏于肌肤，则肌肉肿痛、皮肤发红、眼睑紫红；毒热蕴结日久则伤阴耗血，筋脉肌腠失荣，则见肌肉萎缩、肢体不仁不用；毒热灼伤肺胃则吞咽困难、举头无力、呛咳声嘶；可伴身热口渴，或心烦不安，或身重乏力，或口苦咽干、大便燥结、小便黄赤，舌红苔黄，脉洪大或滑数。

湿热蕴结证：饮食不节，饮停湿聚，郁久化热，或外感风寒湿邪入里化热，致湿热之邪阻滞经脉，可见身热不扬，口不甚渴或渴不多饮，动则汗出，汗出黏滞，肢体重痛、麻木，眼睑等皮肤可见紫红色水肿斑，关节红肿热痛，胸脘痞满，纳差，小便黄赤，舌红苔黄腻，脉滑数或弦滑。

寒湿痹阻证：外受风寒湿邪，侵犯肌肤、阻闭气血，脉络不通，则见肌肉酸胀疼痛、麻木不仁，四肢痿软无力，举臂、蹲起困难。湿胜则肿，风胜则窜，风邪化热则可出现皮疹，遇寒则肢端发凉变色疼痛，伴畏寒身重、关节肿痛，舌淡苔白腻，脉沉细或紧。

痰阻血瘀证：脾虚不能运化，水湿停留，蕴成痰浊；脾虚气血生化不足，气虚血瘀；痰瘀阻络，则四肢沉重无力、肌肉疼痛、关节肿胀，甚则肌肉萎缩、麻木不仁，四肢怠惰、手足不随，或头晕恶心、咳嗽咳痰、唇甲紫绀，形体偏胖，面部皮肤色暗红或黑，或有瘀斑，舌胖大、质暗红，苔白，脉沉或细涩。

肝肾阴虚证：久病及肾，或中老年患者肝肾渐亏，面部、四肢、躯干可见暗红色斑疹或色素沉着，四肢肌肉酸痛或隐痛，举动软弱，倦怠乏力，行滞语迟，腰酸腿软，或吞咽困难；形体偏瘦，面色潮红，口干咽燥，烦热盗汗，耳鸣健忘，失眠多梦，经乱经少；舌红少苔或见剥苔、裂纹，脉细数。

脾气亏虚证：淡红色斑疹或皮疹消退，眼睑浮肿，四肢乏力，纳差腹胀，面色少华，神疲乏力，语声低微，少气懒言，虚汗频频，动则尤甚，头晕目眩，心悸失眠，大便偏溏。平素畏风寒、易感冒，多见于疾病缓解期，舌淡，有齿痕，苔薄或白腻，脉细弱。

脾肾阳虚证：皮疹或红斑色淡，或见色素沉着。眼睑浮肿，四肢酸痛重着，或肌肉萎缩，关节僵硬变形；神倦乏力，面色苍白，形寒肢冷，腰膝酸软；甚或胸闷心悸，喘咳气促，唇甲青紫，动则汗出，下肢或全身浮肿，小便清长，夜尿频数，经少或淋漓不尽。其多见于疾病后期或缓解期。舌暗淡，舌体胖大，边有齿痕，苔薄白或腻，脉沉细而弱。

三、定治

肌痹的治疗要标本兼顾，虚实分明，遵循"急则治其标、缓则治其本"之原则，病初应以祛邪为主，扶正为次。对正邪相兼、虚实夹杂者应虚实并举。痛久入络，故在疾病后期应注意疏通经络、扶正固本。肌肉与皮肤组织相连，气血相通，肌痹亦多与皮痹同时存在，故在治疗肌痹调理脾肾的同时，还应兼顾肺气，养皮毛，透邪通络。一般情况下，热毒炽盛证用清热解毒、凉血通络法，可选清瘟败毒饮、普济消毒饮、犀角地黄汤、清热地黄汤等加减化裁治疗；湿热蕴结证用清热除湿、解肌通络法，可选当归拈痛汤、三妙散、四妙丸、宣痹汤等加减治疗；寒湿痹阻证用散寒祛湿、通络止痛法，可选独活寄生汤、黄芪桂枝五物汤、防己黄芪汤等加减治疗；痰阻血瘀证用行气化痰、活血通络法，可选身痛逐瘀汤、半夏白术天麻汤加减治疗；肝肾阴虚证用滋补肝肾、养阴通络法，可选知柏地黄丸、青蒿鳖甲汤、地黄饮子、左归丸等加减治疗；脾气亏虚证用健脾除湿、益气通络法，可选补中益气汤、参苓白术散等加减治疗；脾肾阳虚证用健脾益肾、温阳通络法，可选桂附地黄丸、右归丸、真武汤等加减治疗。

四、用药

热毒炽盛证：热毒炽盛多见肌肉肿痛、皮肤发红或散在红斑、眼睑红紫、心烦口渴、大便燥结、小便黄赤等症，治宜清热解毒、凉血通络。清热解毒药用大黄、黄芩、黄柏、黄连、石膏、知母、玄参、栀子、土茯苓、板蓝根、金银花、连翘、蒲公英、夏枯草、紫花地丁、紫背天葵等；凉血药用水牛角、牡丹皮、赤芍、紫草、白茅根等。

湿热蕴结证：湿热蕴结多见肌肉酸痛、肢体困重乏力、纳差脘痞、身热不扬、汗出黏滞等症，治宜清热除湿、解肌通络。清热除湿可选苦参、黄芩、黄柏、茵陈、薏苡仁、苍术、白术、秦艽、车前子、地肤子、木瓜、藿香、佩兰、猪苓、茯苓、泽泻、滑石等；解肌通络可选葛根、升麻、路路通等。

寒湿痹阻证：寒湿痹阻多见肌肉疼痛、麻木不仁、关节肿胀、畏寒身重、遇寒则肢端发凉变色疼痛等症，治宜散寒祛湿、通络止痛。散寒药可用麻黄、桂枝、羌活、独活、防风、干姜、附子、川乌等；祛湿药可选防己、木瓜、苍术、茯苓、薏苡仁、蚕砂等；解肌通络可用葛根、威灵仙等。

痰阻血瘀证：痰阻血瘀多见四肢沉重无力、肌肉疼痛、关节肿胀、面部皮肤色暗红或黑或有瘀斑等症，治宜行气化痰、活血通络。行气化痰药可用陈皮、半夏、茯苓、胆南星、白芥子、僵蚕、瓜蒌、穿山龙等；活血化瘀药可用桃仁、红花、川芎、牛膝、三棱、莪术、乳香、没药、延胡索、丹参、水蛭、穿山甲、鸡血藤等。

肝肾阴虚证：肝肾阴虚多见暗红色斑疹或色素沉着、四肢肌肉酸痛或隐痛、举动软弱、倦怠乏力、腰酸腿软等症，治宜滋补肝肾、养阴通络。可用生地黄、熟地黄、玄参、知母、黄柏、青蒿、龟甲、鳖甲、山茱萸、枸杞子、山药、地骨皮、白芍、麦冬、女贞子、墨旱莲等。

脾气亏虚证：脾气亏虚多见淡红色斑疹、眼睑浮肿、四肢乏力、纳差腹胀、少气懒言、自汗、便溏等症，治宜健脾除湿、益气通络。健脾除湿药可用山药、薏苡仁、茯苓、莲子、芡实、白术、陈皮、炙甘草、砂仁等；补益气血药可用人参、党参、黄芪、当归、鸡血藤、熟地黄、何首乌、丹参等。

脾肾阳虚证：脾肾阳虚多见肌肉萎缩、麻木不仁、四肢懈惰、形寒肢冷、腰痛乏力、尿少浮肿等症，治宜健脾益肾、温阳通络。可选山药、肉桂、附子、熟地黄、当归、枸杞子、巴戟天、菟丝子、杜仲、牛膝、肉苁蓉、锁阳、鹿角胶、仙茅、淫羊藿、桑寄生、紫河车、蛤蚧等。

【辨证论治】

1. 热毒炽盛

主要症状：肌肉疼痛，手不可触；或肌肉肿痛无力；眼睑、面颊、颈部、前胸等处皮肤可见水肿性红斑，四肢、躯干可出现成片斑丘疹，色多红紫，或伴烧灼感、痒感；或伴有发热恶寒、关节酸痛；严重者可出现吞咽困难、举头无力、呛咳声嘶；或高热口渴、心烦躁动；或口苦咽干、大便燥结、小便黄赤；舌红苔黄厚，脉洪大或滑数。

治疗方法：清热解毒，凉血通络。

清瘟败毒饮加减：生地黄、土茯苓、板蓝根、水牛角、石膏、知母、牡丹皮、金银花、连翘、栀子、玄参、甘草、竹叶等。

热甚者加黄柏、黄芩；高热不退加羚羊角粉冲服；毒热神昏者加安宫牛黄丸；水肿甚酌加车前子、泽泻、瞿麦；关节肿痛甚加鸡血藤、木瓜、乌梢蛇；表虚者加生黄芪。

2. 湿热蕴结

主要症状：身热不扬，口不甚渴或渴不多饮，动则汗出，汗出黏滞，肢体重痛、麻木，眼睑等皮肤可见紫红色水肿斑，关节红肿热痛，胸脘痞满，纳差，小便黄赤，舌红苔黄腻，脉滑数或弦滑。

治疗方法：清热除湿，解肌通络。

当归拈痛汤加减：羌活、防风、升麻、葛根、白术、苍术、当归身、甘草、苦参、黄芩、知母、茵陈、猪苓、泽泻等。

红斑肿胀明显可加白茅根、紫草、牡丹皮；气虚者加黄芪、党参；阴虚者加玄参、黄柏。

3. 寒湿痹阻

主要症状：肌肉酸胀疼痛、麻木不仁，四肢痿弱无力。遇寒则肢端发凉变色疼痛，伴畏寒身重、关节肿痛，舌淡或舌有齿痕，苔白腻，脉沉细或濡缓。

治疗方法：散寒祛湿，通络止痛。

独活寄生汤加减：独活、桑寄生、防风、秦艽、细辛、党参、当归、川芎、生姜、桂枝、羌活、白芍、苍术、白术、茯苓、牛膝等。

若湿重于寒者加木瓜、防己、蚕砂、泽泻；血瘀甚者加桃仁、红花、鸡血藤；寒甚者加制附子、干姜；脘痞腹胀加陈皮、木香。

4. 痰阻血瘀

主要症状：四肢重痛、关节肿胀，甚则肌肉萎缩、麻木不仁，四肢怠惰、手足不遂，或咳嗽咳痰、唇甲紫绀，肤色暗红或黑，或有瘀斑，舌胖大、质暗红，苔白，脉沉或细涩。

治疗方法：行气化痰，活血通络。

身痛逐瘀汤加减：秦艽、川芎、桃仁、红花、羌活、没药、当归、五灵脂、香附、牛膝、地龙、水蛭、半夏、陈皮、茯苓、穿山龙等。

气虚加黄芪、党参、白术；血虚加当归、丹参、鸡血藤；纳差加神曲、山楂；痛甚加全蝎、延胡索。

5. 肝肾阴虚

主要症状：暗红色斑疹或色素沉着，四肢肌肉酸痛或隐痛，举动软弱，行滞语迟，腰酸腿软，口干咽燥，耳鸣健忘，经乱经少。舌红少苔或见剥苔、裂纹，脉细数。

治疗方法：滋补肝肾，养阴通络。

知柏地黄丸加减：熟地黄、玄参、知母、黄柏、青蒿、鳖甲、山茱萸、枸杞子、山药、白芍、牡丹皮、泽泻、茯苓、女贞子、墨旱莲等。

病久关节变形、活动受限者加川续断、伸筋草；心悸者加人参、麦冬、酸枣仁；气虚加黄芪、党参、白术。

6. 脾气亏虚

主要症状：眼睑浮肿，四肢乏力，纳差腹胀，面色少华，神疲乏力，语声低微，少气懒言，虚汗频频，心悸失眠，大便偏溏。舌淡，有齿痕，苔薄或白腻，脉细弱。

治疗方法：健脾除湿，益气通络。

补中益气汤加减：党参、黄芪、茯苓、白术、炙甘草、升麻、葛根、柴胡、陈皮、当归、大枣等。

湿胜者加防己、猪苓、泽泻、姜半夏；血瘀甚者加莪术、鸡血藤、穿山龙；心悸失眠加酸枣仁、茯神；腹胀纳差甚者加厚朴、莱菔子、神曲、麦芽。

7. 脾肾阳虚

主要症状：皮疹或红斑色淡，或见色素沉着。眼睑浮肿，四肢酸痛重着，或肌肉萎缩，关节僵硬变形。神倦乏力，形寒肢冷，腰膝酸软，经少或淋漓不尽。舌暗淡，舌体胖大，边有齿痕，苔薄白或腻，脉沉细而弱。

治疗方法：健脾益肾，温阳通络。

右归丸加减：肉桂、炮附片、熟地黄、酒萸肉、山药、菟丝子、鹿角胶、枸杞子、当归、盐杜仲、仙茅、淫羊藿、党参、白术等。

肌痹日久肌肉萎缩、无力明显者，加黄芪、党参，肉桂改桂枝；气短喘息呛咳者加人参、蛤蚧补肺益肾、纳气平喘；面部红斑持续不退可酌加鸡冠花、凌霄花、生槐花；腹胀纳差加陈皮、厚朴、苍术；关节痛甚加木瓜、秦艽、全蝎。

【其他治法】

一、针灸疗法

1. 体针

针灸治疗适用于亚急性期、缓解期，取足三里、三阴交、上巨虚、下巨虚、肩髃、曲池、合谷、阴陵泉、阳陵泉等穴。

实证针用泻法，虚证针用补法。如热重加大椎、十宣；寒重加至阳、命门，加温灸，湿重加复溜，久病加脾俞、膈俞、肾俞。

2. 耳针

取神门、脾、胃、肾、肺、肝点。皮内针刺激或耳穴压豆。

二、外治疗法

初期肌肉关节肿痛甚者可用伸筋草、透骨草各 30g，红花 15g，水煎外洗。肌肉关节疼痛无力，皮肤不红，肢端青紫发凉者可用红花五灵脂药酒、木瓜药酒涂擦按摩；或透骨草 30g，桂枝 15g，红花 10g，木瓜 15g，苏木 20g 煎汤熏洗浸渍患处。面部红斑可外涂氧化锌护肤遮光；颈胸部等红斑皮疹外用黄连膏。

【病案参考】

病案一

陈某，男，46 岁。1970 年 3 月 22 日住院。患者左下肢麻木已 10 余年，发现左腿肌肉萎缩 1 年 10 个月，进行性加重。夜间疼痛，局部怕冷，行走无力，以左髋部及大腿前部尤痛，近年来扶拐跛行，不能抬腿，不能下蹲，身体瘦弱，极易感冒。检查：左大腿中段、膝上及小腿中段周径较右侧小 1~2cm，大腿及小腿肌肉松弛。肌电图：左股四头肌、三头肌神经源性肌萎缩。腰椎 X 线片正常。脉细无力，舌质红，苔白。

辨证：肌痹（松弛型）。

治法：益气活血，化瘀通络，佐以养肝肾。

处方 1：肌萎缩散加减。制马钱子 45g，炒穿山甲 60g，熟附片 30g，延胡索 30g，共研细末，装入胶囊。每次 2 粒，每日 2 次口服。

处方 2：黄芪 15g，葛根 20g，桂枝 12g，丹参 30g，川芎 10g，红花 8g，山甲 10g，防己 15g，制川乌 10g，制草乌 10g，木香 12g，薏苡仁 20g，白芍 12g，甘草 6g。每日 1 剂，水煎服。

治疗 1 周，疼痛乏力症状明显减轻，舌苔转白薄。此湿气已去，于上方去防己、薏苡仁，加杜仲 15g、龟甲 15g 以养肝肾。于服上药同时，加服鹿茸散 1 料，并做按摩，自我锻炼。1 个月后停服肌萎散，自觉左腿肌肉有胀感，渐觉有力，肌肉逐渐丰满，可以跑步。治疗 2 个月后可以自由蹲下，分腿 160°，可快跑和爬山。检查：左腿和右腿一样粗壮，周径相同，遂于上方去川乌、草乌、红花、甲珠，加山药 15g、枸杞子 15g、首乌 20g，以调理脾肾。治疗 3 个月后复查一切正常。

按语：此例患者以肌肉麻木、萎缩，行走无力，夜间痛甚，局部怕冷为特点，诊断肌痹（松弛型），证候为气虚血瘀，遂治以益气活血、化瘀通络。黄芪、丹参、川芎、红花、穿山甲益气活血，佐以川乌、草乌、桂枝温经通络，葛根解肌，薏苡仁、防己除湿，白芍养肝，并配制马钱子、延胡索等通络止痛，共奏益气活血、通络止痛之功。湿去后去防己、薏苡仁，加杜仲、龟甲以滋养肝肾，症状明显缓解后去川乌、草乌、红花、甲珠，加山药、枸杞子、何首乌，以调理脾肾，体现了"急则治其标、缓则治其本"的基本原则。

（摘自：李志铭．痹证论．广东科技出版社，1987）

病案二

陈某，女，50岁。2004年1月8日初诊。双上眼睑、三角肌、大腿外侧紫红色斑，四肢无力伴肌痛与触压痛近1年，加剧半年。查肌酶LDH 265U/L、ESR 32mm/h、ENA多肽抗体谱（−）、EMG典型肌源性损害（活动期）。外院住院诊为皮肌炎，曾给予泼尼松50mg/d合并雷公藤糖浆（剂量不详），日3次口服治疗，但因肌肉无力明显加剧，生活不能自理遂来诊。诊见：抬臂与手搅毛巾皆困难，提裤不能，坐位起身不能，平地行走困难，仰卧不能抬头，以及吞咽不利，干食需泡汤助咽，饮水易呛咳，肢体肌肉触压痛明显，双眼睑紫红色斑伴眶周水肿，双手背、前臂、三角肌处、背部及上胸"V"形区域集聚（散在）红斑、鳞屑样皮疹和紫斑，面颈部皮肤异色症、泛鬓红。少寐，大便干结。苔薄中腻、舌尖红、舌面与舌边点状溃疡，脉滑。泼尼松龙20mg/d。西医诊断：皮肌炎。中医诊断：肌痹。证属热毒炽盛，蕴结肌肤。治拟清热解毒，凉血祛风，蠲痹化湿。处方：水牛角12g，生地黄、牡丹皮各15g，赤芍12g，玄参30g，白花蛇舌草15g，蛇莓、虎杖、知母、黄柏各12g，生黄芪15g，生升麻12g，莲心2g，羚羊角散0.6g（冲服），防风、露蜂房各12g，土茯苓、生薏苡仁各15g，川牛膝、怀牛膝各12g，碧玉散12g（包煎）。其后1年余，在此处方基础上加减，至2004年底四肢肌力明显改善，前臂已能屈肘抬举过头，尽管行走摇摆，但已能在室内活动，吞咽明显改善，呛咳消失，肌肉压痛缓解，皮疹渐局限于颜面（皮肤异色症与紫斑），以及手背少许Gottron皮疹，LDH 201U/L、ESR 13mm/h，泼尼松龙减至7.5mg/日。

按语： 此例患者以紫红色斑、四肢无力伴肌痛与触压痛为发病特点，伴吞咽不利、饮水呛咳，苔薄中腻、舌尖红、舌面与舌边点状溃疡，脉滑。据症、舌、脉表现辨证为热毒炽盛。遂投以清热解毒、凉血祛风、蠲痹化湿之剂。方中玄参、白花蛇舌草、蛇莓、虎杖、知母、黄柏清热解毒，水牛角、生地黄、牡丹皮、赤芍凉血活血，羚羊角散、防风、露蜂房息风通络，佐以土茯苓、生薏苡仁清热除湿，诸药合用共奏清热凉血、蠲痹化湿之功，加碧玉散以增强清热散风、活血止痛之力。该病例以邪实（毒热）为主，故治疗以大量攻邪之品以速去其邪，少佐黄芪、生地黄以防毒热耗气伤阴。

（摘自：蒋方建．多发性肌炎、皮肌炎中医湿毒辨治．中医药学刊，2006）

第二十节　痛　痹

【概述】

痛痹是因正气不足，风、寒、湿三邪以寒邪为主侵袭人体，闭阻经络，导致机体气血运行不畅，肌肉、筋骨、关节等发生疼痛，痛有定处，疼痛剧烈，得温则缓，遇寒则重，肢体拘挛、僵硬、屈伸不利等为主的病证。本病多发于冬季，发病年龄以中老年居多，女性多于男性。

痛痹是发生于多种风湿免疫病过程中的一个临床证候，在西医学的类风湿关节炎、强直性脊柱炎、骨关节炎、系统性红斑狼疮、硬皮病、多发性肌炎、皮肌炎等多种风湿病的病程中均可出现。

【源流】

痛痹之名首见于《黄帝内经》。《素问·痹论》中"风寒湿三气杂至，合而为痹也……寒气胜者为痛痹"，"痛痹"即"寒痹"，是寒痹的别名之一。《素问·举痛论》言："寒气客于经脉之中，与炅气相薄则脉满，满则痛而不可按也。"又说："寒气客于脉外则脉寒，脉寒则缩蜷，缩蜷则脉绌急，绌急则外引小络，故卒然而痛。"其进一步阐明寒邪致经脉缩蜷、绌急、拘挛可发生急性疼痛。寒痹的治疗原则亦首见于《黄帝内经》，《灵枢·刺节真邪》中首次提出"寒痹益温"的治疗大法，并提出患者体质及病邪部位深浅不同其治疗方法也应不同，如寒邪较浅可用汗法，较深者则用汤熨针灸。《素问·玉机真脏论》中更有"今风寒客于人，使人毫毛毕直，皮肤闭而为热，当是之时，可汗而发也；或痹不仁肿痛，当是之时，可汤熨及火灸刺而去之"的具体治疗思路。先秦时期，人们已经认识到了寒痹之证，并对其展开了探索研究。

汉代《神农本草经》中始载有多种可治疗风寒湿痹的中药，如牛膝"主寒湿痿痹，四肢拘挛，膝痛不可屈"等。《伤寒论》中经方甘草附子汤可治疗"风湿相抟，骨节疼烦，掣痛不得屈伸，近之则痛剧"之筋骨不适，是较早的治疗寒痹的方剂。隋代巢元方《诸病源候论》提出用导引法治疗寒痹。唐代孙思邈《备急千金要方》描述："其寒多者，则为痛痹。"用丹参丸"治腰痛并冷痹"，大泽兰丸治疗"寒痹筋挛缓急……或四肢拘挛，风行周身，骨节疼痛"等。唐代王焘《外台秘要》用独活续断汤治疗"腰痛，皆犹肾气虚弱，卧冷湿地，当风所得，不时瘥，久久流入脚膝，冷痹疼弱重滞"等。汉唐时期，先贤医家已针对痛痹提出多种治疗思路。

宋代《圣济总录》言："寒气胜者为痛痹。夫宜通，而塞则为痛。痹之有痛，以寒气入经而稽迟，泣而不行也。痛本于寒气偏胜，则阳气少阴气多，与病相益。"其载有多首治疗寒痹的方剂，如"治寒湿痹，留着不去，四肢不仁"的干蝎散；"治冷痹脚膝疼痛，行履不得"的巴戟天饮；"治肾脏虚乏，久感寒湿，因而成痹"的远志丸；"治肾气虚弱，卧冷湿地，风邪乘之，流入腰脚，冷痹疼痛"的续断汤；"治风冷痹，下焦虚寒，腰脚不随"的楮实丸；"治阳气虚，阴气盛，痹气内寒，如从水中出"的温补鹿茸丸等，扩宽了痛痹的治疗思路。陈言《三因极一病证方论》及严用和《济生方》皆曰："痹之为病，寒多则痛。"宋代《太平圣惠方》载有诸多治疗寒痹的方剂，如腰脚冷痹宜用淫羊藿散、独活散或三痹汤、五积散加减；用乌头膏治疗"风腰脚冷痹疼痛"等，寒痹已逐渐成为令人重视的病证。《太平惠民和剂局方》用小续命汤治疗寒湿痹痛；渗湿汤"治寒湿所伤，身重腰冷，如坐水中……腰下重疼，两脚疼痛，腰膝或肿或不肿"等。许叔微《普济本事方》用增损续断丸"治荣卫涩少，寒湿从之，痹滞关节不利而痛者"。《黄帝素问宣明论方》用加减茯苓汤治痛痹证。《儒门事亲》用汗法治疗风寒之邪所致痹痛。金代李杲等在《东垣试效方》中用麻黄苍术汤"治寒湿所客、身体沉重腰痛"等。元代危亦林《世医得效方》对于风寒湿痹，用附子汤、乌头汤、理中汤加味、黄芪酒、苍耳散、薏苡粥等治疗；用五积散治疗寒证麻痹。宋金元时期中医学百家争鸣，痛痹的诊疗亦大有进展。

明代《普济方》有海藏通痹散"治腰脚冷痹"；巴戟天丸"治阳衰阴盛，痹气身寒"。方贤《奇效良方》曰："寒胜，四肢挛痛，关节浮肿，为痛痹"，用附子细辛汤治疗寒痹肢体关节疼痛较剧，遇寒更甚者。《医学入门》论治寒痹曰："肢节掣痛，小筋急痹者，五积散合顺元散，加麝一厘"，"寒多，五积散加天麻、附子，或蠲痹汤；寒湿，五积交加散……寒痹之甚者，三痹汤合三五七散，或舒经汤、附子理中汤"。《古今医鉴》论治痹痛曰："治以辛热之剂，流散寒湿，开通郁结，使血行气和而愈。更宜忌口节欲，不宜食肉，肉属阳，大能助火。如此调治，无有不安者。"王肯堂《证治准绳》曰："留着之邪，与流行荣卫真气相击搏，则作痛痹。"用小续命汤、仲景三黄汤等治疗寒与寒湿、风湿导致的身体拘急，并记载熏洗法治疗寒痹。《景岳全书》论治寒痹曰："痹证之寒胜者，但察其表里俱无热证，即当从温治之，宜五积散或小续命汤、甘草附子汤之类主之。若寒甚气虚者，宜三因附子汤之类主之""此痛痹之大端也，唯三气饮及大防风汤之类方能奏效"。《辨证录》用真火汤治"脚膝疼痛，行步艰难，自按其皮肉直凉至骨"。《证治汇补》认为寒湿"宜渗湿汤主之；带表，五积交加散；里寒，附子理中汤；寒多，浮肿者，术附汤"并用加减五积散治疗寒痹。《医宗金鉴》将痛痹分为虚实辨治：痹虚痛痹用加减小续命汤倍附子；痹实痛痹，用增味五痹汤，以麻黄、附子为主。《金匮翼》认为："治痛痹者，虽宜温散寒邪，尤要宣流壅闭也。"吴瑭《温病条辨》认为："寒痹势重而治反易。"清代赵学敏《本草纲目拾遗》则用拔罐治疗寒痹，其曰："罐得火气合于肉，即牢不可脱……肉上起红晕，罐中有气水出，风寒尽出，大必服药。"《类证治裁》认为痛痹"治以辛温，疏散寒湿风邪，开发腠理，宜十生丹"。吴师机《理瀹骈文》用血结膏"治痛痹血结及痛疽等"；年健双乌散"治风寒痹"。邹存淦《外治寿世方》记载"寒湿脚痛，川椒（一两）、葱（一把）、姜（三两），水数碗，煎汤熏洗，肿消痛止"。明清时期，痛痹之论述与治疗已是逐渐详尽。

【病因病机】

痛痹的病因分为内因、外因两类。内因主要与脏腑阴阳失调、正气不足，难以抗邪为主要因素。外因则多与气温骤寒、涉水、冒雨、当风、久居寒湿环境等相关，致使风寒湿邪以寒邪为主侵入机体而发此证。其主要病机是正气不足，风寒湿邪以寒邪为主侵袭肌肉、关节、经络，气血痹阻不通而发生痛痹。

正气不足：正气不足是痛痹发生的内在基础，是其本；而寒湿之邪侵袭是痛痹发生的外在条件，是其标。正气不足主要包括以下几个方面：

（1）营卫不和：卫循脉外，营荣脉中，营卫调和与否与人体防御功能关系密切。营卫不和则卫外防御功能失常，风寒湿邪易于乘虚侵袭，邪阻经络，凝滞气血而引发痛痹。

（2）气血不足：气血同源，互生互用，气血不足则形体失养，卫外不固，腠理疏松；若恰逢起居不慎，风寒湿邪乘虚侵袭，留滞肌肤、筋脉、经络、关节，则闭阻血脉而成痛痹。女子易于耗血，以此病因发病者女性多于男性。

（3）阳气虚衰：由各种原因所导致的机体阳气不足皆可引起脏腑功能低下或失调，温煦卫外功能下降，外邪乘虚内侵而发为痛痹，且若阳气虚衰，易使寒自内生，所感风寒湿邪亦可从阴化寒而转为寒湿痹证。

（4）肝脾肾亏虚：肾为先天之本，藏精而主骨。肝为罢极之本，藏血而主筋。脾为后天之本，气血生化之源，主肌肉四肢。三脏受损则气血生化不足，肌肉筋骨失养，外邪乘虚而入，而发痛痹。

外邪痹阻：《素问·痹论》曰："风寒湿三气杂至，合而为痹也……寒气胜者为痛痹"，外感风寒湿邪以寒气胜者为痛痹发病的主要外因。寒邪凝滞气血，阻遏经络，不通则痛，发为痛痹。

痰浊瘀血：由各种原因导致的痰浊瘀血互结滞留局部，闭阻经络，使肌肉筋脉失养，机体卫外御邪功能低下，风寒湿邪乘虚侵袭而发痛痹。《医门法律·中风门》言"风寒湿三痹之邪，每借人胸中之痰为相援，故治痹方中，多兼用治痰之药。"《儒门事亲》认为，痹症乃"胸膈间有寒痰之故也"，并指出"必先涌去其寒痰，然后诸法皆效"。痹证病程日久亦可导致脏腑经络功能失调而生痰，痰与风寒湿交阻相夹成为新的致病因素，进一步阻闭脉络，痰瘀聚于骨节，甚至可出现骨节肿大、僵硬变形或剧痛难忍等症。痰浊和瘀血既是病理产物，又是致病因素，临床中痹与痰相夹比单纯风寒湿痹更为复杂难愈，不可不察。

【临证思路】

一、识症

本证以寒邪侵体为主要病机，主要表现为肢体关节肌肉疼痛剧烈，得热则缓，日轻夜重，痛处不移；舌质淡胖，苔白，脉弦紧。肢体关节疼痛剧烈、遇寒加重、得温痛减是其临床特点，凡有上述症状，皆可以辨证为寒证。但临床中常有不同邪气合而为病的情况，其所致症状的临床表现常有所差异，以寒邪辨证为主，明确兼证合邪对于临床诊断治疗有重大意义。痛痹常见合邪兼证如下：

1. 寒邪偏盛者可见肢体关节屈伸不利，形寒肢冷，甚者自觉寒冷彻骨。

2. 风邪偏盛者可兼见肢体关节游走性疼痛，恶风畏寒。

3. 湿邪偏盛者兼见肢体关节冷痛、重着、麻木，关节肿胀，周身困重。

4. 风寒湿三邪具重者可兼见上述三种兼证表现。

5. 痰瘀痹阻者可见肌肉关节肿胀刺痛，伴有关节变形，肌肤紫暗，肿处可有硬结或有瘀斑，面色暗鳌，眼睑浮肿等症。

6. 肝肾亏虚者可见腰膝酸软，面浮肢肿，夜尿频数、性欲减退，月经延期量少等肝肾不足之象。

二、审机

寒邪偏盛：此证是寒邪侵袭为患，寒为阴邪，其性凝滞，主收引，寒邪阻遏气血，则经脉拘挛而痛。遇寒则凝滞收引力量更增，致疼痛加剧；遇热则寒凝暂散、气血又复温煦流通，故痛减症缓；白昼人体阳气升发，夜间阳气敛藏，故寒凝疼痛昼轻夜重；寒邪伤阳，阳气不足则形寒肢冷，脉弦紧、舌淡苔白，也属寒凝。

风邪偏盛：风寒之邪侵袭机体，闭阻经络、关节气血而致疼痛；风性善行，疼痛呈游走性；寒为阴邪，性凝滞主收引，使气血凝滞，阻遏不通，故关节冷痛、屈伸不利、遇寒痛增；风性开泄，故可兼见恶风畏寒；舌质淡暗，苔薄白，脉弦紧或弦缓，为风寒之征。

湿邪偏盛：寒湿之邪偏重可形成寒湿痹阻证。寒为阴邪，性凝滞主收引、主疼痛，气血经脉为寒邪阻遏，不通则痛，故关节冷痛；遇寒冷则凝滞加重，故遇寒则疼痛屈伸不利，遇热则寒凝渐散，气血运行，故得热则痛减；湿为阴邪，重浊黏滞，阻碍气机，故肢体困重、痛处不移；寒湿日盛，留于关节，故关节肿胀；舌质淡暗、舌体胖嫩、苔白腻、脉弦紧或弦缓等皆为寒湿之象。

风寒湿痹：风性善行，则疼痛游走不定；寒为阴邪，易伤阳气，阻遏气血，经络不通，故冷痛；湿性重浊，阻遏气机，则肢体困重；肢体冷痛、重着，痛处游走不定，舌淡暗、苔薄白、脉浮紧，为风寒湿痹证主要特点。

痰瘀痹阻：痰瘀互结阻于经络而成此证。二者交结留阻经络、关节、肌肉，故肌肉关节肿胀刺痛；痰瘀留于肌肤，则见硬结或有瘀斑；深入筋骨，致骨变筋缩，久则关节畸形僵硬；经脉肌肤失荣，故肢体麻木，面色黧黑。舌质紫暗或斑点、脉弦涩为瘀血之象；目睑浮肿、困倦乏力、苔白腻，为痰湿为患。

肝脾肾亏虚：肾藏精主骨，肝藏血主筋，脾统血主肌肉。肝脾肾虚，则筋骨肌肉失养，气血难行，痹阻经络，渐致关节肌肉疼痛、僵硬、屈伸不利；肾阳不足，温煦失司，致畏寒肢冷；腰为肾府，肾阳不足，故腰膝酸软、下肢无力；脾肾阳虚，运化失常，故大便溏薄；肝肾亏虚，精血失于濡养，故性欲减退、月经延期量少；舌体胖苔白滑，脉沉细，为阳虚之象。

三、定治

痛痹多因本虚标实而致病，治疗上以温经散寒、除湿通络为治疗总则，根据正邪强弱及各邪气多寡不同而有所侧重。正气虚者治以扶正祛邪，风邪盛者重视祛风通络，寒湿盛者重视散寒除湿，夹有痰瘀者治以化痰散瘀通络，临证加减，因人而异。

四、用药

寒邪偏盛：此证是因人体阳气不足，寒邪侵袭为患，治以温经散寒、通络止痛。温经散寒止痛可用制川乌（开水先煎3小时）、附子（开水先煎3小时）、干姜等，疏风温经散寒、通络止痛可用麻黄、细辛、桂枝等。痛偏上肢加羌活、威灵仙、秦艽；痛偏下肢加独活、牛膝、透骨草；痛偏于腰加桑寄生、杜仲、烫狗脊、川续断。

风邪偏盛：此证为风寒之邪侵袭机体，闭阻经络气血，治以祛风散寒、温经通络。温经散寒可用制川乌（开水先煎3小时）、麻黄，两药配合可搜剔入骨之风寒；益气固卫可用黄芪、桂枝、白术；痛以上肢为主加羌活、威灵仙、秦艽；痛以背腰为主加杜仲、桑寄生、川续断；痛以膝踝为主，加独活、牛膝。

湿邪偏盛：本证为风寒湿外邪致痹，寒湿邪偏重形成，治以温经散寒、祛湿通络。温经扶阳、祛寒湿止疼痛可重用附子；白术、附子（开水先煎3小时）相伍能温散寒湿；参、附同用温补元阳；芍药、附子同用能温经和营止痛；佐以大辛大热之肉桂、细辛、川椒配附子温散重症寒湿；祛风除湿、和血通络可用独活、秦艽；寒甚者加乌头，湿重者加薏苡仁、苍术。

风寒湿痹：本证风寒湿三邪皆重，治以祛风散寒、利湿通络。羌活、独活、桑枝、秦艽、海风藤等药可祛风宣痹；温经通阳用肉桂、细辛；健脾燥湿用苍术；理气活血用乳香、木香、川芎、当归等。痛甚加威灵仙、防己；风偏盛者加防风，重用秦艽；寒盛者加附子（开水先煎3小时）；湿盛者加薏苡仁、苍术。

痰瘀痹阻：瘀即血与痰湿互结而成，二者交结留阻经络、关节、肌肉而致疼痛，治以活血行瘀、化痰通络。可用桃仁、红花、川芎、当归等活血化瘀兼养血；用二陈汤燥湿化痰；活血祛瘀、理气通络可用没药、五灵脂、地龙、香附；若痰留关节，皮下结节，可酌加制南星、白芥子以豁痰利气；如痰瘀不散，疼痛不已，酌加炮山甲、白花蛇、蜈蚣、土鳖虫，以搜风散结、通络止痛；肢凉畏风冷者，加附子（开水先煎3小时）、桂枝、细辛、防风，以温经通痹。

脾肾阳虚：本证因脾肾阳虚，筋骨失养，气血不行，痹阻经络，渐累关节所致；治以温补脾肾、祛寒除湿。用附子（开水先煎3小时）、肉桂、鹿角胶、细辛温阳散寒；山茱萸、枸杞子、山药滋阴益肾，养肝补脾，填精补髓，取阴中求阳之义；独活、桑寄生除湿，养血和营；牛膝、杜仲补益肝肾，强壮筋骨；川芎、当归、芍药补血活血；人参、茯苓、甘草益气扶正。

由于痛痹离不开寒邪作祟，故治疗多以温阳散寒、通络止痛药物为主，佐以补益肝肾气血之物。其中大温大热之川乌、附片常常是君主之药，由于上述药物有毒性，需先煎久煎方能去除毒性，故临床应用需反复交代患者煎服方法，并严格掌控剂量，不可不慎。

【辨证论治】

1. 阳虚寒凝证

肢体关节肌肉疼痛剧烈，遇寒痛增，得热痛缓，痛处固定，日轻夜重，甚则关节不能屈伸，形寒肢冷，舌质淡，苔白，脉弦紧。

治法：温阳散寒，通络止痛。

方药：乌附麻辛桂姜汤加减。制川乌、熟附子、干姜、麻黄、细辛、桂枝、甘草。

痛偏上肢加羌活、威灵仙、秦艽；痛偏下肢加独活、牛膝、透骨草；痛偏于腰加桑寄生、杜仲、烫狗脊、川续断。

2. 风寒痹阻证

肢体关节冷痛，疼痛游走不定，遇寒痛增，得热痛减，四肢拘急、关节屈伸不利，兼见恶风畏寒，舌质淡暗，苔薄白，脉浮紧或弦缓。

治法：祛风散寒，温经通络。

方药：乌头汤加减。制川乌、麻黄、黄芪、白芍、甘草、蜂蜜。

若风胜者加防风、羌活；益气固卫可用桂枝、白术；痛以上肢为主加羌活、威灵仙、秦艽；痛以背腰为主加杜仲、桑寄生、川续断；痛以膝踝为主，加独活、牛膝。

3. 寒湿痹阻证

肢体关节冷痛重着麻木，痛有定处，屈伸不利，昼轻夜重，遇寒湿痛增，得温热痛减，关节肿胀，周身困重；舌质淡胖，苔白滑腻，脉弦滑或沉紧。

治法：温经散寒，祛湿通络。

方药：附子汤加减。熟附子、白术、白芍、茯苓、人参、肉桂、细辛、川椒、独活、秦艽。

寒甚者加川乌，湿甚者加薏苡仁、苍术。

4. 风寒湿痹阻证

肢体关节冷痛重着，痛处游走不定，局部肿胀麻木，关节屈伸不利，遇寒痛增，得温痛减，恶风畏寒，舌质暗淡，苔薄白或白腻，脉浮紧或弦缓。

治法：祛风散寒，利湿通络。

方药：蠲痹汤加减。羌活、独活、桂心、秦艽、海风藤、桑枝、当归、川芎、乳香、广木香、甘草、细辛、苍术。

寒盛者加附子；湿盛者加薏苡仁；痛甚加威灵仙、防己；风偏盛者加防风。

5. 痰瘀痹阻证

肌肉关节肿胀刺痛，痛处不移，伴有关节变形，屈伸不利，肌肤紫暗，肿处可有硬结或有瘀斑，肢体麻木，面色暗黧，眼睑浮肿；舌质紫暗有斑点，苔白腻，脉弦涩。

治法：活血行瘀，化痰通络。

方药：身痛逐瘀汤合二陈汤加减。桃仁、红花、川芎、当归、陈皮、半夏、云苓、炙甘草、没药、五灵脂、地龙、秦艽、羌活、怀牛膝。

若皮下结节，可加制南星、白芥子；如痰瘀不散，疼痛不已，可加炮山甲、白花蛇、蜈蚣、土鳖虫；若神疲乏力，面色不华，可加黄芪；肢凉畏寒者，加附子、桂枝、细辛、防风。

6. 脾肾阳虚证

腰膝酸软，关节、肌肉冷痛肿胀，屈伸不利，昼轻夜重，畏寒肢冷，面色苍白，神疲乏力，自汗出，口淡不渴，甚者可见面浮肢肿，夜尿频数，大便溏薄，性欲减退，月经延期量少，舌质淡胖，苔白，脉沉细无力。

治法：温补脾肾，祛寒通络。

方药：右归丸加减。附子、熟地黄、肉桂、鹿角胶、山茱萸、枸杞子、杜仲、当归、山药、独活、桑寄生、细辛、茯苓、芍药、川芎、甘草。肝肾不足为主，用独活寄生汤加附子。

痛偏于腰加烫狗脊、淫羊藿、川续断；湿胜者加薏苡仁、苍术。

【其他治法】

一、针灸治疗

1. 毫针

主穴关元、肾俞、大椎、足三里、阳陵泉、丰隆、三阴交、夹脊穴，每次选用3～4个。肩颈关节疼痛取肩髎；腕部疼痛取外关、阳池、阳溪、合谷、腕骨；指掌部疼痛取中渚、中魁、合谷、八邪；髋部疼痛取环跳、悬钟、居髎、髀关；膝部疼痛取血海、膝阳关、阳陵泉、梁丘、犊鼻；脊柱疼痛取风池、身柱、华佗夹脊穴、大椎、腰阳关、水沟、肾俞。疼痛部位可配阿是穴。寒甚者可加温针治疗。

2. 耳针

取肝、肾、脾穴，配病变相应部位针刺，间日 1 次。

3. 灸法

上述毫针处皆可加艾灸，亦可取阿是穴，艾条灸 15～20 分钟（预防烫伤），10 次为 1 个疗程。

4. 拔罐

根据患病部位，选用大小相宜的火罐，在疼痛部位进行操作，可用 3～5 个火罐，每次留罐 5 分钟。

二、推拿疗法

1. 点穴

背部可点大椎、肝俞、脾俞、肾俞、八髎、关元、秩边；下肢可点环跳、委中、承山、昆仑、承扶、殷门、髀关、伏兔、鹤顶、膝眼、足三里、太溪、内庭；上肢可点肩井、肩贞、曲池、外关、合谷。以后均用强刺激手法，然后用停留镇定手法。

2. 推拿

背部用捏脊舒筋法，自八髎开始，沿夹脊两线上至大椎，推捏 3 遍，再沿膀胱经各推捏 3 遍，四肢可采用按、揉、推、攘、提、旋转、扇打、臂叩、归挤、捋等手法，刚柔并用，以深透为主。以上二法可相结合。此外，用特定的电磁波治疗器照射患病部位，每次 30～40 分钟，每日 1 次，以补肾强督。

三、外治法

1. 熏洗法

川乌、草乌各 10g，细辛 10g，川芎 15g，桂枝 15g，伸筋草 30g，透骨草 30g，老颧草 30g，羌活 15g，独活 15g 等。水煎外洗，每次 3000mL，趁热熏洗关节，每日 1～2 次，每次 20～30 分钟。

2. 贴敷法

（1）附子、干姜、吴茱萸等分研粉，蜜调敷足底涌泉穴，每日 1 次。用于寒凝证。

（2）云南白药膏、伤湿止痛膏、附桂风湿膏、祖师麻膏药等贴患处。

3. 离子导入

干姜、桂枝、赤芍、当归各 10g，羌活、葛根、川芎、海桐皮、姜黄、乳香各 6g，分袋装约 25cm×15cm，每袋 9～12g，封口置蒸锅内加热至气透出布袋，取出降温至

40～42℃，热敷患处加直流电导入。

【预防调护】

一、调摄

1. 防范风寒湿邪的侵袭，在天气变化时应尤为注意，及时增减衣服，避免久居阴冷、潮湿之地。
2. 饮食节制，正确对待药补及食补，注意保证充足的营养，不食过腻食品。
3. 适当锻炼，但需循序渐进，不可过激。
4. 减轻患者精神负担，保持精神愉快；本病病程较长，应树立战胜疾病的信心，坚持治疗。

二、护理

1. 急性期及病情较重时，以休养为主，尽量减少活动。
2. 居住环境温暖干燥。
3. 洗脸洗手宜用温水。洗脚时热水应没至踝上，促进下肢血流畅通。
4. 活动不利者，要注意防止跌仆。

【转归预后】

痛痹的转归与预后主要取决于患者正气的强弱和感邪的轻重。素体强壮及感邪轻者，易于治愈，预后好。素体虚弱或感邪重者，则不易治愈，预后较差。此外，发现及时、治疗及时的患者，相对较易控制病情，易于痊愈；发现较晚者，治疗延后或治疗不当者，常病情缠绵，预后较差。

【病案参考】

病案一

刘定西医案：张某，男，56岁，1978年1月27日初诊。一年前因防震露宿，右腿关节疼痛，遇冷加剧，得热可减，诊断为"风湿性关节炎"，转诊四川、甘肃等地，中西医多方治疗效果不佳，病情逐渐加重。现有腿强直冷痛，运动障碍，弯腰跛行，形寒肢冷，疲乏无力，面色苍白，口淡无味，食欲不佳，舌苔白腻，六脉濡弱。证属寒痹。

处方：赤白芍、甘草各30g，附子15g。3剂，水煎服。服后诸证逐渐减轻，服药期间曾自觉右腿肌肉跳动掣痛，后自行缓解，原方附子量渐增至30g，又服药10余剂，病愈八九，经善后调理痊愈。追访数年，未再复发。

按语：本案寒痹，乃营卫不和，阴寒凝滞所致，故用调和营卫、温经止痛之芍药甘草附子汤治之。钱潢云："芍药酸收，敛汗液而固营阴；附子辛热，补真阳以强卫气；甘草扶植中州，调和营卫。所谓温经复阳之治也。"

（摘自：陈明. 伤寒名医验案精选，学苑出版社）

病案二

胡某，女，31岁，1998年10月13日初诊。患者自诉四肢关节疼痛肿胀半年余，在某医院诊断为"类风湿关节炎"，曾服昆明山海棠、雷公藤片等治疗，效果不明显。刻下症见双肩关节、手指关节冷痛，双手指肿胀变形，晨僵明显，双膝关节肿痛，活动不利，气候变化时加重，饮食可，二便调，舌淡苔白，脉沉细。中医诊断：尪痹（寒湿痹阻）。西医诊断：类风湿关节炎。治宜温阳散寒、祛风除湿通络，方选桂枝加附子汤加减。

处方：附片30g，桂枝20g，白芍15g，细辛8g，川芎15g，羌活10g，独活15g，秦艽10g，海桐皮10g，海风藤10g，淫羊藿15g，薏苡仁15g，怀牛膝15g，生姜15g，大枣3枚，甘草10g。

服药5剂后，患者四肢关节疼痛减轻，双腕及双膝关节肿胀，晨僵，四肢怕冷，舌淡苔白，脉沉细。原方继服5剂，四肢关节肿痛明显缓解，活动较前灵活，晨僵时间缩短，饮食可，二便调，舌淡苔白，脉沉细，效不更方。守方继服10剂，四肢关节无明显肿胀，部分关节稍疼痛，四肢活动正常，嘱患者门诊间断服中药治疗，病情控制稳定。

按：桂枝加附子汤常用于寒湿偏甚之痹证，附子一味是方中精髓。附子辛温大热，其性善走，故为通行十二经纯阳之要药，外达皮毛而除表寒，里达下元而温痼冷，彻内彻外，凡三焦经络，诸脏诸腑，果有真寒，无不可治。与诸药配伍成为治疗痹证的代表方之一，不仅治伤寒八九日之风寒湿痹，而且对病程日久阳气亏虚，风寒湿邪所伤之证，均可用本方加减治疗，疗效显著。

（摘自：吴生元. 扶阳存津擅用温通大法——吴生元学术思想与临床经验集，
中国中医药出版社）

<h2 align="center">第二十一节　行　痹</h2>

【概述】

行痹，亦名之为风痹、筋痹、痛风等，是指由卫外不固，风邪侵袭，壅闭经络，阻滞气血，以致筋骨、肌肉、关节疼痛酸楚、痛无定处的病证。风为春季之主气，故行痹多发于春季。若病久不愈，可伤及心肾，甚则危及生命。西医学中的风湿性关节炎、类风湿关节炎初期、风湿性多肌痛、骨关节炎等风湿类疾病，见与行痹相类似的症状时，可参照本节内容辨证论治。

【源流】

早在先秦两汉时期，就出现了"行痹"的名称，在《素问·痹论》中有"风寒湿三气杂至，合而为痹也，其风气胜者为行痹"的论述，并对行痹的病因、病机、病性及预后转归等进行了阐述，提出了"风气胜者，其人易已也"的论断，开后世法度。东汉张仲景所著的《金匮要略》一书，在继承《黄帝内经》中相关理论的基础上，着重在辨证论治及遣药组方等方面进行阐发，提出以乌头汤等方剂治疗"历节风""血痹"等与"行痹"临床表现具有一定相似性的病证，至今仍具有重要的临床指导意义。

魏晋隋唐时期，通过不断的临床实践，各医家对行痹的认识进一步深化。隋代巢元方在《诸病源候论》中将"行痹"称为"风痹"，其曰："风寒湿三气合而为痹，风多者为风痹，风痹之状，肌肤尽痛"，并对风痹的病因病机有所阐述，"由人体虚，腠理开，故受风邪也。病在阳曰风，在阴曰痹；阴阳俱病，曰风痹"。唐代孙思邈在《备急千金要方》中描述了行痹"走无常处"的症状特点，并提出"诸痹风胜者则易愈，在皮间亦易愈，在筋骨则难痊也"的论断。若痹病日久不愈，可变生他证，甚则危及生命。

宋金元时期，各派医家的观点相互补充，随着对行痹认识的不断完善，治疗方药也不断发展。宋代太医院编纂的《圣济总录》针对行痹的病机特点，提出了"治法虽通行血气，宜多以治风之剂"的观点，首次记载了防风汤专以治疗行痹。金代张子和在《儒门事亲》中云："风则阳受之，故其痹行，且剧而夜静。世俗莫知，反呼为走注疼痛虎咬之疾。"其中所提出的"走注疼痛"对其后的明清医家影响颇深。

明清时期，各医家在继承前人经验的基础上，结合自身的临证感悟，对行痹的认识及诊治手段日臻成熟。明代李中梓所撰的《医宗必读》载："筋痹，即风痹也。游行不定，上下左右，随其虚邪，与血气相搏，聚于关节，或赤或肿，筋脉弛纵，古称走注，今名流火。"在治则上提出"治行痹者微风为主，御寒利湿，仍不可废，大抵参以补血之剂，盖治风先治血，血行风自灭也"的学术观点，为后世所尊崇。明代王肯堂所撰《证治准绳》称行痹为"走注疼痛"。明代张介宾在《景岳全书》中对风痹进行了较为系统的论述，提出治疗之法："最宜峻补真阴，使血气流行，则寒邪随去。若过用风湿痰滞等药而再伤阴气，必反增其病矣。"清代李用粹所撰《证治汇补》指出："行痹者痛无定处，俗名流火，亦曰走注，今呼为鬼箭也。"清代沈金鳌的《杂病源流犀烛》针对行痹的兼并转化情况，记载了诸多治疗方药。清代林珮琴《类证治裁》在各类痹证的区分方面进行了阐发，着重论述了行痹的辨证与治疗。

近现代医家对行痹病因病机及治则治法的认识基本一致，重视风邪在行痹发病中的作用，认为行痹为卫阳不固，风邪侵袭，风气胜又兼夹寒湿等邪痹阻经络气血所致，出现肌肉、筋骨、关节的游走性疼痛。治法当以祛风通络、养血和营为主。

【病因病机】

行痹的病因主要是风邪，多兼夹寒邪、湿邪而致病。但有遇风寒湿邪而不病之人，可见行痹之发生除外邪侵袭机体之外，还与内存之正气、卫外之能力有关。正气不足，营卫失和，卫阳不固，是行痹发生的内在根据，是其本；风寒湿邪杂至，是行痹发生的外在条件，是其标。

卫阳不固：营卫不和则腠理疏松，卫外防御功能失常，外邪侵袭，邪阻经络，而发生行痹。

风邪入侵：失于调摄，正气不足，而遇气候的突然变化，风邪侵袭人体，闭阻经络血脉发为行痹。风为阳邪，易袭阳位，故多致颈项、肩背、上肢受累；风性主动，善行数变，致使痛无定处、呈游走性。风为百病之长，常兼夹他邪致病，兼寒夹湿而成行痹之风寒与风湿证。行痹日久，邪蕴可化生热象，出现类似热痹的表现。

精血虚少：若先天禀赋不足，或后天失于调摄，或失治误治，正气不足以抗邪，外邪入里，深入脏腑，损及肝肾，而致虚实夹杂之行痹。久病伤血耗精，正愈虚，邪愈恋，筋骨、关节失养，病情加重。精血亏虚于里，卫气失固于外，外邪反复入侵，致病程缠绵难愈。

风痰阻络：若素体痰湿内盛，或风寒湿邪阻滞经脉，气的升降出入失常，津液不得输布，聚而成痰，风与痰结，流注经脉，壅闭气血，发为行痹。

总之，行痹的发生，多由营卫失和，腠理空疏，卫阳不固，精血亏虚，风邪乘虚而侵，兼寒夹湿携痰，壅闭经络，阻滞气血，流注关节而致。病位在经络、肌肉、关节，日久累及心肾等脏腑。行痹之为病，尤以风气胜为要，风为阳邪，易袭阳位，故常累及上肢、肩背等部位；风性善动不居，游走不定，发病迅速，变幻无常，故行痹多起病急，流窜游移，患无定处；风为外邪致病的先导，诸邪多依附于风而侵犯人体。若正气亏虚，无力抗邪，或气候骤变，邪得外援，内外相引，可致病情复发或加剧。行痹初起以邪实为主，风寒湿痰兼夹为患，邪蕴日久可化生热象，出现行痹之热证或寒热错杂证。若疾病迁延，正气亏损，则病性虚实夹杂；若痹久难愈，病邪深入，累及脏腑，伤及心肾，则多见以虚为主的证候。故行痹初起，即应准确辨证，恰当立法，合理用药，积极治疗，邪去正安，病常可迅速向愈。

【辨证思路】

一、识症

疼痛：肢体、肌肉、关节等处的游走性疼痛；疼痛部位以上肢及肩背部为主，多伴畏风、汗出等症状；风湿致病者，痛处沉重、酸楚、肿胀，阴雨天尤甚；风寒致病者，痛势相对较甚，疼痛部位更换较慢，其痛得温则减，遇寒增剧；风寒湿邪，蕴而化热者，可见局部灼痛、红肿；风痰致病者，患处胀痛明显，多伴麻木；阴血亏虚而遇风邪乘虚致病者，痛感时轻时重，劳累后加剧；兼瘀致病者，局部刺痛，夜间痛甚，痛处渐趋固定。

麻木：麻为肢体发麻，木乃局部感觉缺失，全然不知痛痒。麻为木之始，木为麻之甚。麻多属气虚不行或血虚不能濡养经脉，木多因正虚而痰瘀互结所致。风寒湿邪，乘人体卫表空虚入侵，风邪善行，易耗伤人体气血，湿邪黏滞缠绵，易影响气血流通，故有"风麻湿木"之说。而寒邪其性阴凝，易伤人阳气，阳气至虚之处，正为寒湿盘踞之所，风寒湿邪合而为痹，留连不解，病邪阻遏，气血失运，故出现麻木不仁的症状。

二、审机

卫阳不固：卫气失其固护之性，营阴不得内守，腠理疏松，风邪乘虚侵袭，风性疏泄，易袭阳位，故头痛、项强、恶风、身热、汗出；汗出津伤，肌腠经脉失其濡润，故可见遍身麻木不仁；舌质淡，苔薄白，脉浮缓均为风邪袭表，营卫不和之象。

风寒痹阻：风性善行而数变，故起病急，痛无定处、患无定所；风气胜又兼夹寒邪，寒为阴邪，性寒冷，易耗伤阳气，故局部皮色不红或有寒冷感，遇寒痛剧，得温痛减；寒性凝滞、收引，故疼痛虽为游走性，但部位变换较慢；舌淡红或暗红，苔薄白，脉弦紧或弦缓均为风寒痹阻之象。

风湿痹阻：湿性重着黏滞，阻滞经络关节，阳气不得布达，可见局部肿胀、重着。气候骤变之时，邪得外援则行痹复发或加剧；湿为阴邪，易伤脾阳，脾阳不振，运化无权，湿浊停聚而致身微肿、肢体沉重；风湿相搏，闭阻气血经络，皮肤筋脉失养，故麻木不仁；舌质淡红，苔薄白或薄腻，脉浮缓或濡缓，均为风湿痹阻之象。

邪蕴化热：风寒湿邪，蕴久化热，流注关节经络，阻滞气血，燔灼肌肉，见关节局部灼热疼痛、肿胀、皮色红，身热，口渴。舌质红，苔薄黄，脉濡数或滑数均为邪蕴化热之象。

精血亏虚：痹证日久，邪郁留滞，正气耗伤，精血亏虚愈甚，经脉骨骼失于濡养，使病情加重。精血内虚，营卫不和尤甚，卫外失固，风邪乘虚侵袭，闭阻气血经络，而致关节疼痛、肿胀、变形、屈伸不利、遇劳加重；阴血虚少，脉络空虚，机体失养，则见肢体麻木或肌肉萎软，面黄少华，心悸气短。舌淡苔薄白或苔少，脉细弱为精亏血少之象。

风痰阻络：风夹痰走窜，流注经络骨节，使气血运行不畅，而出现肌肉关节胀痛，痛处游移，肢体麻木等症状；痰浊停聚中焦，阻碍中焦气机，脾胃升降失常，出现纳少恶心等症状；痰浊随气上行，蒙蔽清窍，故神倦多睡。舌淡红，苔薄腻，脉浮滑或弦皆为风痰之邪痹阻经络之象。

三、定治

治疗总则以祛风通络、养血和营为主。"治行痹者，微风为主"，但祛风之品多辛散，益耗伤阴血，故祛风的同时还需配伍补血和血之品，以缓其燥性，又可达"治风先治血，血行风自灭"之用。肾阳为一身阳气之本，有温煦、推动、宣散之功，散寒的同时伍用补肾助阳之品，使阳气充旺，以助驱散凝滞之寒邪。脾胃为后天之本，气血化生之源。四季脾旺不受邪，脾胃之气更需要时时顾护，在蠲痹的同时结合健脾和胃，以提高疗效。营卫失和之时，风邪最易侵袭机体，故药宜温服，药后覆被，调摄起居。在行痹的发生、发展、治疗过程中，人体气血的生化与运行具有重要作用，若气血充盈调顺，正气存内，抗邪外出，御邪内传，则疾病向愈，故应重视调养气血，在祛除病邪的同时不忘扶助正气。气为血之帅，血为气之母，气行则血行，气行则湿化，故行痹的治疗亦不能忘调畅气机。风邪侵袭，兼寒夹湿携痰，壅闭经络、阻滞气血，闭而成痹，行痹初发，可因气血阻滞而生瘀；或行痹日久，缠绵难愈，病邪深入，则"久痹必有湿痰败血瘀滞经络"；抑或因精伤血少，血虚而生瘀。故活血化瘀、行滞通络之法亦应贯穿治疗始终。对于行痹实证经治不愈者，用逐痰开结，搜剔通络之品治之，常能奏效。

四、用药

营卫不和，邪阻经络：症见肌肉关节疼痛，游移不定，恶风汗出、头痛项强等。治宜调和营卫，祛邪通络。益气固表、调和营卫可予黄芪、人参、西洋参、太子参、党参、白术、防风、桂枝、白芍、生姜、大枣、甘草等；祛风通络可予羌活、独活、威灵仙、秦艽、细辛、鸡血藤、莪术、乌梢蛇、全蝎等。方剂可选桂枝附子汤、桂枝芍药知母汤、桂枝汤合玉屏风散等。

风寒侵袭，痹阻经络：症见肌肉关节游走性疼痛，遇寒痛剧，皮色不红等。治宜祛风散寒，温经通络。祛风散寒可予羌活、防风、白芷、麻黄、桂枝、制川乌、制草乌、干姜、细辛、天麻、独活、徐长卿、威灵仙、淫羊藿、仙茅等；温经通络可予肉桂、川芎、乳香、没药、苏木、桃仁、红花、鸡血藤、金钱白花蛇、土鳖虫、全蝎、蜈蚣、大血藤、海风藤、丁公藤等。方剂可选乌头汤、防风汤、麻黄附子细辛汤等。

风湿侵袭，痹阻经络：症见关节局部肿胀，屈伸不利，阴雨天加重，肌肤麻木不仁等。治宜祛风除湿，通络止痛。祛风除湿、通络止痛可予防己、桑枝、五加皮、川牛膝、王不留行、青风藤、木瓜、土茯苓、土贝母、萆薢、苍术、僵蚕等；健脾祛湿可予白术、茯苓、薏苡仁、厚朴等。方剂可选白术附子汤、除湿蠲痹汤、蠲痹汤、羌活胜湿汤等。

痹证日久，邪蕴化热：症见关节疼痛红肿，局部灼热等。治宜清热疏风，活血通络。对于行痹之热证或寒热错杂者，可用金银花、连翘、忍冬藤、豨莶草、穿山龙、雷公藤、络石藤、海桐皮、秦艽、老鹳草、知母、栀子、山慈菇等治疗。方剂可选大秦艽汤、痛风汤、宣痹汤等。

精血亏虚，邪闭经络：症见疼痛时轻时重，遇劳加重，面色少华等。治宜补血益精，舒筋活络。益气以助生血可予西洋参、党参、太子参、黄芪、刺五加、山药、白术、灵芝等；补血益精可用当归、熟地黄、黄精、白芍、阿胶、何首乌、龙眼肉、枸杞子、女贞子、墨旱莲、龟甲、鹿茸、紫河车、肉苁蓉、锁阳、蛤蚧等；舒筋活络可予川牛膝、鸡血藤、骨碎补、伸筋草、木瓜、白芍、路路通、丝瓜络、穿山龙等。祛风除湿可予威灵仙、独活、狗脊、千年健、桑寄生、杜仲、怀牛膝、鹿衔草、豨莶草、五加皮、萆薢等。方剂可选三痹汤或独活寄生汤等。

风痰壅结，阻滞经络：症见肌肉关节胀痛、肿大变形，肢体麻木等。治宜祛风逐痰，通络舒筋。开结化痰可予瓜蒌、半夏、皂角刺、猫爪草、胆南星、白芥子、天竺黄、浙贝母等；祛风通络可予威灵仙、蕲蛇、金钱白花蛇、乌梢蛇、僵蚕、地龙、全蝎、蜈蚣、水蛭、土鳖虫、穿山甲、路路通等。方剂可选指迷茯苓丸等。

【辨证论治】

1. 风寒痹阻

症状：肢体关节肌肉疼痛，呈游走性，遇寒则痛甚，得热则痛缓，屈伸不利，局部皮肤扪之不热或有寒冷感，舌淡红，苔薄白，脉浮紧或弦紧。

治法：祛风散寒，温经通脉。

方药：防风汤加减。

常用防风、羌活、秦艽祛风除湿，蠲痹止痛；麻黄、桂枝发散风寒，温经通脉；当归、葛根补血活血，解肌缓急；茯苓健脾渗湿；生姜、大枣、甘草调和营卫。

随症加减：上肢关节疼痛，加白芷、藁本、威灵仙、川芎；下肢关节疼痛，加独活、海桐皮、川牛膝；腰背关节疼痛，加狗脊、杜仲、续断、桑寄生；畏寒甚者，加淫羊藿、巴戟天、仙茅、胡芦巴。

2. 风湿痹阻

症状：肢体关节肌肉疼痛，痛处游走不定，伴酸楚、重着感，气候突变或阴雨天尤甚，局部肿胀，关节活动不利，肌肤麻木不仁，舌质淡，苔薄白或白腻，脉濡缓。

治法：祛风除湿，通络止痛。

方药：羌活胜湿汤加减。

常用羌活以祛上部风湿；独活以祛下部风湿；防风散风胜湿以疗一身之痛；川芎既散周身风邪，又活血行气止痛；藁本疏散太阳经之风寒湿邪；防己祛风湿止痹痛，利水消肿；木香芳香行气，醒脾开胃，健运中州，调畅气机；秦艽、海风藤、桑枝祛风除湿；甘草调和诸药。

随症加减：游走性疼痛甚，加金钱白花蛇、蜈蚣、穿山甲；酸楚重痛甚，加土茯苓、薏苡仁、萆薢；肩背痛，加姜黄、葛根；肢体麻木，加丝瓜络、臭梧桐、鸡血藤、地龙；身肿者，加猪苓、泽兰、五加皮。

3. 营卫不和

症状：肌肉关节游走性疼痛，肌肤麻木不仁，恶风发热，头痛汗出，项背不舒，面色淡白，舌淡红，苔薄白，脉浮缓或浮弱。

治法：调和营卫，祛邪通络。

方药：桂枝汤合玉屏风散加减。

常用桂枝、白芍调和营卫，邪正兼顾；生姜、大枣益营助卫；黄芪、防风、白术实卫固表；威灵仙、独活、秦艽、鸡血藤祛风通络。

随症加减：头项强痛，项背不舒，加葛根、羌活；痛甚，加元胡、郁金、姜黄、夏天无、全蝎、细辛；汗出多者，加浮小麦、麻黄根、糯稻根须、煅龙牡、五味子、山茱萸。

4. 血虚风痹

症状：腰膝酸痛乏力，肢体屈伸不利，神疲懒言，劳累后加重，手足拘挛，或肢节屈伸不利，或麻木不仁，面色淡白或萎黄，口唇、眼睑、爪甲淡白，头晕目眩，心悸失眠，形体消瘦，舌淡苔白，脉细或涩。

治法：益气养血，祛风胜湿。

方药：三痹汤加减。

常用人参、黄芪、茯苓、甘草补气健脾，扶助正气；当归、地黄、芍药、川芎补血活血；续断、牛膝、杜仲补肝肾，祛风湿，强筋骨；独活善祛伏风，长于祛下焦风寒湿邪而除痹痛；细辛发散阴经风寒，搜剔筋骨风湿；防风、秦艽祛风胜湿，活络舒筋；桂心温里祛寒，通行血脉；甘草调和诸药。

随症加减：神疲乏力甚，加西洋参、白术、红景天；屈伸不利，酸痛拘急甚，加木瓜、萆薢、千年健、鹿衔草、狗脊、续断、五加皮；麻木不仁，加路路通、鸡血藤、桃仁、红花、桂枝；邪甚痛剧，加制川乌、蜈蚣、全蝎、蕲蛇、乌梢蛇、延胡索；心悸失眠者，加柏子仁、炒酸枣仁、夜交藤、龙眼肉；情志不佳者，加合欢花、郁金。

5. 风痰阻络

症状：肢体筋脉疼痛，麻木拘急，关节屈伸不利，疼痛游走不定，手足不仁，日久不愈，或伴脘闷呕恶，舌淡红，苔薄腻，脉浮滑或弦。

治法：祛风消痰，舒筋通络。

方药：指迷茯苓丸加减。

常用半夏燥湿化痰；茯苓健脾渗湿，既消已成之痰，又绝生痰之路；枳壳理气宽中，气顺痰自消；风化朴硝软坚润下，使结癖停痰易消；姜汁制半夏之毒，且能化痰散饮；白芥子温通经络，散结消肿，专开结痰；僵蚕祛风通络，消痰软坚；丝瓜络祛风通络。

随症加减：关节屈伸不利甚，加伸筋草、木瓜、乌梢蛇、地龙、桑枝；痹痛较甚，加延胡索、姜黄、乳香、没药、青风藤、海风藤、威灵仙；胃脘不适，加砂仁、陈皮、白豆蔻、木香；关节肿胀者，加皂角刺、冬瓜子、冬瓜皮、土贝母；恶心呕吐者，加竹茹。

【预防调护】

一、预防

1. 正确面对疾病，了解其发生发展规律，调整心态，及时正确治疗，做到未病先防，既病防变。

2. 本病的发生多与气候和生活环境有关，平时应注意防风、防寒、防潮。居住和工作环境保持清洁和干燥。特别在寒冷地区或气候骤变季节，应注意保暖，免受风寒湿邪侵袭。

3. 劳作运动汗出肌疏之时，切勿当风贪凉，乘热浴冷。不宜在寒冷季节或阴雨天气到室外活动，预防因复感风寒湿邪而加重病情。

4. 平时养成健康的生活习惯，饮食宜清淡易于消化，加强体育锻炼，增强体质，有助于提高机体对病邪的抵御能力。

二、调护

1. 使患者了解行痹的发病规律、临床特点及防治知识，鼓励患者克服恐惧心理，保持良好心态，树立战胜疾病的信心，积极治疗，及时与医护人员沟通交流。

2. 行痹初起，应积极治疗，防止病邪传变。病邪入脏，病情较重者应卧床休息。行走不便者，应防止跌仆。长期卧床者，既要保持病人肢体的功能位，利于关节功能恢复，还要经常变换体位，防止褥疮发生。

3. 久病患者，往往情绪低落，容易产生焦虑心理和消化机能低下，因此，保持病人乐观心境和摄入富含营养、易于消化的食物，有助于病情好转。

4. 中药宜餐后温服，以减轻胃部不适的症状，交代药物的特殊煎服法，注意密切观察药物疗效及毒副反应。

【病案参考】

病案一

革某，女，52岁，2009年9月14日初诊。病志号：00091454。病已3月余，右下肢畏风，遇风即痛，痛处游走不定，四肢关节重着酸胀，舌质淡，脉弦缓。证属风湿闭阻经络。治宜疏风祛湿、活血通络之法。

处方：羌活 15g，独活 15g，细辛 5g，防风 15g，川牛膝 15g，炙甘草 15g，木瓜 15g，威灵仙 15g，焦术 15g，7 剂。

9 月 21 日二诊：诸症有所缓解，守上方并加温经通络之桂枝 15g，7 剂。

9 月 28 日三诊：酸痛减轻，但腿痛，夜间为著，上方加当归 15g、姜黄 15g、红花 15g，以增其活血止痛之功，7 剂。

10 月 8 日四诊：诸症好转，但觉背微痛，继续守原方，并加川芎 15g，以增其行气活血止痛之力，14 剂。

10 月 22 日末诊：诸症明显好转，疼痛基本消失，但腰微痛，上方去红花，加狗脊 15g、杜仲 15g，以补肝肾，壮腰膝，止腰痛，14 剂。日后随访，诸症基本消失。

按语：本例据其脉症表现，痛处不定，遇风即痛，四肢关节重着酸胀，为典型的风湿痹证。风为阳邪，其性轻扬，善行数变，故而疼痛呈游走性。湿为阴邪，其性濡润黏腻，邪侵肌表经络，闭阻气血，故治以疏风祛湿、宣痹通络之法，用药以疏风祛湿为主，辅以活血通络之品。方中羌活、独活为君，羌活善祛上焦与表部的风湿，独活善祛下焦与筋骨间之风湿，《药性解》称羌活理游风，独活理伏风。二活并用，可祛一身之风湿。《本草经疏》云："羌活气雄，独活气细。故雄者治太阳风湿相搏，头痛肢节痛，一身尽痛者，非此不能除，乃却乱反正之主君药也。"防风、细辛为臣。《本草汇言》曰："防风，散风寒湿痹之药也，故主诸风周身不遂，骨节酸痛。"细辛可"治风湿痹痛，百节拘挛，却死肌明目者，取辛以散结，而开经脉窍隧之邪也"（《本经逢原》）。佐以木瓜、威灵仙通络舒筋，祛风湿；川牛膝行血散瘀，强健筋骨。三诊、四诊时又伍用了当归、红花、川芎等养血活血之品，以活血止痛，且助疏风之力。

（摘自：李冀等. 中国现代百名中医临床家丛书·段富津. 中国中医药出版社）

病案二

黄某，女，62 岁，2010 年 7 月 15 初诊。

主诉：周身关节疼痛 4 年，加重 10 天。

病史及刻下症见：患者周身关节呈游走性疼痛 4 年余，近 10 天双手指间关节疼痛，肿胀加重，服用强的松后缓解。刻下症见双手指间关节肿胀、疼痛、晨起僵硬，双手不能握起，乏力，纳差，便秘。舌红苔腻，脉弦。

诊断：行痹（风湿阻络，脉络不和）。

治法：祛风胜湿，活血通络。

处方、剂量：羌独活各 15g，左秦艽 15g，苦参 15g，炒黄柏 12g，粉草薢 15g，青风藤 12g，海风藤 15g，忍冬藤 15g，络石藤 15g，鸡活血藤各 15g，淡全虫 8g，土茯苓 30g，片姜黄 10g，川桂枝 10g，炙蜈蚣两条，黄芪 60g，火麻仁 30g（打）。14 剂。

二诊：2010 年 8 月 5 日。

药后诸症稳定，双手指关节疼痛明显减轻。时觉周身关节游走性疼痛，晨僵，余无不适。

舌淡红，苔薄白，脉沉细。查：血沉 65mm/h，类风湿因子 777.5U/mL，抗 O、C 反应蛋白均正常。

处方、剂量：守原方去火麻仁，加雷公藤 10g、蒲公英 30g，14 剂。

三诊：2010 年 8 月 19 日。

药后诸症好转，唯晨僵明显，纳差，余无明显不适。舌淡红，苔薄白，脉细弦。

处方、剂量：原方去火麻仁，加藿佩各 15g、延胡索 15g、焦三仙各 20g，14 剂。

四诊：2010 年 9 月 2 日。

近日四肢关节疼痛，晨僵明显，纳可。舌淡红，苔薄白，脉细弦。

处方、剂量：原方去火麻仁，加雷公藤（先煎）12g、乌梢蛇 15g、八楞麻 12g，以增强其活血散瘀止痛、祛风通络之效。14 帖。

五诊：2010 年 9 月 16 日。

诸症好转，晨僵减轻，纳可。舌淡红，苔薄白，脉细弦。

处方、剂量：9 月 2 日方片姜黄改 25g，加制川草乌各先煎 12g，乌梢蛇改 12g。14 剂。

六诊 2010 年 9 月 30 日。

诸症稳定，余无异常

处方、剂量：中药守原方去火麻仁、粉萆薢，加雷公藤（先煎）12g、制川草乌各（先煎）12g、广木香后下 15g、乌梢蛇 12g。继服 14 剂以巩固疗效。

按语：此患者之疼痛以游走性为其特点，可谓行痹。行痹者，痛处行而不定。当散风为主，御寒利气仍不可废，更须参以补血之剂，盖治风先治血、血行风自灭也。但是治痹不能只注重辨病而忽视辨证，要结合起来发挥中医特色。患者痹病日久，久则易使痰瘀阻络，伤及其筋，以引经药力达病所，可起到药半功倍的作用。

（摘自：李艳 . 国医大师临床研究·李济仁痹证研究传承集 . 科学出版社）

第二十二节　着　痹

【概述】

着痹又称湿痹、著痹，是痹证中的一种，是由人体正气不足，感受湿邪，或夹风、夹寒、夹热，侵袭肌肤、筋骨、关节，导致气血痹阻而引起的以肢体关节酸痛、重着、肿胀、屈伸不利为主要特征的一种病证。着痹之因，或身居卑湿，湿气袭人；或冲风冒雨，湿留肌肉，内传经脉；或雨湿之年，起居不慎。着痹的临床表现以肌肉关节疼痛、麻木、屈伸不利、重着、遇阴冷天气时发作或加剧，苔白腻，脉濡缓等为主。

"着痹"是以临床特征而命名的，是湿痹的别名，临床常互称。着痹是五脏痹、五体痹、肢体痹及其他痹证过程中的一种临床证候，也可与行痹、痛痹、热痹等相兼形成风湿痹、寒湿痹、风寒湿痹、湿热痹。着痹病情复杂，范围广泛，常涉及临床多种痹证。西医学的风湿热、类风湿关节炎、骨关节炎、痛风性关节炎、强直性脊柱炎、风湿性多肌痛、多发性肌炎、皮肌炎等出现着痹表现的可参考本章辨证论治。

【源流】

古代对着痹的认识，可追溯至《五十二病方》，成雏形于《黄帝内经》《难经》《伤寒杂病论》，发展于金元时期，完善于明清、民国，至现代已臻成熟。

着痹之名首见于《黄帝内经》，称为著痹。《素问·痹论》中有"风寒湿三气杂至，合而为痹也……湿气胜者为著痹也。"《素问·痹论》认为湿痹多汗而濡是因"其逢湿甚也，阳气少，阴气盛，两气相感，故汗出而濡也"。《素问·太阴阳明论》提出湿邪致痹特点："伤于湿者，下先受之。"《素问·至真要大论》中有"太阴司天，湿淫所胜，则沉阴且布，雨变枯槁"等，提出天行湿邪亦可致痹。对于湿痹的临床表现，《素问·生气通天论》有"首如裹，湿热不攘，大筋软短，小筋弛长，软短为拘，弛长为痿"等湿邪致痹的描述。汉代华佗《中藏经·论痹》始将其称为"湿痹"。张仲景《金匮要略·痉湿暍病脉证》亦云："太阳病关节疼痛而烦，脉沉而细者，此名湿痹""湿痹之候，小便不利，大便反快"，以利小便治疗湿痹，被后世医家奉为治疗大法；此外，还提出"湿家身烦疼，可与麻黄加术汤发其汗为宜，慎不可以火攻之"，以及纳药鼻中的外治法。

隋唐至宋元时代对着痹的认识较为明确。巢元方《诸病源候论》提出的"湿痹"与《黄帝内经》着痹含义相似，同时还另有"风湿痹"的名称，认为"湿痹之状，四肢或缓或急，骨节疼痛，邪气来往，留注不瘥，休作无度"；风湿痹表现为"令人懈惰，精神昏愦；若经久，亦令人四肢缓纵不随"。《圣济总录》认为湿痹是由于"地之湿气，感则害人皮肉筋脉"，而风湿痹是"以风湿之气，伤人经络而为痹也"。《儒门事亲》指出："湿胜则筋脉皮肉受之，故其痹著而不去，肌肉削而著骨。"金代李杲在《脾胃论》中说"脾病，体重节痛……为诸湿痹，为痿软失力"，认为湿易伤肌肉，着痹经久不愈，易转为肉痿。严用和《严氏济生方·诸湿门》引用活人书云："风雨袭虚，山泽蒸气，令人中湿，湿流关节，身体烦痛，其脉沉缓为中湿……与风寒二气合则为痹。"刘完素《黄帝素问宣明论方·诸证门·着痹证》中描述"着痹留注不去，四肢麻，拘挛浮肿"。在治疗方面，《诸病源候论》记录导引法治疗湿痹。《圣济总录·著痹》认为著痹"治宜除寒湿，通行经络则瘥"，并列有多首治疗着痹和风湿痹的方剂。

明代对着痹的认识逐渐成熟，孙一奎《赤水玄珠·痹门》将着痹与麻木等同，"着痹者，着而不移，世称为麻木不仁"，之后明清医家多把着痹称为麻木。龚廷贤

《寿世保元》列有着痹，而另将脚气之疼痛不仁者，称为湿痹。明代李梴的《医学入门》将痹分上下，并认为风湿多侵于上，寒湿多侵于下。方谷在《医林绳墨·痹》中说："湿胜则血濡而不和，所以为着痹。"张介宾《景岳全书》认为湿为阴邪，"以血气受湿则濡滞，濡滞则肢体沉重而疼痛顽木，留着不移"。明代戴思恭《证治要诀》说"中湿之证，关节痛肿，浮肿喘满，腹胀烦闷，昏不知人""伤湿为病，发热恶寒，身重自汗，骨节疼痛，小便秘涩，大便多泄，腰脚痹冷"。明代方贤《奇效良方·五痹门》描述著痹"湿气留而不移，汗多，四肢缓弱，皮肤不仁，精神昏塞"。《景岳全书·杂证谟》用治脾之法以治湿，"大抵治湿者欲其燥，欲燥者宜从暖；盖脾土喜燥而恶湿，喜暖而恶寒，故温脾即所以治湿也"。

清代对"湿痹即着痹"的认识逐渐一致。李用粹《证治汇补·提纲门·湿证》将湿证分为风湿、寒湿、湿痹。"伤湿又兼风，名曰风湿，因汗出当风，久坐湿地所致""伤湿又兼寒，名曰寒湿，因先受湿气，又伤生冷""伤湿而兼风寒，名曰湿痹"，并对临床表现进行了详细论述，认为风湿症见头汗面黄，遍身重着，骨节烦痛发热，恶风不欲近衣，身有微汗，小便不利，大便亦难，脉浮虚而涩；寒湿症见头汗身痛，拘急，不能转侧，近之则痛剧，遍身无汗，小便不利，大便转泄；湿痹症见头痛脊强，恶湿发热，关节疼痛而烦，皮肤麻木、重着，脉沉而细。《冯氏锦囊秘录·论湿痹》认为湿痹"因雾露所伤，湿气存于腠理，故觉疼痛。因寒极生热则烦，湿气不散则闷"；在"方脉痛风五痹合参"篇中说：着痹"上下脉理滞塞不通，致令肌肉先麻而后木"；又曰："湿之伤人也，先从足始，此则自下而之上，无分左右者也"强调湿邪致痹先从下入的特点。秦景明《症因脉治·痹证论》认为："湿痹之因，或身居卑湿，湿气袭入，或冲风冒雨，湿留肌肉，内传经脉，或雨湿之年，起居不慎，而湿痹之症作矣。""湿痹之症，或一处麻痹不仁，或四肢手足不举，或半身不能转侧，或湿变为热，热变为燥，收引拘挛作痛，蜷缩难伸；湿痹之脉，脉见浮濡，乃是风湿，脉见浮紧，乃是寒湿；脉洪而数，湿热之诊。"在治疗方面，《冯氏锦囊秘录·方脉痛风五痹合参》认为，湿邪"从外入者，以渐而驱之于外，从下上者，以渐而驱之于下"。《症因脉治》则说："湿痹之治，发汗，羌活除湿汤；胸满闷，茯苓汤。"清代吴瑭《温病条辨·中焦》中说："湿聚热蒸，蕴于经络，寒战热炽，骨骱烦痛，舌质灰滞，面色萎黄，病名湿痹，宣痹汤主之。"其湿热痹的治法与方剂，被后世奉为经典而指导临床。

近代医家对着痹的病因病机、辨证论治及理法方药积累了丰富临床经验。张寿颐《疡科纲要》认为："湿邪为病，不一其因，坤土卑监，水留不化，此内因之湿也；天地郁蒸，阴霾感触，此外因之湿也。内因之病，是为里湿，外因之病，是为表湿。"湿在表者，疏泄为主，治在皮毛；在里者，健运为先，治在中焦；治上者，法宜轻扬开泄；治下者，法宜顺导宣通。丹波元坚《杂病广要》用七味除湿汤"治寒湿所伤，身重体痛，腰脚酸疼，腿膝浮肿"。对着痹的治疗首当辨其虚实及所兼之邪。实则祛邪以除湿为主，虚则扶正或调理脏腑以补脾肾、通经络为主。或祛风除湿，或祛寒除湿，或清热除湿，或化湿通络，或燥湿化痰，或健脾利湿，或温补脾肾，或通阳蠲痹等。若用药恰当，治疗及时，则预后较好；若病情迁延，正虚邪恋，治疗较难，预后较差。因此，应当早期及时治疗、积极治疗，以防病邪深入。值得指出的是：湿为致痹之源，风痹、寒痹、热痹与湿痹均多为杂感风寒湿热等邪所致，故其证候表现常常互见并存，并可相互转化。因此临床上应根据病邪特点，仔细进行辨证。着痹作为常见的风湿病，在临床中的地位非常重要。通过对历代文献有关着痹病因病机及证治规律的整理和研究，能够更清晰地认识着痹的理论体系，使着痹理论更好地应用于临床。

【病因病机】

着痹的病因不外内因和外因两个方面。内因为脾胃等脏腑功能失调，正气亏虚，或内生湿邪；外因以感受湿邪，或湿邪为主兼风寒热邪侵袭机体。其病机及发病机理有四个方面。

湿邪侵袭：长夏湿气太过、雨水过多，或久居环境潮湿，湿邪或兼风寒热等邪侵入机体而致痹。如《诸病源候论》说："若地下湿，复少霜雪，其山水气蒸，兼值暖，腠退人腠理开，便受风湿。"《儒门事亲》则曰："此疾之作，多在四时阴雨之时，及三月九月，太阳寒水用事之月，故草枯水寒为甚，或濒水之地，劳力之人，辛苦失度，触冒风雨，寝处津湿，痹从外入。"明代戴思恭《证治要诀》也说湿痹"皆身卧寒湿，或冒雨露，或着湿衣所致"。《丹溪治法心要》曰："湿之为病……东南地下，多阴雨地湿，凡受必从外入，多自下起。"《医宗必读》曰："湿胜者为着痹，即其下一胜字，则知但分邪有轻重，未尝非三气杂合为病也。"《症因脉治》曰："湿痹之因，或身居卑湿，湿气袭入，或冲风冒雨，湿留肌肉，内传经脉，或雨湿之年，起居不慎，而湿痹之症作矣。"《医衡》曰："三气之中，一气独盛，即能为痹。"由此可见湿邪入侵是湿痹发生的主要因素，为历代医家所共识。

正气不足：禀赋不足，气血亏虚，营卫失调，湿邪乘虚而入；或正气亏虚，津液不能正常气化，聚而成湿，湿邪稽留，气血运行不畅而致痹。如《灵枢·百病始生》曰："风雨寒热，不得虚，邪不能独伤人。"《灵枢·阴阳二十五人》曰："血气皆少则无髯，感于寒湿则善痹，骨痛爪枯也。"唐代孙思邈《千金翼方》曰："气极令人内虚，五脏不足，外受邪气，多寒湿痹。"《圣济总录》则曰："由真气虚弱，为风湿所袭。"《济生方》指出："皆因体虚，腠理空疏，受风寒湿气而成痹也。"《景岳全书》曰："痹证之湿胜者……皆脾弱阴寒证也。"清代叶天士《临证指南医案》也指出："风湿肿痹，举世皆以客邪宜散，愈治愈剧，不明先因劳倦内伤也，邪之所凑，其气必虚。"

内湿致痹：湿痹虽多为外湿致病，然而其内湿也可致痹。内湿系指湿由内生，多由脾胃功能失调所致。若饮酒过度，或过食辛辣油腻生冷之品，损伤脾胃，津液失布，聚而成湿，湿邪困脾，脾虚则又外湿易侵，经络气血痹阻，不通不荣而致痹。故《素问·至真要大论》曰："诸湿肿满，皆属于脾""土湿受邪，脾病生焉"。《三因极一病证方论》曰："夫湿者，在天为雨，在地为土，在人脏为脾；故湿喜归脾，脾虚喜中湿。故曰，湿流关节。中之，多使人胀。四肢关节，疼痛而烦。"《丹溪治法心要》曰："湿之为病……西北地高，人多食生冷湿面，或饮酒后寒气怫郁，湿不能越……此皆自内而出者也。"《证治准绳》曰："湿伤肾，肾不养肝，肝自生风，遂成风湿，流注四肢筋骨，或入左肩髃肌肉疼痛，渐入左指中。"清代尤怡《金匮要略心典》曰："土德不及而湿动于中，由于气化不速而湿侵于外。"董西园《医级》也说："湿伤肉而患生中土。"

痰瘀湿阻：饮食不节，脾胃虚弱，水湿内停，凝聚成痰，或外受湿邪，脾为湿困，湿聚成痰；或湿邪阻络，气机阻遏，血行不畅而致瘀；痰瘀互结，痹阻经络而致痹。《景岳全书》曰："痹证之湿胜者，其体必重，或多寒，或多痰。"清代喻昌《医门法律》曰："风寒湿三痹之邪，每借人胸中之痰为相援。"《证治汇补》曰："湿热痰火，郁气死血，留经络四肢，悉能为麻为痹。"《张氏医通》曰："湿痹经络，血凝气滞作痛。"刘一仁《医学传心录》曰："风寒湿气侵入肌肤，流注经络，则津液为之不清，或变痰饮，或成瘀血，闭塞隧道，故作痛走注，或麻木不仁。"湿邪可致痰瘀，而痰瘀又可致湿痹。

着痹的病因病机不外"正虚、湿邪、痰瘀"三个方面，其主要病机是以湿邪为主，致使气血痹阻、经络不通。本病以实证为主，也有虚证和虚实夹杂之证。虚多为脾胃不足，邪以湿邪为主，兼有风、寒、热、瘀、痰等不同。由于脾胃等脏腑功能失调，阴阳气血不足，则湿邪易生，外湿易侵；湿邪痰瘀痹阻日久，又损伤脏腑阴阳气血，故内外之因互为因果。

【临证思路】

一、识症

湿邪既是痹证的始动因素之一，又是诸痹迁延不愈之根。《证治要诀》说："风寒暑湿皆能中人，唯湿气积久留滞关节。"湿痹病程长久，缠绵难愈，如元代朱震亨《脉因证治》所说："湿本重滞，三气致痹之原，或外兼他患有之，若舍此而能痹，未有也"。临床常见缠绵不愈之痹病，多为湿邪所致。

着痹的主要临床表现为肢体关节疼痛重着、酸楚，或有肿胀，肌肤麻木不仁，手足困重，活动不利，舌质淡，舌苔白腻，脉濡缓或濡滑。着痹发病及病情的轻重常与劳累，以及季节、气候的寒冷、潮湿等天气变化有关；发病年龄以中青年为多，老年次之，儿童少见，男女均可患病。病程一般较长，缠绵难愈，可反复发作。

着痹以肢体关节肌肉疼痛、沉重、肿胀，麻木不仁，活动不利为临床特征。下肢关节为多见，常伴有头身困重、精神萎靡、汗出恶风、四肢欠温、胸闷腹胀、饮食减少、小便不利、大便稀溏等。

二、审机

虚实辨识：一般初期发病，病程短，肢体关节肌肉疼痛剧烈、沉重、肿胀较突出，苔腻、脉濡者多属实证；反复发作，病情复杂，肢体关节肌肉疼痛较缓，而功能障碍明显，可伴神疲乏力，四肢不温，纳呆腹胀，便溏，舌淡苔白，脉虚无力者多属虚证。本病后期，病情复杂，常虚实夹杂，正虚邪实，当明辨虚实，分清主次。

兼夹辨识：兼风邪者，肢体关节肌肉疼痛游走不定；兼寒邪者，肢体关节肌肉疼痛较剧，遇寒加重；兼热邪者，则肢体关节肌肉红肿热痛；兼痰者，肢体关节肌肉肿胀、麻木，甚则变形，皮下痰核、结节；兼瘀者，肢体关节肌肉刺痛，昼轻夜重，皮色紫暗。

病位辨识：湿在上焦，上肢重着，肌肤麻木，头身困重；湿在中焦，四肢关节疼痛重着，头重、怠倦、脘闷、腹胀、纳呆、口黏渴、喜热饮；湿在下焦，下肢麻木，关节重痛，阴下湿冷。

三、定治

着痹的治疗以祛邪和调理脏腑为原则。祛邪以除湿为主，调理脏腑以温补脾肾，化湿通络为主。实者祛风除湿，散寒除湿，清热除湿，化湿通络，燥湿化痰等；虚者健脾利湿，温补脾肾，通阳蠲痹等；虚实夹杂者，扶正祛邪兼顾。《医学举要》说湿痹"治湿为主，其间佐温佐清佐散"；另外，除湿不忘健脾，如《医宗必读》说："治着痹者，利湿为主，祛风解寒，亦不可缺，大抵参以补脾补气之剂。盖土强可以胜湿，而气足自无顽麻也"。清代费伯雄《医醇賸义》也说："着痹者，病在肌肉，当补土燥湿。"

四、用药

着痹治疗，首当辨其虚实及所兼之邪。以祛湿为主，佐以散寒，药用薏苡仁、羌活、独活、苍术、白术、茯苓以祛湿健脾，配伍当归、白芍既能止痛，又可缓和风药之燥。若着痹症见初肿，可用四妙、泽泻，清热利湿消肿。病延日久，关节漫肿麻木，用南星、半夏、白芥子、桃仁、蚂蚁、全虫，以祛痰瘀湿浊之邪。久肿不愈，出现关节变形之征兆，药用僵蚕、薏苡仁、防己、姜黄。身重浮肿或关节积液，为痰瘀互结之征，宜泽兰活血利水，以白芥子、桃仁、豨莶草等除皮里膜外之痰瘀，舒展筋骨以除痛。着痹病程较长，缠绵难愈，故用药期间注意顾护脾胃。

根据发病部位不同选用不同的引经药，可以提高疗效，如上肢常用羌活、桑枝；下肢用独活、牛膝、木瓜、秦艽；项背痛用葛根；脊背痛用狗脊、鹿角片；腰痛用杜肿、续断、桑寄生；肌肉痛用威灵仙等。久病入络者，选用藤类药祛风止痛，疏通经络。如海风藤祛络中之风，善治游走性关节痛；络石藤散络中之寒；丝瓜络除络中之湿；忍冬藤清络中之热；鸡血藤养络中之血等。

着痹的治疗，还需辨别湿邪的病位。湿邪在表：应用微汗除湿之法。风为阳邪，其性开泄，易随汗而解，湿性黏滞，难以速去，故宜采用微微发汗之法以求风湿俱去。可用麻黄加术汤方、麻黄杏仁薏苡甘草汤方等，药用制麻黄、桂枝、桑枝、羌活、威灵仙、防风、荆介、白芷、干姜等。湿邪在下：应用利湿蠲痹法。《证治汇补》在治疗湿痹中提出"势重者，宜利小便"，因内湿较重，阻碍膀胱气化，出现小便不利，大便反快者，宜先行利小便，以通其阳气，阳气通则卫气盛于太阳之表，外湿亦可并除，药用泽泻、车前子、车前草、滑石、通草、萆薢、冬瓜皮、茵陈蒿、赤小豆、灯心草、地肤子、木防己等。湿困中焦：应以健脾燥湿为法。若素有脾阳虚损，脾失健运，则易生内湿，而内湿易招致外湿，即所谓"土德不及而湿动于中，由是气化不速而湿侵于外"，李中梓在《医宗必读》中提出，着痹虽以利湿为主，更应参以理脾补气，脾土强而能胜湿。药用黄芪、白术、党参、苍术、茯苓、扁豆、山药、薏苡仁等。

【辨证论治】

1. 风湿痹阻

主要症状：肢体关节肌肉重着、肿胀、麻木，疼痛呈游走性。恶风，或恶寒，汗出，头痛，头重身困，随天气变化而发作。舌质淡，苔薄白或稍腻，脉浮缓，或濡缓。

治疗方法：祛风除湿，蠲痹通络。羌活胜湿汤加减：羌活、防风、独活、豨莶草、海桐皮、蕲蛇、川芎、苍术、白术、陈皮、茯苓、甘草。

若汗出短气，小便不利，恶风不欲去衣，或身微肿者，合用甘草附子汤；若风湿痹不仁，肢体疼痛者，宜海桐皮汤；若风湿流注，四肢浮肿，肌肉麻痹者，宜续断丸；若肌肤麻木不仁者，加桑枝、瓜木、当归；若兼头身疼痛者，合身痛逐瘀汤。

2. 寒湿痹阻

主要症状：肢体关节肌肉重着、肿胀、麻木、冷痛，痛有定处，遇冷及阴雨天气加重，屈伸不利，得热痛减，以下肢关节多见。舌淡胖，苔白腻，脉弦紧，或弦缓。

治疗方法：散寒除湿，温经通络。乌头汤加减：乌头、细辛、干姜、桂枝、独活、麻黄、当归、白芍、蜈蚣、茯苓、甘草。

若身体重著，如坐水中者，宜渗湿汤；若脊骨皆痹，腰眼膝髌皆痛，无力行步，身沉重者，宜苍术复煎散；若身体沉重，腰痛者，宜麻黄苍术汤；若伴腰膝冷痛，加杜仲、续断、仙茅等；若伴腹痛便溏，加白术、山药等。

3. 湿热痹阻

主要症状：肢体关节肌肉重着、肿胀、麻木、疼痛，局部热感；或关节屈伸不利，发热，汗出；或身热不扬，渴不欲饮，烦闷尿黄，大便不爽。舌质红，苔黄腻，脉滑数，或濡数。

治疗方法：清热除湿，宣痹通络。宣痹汤加减：石膏、黄柏、连翘、滑石、防己、蚕砂、薏苡仁、赤小豆、肿节风、忍冬藤、赤芍、地龙。

若关节肿痛，不可触近者加姜黄、海桐皮；若两足湿痹疼痛，或如火燎，从足跗热起，渐至腰胯，或麻痹痿软，宜加味二妙散；若下肢关节肿痛甚者，加牛膝、虎杖。

4. 湿邪痹阻

主要症状：肢体关节肌肉重着、肿胀、麻木、疼痛，肢困体重，抬举无力，以下肢关节多见，恶寒发热，纳呆腹胀，大便不爽。舌质淡胖，苔滑腻，脉濡。

治疗方法：化湿通络，行气宣痹。三仁汤加减：杏仁、豆蔻、薏苡仁、滑石、通草、竹叶、半夏、厚朴。

若湿胜沉困者加络石藤、海桐皮；若多汗而脉濡者宜茯苓川芎汤；若伤湿为病宜除湿汤；若兼湿阻中焦者加苍术、白术。

5. 脾虚湿困

主要症状：肢体关节肌肉重着、肿胀、麻木、酸痛，纳呆腹胀，肌肉萎软无力，面色苍黄或浮肿，身重肢困，大便稀溏。舌淡胖，边有齿印，苔白腻，脉沉缓。

治疗方法：健脾利湿，升阳蠲痹。升阳益胃汤加减：黄芪、党参、柴胡、白芍、陈皮、苍术、半夏、茯苓、羌活、独活、泽泻、黄连、甘草。

若气虚伤湿，身重腰痛，四肢微冷，或呕逆，或溏泄，宜除湿汤；若伴脾胃气虚者，宜参苓白术散。

6. 脾肾阳虚

主要症状：肢体关节肌肉重着、肿胀、麻木、酸痛，四肢不温，便溏。腰酸腹胀，纳呆，畏寒喜暖，或面浮肢肿，小便清长，或男子阳痿，女子带下清稀。舌淡胖，苔白滑，脉沉迟无力。

治疗方法：温补脾肾，通阳化湿。理中丸合右归丸加减：干姜、人参、白术、制附子、肉桂、鹿角胶、熟地黄、山萸肉、枸杞子、山药、菟丝子、杜仲、当归、丹参、甘草。

若上肢痛甚者加羌活、姜黄；血瘀者加全蝎、苏木、地龙、制乳香、制没药；湿胜者加炒薏苡仁、茯苓；气虚者加黄芪、党参。

7. 湿痰痹阻

主要症状：肢体关节肌肉重着、肿胀、麻木，胸闷痰多。肢困体重，甚则关节畸形，皮下痰核结节，头晕目眩，咳嗽、痰白。舌淡胖，苔白腻或滑腻，脉弦滑。

治疗方法：燥湿化痰，蠲痹通络。导痰汤加减：陈皮、半夏、茯苓、甘草、枳实、胆南星、鸡血藤、白芥子、僵蚕、地龙。

若血瘀湿阻，见肢体关节肌肉刺痛，痛处固定，皮色紫暗者，宜桃红四物汤合羌活胜湿汤加减。

【其他治法】

一、针灸疗法

四肢关节疼痛，行履不便者，针灸足三里、上巨虚、下巨虚、阴市、梁丘等。

风寒随湿邪留滞，肢体疼痛者，针灸肾俞、下廉、照海、交信、太冲等。

湿胜于风寒，疼痛不移者，皮肤不仁者，针灸中脘、气海、足三里、天井、膈俞、脾俞、肾俞、曲池、阳陵泉等。

此外，可以根据关节疼痛部位进行取穴。若关节疼痛以肩部为主，可加肩髃、肩髎、臑俞；关节疼痛在肘部，可加曲池、天井、少海；关节疼痛在腕部，可加阳池、外关、阳溪、腕骨；关节疼痛在脊背，可加大椎、身柱；关节疼痛在腰部，可加阳关、夹脊穴；关节疼痛在髀部，可加环跳、秩边；关节疼痛在髋部，可加伏兔、殷门、承扶、风市、阳陵泉；关节疼痛在膝部，可加膝眼、梁丘、阳陵泉、膝阳关；关节疼痛在踝部，可加申脉、照海、昆仑、丘墟。

皮肤针：用皮肤针叩脊背两侧和关节疼痛部位，使出血少许并加拔火罐。

电针：针刺得气后，接通电针仪，用连续波刺激 10～20 分钟。

穴位注射：选用当归、防风、威灵仙等注射液，在病痛部位选穴，每穴注入 0.5～1mL。注意勿注入关节腔内，每隔 1～3 日注射 1 次。

二、单方验方

天麻丸，用于诸风湿痹、四肢拘挛。配方及服法：天麻半两、川芎二两，共研为末，炼蜜做成丸子，如芡子大。每次嚼服 1 丸，饭后服，茶或酒送下。

薏苡仁粥：用于风寒湿痹（麻木不仁，或手足不遂）。用香白米煮粥一碗，薏苡仁五两，慢熬适当，加姜汁 1 匙、蜜 3 大匙，空腹服下。

木瓜粥：有祛湿舒筋之功，用于治风湿转筋、足膝无力及湿痹脚气。用法：木瓜 15g，粳米 100g，姜汁、蜂蜜各少许。将木瓜研末与粳米煮粥，临熟调入姜汁、蜂蜜，可任意服食。

【病案参考】

病案一

患者，女，35 岁。初诊日期：1977 年 9 月 20 日。症见面色苍白，形体虚胖，精神萎靡，3 年前右骶骨部及右大腿上部疼痛，肢体关节疼痛重着，活动不便，肌肤常有麻木感觉，口淡不渴，饮食、睡眠、大小便尚可，月经不规则，往往超期，白带多，舌苔白腻，脉濡弱。西医诊为风湿性关节炎。辨证：湿邪留滞，阻闭气血，经络不利。治法：祛湿通络，祛风散寒。方药拟《类证治裁》薏苡仁汤加减：薏苡仁 30g，川芎 7g，当归 10g，桂枝 7g，独活 7g，党参 20g，黄芪 20g，川乌 7g，苍术 10g，木瓜 10g，秦艽 10g。水煎服，每日 1 剂。配服小活络丹，并酌情加减，调治二月，诸症均见好转。

按语：该患者病史 3 年，病情长，就诊时症见面色苍白，形体虚胖，精神萎靡，肢体关节疼痛重着，活动不便，肌肤麻木，口淡不渴，舌苔白腻，脉濡弱，辨证当为痹病之着痹，其发病以湿邪痹阻经络关节为特点，故关节疼痛重着、肌肤麻木不仁；湿邪之人多体虚，故见面色苍白，形体虚胖，精神萎靡；舌苔白腻、脉濡弱乃湿之舌脉象。综合临床诸证及舌脉象，当属着痹之证，治疗应以除湿通络为法，薏苡仁汤加减即可，但患者久病入络，需入加活血通络之品入络透邪，方可标本兼顾，故配合小活络丹调治，故显良效。

（摘自：盛国荣．痹证论治．福建中医药，1981）

病案二

患者，男，48 岁。初诊：两足步履艰难，麻木不知痛痒，已延多日，脉细涩，形色萎疲。证属寒湿久留之着痹。拟予疏利气血，祛寒化湿为治。当归 12g，川续断 9g，牛膝 9g，姜黄 3g，羌活 6g，秦艽 4.5g，木瓜 9g，汉防己 9g，茯苓 12g，黄芪 9g。10帖。另外用方：川乌、草乌各 9g，留行子 15g，当归 30g，木瓜 24g，麻黄 15g，扦扦活 60g。煎汤熨两足。

复诊：两足稍知痛痒，但有时仍麻木不仁。再循原意出入为治。当归 15g，川续断 12g，牛膝 12g，羌活 6g，姜黄 4.5g，木瓜 9g，汉防己 9g，茯苓 12g，黄芪 9g，海金砂 12g，络石藤 12g，秦艽 6g。10 帖。外用方同前。

三诊：麻木已大减，痛痒略知，唯步履尚艰。药已适合症情，宜再踵前法治之。当归 15g，川续断 9g，牛膝 9g，姜黄 1.5g，木瓜 9g，汉防己 9g，茯苓 9g，海风藤 12g，络石藤 12g，羌活 1.5g。10 帖。另外用盐附子 2 片，贴两足心 1 周时去之。隔 2天再贴 1 次。

四诊：两足步履逐渐恢复，麻木已除，且有痛痒感。伏邪渐去，当以丸剂缓图，可冀痊愈。健步虎潜丸，每日吞服 12g。

按语：此证为寒湿留着之着痹，治当以祛寒化湿、疏利气血为法，外用大辛大热药外洗以祛寒，内外同用；后症状大减，痛痒已知，改丸药治之，"丸者缓也"，此症服丸药半月后，已步履如恒。揆其症因，乃经旨所谓"病久入深，营卫之行涩，经络时疏故不痛，皮肤不营故不仁"。法取"疏其气血，令其条达，而致和平"。经治四十余日，顽疾得瘳。

（摘自：张慕岐．临床心得选集．上海科学技术出版社，1966）

第二十三节　热　痹

【概述】

热痹是指外感火热毒邪，或脏腑功能失调、内有蕴热，复感风寒湿邪，流注经络，内壅筋骨、关节、肌肉，阻滞气血，临床以全身发热，关节红肿热痛，不能屈伸为特点，并伴有烦闷、口渴的一种病证。本病可涉及一个或多个关节。本病可见于现代医学所指的急性痛风性关节炎、感染性关节炎、类风湿关节炎急性活动期、创伤性关节炎久治不愈者。当上述疾病某阶段有热痹表现时，均可依热痹辨证论治。

【源流】

早在《黄帝内经》就有热痹的论述。《素问·痹论》云："其热者，阳气多，阴气少，病气胜，阳遭阴，故为痹热。"《素问·四时刺逆从论》云："厥阴有余病阴痹，不足病生热痹。"《普济本事方》对历节病的症状有载："风热成历节，攻手足指，作赤肿……甚则攻肩背两膝。"《丹溪心法·痛风》则曰："又有痛风，而痛有常处，其痛处赤肿灼热，或浑身壮热。"古人所说的风湿、历节、痛风等病中都包括热痹在内。

明代医家秦景明在《症因脉治》中明确提出了热痹之名，指出"热痹之症，肌肉热极，唇口干燥……体上如走鼠状"。王肯堂在《证治准绳·痹》中指出"热痹者，脏腑移热，复遇外邪，客搏经络，留而不行""关节红肿热痛，发热烦闷口渴"者，用白虎加桂枝汤及升麻汤；"若风寒湿邪未尽者"，用桂枝芍药知母汤；"热毒盛者"，用《备急千金要方》犀角汤。在《证治准绳》中，热痹的证候表现、治法得到了比较全面的论述。王肯堂把"脏腑移热，复遇外邪"作为热痹的病因，这种认识比《金匮要略》的"饮酒汗出当风"和虞抟的"血虚受热""涉水受湿，热而得寒"更为宽泛。根据痹热程度、邪气兼夹的不同，王肯堂将白虎加桂枝汤、升麻汤、桂枝芍药知母汤、犀角汤诸方统于热痹之内，这是认识上的进步。

清代医家李梴在《医学入门》中讲"又热痹，或湿生热，或风寒郁热"，李梴的认识又把热痹概念扩大了，把由湿而生热的痹证也归于热痹。清代医家吴鞠通则为其另立证候名，他在《温病条辨》中焦篇中讲"湿聚热蒸，蕴于经络，寒战热炽，骨骱烦疼，舌色灰滞，面目萎黄，病名'湿痹'，宣痹汤主之""暑湿痹者，加减木防己汤主之"。吴鞠通分立"湿痹"与"暑湿痹"，后世常根据"湿聚热蒸，蕴于经络"而将二者统称湿热痹。吴鞠通丰富了湿热痹的辨治思路，提出了苦辛通法和苦温辛凉法，并依法创制宣痹汤和加减木防己汤两方，对后世产生了很大影响。叶天士在《临证指南医案》中指出"经热则痹，络热则痿"，从病机、病位层次上阐述了热痹与痿病的区别，而且指出了痹证之"热"，其热在经。吴鞠通在加减木防己汤后注释中解释："以舌灰目黄，知其为湿中生热""寒战热炽，知其在经络""骨骱疼痛，知其在痹证"。从此可以看出湿热痹的"热"由湿而生，湿热流于经络而成湿热痹证，但是其"热"产生的脏腑基础还是不清楚。

【病因病机】

热痹的病因不外乎内外因。外因多为风、寒、湿、热、毒之邪侵袭机体，其中尤以湿、热、毒三者为要。内因则主要因脏腑功能失调，素体阳热内盛，或阴虚血热失治误治，或痰瘀痹阻郁而化热而成热痹。

暑湿热毒之邪侵袭：凡体虚之人，调理失宜，或久居炎热潮湿之所，暑天避之不及，暑湿热毒之邪侵袭人体，痹阻经脉气血，滞留于筋骨关节肌肉之间，致使气血失和，经络痹阻，关节或肌肉红肿热痛而发为热痹。如《中藏经》云："痹者，风寒暑湿之气中于人。"清代叶天士《临证指南医案》曰："有暑伤气，湿热入络而为痹者""有湿热伤气，及温热入血络而成痹者"。暑湿热毒之邪入里，煎灼阴血，痹阻筋骨关节，伤于脏腑发为热痹。

风寒湿邪，郁久化热：风寒湿邪外侵，留滞经络关节，日久不愈，郁久化热。如《增补内经拾遗方论》云："风寒湿三气杂至，而客于经络，郁而为热痹也。"《类证治裁·痹证论治》亦云："风寒湿合而成痹，蕴邪化热蒸于经络，四肢痹痛，筋骨不舒""初因风寒湿郁闭阴分，久则化热攻痛"。其均明确指出风寒湿痹，日久郁而化热可转化成热痹。

素体阳热内盛，感邪而发：素体阳热偏盛，内有蕴热，感受外来邪气，内外合邪，从阳化热而成热痹。《素问·痹论》曰："其热者，阳气多，阴气少，病气胜，阳遭阴，故为痹热。"《金匮翼》又指出："所谓阳遭阴者，脏腑经络先有蓄热，而复遇风寒湿气客之，热为寒郁，气不得通，久之寒亦化热。"这说明素体阳热体质与热痹的发生关系极为密切。

阴虚内热，失治误治：素体阴虚或妇人产后精血暗耗，或久用过用温燥之药，或失治误治，致脏腑功能失调，阴津耗损，筋脉失养而致痹。金代张从正《儒门事亲》曰："抑或为医误诊误治，过用辛散温燥之品，使得矫枉过正，病邪之性由寒转热，与湿相合，湿热蕴结。"清代吴瑭《温病条辨》则明确指出："误用辛温，其害立见。"

痰瘀痹阻，郁而化热：嗜食肥甘厚味，致脾失健运，湿热痰浊内生；或风寒湿邪郁久化热，熏蒸津液，饮湿积聚为痰浊；或痰瘀化热化火；或热伤津液，血脉涩滞而成热瘀致痹。如清代顾靖远《顾松园医镜》云："邪郁病久，风变为火，寒变为热，湿变为痰"，提出"痰火"可阻络而致痹。《类证治裁》亦云："痹久必有湿痰败血瘀阻经络"，可见热邪可致痰瘀，痰瘀也可致热痹。

总之，本病起病急骤，病情发展迅速，病性为实证、热证或虚实夹杂，其病机始终以热邪的病理变化为核心，但由于风寒湿邪入侵可转化为热痹，因此热痹也出现寒热错杂、阴阳交混的复杂临床表现。

【临床诊断】

诊断要点

本病发病较急，疼痛剧烈，常常难以忍受；也可发生于风寒湿邪痹阻关节郁久而化热，疼痛呈进展性发展。本病在夏季多发，亦可见于其他季节，年龄多见于青壮年，老年亦不少见。好发部位在四肢关节，以大关节受累为主。关节灼热、红肿、疼痛，剧烈者痛不可触，可伴有发热、汗出、口渴、小便短赤。疼痛部位皮肤肿胀明显，皮肤发红，关节屈伸不利，或皮肤有红斑，触之有发热感。舌质鲜红，舌苔黄或黄白相兼，脉滑数。

【临证思路】

一、识症

热痹主要表现为关节红肿热痛，伴有局部皮肤发热、体温高、口渴、汗出、小便短赤等症状。实证多表现为起病急骤，疼痛剧烈，热象比较明显；虚证多表现为起病比较缓慢，有痹病病史，逐渐出现疼痛关节发热，触之皮温升高。

二、审机

感受外邪热痹：外感暑湿热毒，或风寒湿邪郁久化热，热毒之邪灼伤筋脉关节，故见关节红肿热痛，屈伸不利；湿热毒邪弥漫，可见发热；热为阳邪，其性开泄，可见汗出；热邪蒸发，伤阴耗气，可见乏力、口渴、小便短赤。可见舌红，苔黄，脉浮滑数。

湿热内蕴热痹：素体阳气偏盛，内有蕴热，感受风湿热邪，邪留经络蕴化所致，热为阳邪，阳盛则热，故见触之灼热、发热、溲黄；湿为阴邪，重浊黏腻，湿盛则肿，湿热交阻于经络、关节等处，故关节肌肉局部红肿灼热之象；气血阻滞不通，不通则痛，骨节屈伸不利。舌质红，苔黄腻，脉濡数均为湿热痹阻所致。

痰瘀痹阻热痹：嗜食肥甘厚味，致脾失健运，湿热痰浊内生；或风寒湿邪郁久化热，熏蒸津液，饮湿积聚为痰。痰浊内生，气血运行不畅，血液运行迟缓、阻滞凝聚成瘀。病程日久，痰瘀互结，留阻经络、关节、肌肉，蕴而化热，故见关节肌肉肿胀刺痛，局部灼热。痰瘀留于肌肤，则见痰核硬结或瘀斑。痰瘀阻滞经脉，气血失养，而致肌肤顽麻不仁，面色黧黑。可见舌质紫暗或有瘀斑，苔白腻，脉滑涩。

三、定治

本病辨证要点是辨清热证、热夹风湿证、热毒证、寒热错杂证、痰瘀热阻证等。热证以素体阳盛，复感热邪，症见关节肌肉红肿热痛，得冷则舒，全身发热，口渴，心烦为要点。

热夹风湿证也是热痹常见证候，可由风湿之邪郁久化热，湿遏热伏，流注关节，阻滞气血而成。故病程缠绵，关节灼痛，关节肌肉灼热焮红，肿胀较甚，全身发热症状不明显，周身困重，口渴不欲饮。

热痹初起多表现为实证。若风寒湿邪致痹缠绵不愈，或病体虚弱，久治罔效，邪郁化热，则可表现为虚实夹杂或寒热错杂。

【辨证论治】

1. 湿热痹阻

症状：关节或肌肉灼热、肿胀、疼痛、重着，皮肤发红，可伴发热、口渴不欲饮、烦躁不安、周身沉重、溲黄浑浊，舌质红，苔黄腻，脉滑数。另外关节肌肉灼热、肿胀、疼痛、重着及苔黄腻、脉滑数等，为本证辨证要点。

治法：清热利湿，宣通经络。

方药：宣痹汤加减。

常用药：防己、杏仁、滑石、连翘、山栀、薏苡仁、半夏、晚蚕砂、赤小豆。

加减：若湿浊甚者，加苍术、草薢；痛甚加片姜黄、玄胡；局部关节热重明显，加生石膏、知母、忍冬藤。

分析：本证是热痹最常见的证候，好发于夏热季节，居住环境潮湿，素体阳气偏盛，内有蕴热，感受湿热之邪，或素有湿痹郁久化热等，则发为本病。湿遏热伏，流注关节经络，阻滞气血而致病，湿邪重着黏腻为阴邪，致病缠绵，经久不愈。湿热交阻于经络、筋脉、肌肉、关节，故关节肌肉肿胀较甚，灼热疼痛，屈伸不利，步履艰难。湿热交阻于内，故口渴不欲饮，苔黄腻，脉滑数。本方选用善于除经络之湿和宣痹止痛的防己、薏苡仁、蚕砂为主药；用杏仁宣肺气，气化则湿化；连翘、栀子以清热；赤小豆、滑石、半夏以除湿导浊。本证乃湿热相结，因湿邪重着缠绵，难以祛除，故治疗不当或除邪未尽，易形成热去湿留，而顽固难愈。

2. 风热痹阻

症状：发病急骤，关节、肌肉游走性疼痛，局部灼热红肿，可见红斑，痛不可触，遇热则重，得冷稍舒，关节屈伸不利，伴汗出、恶风、发热、口渴、唇干，舌质红苔黄，脉浮数，为本证辨证要点。

治法：清热疏风，活血通络。

方药：大秦艽汤加减。

常用药：秦艽、生石膏、当归、白芍、羌活、防风、黄芩、生地黄、茯苓、川芎、知母、地龙、豨莶草、甘草。

加减：若局部肿胀明显，加防己、薏苡仁；游走性疼痛明显可加威灵仙、青风藤。

分析：风热之邪为阳邪，开泄腠理，善行数变，故其发病急骤，关节肌肉游走性疼痛。阳热之邪郁阻经络，内壅筋骨、关节、肌肉，气血失和，故局部灼热红肿，痛不可触。风邪入侵，营卫失和，而见恶风、汗出、发热、全身不适等。若病势轻浅，病程较短，治疗得当，则表邪得散，风去热清，诸症自愈。方用秦艽、羌活、防风、白芷祛风宣痹；当归、白芍、生地黄、川芎养血和营，即治风先治血之意；生石膏、知母、黄芩、生地黄清热凉血，配地龙、豨莶草以清热通络；茯苓、甘草健脾渗湿，调和诸药。内清外疏并用，风热之邪自解。

3. 寒热错杂，热重于寒

症状：关节肌肉红肿疼痛，但全身感觉怕风怕冷，得暖则舒，或自觉发热触之不热，筋脉拘急，肢体关节屈伸不利，甚则僵硬强直，可见身热不扬，或发热畏寒，口干不欲饮，或喜热饮，或自汗身凉。舌红苔白，或舌淡苔黄，脉弦数或弦紧。关节红肿热痛，但周身怕风怕冷，得暖则舒，为本证辨证要点。

治法：清热活血，温经散寒，通络止痛。

方药：桂枝芍药知母汤加减。

常用药：桂枝、芍药、知母、甘草、生白术、防风、忍冬藤、生石膏、川芎、羌活、当归。

加减：关节四肢肌肉痛甚者，加醋延胡索、赤芍；关节变形、屈伸不利甚者，酌加莪术、露蜂房。

分析：本证发生，可由风寒湿邪痹阻关节、经络，渐次化热，而出现肌肉关节局部发热之象，但风寒之邪未去。寒热错杂证是寒热并存，出现四肢关节红肿热痛，而周身怕风怕冷，得暖则舒，说明寒湿化热而寒邪未尽；寒主收引，寒邪未尽故筋脉拘急，屈伸不利，甚则僵硬强直，由于寒热并存，二者有重有轻，故热重寒轻时，热象偏胜，而见关节红肿热痛。方中生石膏、忍冬藤、知母有清热利湿、通络止痛；桂枝、当归、川芎、羌活温经散寒、活血通络；白芍、甘草甘缓止痛兼有清热之功。诸药相合，清热而不伤阳，温经而不化热，共奏清热活血、温经散寒、通络止痛之功。

4. 热毒阻络

症状：关节肌肉红肿焮热，疼痛剧烈，痛不可触，得冷则舒，关节肿胀，或有波动感，其色红紫，关节屈伸不利，伴壮热烦渴，甚则神昏谵语。舌红或红绛，苔黄或黄腻，脉弦数。关节红肿焮热、疼痛剧烈或有波动感，为本证辨证要点。

治法：清热解毒，分利湿热，凉血通络。

方药：五神汤合清瘟败毒饮加减。

常用药：茯苓、车前子、金银花、栀子、紫花地丁、石膏、知母、黄芩、黄连、连翘、生地黄、赤芍、牡丹皮、玄参、生甘草。

加减：若肿痛不消，加青风藤、忍冬藤、桑枝、苍术、芦根，以加强解毒利湿通络之效。

分析：本证因阳热过盛，感受热毒之邪所致。热为阳邪，热盛化火，火热为毒，热毒交炽，流于关节、经络，致血脉壅塞不通，则见关节、肌肉红肿焮热疼痛剧烈；热灼筋脉，故关节屈伸不利；热毒深入营血，则见壮热烦渴，甚则神昏谵语等。重用石膏配知母，为取法白虎汤，意在清热保津；黄连、黄芩、栀子、连翘、紫花地丁同用，是仿黄连解毒汤之意，重在通泻三焦火热毒邪；车前子清热利湿，使火热毒邪从小便而走；生地黄、赤芍、牡丹皮、玄参相配，即犀角地黄汤加味，旨在清热解毒、凉血散瘀。诸药合用，共奏清热解毒、分利湿热、凉血通络之功。

5. 痰瘀热阻

症状：痹病日久不愈，痰瘀互结，郁而化热，故关节肌肉刺痛、痛处不移，或红肿灼热、局部肌肤色紫暗、按之稍硬，或伴有结节瘀斑、肢体麻木，甚则关节畸形、屈伸不利。舌质紫暗或有瘀斑，苔白腻，脉涩。久病不愈，局部刺痛，痛处固定，红肿灼热，伴有结节瘀斑，为本证辨证要点。

治法：化痰散瘀，清热通络。

方药：身痛逐瘀汤合双合汤加减。

常用药：桃仁、当归、五灵脂、制香附、秦艽、羌活、制没药、制半夏、地龙、土茯苓、忍冬藤、川芎、陈皮、黄柏、甘草、茯苓。

加减：若痰瘀不散、疼痛不已，酌加炮山甲、乌梢蛇、蜈蚣、土鳖虫，以搜风散瘀、通络止痛；痰留关节，见皮下结节，可加制胆星、白芥子以豁痰散结；若痹久不愈，损伤正气，见神疲乏力、面色不华，酌加党参、黄芪以益气养血。

分析：患病日久，痰浊、瘀血等有形之邪痹阻关节经络，蕴而化热，故关节肌肉肿胀刺痛，局部灼热。痰瘀留滞肌肤，则见皮下结节或瘀斑。邪气留于筋骨，日久可见关节畸形、难以屈伸。痰瘀阻滞经脉，气血失养，而致肌肤麻木不仁，面色黧黑，舌质紫暗或有瘀斑为瘀血之象。若痰湿偏盛，可见肢体困倦、乏力，苔腻。本方具有活血行气、祛痰化瘀、宣痹清热之功效。其中桃仁、川芎、当归活血化瘀；二陈汤燥湿化痰；没药、五灵脂、地龙、香附祛瘀通络，理气活血；秦艽、羌活祛风湿、强筋骨、通利关节而止周身疼痛；土茯苓、黄柏、忍冬藤清热利湿通络。

6. 阴虚痹阻

症状：午后或夜间发热，盗汗或兼自汗，口干咽燥，手足心热，关节疼痛，小便赤涩，大便干结，舌红少苔，脉细数，为本证辨证要点。

方药：清络饮加减。

常用药：金银花、生地黄、石斛、牡丹皮、赤芍、白薇、桑枝、地龙、羌活、丝瓜络、川牛膝。

加减：若热甚加生石膏、知母；兼湿加薏苡仁、苍术。

分析：素体阳盛，内有蕴热或热毒阴伤，均可形成阴虚内热的格局，故见午后或夜间发热；内热迫津外泄故盗汗；津亏失润，则口干咽燥；湿热或热毒痹阻经络关节，则关节发热疼痛；内热耗灼阴津故小便赤涩，大便干结。舌红少苔、脉细数均为阴虚内热之象。湿热可致阴伤，阴虚内热也可兼有湿热，故临证时应仔细加以辨证，观察孰轻孰重。本方以生地黄、石斛、牡丹皮、白薇养阴清热；赤芍、川牛膝通络活血；地龙、羌活通络止痛。

【其他治疗】

一、单方验方

1. 金银花 30g，苍术 15g，黄柏 10g，忍冬藤 30g，桑枝 20g。水煎分 3 次服，日 1 剂。用于热痹夹湿者。

2. 桑枝 30g，川牛膝 15g，防己 20g，丝瓜络 30g，忍冬藤 30g，土茯苓 30g。水煎分 3 次服，日 1 剂。用于热痹病在下肢者。

3. 桑枝 30g，豨莶草 30g，防风 10g，海桐皮 15g，金银花 30g，红藤 20g，牡丹皮 15g，蜂房 10g。水煎服，日 1 剂。用于热毒炽盛致痹者。

4. 青风藤 20g，忍冬藤 30g，嫩柳枝 30g，虎杖 20g，知母 15g，细辛 5g，桂枝 10g，生甘草 9g。水煎服，日 1 剂。用于热痹寒热错杂证。

5. 葛根 60g，忍冬藤 40g，丝瓜络 20g，路路通 15g，伸筋草 30g，白芍 30g，防己 15g，生甘草 9g。水煎服，日 1 剂。用于热痹关节屈伸不利。

6. 生石膏 45g，知母 15g，桂枝 9g，赤芍 15g，生甘草 9g。水煎服，日 1 剂。用于热痹。

二、食疗方

1. 丝瓜绿豆粳米粥

丝瓜 50g，绿豆 50g，粳米 100g。将粳米和绿豆煮粥，然后放入丝瓜，煮至熟服用。用于风湿热痹。

2. 薏米绿豆百合粥

薏苡仁 50g，绿豆 25g，鲜百合 100g，白糖适量。将百合瓣成瓣洗净，绿豆、薏苡仁加水煮至八成熟后放入百合，文火煮烂，加糖适量。用于热毒痹阻。

3. 苡仁丝瓜粥

薏苡仁 150g，薄荷 15g，豆豉 50g，丝瓜 100g。将薄荷、豆豉洗净，加水 1500mL，沸后改文火煎煮约 10 分钟，取汁去渣，薏苡仁、丝瓜倒入锅内，加入药汁，煮至熟烂即可。用于阴虚热痹。

三、针灸疗法

1. 毫针

（1）用近部取穴法，清热利湿，活血通络。多用泻法。肩部取肩髃、肩贞、巨骨、曲池；肘臂部取曲池、外关、阳溪、腕骨；髀部取秩边、环跳、居髎、阳陵泉；膝部取犊鼻、梁丘、血海、阳陵泉、曲泉；踝部取昆仑、太溪、照海、悬钟、解溪；手指、足趾部取八邪、八风。伴有全身发热、口干者，可选大椎、照海、外关等穴。

（2）取太溪、丘墟、八风，均泻法。又方：肩髃、肩髎、曲池、外关、合谷，均用泻法。（《针灸治验录》）

热痹选大椎（凉泻法）、曲池、合谷、阴陵泉、三阴交。合谷、曲池、太冲清热降火，大椎、曲池清热解肌、泄热疏风。

2. 三棱针

病灶局部用围刺放血法，邻近穴用点刺放血法。均用三棱针围刺和点刺 1～2 个穴位放血。针后，在邻近穴位针孔处拔火罐，以出血为度。主治热痹。

3. 推拿疗法

推拿手法用泻法，可酌情选用推抚肢体疏经法，揉拨患部活血法，压放俞穴通脉法等。手法治疗时宜轻快而柔和，局部配合轻快的拿法。

【预防调护】

1. 痹病一般病程较长，缠绵难愈，症状表现时轻时重，患者多掉以轻心，治疗或不及时或疼痛好转即停用药物治疗。因此，对痹病患者要做到早期诊断，并早期规范化治疗，树立战胜疾病的信心，争取早期控制甚至痊愈。

2. 热痹患者不宜食用羊肉等辛温燥热食物或蜂王浆、冬虫夏草、人参、海参等能增强免疫的各种保健品，以免伤阴耗气、助湿化热而加重病情。宜多食清淡易消化之品。

3. 在发热之际，宜注意预防暑热侵袭，不可露宿达旦，以防热湿之邪复侵，加重病情。

4. 关节红肿热痛，病情处于急性活动期时，局部不宜使用热敷、艾灸等温热疗法。

5. 保护关节功能非常重要，对于热痹急性活动期宜卧床休息；待病情缓解，宜适当增加关节锻炼。

【转归预后】

在热痹初起，或急性发作阶段，首以清热利湿凉血解毒为主，以截断热痹的发展，早期得到治愈，预后较好。热痹者若从其他痹病转化而致，则病程日久，根据

"久病多瘀"和"久病入络"的理论，用寒凉药佐用热药，和祛瘀活血、扶正祛邪、标本兼治等法，方能取效。若病机复杂，药不合法，难以治愈，甚则出现肌肉萎缩、关节变形，屈伸不利，而预后较差。在临证中对热痹初期，用药治疗后关节红肿热痛、红斑结节消退之时，若不详查湿邪是否尚存，就贸然停药，就会遗留湿邪，表现为关节肌肉略感酸痛、重着，舌苔腻等，而隐患不除，顷刻热证亦可复现，形成反复发作，甚则转归为心痹，预后不良。

热痹后期，由于热邪劫津耗血，易致肝肾亏损，若素有肝肾阴虚者，罹患本病后，往往表现筋脉拘挛、肢体麻木、腰膝酸软、舌红少苔等肝肾阴虚、精枯血亏证。因此，热痹后期，宜补肝肾，填补精髓，以防关节变形。

热痹的转归与预后主要取决于患者正气的强弱、感邪的轻重，以及治疗是否及时得当。患者素体强健，正气不虚而感邪较轻，病程较短，辨证准确，治疗及时，则易于治愈，预后较好。若素体虚弱，正气不足，风寒湿致痹日久，瘀阻化热者，预后较前为差。影响转归和预后的最基本因素为是否早期及时规范治疗。

【病案参考】

病案一

刘某，女，26 岁，北京市郊社员。

初诊：1978 年 10 月 15 日。一个月前在田间劳作，汗出而卧于潮湿草地休息，翌日即见腰痛，双下肢关节酸痛，活动不利，继则发热，体温 38.9℃，当地医院以"感冒"论治未效。十余天后双手、肘、腕关节红肿热痛，经北京某医院查血沉 59mm/h，白细胞 23200/mm^3，心电图示窦性心动过速，心率 120 次/分，二度房室传导阻滞，类风湿因子（-），诊为急性风湿热，今来我处诊治。

患者几天来发热见减，而关节疼痛加剧，尤以两腕、肘关节为甚，局部红肿热痛，活动不利，不任重物，诊为热痹。但细审病人，头晕目眩，面色㿠白，腰脊酸楚，月经量少，畏寒肢冷，大便溏薄，舌质淡而脉沉细数无力，一派阳虚之征。此系阳虚为本，而发热为标，脾肾阳虚不复，其热难除，治病当求其本，遂毅然投以济生肾气丸加减，以复其阳。药用：附子 6g（先煎），肉桂 3g（后下），淫羊藿 9g，牡丹皮 9g，泽泻 9g，山茱萸 9g，何首乌 9g，怀山药 12g，云苓 9g，怀牛膝 9g，车前子 9g（包煎），薏苡仁 12g，鸡血藤 9g，伸筋草 9g。6 剂。

10 月 23 日二诊，药后关节红肿热痛稍减，发热已杳，余症减轻，而大便仍溏，于是再增温脾之力，原方加炒白术 9g、干姜 6g 续进。

前方加减服用 42 剂，双侧肘、腕关节红肿热痛消失，活动自如，参加劳动无明显不适。12 月 20 日复查血沉 19mm/h，白细胞 10200/mm^3，心电图正常。

按：本例患者寒热虚实两相径庭。关节红肿热痛、身热、脉数，乍看为实热之象，然患者又见头晕目眩，面色㿠白，腰脊酸楚，月经量少，畏寒肢冷，大便溏薄，舌淡脉细，呈现一派阳虚而寒的证候。经深入辨析，不难看出系素体脾肾阳虚之躯，劳动汗出卧于湿地，复受寒湿之邪，郁于肌表，客于关节不得泄越，郁久而见化热之势，非实热可知，脾肾之阳愈虚而内寒愈盛，标热愈炽，故温补脾肾实为治本之图。药后阳气来复，客邪得泄，热势得减，关节红肿热痛渐除。《素问·至真要大论》说：诸寒之而热者取之阴，诸热之而寒者取之阳，所谓求其属也。余虽未先投寒药试之而见益热之变，但以热治热，亦所谓"求其属"之意。若不细审，孟浪妄用寒凉，则雪上加霜，愈伐其微弱欲熄之阳气，后果不堪设想矣！

（摘自：《路志正医林集腋》）

病案二

肖某，女，37岁，农民。初诊：1989年12月15日。发热伴全身多关节肿痛半年。患者于1989年6月无明显诱因的出现发热，继之全身多关节疼痛、肿胀，活动不便，以双腕及手指明显。在当地医院按"风湿热"治疗，服用地塞米松片和消炎痛片等药约4个月，症状时轻时重。来诊时，全身多关节肿痛，以双腕、手指及腰部较明显。体温在38～40℃。两次血培养：阴性。

检查：神清，精神差。营养一般，发育正常。全身皮肤有散在性点状红斑。腋下及腹股沟淋巴结轻度肿大、压痛。双腕及手指关节肿胀、压痛，局部皮肤发热。肾区无叩击痛。舌质红，苔薄黄，脉弦细。白细胞 $11200/mm^3$。诊断为热痹，证属湿热留及气营，经脉痹阻不通。治以清热利湿，活血凉血。

处方：生石膏30g（另包先煎），知母20g，忍冬藤30g，土茯苓30g，黄柏15g，连翘15g，青风藤30g，萆薢30g，防己20g，生地黄20g，牡丹皮15g，鸡血藤30g，陈皮12g，甘草12g。

二诊（1990年3月20日）：服上药30剂，体温渐降，全身多关节肿胀部位减轻。偶有低热，服上药数剂，即可除。现仍腰痛，双手指晨僵，局部微热不适。舌质淡红，苔薄黄，脉弦。处方：当归30g，丹参30g，鸡血藤30g，土茯苓30g，忍冬藤30g，黄柏15g，连翘20g，萆薢30g，石膏30g，知母20g，薏苡仁30g，黄芪30g，陈皮9g，香附20g，甘草9g。上方水煎服，间断服药30剂；其后上方共为细末，每服5～6g，每日3次，连服3个月。

1年后来信述，药已停用半年。诸症悉除，已能正常参加劳动。

按语：根据本病的临床特征，属中医"热痹"，临床按"卫、气、营、血"辨证施治，效果尚佳。但临证要注意加用通络祛风药物，如忍冬藤、桑枝、青风藤等。若邪在气分，在大量用石膏、知母同时，要择用桂枝或青风藤。

（摘自：《娄多峰论治痹病精华》）

第二十四节　浊瘀痹

【概述】

浊瘀痹是因痰湿浊邪阻滞血脉，浊瘀结聚，化热化风而出现骨节肿痛畸形、皮下结节，甚则破溃、渗溢膏脂等症状的一类病证。

"浊瘀痹"是由国医大师朱良春教授依据中医痛风的病因病机并参照现代医学痛风的特点，结合多年临证经验提出的。痛风病名始见于金元时期李东垣、朱丹溪之论，后世多有发展，西医的痛风出现关节症状时多归属于中医"痹证""痛风""历节病""白虎历节"范畴，但高尿酸血症等其他症状体征难简单归于"痹证"论治。朱老认为该病起于湿浊内生，痹阻经络，凝为浊瘀，不同于传统痹证的认知，且痛风"症似风而本非风"，浊瘀痹一名，既有别于西医，又统一于中医痹证范畴，更能体现其临床特点和病因病机。

西医的痛风性关节炎、高尿酸血症等疾患，当出现特征性急性关节炎反复发作、痛风石沉积、痛风石性慢性关节炎、关节畸形和肾脏病变时，可参考本病有关内容辨证论治。

【源流】

国医大师朱良春教授于 1989 年在《中医杂志》中首次提出"浊瘀痹"的概念，并在《浊瘀痹辨治一得》中对浊瘀痹理论进一步完善。浊瘀痹的概念源自中、西医中的"痛风"，但朱老认为，"中医学之痛风是广义的痹证，而西医学之痛风则是指嘌呤代谢紊乱引起高尿酸血症的'痛风性关节炎'及其并发症，所以病名虽同，概念则异"。两者同属痹证，又谓之痛风，虽然突出了痛之特点，但名出多门，相互重叠，且与现代医学之"痛风"相混淆，其高尿酸血症及后期多见的痛风石和肾脏病变等难概以"痹证"论治，不利于临床治疗与研究，并倾向于痛风应更多地作为西医病名而非中医病名。中医临床应以中医理论为指导，中、西医病名只应并存和相互对照，而不应并用，更不能以西医病名取代中医病名。中医病名应代表中医对疾病最本质的认识，有利于把握疾病的全局和全过程的一般规律，有利于临床施治，故朱老据此创立"浊瘀痹"新病名，概括了痛风"浊毒瘀滞"的病机本质，既有别于中医、西医"痛风"病名，又统一于中医痹证范畴，补充了《黄帝内经》《金匮要略》中有关痹证的分类之不足，并进一步引申发挥，使痛风理论和实践更符合当代临床实际。

中医学的痛风多指痹证中的痛痹，或为"白虎历节"的同义词，与现代医学所指痛风同名而异意。该病的主要症状是关节疼痛，故古代医家对本病认识多遵《素问·痹论》之说。《金匮要略·中风历节病脉证并治》曰："诸肢节疼痛，身体魁羸，脚肿如脱，头眩短气，温温欲吐。"《外台秘要》谓："白虎病者……昼静而夜发，发彻骨绞痛。"《丹溪心法》曰："痛风而痛有常处，其痛处赤肿灼热，或浑身壮热，此欲成风毒。"其论述与今人描述之痛风性关节炎的临床特征颇为相似。

病因病机方面，金元以前医家认为该病多因饮食不节、寒温不适，外感时气引发，痹证不去，内舍脏腑则生"火热""郁阻"之变。《素问·痹论》曰："风寒湿三气杂至，合而为痹……痹者，各以其时重感于风寒湿之气也"，提出风寒湿痹阻致病。唐代孙思邈在《备急千金要方》中提到"热毒从脏腑出，攻于手足，手足则热赤肿痛也"，指出本病的产生由于热毒。张仲景在《金匮要略·中风历节病脉证并治》中论述："寸口脉沉而弱，沉即主骨，弱即主筋，沉即主肾，弱即为肝，汗出入水中，如水伤心，历节黄汗出，故曰历节""少阴脉浮而弱，弱则血不足，浮则为风，风血相搏，即疼痛如掣"认为其病机与素体肝肾阴血不足，以及饮酒后湿热内生、复感风邪有关，创立了桂枝芍药知母汤、乌头汤等方剂。唐代王焘《外台秘要》认为该病是由感受"风寒暑湿之毒"，致使"经脉结滞，血气不行，蓄于骨节之间，或在四肢"，《备急千金要方》则有关于"热毒流入四肢，历节肿痛"的记载。元代朱丹溪则明确提出痛风病名。《格致余论·痛风论》云："彼痛风者，大率因血受热，已自沸腾。其后或涉冷水，或立湿地，或扇取凉，或卧当风。寒凉外抟，热血得寒，污浊凝涩，所以作痛……痛风者，四肢百节走痛，方书谓之白虎历节风证是也"认为痛风的病机为血热复感风寒湿邪。朱氏在书中描述痛风的症状："痛风而痛有常处，其痛处赤肿灼热，或浑身壮热。"又说："痛风骨节疼痛，昼静夜剧，如虎啮之状。"在《丹溪手镜》中又言明与普通痹证的区别，"历节风痛走注不定，痛风有定，夜甚"。《丹溪心法·痛风》则总结了痛风的病机"大率有痰湿、风热、风湿、血虚"，据此提出"以辛热之剂，散寒湿，开发腠理，其血得行"，创制了上中下通用痛风方等专方。丹溪痛风之说对后世影响极大，明清医家纷纷专立痛风进行论治，在其基础上又有所发展。《医学准绳》认为本病多因气血失调，内生湿痰阴火，流滞经络为主要病机。痛风，即《内经》痛痹，上古多外感，故云三气合而为痹，今人多内伤，气血亏损，湿痰阴火，流滞经络，或在四肢，或客腰背，痛不可当，一名白虎历节是也，并提出"痛风因风湿客于肾经，血脉瘀滞所致"。清代林珮琴认为痛风初因寒湿风郁痹阴分，久则化热攻痛，至夜更剧，饮酒当风、汗出浴水、因醉犯房皆能致病。另外，《丹溪心法·痛风》曰："肥人肢节痛，多是风湿与痰饮流注经络而痛，瘦人肢节痛，是血虚"，以及李梴《医学入门·杂病分类·风类》提到"痛风历节分怯勇，形怯瘦者，多内因血虚有火，形肥勇者，多外因风湿生痰"，提示这一时期许多医家已经注意到了痛风病的发生与患者的体质有着直接联系，体质不同，病机有异。

西医无症状高尿酸血症历代古籍并无相关论述。但古代医家已认识到酒食过度蓄积体内可助湿生热，熏蒸脏腑，诱发本病。早在《素问·生气通天论》即认识到"膏粱之变，足生大丁"。《金匮要略》指出："盛人脉涩小，短气自汗出，历节痛不可屈伸，此皆饮酒汗出当风所致。"《万病回春》曰："一切痛风，肢体痛者，痛属火，肿属湿，不可食肉。肉属阳火，能助火，食则下有遗溺，内有痞块，虽油炒热物鱼面，切以戒之。所以膏粱之人多食煎炒、炙煿、酒肉，热物蒸脏腑，所以患痛风、恶疫痈疽者最多。"

历代文献亦有对湿热壅积、浊瘀痹阻经络的零散记述，但并不详尽，其论也未成体系。如《丹溪心法》云："浊主湿热……大率皆是湿痰流注"，内外湿邪，久留不去，浊毒内生，瘀滞脉络，痹阻筋骨。《张氏医通·痛风》云："肥人肢节痛，多是风湿痰饮流注。"李中梓认为，"气血亏损，湿痰浊血留滞经络，注而为病……百节走痛攻刺，如风之善动，故曰痛风"。

朱良春教授秉承朱丹溪辨治痛风之旨，明确指出"从病因来看，受寒受湿虽是诱因之一，但不是主因，湿浊瘀滞内阻，才是主要原因"；朱老认为本病多由内生湿（瘀）浊，留阻血脉，难以泄化；血湿结滞，化为浊瘀，郁闭化热，蓄积成毒。浊毒滞留血中，适逢外邪相合，或嗜酒、恣食肥甘均可诱发。临证中出现骨节剧痛，或溃流脂浊，或关节蹉跎，或石淋尿血，甚则关格尿闭等险恶之征。凡此种种，皆因浊瘀内阻使然，并非外风所为，故称"浊瘀痹"，提出痰、浊、瘀，内邪互为因果致痹的论点，是对《黄帝内经》"风寒湿三气杂至，合而为痹"，外邪致痹理论的继承发展。浊瘀内阻虽是主因，但脾肾不足是根源，对于痛风的病机，不应囿于过去医家外邪或兼夹郁火致病之说，而应探其背后更深的原因，湿浊痰瘀是始终贯穿的病理产物。浊毒瘀结内生，与脾肾二脏清浊代谢的紊乱有关，脾肾不足、功能失调是发病的基础，所以调补脾肾至关重要。朱老依此创立"泄化浊瘀，调益脾肾"之法，以正本清源，兼治标本，预防复发的治则，不但可以解除痹痛，而且能够改善人体内环境，促进血液循环，排泄和降低尿酸，荡涤污垢，推陈致新。

【病因病机】

浊瘀痹病因浊瘀是主因、是内因，受寒、受湿、饮食等因素是体内病变前提下的诱发因素。朱老认为浊瘀痹的病机为浊瘀内阻，脾肾不足。

病发脾肾：中医学认为，脾为后天之本，主运化水谷精微，化生气血，肾为先天之本，主水之脏，藏先天之精。脾运化水液的功能正常，赖于肾气的蒸化及肾阳的温煦，肾主水液输布代谢，又赖于脾气及脾阳的升清。脾肾功能失司，导致水谷运化、水液代谢失衡，则水湿内聚，聚湿成痰，郁久化热，痰湿互结，痹阻经脉，发为痛风。

浊瘀内阻：对于痛风的病机，朱老有着独特认识。他认为此病绝不仅仅是简单的热痹，或热毒瘀滞而致。其背后更深的原因是痰湿阻滞血脉之中，难以泄化，与血相结而为浊瘀。脾肾二脏清浊代谢紊乱，水谷不归正化，浊毒随之而生，滞留血中则瘀结为患。痛风多以中老年、形体丰腴，或有饮酒史、喜进膏粱肥甘之品、关节疼痛以夜半为甚，且有结石，或溃流脂液为特征。这都说明该病正是因浊瘀滞留于经脉，则骨节肿痛、结节畸形，甚则溃破，渗溢脂膏；或郁闭化热，聚而成毒，损及脾肾为痛风的发病机制。凡此皆浊瘀内阻使然，实非风邪作祟。浊与清对立而统一，浊是病理现象，浊能生痰、生热、生火，而火热都能转变为毒，就会出现各种复杂的症状。

【临证思路】

一、识症

浊瘀痹急性发作期：多素体丰腴，有饱餐饮酒，或久居潮湿之地，或劳累、创伤，或外感体虚等诱发史，典型发作者常于深夜被关节突然剧痛惊醒，疼痛难以忍受，呈撕裂样、刀割样或咬噬样，关节局部红肿发热痛。发病部位多集中于四肢末节，以跖趾关节、踝关节、指关节等小关节多见；多从单侧疼痛发病，痛点多确定且固定；首次发作多侵犯单关节，多发生在第一跖趾关节，且可伴有结石，或溃流脂液。

浊瘀痹慢性间歇期：常无明显后遗症状，疼痛基本缓解或消失，仅有关节局部僵硬不适，但无急性发作，局部无发红发热现象，有时可表现为发作部位皮肤色素加深、脱屑、发痒等。但随着疾病的发展，病情反复，发作频繁，症状持续时间延长，无症状间歇期缩短，甚至症状不能完全缓解，且受累关节逐渐增多，部位、症状和体征渐趋不典型。

虚实之证：本病多虚实兼见。虚证为气血亏虚证多见，重者则见肝肾亏虚证。气虚证的表现是倦怠乏力，面色苍白，食少，便溏，短气，自汗，舌淡，脉弱。血虚证的表现是面色少华，头晕，心悸，多梦，失眠，爪甲色淡，疼痛呈游走性，舌淡，脉细；肝肾不足者则多头晕，心悸，腰痛，耳鸣，舌淡（阴虚火旺则舌质红），脉细弱。本病在早期以实证为主，中晚期则多见虚实兼见，甚至以虚证为主。

痰、热、瘀之证：湿热与痰、瘀俱为有形之邪，常胶结一处，故在辨证方面须掌握其不同特征，以便了解何者为主，何者为次，而相应地在用药上有所侧重。如瘀滞甚者，局部皮色紫暗，疼痛夜重；痰浊甚者，局部皮色不变，但却有肿胀表现；湿热也能引起肿胀，但局部有灼热感等。

变证性质：痰湿瘀结胶着于肢体及耳轮等，可变生痛风结节；湿浊、湿热之邪均可流注下焦煎灼阴液，尿中杂质结为砂石则为石淋；湿热浸淫，热伤肾络，迫血妄行则为血淋；阴损及阳，阴阳两虚，肾脾阳虚，水液运化失常而出现水肿；病久不愈损伤肾脏，肾元衰竭，气化不利，不能通调水道，分清别浊，致浊毒瘀积导致关格。

鉴别诊断：

（1）浊瘀痹与热痹：热痹，以热象为总特点。《黄帝素问宣明论方·热痹证》云："治热痹，肌肉热极，体上如鼠走，唇口反坏，皮肤色变。"热痹临床病证为全身发热、肌肉关节灼热、红肿、疼痛，脉涩而数，右甚于左。与热痹相较，两者共同之处均为关节处的明显灼热感、局部红肿。然浊瘀痹发作部位常集中在四肢小关节，如跖趾关节、拇指关节，继而踝、足跟、指关节及其他。热痹发作部位并未体现出发病始自小关节这一特点。

（2）浊瘀痹与脚气：脚气乃湿邪由外入袭脚膝，临床表现为痹挛、红肿、掣痛、发歇不时。脚气与浊瘀痹相比较，可以发现二者具有鲜明的区别，脚气疼痛以足部筋脉挛缩为主，发作反复渐至足部肿大。浊瘀痹疼痛剧烈，如虎噬、虫咬、刀割、针刺样疼痛，并非脚气之筋脉挛缩疼痛，故不可将脚气与浊瘀痹混为一谈。

（3）浊瘀痹与风痹：风痹发病一般比较缓慢，临床特征多于风性轻扬数变为主，因而痛而游走无定处，以筋骨肌肉、关节组织等出现酸痛麻木、肿大重着、屈伸不利、变形畸形等，是湿热风寒等邪气外犯，经络闭阻，气血不得畅行所致。浊瘀痹虽有关节疼痛肿大、屈伸不利等相似症状，但痛风发病急促，关节疼痛剧烈，昼轻夜甚，疼痛固定不游移等特点，与风痹形成明显差异。

二、审机

急性发作期辨识：外感风热之邪克于关节，故有局部关节出现红肿灼痛，发病较急，多累及一个或多个关节，小便短黄，舌质红，苔薄黄或黄腻，脉弦或滑数；若感受寒湿之邪，流注经络关节，则可见肢体关节疼痛剧烈，红肿不甚，得热则减，关节屈伸不利，局部有冷感，肌肤麻木；舌质淡，舌苔薄白或白腻，脉弦紧。经表而表未解者，则伴有发热、恶风、有汗或无汗，咽喉疼痛、头痛等外感表证。湿热之邪易流注下焦，故可见下肢膝以下关节及其周围组织突发性疼痛，初发时其痛有昼轻夜重的特点，疼痛剧烈，足不能履地，行走极其苦难，痛点常呈游走性，局部肿胀灼热，舌质红，苔黄腻，脉滑数。饮食不节，饮停湿聚，湿酿浊痰，郁久化火，湿浊痰火内生，则关节炎频繁反复发作，红肿疼痛，其性质多为刺痛，痰浊为阴邪，夜晚俱甚，局部皮肤暗红，组织肿胀或伴多发结节，胸闷痰多，大便黏滞，舌质多淡红，苔腻，脉滑数。痰湿瘀结胶着于肢体及耳轮等，可变生痛风结节；湿浊、湿热之邪均可流注下焦煎灼阴液，则可见尿中杂质结为砂石；湿热浸淫，热伤肾络，迫血妄行，则见小便带血。

慢性间歇期辨识：脾气亏虚，湿邪阻滞，故多见轻微关节疼痛，神疲乏力，头晕，腰膝酸软，纳差，腹部胀闷，舌质淡胖，苔白或黄厚腻，脉细或弦滑。脾为生痰之源，脾运化功能失司，水液代谢失调，痰瘀痹阻，则可见关节疼痛反复发作，迁延不愈，或轻或重，或感刺痛，痛处固定不移，关节红肿，甚至出现强直畸形，屈伸不利，皮下出现结节，或皮色紫暗，舌质红，舌苔白腻或黄腻，脉弦或沉涩。脾虚血瘀，则见身体倦怠乏力，关节疼痛消失，仅存在关节肌肉僵硬不适或轻微肿胀，皮色发暗，轻压痛，胸脘痞闷，食少纳呆，面色黄白，舌体胖大或有齿痕，质暗淡或伴有瘀点，苔薄白，脉细弱。肝肾亏虚，故可见关节疼痛反复发作，迁延不愈，时轻时重，或呈游走性疼痛，或出现关节变形，活动受限，腰膝酸软，或足跟疼痛，疲倦乏力，舌质淡，舌苔薄白，脉滑细。间歇期气血两虚，则倦怠乏力，短气自汗，食少便溏，多痰或饭后腹胀，面色苍白，指甲目眦色淡，头昏心悸，舌淡，苔根部黄腻，脉细弱。阴损及阳，阴阳两虚，肾脾阳虚，水液运化失常而出现水肿；病久不愈损伤肾脏，肾元衰竭，气化不利，不能通调水道，分清别浊，致浊毒瘀积导致关格。

三、证治

国医大师朱良春认为本病的发生"浊瘀内阻是主因，脾肾不足是根源"，湿浊痰瘀为标，脾肾不足、功能失调为本，两者互为因果，故应标本同治。由此确立了"泄浊化瘀，调益脾胃"的治疗大法。

1. 泄浊化瘀以治标

朱老指出，本病之发生，受寒受湿是诱因之一，但不是主因，浊瘀为患才是主要病机，且此湿浊之物，不受之于外，而生之于内。因为患者多为形体丰腴之痰湿体质，并多有嗜酒之爱好，久则导致脏腑功能失调，升清降浊无权，因痰湿阻滞于血脉之中，难以泄化，与血相结而为浊瘀，痹阻经脉，则见骨节肿痛，结节畸形，甚则破溃，渗溢脂膏；或郁闭化热，聚而成毒，损及脾肾。故其治疗应坚守"泄化浊瘀"这一法则，审证加减，以便浊瘀逐渐泄化，而血尿酸亦将随之下降，从而使分清泌浊之功能恢复，而趋健复。

2. 调益脾肾以治本

脾肾两脏分别为后先天之本。湿浊痰瘀等病理因素的产生，与脾肾二脏清浊代谢的紊乱有关，脾肾不足、功能失健，其运转输布和气化蒸发失常，水谷精微可化生湿浊、痰饮、瘀血等病理产物，停积体内，阻碍气血运行。故脾肾不足、功能失调是痛风发病的基础，是其反复发作缠绵难愈的内在因素，调益脾肾，正本清源，可以恢复和激发机体整体的功能，以杜绝和防止痰湿浊瘀的产生，从而抑制和减少尿酸的生成。

3. 分期辨治

浊瘀痹的自然病程中有各期的临床特点，如急性期毒热浊瘀突出，炎症反应明显，不宜过用补肾，若过用补肾，不易使邪速去。慢性期痰浊瘀阻与脾肾失调胶结，以虚实夹杂为多见。间歇期虽处于轻微关节症状的缓解状态，但仍存在脾肾不足、浊瘀未清、正虚邪恋之征象。故慢性期及间歇期应适当补肾运脾，则能收标本兼治之功。

四、用药

以痛风方为基本方加减，郁而化热者，可加虎杖、三妙丸、萆草等；痛甚者可加全蝎、蜈蚣、延胡索、五灵脂以开瘀定痛；漫肿甚者，加僵蚕、白芥子等化痰药，加速消肿缓痛；关节僵肿，结节坚硬者，加穿山甲、蜂房等可破结开瘀，既可软坚消肿，亦有利于降低血尿酸指标。如急性发作，宜加重土茯苓、萆薢用量；证候偏热者，配用生地黄、寒水石、知母、水牛角等以清热通络；证候偏寒者，加制川乌、草乌、桂枝、细辛、淫羊藿、鹿角霜等以温经散寒；体虚者，选用熟地黄、补骨脂、骨碎补、生黄芪等以补肾壮骨；腰痛血尿时加通淋化石之品，如金钱草、海金沙、芒硝、小蓟等。

急性期浊瘀为主者，可用活血解毒药减少痛风急性发作，如马齿苋清热活血，功善解毒，多用于下焦湿热所致疾患；败酱草清热解毒、散瘀泄浊，风湿热瘀滞证用之多效；大黄配伍栀子、黄芩，加柴胡疏肝理气，以降浊阴；白花蛇舌草能清热解毒、活血散瘀，用于热毒瘀结体内，配伍虎杖，佐以白芷、乌头，四者相反相成，无抑遏阳气之痹。

慢性期及间歇期脾肾不足，功能失调者，可用淫羊藿配伍熟地黄、蜂房、制首乌，能起顽痹大症。亦可用鹿衔草、豨莶草祛风湿、强筋骨；白术健脾燥湿，可扶正祛邪；薏苡仁淡渗利湿，主筋急拘挛，能舒筋展肌；黄芪、莪术相配，多用于治疗气虚血瘀之慢性胃病，用于痛风治疗则有异曲同工之妙。

善用虫类药。关节灼热、焮红肿痛者，配以羚羊角粉或水牛角、广地龙清热通络；关节剧痛、痛不可近者，配伍全蝎、蜈蚣搜风定痛；关节肿大、僵硬畸形者，参以穿山甲、蜣螂虫；伴有结节、痛风石者，投以僵蚕、牡蛎化痰软坚；腰背酸楚、骨节冷痛者，用以鹿角霜、蜂房温经散寒。

中药药理，配伍针对性的药物：如土茯苓、萆薢、威灵仙、苍术、薏仁、地龙、玉米须、金钱草、白茅根、车前草、蚕砂等利湿化浊、降低尿酸。芫花（芫花素等）、大黄（大黄素）、虎杖、生首乌等清热解毒、通腑化瘀，对黄嘌呤氧化酶有较强的抑制作用，从而减少尿酸的合成。百合、山慈菇有秋水仙碱样作用。穿山龙、土茯苓、秦艽、防己、黄柏、忍冬藤、淫羊藿等有非皮质激素类抗炎作用。石见穿、猫爪草、山慈菇、海藻、生牡蛎、生半夏、制南星、僵蚕等化痰软坚、散结消癥，对软化痛风结节有一定功效。金雀根、金钱草、石韦、瞿麦、泽泻、益母草、大黄、穿山龙、水飞蓟、水红花等清热通淋、化瘀排石，对消除尿酸盐沉积于肾小管及肾间质引起的炎症和肾梗阻有一定的治疗作用。蚕砂、青皮、橘皮等能碱化尿酸，降低尿液中尿酸水平。

【辨证论治】

1. 急性发作期，湿热蕴结

主要症状：局部关节出现红肿灼痛，发病较急，多累及一个或多个关节，伴发热、恶风、口渴，或出现头痛、汗出，小便短黄，舌质红，苔薄黄或黄腻，脉弦或滑数。

治法：清热除湿，祛风通络。常用药物：土茯苓、虎杖、忍冬藤、连翘、秦艽、萆薢、苍术、车前子、秦皮、络石藤、苦参、川牛膝。

阴伤明显者，加玄参、麦冬、生地黄滋阴；肿痛甚者，加乳香、没药消肿止痛；上肢痛甚者，加羌活、威灵仙通络止痛；阳明热盛，壮热汗出，口渴欲饮者加石膏、知母；阳明腑实，大便秘结，腹部胀满坚实者加大黄、火麻仁。

2. 急性发作期，下焦湿热

主要症状：下肢膝以下关节及其周围组织突发性疼痛，初发时其痛有昼轻夜重的特点，疼痛剧烈，足不能履地，行走极其困难，痛点常呈游走性，局部肿胀灼热，舌质红，苔黄腻，脉滑数。

治法：清热、燥湿、利湿、化浊。方选四妙散加味：苍术、黄柏、薏苡仁、牛膝、独活、防己、威灵仙、土茯苓、蚕砂（包煎）、萆草。

若下焦热盛者，重用黄柏；痛剧者加炙没药；肿甚酌加大腹皮、槟榔、泽泻、穿山龙；痰多加制南星、法半夏、炒白芥子等。

3. 急性发作期，寒湿痹阻

主要症状：肢体关节疼痛剧烈，红肿不甚，得热则减，关节屈伸不利，局部有冷感，肌肤麻木，舌质淡，舌苔薄白或白腻，脉弦紧。

治法：散寒除湿，通络止痛。方拟乌头汤加味：川乌头、麻黄、黄芪、炒白芍、鸡血藤、当归、生薏苡仁、萆薢、甘草、桂枝、细辛、土茯苓、生姜等。

关节肿胀重者加车前子、白芥子、茯苓皮、泽兰、泽泻、山慈菇；便溏者加炒山药、炒白术、乌梅、干姜；关节漫肿难消甚者有结节肿块，加莪术、皂角刺、穿山甲、三七粉（冲服）；畏寒重者加威灵仙、仙茅；小便清长夜尿多加益智仁、锁阳、乌药；伴腰膝酸软加杜仲、桑寄生、牛膝；下肢痛明显者加牛膝、独活。

4. 急性发作期，痰浊痹阻

主要症状：患者多素体肥胖，关节炎频繁的反复发作，红肿疼痛，其性质多为刺痛，痰浊为阴邪，夜晚俱甚，局部皮肤暗红，组织肿胀或伴多发结节，大便黏滞，舌质多淡红，苔腻，脉滑数。

治法：化痰除湿、活血通痹。方拟二陈汤加减：萆薢、法半夏、山慈菇、白芥子、车前子、苍术、地龙、秦艽、威灵仙、泽泻、生蒲黄、陈皮等。

郁而化热，关节红肿发热明显者加用银花、连翘；出现皮肤瘀点，疼痛固定，舌紫暗者加用桃仁、红花、川芎；痛甚者加用全蝎、姜黄。

5. 急性发作期，痰热夹风

主要症状：手足关节突发性疼痛、肿胀，疼痛夜甚于昼，胸闷痰多，舌苔黏腻，脉弦滑，兼见恶风、自汗等表现。

治以清热化痰，息风止痛。方拟上中下通用痛风方：黄柏、苍术、防风、威灵仙、白芷、桃仁、川芎、桂枝、羌活、龙胆草、炮南星、红花等。

如无瘀血，可去桃仁、红花；若湿热不重，可去龙胆草、黄柏；痰多加半夏、白术、茯苓、陈皮。

6. 慢性间歇期，脾虚湿阻

主要症状：多见于无症状期或症状缓解期，或伴轻微关节疼痛，或高尿酸血症，或见神疲乏力，头晕，腰膝酸软，纳差，腹部胀闷，舌质淡胖，苔白或黄厚腻，脉细或弦滑。

治法：健脾化痰，渗湿通络。拟选四君子汤加减：党参、茯苓、白术、黄芪、甘草、山药、泽兰、黄柏、黄芩、羌活、独活、威灵仙、桂枝等。

湿邪甚者，加猪苓、泽泻、防己等除湿邪；腰膝酸痛者，加杜仲、骨碎补等补益肝肾。

7. 慢性间歇期，痰瘀痹阻

主要症状：关节疼痛反复发作，迁延不愈，或轻或重，或感刺痛，痛处固定不移，关节红肿，甚至出现强直畸形，屈伸不利，皮下出现结节，或皮色紫暗，舌质红，舌苔白腻或黄腻，脉弦或沉涩。

治法：活血祛瘀，化痰通络。拟用桃红四物汤加减：桃仁、熟地黄、炒白芍、当归、川芎、山甲珠、地鳖虫、乌梢蛇、红花、丹参、蜈蚣、防己、威灵仙、牛膝、萆薢、地龙、半夏、陈皮等。

关节疼痛剧烈者，加乳香、没药、全蝎、姜黄、海桐皮等缓急止痛；久病体虚者，加党参、黄芪扶正；无热象者可加桑枝；夹痰者加制南星、白芥子；瘀滞日久，其痛日轻夜重，局部暗黑者，可配服活络效灵丹（当归、丹参、乳香、没药），以增强活血化瘀作用。

8. 慢性间歇期，肝肾亏虚

主要症状：关节疼痛反复发作，迁延不愈，时轻时重，或呈游走性疼痛，或出现关节变形，活动受限，腰膝酸软，或足跟疼痛，疲倦乏力，舌质淡，舌苔薄白，脉滑细。

治法：益肾养肝，活络止痛。方拟独活寄生汤加减：独活、防风、川芎、秦艽、当归、生地黄、白芍、杜仲、川牛膝、茯苓、鸡血藤、细辛、肉桂、甘草、桑寄生。

冷痛甚者，加四逆汤温阳散寒；阴虚者，加二至丸滋阴；阴虚火旺者，加知母、黄柏等滋阴清热；潮热明显者加青蒿、秦艽；盗汗明显者加五味子、生牡蛎；伴痰瘀结节者加白芥子、炮山甲。

9. 慢性间歇期，脾虚血瘀

主要症状：常见于急性期过后的患者，身体倦怠乏力，关节疼痛消失，仅存在关节肌肉僵硬不适或轻微肿胀，皮色发暗，轻压痛，胸脘痞闷，食少纳呆，面色黄白，舌体胖大或有齿痕，质暗淡或伴有瘀点，苔薄白，脉细弱。

治法：健脾理气，行血化瘀。方选六君子汤合血府逐瘀汤加减：党参、炒白术、茯苓、炙甘草、法半夏、陈皮、当归、生地黄、桃仁、红花、赤白芍、枳壳、柴胡、川芎、川牛膝等。

如脾虚明显，腹胀便溏者去桃仁，加干姜、炙黄芪；疼痛剧烈、肌肤甲错者加用乳香、没药、地鳖虫；身体困重、痰多、关节肿胀或伴生结节者加用浙贝母、天南星、紫苏子、白芥子。

10. 慢性间歇期，气血两虚

主要症状：倦怠乏力，短气自汗，食少便溏，多痰或饭后腹胀，面色苍白，指甲目眦色淡，头昏心悸，舌淡，苔根部黄腻，脉细弱。

治法：行气养血为主。方选圣愈汤加减配合益肾蠲痹丸或风湿豨桐丸：黄芪、党参、熟地黄、当归、山药、白术、川芎、白芍等。

夹风湿者，可酌加羌活、防风、豨莶草、桑枝之类，但不可纯作风治，否则反燥其血，终不能愈；夹湿热者，加酒炒黄柏；夹痰浊者加制南星、姜汁；病久肾阴不足加龟甲、肉苁蓉、怀牛膝。

11. 慢性间歇期，脾肾阳虚

主要症状：多见于久病或反复发作之后的患者，表现为身体困倦乏力，关节疼痛消失，由于反复发作，尿酸盐结晶逐渐在关节周围沉积，关节出现肿胀僵硬、屈伸不利，皮色多正常或有白屑，压痛不明显，畏寒怕冷，腰膝酸软，食欲不振，腹中冷痛，记忆力减退，失眠耳鸣，性功能下降，面色㿠白，舌体大质淡，可有齿痕，苔白滑，脉沉细无力。

治法：温补脾肾，化湿通络。方选济生肾气丸加减：车前子、川牛膝、茯苓、薏苡仁、槲寄生、萆薢、熟地黄、泽泻、牡丹皮、怀山药、山慈菇等。

如腰膝酸软、记忆力下降明显者加杜仲、淫羊藿、补骨脂、骨碎补；畏寒明显者加用制附子、麻黄、细辛。

【其他治法】

一、针灸治疗

1. 体针

（1）取穴：病变在上肢，以手阳明经为主，主穴为曲池。病变在下肢，以足阳明、足少阳、足太阴经为主，主穴为足三里、阳陵泉、三阴交。

（2）配穴：以阿是穴为主，可根据部位酌加配穴。

（3）操作方法：以 1～1.5 寸 30 号毫针刺入，得气后采用提插捻转补泻手法，急性发作期用泻法，缓解期用平补平泻，均留针 30 分钟，每隔 10 分钟行针 1 次，每日或隔日 1 次，10 次为 1 疗程，疗程间隔 3～5 天。

2. 刺血疗法

用三棱针刺络放血，有活血化瘀、通络止痛的功效，多在急性发作时采用。取病变部位瘀肿疼痛处或其周围的腧穴，如肿胀的囊部，关节局部高度肿胀、充盈、青紫、怒张的络脉上，病变附近相关腧穴如行间、太冲、太白、陷谷、阿是穴等，每穴放血 1～2mL，每周 2～3 次。

3. 火针疗法

具有借火助阳、温通经络、开门祛邪、以热引热、行气散毒之功效，可用于急性关节炎及慢性痛风性关节炎反复发作。选取患病关节局部高度肿胀、充盈、青紫的脉络，用 12 号毫针在酒精等上烧至通红时对准部位速刺疾出，深度为 0.3～1 寸，每次总出血量控制在 50mL 以内。轻症每周 1 次，重症 2 天 1 次，2 次为 1 个疗程。

4. 其他

还可选用梅花针叩刺、小针刀结合拔罐法等方法治疗。

二、拔罐

拔罐作为一种辅助手段增加出血量或分泌物，以加强祛邪作用。疼痛部位用 3～5 个火罐，每次留罐 5 分钟。热证者不宜。

三、推拿

对于病程较长、双腿肿大疼痛、行走困难者，可采用中医推拿手法，参照以下步骤进行背部按摩，10 次为 1 个疗程。

1. 放松背部 2～3 遍。

2. 点按腧穴，如夹脊、心俞、肺俞、三焦俞、肾俞、气海俞、大肠俞、命门、腰眼、腰阳关、八髎、环跳。

3. 重点按摩腰部，用擦法、揉法、拔法、推拿按摩 20～25 分钟，使腰部有热渗透感。

4. 用掌根或鱼际进行推背。

四、中药灌肠

中药灌肠泄浊排毒。处方：大黄 30g，槐花 30g，白马骨 30g，蒲公英 30g，丹参 30g，生牡蛎 30g。入水煎，煎成药汁 150mL，冷却至 37℃ 左右，过滤去渣，保留灌肠。灌肠后抬高臀部，保留灌肠时间 1～2 小时，每日灌肠 1 次，以日排便保持在 2～3 次为宜。

五、其他疗法

中频脉冲电治疗，中药离子导入，每日 1 次。热证者不宜。

【预防调护】

一、未病先防

禀赋不足者当未病先防：保持理想体重，少食肥甘厚味，适当限制脂肪、食盐摄入，禁酒限烟。

饮食有节，不偏不倚：饮食有节律，定时定量，不宜过饥过饱，不宜偏食。

和情志，精神内守：保持良好的精神状态，舒畅情志，恬淡虚无，精神内守，和喜怒而安居处，使肝气条达，气血运行不失其常，也是防治痛风的积极手段之一。

适当锻炼，提升体质：适度的运动（慢跑、散步、游泳、太极拳等）可改善体质，减轻肥胖，对于预防痛风亦有积极作用。

另外还有一些常用保健要穴，如足三里、太冲、阿是穴、三阴交等，以手指指端点按以上穴位，以酸、麻、重、胀为度，每日 1～2 次，每次 15～20 分钟，长期坚持。

二、既病防变

及时确诊：早期诊治，防治传变。

中医辨证施护：湿热蕴结型患者，应力戒烟酒，避免进食辛辣刺激食物，局部配合如意金黄散、芙黄膏等外敷；寒湿痹阻型患者，在季节变化时注意调节饮食起居，避风、寒、湿邪外侵，发作时可局部热敷或中药熏蒸。急性发作期，须严格卧床休息，并适当抬高患肢，以利血液回流，避免受累关节负重，直至疼痛缓解 72 个小时后开始适当轻微活动，促进新陈代谢和改善血液循环；间歇期，患者应注意鞋子的选择，尽量穿柔软舒适的鞋子，避免足部磨损造成感染。冬天避免受凉，室温保持在20～22℃，年老体弱者更应注意保暖。

心理护理：由于反复关节炎发作，常导致患者情绪焦虑不安，护理人员要及时对患者进行心理安慰，解释病情，帮助其了解痛风的病因及防治对策，增加配合治疗的信心。

三、瘥后防复

节制饮食，控制高嘌呤食物，不食或少食肥甘厚味，宜食清淡易消化之品。多饮水，建议每日尿量要达到 2000mL 以上。严格戒酒，避免喝大量浓茶、咖啡、含糖饮料。避免食用辣椒、芥末、生姜等调味料，以免诱发急性发作。若经检查血尿酸浓度高于正常值者，应限制高蛋白动植物饮食摄入量，可适当补充新鲜蔬菜及水果。

积极减肥，减轻体重。避免饥饿疗法，坚持适当的运动量。

生活有规律，按时起居。注意劳逸结合，避免过度劳累、紧张与激动，保持心情舒畅，情绪平和。注意保暖和避寒，鞋袜宽松。

在医师指导下坚持服药，定期检查，以控制急性及反复发作，维持血尿酸在正常范围。

【病案参考】

病案一

李某，男，38 岁。2007 年 5 月 22 日初诊。反复发作足大趾、踝关节、足面肿痛，行走受限 10 年。平素喜肉、海鲜、啤酒。10 年前夏季夜间突然右足大趾红肿疼痛，色紫暗，在当地医院检查血尿酸高，确诊为痛风。此后发作次数逐年增加，服秋水仙碱后因出现呕吐、泄泻、视力下降、脱发等而停用。刻诊：右足大趾指疼痛、红肿，伴有口苦口黏，纳可，眠差，腹胀，矢气则舒，大便溏软，黏滞不爽，溲黄。望之形体偏丰，舌体胖，质紫暗，苔厚腻，脉沉滑。中医诊断：痛风痹，证属湿浊瘀阻，凝涩关节。治法：健脾祛湿，清热泄浊。处方：藿香梗 10g，紫苏梗 10g，茵陈 15g，黄芩 10g，桃仁、杏仁各 9g，厚朴 10g，清半夏 9g，生薏苡仁、炒薏苡仁各 30g，青风藤 12g，大腹皮 10g，槟榔 10g，虎杖 12g，车前子 18g（包煎），金钱草 15g，山慈菇 8g，败酱草 15g，六一散 20g（包煎），炒枳实 15g，酒大黄 3g。7 剂。水煎服，日 1 剂。

2007 年 5 月 29 日二诊：药后右足趾关节肿痛明显缓解，口苦减轻，腹胀消失，二便较前顺畅，近日来严格控制饮食，舌体胖，质紫暗，黄腻苔渐去，脉沉滑。既见缓解，前方进退。暑季高温易汗宜益气以固之，理脾以祛湿清热。上方去藿香梗、紫苏梗、车前子、酒大黄，加金雀根 30g、炒苍术 12g、土茯苓 30g。14 剂。

2007 年 6 月 15 日三诊：10 天前出差劳累，左足趾关节肿痛发作 1 次，持续 3~5 天缓解，自觉疼痛程度、时间较前减轻，现纳可，睡眠渐安，二便渐调，舌体中等，质暗滞，苔薄黄，脉沉滑。治法：健脾燥湿，疏风清热，佐以活血通络。处方：金雀根 30g，萆薢 15g，蚕砂 15g（包煎），土茯苓 30g，泽泻 12g，砂仁 10g（后下），青风藤 15g，防风 10g，防己 15g，炒神曲 12g，益母草 15g，炒苍术、炒白术各 15g，鸡血藤 20g，黄柏 10g，厚朴花 12g，生薏苡仁、炒薏苡仁各 20g，生谷芽、生麦芽各 20g。14 剂。

2007 年 6 月 28 日四诊：药后右足部关节疼痛未发，纳馨，眠安，时感晨起口苦，大便不成形，小便调，舌体中等，质暗滞，苔薄白，脉沉滑。治宗前法，原方化裁：上方生薏苡仁、炒薏苡仁改各 30g，鸡血藤改 15g，泽泻改 15g。去黄柏，加竹半夏 10g、生姜 2 片为引。14 剂。

2007 年 8 月 14 日五诊：足趾关节肿痛未再发作。偶有左大趾关节发僵，但经休息第 2 天可恢复正常，口苦已除，纳后脘腹胀，晚餐后周身困重酸乏，二便调。舌体中等，质暗，苔薄白，脉沉弦小滑。痛风月余未发，但尚须巩固，以健脾益气、祛湿清热善后。处方：金雀根 30g，炒苍术、炒白术各 15g，青风藤 15g，山慈菇 10g，蚕砂 15g（包煎），泽泻 12g，土茯苓 20g，生薏苡仁、炒薏苡仁各 20g，炒防风 12g，炒防己 12g，炒黄柏 8g，焦三仙各 12g，厚朴 12g，鸡血藤 15g，车前子 15g（包煎），益母草 15g，砂仁 10g（后下）。14 剂善后收功。

按语：路志正教授认为，痛风痹属慢性顽固性疾病，在急性发作期应以健脾祛湿、祛风清热泄浊以治标，慢性期以调摄生活规律，健运脾胃，调畅气血以治本。本例形体肥胖，平素嗜肉、海鲜、啤酒，以致脾胃受戕，酿湿生热，流趋下焦，瘀滞筋脉起病。虽然病程长，但是就诊时纵观舌、脉、症，湿热毒瘀并未控制，并伴有腹胀，矢气则舒，大便溏软黏滞、溲黄、量少、口苦、晚餐后周身困重酸乏等明显的脾虚湿阻的症状，所以在治疗时，以健脾和胃、化湿泄浊除痹为大法。治中焦脾胃祛湿浊瘀毒之源，以治其本；清热利湿、解毒通络以除下焦病变之标。治疗用药轻清平和，使祛湿不伤正，养阴不滋滞，祛邪不碍胃，并根据不同的季节、气候、环境特点调整治法用药，嘱患者严格控制饮食，调整生活习惯，方圆机活，故收效颇佳。

（摘自：石瑞舫 . 路志正治疗痛风痹经验 . 河北中医，2011）

病案二

周某，男，38 岁。2009 年 10 月 12 日初诊。患者 2 个月前双膝关节红肿疼痛，行走不利，查血尿酸达 900μmol/L，双膝 X 线片示左膝半月板损伤，右膝痛风结石形成。经秋水仙碱、激素及抗感染治疗后，红肿消退，血尿酸降至 687μmol/L。目前双膝仍感疼痛，行走不利，易疲劳、出汗，舌质偏红，苔薄白，脉细弦。中医诊断：浊瘀痹。西医诊断：痛风。辨属脾肾两虚，浊瘀内生，痹阻络脉，气血不畅。拟泄浊化瘀，活血通络为主。处方：土茯苓 50g，萆薢 20g，威灵仙 12g，生苡仁 40g，山慈菇 20g，赤白芍各 20g，桃红各 10g，生地黄 20g，生甘草 6g。14 剂，1 日 1 剂，水煎服。

2009 年 10 月 26 日二诊：症情减，膝关节疼痛好转，行走较前为利，仍感觉乏力，汗多，舌偏红，苔薄白，脉细弦。浊瘀清，络脉通，脾肾虚，治疗佐以益气健脾。上方加生黄芪 20g，煅牡蛎 30g（先煎），生白术 15g。14 剂。膝关节疼痛已平，乏力亦好转，汗出减少，二便调，舌淡红，苔薄白，脉细弦。治拟泄浊化瘀，健脾化湿。处方：土茯苓 40g，萆薢 15g，威灵仙 12g，生苡仁 40g，晚蚕砂 15g（包煎），生黄芪 15g，六月雪 10g，菝葜 15g，茯苓 15g，秦皮 15g，桃红各 10g，甘草 6g。14 剂，1 日 1 剂，水煎服。

药后症情平稳，无明显不适，复查血尿酸已经正常，纳谷佳，二便调，舌淡红，苔薄白，脉细弦。治拟前法进退，以上方加减调治月余，加以严格饮食控制，症情平稳。

按语：患者症情较严重，血尿酸水平非常高，用激素类、非甾体消炎止痛药能够很快控制症状，减轻痛苦，但也会带来副作用。此例朱老仍然以痛风方为主治疗，大剂土茯苓泄浊通利；萆薢、威灵仙、生苡仁分清泄浊，健脾利湿，通利关节，降低尿酸；山慈菇有消肿、散结、化痰、解毒之功，又有秋水仙碱样作用，抑制白细胞趋化，从而减轻痛风性关节炎的炎症，但宜短期使用；赤白芍、桃红活血化瘀；生地黄益肾滋阴。二诊膝关节疼痛减轻，乏力、汗多、气虚明显，加生黄芪、生白术益气健脾，煅牡蛎收敛止汗。三诊以后仍然以泄浊化瘀、通利经络为主，六月雪、秦皮、茯苓均能利湿清热；桃红活血通利。此例治疗抓住"清""通""利""健"，一直以土茯苓、萆薢、威灵仙、生苡仁为主，又灵活加减，患者血尿酸明显下降，症情明显好转。

（摘自：吴坚，蒋熙，姜丹，等．国医大师朱良春高尿酸血症辨治实录及经验撷菁．

江苏中医药，2014）

疾病篇
JI BING PIAN

第一节　类风湿关节炎

【概述】

类风湿关节炎（Rheumatoid Arthritis，RA）是一种以对称性多关节炎为主要临床表现的自身免疫性疾病，以关节滑膜慢性炎症、关节的进行性破坏为特征。目前发病原因不明，可能与遗传、免疫、感染、环境等因素有关，该病属于中医风湿病（痹证、痹病）范畴，中医诊断为"尪痹"。

RA 几乎见于世界所有的地区和各种族；目前患病人数约占世界总人口的 1.0%，中国的发病率为 0.28%～0.4%。RA 可以发生于任何年龄，女性高发年龄为 45～54 岁，男性随年龄增加而发病率上升，男女罹患本病的比例约为 1∶3。

【源流】

中医学将类风湿关节炎归属丁"痹证"范畴，关于痹证的非医学文献已经语焉不详，最早出现"痹"字概念的医学文献是 1973 年底长沙马王堆三号汉墓出土的帛书，在《足臂十一脉灸经》和《阴阳十一脉灸经》（据考证为中国周代的作品，即公元前 11 世纪中期到公元前 256 年）中有"疾畀（痹）""踝痹"，以及"足小指痹"等文字记载。中医对类风湿关节炎的症状及病因病机、治疗、预后的认识以我国现存的最古老的医学专著《黄帝内经》中的《素问·痹论》和《灵枢·周痹》两部分为基础，据考证该书成书于战国至秦汉时期（公元前 5 世纪至 3 世纪）。后世医家以东汉时期张仲景《金匮要略》为代表在此基础上进行了发挥和补充。

历代主要医家对类风湿关节炎临床表现的认识如下：

东汉时期，张仲景《伤寒论》中"风湿相搏，骨节疼烦，掣痛不得屈伸，近之则痛剧，汗出短气，小便不利，恶风不欲去衣"与类风湿关节炎的关节疼痛、活动不利很相似，并提出了风湿相搏的病因。和《伤寒论》成书于同一年代的张仲景所著的《金匮要略》则开始对类风湿关节炎有了较为详尽的症状描述，其中提到"诸肢节疼痛，身体魁羸，脚肿如脱，头眩短气，温温欲吐""自汗出""历节痛"等，已与类风湿关节炎特征十分相近，首次提出"历节"是痹证中以多个关节为患，以疼痛为主症的一个独特类型。

隋代，巢元方《诸病源候论》也对历节风有专门描述，"历节风之状，短气自汗出，历节疼痛不可忍，屈伸不得是也"。唐代孙思邈《备急千金要方》中指出："热毒流于四肢，历节肿痛""历节风着人久不治者，令人骨节蹉跌"是对本病晚期病邪深入骨骼，使骨节变形的明确记载。

宋代，陈言《三因极一病证方论·痹叙论》："凡人忽患胸背、手脚、颈项、腰胯隐痛不可忍，连筋骨，牵引灼痛，坐卧不宁，时时走易不定"等描述了类风湿关节炎可侵犯到胸背、手脚、颈项、腰胯等关节，这与类风湿关节炎侵犯关节部位是一致的。

到金元时期，朱丹溪的《丹溪心法》又提出了白虎历节的命名，在《丹溪心法·痛风附肢节痛》中提到"四肢百节走痛是也，他方谓之白虎历节风证"，将白虎与历节统一起来。但是也有部分医家认为历节与白虎病不是简单的等同关系，而是从属关系，即白虎病属于历节中的一种。

明代楼英所著《医学纲目》记载"眼黑而行走呻吟，举动艰难者，入骨痰也，其证遍体关节疼痛，眼黑而面带土色，四肢痿痹屈伸不便者，风湿痰也。眼黑而气短晦暗，惊风痰也"，形象地描述了类风湿关节炎晚期全身关节疼痛、活动受限的表现。

清代，中医学发展日臻完善成熟，各家学说也日益繁荣。清代初年李用粹在《证治汇补》中描述"风流走不定，久则变成风毒，痛入骨髓，不移其处，或痛处肿热或浑身化热"与现代类风湿关节炎活动期关节肿痛是类似的。《医学传灯》为清代陈德求撰，书中曾写道"有肿而不痛者，有肿而且痛者，或头生红点，指肿如锤者"是对类风湿关节炎双手梭形肿胀的一个形象描述。综观历代医家著作中有关痹病的论述和临床经验记载，可以认识到痹病的专科理论与实践，发展到清代末年已趋向成熟，且愈加规范。

20世纪80年代以来，中国中医界致力于痹病的中医文献规范化整理，痹病的三级诊断模式也逐渐确立。类风湿关节炎的中医二级命名根据疾病阶段和临床表现的不同分为历节、尪痹。历节为周身关节皆痛，故曰历节，其临床特点为关节肿痛，游走不定，昼轻夜重，疼痛难忍，甚则肿大变形，屈伸不利，活动受限。尪痹这一病名，历代古籍中并无记载，是由名老中医焦树德于1981年武汉"中华全国中医学会内科学会成立暨首届学术交流会"上首次提出的，尪来自张仲景《金匮要略》身体尪羸一词，取其关节肿大，身瘦胫曲，甚至尻以代踵，脊以代头之意。焦树德认为尪痹比一般的风、寒、湿痹更为复杂，病情更重，主要指类风湿关节炎久则关节变形，而成尪羸之疾。

【病因病机】

本病属中医痹病范畴，其中医病机为先天禀赋不足，肝肾精亏，营卫俱虚，复因感受风寒湿热之邪，导致气血凝滞不通、痹阻脉络，造成局部甚或全身关节肿痛。本病以肝肾脾虚为本，湿滞、痰凝为标，湿热瘀血夹杂既是类风湿关节炎的主要发病因素，又可作为主要病理机制，同时也是类风湿关节炎的基本特征。风寒湿邪可诱发或加重病情。若病程日久，伤气耗血、损及肝肾，痰瘀交结，形成正虚邪恋，本虚标实，虚实夹杂，而证候错综复杂。

类风湿关节炎肿胀是由风、寒、湿、热、痰、瘀等邪气阻于关节所致，或因外感风、寒、湿、热之邪，或因"内生五邪"，或因疾病过程中产生"痰瘀"，成为继发的病因，如无内外诸邪侵袭关节，便不会出现关节的肿胀。正气亏虚是类风湿关节炎发生的原因之一，但这是正气亏虚，因虚致实，形成虚实夹杂所致。正虚可以生湿、生痰、生寒、生瘀、生热，如脾虚生湿生痰，湿热内生；气虚推动无力而致血瘀；肾阳亏虚，虚寒内生，水湿不化，寒湿凝滞等。只有在正气亏虚，痰湿血瘀寒凝形成，其邪气流注关节才会出现关节肿胀，这些内生之邪如没有流注到关节，也不会出现关节肿胀。由此可见，邪气阻于关节是类风湿关节炎发生肿胀的基本原因。

"通则不痛，不通则痛"，类风湿关节炎所表现的关节疼痛、晨僵均为邪阻于关节，经络痹阻，气血不畅所致。疾病晚期的关节破坏、关节屈伸不利，甚至僵直、畸形是由于邪气长期对筋骨关节的侵蚀所致。综上所述，类风湿关节炎的主要临床表现关节肿胀、疼痛、晨僵，以及疾病晚期的关节破坏、关节屈伸不利，甚至僵直、畸形，均为邪气痹阻所致，邪气痹阻是类风湿关节炎发病的主要病机。

【西医诊断】

RA 是以关节滑膜炎为主要病理变化的全身性慢性自身免疫性疾病，临床主要特点为关节肿胀、疼痛、晨僵，晚期关节破坏，关节僵直、畸形，甚至关节功能丧失而致残，并可累及全身多个系统。

一、临床表现

RA 是一种以关节病变为主要表现的疾病，诊断时应以关节症状和体征为主要依据，结合实验室检查，并除外其他疾病。典型病例的临床表现为 30 岁以上患者，女性多见，常以手和足部的小关节（掌指关节和指间关节最多见）、腕关节的肿胀和疼痛为首发症状，可逐渐发展至中、大关节受累。最开始的关节炎可能不完全对称，但随着病情进展，这种对称性越来越明显。RA 患者的关节疼痛通常在休息后可有所缓解，可伴有晨僵，通常可达 1 小时以上。研究显示，晨僵时间超过 30 分钟，对早期 RA 的诊断敏感性更高。随着病情进展，由于骨侵蚀和破坏，以及肌腱和韧带的炎症，造成关节脱位或畸形，产生严重的功能障碍。

二、体格检查

早期患者可表现为受累关节肿胀、积液，可伴有低热；中晚期关节可有明显特征性改变，如掌指关节尺侧偏斜、天鹅颈和纽扣花样畸形等。部分患者由于其他系统受累可出现相应体征。

三、实验室检查

临床怀疑 RA 患者通常需要进行以下检查以明确诊断。

1. 血常规

病情活动时常有轻度贫血和血小板升高，白细胞分类通常不高。

2. 尿常规

通常无异常。

3. 红细胞沉降率（ESR）和 C 反应蛋白（CRP）

ESR 和 CRP 升高常提示疾病活动，但要注意这些非特异的炎性指标在感染、肿瘤和其他自身免疫病时均可能升高。

4. 生化

肝肾功能和尿酸通常正常。此项化验的目的是为了除外其他疾病，同时在 RA 用药前常规需要了解患者的肝肾功能是否正常。

5. 类风湿因子（Rheumatoid factor，RF）

RF 是抗人 IgGFc 段的抗体，常见的有 IgG、IgA 和 IgM 型。RA 中 70%～80%患者阳性，其中 IgM 型最常见，通常以五聚体形式存在。RF 滴度越高，患者出现关节外病变和重症 RA 的可能性越大，但 RF 并非 RA 的特异性指标，在系统性红斑狼疮、干燥综合征等其他自身免疫病或某些感染情况下可出现阳性，在正常人群中也有 5%～10%的阳性率，但一般滴度较低。

6. 抗瓜氨酸多肽抗体（Anti-citrullinated peptides antibodies，ACPA）

最早发现的抗角蛋白抗体（AKA）、抗核周因子（APF）等抗体因识别含有瓜氨酸残基的丝聚蛋白原片段而得名。而后研究人员发现人工合成的环形瓜氨酸多肽结构的抗原较线性抗原具有更高的敏感性和特异性，因此目前临床检测最广泛的是抗环状瓜氨酸多肽（CCP）抗体。据报道抗 CCP 抗体在 RA 中的敏感性最高可达 80%～90%，特异性更是高达 90%以上，因此对 RA 的诊断具有很高的价值。在此后的研究中还发现了抗瓜氨酸化波形蛋白抗体（抗 MCV）、抗瓜氨酸化的纤维蛋白原抗体（抗 ACF）等一系列抗瓜氨酸化蛋白抗体，统称 ACPA。目前发现 ACPA 可在 RA 发病前数年出现，是早期诊断 RA 的良好标志物；同时，ACPA 有助于预测影像学进展情况，抗体阳性者的进展率显著快于阴性者。

7. 其他自身抗体

通常诊断 RA 前需要行 ANA 和 ENA 抗体检测，目的是除外以关节炎为主要表现的其他风湿性疾病。

8. 免疫球蛋白和补体

一般表现为多克隆免疫球蛋白升高，补体正常甚至升高。

9. 关节液检查

对于临床可疑病例，必要时需留取关节液，除外感染性关节炎和晶体性关节炎等。

四、影像学检查

1. X 线

由于 RA 手关节受累最常见，因此手部也是进行 X 线检查的首选部位。疾病早期表现为软组织肿胀，关节周围脱钙；逐渐出现侵蚀性病变和关节间隙狭窄。骨侵蚀是 RA 特征性改变，通常首先发生在关节边缘，因此处无软骨覆盖，增生的滑膜可以直接侵蚀骨表面。这种边缘性骨侵蚀表现最容易在掌骨头处被发现。而对大关节而言，通常滑膜增生非常严重之后，在 X 线片上才能发现骨侵蚀，因此病变早期行膝关节平片往往发现不了骨破坏。虽然 X 线检查普及率高，且经济便捷，但其无法分辨软骨、肌腱、韧带和肌肉等关节周围软组织，且对早期微小的骨侵蚀病变的敏感性不及 MRI 和超声，因此，对于早期 RA 的诊断存在一定局限性。

2. MRI

最常检查部位仍然是手部。MRI 能很好地分辨关节和关节周围软组织病变，包括滑膜炎、肌腱炎、关节周围炎症，并可发现早期炎性浸润所致的骨髓水肿和微小骨侵蚀，适用于早期发现和监测炎性病变。在 2010 年 ACR/EULAR 对 RA 的分类标准中也将 MRI 或超声发现的滑膜炎纳入关节受累范围，也就是说 MRI 或超声可在患者出现临床症状之前就可发现关节炎性病变。但 MRI 检查需要特殊设备，且费用昂贵，不适合反复检查。

3. 超声

目前，彩色多普勒超声在 RA 的应用进展迅速，可检测关节间隙大小、早期发现滑膜炎、软骨损伤、腱鞘炎症和骨侵蚀等，可帮助早期诊断和进行病情监测。超声检查操作方便，费用低，较 MRI 相比，更适合在疾病监测复查时使用，但需要培养有经验的操作人员。

【临证思路】

一、识症

晨僵：病变关节或周围软组织在夜间静止不动后出现较长时间的僵硬。晨僵持续时间和程度可作为评价病情活动和观察病情变化的指标之一，时间太短则临床意义不。

关节疼痛：关节疼痛往往是最早的关节症状。最常出现的部位为腕、掌指关节、近端指间关节，其次是趾、膝、踝等关节，多呈对称性。疼痛关节往往伴有压痛。

关节肿胀：凡受累关节均可肿，多因关节腔滑膜炎症或周围软组织炎症引起。最常出现的部位为腕、掌指关节，近端指间关节，膝、踝等关节，亦多呈对称性。

关节畸形：多见于较晚期患者。因关节软骨或软骨下骨质结构破坏造成关节纤维性或骨性强直，又因关节周围的肌腱、韧带受损，使关节不能保持在正常位置，出现手指关节的半脱位，如尺侧偏斜、"天鹅颈"畸形、"纽扣花"畸形等。

特殊关节受累表现：颈椎关节受累时可出现后颈枕部持续性疼痛，颈部四肢无力，甚者在头部活动或受到震动时可出现全身电击样感觉等症状；髋关节受累时可出现臀部及下腰部疼痛；颞颌关节受累时可出现局部疼痛，讲话或咀嚼时加重，严重者有张口受限。

关节外表现：可有发热、类风湿结节、类风湿血管炎及淋巴结肿大。心脏受累可有心包炎，心包积液，心外膜、心肌及瓣膜的结节，心肌炎，冠状动脉炎，主动脉炎，传导障碍，慢性心内膜炎及心瓣膜纤维化等表现。呼吸系统受累可有胸膜炎、胸腔积液、肺动脉炎、间质性肺疾病、结节性肺病等。肾脏表现主要有原发性肾小球及肾小管间质性肾炎、肾脏淀粉样变。神经系统除周围神经受压的症状外，还可诱发神经疾病、脊髓病、外周神经病、继发于血管炎的缺血性神经病、肌肥大及药物引起的神经系统病变。贫血是 RA 最常见的关节外表现，属于慢性疾病性贫血，常为轻至中度。消化系统可因 RA 血管炎、并发症或药物治疗所致。眼可有葡萄膜炎，成人可有巩膜炎，可有干燥性结膜角膜炎、巩膜软化、巩膜软化穿孔、角膜溶解。

二、审机

在类风湿关节炎的发病机制中，正气不足是类风湿关节炎发病的内在因素，起决定性作用，当正气亏虚时，外邪才可乘虚侵袭机体，使经络气血痹阻不通而发为类风湿关节炎，其病机主要表现为营卫不和、气血亏虚、脏腑虚衰、阴阳失调。六淫致病可单独侵袭机体或两种以上同时侵犯机体致痹，六淫致痹后可相互转化，如风寒化热，热邪伤津化燥，六淫伤脾生湿等。饮食失宜可损伤脾胃，导致饮食内伤，出现聚湿、生痰、化热，使脉络痹阻、气血不通。

痹病日久则气血运行不畅，血滞为瘀，津停为痰，痰瘀阻于关节、肌肉、经络，可见关节肿胀僵硬、重滞麻木及骨节刺痛、强直畸形等。痰瘀互结，胶固难化，缠绵难愈，耗伤气血，损及肝肾。"痹病必夹瘀"，在 RA 发展的过程中，"痰"和"瘀"既是病理产物又可作为致病因素，尤其是中晚期阶段，往往是痰瘀相互胶结，顽固难化。痰瘀痹阻经脉，气血郁结不通，津液失于输布，水湿停聚局部，则关节肿痛日久不消、局部肤色瘀暗或瘀斑、皮下结节、屈伸不利等症；痰瘀之邪病久深入骨骼，内外相合，痹阻经络，导致僵硬甚或畸形。痰瘀水湿互结，相互胶着，病程缠绵，顽固不愈。

三、定治

对类风湿关节炎的诊疗，采用中西医"病证结合"的诊疗模式，以中医辨证论治、整体观念为纲，汲取西医重视微观局部的优势，运用中医整体综合思维方法研究类风湿关节炎的发生、发展规律，使其取长补短，相辅相成，可提高临床疗效。辨病与辨证相结合是类风湿关节炎临床治疗的核心思路。类风湿关节炎的中医治疗以扶正祛邪、因时因地因人三因治宜为基本原则，要充分考虑患者年龄、体质及生活环境，结合疾病分期、活动性、预后不良因素等择方用药，临证分清虚实、辨明寒热，或标或本，或攻或补，或清或温，或攻补兼施，或寒热并用等，内外治结合、针药并用的综合疗法较佳。

《素问·痹论》开篇即曰："痹之安生？岐伯对曰：风寒湿三气杂至，合而为痹也。"又曰："所谓痹者，各以其时重感于风寒湿之气也。"后世医家治疗 RA 也多从风、寒、湿、热诸邪着手，对痰、瘀、燥、毒易于忽视，致使疗效不佳，病证时作时止。而类风湿关节炎缠绵难愈，容易复发，病程中存在痰、瘀、燥、毒的情况，必须佐入祛痰、活血、润燥、解毒之品，方能提高疗效，缩短病程。

痰与湿同出一源，但表现不同，湿未成痰时，关节多见漫肿，按之柔软。湿凝成痰者，按之较硬，关节局部可有痰核出现。瘀血内阻者，关节亦可肿硬，但局部皮肤黧暗，并可出现瘀斑，舌质紫暗。燥邪偏盛时，除见关节隐痛、屈伸不利等症外，并有口干咽燥、涎液减少、两目干涩等一派"燥胜则干"的症状。痹病之兼毒热者，关节多焮红、灼热、漫肿憋胀、疼痛剧烈，并有发热口渴、喜冷心烦等症。临床上，当运用一般疗法，效果不佳，或反复发作时，应考虑到痰、瘀、燥、毒的存在，当详审细辨，辨证施治。

四、用药

1. 疼痛

顽痹久治乏效，关节肿痛，功能障碍，即叶天士所言"络瘀则痛"。治疗上采用透骨搜络、涤痰化瘀之品。首选药品以蜈蚣、全蝎、水蛭、僵蚕、天南星、白芥子之属。国医大师朱良春尤推天南星，云："能燥湿化痰，祛风定惊，消肿散结，专走经络，善止骨痛，对各种骨关节疼痛，具有佳效。"

2. 肿胀

经云："湿胜则肿。"关节肿胀持续不消，祛湿必须与涤痰散瘀同步进行，早期常选用二妙散、泽兰、防己等。中后期半夏、天南星、白芥子与全蝎、乌梢蛇、地鳖虫合用。七叶莲、苏木、山慈菇等均善消肿，亦可辨证选用。

3. 僵直拘挛

类风湿关节炎晚期，患者不仅疼痛剧烈，且关节功能严重障碍。凡关节红肿僵直，难以屈伸，久久不已者，多系毒热与痰浊瘀血混杂胶结，在清热解毒的同时，必须加用豁痰破瘀、搜剔之品，如地龙、蜂房、水蛭等。如肢节拘挛较甚者，还可加蕲蛇、僵蚕等。此外，青风藤、海风藤善于通行经络，疏利关节，有舒筋通络之功，与鸡血藤、忍冬藤等同用，不仅养血通络，且能舒挛缓痛。伴见肌肉萎缩者，重用生黄芪、生白术、熟地黄、蜂房、石楠藤，并用蕲蛇粉，每次 3g，每日 2 次，收效较佳。

辨病位用药：辨病位用药是根据痹病的病位不同，在辨证的基础上有针对性地使用药物，以提高治疗效果。病在上肢可选用片姜黄、羌活、桂枝以通经达络、祛风胜湿；下肢疼痛者可选用独活、川牛膝、木瓜以引药下行；痹病累及颈椎，出现颈部硬而不适，疼痛左右前后活动受限者，可选用葛根、伸筋草、桂枝、羌活以舒筋通络，祛风止痛；痹病腰部疼痛、僵硬，弯腰活动受限者，可选用桑寄生、杜仲、巴戟天、淫羊藿等以补肾强腰，化瘀止痛；痹病两膝关节肿胀，或有积液者，可用土茯苓、车前子、薏苡仁、猫爪草以清热利湿，消肿止痛；痹病四肢小关节疼痛、肿胀、灼热者，可选用土贝母、猫眼草、蜂房、威灵仙以解毒散结，消肿止痛。

【辨证论治】

1. 风湿痹阻

症状：关节疼痛、肿胀，游走不定，时发时止，恶风，或汗出，头痛，肢体沉重。舌质淡红，苔薄白，脉滑或浮。

辨证要点：多见于 RA 病程的早期，好发于春、秋季节更替之时及冬季，多由外感风湿之邪，或汗出当风，或冒风淋雨涉水，加之素体虚弱，或饮食起居失宜，痹阻关节、肌肉而致。病位较浅，多在肌表经络之间。湿邪侵袭关节可见关节肿胀、肢体沉重。

治法：祛风除湿，通络止痛。

方药：羌活胜湿汤（《内外伤辨惑论》）或蠲痹汤（《医学心悟》）或大秦艽汤（《素问病机气宜保命集》）

加减：关节肿者，加薏苡仁、防己、萆薢以利湿；痛剧者，加制附片、细辛以通阳散寒；痛以肩肘等上肢关节为主者，可选加片姜黄；痛以膝踝等下肢关节为主者，选加牛膝。

中成药：复方夏天无片、疏风活络片、木瓜丸、祛风止痛片、骨龙胶囊等。

2. 寒湿痹阻

症状：关节冷痛，触之不温，皮色不红，疼痛遇寒加重，得热痛减；关节拘急，屈伸不利，肢冷，或畏寒喜暖；口淡不渴；舌脉：舌体胖大，舌质淡，苔白或腻，脉弦或紧。

辨证要点：寒湿痹阻多见于疾病活动期，多为素体阳气亏虚之人，感受风寒湿之邪，风寒湿入侵机体，导致气血壅滞不通，痹阻经络。寒邪盛者则出现关节冷痛，触之不温，皮色不红；寒邪收引凝滞，故关节拘急，遇寒则疼痛甚；寒与湿均为阴邪，阻滞经脉气血，故可见关节屈伸不利；阴盛则阳病，寒湿之邪一方面痹阻经络，导致阳气不达四末，另一方面，寒湿之邪易伤阳气，故可见肢体发冷，畏寒喜暖；寒湿之邪，尚未化热，未伤及阴液，故口淡不渴；舌体胖大，舌质淡，苔白或腻，脉弦或紧亦为寒湿痹阻具体表现。临床辨证以关节冷痛，遇寒加重，舌淡，舌体胖大，苔白或腻，脉弦或紧为要点。

治法：温经散寒，祛湿通络。

方药：乌头汤、桂枝芍药知母汤、麻黄附子细辛汤加减。

加减：关节冷痛明显者，以寒邪偏盛，可酌情加制川乌，加细辛、白芷等药以散寒化湿通络；关节拘急，屈伸不利者可加伸筋草、木瓜等以化湿舒筋通络；如湿邪明显，关节肿胀重着而不热者，加强健脾化湿药物，如炒薏米、苍术、茯苓，菝葜等；寒湿日久兼有阳气不足者，可加温补肾阳药物，可加淫羊藿、五加皮、制附片、肉桂等药物；寒湿日久，郁而化热者，可酌情加用桂枝、赤芍、知母、忍冬藤等药以清热化湿。

中成药：寒湿痹颗粒（片），每次 5g，每日 3 次；盘龙七片，3 片，每日 3 次；风湿骨痛丸，每次 10～15 粒，每日 2 次；通痹片，每次 2 片，每日 2 次；复方雪莲胶囊，每次 2 粒，每日 2 次。

3. 湿热痹阻

症状：关节肌肉局部肿痛、重着，触之灼热或有热感，口渴不欲饮，烦闷不安，或有热，舌质红、苔黄腻，脉濡数或滑数。

辨证要点：此证型亦称风湿热痹证、热毒痹阻证，多见于疾病活动期，来势急、病情重，多为风寒湿入侵机体，郁久化热，或直接感受湿热（毒）之邪导致气血壅滞不通，痹阻脉络所致。

治法：清热除湿，宣痹通络。

方药：四妙丸合宣痹汤加减。证属湿热痹阻，兼见关节窜痛，风邪盛者，可用当归拈痛汤。

加减：湿热证可分为湿重热轻、热重湿轻、湿热并重等证型，证型不同，立方选药有别。症见发热重或关节触热明显，可以说热重于湿；发热轻，而湿象明显的，如关节肿胀明显而自觉发热或触热不重者，同时伴有身重、苔腻、胸脘痞闷等，可以说是湿重于热。

湿重于热，症见：关节肿胀明显而自觉关节发热或触热不重，全身症状为无身热或身热不扬，头重肢困，胸闷脘痞，胃纳呆、腹胀肠鸣，甚或恶心呕吐，口淡不渴或口渴不欲饮，小便微黄，大便稀溏，舌质淡红，舌苔白厚腻，脉濡缓或濡滑。治法注重淡渗利湿，佐以清热。可在宣痹汤基础上，合用三仁汤或茵陈五苓散加减。具体用药方面，关节肿甚者，加土茯苓 15g、猪苓 15g 以化湿消肿。

热重于湿，症见：发热重、患者自觉关节局部发热，或关节触热明显，全身症状见发热，汗出，口渴欲饮，恶心呕吐，纳呆，两胁胀痛，身重头昏，心烦心悸，或胸闷气促，脘痞腹胀，小便短赤，大便干结，舌质红，舌苔黄厚腻，脉滑数。治法以清热解毒为主，佐以祛湿化浊。用方在宣痹汤基础上，可加用白虎汤、茵陈蒿汤或甘露消毒丹。具体用药方面，伴发热者，加生石膏，青蒿；关节发热甚者，加蒲公英、白花蛇舌草以清热解毒；关节痛甚者，加海桐皮、元胡、片姜黄。

湿热并重，症见：关节肌肉局部肿痛、重着，触之灼热或有热感，全身症状见神疲乏力，头重身困，胸闷脘痞，两肋隐痛，腰部胀痛，恶心呕吐，胃纳呆，口渴不欲饮或喜热饮，发热汗出不解，小便短黄，大便溏而黏滞不爽，舌质红，舌苔黄腻，脉滑数。

中成药：湿热痹颗粒（片、胶囊），每次5g，每日3次；四妙丸，每次6g，每日2次；当归拈痛丸、豨桐胶囊、新癀片等。

4. 痰瘀痹阻

症状：关节肿痛日久不消，局部肤色晦暗，或有皮下结节；关节肌肉刺痛，关节僵硬变形，面色暗黧，唇暗，舌紫暗，有瘀点或有瘀斑，苔白腻或黄腻，脉沉细涩或沉滑。

辨证要点：此证又称痰瘀搏结证、痰瘀互结证，多见于疾病中晚期阶段，乃疾病长期不愈，痰瘀之邪内生，阻碍气血运行，经脉、关节痹阻而成。

治法：活血行瘀，化痰通络。

方药：双合汤或身痛逐瘀汤合小活络丹加减。

加减：热痰者，加胆南星、黄芩以清热化痰；寒痰者，加干姜、细辛以温化寒痰；疼痛不已者，加乌梢蛇、全蝎、地龙通络止痛；伴皮下结节者，加连翘、胆南星以祛痰散结；若痰瘀胶结，留恋病所不去，可加用破血散瘀、祛风通络之品，如土鳖虫、蜈蚣、乌梢蛇等。

中成药：小活络丹，每次6g，每日2次；痹祺胶囊，每次4粒，每日3次；血栓通胶囊，每次2粒，每日3次。

5. 气血亏虚

症状：关节酸痛或隐痛，伴倦怠乏力；面色不华、心悸气短、头晕；爪甲色淡、食少纳差；舌质淡、苔薄白，脉细弱或沉细无力。

治法：益气养血，通经活络。

方药：黄芪桂枝五物汤（《金匮要略》）；十全大补汤（《太平惠民和剂局方》）；八珍汤合蠲痹汤加减。

加减：乏力、气短明显者，重用黄芪，可加黄精、山药、仙鹤草等平补之品；血虚甚者，重用四物，加阿胶珠；关节隐痛者，加鸡血藤、豨莶草等；肢体屈伸不利者，加伸筋草、木瓜；伴腰膝酸软者，加桑寄生、川牛膝。

中成药：痹祺胶囊，每次4粒，每日2～3次。

6. 气阴两虚

症状：关节肿大伴气短乏力；肌肉酸痛，口干眼涩；自汗或盗汗；手足心热；形体瘦弱，肌肤无泽；虚烦多梦；舌体胖，舌质红或有裂纹，苔少或无苔，脉沉细无力或细数无力。

辨证要点：此证型可见于 RA 病程日久不愈，邪气未除，正气已虚，形成邪实正虚、虚实夹杂，气阴两虚兼有湿热之期，或是见于年老体弱，饮食失调日久，素体气阴两虚复感外邪者。气阴两虚则肌肤筋骨关节失于濡养，病邪留连，闭阻经脉，伏遏关节，故关节疼痛、麻木、肿胀；甚者可见关节变形僵硬。气虚则见气短，倦怠乏力，汗出。脾阴不足，则脾气功能亦减弱，使津液敷布障碍或津液不生，而见口干眼涩。本证以气短、乏力、形瘦体弱，舌胖质红，苔少或无苔为辨证要点。

治法：养阴益气，通络止痛。

方药：四神煎（《验方新编》）加味。

加减：气虚明显者加用山药、白术，阴虚明显者加用百合、旱莲草、女贞子；关节肿大明显者加苍术；关节屈伸困难者加红花、莪术；眠欠安者加合欢皮、首乌藤。

口干眼涩明显者：路氏润燥汤加减。太子参、山药、麦冬、北沙参、丹参、赤芍、佛手、生白术、葛根、乌蛇、石斛、秦艽、生地黄。加减：腮腺肿大加山慈菇、白花蛇舌草、银花；关节肿痛加土茯苓、知母、黄柏；五心烦热加炙龟甲、青蒿。

中成药：生脉饮口服液每次 10mL，每日 3 次；或麦味地黄口服液，每次 20mL，每日 3 次。

7. 肝肾不足

症状：关节疼痛，肿大或僵硬变形，腰膝酸软或腰背酸痛；足跟痛，眩晕耳鸣，潮热盗汗，尿频，夜尿多；舌质红，苔白或少苔，脉细数。

辨证要点：多见于 RA 病程后期，病久迁延未愈，气血耗伤，肝肾虚损，筋骨失养，呈现正虚邪恋，虚实混杂，缠绵难愈的病理状态。

治法：补益肝肾，蠲痹通络。

方药：独活寄生汤加减。

加减：偏于肾阴不足，症见关节变形，腰膝酸软，潮热盗汗，五心烦热，口干咽痛、遗精者，选加熟地黄、山萸肉、菟丝子、龟甲；偏于肝阴不足，症见肌肤麻木不仁，筋脉拘急，屈伸不利，重用白芍，加枸杞子、沙参、麦冬；阴虚甚有化火之象，症见潮热，心烦易怒者，加知母、黄柏；兼见肾阳虚，症见关节冷痛，足跟疼痛，畏寒喜暖，四末不温者，加附子、鹿角胶。

中成药：尪痹冲剂，每次 6g，每日 3 次；益肾蠲痹丸，每次 8g，疼痛剧烈可加至 12g，每日 3 次。

8. 瘀血阻络

症状：关节疼痛，或疼痛夜甚，或刺痛，四肢关节屈伸不利，痛有定处，肌肤干燥无泽甚或甲错，或内热烦闷，心悸失眠，入暮潮热，唇暗或两目暗黑，舌质暗红或有瘀斑，苔薄白，脉涩或弦紧。

辨证要点：关节疼痛，或疼痛夜甚，或刺痛，痛有定处，肌肤干燥无泽甚或甲错。

治法：活血化瘀，舒筋通络。

方药：身痛逐瘀汤加减。

加减：若痛处不温，喜热熨者，可酌加制附片、细辛、桂枝以温经散寒止痛；若兼关节红肿热痛、身体重着、舌苔黄腻等湿热征象，可加苍术、黄柏清热燥湿；若关节肿胀、变形，触之并无明显热感，皮下结节者，可加胆南星、白芥子、炮山甲以化痰散瘀；若病久气虚，症见眩晕耳鸣、心悸气短、动则汗出、倦怠乏力等，可加黄芪、党参以扶正气。

中成药：盘龙七片、瘀血痹胶囊（片）、祖师麻片、痛舒胶囊、风湿祛痛胶囊。

【其他治法】

1. 中药外敷法

适用于活动性 RA。症见：关节肿胀、疼痛，或痛有定处，关节屈伸不利，局部发热或皮色发红或暗红。常用药物：复方雷公藤外敷剂（由雷公藤、乳香、没药等组成），金黄膏（由大黄、苍术、黄柏等组成）。

2. 中药泡洗或熏蒸法

利用药物煎煮后所产生的蒸汽熏蒸，或泡洗关节局部，通过熏蒸机体达到治疗目的的一种中医外治疗法，适用于 RA 所致的四肢肿胀、疼痛、功能障碍等，可根据证候类型择方用药。

3. 中药离子导入

适用于 RA 所致的四肢肿胀、疼痛等，能扩张小动脉和毛细血管，改善局部血液循环，可根据 RA 患者证候类型选方用药，具有改善关节疼痛的效果。

4. 针灸疗法

常用穴位：风池、风府、风门、风市、肾俞、足三里、三阴交、内关、公孙。配穴：肩关节取天宗、肩髎、肩贞、肩内阿是穴，肘关节取曲池、尺泽穴，腕关节取阳池、外关、阳溪、腕骨穴，指关节取八邪穴，膝关节取阳陵泉、犊鼻、膝阳关、梁丘穴等。

5. 针刀疗法

针刀微创治疗能改善类风湿关节炎临床症状，急性期以减张减压，缓解疼痛为主，功能障碍期以松解粘连、解筋结、改善功能为主，针刀能较好地改善 RA 患者膝关节疼痛及功能评分。其次，对于 RA 腕关节病变亦能较好地改善关节疼痛、晨僵及功能障碍。

6. 中药蜡疗

蜡疗能促进局部血液循环、具有一定镇痛作用，研究表明中药蜡疗可改善关节肿痛、晨僵等症状，具有降低炎症指标的作用。

7. 推拿按摩疗法

可根据各部组织生理病理特点采用相宜的多种按摩手法，推拿按摩配合中药可改善患者疼痛及晨僵症状。

8. 穴位贴敷疗法

按照中医经络学说将药物直接贴敷穴位或阿是穴，亦可按风、寒、湿气的偏重及病变部位进行配穴。另外，可采用冬病夏治穴位贴敷、三九贴敷、春秋分穴位贴敷等作为 RA 的辅助治疗。

9. 穴位注射疗法

根据中医辨证和经络理论，选用中西药物注入有关穴位，能起到减轻疼痛等作用。

【预防调护】

1. 功能锻炼

类风湿关节炎患者进行适当的功能锻炼，维持和恢复关节的功能，加强肌肉的力量，防止关节变形，并且能促进机体血液循环，改善局部营养状态，有助于病情的缓解。急性期以休息为主，可做一些床上功能锻炼，如关节的屈伸。稳定期逐渐加强肢体功能锻炼，以恢复关节功能。

2. 心理指导

类风湿关节炎病情缠绵，一些患者关节功能障碍，生活质量降低，导致患者有不同程度的心理障碍，及时有效的心理疏导十分必要。指导和帮助患者正确对待疾病，减轻患者心理上的压力，同时争取患者家属的配合与协助，营造和谐的治疗环境，恢复患者失调的心理，可促进病情好转。

3. 饮食指导

整体来讲，类风湿关节炎患者无严格饮食禁忌，可多食清淡、易消化食物；加强营养，多食富含维生素食物；同时可适当限制糖、盐的摄入。具体要根据患者的证型进行个体化饮食指导。

4. 生活起居

类风湿关节炎患者在日常生活中，应注意避风寒湿，居住地应干燥、温暖、向阳，同时注意保暖，多晒太阳，预防感冒。

第二节　成人斯蒂尔病

【概述】

成人斯蒂尔病（adult onset Still disease，AOSD）（成人 still 病）是一种病因未明

的，以长期间歇性发热、一过性多形性皮疹、关节炎或关节痛、咽痛为主要临床表现，伴有周围血白细胞计数及粒细胞增高和肝功能受损、淋巴结肿大、胸膜炎等多系统受累的临床综合征。该病男女均可发病，以20～40岁发病率最高，约占70%。近年来发病率逐渐上升，随着中西医相关研究不断深入，其早期诊断及治疗有了明显提升。

【源流】

成人斯蒂尔病相当于中医的"热痹"，早在《黄帝内经》就有关于热痹的论述。如《素问·痹论》云："其热者，阳气多，阴气少，病气胜，阳遭阴，故为痹热。"《素问·四时刺逆从论》云："厥阴有余病阴痹，不足病生热痹。"汉代华佗《中藏经》也提及热痹。其后很长时间文献中无热痹之名，直到《圣济总录》中再次提出热痹，曰："热痹，《内经》于痹论有云：其热者，阳气多，阴气少，阳遭阴，故为痹热；盖腑脏壅热，复遇风寒湿三气至，客搏经络，留而不行，阳遭其阴，故痹熻然而热闷也。"其将《黄帝内经》所论痹热称为热痹。金代刘完素《黄帝素问宣明论方》则提出热痹证。宋代《普济本事方》对历节病的症状则载有："风热成历节，攻手足指，作赤肿……甚则攻肩背两膝。"元代《丹溪心法·痛风》则曰："又有痛风，而痛有常处，其痛处赤肿灼热，或浑身壮热。"

宋元之后，古代医家对热痹有了更明确的认识。明代朱橚《普济方》则承《圣济总录》之说论述热痹。方贤《奇效良方》也承《圣济总录》之说描述热痹症状："肌肉热极，体上如鼠走之状，唇舌反坏，皮肤色变。"清代医学家对热邪致痹及治疗有进一步发挥。如林珮琴《类证治裁·痹证论治》中提出："初因寒湿风郁闭阴分，久则化热攻痛，至夜更剧""若痛处赤肿焮热，将成风毒""肢节热痛者，系阴火灼筋"。可见林氏对热痹的成因、病理和风寒湿久郁化热与风毒症状鉴别论述之明确。吴鞠通在《温病条辨·中焦》中说："湿聚热蒸，蕴于经络，寒战热炽，骨骱烦痛，舌质灰滞，面色萎黄，病名湿痹，宣痹汤主之。"《临证指南医案》应用桂枝白虎汤治疗热痹，实为有效方剂。顾松园认为，凡寒湿痹，邪郁病久，风变为火，寒变为热，湿变为痰，提出"痰火"亦可阻络致热痹。对于成人斯蒂尔病，现代医家各有见解，综合相关学术观点，大多从温病、痹证、六经辨证、三焦辨证、内伤发热、"毒"的角度考虑此病，也有医家认为该病病因病机复杂，难以用单一理论将此病详尽论述，故从整体出发。

【病因病机】

本病起病急，多为内外合邪致病。临床表现复杂多样，易反复发作，可循卫气营血传变，也可累及心、肺、肝、脾等多个脏腑。本病缘由素体阳盛，脏腑积热，复感时疫邪毒、暑湿、风湿热邪或感受风寒湿邪从阳热化，病邪后循卫气营血内传，或侵犯经络、关节、皮肤、血脉，重者累及脏腑。初期从邪实为主，邪实多为风、湿、热、毒、瘀。后期伤及正气，可致本虚标实，也可见气阴两伤，特别是阴血亏虚的证候。正如《诸病源候论》所言："热毒气从脏腑出，攻于手足，手足则焮热、赤、肿、痛也。"

【临床诊断】

一、临床表现

本病临床表现复杂多样，常有多系统受累，表现为发热、皮疹、关节痛，其次为咽痛、淋巴结肿大、脾大及胸膜炎等。

发热：呈弛张热型，多在39℃以上，一日内体温波动在2℃以上，偶见高热稽留数日。无明显感染的毒血症症状。发热持续1～2周后自行消退，热退后犹如常人，间歇1周至数周后复发。热程蔓延可数月，有的甚至数年至10余年。

皮疹：皮疹是本病的另一主要表现，几乎所有患者会出现一过性皮疹，其表现为弥漫性充血性红色斑丘疹，可伴有轻度瘙痒感，皮疹形态多变，有的患者还可呈荨麻疹、结节性红斑或出血点。一般分布于躯干和四肢伸侧，也可出现于面部、手掌和足跖。皮疹出现时间无规律性，多随午后或傍晚发热时出现，并在清晨热退后消失，即昼隐夜现的特点。皮疹呈一过性，消退后一般不留痕迹，但少数可遗有大片色素沉着。

关节和肌肉症状：关节痛和关节炎为本病的主要临床表现之一。一般起病较为隐匿，多为关节及关节周围软组织疼痛、肿胀和压痛。任何关节均可受累，最常侵犯的关节是膝关节，约占85%；其次是腕关节。另外，有半数患者出现肘、踝、髋、肩、近端指间关节和跖趾关节受累，约1/3的患者有掌指关节受累，约1/5的患者影响远端指间关节。受累关节的外观和分布与类风湿关节炎相似，但本病的滑膜炎多轻微且短暂。关节液是炎性的，中性粒细胞升高，关节症状和体征往往随体温下降而缓解。部分患者在发热多天或数月后才出现关节表现。一般而言，关节周围骨质侵蚀和半脱位现象少见，大多数患者热退后不遗留关节畸形。少数多关节和近端指间关节受累者亦可发生慢性关节损害，腕掌和腕关节受累可在多年以后出现强直。少数颈椎、颞颌关节和跖趾关节受累者也可发生关节强直。多数患者发热时出现不同程度的肌肉酸痛，少数患者出现肌无力及肌酶轻度升高。

淋巴结及肝脾肿大：本病早期往往有全身浅表淋巴结肿大，尤以腋下及腹股沟处显著，呈对称性分布，质软，有轻压痛，无粘连及大小不一。部分患者出现肺门及肠系膜淋巴结肿大，可造成腹部非固定性疼痛。肠系膜淋巴结坏死，可造成剧烈腹痛，易误诊为急腹症。体温正常后肿大的淋巴结缩小或消失。约半数患者肝脏肿大，一般为轻、中度肿大，质软。约3/4的患者有肝功能异常，丙氨酸氨基转移酶升高。部分患者有黄疸，但碱性磷酸酶、γ-谷氨酰转肽酶、肌酸磷酸激酶一般正常。症状缓解后，肝脏可恢复正常。脾脏轻至中度肿大，质软，边缘光滑，疾病缓解后可恢复正常。

心肺损害：本病的心脏损害表现以心包病变多见，其次为心肌炎。临床表现为心悸、胸闷、心律失常和充血性心力衰竭等。心包炎一般起病隐匿，听诊可闻及心包摩擦音，超声心动图可见积液。部分患者可出现心包缩窄。心肌病变一般不影响心脏功能。成人斯蒂尔病患者也可出现咳嗽、咳痰、胸闷和呼吸困难等症状。肺部损害表现为浸润性炎症、肺不张、肺出血、间质性肺炎及淀粉样变，或出现成人呼吸窘迫综合征。胸膜病变为纤维素性胸膜炎、胸腔积液和胸膜肥厚等。痰培养及胸腔积液培养阴性。部分患者由于长期应用激素及免疫抑制剂，可出现肺部细菌感染或结核感染等。

神经系统病变：本病神经系统病变少见，可累及中枢和周围神经系统，出现脑膜刺激征及脑病，包括头痛、呕吐、癫痫、抽搐、脑膜炎、颅内高压等。脑脊液检查多数正常，偶有蛋白含量轻度升高，脑脊液培养阴性。

其他表现：咽痛常见，为本病较具特征性的临床表现之一。肾脏损害较少见，一般为轻度蛋白尿，以发热时明显。反复发作者少数可多年后发生肾淀粉样变，出现急性肾小球肾炎、肾病综合征、间质性肾炎及肾功能衰竭等。其他损害包括乏力、脱发、口腔溃疡、虹膜睫状体炎、视网膜炎、角膜炎、结膜炎、全眼炎、停经和弥漫性血管内凝血等。

二、诊断要点

出现下列临床表现及实验室检查，应疑诊本病。

1. 发热是本病最突出的症状，出现最早，典型的热型呈峰热，一般每日一次。

2. 皮疹于躯干及四肢多见，也可见于面部，呈橘红色斑疹或斑丘疹，通常与发热伴行，呈一过性。

3. 通常有关节痛及（或）关节炎，早期呈少关节炎，也可发展为多关节炎。肌痛症状也很常见。

4. 外周血白细胞显著增高，主要为中性粒细胞增高，血培养阴性。

5. 血清学检查，血清铁蛋白明显升高，多数患者类风湿因子和抗核抗体谱阴性。

6. 多种抗生素治疗无效，而糖皮质激素治疗有效。

【临证思路】

一、识症

发热：外感邪气，从阳化热。时行疫毒，或暑湿之邪，侵及人体，病及卫表，致卫表失和则出现发热头痛症状。发热是本病最突出的症状，出现最早，一般每日一次。呈弛张热型，多在 39℃ 以上，一日内体温波动在 2℃ 以上，偶见高热稽留数日。临证须辨别发热的原因，采取针对性治疗措施。

关节及肌肉症状：时行疫毒，或暑湿之邪，侵及人体，外感风湿热邪，或感受风寒湿之后，郁积日久转而化热，致使风湿热邪侵及经络、关节、筋脉，使血脉瘀阻、津液凝聚，而出现关节肿大、热痛、局部焮痛、屈伸不利，伴见皮疹斑块、结节等症状；或感受风湿热邪日久，可致血脉不利，虽经治疗热势减退，但留有关节肌肉疼痛。

皮疹：邪由卫入气，则见发热而热势熏蒸。邪由气转营则发热之时伴见舌红绛、皮疹隐隐症状；或外感风湿热邪，或感受风寒湿之后，郁积日久转而化热，致使风湿热邪侵及血脉，使血脉瘀阻，津液凝聚，而出现皮疹斑块、结节等症状。同时邪气阻滞经络关节，日久也可致血脉不利，虽经治疗热势减退，也可留有皮疹不消。皮疹于躯干及四肢多见，也可见于面部，呈橘红色斑疹或斑丘疹。

二、审机

素体阳盛，脏腑积热：《素问·痹论》曰："其热者，阳气多，阴气少，病气胜，阳遭阴，故为痹热"，说明体质与本病的发生关系极为密切。本病多发于青壮年，素体阳盛，脏腑积热蕴毒，复感外邪，攻于骨节，流注经脉，波及脏腑而成本病。

外感邪气，从阳化热：时行疫毒，或暑湿之邪，侵及人体，病及卫表，致卫表失和则出现发热头痛症状，火热上炎则见咽痛，邪滞经络关节则有全身肢节疼痛等症。邪由卫入气，则见发热而热势熏蒸。邪由气转营则发热之时伴见舌红绛、皮疹隐隐症状，或本虚之人，调理失宜，风湿热之邪气可以乘虚而入，直中肌肤，滞留于筋骨关节肌肉之间，使气血失和，经络痹阻，而成本病。

湿热蕴结，流注全身：外感风湿热邪，或感受风寒湿之后，郁积日久转而化热，致使风湿热邪侵及经络、关节、筋脉，使血脉瘀阻，津液凝聚，而出现关节肿大、热痛、局部焮痛、屈伸不利，伴见皮疹斑块、结节等症状。

阴血耗伤，瘀血阻滞：外感时疫毒邪暑湿，或感受风湿热邪日久，热伤阴津，必致阴血不足，可出现身疲乏力、口干、低热不退、五心烦热等症。邪气阻滞经络关节，日久也可致血脉不利，虽经治疗热势减退，也可留有关节肌肉疼痛、皮疹不消、胸部闷痛、心悸、气短等症状。

三、定治

本病的辨证，当首辨发热期和缓解期，发热期以风热犯卫、气营两燔和湿热蕴毒证多见，缓解期以阴虚血瘀证多见。其次根据其临床表现辨虚实和病邪性质。发热期当以清热透邪为主，再结合不同的证型给予疏风、养血、利湿、解毒等的治疗，缓解期应注意养阴祛瘀。虚实夹杂或寒热错杂者，当扶正祛邪或清热祛寒兼顾。

四、用药

初期的风热犯卫，症见发热恶风或伴恶寒，汗出，头痛，四肢关节肌肉酸痛，咽痛等，治宜疏风清热，解肌透邪。风热之邪为阳邪，开泄腠理，善行数变。疏风清热药用金银花、连翘、薄荷等。解肌透邪药用葛根、柴胡、川芎等。养血和营药用当归、白芍、川芎，即治风先治血之意。气营两燔，症见高热起伏，汗出，不恶寒，口渴喜冷饮，烦躁不安，肢体红斑皮疹等。治宜清热泻火，清营凉血。清热泻火药用黄芩、黄连、石膏等，清营凉血药用水牛角、生地黄、牡丹皮、赤芍等。湿热蕴毒，症见日晡潮热，四肢沉重酸胀，关节肿胀、灼热疼痛等。治宜清热祛湿，解毒通络。清热祛湿药用黄柏、苍术、薏米等。除经络之湿药用防己、薏苡仁、蚕砂等，解毒通络药用连翘、山栀子、土茯苓、虎杖等。后期主要为阴虚血瘀，症见低热昼轻夜重，盗汗，口干咽燥，手足心热，皮疹隐隐，面色潮红，关节隐痛等。治宜养阴清热，散瘀通络。养阴清热药用青蒿、鳖甲、知母、石斛等，清热解毒药用金银花、羚羊角粉等，散瘀通络药用牡丹皮、赤芍、生地黄等。

【辨证论治】

1. 风热犯卫

主要症状：发热恶风或伴恶寒，汗出，头痛，四肢关节肌肉酸痛，咽痛，口干微渴，瘰疬肿痛，舌边尖红，苔薄白或薄黄，脉浮数。

治疗方法：疏风清热，解肌透邪。

临证处理：柴葛解肌汤合银翘散加减。柴胡、葛根、黄芩、羌活、川芎、银花、连翘、板蓝根、淡竹叶、薄荷、荆芥、苏叶、芦根等。发热不退，加寒水石；关节肌肉疼痛较重加忍冬藤、威灵仙、姜黄。咽痛加玄参、马勃。口干咽燥者加沙参、天花粉。

中成药：银翘解毒片，每次 2g，每日 3 次，口服。

2. 气营两燔

主要症状：高热起伏，汗出，不恶寒，口渴喜冷饮，烦躁不安，肢体红斑皮疹随热而出，瘰疬灼热肿痛，关节疼痛较剧，尿黄，便干，舌红苔黄燥或红绛少苔，脉滑数或洪数。

治疗方法：清热泻火，清营凉血。

临证处理：柴胡桂枝石膏知母汤合犀角地黄汤加减。柴胡、桂枝、石膏、知母、水牛角、生地黄、牡丹皮、赤芍、玄参、黄芩、黄连、银花等。口干咽燥加麦冬、石斛、天花粉。咽痛甚者加黄芩、蝉衣、马勃。烦躁不安者加莲子心、栀子。高热、神昏谵语可加羚羊角粉。斑疹较重者加三七粉、白茅根、茜草。大便硬结难下加大黄、芒硝。关节痛甚加桂枝、秦艽、忍冬藤。

中成药：紫雪散，每次 1.5～3g，每日 2 次，口服。

3. 湿热蕴毒

主要症状：日晡潮热，四肢沉重酸胀，关节肿胀、灼热疼痛，以下肢为重，困乏无力，口苦咽干，瘰疬肿痛，纳呆恶心，尿黄赤，大便黏滞不爽，舌苔黄腻，脉滑数。

治疗方法：清热祛湿，解毒通络。

临证处理：四妙散合宣痹汤加减。黄柏、苍术、川牛膝、薏米、汉防己、滑石、连翘、山栀子、半夏、蚕砂、木瓜、鬼箭羽、土茯苓、虎杖等。关节明显灼痛肿甚加川芎、牡丹皮。全身壮热加金银花、蒲公英、苦参。瘰疬不消加赤芍、夏枯草，生牡蛎。

中成药：新癀片，每次 2～4 片，每日 3 次，口服。四妙丸，每次 6～9g，每天 2 次，口服。

4. 阴虚血瘀

主要症状：低热昼轻夜重，盗汗，口干咽燥，手足心热，皮疹隐隐，面色潮红，关节隐痛，心悸失眠，小便赤涩，大便干秘，舌红苔薄白或薄黄而干，脉细数。

治疗方法：养阴清热，散瘀通络。

临证处理：青蒿鳖甲汤合增液汤加减。青蒿、鳖甲、生地黄、牡丹皮、赤芍、知母、玄参、麦冬、地骨皮、银柴胡、胡黄连、天花粉、北沙参等。身疲乏力加黄芪。口干渴者加天花粉、沙参、茅根。关节痛加威灵仙、海桐皮、姜黄。瘰疬肿痛者加浙贝母。

中成药：知柏地黄丸，每次 6g，每日 2～3 次，口服。

【其他治法】

1. 外治法

外扑清凉粉或止痒粉，每日 1～2 次。

2. 食疗

本病热毒之邪日久必耗伤阴液，故饮食应注意避免食用辛辣刺激之品，应多食水果蔬菜。可选用赤小豆粥、防风薏米粥、木瓜粥、银耳羹等服用。

【预防调护】

1. 保持精神愉悦，避免情志内伤。

2. 慎起居，急性期应卧床休息。

3. 劳逸结合，避免疲劳过度。

4. 饮食应清淡易消化，勿食生冷、辛辣、肥甘、燥热之品，以防助热生湿，忌烟酒。

5. 房事有节，以免损伤肾之精气。

【病案参考】

病案一

患者霍某，女，30 岁，公司职员。2012 年 7 月 3 日初诊。主诉：间断性发热 6 个月。发病情况：患者 6 个月前无明显诱因突然出现发热，体温最高 39.5℃，伴有关节痛、咽痛、乏力。5 个月前患者于北京某医院就诊，诊断为"成人斯蒂尔病"，给予激素、纷乐等药治疗，效果不佳，并因出现西药导致的毒副作用而停药。患者近日症状加重，故来我院求治。刻下症见：发热，间断性发作，以下午出现较多，体温最高 38.5℃，咽痛，周身关节疼痛，恶寒，夜间汗出较多，神疲乏力，时有心悸。纳差，胃脘胀闷不适，夜眠欠安，大便干，小便调。舌质淡暗，苔薄白腻，脉弦。查体：颌下淋巴结略有肿大。西医诊断：成人斯蒂尔病。中医诊断：热痹，证属气阴两虚、脉络瘀阻。治法：益气养阴，活血通络，清热祛风。方药：炙鳖甲 30g，太子参 30g，地骨皮 15g，苏梗 10g，生黄芪 15g，青蒿 15g，白薇 30g，忍冬藤 30g，土茯苓 15g，穿山龙 30g，知母 10g，寒水石 30g，柏子仁 10g，荆芥 10g，防风 10g，葛根 30g，赤芍 15g。水煎服，日一剂，14 剂。

2012 年 7 月 18 日二诊：药后夜间出汗减少，自觉午后低热，体温正常，仍有乏力感，周身关节时有疼痛、咽痛。自觉药后胃部不适，有呃逆感，眠可，二便调。舌脉同前。方药：前方减白薇、寒水石、炙鳖甲、柏子仁、青蒿，加姜半夏 10g，旋覆花 10g，炮姜 6g，银柴胡 10g，桂枝 10g，党参 15g。14 剂。

2012 年 8 月 1 日三诊：患者近日间歇性发热伴有畏风，以早上 7～10 点为主，时有夜间 8～9 点发热，体温最高 38.2℃，咽痛不适，双手近端指间关节、腕关节、肘关节疼痛，汗出，上午口干明显，纳眠可，大便质稀，日 1～2 次，小便可。舌脉同前。方药调整如下：黄精 30g，太子参 30g，银柴胡 10g，党参 15g，白术 15g，茯苓 30g，柴胡 10g，生黄芪 15g，地骨皮 15g，知母 15g，葛根 30g，穿山龙 15g，白芍 30g。14 剂。

2012 年 8 月 15 日四诊：午前发热，体温最高 37.7℃，咽痛缓解，汗出，口干，周身关节疼痛，纳眠可，二便调。舌质淡嫩略暗，苔白滑，脉滑而小数。方药调整如下：太子参 30g，党参 15g，葛根 30g，升麻 10g，杏仁 10g，蔻仁 10g，薏苡仁 30g，金银花 15g，柴胡 10g，荆芥 10g，徐长卿 15g，丹参 15g，防风 10g，地骨皮 15g，青蒿 15g，白术 15g。14 剂。

2012 年 11 月 7 日五诊：患者服药 14 剂后，诸症减轻，因到外地出差停药 2 月余，近期时有低热，双手关节、膝关节疼痛，双手屈伸不利，膝关节下蹲困难，咽痛，咳嗽，无皮疹，偶有皮痒。纳眠可，二便调。舌质嫩红，苔白腻，脉细。方药调整如下：地骨皮 15g，秦艽 10g，天麻 15g，蝉蜕 6g，菖蒲 10g，青蒿 15g，炙鳖甲

30g，伸筋草 15g，川牛膝 15g，夏枯草 10g，柴胡 10g，当归 15g，五味子 10g，蔓荆子 10g，黛蛤散 10g（包煎），金银花 15g，知母 15g。14 剂。

2012 年 11 月 21 日六诊：药后关节疼痛缓解，体温正常，未发热。耳鸣（低调音），汗出，无皮疹，皮痒消失。余无不适。纳眠可，二便调。舌质淡红，苔白，脉细。查体：颌下淋巴结无肿大。方药调整如下：前方减黛蛤散、蝉蜕、夏枯草，加钩藤 15g，麦冬 10g，太子参 15g。此方服用 30 剂，诸症缓解，病情平稳。

按语：成人斯蒂尔病临床表现复杂多样，易反复发作，在临床上属难治之疾。本例患者发病初期表现为阳盛热毒内蕴之证。用西药后病情未得以控制并因毒副作用停药而使病情迁延。患者到胡教授诊室初诊时正气已伤，且邪留经络，表现为气阴两虚、脉络瘀阻之证。治疗上给予益气养阴、活血通络、清热祛风之剂。以炙鳖甲、太子参、生黄芪、地骨皮、青蒿、白薇益气养阴退热；知母、寒水石、荆芥、防风清热散风祛邪；忍冬藤、土茯苓、葛根、赤芍、穿山龙活血通络。以后诸诊根据病情变化，随症加减，终取佳效。

（摘自：王义军. 胡荫奇教授治疗成人斯蒂尔病经验. 四川中医，2015）

病案二

个人信息：曹某，女，42 岁。

初诊日期：2014 年 7 月 27 日。

主诉：间断发热伴皮疹、咽痛、关节疼痛 2 年余。

现病史：患者于 2 年前出现发热伴有皮疹、咽痛、关节疼痛。在某三甲医院诊断为成人斯蒂尔病。间断服用激素及免疫抑制剂治疗，症状反复。20 天前外感风寒后诸证加重，自行将甲泼尼龙加量至每次 20mg，每日 2 次，症状控制欠佳。刻下症：反复低热，乏力，左踝关节轻度肿胀，双下肢关节肌肉酸痛，双上臂少量皮疹，心烦，纳寐可，二便调。舌暗红，苔白腻花剥，脉细弱。

中医诊断：热痹。证属阴虚内热，余热未尽。

西医诊断：成人斯蒂尔病。

治法：益气养阴，清热利湿。

方药：青蒿鳖甲汤加减。青蒿 20g，生地黄 20g，地骨皮 20g，白薇 20g，知母 10g，生甘草 6g，半枝莲 15g，牡丹皮 12g，生黄芪 20g，积雪草 30g，肿节风 15g，当归 10g，葛根 30g，佛手 12g，百合 20g，淡竹叶 10g，栀子 10g，淡豆豉 10g。7 剂，水煎服，日 1 剂。

二诊（2014 年 8 月 3 日）：左踝关节肿胀消失，无发热。乏力，舌暗红，苔白腻花剥，脉细弱。守一诊方，减肿节风、淡豆豉，加党参 15g。7 剂。

三诊（2014 年 8 月 10 日）：疼痛缓解，皮疹渐消，轻度乏力，心烦，糖皮质激素量未减，故继续来诊。舌暗红，苔白腻花剥，脉细弱。上方加白豆蔻 10g，佩兰 10g，淡豆豉 10g。14 剂。

四诊（2014 年 8 月 24 日）：乏力减轻，皮疹已消。口微渴。甲泼尼龙片减至每次 12mg，每日 1 次。舌暗红，苔薄白微腻，脉细弱。上方去知母、生甘草、半枝莲、牡丹皮，加玉竹 10g，麦冬 10g。14 剂。

五诊（2014 年 9 月 9 日）：诸症缓解。现服用甲泼尼龙片每次 6mg，每日 1 次。舌淡红，苔薄白腻，脉细弱。上方加太子参 10g。14 剂。守方加减变化 28 剂，停服甲泼尼龙，随访半年，未复发。

按语：本案例以青蒿鳖甲汤为基础治方，治以养阴透热，凉血解毒。加用半枝莲、肿节风、积雪草、白薇配伍使用，共奏清热解毒、活血散瘀、消肿止痛之功。又以黄芪益气扶正，当归补血活血，两药合用使正气复而驱邪外出；淡豆豉、栀子、百合三药配伍，共奏除烦安神兼养阴清热之功。后患者来诊，关节肿胀消失，则减肿节风；发热及关节肿痛缓解，则去知母、生甘草、半枝莲、牡丹皮；舌苔腻，则加白豆蔻、佩兰以化湿；乏力，则加党参、太子参补气生津；口渴，则加玉竹、麦冬养阴生津。

（摘自：王义军，唐先平. 胡荫奇治疗风湿病临证精要. 北京：人民卫生出版社，2016）

第三节　干燥综合征

【概述】

干燥综合征是一种主要累及外分泌腺体的慢性炎症性自身免疫性疾病，主要临床表现为唾液腺和泪腺受损、功能下降导致的口干、眼干，除此之外还会累及其他外分泌腺及腺体外器官，从而出现肺、肾、消化、血液等多系统损害症状。

干燥综合征属于中医"燥痹"范畴，多由燥邪（外燥、内燥）损伤气血津液而致阴津亏耗、气血亏虚、孔窍失濡、筋脉失养、瘀血痹阻，从而出现口眼干燥、肢体关节疼痛等症状，甚则出现脏器损害。

【源流】

《黄帝内经》最早记载了"燥"的致病特点及表现。《素问·五常政大论》云："寒热燥湿，不同其化也……太阴在泉，燥毒不生，其味咸，其气热，其治甘咸"指出燥邪易耗伤人体津液，导致人体脏腑、清窍、肌肤失去濡养，表现出喜呕、善太息、心胁痛，甚至出现唾液减少、身无膏泽滋润等症状。东汉张仲景的《伤寒杂病论》中也记载了关于"燥"的散在描述。关于燥的症状，主要为鼻、唇、口、齿、皮肤等干燥表现之"鼻燥""唇燥""舌燥""舌上燥""喉燥""前板齿燥""咽中干""口渴""肌肤甲错"，以及"胃中干燥""大便难""燥屎"等胃肠干燥症状表现。对于病机的描述，不仅包括了热病久病耗伤阴液出现的"亡津液而胃燥"，还指出了水湿内停、脾不散津、阳虚不化、瘀血等均导致局部津液敷布障碍出现燥象。前人依据不同的病机，确立了不同的治法，创立了清热养阴、健脾化湿、温阳通脉、泻热逐水、化瘀通络等敷布津液方法。

隋唐宋时期医家对"燥"病机、治法的认识有了一定发展。《诸病源候论》对于"燥"的病机有了进一步的阐述，并且首次以"燥""湿"作为疾病分类的纲领，并提出"血燥""脏燥"的概念；"虚劳口干燥候"中指出，"此由劳损血气，阴阳断隔，冷热不通，上焦生热，令口干燥也"。《备急千金要方》中记载"精极"之病与干燥综合征症状相似，表现为"五脏六腑衰，则形体皆极，眼视而无明，齿焦而发落""眼视不明，齿焦发脱，腹中满满，则历节痛"。陈无择在《三因极一病证方论》中明确指出"然六淫，天之常气，冒之则先自经络流入，内合于脏腑，为外所因""夫六淫者，寒暑燥湿风热是也"，认为"燥"作为六淫之一，是导致外感致病的病因之一。

金元医家奠定燥证理论形成基础。刘完素在《素问玄机原病式》中据此补充了对燥的病机的论述，"诸涩枯涸，干劲皴裂，皆属于燥"，这是对燥邪致病及临床表现的总概括，并提出燥邪具有寒凉与风热两种类型。张从正在《儒门事亲》中对"燥"的病因、病机及治法方药进行了详细阐述，其论"燥"以阳明燥金为中心，以火邪致燥为主。"人有枯涸皴揭之病，非独金化为然，盖有火以乘之，非湿剂莫能愈也"，认为火邪伤津致燥；又将"燥"按部位的不同，分为外、上、中、下四种，并提出了燥病"先治于内，后治于外"的治疗顺序和"燥淫于内，治以苦温，佐以甘辛，以辛润之，以苦下之"的治疗大法。朱丹溪在《丹溪心法·燥结》中专论燥邪致病，以"燥结血少，不能润泽，理宜养阴"为纲，指出燥结之证主要是因为阴亏血少，治疗上重视养阴。

明清时代，关于"燥"的论述更加丰富，诸多医家对"燥"开展了更加详细的研究。明代医家虞抟在《医学正传》中以"燥证"为名设立专篇论燥，初步从内外分论燥证，内燥则"血液衰少，不能荣养百骸"，外燥则"燥金虽属秋阴，而异乎寒湿，故反同其风热也。故火热胜，则金衰而风生，缘风能胜湿，热能耗液而反寒，阳实阴虚，则风热胜于水湿而为燥也"。虽然分论内燥外燥，但治疗上推崇朱丹溪，总以养血润燥为主，擅用润剂滋阴养血。吴鞠通在《温病条辨·补秋燥胜气论》中以三焦辨证阐释燥邪的传变以三焦为途径，如传入上焦，"燥伤本脏，头微痛，恶寒，咳嗽稀痰，鼻塞，嗌塞，脉弦，无汗，杏苏散主之""治以苦温，佐以甘辛"，如传入中焦，"燥虽传入中焦，既无表里证，不得误汗、误下，但以苦温甘辛和之足矣"，或"阳明燥证，里实而坚，未从热化，下之以苦温已从热化，下之以苦寒"，而当燥邪侵犯日久，"燥气延入下焦，搏于血分而成者，无论男妇，化回生丹主之""系燥淫于内，治以苦温，佐以甘辛，以苦下之也"，可见吴鞠通对燥证的辨证治疗颇有特点。

近代中医学对干燥综合征的认识初始于 20 世纪 70 年代。彼时由于中医学对疾病的命名是依据病因、病机、临床表现等，中医界对干燥综合征的中医病名尚无统一认识，诸多学者从不同角度对本病的病名进行了积极而有益的探索，提出了多种不同的名称。1983年傅宗翰提出将"燥毒"作为干燥综合征的病名，取自《素问·五常政大论》中"太阴在泉，燥毒不生"；1985年赵丽娟等认为本病应属"虚劳"范畴，提出补脾益气及阴阳双补的治则；也有学者因本病发展到后期可能会累及周身称其为周痹；因其脏腑损害而有肝、肾等受损者，称之为脏腑痹等；路志正在《路志正医林集腋·痹病杂谈·燥痹论治》中首次提出"燥痹"一名，1989年全国中医痹病专业委员会所著《痹病论治学》采纳了此病名，指出燥痹是由燥邪（外邪、内燥）损伤气血津液而致阴津耗损、气血亏虚，使肢体筋脉失养，瘀血痹阻，痰凝结聚，脉络不通，导致肢体疼痛，甚至肌肤枯、脏腑损害的病证，得到学术界的广泛认可。

【病因病机】

本病病因有外燥与内燥之分。先天禀赋不足、气血亏虚、阴虚津亏是本病发生的内在基础；起居失常、饮食不节、情志失调、外感燥热毒邪，是引发本病的外在条件。正如《医学入门》云："燥有内外属阳明，外因，时值阳明燥令……内因，七情火燥，或大便不利亡津，或金石燥血，或房劳竭精，或饥饱劳逸损胃……皆能偏助火邪，消烁血液。"

燥盛伤津，阴液匮乏，机体失于濡润滋养，是本病的基本病机。本病早期以阴虚津亏为主，病位主要在眼、口、皮肤等表浅部位，主要表现为津液亏虚、机体失于濡润滋养之证候；晚期则以气阴两虚为主，且燥热之邪酝酿成毒，血行滞涩停为瘀血，形成虚中夹毒夹瘀之证，病变部位由表入里，涉及肺、心、胃、肾等脏腑，损伤络脉，败坏脏腑，致使脏腑功能失常。燥盛伤津，津伤成燥，恶性循环，使病情突变或进展恶化，造成多系统、多脏器损害，并可引发器质性病变。

总之，燥痹为本虚标实之证，以阴虚津亏为本，燥、热、毒、痰、瘀、痹为标；病位在口、齿、眼、鼻、咽、阴窍、肺、脾（胃）、肾、心、肝及肢体关节等，累及全身多个系统，早期主要表现为孔窍、皮肤干燥症状，晚期可造成多脏腑损害，并可引发器质性病变，病程长久，病情反复，缠绵难愈，难以根治。

【临床诊断】

一、临床表现

本病多隐匿起病，大多患者难以说出确切起病时间，且临床表现多样，病情轻重差异大，但大部分患者会表现出口干、眼干等干燥症状，具体临床表现如下：

1. 口腔症状

患者常感口干，频繁饮水，甚则进食面包、饼干等固体食物困难，需用水或流质送下。因唾液减少可出现舌干，无苔，舌乳头萎缩，舌裂，舌痛。部分患者可出现猖獗龋齿，牙齿变黑，呈片状脱落，此为本病特征性改变之一。50%的患者可出现反复腮腺炎，常呈自限性，也有少数患者出现颌下腺、舌下腺肿大。

2. 眼部症状

患者感眼干，异物感，严重者欲哭无泪。由于泪液减少使角结膜失于保护，易出现反复性角膜炎、结膜炎。

3. 其他腺体受损

鼻、硬腭、气管及支气管、消化道黏膜、阴道黏膜的外分泌腺体均可受累，各部位腺体分泌液减少，出现相应的干燥症状。

4. 关节肌肉症状

多数患者可见关节痛、肌肉痛等症状。关节痛多为非侵蚀性，较少出现关节破坏。继发于类风湿关节炎的患者可出现关节破坏。因肾小管酸中毒而出现低钾血症时，可出现肌肉麻痹。

5. 皮肤症状

除皮肤干燥外，还可出现高球蛋白血症导致的紫癜及雷诺现象，雷诺现象多不严重，多不引起指端溃疡。

6. 其他脏器受累症状

肺部病变主要为肺间质病变，甚则出现弥漫性肺间质纤维化或肺大疱，表现为干咳、气短、胸闷、憋气。严重者合并肺感染或呼吸功能衰竭而死亡。肾脏以远端肾小管损害为主，表现为肾小管酸中毒引起的低钾血症，严重者出现肾钙化、肾结石及软骨病。少部分患者出现肾小球损害，表现为大量蛋白尿、低蛋白血症，甚至肾功能不全。消化系统可因胃肠道黏膜层的外分泌腺体破坏导致浅表性或萎缩性胃炎。神经系统损害较为少见，神经系统病变多与血管炎相关，以周围神经病变和脑神经病变为主。周围神经病变主要累及感觉视神经，出现对称性周围神经病变和多发性单神经炎。本病还可出现白细胞减少、血小板减少，且淋巴肿瘤的发生率为健康人群的44倍。

二、诊断要点

1. 感觉口干持续 3 个月以上，需频繁饮水，吞咽干性食物困难，需用水送服，唾液流率检查阳性，唇腺活检阳性。出现猖獗性龋齿，牙齿呈片状脱落。成人反复腮腺炎或持续腮腺肿大，腮腺造影阳性。

2. 感觉眼干持续 3 个月以上，泪液减少，甚至需用人工泪液滴眼每天 3 次或以上，眼部明显异物感、磨砂感，Schirmer 试验阳性，角膜染色阳性。

3. 实验室检查可出现抗 SS-A 抗体和（或）抗 SS-B 抗体阳性，抗 SS-A、抗 SS-B 同时出现为本病特异性表现。

【临证思路】

一、识症

口眼症状：早期口干、眼干，为阴虚津亏，窍失濡养所致；后期出现发颐或瘰疬，牙齿枯脱，双目红赤，为燥邪伤阴、蕴热成毒、久病入络所致，多为虚中夹毒夹瘀之证。

周身症状：周身乏力、神疲气短多由气阴两虚所致。早期出现关节酸痛多因关节失养、不荣则痛；后期关节疼痛、痛有定处，多由毒瘀痹阻经络关节，不通则痛。早期皮肤干燥多由津液亏虚、肌肤失养所致，晚期皮肤可出现瘀斑，多由热迫血行，或瘀血阻络，血不循经所致。

二、审机

阴虚津亏期：疾病早期多因先天禀赋不足，素体亏虚，气血本亏，肝肾不足，阴虚为甚，精血匮乏，复感外燥之邪，或起居失常、饮食不节、情志失调导致阴虚津亏之症，则见眼干、口干、咽干、鼻干、牙齿枯脱、干咳少痰、吞咽干涩、关节疼痛、头晕耳鸣、腰膝酸软之症。

气阴两虚期：疾病早期失治误治，导致疾病进一步进展，阴损及阳，以致气阴两虚，则见口干、眼干、孔窍干燥、皮肤干燥、关节隐痛、神疲乏力、心悸气短、食少纳呆、胃脘痞满之症。

虚中夹毒夹瘀期：疾病日久，正气持续耗伤，正气不足，气虚无力推动血行，且燥邪伤血，血液涩滞，血停留为瘀血，且燥邪日久酿热成毒，形成虚中夹毒夹瘀之症，则见口干、齿枯脱块、眼干、目赤、咽干、咽痛、牙龈肿痛、发颐或瘰疬、身热或低热稽留、关节疼痛、痛有定处、肌肤甲错、肢体瘀斑瘀点、肢端变白变紫交替、皮下脉络隐隐之症。

三、定治

治疗总则以滋阴解毒、生津润燥为主。本病以阴虚津亏为基本病机，燥热痰瘀毒邪为病理因素，其中毒既有外感之毒，又有内生之毒，既夹邪而入里化燥，又可内毒致燥，故而毒为燥痹之关键，治疗除解毒外，而无制胜他法。又因本病毒损津消为病理关键，故治当以滋阴解毒、生津润燥为准则。

在解毒滋阴治疗中，应根据毒邪性质的不同，合理选择用药，并配伍滋阴药物，以达到解毒避免伤阴之祸、滋阴不碍解毒之力的目的。热毒盛者，治当清热解毒、滋阴润燥；痰毒盛者，治当化痰解毒、养阴润燥；瘀毒盛者，当化瘀解毒、养血润燥；燥毒盛者，当润燥解毒；湿毒盛者，治当清热化湿解毒。

在治疗中难免使用苦寒败伤脾胃之品，因此治疗过程中勿忘顾护中焦，应当注重投药时机、用量、配伍及撤减有时，可适当加用健脾益气、理气和胃之方如四君子汤、二陈汤等，从而达顾护脾胃目的，使胃气得存，百药有用，津液乃存。本病是一个复杂的系统性疾病，外与四肢、九窍、肌肉等相关，内与五脏六腑密切相连，滋养五脏六腑、润燥生津贯穿辨证论治的始末。

四、用药

疾病早期以阴虚津亏为主，多用沙参、麦冬、天冬、百合、石斛、玉竹等滋阴生津之品。肺阴虚者常用百合、贝母、玄参、桔梗等养阴润肺；肝肾阴虚者常用熟地黄、山萸肉、枸杞子、墨旱莲、女贞子等滋补肝肾。后期发展为气阴两虚，在滋阴药物基础上配伍黄芪、党参、白术、山药等益气之品。

疾病晚期虚中夹毒夹瘀，多选用苦寒凉润之解毒之品。毒邪力猛而势疾，当选白花蛇舌草、黄芩、黄连、龙胆草、重楼等苦寒败毒之品适量急投，后以金银花、赤芍、夏枯草、紫花地丁、蒲公英、贯众等甘寒凉润之品接力。同时，应根据毒邪性质的不同选择用药，热毒盛者，多用金银花、菊花、连翘、重楼、石膏等药；痰毒盛者，多选陈皮、半夏、茯苓、川贝、天花粉、夏枯草等药；瘀毒盛者，多选丹参、红花、当归、茜草、王不留行等药；燥毒盛者，多选玉竹、知母、石膏、石斛、天花粉、生地黄、玄参等药；湿毒盛者，多选苍术、黄柏、薏苡仁、牛膝、土茯苓、萹蓄等药；在解毒滋阴过程中亦不能忽视络脉功用，当合理选用忍冬藤、鸡血藤、夜交藤、青风藤、红藤、丹参、路路通、丝瓜络等通络之品，使得脉络通畅，药力方能直达病所。

【辨证论治】

1. 阴虚津亏

主要症状：眼干，口干，咽干，鼻干，牙齿枯脱，干咳少痰，吞咽干涩，关节疼痛，头晕耳鸣，腰膝酸软，夜尿频数。舌红少苔或裂纹，脉沉细细数。

治疗方法：滋养阴液，生津润燥。

临证处理：沙参麦冬汤加减。北沙参、麦冬、玉竹、天花粉、桑叶、生扁豆、生甘草。偏于肝肾阴虚者，用杞菊地黄丸合一贯煎加减；偏于脾胃阴虚者，用益胃汤合玉女煎加减；偏于肺胃阴虚者，用百合固金汤合益胃汤、玉女煎加减。

2. 气阴两虚

主要症状：口干，眼干，孔窍干燥，皮肤干燥，关节隐痛，神疲乏力，心悸气短，食少纳呆，胃脘痞满，大便溏泄。舌淡少苔，脉细弱。

治疗方法：益气养阴，生津润燥。

临证处理：沙参麦冬汤合生脉饮加减。北沙参、麦冬、玉竹、天花粉、桑叶、生扁豆、生甘草、人参、五味子。神疲乏力明显者，加黄芪、太子参、大枣；血虚者加鸡血藤、熟地黄、阿胶；失眠者，加用酸枣仁、柏子仁、远志；食少纳呆、胃脘痞满者，加用煅瓦楞、乌贼骨、木香、砂仁；脱发、女性月经少者，加旱莲草、女贞子。

3. 阴虚热毒

主要症状：口干，眼干，目赤，咽干，咽痛，牙龈肿痛，发颐或瘰疬，身热或低热稽留，大便干结，小便黄赤。舌质干红或有裂纹，苔少或黄燥苔，脉弦细数。

治疗方法：清热解毒，润燥护阴。

临证处理：养阴清肺汤加减。生地黄、沙参、麦冬、玄参、贝母、桔梗、赤芍、白花蛇舌草、黄芩、双花、甘草。燥甚者，可加石斛、玉竹；热毒盛者，可加蒲公英、紫花地丁、金银花；关节红肿热痛者，可加生薏苡仁、苍术、防己、忍冬藤等。

4. 阴虚血瘀

主要症状：口干，眼干，齿枯脱块，关节疼痛，痛有定处，肌肤甲错，肢体瘀斑瘀点，肢端变白变紫交替，皮下脉络隐隐。舌质暗或瘀斑，苔少或无苔，脉细涩。

治疗方法：活血通络，滋阴润燥。

临证处理：沙参麦冬汤合血府逐瘀汤加减。北沙参、麦冬、玉竹、天花粉、桑叶、生扁豆、桃仁、红花、当归、生地黄、川芎、赤芍、牛膝、桔梗、柴胡、枳壳、甘草。瘀象较甚可加丹参、茜草、鸡血藤等活血化瘀之品。

【病案参考】

病案一

兰某，男，43岁。2005年7月24初诊。患者于2年前出现口干、眼干，尚未介意，未予治疗。继而出现手指小关节及踝部肿胀疼痛，口干及眼干加重，吃干食时，需要饮水，随身携带水杯饮水，不断饮水以解口干之苦。眼部干涩须用人工泪液，看电视则干涩难忍，因而不能看电视，在某医院诊断为"干燥综合征"，用甲氨蝶呤、帕夫林已1年，效果不佳，现已停。舌质淡红，苔少，舌上乏津，脉弦细。

辨证：燥热内盛证。

治法：养阴益胃，祛风清热，养肝明目。

处方：五爪龙18g，首乌藤15g，女贞子15g，丹参15g，赤芍12g，白芍12g，生山药12g，旱莲草12g，炒蒺藜12g，炒苏子12g，西洋参10g，密蒙花10g，菊花10g，旋覆花10g，桃仁9g，杏仁9g，胆南星8g。

嘱患者要坚持长期用药，2个月后唾液分泌逐渐增加，且饮药或饮水要量少频服。另外，宜常食山药，不饮酒，少吃辛辣。守此方加减用药两月余，患者再次就诊时，口干、眼干症状明显减轻。

按语：本案患者中年男性，病史尚短，故考虑本患者以实证为主，患者手指小关节及踝部肿胀疼痛，舌质淡红，苔少，舌上乏津，脉弦细亦符合燥热内盛之证，故治疗以养阴清热润燥为主，兼以养肝明目，亦不忘故护脾胃，使燥热得除，津液得复，症状乃消。

（摘自：周育平．名中医特需门诊：风湿病．北京：科学技术文献出版社，2012）

病案二

患者，女，19 岁。2010 年 6 月 3 日初诊。主因"口干，间断发热 2 个月"就诊。现病史：患者平素经常口干，轻度眼干，2 个月前无明显诱因出现低热，体温 37.5℃，多于午后或傍晚出现，夜间降至正常，伴咳嗽、咳痰，查抗核抗体（ANA 抗体）阳性，抗 SSA 抗体阳性及多项免疫指标异常，诊断为干燥综合征、肺间质病变。住院 20 余天，予激素、羟氯喹、白芍总苷治疗，出院后体温降至正常，但口眼干燥无明显缓解，仍咳嗽。刻诊：口黏口干喜凉饮，眼干涩，时鼻衄，色鲜红，五心烦热，汗少，纳眠可，大便稀溏，每日 2～3 次，月经正常。舌红、苔黄腻，脉沉弦。

治法：益气养阴，清化湿热。

处方：太子参 12g，功劳叶 15g，炒苦杏仁 9g，炒薏苡仁 30g，枇杷叶 12g，清半夏 9g，茵陈 15g，石斛 12g，葛根 15g，黄连 10g，石见穿 15g，炒枳实 15g，甘草 6g，谷芽 30g，麦芽 30g，炒神曲 12g。14 剂，水煎服，每日 1 剂。

辅以茶饮方：荷叶 12g，炒苦杏仁 9g，枇杷叶 12g，金荞麦 15g，白茅根 20g，谷芽 30g，麦芽 30g，神曲 12g，甘草 6g。每两日 1 剂。

二诊：2010 年 7 月 15 日。药后体温正常，口干口渴减轻，出汗逐渐增多，手心烦热亦减，经常鼻衄，有时睡眠中可见，纳眠可，二便正常，舌质红，苔白腻，脉沉弦滑。治以益气养阴，凉血和胃。方用沙参麦冬汤加泻白散化裁。南沙参 12g，麦冬 10g，百合 12g，浮小麦 20g，功劳叶 15g，瓜蒌皮 12g，桑白皮 10g，地骨皮 12g，石斛 12g，侧柏叶 12g，玄参 10g，炒山药 15g，生石膏 20g（先煎），知母 10g，旋覆花 9g，佛手 10g。14 剂，水煎服，每日 1 剂。茶饮方同初诊。

三诊：2010 年 7 月 15 日。药后体温正常，口干口渴减轻，出汗逐渐增多，手心烦热亦减，经常鼻衄，有时睡眠中可见，纳眠可，二便正常，舌质红，苔白腻，脉沉弦滑。治以益气养阴，凉血和胃。方用沙参麦冬汤加泻白散化裁。南沙参 12g，麦冬 10g，百合 12g，浮小麦 20g，功劳叶 15g，瓜蒌皮 12g，桑白皮 10g，地骨皮 12g，石斛 12g，侧柏叶 12g，玄参 10g，炒山药 15g，生石膏 20g（先煎），知母 10g，旋覆花 9g，佛手 10g。14 剂，水煎服，每日 1 剂。茶饮方同初诊。

四诊：2011 年 1 月 11 日。药后手足心热、口干口渴减轻，鼻衄止，干咳明显减轻，纳眠可，二便正常。舌质红，舌体瘦小，苔薄黄腻，脉沉弦。血沉 28mm/h，类风湿因子 36U/mL，免疫球蛋白 22.6mg/mL。治法：益气阴，调脾胃，佐以祛风活络。处方：南沙参 15g，麦冬 12g，枇杷叶 12g，玉竹 10g，炒白扁豆 12g，炒苦杏仁 9g，炒薏苡仁 30g，桔梗 10g，炒白术 12g，山药 15g，当归 12g，炒桑枝 30g，赤芍 12g，白芍 12g，地龙 12g，忍冬藤 20g，全蝎 6g，络石藤 15g，生姜 1 片。14 剂，水煎服，每剂分 3 次，1 日半 1 剂，以缓调收功。

按语：本案患者为燥痹之重症，在短期内疾病进展迅速且侵及肺脏，形成肺痹。此为燥痹不愈，病情迅速由表入里，伤及脏腑。治疗当标本兼治。在益气养阴的基础上，重在清肃肺热、宣肺止咳，方中用半夏、苦杏仁、川贝母、枇杷叶、桑叶可调理肺之宣降，达到清热化痰之功效。路老师治疗重症喜用血肉有形之品，用僵蚕可化痰散结、解毒；伴见关节肌肉疼痛，多选用忍冬藤、络石藤、桑枝等通络止痛，疼痛甚者可选用全蝎、露蜂房等虫类药以搜剔通络，祛风解毒。治疗全程尤注重顾护脾胃，慎用辛燥之品，以免耗伤津液。

（摘自：姜泉，张华东，陈祎，等．路志正治疗干燥综合征经验．中医杂志，2016）

第四节　强直性脊柱炎

【概述】

强直性脊柱炎（Ankylosing Spondylitis，AS）是一种慢性炎性疾病，主要侵犯骶髂关节、脊柱骨突、脊柱旁软组织及外周关节，并可伴发关节外表现。严重者可发生脊柱畸形和关节强直。AS 的病理性标志和早期表现之一为骶髂关节炎。脊柱受累到晚期的典型表现为竹节状脊柱。外周关节的滑膜炎在组织学上与类风湿关节炎难以区别。肌腱端炎为本病的特征之一。AS 多好发于青少年，尤其是男性，男女比例为（3～4）：1。

历代中医文献中无强直性脊柱炎病名，最初将其泛泛地隶属于"风寒湿三气杂至，合而为痹"之"痹病"的范围，后又依临床症状将其归属于"龟背风""骨痹""肾痹""脊痹""竹节风""尪痹""顽痹""驼背""伛偻"等范畴。

【源流】

在古典医籍中虽无 AS 病名的记载，但关于脊柱病变的诊治，中医学积有丰富的经验，理论阐述也早有记载。

《黄帝内经》中有诸多关于本病的阐述。《素问·痹论》云："风寒湿三气杂至，合而为痹也……以冬遇此者为骨痹……骨痹不已，复感于邪，内舍于肾……肾痹者，善胀，尻以代踵，脊以代头。"《素问·生气通天论》云："阳气者，精则养神，柔则养筋。开阖不得，寒气从之，乃生大偻。"《素问·逆调论》又云："肾者水也，而生于骨，肾不生则髓不能满，故寒甚至骨也……病名曰骨痹，是人当挛节也。"《素问·脉要精微论》云："背者胸中之府，背曲肩随，府将坏矣。腰者肾之府，转摇不能，肾将惫矣。膝者筋之府，屈伸不能，行则偻附，筋将惫矣。"《素问·长刺节论》曰："病在骨，骨重不可举，骨髓酸痛，寒气至，名曰骨痹。"《素问·至真要大论》曰："太阳在泉，寒复内余，则腰尻痛，屈伸不利，股胫足膝中痛。"

其他医著中关于本病的阐述也颇为丰富。《诸病源候论·背偻候》言："肝主筋而藏血，血为阴，气为阳，阳气精则养神，柔则养筋，阴阳和同则气血调适，共相荣养也，邪不能伤。若虚则受风，风寒搏于脊膂之筋，冷则挛急，故令背偻。"《诸病源候论·腰痛不得俯仰候》又言："肾主腰脚，而在三阳、十二经、八脉，有贯肾络于腰脊者，劳损于肾，动伤经络，又为风冷所侵，血气搏击，故腰痛也，阳病者不能俯，阴病者不能仰，阴阳俱受邪气者，故令腰痛，不能俯仰。"《备急千金要方》中指出："论曰骨极者主肾也，肾应骨，骨与肾合，又曰：以冬遇病为骨痹，骨痹不已，复感于邪，内舍于肾，耳鸣见黑色，是其候也，若肾病则骨极……腰脊痛，不能久立，屈伸不利。"复曰："腰背痛者，皆由肾气虚弱，卧冷湿，当风所得也。"《证治准绳》中载："若因伤于寒湿，流注经络，结滞骨节，气血不和，而致腰胯脊疼痛。"《东医宝鉴》论"背偻"时说："中湿背偻偻，足挛成废，腰脊间骨节突出，亦是中湿。老人偻偻仍精髓不足而督脉虚也。"《医学衷中参西录》曰："凡人之腰痛，皆脊梁处作痛，此实督脉主之……肾虚者，其督脉必虚，是以腰疼。"

综上所述，可知 AS 的病因病机是由于先天禀赋不足，素体虚弱，肝肾精血亏虚，督脉失养，风寒湿诸邪乘虚而入，深侵肾督，气血凝滞，而至筋骨失养，发为本病。其病性为本虚标实，肾督亏虚为本，风寒湿热痰瘀邪为标。

【病因病机】

强直性脊柱炎中医的病因有四个：正虚邪干是主要病因，肾虚督空和气血不足是病理基础。其性质为本虚标实，肾督亏虚为本，风寒湿热等外邪侵袭为标，病位在脊柱、腰椎，在脏与肾肝脾心肺密切相关。风、湿、寒、热、痰、瘀主要病理因素相互滋生，并贯穿疾病发生、发展的始终。明代王肯堂《证治准绳》将引发痹证之虚，归为"肾虚"，言痹证发病"有风、有湿、有寒、有热、有挫闪、有瘀血、有滞气、有痰饮，皆标也；肾虚其本也"。

感受外邪：久卧湿地，如居处潮湿或因工作关系风餐露宿，涉水淋雨或夏季贪凉，坐卧潮湿或劳累出汗，汗出当风，寒、湿、热之邪侵入机体，凝滞血脉而发病。AS 属中医学"痹证"范畴。痹证是由于风、寒、湿、热等邪气闭阻经络，影响气机运行，导致椎体、肢体筋骨、关节、肌肉等处发生疼痛、重着、酸楚、麻木或关节屈伸不利、僵硬、肿大、变形等症状的一种疾病。《素问·痹论》曰："风寒湿三气杂至，合而为痹也。"风、寒、湿、热、痰、瘀等邪气滞留椎体、肢体筋脉、关节、肌肉，经络闭阻，不通则痛，是痹证的基本病机。热毒乘袭，日久熬津炼血，熬津成痰，炼血成瘀，痰瘀交凝，与热毒结合，消伐精血，郁遏肾督，导致韧带硬化，脊柱僵硬、强直变形。可见风寒湿痰瘀热等阻于经脉致使气血运行不畅是痹证发生、发展的一个重要环节。

气血亏虚：先天禀赋不足，肾气亏乏，督脉空虚，或房劳过度伤肾，导致筋骨失于濡养而发病。强直性脊柱炎是一种具高度遗传性的疾病，易感性大部分（>90%）

是由遗传因素决定，其中以 HLA 连锁基因为主，还有一些非 HLA 的基因参与。肾主骨生髓，肾精可以充养骨髓，而骨髓乃造血之器官，造血干细胞增殖分化都在骨髓。人体参与免疫反应的主要免疫活性细胞是 T 淋巴细胞和 B 淋巴细胞，而这两种细胞来源是骨髓的多能造血干细胞。所以，骨髓是免疫细胞的发源地，中医肾主骨生髓的功能亦与现代医学免疫学具有密切的关系，肾脏在维持机体免疫自稳态中起重要作用。遗传物质的基本单位是基因，基因来源于遗传（先天），基因是生物体细胞内特定的 DNA 核苷酸片段，是生物遗传的基本单位，它的结构决定了生物的性状，这与肾精来源于先天（遗传），是构成生物组织形态的物质基础相一致。因此，肾藏先天之精是先天遗传物质的根本所在，肾脏是遗传信息的发源地，"肾为先天之本"实质上就是遗传物质的结构、程序性表达、调控这三大特性在中医学中的表现形式。

脊柱乃一身之骨主，骨的生长发育有赖骨髓的滋养，而骨髓乃肾中精气所化生。肾精充实，骨髓充盈，则骨骼发育正常，骨壮脊坚，若肾精不足，骨髓空虚，则骨失充养；督主一身之阳，有赖肾阳温煦，肾阳虚则督脉失煦，阴精亏则筋失荣润、骨失淖泽、经脉亏虚而易受邪侵。《诸病源候论·背偻候》云："肝主筋而藏血。血为阴，气为阳。阳气，精则养神，柔则养筋。阴阳和同，则血气调适，共相荣养也，邪不能伤。若虚，则受风，风寒搏于脊膂之筋，冷则挛急，故令背偻。"强直性脊柱炎是由于气血不足，肾虚督亏，营卫不和，腠理空虚，卫外不固，外邪乘虚而入，阻塞经络，留注于筋骨，使气血痹阻而成疾。该病以肾虚督亏、气血不足为本，以风寒湿痰瘀热等外邪侵袭为标。故补肾壮督，荣筋强骨是针对先天禀赋不足的基本原则。

痰瘀凝滞：气血为邪气所阻，不得宣行，留滞经脉，不通则痛。瘀血痰浊气滞是痹病的一个重要中间病理产物，反过来又可作为病因而致痹。《素问·痹论》论"痹……在于脉则血凝而不流"；金代李东垣《脾胃论》论腰痛"血络中有凝血作痛"；清代王清任《医林改错》论"痹有瘀血说"；即所谓瘀血不去，新血不生，使脏腑组织器官得不到营养物质的正常温煦濡养，出现脏腑虚损的表现，又因脏腑虚损加重血瘀。王清任亦言"久病入络为瘀"，并提出"痹证有瘀血"之说。《景岳全书·风痹》云："盖痹者，闭也，以血气为邪所闭，不得通行而病也。"本病血瘀证形成的主要原因，一为阳气不足，推动无力，血行不畅；二为邪郁血脉，血行瘀滞，脉络不通；三为病变日久，入血入络。外邪侵入人体，气血为邪气所阻，不得宣行，留滞经脉，不通则痛；四为跌仆损伤，高处坠落等外伤因素，也可损伤椎体、筋骨关节，而诱发本病。

饮食所伤：是形成痰浊的重要原因。《中藏经·五痹》曰："饮食不节，膏粱肥美之所为也。"宋代许叔微《普济本事方》指出"此病多胸膈生痰"；陈无择提出"支饮令人痹"。清代喻昌《医门法律·中风》曰："风寒湿三痹之邪，每借人胸中之痰为相援。"董西园"痹非三气，患在痰瘀"，是对此病因的最佳概括。《类证治裁·痹证》云："诸痹……由营卫气虚，腠理不密，风寒湿乘虚内袭。正气为邪所阻，不能宣行，因而流滞，气血凝涩，久而成痹……久痹，必有湿痰、败血，瘀滞经络。"痰浊瘀血互凝胶结，损伤椎体、筋骨关节，而诱发本病。

脏腑五邪：《难经》以五行生克定病邪特性，阐发五脏之间邪气传变关系，论述疾病依次相传的方式。如《难经·五十难》曰："从后来者为虚邪，从前来者为实邪，从所不胜来者为贼邪，从所胜来者为微邪，自病者为正邪。何以言之？假令心病，中风得之为虚邪，伤暑得之为正邪，饮食劳倦得之为实邪，伤寒得之为微邪，中湿得之为贼邪。"在此《难经》提出虚邪、实邪、贼邪、微邪、正邪的区分，以及邪气致病特点和病证性质，亦阐发五脏之间邪气传变的关系。李杲的"五邪相干论"则继承了《难经·五十难》的这种五行推演模式。这一五行生克邪气理论形成后，在明代楼英的《医学纲目》中有详细收录，从王纶、薛己等明代医家的著作中，可以深刻感受到他们对脏腑之间生克关系的强调，鲜明地体现着东垣脾胃学说对其的影响。至清代高鼓峰《四明心法》中列出"二十五方总图"，完全继承了"五邪相干论"的思想，并将其中五行生克的原理表述得更加直白，并有所发展。这一五行传变致病模式在 AS 发病中也体现得比较充分。

《素问·痹论》："五脏皆有合，病久而不去者，内舍于其合也。故骨痹不已，复感于邪，内舍于肾。筋痹不已，复感于邪，内舍于肝。脉痹不已，复感于邪，内舍于心。肌痹不已，复感于邪，内舍于脾。皮痹不已，复感于邪，内舍于肺""所谓痹者，各以其时重感于风寒湿之气也"。又曰："其入脏者死……其留皮肤间者易已。"《中藏经·论痹》曰："痹者，闭也。五脏六腑感于邪气，乱于真气，闭而不仁，故曰痹。"可见，脏腑痹是体痹在继发脏腑痹证后与脏腑病的合称，是内外合痹。

脏腑痹之间可以互传。脏腑痹经久不愈，影响到其他脏腑。《素问·玉机真脏论》曰："弗治，病人舍于肺，名曰肺痹，发咳上气。弗治，肺即传而行之肝，病名曰肝痹，一名曰厥，胁痛出食，当是之时，可按若刺耳。"在脏腑虚弱或功能紊乱时，遇风寒湿邪，脏腑痹还可直接发病。五脏经脉气血有余或不足，是引起相关体痹和脏腑痹的内在原因。如《素问·四时刺逆从论》曰："厥阴有余病阴痹，不足病生热痹……少阴有余病皮痹瘾疹，不足病肺痹……太阴有余病肉痹寒中，不足病脾痹……阳明有余病脉痹身时热，不足病心痹……太阳有余病骨痹身重，不足病肾痹……少阳有余病筋痹胁满，不足病肝痹。"风寒湿邪循俞而入（指六腑痹）。《素问·痹论》曰："六腑亦各有俞，风寒湿气中其俞，而食饮应之，循俞而入，各舍其腑也。"

《三因极一病证方论》为宋代医家陈言所撰，书中有方有论，论后附方，使读者易于洞晓病因，论因求治。书中卷三专论痹证有"叙痹论"专篇，用流畅的语言介绍了痹的病因病机、传变转归。"夫风湿寒三气杂至，合而为痹。虽曰合痹，其用自殊。风胜则为行痹，寒胜则为痛痹，湿胜则为着痹。三气袭人经络，入于筋脉、皮肉、肌骨，久而不已，则入五脏。凡使人烦满，喘而吐者，是痹客于肺；烦心上气，嗌干恐噫，厥胀满者，是痹客于心；多饮，数小便，小腹痛如怀妊，夜卧则惊者，是痹客于肝；善胀，尻以代踵，脊以代头者，是痹客于肾；四肢解惰，发咳呕沫，上为大塞者，是痹客于脾。又有肠痹者，数饮而小便不利，中气喘急，时发飧泄。又胞痹者，小腹按之内痛，若沃以汤，涩于小便，上为清涕。又六腑各有俞，风寒湿中其俞，而食饮应之，故循俞而入，各舍其腑。治之，随其腑俞，以施针灸之法，仍服逐风湿寒发散等药，则病自愈。大抵痹之为病，寒多则痛，风多则行，湿多则着；在骨则重而不举，在脉则血凝不流，在筋则屈而不伸，在肉则不仁，在皮则寒，逢寒则急，逢热则纵。又有血痹，以类相从，附于此门，外有支饮作痹，见痰饮门。"这些都说明内脏之痹是由肢体痹证日久不愈发展而成。

【临床诊断】

一、临床表现

本病发病隐袭。强直性脊柱炎骶髂关节及脊柱受累后可有腰背疼痛、僵硬、腰部活动受限，前后左右弯腰和转动受限。疼痛可放射至臀部及大腿后侧。髋关节病变常较为严重，在滑膜炎期可出现疼痛，活动受限，之后软骨及骨质破坏，关节可出现纤维性或骨性强直，髋关节间隙变窄，膝关节代偿性屈曲，患者走路可呈鸭步、碎步表现，出现头前屈、臀后屈、膝前弯的三弯症，呈"舟"状，不能平卧，颈项强直不能随意转动，改变视线时连身转现象。疾病早期疼痛多在一侧呈间断性，数月后疼痛多在双侧呈持续性。随病情进展由腰椎向胸颈部脊椎发展，则出现相应部位疼痛、活动受限或脊柱畸形。非对称性、少数关节或单关节，以及下肢大关节的关节炎为本病外周关节炎的特征。强直性脊柱炎晚期，炎症基本消失，疼痛和晨僵反减轻，而以关节畸形和强直为主，腰椎生理曲度消失。脊柱后凸，呈现驼背畸形时，脊柱 X 线片呈现竹节状改变。颈椎固定在前屈位，髋关节和膝关节不能伸直，不能下蹲。

本病的全身表现轻微，少数重症者有发热、疲倦、消瘦、贫血或其他器官受累。跖底筋膜炎、跟腱炎和其他部位的肌腱末端病在本病常见。1/4 的患者在病程中发生眼色素膜炎，单侧或双侧交替，一般可自行缓解，反复发作可致视力障碍。神经系统症状来自压迫性脊神经炎或坐骨神经痛、椎骨骨折或不全脱位及马尾综合征，后者可引起阳痿、夜间尿失禁、膀胱和直肠感觉迟钝、踝反射消失。极少数患者出现肺上叶纤维化。有时伴有空洞形成而被认为是结核，也可因并发霉菌感染而使病情加剧。

二、诊断要点

1. 患者逐渐出现腰背部或骶髂部疼痛和（或）发僵，半夜痛醒，翻身困难，晨起或久坐后起立时腰部发僵明显，但活动后减轻。

2. 病初时均出现腰膝酸软，不耐久劳，背寒怕冷，其余症状出现频率按高低排列依次为记忆力差，眠差多梦，小便频数，尿后余沥；咳嗽、胸闷；气短心悸；听力减退，耳鸣、耳聋；反复发作的眼炎；女性病例有不同程度的月经失调，男性病例有遗精早泄，约 10% 的病例有明确家族史。此类分析有助于掌握疾病的证候规律。

3. 影像学。

X 线片是 AS 诊断中最常用、最经济、最重要的影像检查方法。常规拍摄骨盆正位、脊椎正侧位 X 线片。骶髂关节炎早期（0～Ⅰ级）X 线表现不能确定诊断；进展期（Ⅱ～Ⅲ级）关节面侵蚀和破坏逐渐加重，范围逐渐扩大，关节间隙变窄，个别可显示增宽，伴关节面下囊性变；晚期（Ⅳ级）表现韧带骨化和骨桥形成，关节间隙变窄、消失，最终骨质融合、强直。脊椎改变呈逐渐上行侵犯腰、胸、颈椎，表现为骨质疏松，椎小关节模糊，方椎及竹节样改变，椎旁韧带骨化。极少数可跳跃进展。外周关节侵犯以髋关节炎最常见。早期表现不明显，中晚期出现关节间隙变窄融合等表现。

CT 是诊断 AS 有效的手段之一，特别是多层螺旋 CT（MSCT）的出现和不断发展，密度及空间分辨率较高，提高了早期 AS 诊断的敏感性。可发现Ⅰ级早期改变，如关节面模糊，局灶性骨质疏松等轻微病变。其他各期比 X 线表现近似。CT 可以准确测量、评价关节间隙细节，提高关节面侵蚀、囊变和骨质改变检出率。另外，髋关节附着点病是 AS 髋关节损害的特征性表现之一。CT 对 AS 的诊断率和确诊率比 X 线高，对骶髂关节炎的诊断可提前 1～2 级，但 CT 阴性时也不能排除 AS。CT 对于骨质侵蚀和骨质硬化的检出效果优于 MRI。

MRI 可以显示骶髂关节炎早期的关节软骨，滑膜改变及关节旁组织炎症，并且可以微观观察水分子的流动扩散现象，因此可以较早发现滑膜软骨及周围的骨髓水肿的细微变化。对于强直性脊柱炎来说，其早期往往会累及骶髂关节下滑膜部，并且其髂侧受到的累及相对比较中，早期主要表现为关节面不清晰，骨质存在轻度脱钙现象，关节间隙会稍微变宽或者是变得狭窄。AS 导致骨关节和脊柱的骨质结构发生变化时一般用自旋回波序列 T1 加权成像（T1W1）来评价。快速自旋回波序列 T2 加权成像（T2W1）脂肪抑制及短反转时间反转恢复序列（STIR）T2W1 用来观察急性炎症改变，如软组织、骨髓水肿等。强直性脊柱炎 MRI 可以表现早期或活动期的滑膜充血水肿、软骨损伤、骨髓水肿及韧带附着点炎信号改变，也可以观察晚期或稳定期的脂肪浸润等信号改变。关节软骨损伤的发生率非常高，正常软骨在 T1W1 上呈连续性等信号，AS 可使关节软骨损伤导致其变形、缺损等。骨髓水肿表现为 T2W1 和 STIRT2W1 上信号不同程度增高。

【临证思路】

一、识症

腰痛：患者逐渐出现腰背部或骶髂部疼痛和（或）发僵，半夜痛醒，翻身困难，晨起或久坐后起立时腰部发僵明显，但活动后减轻。

中轴关节外症状：阎小萍教授发现 AS 中轴关节外症状中，乏力、骨矿丢失、贫血和发热最为常见，其次为眼损害、心血管、泌尿系统受累，呼吸系统及神经系统受累较少见。AS 主要侵犯下肢大关节，以髋、膝、踝关节多见，常不对称，一旦出现手指关节受累，甚至出现骨质破坏，应考虑是否合并类风湿关节炎或银屑病关节炎。肌腱及韧带的骨附着点炎症是 AS 的病理特征，AS 活动期可出现全身多部位疼痛，部分患者还可以肌腱端炎为首发症状。AS 外周关节表现中应予重视的是髋关节受累，髋关节破坏强直是致残的主要原因，是影响 AS 预后的主要原因。

AS 最常见的心脏表现为主动脉瓣关闭不全和心脏传导障碍，AS 心脏受累在年龄大，病程长，外周关节症状明显的患者中多见。AS 的肾脏异常较常见，其中主要是 IgA 肾病，其肾损害包括非甾体抗炎药引起的肾损害、肾小球肾炎等。少数 AS 患者可出现肺上叶纤维化，并伴有囊肿形成与实质破坏，表现为咳痰、气喘，甚至咯血，并可能伴有反复发作的肺炎或胸膜炎。AS 的神经系统合并症主要是慢性蛛网膜炎形成蛛网膜憩室、椎间盘炎及脊髓压迫症，压迫脊髓圆锥和马尾神经，导致臀部或下肢神经根性疼痛、骶神经分布区感觉丧失、跟腱反射减弱及膀胱和直肠等运动功能障碍。可出现大腿疼痛，肌肉萎缩，误诊为坐骨神经痛。AS 患者慢性前列腺炎较正常人群多见，泌尿生殖系统感染可能与 AS 发病有关。AS 患者临床可发生急性结膜炎、虹膜炎，以及眼色素膜炎、葡萄膜炎，通常为自限性。

二、审机

AS 的病变具有病情缠绵，反复发作，经久难愈特征。临床按病势分为急性活动期、慢性缓解期和稳定期。急性期以督脉病变为主，主要分为风湿型、寒湿型、湿热型、痰瘀痹阻型四型；慢性期以心肝脾肺四脏累及肾督病变为主，主要表现为心火侮肾微邪型、肝病累肾实邪型、脾土克肾贼邪型、肺病及肾虚邪型；稳定期以肾督慢性病变为主。就病位讲，具有皮肤、肌肉、关节、肌腱、韧带疼痛、酸楚、重着、麻木，皮肤黏膜损害，关节屈伸不利、畸形等，根据病变部位的不同，可分别单独诊断为皮痹（红斑狼疮、皮肌炎、阴阳毒等）、肌痹（成人斯蒂尔病等）、脉痹（小血管炎等）、骨痹（强直性脊柱炎、类风湿关节炎等）或筋痹，有时可伴有脏腑痹症状。本病是由于肾督亏虚，风寒湿三邪乘虚而入所致，而且认为热毒、痰浊、瘀血等亦可诱发本病，更从心肝脾肺四脏、经络、经筋、经别等方面对其进行探析。进一步明确和发展了 AS 的病因病机。

急性期（经络型）：以督脉病变为主。风湿型、寒湿型、湿热型、痰瘀痹阻型。

督脉为人体大脉，奇经八脉之首，为全身阳气汇聚之所"督"者，有"总督""督率"之意，督脉有统率全身阳经的作用，对全身阳经的气血起溢蓄、渗灌和调节作用。督脉在体表循行于背，若督脉受损，首先影响其统率全身阳经的作用，首当其冲表现为人体脊背的病变，对此有大量文献记载。《素问·骨空论》载："督脉为病，脊强反折。"《脉经·平奇经八脉病》载："督之为病，脊强而厥。"《医学衷中参西录》载"凡人之腰痛，皆脊梁处作痛，此实督脉主之。"种种督脉受损的表现，均与AS患者所表现的关节受累，脊背曲俯、畸形的临床症状密切相关。《难经·二十八难》载："督脉者，起于下极之俞，并于脊里，上至风府，入属于脑"，其与督脉密切联系的脑、脊髓、肾等均是致使督脉受损的原因。如肝肾气血不足，髓海空虚，风寒、湿热、痰瘀蕴结，最终督脉阳气空虚受损而产生筋挛骨损等证候。《素问·生气通天论》载："阳气者，精则养神，柔则养筋，开阖不得，寒气从之，乃生大偻。"所谓"大偻"者，《黄帝内经素问校释》注载"大偻身体俯曲，不能直立，偻，背脊弯曲"，可认为是关节变形、肢体屈曲、骨质受损的一类疾病。焦树德教授认为，其主要指西医的强直性脊柱炎而言。《奇经八脉考》曰："督脉起于肾下胞中……至少阴与太阳中络者合少阴上股内廉，由会阳贯脊，会于长强穴。在骶骨端与少阴会，并脊里上行。"《灵枢·经脉》曰："膀胱足太阳之脉……其直者，从颠入络脑，还出别下项，循肩髆内，夹脊抵腰中，入循膂……其支者，从腰中下夹脊，贯臀入腘中。其支者，从髆内左右，别下贯胛，夹脊内，过髀枢，循髀外，从后廉下合腘中……"说明足太阳经、督脉所行部位正好为AS病变部位。背痛在骨则多由脊伤，在经则多由太阳经及督脉为病。

慢性期（脏腑型）：以心肝脾肺四脏病变为主。心火侮肾型（微邪）、肝病累肾型（实邪）、脾土克肾型（贼邪）、肺病及肾型（虚邪）。

《素问·痹论》："五脏皆有合，病久而不去者，内舍于其合也。故骨痹不已，复感于邪，内舍于肾。筋痹不已，复感于邪，内舍于肝。脉痹不已，复感于邪，内舍于心。肌痹不已，复感于邪，内舍于脾。皮痹不已，复感于邪，内舍于肺""所谓痹者，各以其时重感于风寒湿之气也""其入脏者死，其留连筋骨间者疼久，其留皮肤间者易已"。可见，脏腑痹是体痹在继发脏腑痹病证后与脏腑病的合称，是内外合痹。

心痹主要指肢体痹内传致心脉痹阻不通的心脏疾病。《黄帝内经》中心痹的范畴包含了现代的胸痹与心痹二者在内。《素问·痹论》认为："心痹者，脉不通，烦则心下鼓，暴上气而喘，嗌干善噫，厥气上则恐……淫气忧思，痹聚在心。"《素问·五脏生成》认为："（面色）赤脉之至也，喘而坚，诊曰有积气在中，时害于食，名曰心痹。"AS患者的心脏主要表现为主动脉炎、主动脉瓣下纤维化、主动脉瓣关闭不全、二尖瓣脱垂、二尖瓣关闭不全、心脏扩大、房室传导阻滞、束支传导阻滞、心肌病和心包炎等。其中以主动脉瓣关闭不全和传导阻滞较为多见，对其了解也较充分。尤其主动脉瓣关闭不全和二尖瓣关闭不全均可使左心室负荷增加，如并有心肌病变，可导致左心室肥厚扩张，有的病例可发生左心衰竭和全心衰竭。主动脉病变如累及冠状动脉，可发生心绞痛。

肺痹成因，《素问·五脏生成》："白脉之至也喘而浮，上虚下实，惊，有积气在胸中，喘而虚，名曰肺痹寒热，得之醉而使内也。"《素问·痹论》："皮痹不已，复感于邪，内舍于肺""凡痹之客五脏者，肺痹者，烦满喘而呕"。《黄帝内经素问》《灵枢经》对肺痹临床表现进行了较系统阐述，可总结为烦满喘而呕，喘息，喘而上气，引胸背，起恶见日光，其脉浮微大。唐代王冰在其注解《黄帝内经素问》中指出："足少阴脉，从肾上贯肝膈，入肺中，故……不足病肺痹"认为肺痹的形成可因肺肾经脉相连，肾气不足，导致肺气亦不足，最终肺肾亏虚而成肺痹。肺痹主要症状可概述为咳逆上气、喘息气促、胸部膨满、憋闷如塞、喘息烦满不得卧，甚至气奔喘满以致昏塞、脘腹胀满、嗳气、呕恶，或身发寒热、头痛、躯体四肢烦疼、皮肤麻木、二便不利、脉浮微大或迟或数等。AS 患者肺部表现包括肺上部囊性纤维化和胸部病变。虽然可在疾病早期出现，但多见于病程长者。本病起病隐匿，半数病例可无明显症状。随着病情进展，可表现胸闷、气短，时有咳嗽，有少量白黏痰，因缺乏特征性，常被误诊为慢性支气管炎。部分病例进展较快，出现双上肺纤维化、囊性变，甚至空洞形成。此时咳嗽加重，痰量增多，气促明显，可有咯血，临床更难与肺结核鉴别，可作结核菌素试验（PPD 试验），必要时行组织学检查。晚期由于胸廓活动受限，肺功能进一步损害，易继发呼吸道感染，治疗较为困难，部分患者可因呼吸衰竭致死，也有因咯血死亡者。胸廓病变则多见于病程较长病例。症状见于发病数年以至十余年以后。主要为胸痛，多累及上胸，以胸锁关节、胸肋关节、柄胸联合及胸骨上段多见，有时可误诊为心绞痛。疼痛因呼吸、咳嗽或喷嚏时加重而被误诊为胸膜炎。

关于肾痹，《素问·痹论》云："五脏皆有合，病久而不去者，内舍于其合也。故骨痹不已，复感于邪，内舍于肾""肾痹者，善胀，尻以代踵，脊以代头……淫气遗溺，痹聚在肾"。《素问·五脏生成》认为："（面色）黑脉之至也上坚而大，有积气在小腹与阴，名曰肾痹。"肾精亏损，不能濡养督脉，不荣则痛，督脉空虚，风、寒、湿邪乘虚而入，壅阻经络久而变生痰瘀，深入经隧骨骱而不通则痛；痰瘀阻滞，则晨僵，活动功能受限等。客邪、外伤是诱因。肾督阳虚是 AS 的内因，寒邪入侵是其外因，内外合邪，阳气不化，寒邪内盛，影响筋骨的荣养淖泽，而致发病。阎小萍等认为，AS 的病因病机主要是肾督阳气不足，复因风、寒、湿三邪（尤其是寒湿偏盛）深侵肾督，内外合邪而致。对 AS 患者骨密度的测定也发现，骨量减少或骨质疏松普遍存在，并成为近期研究的焦点，发生率为 50%~92%。

关于脾痹，脾气健运，肝肾充养，筋骨强壮，诸病不生；若脾气亏虚，肝失濡养，肾失所藏，则筋骨失养，痹证乃生。脾为后天之本，气血生化之源。脾气亏虚，卫外不固，外邪易侵，气血生化乏源，无力驱邪外出，导致外邪积聚体内。《灵枢·五变》曰："粗理而肉不坚者，善病痹。"《素问·痹论》指出："淫气肌绝，痹聚在脾""脾痹者，四肢解堕，发咳呕汁，上为大塞"。《金匮要略》云："四季脾旺不受邪。"《医宗金鉴》曰："脾虚，谓气虚之人病诸痹也。"五脏六腑皆禀气于胃，脾土旺盛则可制水，则湿痰不生，瘀结难成。若脾虚，则肌腠空疏，外邪易乘虚入侵，而以风、寒、湿、热之邪为主。风为百病之长，风性善行而数变，寒性收引，湿性黏滞，故该病时起时伏，缠绵不愈。邪痹日久，内舍于脏，使脾肾亏虚更甚，互为因果，病情迁延不愈。

关于肝痹，《素问·痹论》云："肝痹者，夜卧则惊，多饮数小便，上为引如怀……淫气乏竭，痹聚在肝。"《素问·五脏生成》认为："（面色）青脉之至也长而左右弹，有积气在心下支胠，名曰肝痹。"《素问·玉机真脏论》认为："肝痹，一名曰厥，胁痛出食。"此为肝气痹阻、气血失于疏泄之证。《素问·五脏生成》中描述的肝痹则基本为寒湿侵犯肝经所致，其症为"青脉之至也长而左右弹，有积气在心下支胠，名曰肝痹，得之寒湿，与疝同法，腰痛足清头痛"。历代医家尤为重视从肝肾入手治疗 AS。肝肾乙癸同源，相互滋养，相互影响。肝失疏泄气机运行不畅，肝肾功能不足，痰瘀内生，留滞于关节筋骨，加之 AS 易反复发作，久病入络，局部气血瘀滞而发病，损伤日久则出现脊柱关节疼痛、拘挛、屈伸不利。AS 主要表现，早期为"筋痹"，对应脏器为肝，痹为闭而不通，闭而不仁；中期出现"骨痹"，对应脏器为肾，痹即不通、不仁；晚期出现"骨痿"，对应脏器为肾，痿为萎软、萎缩。

稳定期（禀赋型）：以肾督病变为主。肾虚督寒型。

禀赋不足，即先天禀赋不足，就脏腑言，以肾虚较为突出。如《素问·逆调论》曰："肾者水也，而生于骨，肾不生则髓不能满，故寒甚至骨也……病名曰骨痹。"其强调肾气衰弱是骨痹发生的关键内因。《难经·二十八难》记载："督脉者，起于下极之俞，并于脊里，上至风府，入属于脑。"督脉贯穿于人体整个背部，沿脊柱分布。同时督脉为"阳脉之海"，主司调节全身阳经之血。唐代孙思邈《备急千金要方》曰："腰背痛者，皆是肾气虚弱。"近代张锡纯《医学衷中参西录》曰："肾虚者，其督脉必虚，是以腰疼。"因此，肾督亏虚则会导致阳经气血调节失司，气血不足则筋脉失养，随之会出现腰脊疼痛、僵硬、活动不利等一系列症状。

三、定治

急则治其标，缓则治其本。痹证的辨证有标本、新久、虚实、脏腑传变之异，偏风、偏寒、偏湿、偏热的不同，辨证过程中，尤当注意痰瘀的致病特征，以及五体痹传为五脏痹、六腑痹的致病特点。痹证的治疗总以祛风、散寒、除湿、清热，以及活血化瘀、舒经通络为其基本原则，"通督脉"是各型痹证的共同治法，恢复脏腑功能之正常五行生克是各型痹证的基本治则。

与五体痹相比，由风寒湿邪所致脏腑痹病机和症状更为复杂，往往虚实夹杂，脏腑虚弱表现明显，病情严重，预后不良。因风寒湿邪侵犯之途径多由表及里，脏腑痹常先有或同时存在五体痹的症状，这是与其他脏腑疾病相辨别的一个重要标准。脏腑痹常见于系统性红斑狼疮、硬皮病、皮肌炎、小血管炎等病变波及肝、心、脾、肺、肾、脑等重要脏器的风湿免疫疾病。所以一定要标本兼治、缓急先后、脏腑统顾、未病先治、既病防变。

四、用药

急性期以邪实为主，立足祛风除湿、祛寒化瘀、蠲湿除热、解毒。风寒湿痹型治宜温经散寒，除湿助阳，兼补肝肾，方用桂枝汤、乌头汤加减。常用药物有独活、桑寄生、防风、桂枝、白术、怀牛膝、白芍、当归、川芎、杜仲、细辛、甘草等。湿热内蕴型方用桂枝芍药知母汤、宣痹汤、四妙丸加减。常用药物有生地黄、土茯苓、金银花、连翘、白花蛇舌草、虎杖、地骨皮、鳖甲、炒白术、滑石、秦艽、怀牛膝、赤芍等。痰瘀痹阻型方用身痛逐瘀汤合温胆汤加减。常用药物有当归、三棱、莪术、苏木、穿山甲、水蛭、红花、炒白芥子、浙贝母、生牡蛎、蜈蚣、降香、狗脊等。

缓解期着眼于益肾温督，药用桑寄生、牛膝、枸杞子、续断、狗脊、补骨脂、骨碎补、红花、赤芍药、海风藤、威灵仙等；病久气血亏虚加八珍汤调补气血，五脏痹证则按《圣济总录》脏腑痹用药。腰背强直畸形加虫类搜风通络，如全蝎、蜈蚣、地龙、蜂房、穿山甲等。如风湿痹阻型，采用桂枝汤加减治疗；寒湿痹阻型，采用乌头汤治疗；湿热痹阻型，采用桂枝芍药知母汤、白虎加人参汤治疗；肝肾不足型，采用独活寄生汤加减治疗；气虚型者，采用防己黄芪汤加减；血虚型者，采用当归芍药散治疗等。

稳定期则以肾虚证为主，治宜补肾疏督、祛寒除湿、通络止痛。药用寄生、牛膝、枸杞子、续断、狗脊、补骨脂、骨碎补、红花、赤芍、海风藤、威灵仙等。无论活动期或是稳定期患者，均运用活血化瘀止痛药物，如丹参、元胡、红花、赤芍、川芎、姜黄、穿山甲、牛膝等。虫类药物善于走动搜剔，对于祛除风邪有着很强的作用。如蜈蚣这类药物，其形体类似脊椎，取类比象，其主要功效为息风镇痉，攻毒散结，通络止痛，善于搜剔背脊、椎间盘之间的死血，对 AS 的治疗有独特的效果。蜜制后的川乌对于改善椎体及关节畸形的疗效也很好。

纵览中医治疗 AS 的文献资料，方法多样，既有中药的内服外敷，又有针灸、手法、刺血、穴位埋线、腹针、牵引、小针刀、火针、水针、蜂针、刺络拔罐等，并都取得了较好疗效，一定程度上丰富和发展了 AS 的治疗。如针灸，以扶正祛邪为原则，通过补益肝肾、扶正固本，以达祛风渗湿、通经活络止痛之效。可取大椎、至阳、命门、肾俞、曲池、合谷、环跳、委中、足三里、丰隆、三阴交、中脉、复溜、太冲等祛风化湿、行气活血、通经活络等。

【辨证论治】

1. 急性期（经络型）

（1）风湿痹

主要症状：腰脊强硬疼痛，遇寒受风加重，肢体困痛或游走痛，心情烦躁，局部寒热不明显；舌质淡，苔白，脉浮弦。

治疗方法：祛风除湿，宣通督脉。

临证处理：柴胡桂枝汤加减。仲景柴胡桂枝汤为小柴胡汤与桂枝汤合方，小柴胡汤是少阳病主方，桂枝汤是太阳病主方。桂枝汤方为仲景群方之魁，用于外感可解肌发表止痛，用于内伤可通气血、调营卫、和阴阳、调肝脾。桂枝汤的类方很多都是治疗痹证的主方，如葛根汤、桂枝芍药知母汤、柴胡桂枝汤、桂枝附子汤、黄芪桂枝五物汤等。遇寒受风加重，可加防风、白术、黄芪；心情烦躁严重，可加栀子、淡豆豉；疼痛加重，可酌加制川乌、生麻黄等。

（2）寒湿痹

主要症状：症见起病急，腰骶及脊背部疼痛剧烈，晨僵不适明显，常伴有沉重感，活动后减轻，劳累后加重，甚则脊柱活动度减少，或合并外周大关节（如膝、踝关节）肿胀、疼痛；恶寒发热或畏寒喜暖，天气变化或受凉时疼痛较剧；舌淡、苔白腻，脉沉细或沉弦。

治疗方法：散寒除湿，宣通督脉。

临证处理：乌头汤加减。本方出自《金匮要略·中风历节病脉证并治》。方中用川乌、麻黄辛温之品温经散寒，除湿止痛；配以黄芪益气固表，且助麻黄、川乌温经止痛，又可防止麻黄过于发散；芍药、白蜜、甘草缓急舒经止痛；白蜜与川乌先煎，专解川乌之毒性。蜜制乌头对恢复关节畸形实有妙处。外周关节肿胀明显者，可加附子、干姜、桂枝等通阳之品，目的在于扶阳助正，散寒祛邪，纠正关节畸形。脊柱活动明显减少，可加熟地黄、鹿角片、肉桂、桑寄生；晨僵不适明显者，可加独活、狗脊、杜仲、怀牛膝；疼痛剧烈者，可加川芎、当归、细辛、白芥子等。

（3）湿热痹

主要症状：多表现为腰背部疼痛、沉重、僵硬不适、俯仰受限，活动时可使疼痛和僵硬减轻，休息不能使其改善；双臀部交替疼痛，亦可双侧同时疼痛；双髋部疼痛、屈伸活动受限；下肢非对称性大关节红肿灼热掀痛，或有积液；多伴有身热不扬、绵绵不解、汗出心烦、口苦黏腻或口干不欲饮等全身表现；或见脘闷纳呆、大便溏软，或黏滞不爽，小便黄赤；或兼男子遗精，女子经闭；舌质偏红、苔薄黄或黄厚腻，脉沉弦或弦滑或细数。

治疗方法：蠲痹止痛，清热利湿，宣通督脉。

临证处理：桂枝芍药知母汤加减。桂枝芍药知母汤出自《金匮要略》。方用桂枝、麻黄祛风通阳；附子大辛大热，散寒止痛；白术、防风祛风除湿，温经散寒；知母、芍药清热滋阴；生姜、大枣和胃调中。全方共达温经散寒、祛风除湿兼养阴清热之功。此方是治疗风湿历节病的名方，其关键在于温通之品的应用，重用桂枝、附子，并将生姜改为干姜，目的在于增强温肾壮阳补火之力，使"阳气流通，阴气无滞"。焦树德教授结合自己多年的临床经验，以桂枝芍药知母汤为基础，筛选药物，组成补肾强督治尪汤。湿热症状明显者，可加苦参、苍术、黄柏、薏苡仁、土茯苓；身热不扬明显者，加金银花、连翘；屈伸活动受限明显，加防己、川牛膝；疼痛明显者，加红花、制乳没等。

（4）痰瘀痹

主要症状：腰脊强痛，背驼，转颈、扭腰及下蹲困难，晨僵、疼痛夜甚、刺痛；痰黏量多难咳，肌肤干燥少泽，舌苔黄腻或舌暗或有瘀斑，脉沉细或涩。

治疗方法：活血化瘀，化痰散结，宣通督脉。

临证处理：身痛逐瘀汤加减。身痛逐瘀汤出自《医林改错》。羌活具有通痹止痛、祛风化湿、散寒解肌之功效；五灵脂可以祛瘀止血、散瘀止痛、通利血脉；地龙具有通络除痹、息风止痉、清热平肝之功效；牛膝可以逐瘀通经、补肝肾、强筋骨、利尿通淋；没药具有活血止痛、消肿生肌、散血祛瘀之功效；香附可以疏肝理气；红花具有活血通经、散瘀止痛之功效；桃仁可以润肠通便、止咳平喘；川芎具有活血祛瘀、行气开郁、祛风止痛之功效；秦艽可以退虚热、祛风湿；甘草可以清热解毒、调和诸药。全方共奏祛风除湿、活血行气、通痹止痛之功效。舌苔黄腻、痰黏量多难咳者，加温胆汤。温胆汤首见于《备急千金要方》，由半夏、橘皮、竹茹、枳实、生姜、甘草组成，《景岳全书》《医宗金鉴》所载之温胆汤，均比原方多了一味茯苓。本方能清痰热而和肝胆，恢复肝胆正常的生理功能。温胆汤是按照《素问·至真要大论》"湿淫于内，治以苦热，佐以酸淡，以苦燥之，以淡泄之"之说，遂"胆为中精之府，以温为候"之性而设的"和"胆之剂，而"少阳主骨"又为温胆汤治疗骨病以佐证。本方实乃辛开苦降、清热化痰、调理脾胃升降之方也。转颈、扭腰困难明显者，可加威灵仙、桂枝、防风、透骨草；下蹲困难明显者，加秦艽、牛膝；疼痛夜甚者，加羌活、独活、细辛、川乌；刺痛明显者，加桃仁、鸡血藤、青风藤、络石藤；肌肤甲错明显者，加红花、赤芍、郁金、山甲珠等。

2. 肾虚督亏（正邪型）

主要症状：症见腰骶及脊背部疼痛、晨僵不适有所缓解，常见腰脊部酸胀感，脊柱活动后症状有所缓解，畏寒喜暖、得热则舒、四末不温，外周关节冷痛、肢体困重、小便清长或夜尿频多，舌淡、苔白腻或水滑，脉弦滑或沉细。

治疗方法：温补肾阳，宣痹督脉。

临证处理：阳和汤加减。本方出自《外科证治全生集》，原用于治疗阴疽、贴骨疽、脱疽、鹤膝风等属阴寒证者，旨在温阳补血，散寒通滞。方中重用熟地黄补肾填精；麻黄宣通经络，开寒散结；鹿角胶温肾阳，益精血；肉桂、炮姜温肾助阳；白芥子祛寒痰湿滞；甘草调和诸药。全方温阳与补血并用，祛寒痰与通络相伍，可使阳虚得补，营血得充，寒凝痰滞得除，标本兼治。外周关节冷痛明显者，可加淫羊藿、补骨脂、狗脊；晨僵明显者，加菟丝子、枸杞子、杜仲、怀牛膝；腰骶及脊背部疼痛明显者，加当归、赤芍、制乳没、细辛等。

3. 脾土克肾（贼邪型）

主要症状：腰背部冷痛，活动受限，或有膝关节肿痛，胃脘部有振水音，腹痛绵绵，喜温喜按，食少纳差，口淡不渴，肠鸣便溏，或有便秘，睡眠可。舌淡胖有齿痕，苔白腻，脉沉细。

治疗方法：温补脾肾，宣通督脉。

临证处理：附子理中汤加减。腰背部冷痛明显者，加肾着汤；关节肿痛明显者，加麻黄、细辛、姜黄等。白附片回阳救逆、补火助阳、逐风寒湿邪；桂枝温经、祛风寒、活血通络，配合麻黄使用散寒解表；细辛温经散寒，祛风止痛；干姜温中散寒，回阳通脉，燥湿；姜黄行气、通经止痛；茯苓渗湿利水，健脾和胃；白术健脾益气、温中、燥湿利水；白术和桂枝、茯苓共用加强祛寒湿功效；生姜温中健胃、发汗解表，配合炙甘草调和诸药，佐制附片、细辛的毒性作用。

4. 心火侮肾（微邪型）

主要症状：腰背部疼痛严重，沉重明显，伴双下肢疼痛不适，有明显的晨僵症状，活动后症状可以稍改善，时有心情烦闷，心悸心慌，不能平卧，手足心热，失眠多梦，饮食尚可，二便正常。舌质淡，体胖大，苔白，寸脉弦，尺脉弱。

治疗方法：清心补肾，宣通督脉。

临证处理：炙甘草汤加减。炙甘草汤又名复脉汤，是《伤寒杂病论》中治疗"心动悸，脉结代"，心肌受损、脉道亏损重症的名方。其方中炙甘草和生地黄共为君药，其中炙草健脾补气，复脉益心；又生地黄功用为滋阴补血，充脉养心，合用益气养血以复脉。配伍臣药大枣、人参、阿胶、麦冬、麻子仁，以补气养血，滋阴益心。又佐以桂枝、生姜来温心阳，通血脉。总之，上药合用，能滋而不腻，温而不燥，达到益气滋阴，通阳复脉的功效。手足心热，失眠多梦明显者，加黄连阿胶汤。黄连阿胶汤出自《伤寒论》，由黄连、阿胶、黄芩、芍药、鸡子黄5味药物组成，具有滋阴降火、交通心肾的功效，是治疗邪实正虚，阴虚阳亢"心中烦，不得卧"的常用方。腰背部疼痛严重者，加独活寄生汤。独活寄生汤出自《备急千金要方》，为治疗痹证常用方，方中独活善祛脊柱、四肢关节与筋骨间的风寒湿邪，细辛长于搜剔阴经之风寒湿邪，防风能祛一身之风而胜湿，秦艽祛风湿，舒筋络而利关节，桑寄生、杜仲、牛膝共同补益肝肾而强壮筋骨，当归、川芎、地黄、白芍养血和血，甘草健脾益气，诸药组方寓"益肝肾、补气血、止痹痛"之意。

5. 肺病及肾（虚邪型）

主要症状：腰背部冷痛，晨僵明显，活动受限，伴喘促气喘，不能平卧，咳声低弱，易感冒，久咳不愈，自汗恶风，神疲乏力，少气懒言。舌淡苔白，脉濡弱。

治疗方法：温补肺肾，宣通督脉。

临证处理：葶苈大枣泻肺汤加减。肺痹应首辨虚实，治疗以补虚泻实、标本兼顾为总则。病变初期以各种病因导致肺气郁闭为主，用药以"微辛以开之，微苦以降之"为主要原则,药物以轻清气药为主。由于痰浊瘀血水饮在疾病的发展过程中起着重要作用,在治疗过程中要注重理气化痰、开胸利水、活血化瘀。同时,随着病情的发展,应针对具体病情,及时合理地选用补益气血、祛风散寒除湿、下气平喘、清热解毒、健脾益肺、滋补肺肾等治法。易感冒,久咳不愈,自汗恶风,神疲乏力,少气懒言频发明显者,加黄芪桂枝五物汤。仲景用黄芪桂枝五物汤来治疗血痹,用葶苈大枣泻肺汤来泻肺平喘。临床上,黄芪桂枝五物汤加对治疗风寒痹阻型 AS 有着很好的治疗效果。方为桂枝汤去甘草、倍用生姜、加黄芪。黄芪甘温补益胃气、宣发表里水饮;倍生姜温中化饮、健胃解表,助桂枝通阳行痹、补中解外;芍药养血和营、除血痹;大枣补益中州、调和营卫。五药相合,共奏补中祛饮、和营祛风之效,恰解太阴中风里虚饮重、津亏血弱、风邪袭表的病机。叶天士在《临证指南医案·肺痹》云:"清邪在上,必用轻清气药,如苦寒治中下,上结更闭",用药主张根据肺痹因风、寒、温热、湿、燥、气等而成者,分别施以不同方药。如因于风者加薄荷、桑叶、牛蒡之属;兼寒则用麻黄、杏仁之类;若温热之邪壅遏而痹者则用羚羊、射干、连翘等。所用药物总皆主乎轻浮,不用重浊气味,是所谓微辛以开之,微苦以降之,适有合乎轻清娇脏之治也。腰背部冷痛、晨僵明显者,加独活寄生汤。

6. 肝病累肾（实邪型）

主要症状：腰脊强痛或背驼,腰膝酸软,头晕耳鸣,目赤、目涩、视力减弱,畏寒肢倦;舌淡嫩,苔薄,脉沉细无力。

治疗方法：温补肝肾,宣通督脉。

临证处理：独活寄生汤加减。畏寒肢倦明显者,加当归四逆汤。当归四逆汤出自《伤寒论》,方中当归、芍药养血和营,桂枝、细辛温经散寒,甘草、大枣补中益气,通草通行血脉。全方有和厥阴以散寒邪之功,调营卫以通阳气之效。在临床上,如血虚寒凝甚,内有久寒者,加吴茱萸、桂枝、附子三味,统领诸药入肝经,助肝升,补肝阳,肝升则血脉流畅,且肝肾同源,共奏扶阳固本之效。气虚者加黄芪,血虚者加白芍、熟地黄,阴虚内热者加生地黄、玄参、石斛、玉竹,肾阳虚者加制附片、补骨脂,痰浊血瘀者加制南星、姜半夏、穿山甲、土鳖虫、地龙、全蝎、蜈蚣。虹膜炎加菊花、决明子、蝉衣、青葙子等。

7. 肾精亏虚,督脉阳虚（禀赋型）

主要症状：腰背僵硬,昼轻夜重,夜间加重晨起明显,活动后减轻,遇冷痛增得热痛减,阴雨天加重,遇劳累加重,冬季加重,夏季减轻,全身畏寒喜暖。舌淡苔白,脉沉细。

治疗方法：温补肾阳,祛风除湿,温通督脉。

临证处理：脊痛宁胶囊。脊痛宁胶囊是解放军总医院风湿科和中医科依据多年治疗强直性脊柱炎的临床经验积累总结的方剂,用于治疗稳定期的强直性脊柱炎取得较好的效果,现已进一步研发。脊痛宁方由杜仲、独活、川乌、延胡索等药物制成,具有补益肝肾、祛风除湿、活血通络的功能。方中以补肝肾、祛风湿通络的杜仲和独活为主药，辅以制川乌、延胡索祛风湿活血止痛，佐以活血止痛的赤芍，共奏补益肝肾、祛风除湿、活血通络之功。本方服用后大部分患者反映脊柱强直疼痛症状明显缓解，有督脉发热的现象，属于正常药物反应，没有副作用。

【预后康复】

AS 的康复治疗除药物及外治疗法外，配合适当的功能锻炼也是控制病情、防止畸形及残疾的重要一环。功能锻炼是保存和恢复关节运动功能的重要手段。运动训练的强度应根据具体病情而定，以运动后不导致严重疼痛或只引起轻微疼痛但经休息后即可好转为度，并采取循序渐进的方式增加运动量，切勿操之过急。

【病案参考】

病案一

张某，女，46 岁。初诊时间：2017 年 1 月 3 日。述双手、膝关节肿胀疼痛一年余。伴腰骶部酸痛，口苦，无食欲，失眠多梦，大便正常，小便偏黄，畏寒肢冷。查双膝关节磁共振：双膝关节腔内积液。多方治疗病情反复，效果不佳。现舌胖大，舌质红，舌苔白腻。脉来沉弦有力。诊断：痹证（少阳不利，脾肾不足）。方药：柴胡桂枝汤加减：柴胡 15g，黄芩 12g，白芍 30g，清半夏 15g，桂枝 15g，生姜 10g，大枣 10g，党参 15g，炙甘草 12g，茯神 30g，远志 20g，陈皮 10g。7 剂。颗粒剂，温水冲服，早晚各 1 次。

2017 年 1 月 10 日二诊：服药后双手、膝关节肿胀疼痛明显缓解，其余症状亦缓解，饮食稍佳，睡眠亦有所好转。大便偏干，舌苔脉象同前。上方去陈皮、茯神，加生大黄 15g，桔梗 15g。7 剂。

2017 年 1 月 17 日三诊：诸症缓解，暂时停药。

按语：风寒湿邪杂而为痹。《素问·热论》记载："伤寒……三日少阳受之，少阳主骨。"《灵枢·经脉》记载："胆足少阳之脉……是主骨所生病者……胸、胁、肋、髀、膝外至胫、绝骨、外髁前及诸节皆痛。"可见《黄帝内经》中一直就有"少阳主骨"的论述，关于少阳所主之骨临床表现，结合上述"少阳主骨"的发病部位，关节疼痛几乎遍及人体全身。《伤寒论》第 146 条就有涉及"少阳主骨"之用的具体应用："伤寒六七日，发热，微恶寒，支节烦疼，微呕，心下支结，外证未去者，柴胡桂枝汤主之。"故投以柴胡桂枝汤加减：方中小柴胡汤条达枢机；桂枝汤调和营卫；芍药以缓急止痛，同时收敛营阴；白芍利营祛水；加入茯神、远志，治疗其失眠多梦之标，入陈皮以加重祛湿利水气、化痰浊的功效。二诊大便偏干，以生大黄推陈致新，桔梗提壶揭盖。

病案二

赵某，男，28岁。2011年4月初诊。主诉反复腰骶、双髋僵硬疼痛2月余。2个月前受寒后出现腰骶、双髋僵硬疼痛，于当地某医院就诊，查HLA-B27（+），骶髂关节CT提示双侧骶髂关节面模糊毛糙，伴局部虫蚀样改变，强直性脊柱炎可能。发病至今无虹睫炎、跟腱炎、外周关节炎，服用西乐葆治疗后症状改善。刻下：腰骶、双髋疼痛隐隐，晨起腰骶部有板僵感，活动后好转，夜间翻身转侧不利，怕冷腰酸，饮食如常，二便畅，舌淡红苔薄白腻，脉细。查体：颈部、胸部、腰部活动度轻度限制，枕墙、"4字"、指地、旋髋、骨盆挤压试验均阴性。确诊为"强直性脊柱炎"。该患者肾中精气不足，腰为肾府，肾主骨，肾虚则难以濡养腰府，肝主筋，肝肾不足，寒湿之邪客于腰骶关节筋脉，气血运行不畅，血瘀痰凝，不通则痛，正虚邪实，虚实交杂，故治疗应补益肝肾，化痰活血通络为主，予独活寄生汤加延胡索、蜂房、路路通、僵蚕、鸡血藤、制南星，去人参、茯苓、甘草、芍药，共14剂，每天1剂，并嘱患者配合体育锻炼如游泳、散步、广播操。

二诊：实验室检查肝肾功能、血常规均正常，CRP 25mg/L，ESR 19mm/h。患者诉腰骶疼痛较前好转，西乐葆由原来1天1片改为隔天1片，腰部、后背晨僵仍有，劳累后加重，久坐久站后板僵感明显，活动后好转，纳寐可，二便调，舌稍红苔薄白，脉细。拟方：守方加土鳖虫、全虫、狗脊、葛根、伸筋草、象贝母加强通络补肾活血。该患者以独活寄生汤为基础方加减服用，至今已有半年余，腰骶、双髋疼痛明显缓解，偶有隐痛，现已停用非甾体抗炎药，晨僵不显，久坐久站后仍有后背腰部不适感，活动后缓解，不影响生活工作，CRP、ESR持续正常。

第五节　未分化脊柱关节炎

【概述】

"脊柱关节炎"是指以中轴和（或）外周关节受累、具家族聚集倾向、血清类风湿因子阴性，以及和HLA-B27呈不同程度相关为特点的一组疾病。未分化脊柱关节炎的命名最先由Burn在1982年提出，它不是一种独立的疾病，而是一组症状谱，可单独存在或联合存在。是指具有脊柱关节炎的某些临床特点，而又未能分类为某种明确的脊柱关节炎的临床情况，即：不存在明确的骶髂关节炎，也无银屑病或炎症性肠病表现或肠道、泌尿生殖系感染的病史；或者存在放射学骶髂关节炎而无腰痛或其他脊柱关节炎表现者。包括：①某种脊柱关节炎的早期表现，以后将发展为典型的脊柱关节炎。②某种明确的脊柱关节炎的"流产型"或挫顿型，以后不会发展、表现出该脊柱关节炎的典型表现。③属于某种重叠综合征，不能分化为某种明确的脊柱关节炎。④某种现在尚不能定义，但将来可能可以明确分类的脊柱关节炎。

【源流】

中医学中并无此名，但以其临床表现，未分化脊柱关节炎属于中医学"痹证"范畴，古称"痹""风湿""历节病"等。对痹证的病因病机，历代医家论述颇多。但最早、最系统的记载首推《黄帝内经》。除《素问》设有"痹论"专篇外，有关痹证的论述还散见于《素问·四时刺逆从论》《素问·长刺节论》《素问·逆调论》《灵枢·五变》《灵枢·五禁》等许多篇章之中，为痹证的辨治奠定了理论基础。古代医籍中虽没有提及未分化脊柱关节炎病名，但其临床表现仍可以在许多医籍中找到相应的论述。如《灵枢·经脉》记载的"是动则病冲头痛，目似脱，项如拔，脊痛，腰似折，髀不可以曲，腘如结，踹如裂，是为踝厥"，其中"项如拔""腰似折"符合未分化脊柱关节炎的炎性背痛症状，"髀不可以曲""腘如结"也是本病常见的累及外周关节的表现。

【病因病机】

《素问·痹论》云："风寒湿三气杂至，合而为痹也。"《景岳全书》说："盖痹者闭也，以血气为邪所闭，不得通行而病也。"《中藏经》说："五脏六腑感于邪气，乱于真气，闭而不仁，故曰痹。"前者言经脉之气血不通，后者言脏腑之气机闭阻。未分化脊柱关节炎的病机可主要归纳为先天不足，肾督亏虚，感受外邪，瘀血痹阻。先天禀赋不足，阴阳失调，肾气亏虚，本有湿邪暗生，而后风寒湿邪乘虚而入，内外之邪相合致病。肾藏精，主骨生髓。《素问·脉要精微论》有云："肾者腰之府，转摇不能，肾将惫矣。"督脉者贯脊属肾，为阳脉之总督，循行于脊背正中。《难经》有云："督脉为病，脊强而厥。"综上可见，腰背痛与肾督关系极为密切，肾督亏虚，骨髓空虚，筋骨失养，不荣则痛；或外邪深侵肾督，阳气失于布化，寒凝血滞，筋脉拘急，不通则痛。此外，病变日久，寒湿化热，瘀血入络或湿热内侵，瘀热互结，阻滞筋骨关节，还可涉及全身多个脏器，故临床上患者常表现为腰背部及各关节疼痛、夜间为甚、得温痛减、四肢发凉、腹泻、眼炎等。所以，未分化脊柱关节炎发病的根本是肾督亏虚，而风寒、寒湿、湿热外邪侵袭是直接致病条件。正如《灵枢·百病始生》所云："风雨寒热不得虚，邪不能独伤人，卒然逢疾风暴雨而不病者，盖无虚，故邪不能独伤人。此必因虚邪之风，与其身形，两虚相得，乃客其形。两实相逢，众人肉坚。"此外，瘀血既是病理产物又是致病因素，贯穿疾病发生、发展始终，《医林改错》中明确提出"痹证有瘀血"，认为"治病之要诀，在明白气血"，治痹当以活血化瘀为法。

近年来，有学者将邪伏膜原致痹作为未分化脊柱关节炎的主要病机，根据吴又可所倡的邪伏膜原为温病的主要病机所提出，虽然痹证犯腰骶、脊柱等中轴关节或外周关节的膝、髋、踝、肌腱端等，而腰骶、脊柱等中轴关节等属督脉循行之处，外周关节则属半表半里之地。伏邪致痹认为本病的发病部位亦主要在关节，外不在表、内不在脏，当属半表半里之地，结合现代医学未分化脊柱关节病的发病主要以侵犯滑膜、筋膜等人体中的膜样组织，相当于中医的膜原范畴，是为伏邪膜原致痹，即邪在膜原，内潜督脉。

【西医诊断】

一、临床表现

本病主要表现为炎性背痛、外周关节炎、附着点炎、指（趾）炎（腊肠指/趾）、眼炎、肠炎，首发症状国内外报道均以炎性背痛最常见，其次为外周关节炎，且常见于下肢大关节；少见患者以肌腱端炎为首发，而尚有以结膜炎/虹膜炎或皮肤黏膜受累起病。腰背部疼痛可放射到臀部和大腿部，卧床休息和不活动时加重。下肢关节疼痛、僵硬和活动受限，膝、踝、足最常受累，常呈非对称分布。早期患者可有胸膜炎样胸痛，晚期患者则表现为背部、颈部的僵硬和活动性减小。未分化脊柱关节炎可有各种关节外表现，如发热、口腔溃疡、结膜炎、虹睫炎、尿道炎症、肺间质纤维化、房室传导阻滞等表现。

在病情活动时，多数患者表现出炎性指标的升高，如血沉、C 反应蛋白、血小板和血白细胞的升高，但不具诊断特异性。70% 的未分化脊柱关节炎患者 HLA-B27 阳性，而抗核抗体及类风湿因子均为阴性。关节 X 线检查可见骶髂关节炎和对称性韧带钙化，具有诊断特异性；外周关节通常无骨质侵蚀，偶可见肌腱附着点处骨侵蚀。此外，对于骶髂关节 X 片正常者，MRI 可发现骶髂关节积液和软骨下骨髓水肿表现，可以作为早期诊断。

二、诊断要点

1. 起病隐匿的背痛，以夜间痛为特点，活动动后改善，休息后不能改善。

2. 急性起病的膝、踝等下肢关节，非对称性少关节炎，可有明显肿胀。

3. HLA-B27 阳性的患者发生足跟的跟腱附着点处和跖底筋膜附着点处肿痛或压痛，影响行走。

4. 整个手指或足趾的弥漫性肿胀，状如腊肠，疼痛和压痛较轻。

5. 可有一过性结膜炎，数周自行缓解；或急性前葡萄膜炎，不及时治疗可能引起不可逆的视力受损。

6. 可有肠黏膜炎症，如急性细菌性小肠结肠炎、克罗恩病等。

7. 无银屑病病史，无肠道、泌尿生殖系感染的病史。

【临治思路】

一、症状识辨

1. 腰、臀、胯痛，屈伸不利

患者素体肾气不足，累及督脉，督脉与足太阳经在风门交会，辅助太阳经起卫外作用。督脉通，卫阳振，腠理致密，邪不能犯。肾督亏虚，骨髓空虚，筋骨失养，不荣则痛；或当肾气不足，风寒湿邪乘虚而入，郁而不化，影响督脉致气血凝滞，经脉痹阻，故发腰、臀、胯疼痛，屈伸不利。

2. 膝、踝肿痛

患者素体肾气虚弱，风寒湿之邪乘虚而入，痹阻经络、关节，经脉不通，则关节疼痛。湿热、寒湿之邪凝聚于经络、关节，胶着不去，则发关节肿胀。

3. 不规则低热

患者因痹久伤阴，素体阴虚，阴虚生内热，复感外邪，正虚邪恋，郁久化热，则不规则低热，绵绵不解。

二、病机辨识

1. 肾虚为本

由于肾气亏虚，则督脉空疏，督脉发病，脊强反折而不能屈伸。肾虚不能灌溉腰府督脉，故颈项腰背拘紧而痛，屈伸不利。

2. 外感寒湿

肾督亏虚，骨髓空虚，筋骨失养，寒湿之邪深侵肾督，阳气失于布化，寒凝血滞，筋脉拘急，故见腰背疼痛、僵直，且疼痛在阴雨天或遇寒后加重，得温痛减。寒湿之邪侵犯肌腠，内舍大肠，故见腹泻等。舌质胖淡，舌苔白腻，脉弦紧、弦缓为寒湿之象。

3. 日久生内热

素体肝肾阴虚，阴虚生内热，或寒湿之邪日久化热，瘀血入络，阻滞筋骨关节，阳气内郁而不达四末，故临床上患者常表现为腰背部及各关节疼痛、夜间为甚、四肢发凉、眼炎等。热胜伤津，湿邪黏滞，则口干不欲饮。湿热阻滞中焦，则伴胸闷纳呆。舌红、舌苔黄腻、脉濡数或滑数为湿热所致。

三、定治

本病的发生以肾虚为根本，治疗以补肾强督为主。若素体肾气亏虚，外感寒湿，症见全身酸软无力，畏寒喜暖，四肢不温，舌苔白，脉沉或滑等，应在温肾强督的基础上，配伍健脾祛湿之品；若素体肝肾阴虚，内生或外感湿热之邪痹阻关节，常有腰背部僵硬疼痛，夜间重，伴外周关节红肿疼痛、肢体发沉、虹膜炎、盗汗、舌红、脉数等。宜权衡阴虚与湿热的轻重。急性期以清热利湿为主，缓解期以滋阴益肾为主。痹证日久，患者痛处不移、痛处拒按，则应加通行血脉之品，血通脉畅，气血和则瘀血除。

四、用药

1. 补肾强督

常用狗脊、鹿角胶、巴戟天、杜仲、桑寄生等益肾温阳。

2. 健脾祛湿

茯苓、萆薢、薏苡仁、白术等健脾利水渗湿。

3. 清热利湿

湿盛者用茯苓、泽泻、苍术、萆薢加强利水之功；热盛者用蒲公英、忍冬藤、野菊花、黄柏加强清热之功。

4. 滋阴益肾

常用熟地黄、黄精、菟丝子、当归、山药等滋补肾阴。

5. 活血通络

寒偏重者多选当归、红花、姜黄、莪术等温经活血；热偏重者多选丹参、秦艽、赤芍、茜草等凉血通络。

【辨证论治】

1. 肾虚督寒

症状：腰骶、脊背、臀疼痛，僵硬不舒，牵及膝腿痛或酸软无力，畏寒喜暖，得热则舒，俯仰受限，活动不利，甚则腰脊僵直，行走坐卧不能；或手足逆冷，四肢关节冷痛，肢体麻木不仁、屈伸不利，遇寒加重，得热缓解，男子阴囊寒冷，女子白带寒滑。舌暗红，苔薄白或白厚，脉多沉弦或沉弦细。

治法：补肾强督，温经散寒。

方药：补肾强督汤合独活寄生汤加减。

狗脊30g，续断9g，威灵仙30g，独活18g，巴戟天9g，当归10g，莪术10g，白术9g，干姜6g，地鳖虫12g，炙甘草6g。

加减：寒甚痛重不移者，加制川乌、制草乌、淫羊藿，以助温阳散寒，通络止痛之效；舌苔白厚腻，关节沉痛僵重伴肿胀者，加生薏苡仁、炒白芥子；大便溏稀者，白术并以焦、炒为宜，加补骨脂；畏寒重并伴脊背冷痛不舒者加炙麻黄、细辛；久病关节僵直不能行走或腰脊坚硬如石者，可加透骨草、自然铜（先煎）；行气止痛加橘核、乌药；活血止痛加三七、桃仁；剔络止痛加炮山甲、乌梢蛇；疼痛剧烈者加延胡索、徐长卿、制马钱子等。

中成药：可选金乌骨通胶囊，或草乌甲素片。兼见颈项脊背僵痛不舒者，可辨证使用葛根素注射液等。

2. 肾虚湿热

症状：腰骶、脊背、臀酸痛，沉重、僵硬不适、身热不扬、绵绵不解、汗出心烦、口苦黏腻或口干不欲饮，或见手足身热，四肢关节灼痛，肢体酸胀困乏，手指或足趾红肿、痛不可触，伴脘闷纳呆、大便溏软，或黏滞不爽，或黏腻臭秽，小便黄赤或伴见关节红肿灼热焮痛，或有积液，屈伸活动受限；或见目睛发红、疼痛、畏光，舌质偏红，苔腻或黄腻或垢腻，脉沉滑、弦滑或弦细数。

治法：益肾壮督，清热利湿。

方药：补肾强督汤合四妙散加减。

狗脊 30g，续断 9g，威灵仙 30g，独活 12g，苍术 12g，黄柏 12g，牛膝 18g，生薏苡仁 30g，萆薢 20g，地鳖虫 12g，丹参 30g。

加减：若关节红肿热痛兼有积液，活动受限甚者可加茯苓、猪苓、泽兰、白术、寒水石；若脘闷纳呆甚者可加佩兰、砂仁、川朴；若低热无汗或微汗出而热不解、五心烦热者可加青蒿、炙鳖甲、败龟甲、知母；若腰背项僵痛、俯仰受限者可加白僵蚕、伸筋草、葛根、羌活；若兼见畏寒喜暖恶风者加桂枝、赤白芍、知母；湿热盛者，加土茯苓；若口黏、胸闷、咽中黏痰频频者加苏藿梗、杏仁、茯苓、化橘红；若腹中不适、便意频频、大便黏滞不爽者加焦槟榔片、炒枳壳、木香、乌药。

中成药：可选四妙丸，或白芍总苷胶囊、知柏地黄丸等。兼见瘀血证者，可辨证使用丹参类注射液、血塞通注射液等。

【其他治法】

外治可选用中药外用罨包热敷腰阳关、肝俞、脾俞、肾俞等穴位。中药罨包可选取沙苑子补益肝肾；川、草乌祛风除湿，温经止痛；大血藤解毒消痈，活血止痛，祛风除湿；荆芥、防风祛风发表，调和腠理；鸡血藤养血活血舒筋；乳香、没药活血行气、消肿生肌；透骨草祛风除湿、舒筋活血、散瘀消肿；续断补肝肾、续筋骨、调血脉。

穴位敷贴选取：大椎、身柱、至阳、命门、腰阳关、肝俞、脾俞、肾俞、足三里等。大椎、身柱、至阳、命门、腰阳关穴均为督脉之穴。其中大椎有升阳、益气、补虚等功效，为手足三阳经交会处，又称"骨会"。《类经图翼》云："大椎为骨会，骨病者可灸之。"身柱意指脊柱为一身之柱，能舒筋、益肺气。至阳益气、利胸膈；命门、腰阳关有利腰脊、温肾阳、调理气血等作用。因痹病起于腰骶部，上行至腰椎、颈椎，正是督脉循行之处。正所谓"经脉所过，主治所及"，故取督脉穴敷贴灸治，以达到温阳壮督、通经活络之效。肝俞、脾俞、肾俞为足太阳膀胱经穴，由于督脉别走足太阳，肾俞可益肾气、利腰脊，而肝俞、脾俞、肾俞又为背俞穴，故有补益肝肾、健脾祛湿之效。痹病日久，多有气血亏虚，故配伍足三里养胃健脾，使脾胃健而气血生。诸穴合用有温阳壮督，祛风除湿，活血通络之效。

中药阳和通络方、四肢洗方等熏洗四肢。方如：防风、独活祛风除湿，海风藤、透骨草、威灵仙舒筋活血、散瘀消肿，桑枝、苏木、桐皮、红花活血行血，干姜、肉桂温阳散寒，温通血脉，桂枝、艾叶温通血脉，麻黄辛温达卫，宣通毛窍，淡吴萸温肾助阳，木香、延胡索、制乳香、制没药理气通络止痛，冰片消肿止痛等。

外敷膏药消痹方、清热方、痰湿方等，药用黄柏、黄连、大黄、生石膏清热泻火，马齿苋清热解毒、散血消肿，黑白丑、葫芦壳、茯苓皮清热利水消肿。外敷药膏以达到清热利湿通络的功效。

针刺华佗夹脊穴、八髎以通经活络，消炎止痛；取肾俞、腰阳关以补益肝肾、强筋壮骨。继发膝踝关节痛者，可酌取环跳、阳陵泉、悬钟。又根据元代丹溪理论，"虚者灸之使火气以助元气也，实者灸之使实邪随火气而发散也，寒者灸之使其气复温也，热者灸之引郁热之气外发"，艾灸可采用温针灸法，灸华佗夹脊穴、八髎、肾俞及腰阳关，灸到皮肤潮红为止。

【预防调护】

一、日常调摄

1. 本病缠绵难愈，故应鼓励患者增强战胜疾病的信心，保持心情舒畅，适当休息，避免过劳。

2. 保持室内的干燥、温暖，空气新鲜，避免居住环境的潮湿寒冷。

3. 注意适度保暖，提倡温热水洗浴，尽量戒掉烟酒。

4. 饮食方面应该选择高蛋白、高维生素、高热量、营养丰富、易消化的食品，如牛奶、鸡蛋、鲜鱼、豆制品、精肉、新鲜青菜、水果、谷物等，同时还需选用含钙较高的食品，如虾皮、奶制品等。

二、一般护理

注意饮食均衡，多吃富含钙的食品。保持精神愉快，心情舒畅，持之以恒地与疾病做斗争。劳逸适度，起居有常，节制房事，保精固元。保暖防寒，并注意体育锻炼，提高抗病能力。

三、辨证施护

1. 疼痛的护理

注意让患者保持正确的卧床姿态，以睡硬板床为宜，枕头要低薄，如果颈椎受累，应去枕平卧，姿势以仰卧最佳。如果因为疼痛而影响了患者的工作或睡眠，可调整服用止痛药的时间，如安排在早晨或睡前。

2. 僵硬的护理

睡眠中注意多变换几次体位，促进全身血液循环。早晨醒后，可在床上轻微活动或揉搓按摩容易发生僵硬的肢体关节部位，减轻晨僵。日常生活中，也要注意不要长时间同一体位坐、站、卧，体位改变是时，动作要轻缓，以免发生跌倒、骨折等。

3. 眼炎的护理

伴有虹睫炎的患者需按时滴眼药，如阿托品和可的松等眼液，以防虹膜后粘连。

4. 功能锻炼的护理

功能锻炼包括维持胸廓活动度、保持脊柱生理屈度、肢体局部运动及全身运动等。应每天坚持上、下午两次，每次半小时到 1 小时，锻炼强度因人而异，以活动后舒适为宜。对于腰背部僵痛的患者，游泳是最有利的运动之一。

四、预后

在一项对未分化脊柱关节炎随访 11 年的研究中，68% 发展为强直性脊柱炎，5% 发展为银屑病关节炎，另有部分患者自发病情缓解，余者仍有未分化脊柱关节炎。

【病案参考】

病案一

患者，男，30 岁。2016 年 3 月 21 日初诊。主诉：反复腰背痛 2 年，加重 1 个月。患者 2 年前无明显诱因出现腰骶疼痛，以夜间、晨起明显，遇阴雨天疼痛加重，得温痛减，无发热、皮疹，无口干、眼干，因未影响正常生活而未予重视。2 年来疼痛范围从腰骶逐渐发展到腰背，1 个月前症状加重，并伴右足跟疼痛，于当地医院查 HLA-B27（+），骶髂关节 CT 示轻度骶髂关节炎，ESR 20mm/h，CRP 14mg/L，类风湿因子（−），抗 ANA 抗体谱（−），诊断为未分化脊柱关节病。当时予止痛药治疗效果一般。刻诊：腰背疼痛、夜间为甚、晨起活动后减轻，右侧膝关节肿痛，畏风畏寒，胃纳可，夜寐一般，小便次数偏多，大便正常。舌嫩胖大、苔白腻，脉细滑。中医诊断：痹证。辨证为肾虚督寒、寒湿阻络。治当温肾强督，散寒除湿，佐以活血化瘀。处方：狗脊 15g，鹿角胶 10g，熟地黄 30g，葛根 30g，薏苡仁 30g，萆薢 15g，白芍 30g，川牛膝 10g，杜仲 15g，桑寄生 30g，巴戟天 10g，鸡血藤 30g，三七粉 6g，鳖甲 15g（先煎），伸筋草 15g，蜈蚣 2 条。7 剂，水煎服，每日 1 剂，早晚分服。忌寒凉、油腻之品。

2016 年 3 月 28 日二诊：腰骶及膝关节疼痛明显减轻，畏风畏寒症状好转，胸背部僵硬感，偶感胸闷，服药后胃部稍有不适，舌嫩苔白，脉滑。上方减鹿角胶、蜈蚣、巴戟天，加白及 15g，桂枝 10g，乌药 10g，白芥子 10g，石斛 15g，檀香 10g。14 剂，水煎服，每日 1 剂，早晚分服。

2016 年 4 月 15 日三诊：腰背、膝关节疼痛症状基本消失，胸背僵硬感明显好转，无胸闷，无胃部不适，稍感口渴，复查 ESR 12mm/h，CRP 8mg/L。上方减萆薢、鳖甲、白芥子、三七粉、狗脊，石斛改 20g，加木瓜 15g，黄芪 15g，甘草 10g，黄精 10g，路路通 10g。14 剂，每日 1 剂，水煎服。

2016 年 5 月 15 日四诊：患者诸症均消失，为进一步巩固治疗及稳定病情，继用上方 2 个月。

2017 年 1 月随诊，患者病情未再复发。

按语：从辨证论治角度来看，本例患者以肾虚督寒为本，治当温肾强督，寒湿痹阻为标，应标本同治，补利同施。处方中狗脊、桑寄生、鹿角胶、巴戟天等温补以治本，薏苡仁、萆薢、川牛膝等利湿浊而除标，并配伍大队活血之品如鸡血藤、三七、蜈蚣等以通行血脉以期通则不痛。另外，用甘而微寒之白芍、石斛、黄精目的有二：其一养血敛阴以防大队温药耗伤阴液；其二益阴以防阳损及阴。纵观该方补中有利，益中兼通，阴阳共调。从辨病论治角度来说，首先，本病以中轴型未分化脊柱关节病症状为主，因此侧重于补肝肾强督。患者腰背部疼痛症状明显，病期较长，故活血化瘀力度宜大，更用虫类药蜈蚣取其活血搜剔而通络止痛；而后疼痛减轻、腰背僵硬，则应注意行气化痰，药用乌药、白芥子、檀香等。其次，结合现代药理学研究，鳖甲可抑制结缔组织增生，故加用其以预防脊柱韧带钙化。此外，药物过于辛温易伤脾胃，对于服药后胃部不适者应适当减少辛行走窜之品，加白及 10～15g 以保护胃黏膜。

（摘自：夏淑洁，胡荫奇，王义军，等．辨病与辨证相结合治疗未分化脊柱关节病．
中医杂志，2017）

病案二

患者，男，37 岁。2011 年 11 月 16 日初诊。以腰背部僵硬不舒，疼痛 3 年为主诉。患者 3 年前开始出现腰脊部僵硬、疼痛，夜间痛甚，曾查 HLA-B27 阳性，骶髂关节 MRI 提示关节轻度骨髓水肿。3 年来，病情反复发作，多与劳累及受寒有关。本次就诊前因受寒后出现症状加重，有明显的腰背部疼痛、僵硬，活动后症状可缓解，伴恶寒，睡眠差，纳可，小便稍频。查体见骶髂关节压痛明显，下肢屈曲、外展及 "4" 字试验阳性。舌质淡，苔白腻，脉缓。西医诊断为未分化脊柱关节炎，中医诊断为痹病，肾虚督寒证，治以补肾强督、祛寒止痛，佐以滋补肝肾。药用炙鳖甲 15g，炙龟甲 15g，汉防己 9g，秦艽 9g，骨碎补 9g，补骨脂 9g，苍术 9g，厚朴 9g，千年健 9g，羌独活各 9g，虎杖 15g，延胡索 15g，炙黄芪 30g，太子参 30g，乌梢蛇 9g，地龙 9g，忍冬藤 9g，炒黄芩 9g，黄精 15g，枸杞子 15g，当归 9g，红花 6g。14 剂，水煎服，每日 1 剂。

2011 年 12 月 1 日二诊，患者腰背部疼痛症状缓解明显，但仍有明显的腰背部僵硬，颈肩部僵硬不适，睡眠尚可，二便正常。考虑患者急性期疼痛已明显改善，因此在初诊治疗基础上，去活血止痛之乳香、没药，继以补肾强督、滋补肝肾为主，加狗脊 15g，菟丝子 15g，并加入柔肝舒筋之白芍 15g。14 剂，水煎服，每日 1 剂。

2011 年 12 月 15 日三诊，患者疼痛症状基本改善，颈部及腰脊部僵硬症状明显减轻。考虑患者目前症状已基本改善，处于疾病的缓解期，故治疗以滋补肝肾为主，活血通络为辅。调整处方，药用熟地黄 25g，山药 25g，山萸肉 25g，砂仁 10g（后下），牛膝 10g，杜仲 15g，狗脊 15g，木瓜 20g，龟甲 15g（先煎），知母 20g，姜黄 15g，蜈蚣 2g，菟丝子 25g，白芍 20g，甘草 10g。此方长期服用，保持随访。

按语：《素问》："病在骨，骨重不可举，骨髓酸痛，寒气至，名曰骨痹""骨痹不已，复感于邪，内舍于肾"及"肾痹者，善胀，尻以代踵，脊以代头"；王冰曰："督脉为病，脊强反折而不能屈伸也"。秦师认为，本病的病因病机离不开肾亏阴阳偏虚，正气虚损，外邪内侵。病性属本虚标实。肾虚督寒，气血亏损是本病的内因，风寒湿邪外袭是本病的外因，内外相合，督脉受邪，久羁不去，肝肾受累，侵筋蚀骨，久病经脉瘀阻，气血不通，邪不得泄，故腰背脊柱关节肿痛僵硬，进而筋伤骨损。王肯堂在《证治准绳·腰痛》中说："有风、有湿、有寒、有挫闪，有瘀血，有滞气，有痰积，皆标也。肾虚，其本也。"这是对本病病因病机的总体概括。因此，补肾强督法贯穿始终。方中骨碎补、补骨脂补肾强督为君药；炙鳖甲、炙龟甲滋肾阴潜阳以强督，炙黄芪、太子参、黄精、枸杞子补益正气，所谓"正气存内，邪不可干"；汉防己、秦艽、羌独活祛散外邪；千年健、乌梢蛇、地龙、忍冬藤搜风通络，厚朴、苍术、当归、红花、虎杖、延胡索行气活血化瘀，止痹痛；炒黄芩苦寒，寓辛散、甘润之品中加入苦寒药，使寒热平调，滋而不腻，散而有收。诸药合用，共奏补肾强督、祛寒止痛、搜风通络之效。三诊时，患者疼痛基本缓解，治疗以滋补肝肾为主，而活血通络作为辅助治疗手段。因此处方改以六味地黄丸为基础方，滋补肝肾；配以杜仲、牛膝、菟丝子；为防止长期应用辛香燥烈的药物导致阴火升腾，故给予龟甲、知母以滋阴清虚热；并加入芍药、甘草缓急止痛；另考虑到本病属于脊柱疾病，采用"取类比象"的原则，选取蜈蚣改善脊柱的症状，同时蜈蚣作为虫类药，可以活血定痛，深入经络。

（摘自：何东仪. 秦亮甫临床治病录. 北京科学出版社，2017）

第六节 反应性关节炎（赖特综合征）

【概述】

反应性关节炎（reactive arthritis，ReA）是一种发生于某些特定部位（如肠道和泌尿生殖道）感染之后而出现的关节炎。因为与人类白细胞抗原（HLA）-B27 的相关性、关节受累的模式（非对称性，以下肢关节为主）以及可能累及脊柱，被归于脊柱关节病的范畴。只有临床表现和触发病原体均"典型"时，才使用"反应性关节炎"这一术语。典型的触发病原体指生殖道感染常见的沙眼衣原体；胃肠道致病菌耶尔森菌属、沙门菌属、志贺菌属、弯曲菌属及较少见的艰难梭菌。

赖特综合征（Reiter syndrome）的定义一直存在争议，最初它被定义为关节炎、尿道炎、结膜炎的三联征。后经约定该诊断适用于并不完全具备上述三个特征的患者，同时也可与反应性关节炎一词通用。故将其归入反应性关节炎讲解。

【源流】

中医对上述两病无专门论述，根据其发病过程及临床表现，可在痹证、眼病、肠炎、痢疾、淋证、狐蜜等病证中找到有关记载。

早在《黄帝内经》中就有对痹证较详尽的论述。《素问·痹论》曰："所谓痹者，各以其时重感于风寒湿之气也"，明确提出了外感邪气致痹之说，这与反应性关节炎由感染而发病相符。《灵枢·百病始生》曰："风雨寒热不得虚，邪不能独伤人……此必因虚邪之风……乃客其形。"《类证治裁》指出"诸痹……由营卫先虚，腠理不密，风寒湿乘虚而袭，正气为邪所阻，不能宣行，因而留滞，久而成痹"强调体虚感邪是引起痹证的主要因素。

此外，病程演变过程中，出现的多器官受累现象，《素问·痹论》中云："五脏皆有合，病久不去者，内舍于其合也"，《灵枢·贼风》曰："此皆有所伤于湿气，藏于血脉之中、分肉之间，久留而不去"均给予有理有据的论述。

【病因病机】

本病基本病机是先天肝肾亏虚，风寒湿热毒邪痹阻经络关节。病常起于中下两焦，而伤腰背、四肢肌肉关节，病久筋挛骨弱而邪留不去，最终导致多脏器受损。本病属于本虚标实，虚实夹杂之证。正气虚弱，无力托毒外出，是病机关键。发病与肝肾脾三脏有关，并与其经络也有密切联系，病程过程中郁闭之邪循经上蚀下注，熏蒸诸窍，浸淫肌肤，筋脉痹阻，因此证候纷繁复杂。

正虚感邪，病之宿根：先天禀赋不足、后天失于调养，则邪易乘虚而入，流注关节而致本病；或因饮食不节，肠胃虚弱，邪至肠道；或因肌肤失养，腠理空虚，侵袭肌表；亦有房劳过度，肾气日衰，邪入膀胱。外感六淫诸邪既可伤于肠胃膀胱，经络闭塞发病，也可侵袭肌表，使其痹更重。《外台秘要》描述白虎病："大都是风寒暑湿之毒，因虚所致，将摄失宜，受此风邪，经脉结滞，血气不行，蓄于骨节之间，或在四肢。"现代遗传学亦认为免疫遗传因素对该病有很大的影响，与 HLA-B27 基因有较强的相关性，病原体与 HLA-B 基因相互作用，继而引起机体免疫反应异常而致病。

正虚邪恋，蕴毒而发：通常外感六淫致病，或机体正气奋起抗邪，或服药驱邪，则邪去而正安。但本病或因邪气亢盛，或因体质虚弱，六淫郁久化而为毒，不得透泄，循经走窜于眼目、口、二阴、四肢等处而致各种变证。湿热夹毒邪下注，内入营血，郁于肌肤可引起皮肤损害；郁久化火，肝火内炽，上炎于目，蚀于口，则病损于眼与口；流窜于四肢，则关节肿痛。《备急千金要方》指出："热毒流于四肢，历节肿痛""着人久不治者，令人骨节蹉跌……此是风之毒害者也"。所谓正虚之处，即是藏毒之所，患者起病源于肝脾肾脏腑不足，从病变部位亦涉及的肝脾肾经络循行之所来看，恰印证了局部的正气虚弱是产生容邪之所的关键。

脊柱为一身之骨土，内外合邪，经胃失荣，易伤脊骨。若风寒湿邪深侵肾督，脊背腰胯之阳失于布化，阴失营荣，加之寒凝脉涩，必致筋脉挛急，脊柱僵曲或因湿热胶结，伤骨则骨痹僵曲，强直不遂，损筋则"软短""弛长"而不同，损肉则肉消倦怠，形体尪羸，亦可生大偻之疾。

痰瘀互结，耗阴伤阳：毒邪化为痰浊、瘀血，致关节症状反复，是反应性关节炎后期典型的病理过程；或寒湿凝化为痰，或湿毒停聚为痰，或热毒灼津为痰；血脉运行不畅，停滞为瘀。痰瘀胶结可同外邪相合，深入骨骱，破坏骨骼，出现关节肿大，甚至关节畸形、屈伸不利等症状。《临证指南医案》中曾提及"初病在经，久病入络，以经主气，络主血""初为气结在经，久则血伤入络""病久痛久则入血络"。其符合现代医学对此病理的解释：机体在遭受外界感染之后，或与病原体抗体产生交叉免疫，继发自身免疫反应；或因病原体-宿主细胞交叉免疫反应发生了改变，通过特定的 HLA-B 等位基因改变宿主对关节源性组织的免疫应答反应。痰瘀易伤阳气，内外合邪，日久损及脾肾，耗阴伤阳。

初期若治疗及时，用药合理，坚持锻炼，预后较佳。病变后期，痰瘀互结，邪入骨骱，骨质破坏，出现脊柱僵直畸形，往往难以逆转而容易致残。如果迁延不已，内舍脏腑，预后较差。因此，应当及时积极治疗，防止病邪深入。

【临床诊断】

一、临床表现

反应性关节炎的肌肉骨骼状况通常在前驱感染后 1～4 周发生。本病有 2 种起病形式：性传播型和肠道型。本病前驱感染也可无临床症状。关节表现多呈非对称性单关节炎和少关节炎，具有自限性。初次发病症状通常在 3～4 个月内，个别病例可长达半年消退，并恢复正常，但有复发倾向。某些患者可在反复发作过程中发生关节畸形、强直、骶髂关节炎和（或）脊柱炎。

1. 关节表现

外周关节：好发于下肢，以膝、踝和跖趾关节最为多见，肩、腕、肘、髋关节及手和足的小关节也可累及。受累关节表现呈热、肿胀、剧痛和触痛。膝关节常有明显肿胀及大量积液。

骶髂关节：骶髂关节或脊柱关节受累是本病的一个特点，可产生下背痛、骶髂关节处疼痛及其局部压痛。

肌腱端炎：肌腱末端炎是突出表现之一，多见跟腱炎、跖腱膜炎等表现。典型可呈腊肠样趾（指），表现为弥漫性肿胀。

2. 关节外表现

关节外表现可为本病提供重要诊断线索，常见有皮肤黏膜表现、泌尿生殖道炎症、眼部症状，少见有心脏病变等。

皮肤黏膜表现：超过 50% 的患者可出现皮肤黏膜症状。其中 10%～30% 的患者会出现溢脓性皮肤角化症，多见于足底和手掌，先为红斑基底上清亮的小水疱，然后发展成斑疹、丘疹并形成角化小结节。5%～15% 的患者有一过性浅表口腔溃疡，多位于硬腭和软腭、牙龈、舌和颊黏膜，开始表现为水疱，逐渐发展成浅小、有时融合的溃疡，多为无痛性。此外可出现类似银屑病的指甲病变。

泌尿生殖道炎症：典型患者可在性接触或痢疾后 7～14 天发生无菌性尿道炎。男性患者出现尿频和尿道烧灼感，尿道口红肿，可见清亮的黏液样分泌物，也可出现自发缓解的出血性膀胱炎或前列腺炎。20%～40% 的男性患者可见旋涡状龟头炎，表现为阴茎龟头和尿道口无痛的浅表性红斑溃疡。女性患者可表现为无症状或症状轻微的膀胱炎和宫颈炎，有少量阴道分泌物或排尿困难。

眼部症状：约 1/3 的患者可出现结膜炎，常在关节炎发作时出现，单侧或双侧受累，伴无菌性分泌物，1～4 周多可自发缓解，但很容易复发。5% 的患者出现急性前色素膜炎（虹膜炎）。表现为眼睛疼痛、发红和畏光，预后一般较好，但是如果不治疗，有 11% 的患者可出现失明。角膜炎、角膜溃疡、表层巩膜炎、视神经和球后神经炎、前房出血也可见于持续性或慢性患者。

二、实验室检查

1. 病原体培养

病原体培养是唯一具有特异性的实验室检查，旨在鉴定出触发病原体。有尿道炎症状、肠道症状时进行泌尿生殖道、粪便培养对确定诱发疾病的微生物有帮助。但只有约 60%存在既往感染的证据，可通过培养发现。

2. 炎症指标和 HLA-B27 检测

急性期可有白细胞增高，血沉（ESR）增快，反应蛋白（CRP）升高；慢性患者可出现轻度正细胞性贫血，补体水平可以增高。HLA-B27 抗原阳性有助于对本病的诊断。以上检测对诊断无特异性。

三、诊断要点

目前以下两项特征被认为是诊断反应性关节炎所必需的：

1. 急性炎性关节炎，炎性下背部疼痛或附着点炎。

2.4~8 周前感染证据。赖特综合征作为一种特殊类型的反应性关节炎，具备典型的急性关节炎、非淋球菌性尿道炎和结膜炎三联征者确诊并不困难。但由于各种表现可在不同时期出现，所以诊断有时需要数月时间。

【临证思路】

一、识症

关节症状：初起以下肢关节为主，多表现出红、肿、热、痛，为湿热阻络证候。后期则有脊背腰骶变形，《灵枢·经脉》曰："督脉……贯脊属肾。"这是肾阳被耗，痰浊、瘀血胶结难解，留滞不去，肾虚督亏，腰脊失养，督脉不荣不通的表现。

眼部症状：结膜炎多见无痛性发红，分泌物增加，一侧或双侧受累。《灵枢·经脉》曰："肝足厥阴之脉……循喉咙之后……连目系。"肝肾不足之人，经络之气亦虚，外感湿热或湿浊内蕴，郁久化热，循脉自下而上熏蒸眼部，则见以上表现。若湿热蕴久化毒侵蚀眼体，症见两目红赤如鸠眼，痒痛羞明，和虹膜炎表现相符，可有失明风险。

皮肤黏膜症状：溢脓性皮肤角化症开始表现为红斑基底上清亮的小水疱，然后发展成斑疹、丘疹并形成角化小结节，多见于足底和手掌，也有累及阴囊、阴茎者，皆是人体卑湿之处，多见于湿热积聚成毒，邪浸淫肌肤，抑或是湿浊日久耗伐脾土，脾主四肢肌肉，肉腐成疡。此外，疾病早期可出现的一过性口腔浅表溃疡，开始表现为水疱，逐渐发展成浅小有时是融合的溃疡，多为无痛性。联系口唇为脾所主，和脾气不运，湿邪内蕴，蕴久化热，湿热相搏有关

二、审机

反应性关节炎的病理演变过程可随病情发展，邪正消长表现为以下三期。

发病初期：起病急，多以湿热侵犯胃肠，或湿热蕴结下焦等常见。以后或同时累及以下肢为主的关节，出现红、肿、热、痛表现，为湿热阻络证候。此期内外均以湿

热为主。

病程中期或迁延期：以变证迭出、经久不愈为特点。表邪不泄，郁闭为患；湿热蕴毒，伏藏体内。且湿邪伤人，一旦侵入人体则深入隐匿经隧，循经上蚀下注。当先定病位，再辨虚实。足厥阴肝经"过阴器……连目系"；足太阴脾经"脾气通于口……气冲于口与舌"。症见目精赤肿当责之于肝；口唇破溃、四肢皮疹当责之于脾；二阴溃疡，当责之于肾。病程短而局部肿痛明显者多实邪较多；病程较长，肿痛不甚，但难以愈合者，多系正虚。

病程后期：由初发的湿热之阳证转为虚寒之阴证，胃肠及泌尿道症状消失，而关节症状的表现尤为突出，甚则形成"尻以代踵，脊以代头"的疾患。湿易伤阳，日久必然损伤脾肾之阳，使阳气既不能托举生肌，又不能温煦血脉，导致痰瘀形成，加之患者素体肝肾不足，督脉受累，经气不充，脊背腰胯无以濡养，邪入骨骱，骨质破坏，出现脊柱僵直畸形，损阴及阳。

三、定治

治疗总则为扶正祛邪。根据病程及病邪性质不同，急性发作期以清热利湿或散寒祛湿为主。后期正虚邪恋，病邪缠绵，肝肾亏损可采取或培补肝肾或补益气血，同时兼顾通络止痛。

扶正祛邪，分清主次：由于正气虚弱，无力托毒外出是反应性关节炎的病机关键。治疗中谨记祛邪不可过缓以防邪气留恋伤及正气，扶正不可过补以防邪气壅滞不出。根据正邪双方相互消长的盛衰情况及正邪在矛盾斗争中所占的地位，决定扶正与祛邪的主次、先后。通常发作期以祛邪为主，兼以扶正，先攻后补，使邪有去路。静止期以扶正为主，兼以祛邪，如此方有利于振奋自身正气祛除邪气。

祛湿解毒，贯穿始终：症状多和湿邪密切相关，临证治疗中应将化浊祛湿贯穿疾病始终，在根据不同的病理阶段辨证论治。疾病早期病邪尚浅，治疗上应以祛湿化浊为主，或清热祛湿，或温化寒湿；病程迁延，湿毒之邪已形成，进而损伤脾胃，甚至影响到其余诸脏，此时应补益脏腑，祛湿解毒并重，才可以提高疗效。

化痰活血，顾护阳气：反应性关节炎属于脊柱关节炎范畴，治疗强调早期就应结合化痰活血方法：一则利于外祛湿邪；二来可以促进气血流通，温运阳气，既可以避免外邪再次侵袭，又可达邪外出；三则有利于关节活动，避免关节僵硬变形。瘀血湿浊内生，经络闭塞不通，非草木之品所能宣达，必借虫蚁之类搜剔窜透，方能浊去凝开，气通血和，经行络畅。

勿忘湿为阴邪，易损伤阳气的特质，切忌一味清热解毒耗伤阳气。叶天士在《温热论》指出"吾吴湿邪害人最广……须要顾其阳气，湿胜则阳微也"，阳气被耗，既不能托毒外出，又不能温煦血脉，更进一步成痰成瘀，留滞不去，加速疾患进展。治疗过程中当避免过用苦寒燥热之品，以免进一步耗伤正气。攻补兼施，寒热并用，宣痹通络的同时，温阳壮气，补益肝肾精血，阴阳壮实，自可驱邪外出。

四、用药

初期用药：此期治疗当以祛除外邪为首要。外感风寒湿热邪气余毒未尽，已离胃肠，转攻关节筋骨。湿与热结，闭阻经脉，症见关节红肿热痛，治宜清热除湿，通络止痛。风寒湿邪入侵，阻滞经络，症见四肢关节冷痛，遇寒加重，得热缓解，治宜散寒除湿，温经止痛。药用制川乌、生麻黄、生黄芪、川桂枝、生白术、炒防风、炒防己等。代表方如黄芪防己汤、羌活胜湿汤、蠲痹汤、甘草附子汤。

中期用药：此期特点为邪毒循经上蚀下注，至虚之处即容邪之所，治疗当以扶正、托毒并举。湿毒蕴结，症见关节游走疼痛，足趾手指漫肿疼痛，目赤肿痛，口舌溃疡。治宜祛湿解毒，通络止痛，肝经见证者"龙胆泻肝汤"加减，脾经见证者"泻黄散"加减，毒邪夹湿常用的祛湿解毒药有赤小豆、土茯苓、黄连、黄芩、黄柏、蒲公英、金银花、薏苡仁、茯苓、苦参、龙胆草、苍术等。热毒炽盛，血脉失和，症见两目红赤如鸠眼，痒痛羞明，治当清热解毒，活血化瘀，并注意顾护气阴，可加生黄芪、生地黄、生甘草等，既解毒邪伤气阴之虞，又能扶正托毒达邪。

后期用药：瘀血痰浊阻痹经络，临床可表现为驼背畸形，关节肿大，屈伸不利。治疗要以扶正固本为主，兼治瘀血痰浊，可选用桃红饮加减；久病者阴阳俱损，可见形寒肢冷，神疲食少，小便清长而频数等症者，先顾阳气，可选用理中汤、黄芪桂枝五物汤等方加减变化，可重用活血散寒药物，配合血肉有情之品。常用活血药物有苏木、扦扦活、延胡索、川芎、赤芍、莪术、地鳖虫，填精生髓药辅以鹿角胶、炙龟甲。药宜补而不腻，并稍加理气药。

【辨证论治】

1. 湿热蕴积

本证湿热邪气余毒未尽，已离胃肠膀胱，转攻关节筋骨，湿与热结，闭阻经脉，气血不畅，导致关节肌肉失养而致。

主症：咽、泌尿系或胃肠道热病后，手指或足趾关节红肿热痛，伴发热烦渴，或见大便黏腻臭秽，便下不爽；或尿黄色赤，小便频数灼痛，舌红苔黄腻，脉弦数。

治法：清热利湿，疏通经络。

方药：四妙散加减。

牛膝15g，黄连6g，苍术12g，黄柏12g，薏苡仁15g，忍冬藤15g，络石藤15g。

加减：上肢关节肿痛加桑枝、忍冬藤；下肢关节肿痛加车前草、白茅根。严重者出现关节积液加用葶苈子、芥子消肿。临床亦有根据不同致病菌选择药物。链球菌感染，加用黄芩、鱼腥草；大肠杆菌感染，加用黄连、黄柏、大黄；病毒感染加用忍冬藤、连翘、金银花、蒲公英等具有抗病毒作用的药物。

2. 寒湿痹阻

本证多因感湿受寒，使人卫外功能减弱，致风寒湿邪入侵，阻滞经络，血脉痹阻，关节凝滞，使气血运行不畅，而成痹病。

主症：手足逆冷，腰脊僵硬，痛掣尻尾，四肢关节冷痛，肢体刺痛或麻木不仁，屈伸不利，恶风寒，遇寒则重，得温痛减，舌淡苔白腻，脉沉紧或弦紧。

治法：祛风除湿，温经散寒。

方药：甘草附子汤加味。

制附子 15g，黄芪 15g，桂枝 10g，白术 15g，茯苓 15g，海桐皮 10g，海风藤 10g，羌活 10g，炙甘草 10g。

加减：寒甚痛重不移者加麻黄、附子、细辛；湿胜苔白厚腻，关节沉痛僵重伴肿胀者加防己、苍术、薏苡仁。

3. 痰瘀互结

本证多由久病缠绵，耗气伤血，损阴劫液致气血运行不畅而成，往往伴有一定程度气血亏虚的表现。

主症：病程日久，皮疹、眼炎反复发作，肌肉关节刺痛，固定不移，或关节肌肤紫暗肿胀，甚至强直畸形，屈伸不利，有瘀斑，舌质紫暗，苔白腻，脉细涩。

治法：化痰行瘀，蠲痹通络。

方药：桃红饮加味。

桃仁 10g，红花 10g，当归 15g，川芎 10g，茯苓 10g，威灵仙 10g。

加减：有痰瘀化热伴口渴、尿赤者，加牡丹皮、连翘、金银花；痰浊偏盛有关节漫重，按之柔软，疼痛不剧烈者可配半夏、胆南星祛痰散结；瘀血凝滞较重者伴肢体麻木，腰脊坚硬如石者，酌加虫类搜剔药乌梢蛇、露蜂房、全蝎等，但因有一定毒性，故用量不宜过大，不宜久服。

4. 肝肾两虚

本证多因素体亏虚，或病程日久，正气渐虚，筋骨脆弱，久致肝肾虚损，经脉失于温养而成。

主症：日久不愈，肌肉关节酸痛无力甚至萎缩，筋脉拘急，驼背畸形，关节肿大僵硬变形，伴腰膝酸软，头晕耳鸣，肢体乏力，肌肉消瘦，舌红少苔，脉细数。

治法：培补肝肾，活血通络。

方药：独活寄生汤加减。

独活 12g，桑寄生 15g，防风 10g，秦艽 10g，桂枝 6g，细辛 3g，牛膝 30g，杜仲 12g，党参 6g，茯苓 12g，甘草 3g，当归 12g，川芎 9g，生地 15g，白芍 12g。

加减：若肝肾偏于阴虚症见潮热盗汗，腰膝酸软可合用河车大造丸；偏于阳虚症见畏寒肢冷，夜尿频多合用阳和汤加减。腰脊痛甚加续断、淫羊藿，恶寒肢冷加千年健、追地风，低热加地骨皮、青蒿。

5. 气血亏虚

本证多由久病缠绵，寒湿损伤脾，或湿热困伐脾土，运化不利，气血生化无源，气血匮乏，血脉涩滞，脉失温煦。

主症：日久不愈，肌肉关节酸痛，时重时轻，甚则不能转侧，痛处游走不定，伴肌肤无光泽，倦怠乏力，气短自汗，头晕，食少便溏，舌淡苔薄，脉浮缓或细无力。

治法：补益气血，活血通络。

方药：黄芪桂枝五物汤加味。

党参 10g，黄芪 15g，当归 10g，白术 12g，桂枝 10g，白芍 10g，生姜 6g，大枣 12g。

加减：纳差加谷麦芽，头晕心悸可合八珍汤加减，失眠多梦可加合欢皮、夜交藤。

6. 热毒炽热

多见于本病急性期或急性复发，为六淫郁久而化为毒，走窜诸窍，使关节肌肉失于濡养而致。

主症：两目红赤如鸠眼，痒痛羞明，气短乏力伴发热；或烦躁易怒，头胀头痛，或口干舌燥、口气热臭、大便燥结；溲黄，舌红，苔黄或腻，脉滑数。

治法：清热利湿，泻火解毒。

方药：清瘟败毒饮或三黄解毒汤加减。

生石膏 30g，生地 30g，水牛角 30g，黄连 12g，生栀子 12g，桔梗 12g，黄芩 12g，知母 12g，赤芍 12g，玄参 15g，连翘 15g，鲜竹叶 15g，甘草 6g，丹皮 15g。

加减：有口臭、便干、烦热喜冷饮等脾经症状者合用泻黄散；有目赤肿痛，胁痛口苦，烦躁易怒等肝经症状者合用龙胆泻肝汤。发热加生石膏、知母，目赤溃烂者加蒲公英、菊花、牡丹皮、谷精草、夏枯草；皮肤脓疮者加金银花、紫花地丁；口腔溃疡外擦锡类散；二阴溃疡外用苦参、蒲公英煎水熏洗。

【其他治法】

一、外治法

关节肿痛，云南白药喷剂，外搽，每日 3 次，每次 5mL。

外阴溃疡，可用药浴熏洗。苦参汤：苦参、蛇床子、白芷、金银花、黄柏、地肤子、菖蒲、猪胆汁，煎汤外洗。

眼炎：可用药浴蒸汽熏蒸双眼，以白花蛇舌草、谷精草、金银花、石斛加水煮沸后，以蒸汽熏蒸双眼，每次 15～30 分钟，每日 3～5 次，疗程 60 天；或使用糖皮质激素眼膏或滴眼液。

二、针灸

膝关节肿痛者：针刺足三里、膝眼、委中、犊鼻、阳陵泉、阴陵泉。

踝关节肿痛者：针刺中渚、太溪、阳陵泉、照海、昆仑。

腰背疼痛者：可艾灸督脉和膀胱经局部穴位及辨证取穴，配以血海、昆仑、委中、劳宫。

三、食疗

急性期饮食要清淡、易消化，为顾护脾胃平时也可熬煮糜粥，自养胃气。赤小豆粥（《饮食辨录》）：赤小豆30g，白米50g，白糖适量。先煮赤小豆至熟，再加白米做粥加糖，能除湿热。常食薏苡仁、莲子、白扁豆、茯苓等健脾之品。

【预防调护】

发病前后多有肠道感染、泌尿生殖系感染，首先应积极彻底治疗原发疾病，避免劳累，以免反复迁延。

本病发生多与气候和生活环境有关，平素应注意防风、防潮、防寒，注意保持室内温度和湿度，避免风寒湿邪侵袭。

避免误食馊腐不洁之物，饮食宜清淡；另外，应避免不洁性交，预防性病。

【病案参考】

病案一

刘某，男，36岁。2013年6月17日。初诊：左膝、左踝红肿热痛1周。患者1月前曾诊断有衣原体感染尿道炎，给予抗感染治疗后症状消失，但1周前开始出现左膝、左踝红肿热痛，伴屈伸不利，无发热，无皮疹，无眼疾，无腹痛腹泻，纳、寐差，大便干，小便黄，舌红苔薄黄，脉滑微数。查体：骶髂部无压痛，双"4"字试验阴性，左膝、左踝关节肿胀、压痛，局部皮肤温高，肤色红。查ESR 103mm/h，CRP 76mg/L，血常规、肝肾功能正常。中医诊断：痹证（湿热蕴结）；西医诊断：反应性关节炎。治法：清热利湿，疏经通络。方药：白虎桂枝汤合四妙散。生石膏、知母、桂枝、黄柏、苍术、薏苡仁、牛膝、大黄、海风藤、海桐皮、防己、秦艽。7剂水煎，每剂水煎取450mL分3次温服，日1剂。

二诊：用药7天后左膝、左踝无红肿，疼痛减轻，活动改善，舌红苔腻，脉滑。继予前方7剂服用。煎煮法、服法同前。

按语：本案是继发于泌尿道感染后，出现急性下肢关节炎的病例，具有明显下肢关节红肿热痛、活动不利，当属痹证，符合伏邪痹病。伏邪流注关节，气血失和，经络阻滞而致。大便干，小便黄，舌红苔薄黄腻，脉滑微数，均为湿热之象。故本病之病机当为感受湿热之邪，痹阻经络，气血不畅，发为痹证。治当清热利湿，活血通络。方中生石膏、知母清热，大黄、苍术、黄柏、薏苡仁清热利湿消肿，桂枝、海桐皮、海风藤、防己、秦艽祛风除湿，活血通络，牛膝引药下行，通利关节，全方共奏清热利湿，活血通络之功。

（摘自：中医风湿病学. 科学出版社，2018）

病案二

曹某，男性，32 岁。1996 年 10 月 24 日初诊。患者于 1 周前无明显诱因渐起腰骶部及双膝关节疼痛，就诊于某医院以风湿性关节炎给予肌注青霉素及口服阿司匹林，经治 4 天关节疼痛未减反见膝关节红肿，扪之灼手，活动受限，并觉胃脘嘈杂隐痛。询之，月余前曾患急性菌痢，经服用氯霉素及香连丸数日即止，但其后较长时间胸脘痞闷，身倦肢困，因工作忙而未予治疗。诊见双膝关节红肿灼手，压痛明显，活动受限，饮食正常，舌红、黄腻苔，脉濡数。查血沉 32mm/h，抗"O"阴性，类风湿因子阴性。诊断：湿热痹证（痢疾后关节炎）。治拟清热祛湿通痹。方以四妙散加味，投苍术 15g，黄柏、牛膝、蚕砂、防己、虎杖、秦艽各 10g，忍冬藤、六一散、薏苡仁各 30g。3 剂，水煎服，日 1 剂，并嘱停用其他药物。

3 日后复诊，关节处无明显发热，肿痛稍有减轻。思邪伏日久，清化之中当予温通破滞，故守原方加附片 10g，再进 5 剂。药尽来告，诸症悉除。

按语：本案初诊以四妙散加味组方，似药证相符，然湿热久蕴内伏，非通阳无以破滞，故效果欠佳，复诊仿仲景薏苡附子败酱散之意。

（摘自：孙庆君. 细菌性痢疾后关节炎辨治体会. 浙江中医杂志，2005）

第七节　银屑病关节炎

【概述】

银屑病关节炎（Psoriatic Arthritis，PsA）是一种慢性炎性关节病，其与银屑病相联，属于银屑病中的关节型银屑病，通常在银屑病的皮肤损害基础上伴有四肢关节及附近软组织的肿胀、疼痛和运动障碍，骶髂关节炎及脊柱炎可见于部分患者，晚期患者可以存在关节强直，从而导致运动功能障碍，最终致残。在我国，该病的患病率大约为 1.23‰，并有逐年增多的趋势。

皮肤银屑病患者 3%～5% 可出现关节炎。大约 75% 患者的皮损出现于关节炎表现之前，二者一同出现的患者大约为 15%，皮损出现于关节炎后的患者约为 10%。本病可以在任意年龄发病，30～50 岁为其发病的高峰年龄，没有性别上的差异，男性较易累及脊柱。本病病程迁延，容易复发。

【源流】

银屑病关节炎从传统中医分析，其皮肤上的表现属于"白疕""蛇虱""疕风"等范畴。其关节表现属于"痹症""痹病""历节"等范畴。

探究"疕"字之源流，三国魏张揖所撰《广雅·释言》曰："疕，痂也"。明代王肯堂在《证治准绳·诸肿》中曰："遍身起风轸（疹），疥丹之状，其色白不痛，但痒，搔抓之，起白疕，名曰蛇虱。"清代祁坤在《外科大成·卷四》中曰："白疕肤如疹疥，色白而痒，搔起白疕，俗称蛇虱。"清代吴谦在《医宗金鉴·外科心法要诀》中载："白疕，此证俗名蛇虱。生于皮肤，形如疹疥，色白而痒，搔起白皮。"清代许克昌、毕法合撰的《外科证治全书》中载："白疕又名疕风，皮肤燥痒，起如疹疥而色白，搔之屑起，渐肢体枯燥坼裂，血出痛楚，十指间皮厚而莫能搔痒。"上述古籍所描述的各种症状体征表现，均类似于现代的银屑病。中华人民共和国成立后，朱仁康于1953年所著《实用外科中药治疗学》中称本病为"牛皮癣（干癣）"；李林于1989年所著《牛皮癣中医疗法》中仍称牛皮癣；1994年国家中医药管理局制定了《中华人民共和国中医药行业标准：中医皮肤科病证诊断疗效标准》，定名本病为"白疕"；1997年《中医临床诊疗术语疾病部分》亦确定本病为"白疕"；全国科学技术名词审定委员会于2004年和2013年明确"白疕"为国家中医学标准名词，定义为"以皮损如松皮，形如疹疥，搔起白皮为主要表现的红斑鳞屑性皮肤疾病。相当于银屑病"。因此，多数当代医者认为"白疕"是银屑病中医病名的特指名称。

"痹"字，原作"畀"。1973年自长沙马王堆汉墓出土的《足臂十一脉灸经》上载"疾畀（痹）"之说。目前通用之"痹"字，最早出自《黄帝内经》。《素问·痹论》载："风寒湿三气杂至，合而为痹也，其风气胜者为行痹，寒气胜者为痛痹，湿气胜者为著痹"，认为风寒湿邪侵袭机体可以出现"痹"类疾病。汉代许慎《说文解字》云："痹，湿病也。"明代张景岳《景岳全书·杂证谟·风痹》曰："盖痹者，闭也，以血气为邪所闭，不得通行而病也。"痹病一词，首见于宋代窦材所著《扁鹊心书·痹病》一书，其上载"风寒湿气合而为痹，走注疼痛，或臂腰足膝拘挛，两肘牵急，乃寒邪凑于分肉之间也。方书谓之白虎历节风……痹者，气血凝闭而不行，留滞于五脏之外，合而为病"。"痹病"之说自宋代以后逐渐被"痹证"所代替。明代秦景明《症因脉治·痹证论》云："痹者，闭也，经络闭塞，麻木不仁，或攻注作疼，或凝结关节，或重着难移，手足偏废，故名曰痹。"清代林珮琴《类证治裁·痹证》曰："诸痹，风寒湿三气杂合，而犯其经络之阴也……或肌肉麻顽，或肢节挛急……或偏身走注疼痛。"清代王清任《医林改错》载："凡肩痛、臂痛、腰痛、腿痛，或周身疼痛，总名曰痹证。"近代以来一般称其为"痹证"，以与症状之"症"相区别，认为宜用"证"字名之病证。

【西医诊断】

一、临床表现

银屑病关节炎多数患者起病缓慢，约 1/3 患者可以急性起病，一些患者可有发热、贫血等全身症状。本病通常无明显发病诱因，少数患者可以继发于关节外伤之后，表现为银屑病关节炎的临床特征。

1. 关节

银屑病关节炎可以引起四肢关节的病变，部分累及脊柱，可导致严重的残疾。按照其临床表现特点，银屑病关节炎可划分为五种临床类型。约 60% 的临床类型之间可以相互之间转化，或两种以上临床类型同时并存。

（1）非对称性寡关节炎：约占 70%，以手、足的近端指（趾）间关节或远端指（趾）间关节受累为主，可以累及膝关节、踝关节、髋关节、腕关节，呈不对称性分布，因伴有近端和远端指（趾）间关节的滑膜炎和腱鞘炎，累及的指（趾）可出现特征性腊肠样改变，通常伴有指（趾）甲部顶针状凹陷改变。1/3～1/2 寡关节炎型患者最终可以转变成为多关节炎。

（2）对称性多关节炎：约占 15%，主要累及近端指（趾）间关节，也可出现远端指（趾）间关节及大关节受累，如肘关节、腕关节、膝关及和踝关节等。

（3）残毁性（破坏性）关节炎：约占 5%，属于严重型银屑病关节炎。多发于20～30岁，受累指骨、掌骨、跖骨放射学检查可有溶骨样改变，表现为指节间的望远镜式"套叠"状或"笔帽征"，可出现关节强直、畸形，多可累及骶髂关节，常伴发热、乏力等全身症状。皮损广泛，程度严重，多表现为红皮病型或脓疱型。

（4）远端指间关节炎为主：占 5%～10%，是典型的银屑病关节炎，表现为远端指间关节受累，常与银屑病的指（趾）甲病变相关。

（5）脊柱关节病为主：约占 5%，多见于年龄较大的男性，以脊柱和骶髂关节受累为主，病变常为单侧性或节段性，可不伴有下腰背痛、胸壁痛等症状，或症状较轻。因脊柱韧带骨赘形成，可有脊柱炎表现，严重时可出现脊柱强直、融合，骶髂关节面硬化模糊，关节间隙变窄、融合，颈椎受累可出现寰枢椎不全脱位。

2. 皮肤

寻常型银屑病（斑块状银屑病）是银屑病关节炎最常见的皮肤表型。皮肤病变好发于四肢伸侧及头部，尤其以肘、膝部位多见，头发、会阴、臀、脐等部位可存在隐藏皮损，呈散在性或泛发性分布，表现为丘疹或斑块，初起为圆点状，逐渐发展扩大，可融合为不规则片状。表面覆盖丰富的银白色鳞屑，去除鳞屑后可显现发亮的薄膜，刮除薄膜可有点状出血，此为该银屑病皮损的特征性表现，有助于临床诊断，是银屑病关节炎与其他种类关节炎的重要区别，约 35% 的患者皮损的严重程度与关节炎病情程度相关。

3. 指（趾）甲

指（趾）甲部病变可见于大约80%的银屑病关节炎患者，无关节受累的患者出现指（趾）甲部病变的概率约为20%。指（趾）甲顶针样凹陷性改变最常见，另外可发生指（趾）甲脱离，如果甲下过度角化，则会出现甲面增厚、横嵴，甲面颜色暗淡、灰白无光泽。

4. 肌腱端炎

银屑病关节炎可累及肌腱端附着点发生肌腱端炎，跟腱受累临床表现为足跟痛，还可出现跖腱膜附着部位的肌腱端炎。

5. 其他

（1）全身表现：少数患者有发热、体重减轻、贫血及远端肢体水肿或淋巴水肿等情况。

（2）脏器损害：眼部病变见于7%～33%的患者，如结膜炎、虹膜炎、葡萄膜炎及干燥性角膜炎等。疾病晚期，约4%的患者可以出现主动脉瓣关闭不全、心脏肥大及传导阻滞等。肺部受累可出现上肺纤维化。胃肠道损害，可出现炎症性肠病。长期病变可继发肾脏淀粉样变性。

二、检查

1. 实验室检查

银屑病关节炎没有特异性的实验室检查，病情活动时可见红细胞沉降率、C反应蛋白等炎性指标增加，还可出现IgA、IgE、补体等免疫指标水平升高。关节滑液呈非特异性炎性反应，表现为以中性粒细胞为主的白细胞轻度增加。尽管类风湿因子阴性是该病区别于类风湿关节炎的一个重要特征，但仍有5%～16%患者出现低滴度的类风湿因子。2%～16%患者抗核抗体可呈低滴度阳性。约50%患者HLAB-27呈现阳性，多见于脊柱关节病型银屑病关节炎患者。

2. 影像学检查

（1）外周关节：放射学可见骨质破坏及增生表现。受累关节间隙狭窄、融合，出现关节强直固定及畸形。长骨骨干呈现绒毛状骨膜炎表现。末节指骨近端增生变宽，近端指骨破坏变尖，则形成笔帽征样畸形。

（2）中轴关节：骶髂关节受累多表现为单侧骶髂关节炎改变，关节面硬化、模糊，关节间隙变窄甚至融合。脊柱受累可出现椎间隙变窄、脊柱强直等改变，形成不对称性椎旁韧带骨赘、骨化，相邻椎体间的韧带骨化连接可形成骨桥，分布不对称。

三、诊断要点

1. 皮肤表现

银屑病是银屑病关节炎诊断的重要依据，需仔细查体寻找头皮、脐周、肛周等隐蔽部位的银屑病。如果现无银屑病或皮损出现在关节炎之后，则不利于疾病的诊断，因此需要详细追问病史，如既往银屑病史及银屑病家族史（一级或二级亲属曾患银屑病）等，定期随访发现继发于关节炎之后的皮损，为疾病诊断提供重要依据。

2. 指（趾）甲表现

典型甲改变包括：甲剥离、顶针样凹陷、过度角化等。银屑病指（趾）甲病变是其发展为银屑病关节炎的唯一临床表现。

3. 关节表现

可单关节或多关节受累，以手足的小关节（如指关节、跖趾关节等）为主，最常见于远端指间关节，不对称分布，受累关节肿胀、压痛、僵硬、畸形、功能障碍。

4. 脊柱表现

脊柱病变可出现腰背疼痛、僵硬和脊柱强直等症状、体征。

银屑病患者出现炎性关节炎即可诊断银屑病关节炎，临床诊断一般相对容易。一些患者银屑病皮损在关节炎之后出现，对疾病的诊断形成困扰，所以应结合病史、临床表现、实验室检查和放射学检查等综合分析，排除其他炎性关节病，如既往有银屑病史、银屑病家族史、隐蔽部位的银屑病皮损，则对诊断具有重要意义。

【病因病机】

银屑病关节炎的中医病因，总体上认为与外感六淫之邪、情志内伤、饮食不节等相关。风寒湿燥火之邪侵袭机体，客于腠理，气血相搏，导致气滞血瘀而致病；情志内伤，气机阻滞，郁而化火为毒，耗伤气、血、津、液，热毒致瘀而发病；饮食不节，嗜食肥甘厚味、辛辣刺激等食物，痰湿内蕴生热，阻滞气血，痰瘀互结而致病。

银屑病关节炎的病机的主要特点为本虚标实。其主要证候要素以热最多，其次是痰湿，再者为风、燥、血瘀、毒、寒等。患者先天禀赋不足，或者后天失养，复外感六淫或内伤情志、饮食不节，致脏腑阴阳失衡，气血亏虚，经脉肌肤失养，干枯脱屑而发为皮损，或气滞血瘀，经脉不通，肢体关节不利则痛；肝肾精血同源，久病损及肝肾，肝肾两虚，精血不足，筋脉失养，皮肤腠理不荣则为皮损脱屑，关节失养则见疼痛；脾胃虚弱，运化水谷失司，气血生化乏源，可见气血亏虚，运化水湿不利，湿浊中阻，湿蕴久而化热，发于肌腠则为皮损，累及关节可为肿痛。正气不足为其发病根本，风寒湿燥火邪侵袭为其发病诱因，外邪侵袭机体，邪毒内伏，阻滞气血，热、毒、痰、瘀闭阻经络，侵袭肌表，流注关节，可损及皮肤、关节等。本病病位在肌肤、关节、血脉，基本病机为气血亏虚、外邪侵袭、痰瘀热毒内蕴，由虚致实，虚实夹杂，虚、邪、瘀等因素贯穿于疾病的始终。

【辨治思路】

一、病机辨识

1. 气血亏虚，邪气内伏

气血亏虚是银屑病关节炎发病的内在因素。《黄帝内经》云："正气存内，邪不可干""邪之所凑，其气必虚"。气主煦之，血主濡之，气血对机体具有温煦濡养作用，气血亏虚失其温煦濡养，营卫不固，祛邪无力，邪气侵袭，客于体内，伏而不发，气血不畅，皮肤、骨节失养可发病。气血亏虚或由先天肝肾不足，或由后天脾胃失养所致。

2. 外邪侵入，经脉痹阻

风、寒、湿、燥、火等邪气的侵入是银屑病关节炎发病的重要条件。《素问·痹论》曰："风寒湿三气杂至，合而为痹也。"《诸病源候论》载："风湿邪气，客于腠理，复值寒湿与气血相搏所生。若其风毒气多，湿气少，则风沉入深，为干癣也。"《外台秘要》云："病源干癣但有匡郭……皆是风湿邪气客于腠理，复值寒湿与气血相搏所生。"此说明风寒湿外邪侵袭可致痹证及干癣。宋代严用和《济生方》中述"肺毒热邪……生疮癣"，指出热毒之邪可生疮癣。素体阳盛之人，外邪入内化热，入于血分可致血热，血热燔灼阴血，致阴血亏虚，血虚生风、生燥，发于肌肤可致皮损搔痒，经脉不通，筋骨失养可致关节肿痛。寒湿之邪性阴、主闭，寒性凝滞，湿性重浊，涉水冒雨、居住潮湿导致机体阳气不足，卫外不固，风寒湿邪乘虚而入，久郁化热生火，热毒内蕴，阻滞气血，流注关节，腐蚀肌肤，可致关节痹痛及癣疹。

3. 热毒相并，痰瘀互结

热毒痰瘀是银屑病关节炎发病的关键病理。疾病迁延不愈，热毒相并，留滞不去，耗伤阴血，湿邪内聚为痰，久病多瘀，发于皮肤则为皮损、脱屑，因痰瘀互结，故皮损缠绵难愈；痰瘀阻滞经脉，留于关节，伤筋损骨，可致关节肿痛、变形；情志内伤，气机不畅，郁而化火，炼液为痰，血热为瘀，痰瘀互结，可致皮肤癣疹和关节痹痛。

二、症状识辨

1. 皮损呈点滴状，色淡，表面少鳞屑，关节疼痛，但无红肿热痛，舌质淡，苔白或白腻，脉沉缓，多为感受风寒湿邪所致，风邪偏盛，而致气滞血瘀。治法以祛风散寒除湿、活血行气、通络止痛为原则。方用消风散、蠲痹汤合桃红四物汤加减。

2. 皮损易剥脱，擦之常现露滴表现，皮肤颜色鲜红，关节多红肿热痛，兼有烦热、口渴、小便黄赤、大便秘结等热盛之象，舌质红，苔黄厚腻，脉滑，多见于病情活动期，为湿热之邪内外充斥所致。治法以清热利湿、凉血解毒、通络止痛为原则。方用五味消毒饮、四妙散合白虎加桂枝汤加减。皮疹赤红者可加紫草、槐花等清热凉血；口渴、便秘者可酌加大黄、知母等药。

3. 皮损缩小，皮色暗红，有较厚的鳞屑，关节肿大畸形，舌质暗红，伴有瘀点、瘀斑，脉沉细涩。多因病程日久，肝肾、气血亏虚，久病入络成瘀所致。治法以补益肝肾、活血化瘀、通络止痛为原则。方选独活寄生汤合血府逐瘀汤加减，偏于血虚者可合用当归饮子加减，偏于血瘀者（皮损暗红而干，舌暗红或暗紫）可加三棱、莪术等。

三、治法与处方原则

主要治法以祛风止痒、清热解毒、活血养血、除湿通络、补肾壮骨等为主。其皮疹者，以清热凉血、养血润燥等为法。其外周关节炎者以补肾壮骨、祛风除湿、活血通络等为法；其中轴脊柱病变者以补肾壮骨、活血通络等为法。

处方原则：在痹证治疗基础方上辨证加减，以连翘、金银花、紫花地丁等清热解毒、凉血消肿，以霜桑叶之甘寒凉而润燥止痒，以当归甘温质润而补血活血行瘀，以牡丹皮、赤芍凉血活血，白芷祛风消肿止痒专擅治皮肤瘙痒、疮疡初起红肿热痛之症，白鲜皮清热燥湿、祛风解毒而治湿热疮毒、湿疹、疥癣等症。配合循经辨证之法，酌情选用"引经药"，以达"引药直达病所"之作用。

四、用药

祛风止痒药用荆芥、防风、蝉衣、白鲜皮、地肤子等；清热解毒药用银花、连翘、紫花地丁等；清热凉血药用赤芍、丹皮、生地、玄参、白薇、地骨皮、紫草等；养血润燥药用当归、白芍、熟地黄等；除湿通络药用防风、白芷、羌活、独活、秦艽、威灵仙等；清热燥湿药用苦参、土茯苓、黄柏、黄芩等；补肾壮骨药用牛膝、杜仲、川断、肉苁蓉、牛膝、枸杞子、巴戟天、狗脊、仙茅等。

五、鉴别诊断

1. 类风湿关节炎

类风湿关节炎以四肢关节对称性肿胀疼痛为主要临床表现，常累及腕关节、掌指关节及近端指间关节，可伴有类风湿皮下结节，实验室检查可见类风湿因子、抗环瓜氨酸肽抗体阳性。银屑病关节炎伴有银屑病皮肤病变，可有特征性甲改变、指（趾）炎、附着点炎，可累及包括远端指间关节在内的小关节，一些患者可出现骶髂关节炎及脊柱炎，X片可出现"笔帽征"改变，实验室检查通常类风湿因子、抗环瓜氨酸肽抗体阴性。

2. 强直性脊柱炎

强直性脊柱炎多发病于青年男性，无银屑病皮损及甲病变，骶髂关节、脊柱多为对称性病变。银屑病关节炎累及中轴关节，可出现脊柱关节炎改变，多发于年龄较大的男性，骶髂关节、脊柱病变可呈跳跃式出现，一般分布不对称，存在银屑病皮损及甲病变是其重要区别。

3. 骨关节炎

骨关节炎多见于老年人，无银屑病皮损及甲病变，指关节受累可出现赫伯登（Heberden）结节、布夏尔（Bouchard）结节等骨性膨大。银屑病关节炎如仅累及远端指间关节，应注意与手骨关节炎之间的鉴别。

4. 瑞特综合征

二者的皮损、指甲改变颇为相似，但瑞特综合征有尿道炎和结膜炎，男性病人多有前列腺炎。在累及关节方面，二者虽然都表现为非对称性关节炎，但瑞特综合征多累及下肢负重大关节，而银屑病关节炎多累及远端或近端指间关节。瑞特综合征患者起病前2周常有腹泻或尿路感染史，银屑病关节炎患者则多有皮肤银屑病史。

5. 痛风

银屑病活动期患者血尿酸常有增高。其关节炎若表现为急性单关节或少关节滑膜炎，并有高尿酸血症时，易误诊为痛风。但痛风有典型的发作史，发作前患者常有过度疲劳、暴饮暴食、酗酒等诱因，并对秋水仙碱治疗有效。慢性反复发作常有痛风石形成。

【辨证论治】

1. 风寒阻络

由于感受风寒外邪，侵入肌肤，阻于络脉，络脉瘀阻而见皮肤发斑，关节疼痛游走不定，遇冷风加重，得热则缓。

主症：皮损红斑不显，鳞屑色白而厚，皮损多散见于头皮或四肢，冬季加重或反复，夏季多减退或消散，遇风冷则加重，得热则舒，舌质淡红，苔薄白，脉弦紧。

治法：祛风散寒，活血通络。

方药：黄芪桂枝五物汤合身痛逐瘀汤加减。药用：生黄芪、桂枝、秦艽、羌活、桃仁、红花、乳香、乌梢蛇、川牛膝、地肤子、炙甘草。

2. 风热血燥

由于感受风热之邪，风则胜湿，热灼津液而致血燥津枯不能濡润皮肤，故而皮疹发展迅速，遍及躯干及四肢。

主症：皮损遍及躯干四肢，且不断有新的皮损出现。皮损基底部皮色鲜红，鳞屑增厚，瘙痒，常有低热，关节红肿热痛，疼痛较为固定，得热痛增，大便干结，小便黄赤，舌质红，苔黄，脉弦细而数。

治法：散风清热，凉血润燥。

方药：消风散合解毒养阴汤。药用：金银花、蒲公英、生地黄、牡丹皮、赤芍、丹参、蝉蜕、石斛、苦参、知母、生石膏、地肤子。伴高热者重用知母、石膏；关节红肿疼痛明显者加青风藤、海风藤、雷公藤、海桐皮；咽喉红肿者加板蓝根、马勃；鳞屑厚而干者加生牡蛎、穿山甲（现用代用品）、玄参。

3. 湿热蕴结

由于湿热蕴结，营血运行不畅，逆于皮腠肉理，则腐溃或起脓疱。

主症：皮损多发于掌关节屈侧和皮肤褶皱处，皮损发红，表皮湿烂或起脓疱，发热，关节红肿，灼热疼痛，下肢浮肿或关节积液，阴雨天症状加重，神疲乏力，纳呆，下肢酸胀沉重，舌质暗红，舌苔黄腻，脉滑数。

治法：清热利湿，祛风活血。

方药：四妙散合身痛逐瘀汤。药用：苍术、黄柏、生薏苡仁、秦艽、羌活、白鲜皮、苦参、土茯苓、猪苓、桃仁、红花、乳香、川牛膝。上肢症状为主加姜黄、海风藤；下肢症状为主加防己。

4. 血热生风

由于外感六淫之邪，内有情志不畅，气郁化火，火热内蕴而血热，血热化燥生风，多见于进行期。

主症：其病势发展更为迅速，皮疹发展急速，数日遍及周身，丘疹呈滴状，或钱币状，色泽深红，上覆银白色鳞屑，干燥易剥，脱落后有点状出血，伴有发热心烦，瘙痒，关节红肿疼痛，疼痛尚有游走之势，得热痛增，大便干，小便黄赤，唇红，脉弦数，舌质绛，苔少。

治法：清热凉血，解毒祛瘀。

方药：犀角地黄汤合解毒养阴汤加减。药用：犀角（水牛角代）、生地黄、牡丹皮、赤芍、金银花、蒲公英、大青叶、石斛、知母、石膏、地肤子。伴皮疹色红或绛者重用水牛角、葛根、蝉蜕；发热不退者加寒水石、玄参、大青叶；皮损瘙痒剧烈者加白鲜皮、蝉蜕、徐长卿；大便干燥者加生大黄、玄参、厚朴、郁李仁。

5. 气滞血瘀

由于情志不畅，肝气不舒，气滞血瘀。

主症：皮损严重，皮损较厚，顽硬且坚，抓之如朽木，皮疹多呈暗红色斑块，有的皮疹互相融合呈地图状，表面鳞屑成大片，附着易紧，病程较长，大片融合之皮疹常有裂口或疼痛；四肢关节亦有肿胀，疼痛明显，持续固定，活动不利，脉弦涩或细缓，舌质紫暗有瘀斑、瘀点，苔少薄白。

治法：活血化瘀，消瘀止痛。

方药：身痛逐瘀汤加减。药用：秦艽、川芎、桃仁、红花、甘草、地龙、羌活、没药、当归、五灵脂、香附、川牛膝、延胡索、乌药、枳壳。伴皮损顽硬且坚者加三棱、莪术、穿山甲、水蛭；关节疼痛明显，痛处固定者加青风藤、海风藤、苏木、海桐皮；皮损瘙痒剧烈者加蝉蜕、白鲜皮、白蒺藜、徐长卿；皮损干裂者加北沙参、麦冬、生地黄、玄参。

6. 肝肾虚亏

病程较长，损害肝肾之阴，肝肾两亏，津枯血结。

主症：皮损红斑色淡，大多融合成片，鳞屑不厚，关节疼痛，强直变形，腰酸肢软，头晕耳鸣，舌质暗红，苔白，脉象沉缓，两尺脉弱，男子多有遗精阳痿，妇女月经量少色淡或月经错后。

治法：滋补肝肾，活血散结。

方药：大补元煎合小活络丹加减。药用：生地黄、熟地黄、当归、杜仲、山茱萸、羌活、秦艽、川乌、地龙、乳香、没药、白鲜皮、白芍、香附、郁金、雷公藤。

【其他疗法】

针灸治疗

1. 血热风燥型

病机：多由风寒或风热侵袭肌肤，导致营卫失和，邪阻肌表而发病。

症状：起病急骤，银屑密布，挠之易脱，基底鲜红，点状出血，瘙痒怕热，夏重冬轻，舌苔薄黄，脉象滑数。

取穴：夹脊、内庭、行间、合谷、曲池、血海、支沟、阿是穴。耳穴取耳尖、心、肺、肝、胃、肾、神门。若兼见心烦不寐，取神门、心俞；心悸不安，取神门、内关；烦渴急躁，取阳陵泉、太冲。

2. 湿热蕴结型

病机：因湿热内蕴，不得宜泄，发于肌表所致。

症状：皮肤糜烂，渗出瘙痒，多布腋窝、腹股沟处，甚见脓疮，阴雨天加重，关节酸痛，舌苔厚腻，脉象滑数。

取穴：夹脊、行间、太冲、阳陵泉、内庭、足三里、丰隆、阴陵泉、合谷，耳穴取耳尖、心、肺、神门、肝、胃、肾。若兼见口苦咽干，喜寒恶热，取支沟、外关、照海、神门，若兼见大便溏泄取天枢、支沟。

3. 血虚生风型

病机：因年老久病，气血耗伤，化燥生风致肌肤失养而成。症状：久病不愈，皮屑干燥，基底色暗，如苔如癣，舌瘦苔少，脉象细数。

取穴：夹脊、血海、三阴交、太溪、心俞、脾俞、肝俞、肾俞、合谷，耳穴取耳尖、心、肺、神门、肝、胃、肾。若兼见精神紧张，瘙痒难忍，则取神门、曲池、太冲、行间、照海，兼见失眠心烦，月经失调取神门、内关、归来。

【预防调护】

一、一级预防

1. 去除各种可能的诱发因素，如防治扁桃体炎或上呼吸道感染，避免外伤和精神创伤、刺激、过度紧张等精神因素，保持良好的饮食习惯，忌食辛辣刺激食物。

2. 加强身体锻炼，提高机体免疫力。

3. 生活规律，保持舒畅的心情，注意卫生，预防皮肤感染。

4. 提高对银屑病的认识，本病无传染性，经积极治疗可以缓解。

二、二级预防

1. 早期诊断

银屑病关节炎的特征是既有关节炎又有银屑病，而且多数患者先有银屑病。特别是约有 80% 的患者有指（趾）甲变形和损害，如甲下角质增生、甲板增厚、浑浊、失去光泽、血甲、表面高低不平等，而这种情况在单纯银屑病患者中仅有 20%。对那些只有关节炎而无银屑病史者，应仔细检查头皮及肘关节等伸侧皮肤好发部位，是否有不易被发现的皮损存在，其对本病早期诊断有意义。

2. 早期治疗

本病为慢性反复进行性、关节性疾病。病因不完全清楚。迄今为止，治疗方法不少，但仍无满意疗法。因此应采取综合疗法，中西医结合，发挥各自的长处，使病情得到早期有效控制。

3. 三级预防

（1）注意皮肤清洁卫生，防止银屑病复发感染。

（2）避免精神紧张，保持心情舒畅。

（3）避免感受风热、热毒及风寒侵袭。

【病案参考】

病案一

患者，男，70 岁。初诊日期：2006 年 6 月 4 日。主诉：左足踝内侧疼痛肿胀 1 年余，右肘腕关节部瘙痒 3 个月。患者 1 年前无明显诱因出现左足踝内侧疼痛肿胀，持续 1 年余，伴左手指麻木，晨僵 1 小时左右，指间关节压痛。2006 年 4 月 25 日于当地医院检查：血沉 103（0～15）mm/h，类风湿因子 47.5（0～30）IU/mL，C-反应蛋白 1.36（0～0.8）mg/dL。西医诊断：银屑病关节炎（属活动期），给予糖皮质激素、甲氨蝶呤（具体药物剂量不详）治疗，病情稍缓解。3 个月前出现右肘腕关节部瘙痒，并脱屑呈银白色样。刻下症：左足踝内侧疼痛肿胀，右手腕疼痛肿胀，左手指麻木，指间关节疼痛肿胀，游走不定，遇冷风加重，得温则缓，晨僵超过 1 小时，右肘腕关节部瘙痒，有大小不等数块银白色鳞屑，表面覆盖半透明薄膜，刮之脱屑，睡眠、食纳尚可，二便调，脉弦紧略沉，舌质淡红少津，苔薄白。既往史：2005 年 9 月患脑梗死，现无明显后遗症；高血压病史 10 年；银屑病史 15 年。中医诊断：行痹，属风寒外感，肌肤络阻证。治法：祛风散寒，活血通络。予祛风通络饮加减：羌活 12g，独活 12g，荆芥 12g，青风藤 10g，海风藤 10g，地肤子 8g，蝉蜕 6g，防风 10g，炙黄芪 12g，川牛膝 10g，白芷 10g，当归 12g，白鲜皮 6g，生甘草 6g。7 剂，水煎服。服药后症状有所改善，左手手指麻木有所减轻，皮肤瘙痒亦减轻，但尚有足踝关节疼痛，脉弦而沉，舌质淡红，苔薄白。风气渐去加活血之剂，初诊方加丹参 15g，红花 12g，生地黄 12g。2006 年 7 月 4 日诊：患者疼痛明显减轻，右肘腕关节部瘙痒缓解，耳鸣，舌质淡红，苔薄白，脉弦细。初诊方加熟地黄 15g，山药 12g。2006 年 8 月 5 日诊：患者足踝疼痛症状已消失，左手麻木疼痛亦好转，皮肤瘙痒改善明显，银白色鳞屑未见再起，脉弦细，舌淡，苔淡白。嘱患者继续中药巩固治疗。随访半年，病情稳定。

按语：方中羌活、独活、青风藤、海风藤驱散全身之风寒，通络止痛，直折风寒痒痹共为君药；荆芥、防风、白芷解表散寒、祛风止痒、辛温止痛为臣药；蝉蜕、地肤子、白鲜皮疏风解毒止痒，当归活血止痛、温寒驱风，合"治风先治血"之意，共为佐药；炙黄芪益卫固表、补气行血、托毒止痛为使药。纵观全方，祛风通络、散寒解表、行气活血、止痒止痛集为一体，通彻气血、表里，邪去正安。

（摘自：宋玉明，张良登，张月，等．张吉辨证论治银屑病关节炎经验．中国中医药信息杂志，2009）

病案二

患者，男，30 岁。2007 年 12 月 14 日初诊。患者四肢多关节肿痛伴散在皮疹、脱屑 3 年，在当地一直未明确诊断，口服止痛药缓解关节疼痛，间断外擦药膏（具体成分不详）治疗银屑病，病情时轻时重，近来病情加重，出现发热，体温 37.5℃ 左右，浑身无力，银屑病皮损大面积出现，双腕、双踝关节肿痛，服止痛药效差。来诊诉低热，体温 37.5℃ 左右，乏力，腕、踝等四肢关节肿痛，躯干和四肢散在红色皮损，基底部有鳞屑，瘙痒，有脱屑，纳差，眠可，舌质红，苔黄腻，脉弦细数。查 ESR 76mm/h，RF 14IU/mL，ASO 126IU/mL。中医诊断：白疕，风热血燥。西医诊断：银屑病关节炎。给予疏风清热、凉血润燥之剂。药用金银花 20g，蒲公英 20g，生地黄 30g，牡丹皮 20g，赤芍 20g，丹参 20g，蝉蜕 10g，石斛 15g，苦参 12g，地肤子 20g，土茯苓 60g，虎杖 30g，白鲜皮 30g，甘草 3g。15 剂，水煎服，每日 1 剂。2008 年 1 月 4 日二诊：患者诉仍低热，37~38℃，乏力较前减轻，关节肿痛减轻，全身皮损有消退，纳眠可，二便调。守上方去土茯苓，加黄芪 30g，15 剂，水煎服，每日 1 剂。2008 年 4 月 14 日三诊：患者诉上药服后发热消失，关节有疼痛，肿胀消失，银屑病皮损局限于躯干，整体病情稳定。因家庭条件有限，未坚持服药。为巩固疗效，2008

年 6 月 19 日来诊，查舌质红，苔薄黄，脉弦细。复查 ESR 28mm/h，守二诊方 15 剂，水煎服。后病情一直相对平稳，自觉有反复时来诊守上方取药，间断口服，患者前后共来诊 13 次，后每次来诊取中草药 10 剂。末诊时间为 2008 年 9 月 29 日，末诊时除躯干散在几处钱币大小皮损外，无任何不适症状，纳眠可，二便调。后多次电话回访，病情无复发，生活自如。

按语：方中金银花、蒲公英、生地黄清热，牡丹皮、赤芍、丹参、虎杖凉血活血，石斛清热润燥，苦参、地肤子、土茯苓、白鲜皮祛风止痒，甘草调和诸药。全方共奏疏风清热、凉血润燥之效。

（摘自：陈小朋，郝继红. 娄多峰教授治疗银屑病关节炎经验浅谈. 光明中医，2016）

病案三

患者，男，24 岁。2012 年 3 月 10 日初诊。主诉：全身多处皮肤瘙痒，伴皮损 10 年余，腰背僵痛 3 年。患者 10 余年前无明显诱因出现双小腿皮损，受凉后加重，逐渐扩散到头部、腰背、腹部、双下肢，皮损散在、脱屑、瘙痒，近 3 年出现腰背部僵硬疼痛，活动不利。现症：腰背僵硬疼痛，休息后加重，活动后缓解，全身多处皮肤皮损、瘙痒、脱屑，口干，乏力，腰酸耳鸣，心烦多梦，2~3 天遗精 1 次，舌尖红，苔薄黄，脉沉细。体征：神志清，精神可，心、肺、腹正常，驼背，腰椎强直。改良 Schober 试验 10~11cm，左右均 20~22cm；胸廓活动度 2cm；双侧"4"字试验阳性；骨盆挤压、分离试验均阴性。患者全身多处皮肤散在不规则皮损，银白色鳞屑，双小腿呈片状皮损，皮损基底部发红，薄膜现象阳性，双足趾甲粗糙，增厚疏松，右手食指、中指指甲有"顶针"样改变。西医诊断：银屑病关节炎。中医诊断：白疕，辨证为阴虚血燥型。治宜养血滋阴润燥。处方：生地黄 15g，牡丹皮 15g，赤芍 15g，紫草 15g，蝉蜕 6g，白鲜皮 15g，地肤子 15g，当归 15g，黄芪 20g，栀子 9g，夜交藤 15g，炙蜂房 10g，乌梢蛇 15g，白花蛇舌草 30g，甘草 10g。6 剂。每日 1 剂，水煎，分早晚口服。同时嘱患者生活规律，忌生冷辛辣油腻之品，忌烟酒，多食蔬菜水果，保持心情舒畅，适量锻炼增强体质。2012 年 3 月 17 日二诊：患者口干症状消失，皮肤瘙痒、腰酸耳鸣、心烦多梦均减轻，腰背僵硬疼痛如前。守上方，加炮穿山甲粉 6g，以增加活血通络功效。10 剂，每日 1 剂，水煎，分早晚口服。同时嘱患者加强腰背肌功能锻炼，以减轻腰背症状。2012 年 3 月 27 日三诊：患者诉腰背肌锻炼数日后自觉腰背僵硬疼痛症状减轻，皮损减轻，脱屑减少，腰酸多梦基本消失，近 5 天未遗精，舌质淡红，苔薄黄，脉细。守上方，减夜交藤、栀子。续服 30 剂，皮损基本消失，腰背僵硬疼痛减轻。

按语：方中当归、黄芪补气养血，生地黄、牡丹皮、赤芍、紫草滋阴凉血润燥，白鲜皮、蝉蜕、地肤子祛风止痒，夜交藤、栀子清热除烦安神，炙蜂房、乌梢蛇、白花蛇舌草活血化瘀通络，甘草调和诸药。全方共奏养血滋阴润燥之效。

（摘自：曹玉举. 郭会卿教授治疗银屑病关节炎经验. 中医研究，2013）

第八节　肠病性关节炎

【概述】

炎性肠病性关节炎是指伴发于炎性肠病及某些肠道感染性疾病后的一类反应性关节炎。关节痛和关节炎是炎性肠病常见的肠道外表现，发生率为 10%～35%。另外尚有皮肤黏膜病变及炎症性眼病。

炎性肠病主要有溃疡性结肠炎、克罗恩病。此两种肠道疾病发病机制均与机体免疫机制有关，且具有诸多共性，如病因和发病机制不清，临床表现具有慢性迁延、反复发作、不易根治的特点。

溃疡性结肠炎、克罗恩病引发的外周关节炎多于炎性肠病后出现，多发于青壮年。此类关节炎表现为少数、非对称性、游走性外周关节炎，以下肢膝、踝等大关节受累为主，较少累及肘、腕关节及指关节等，与肠道病变程度相关，关节炎后一般不遗留后遗症。此外尚有骶髂关节受累，发生率为 14%～20%，3% 发展为强直性脊柱炎。

肠道感染后关节炎是指肠道感染后由于免疫反应异常而引发的关节病变，多发于成年人。肠道感染多由痢疾杆菌、志贺菌、耶尔森菌、沙门菌和衣原体所致。累及关节以下肢为主，呈非对称分布的单或寡关节炎。一般关节炎发作在感染后 10～18 天，持续大约 18 周。1/3 患者有多次发作，5%～20% 的患者变为慢性。6%～9% 的患者出现放射线上的骶髂关节炎。发热和腹泻为常见关节外表现，肠道症状的严重程度一般与关节炎的严重性之间无明显相关性。

现代多数学者认为宜将本病归属"痹病"范畴中的"肠痹"或"痢风""痢后风"加以辨证分析，也有将炎性肠病归于"久泻""痢后风"范畴的。

【源流】

炎性肠病性关节炎在中医学文献中无相似病名的记载，但在许多古典医籍中有类似其典型的肠道和关节临床表现的描述。《素问·痹论》中提出：肠痹者，数饮而不得出，中气喘争，时发飧泄。《太平惠民和剂局方》云：痢后脚缓痛，不良于行者，名曰痢风。《先醒斋医学广笔记》曾明确记载：秦公蕃病痢，医误投涩剂，一服痢止，湿热无自而出，遍攻肢体骨节间，以致项强，目赤，肩、臂、腕、膝、足、胫俱发肿痛，甚不能转侧。《续名医类案》记载：孙文垣治程氏子，年十五，夏月患痢，医治弥月，痢止而筋骨肿痛，痛处发热，昼轻夜重，肌肉消，饮食减。有作白虎历节风治者，有作鹤膝鼓槌风治者，痛甚。诊之，脉皆细涩，曰：此痢后风也。此外《普济方》《医学纲目》《孙文垣医案》《临证指南医案》中均有治疗痢风、痢后风病案的记载。

【诊断要点】

一、临床表现

1. 关节炎表现

溃疡性结肠炎和克罗恩病所致关节炎多发生于肠病后，亦有关节炎先于肠病发病的报道。肠道感染后关节炎一般发生于肠道感染后。

2. 消化道表现

①溃疡性结肠炎关节炎表现为间歇性发作的腹痛、腹泻、大量黏液脓血便，里急后重。②克罗恩病关节炎表现为腹痛、腹泻、发热、腹部包块、肠梗阻及肠道瘘管等。③肠道感染后关节炎表现为发热、腹泻。

3. 皮肤、黏膜表现

溃疡性结肠炎关节炎表现为不常见的比较严重的坏疽性脓皮病，黏膜表现以深在的口腔溃疡多见。克罗恩病最常见的是皮肤病变，为结节性红斑。

4. 眼部表现

急性炎性肠病患者可伴有前色素膜炎，多为单侧、一过性，易复发。

5. 其他表现

贫血、营养不良及血管炎（可表现为网状青斑、血栓性静脉炎和小腿溃疡）等均可出现。

二、实验室检查

1. 溃疡性结肠炎及克罗恩病表现

血常规：不同程度贫血及活动期白细胞升高。粪常规：可见红、白细胞，隐血阳性。

血沉增快，CRP升高，球蛋白升高，类风湿因子及抗核抗体阴性。溃疡性结肠炎患者半数以上可见抗中性粒细胞胞浆抗体阳性，伴发强直性脊柱炎的患者50%～70%可出现HLA-B27阳性。

滑液检查：白细胞数多为（5～7）×10^9/L，以中性粒细胞为主，滑液细菌培养为阴性。

X线检查：胃肠钡餐可见溃疡性结肠炎病变多位于直肠、结肠，表现为早期结肠黏膜紊乱、结肠袋形加深、肠壁痉挛、溃疡等引起的肠壁边缘呈毛刺或锯齿形阴影，晚期结肠袋消失、肠壁变硬、管腔狭窄呈铅管状等。克罗恩病病变可累及整个消化道，以回肠末段和右侧结肠多见，呈节段性分布，表现为病变黏膜呈卵石样充盈缺损及线样征。

溃疡性结肠炎患者关节X线片多显示正常，或轻到中度骨质疏松，滑膜炎、骨侵蚀及软骨破坏偶见。克罗恩病关节 X 线片多无侵蚀改变，少数可见骶髂关节炎或强直性脊柱炎。

纤维结肠镜。溃疡性结肠炎：黏膜表面充血、水肿、易出血，常有糜烂及大小深浅不同的溃疡形成。后期可见炎性息肉，结肠袋消失。克罗恩病：黏膜慢性炎症、铺路石样表现、匐行沟槽样纵行溃疡、肠腔狭窄、炎性息肉，病变肠段之间黏膜正常。

2. 肠道感染后关节炎

血常规：可见到贫血及白细胞升高。粪便中可分离或粪培养出致病菌。

血沉增快：关节滑液多为淡黄色或黄色，细菌培养阴性。

X 线检查：沙门菌及耶尔森菌感染后关节炎及痢疾杆菌感染早期关节表现多正常，但痢疾杆菌感染晚期可见双侧骶髂关节炎，发生率为 30%，有强直性脊柱炎变化者为 15%。关节局部可见脱钙、骨质稀疏、骨小梁紊乱，少数关节可见糜烂或强直。

目前，关节超声已在风湿科广泛应用，但就炎性肠病性关节炎方面尚无相关文献报道。

【病因病机】

本疾病的病因病机概括起来为泻痢后体内湿热、寒湿及疫毒之邪未尽，加之脾胃虚弱、正气亏虚，风、寒、湿、热之邪乘虚而入，闭阻经脉，气血运行不畅，阻于关节、皮肤所致。

湿热痹阻证：平素阳热亢盛之体，感受湿热、疫毒之邪，久留未去，滞留脾胃则脾胃运化失常，反复泻痢。耗伤正气，再次外感湿热之邪，内外合邪，闭阻经脉，气血运行不畅，阻滞于关节，则见关节红肿热痛。

寒湿痹阻证：平素阴寒之体，感受寒湿之邪，久滞不去，而致脾胃虚弱、正气亏虚，再次感受寒湿之邪，二邪合力，闭阻经脉，而见关节肿痛、怕冷恶寒。

肝肾亏虚证：病程日久，正气虚弱，久病及肾，肝肾同源，而致肝肾亏虚、腰膝酸软。气血津液运行不畅，津停为痰，血停为瘀，而见关节畸形。

【辨证思路】

一、识症

肢节肿痛：初起肢节肿痛，痛处或有发热，屈伸不利，此为风湿之邪痹阻于关节，气血津液运行受阻所致；病久，病变关节周围肌肉瘦削，肢节肿大更加明显，此为痹久，气血运行受阻，关节肌肉失于濡养所致。

腹痛、腹泻：湿热、寒湿之邪滞留脾胃，脾胃气机升降失司则腹痛，脾不升清则泄泻。湿热蕴结伤及肠道血络则见大便夹有脓血，寒湿凝结肠道日久化为痰湿而见夹有白色黏液。

苗窍症状：双目红赤、口舌生疮为湿热之邪循经上炎而致。

二、审机

初期：本疾病的性质为本虚标实，泻痢后脾胃虚弱、正气亏虚为本，寒湿、湿热、热毒为标。湿热之邪闭阻于关节则见关节红肿，湿热之邪闭阻经脉，气血运行受阻，不通则痛，湿热熏蒸肝胆，上蒸头目则见头目胀痛，热扰心神而见心烦口渴、口舌溃疡，热结肠道则见溲黄便秘，湿热蕴结肌肤可见结节性红斑。寒湿之邪闭阻关节则见关节肿胀冷痛，气血运行受阻，关节失养而见麻木不仁。寒湿闭阻，卫阳被郁，体表不得温煦，而见怕冷喜暖。

末期：久病及肾，肝肾同源，而见肝肾亏虚。肝肾亏虚则腰背疼痛、腰膝酸软、头晕耳鸣。关节失于濡养，则疼痛反复发作。

三、定治

治疗总则以祛邪除湿、活血通络为主，兼调补脾胃，后期注意补益肝肾、强筋壮骨，养血活血，扶正以祛邪。

四、用药

疾病初期：湿热之邪闭阻关节、经脉，气血运行受阻，而见关节肿痛。湿热熏蒸肝胆，上蒸头目则见头目胀痛，热邪扰心则心烦口渴、口舌溃疡。治以清热除湿解毒、活血通络止痛。清热除湿用防己、滑石、薏苡仁、蚕砂、赤小豆，清热泻火解毒用银花、野菊花、蒲公英等，凉血活血用牡丹皮、赤芍等，通络止痛用忍冬藤、地龙等，调补脾胃用白术、陈皮。寒湿之邪闭阻关节则见关节肿胀冷痛、麻木不仁。寒湿闭阻，卫阳被郁，而见怕冷喜暖。治以散寒除湿，温经止痛。散寒除湿用炮附子、羌独活、姜黄等，温经通络止痛用伸筋草、透骨草等，活血通络用桃仁、红花、炙乳没等，健脾燥湿用苍术、白术。

疾病末期：久病肝肾亏虚则腰背疼痛、腰膝酸软、头晕耳鸣。关节失于濡养，则疼痛反复发作。治以补益肝肾，强筋壮骨，兼涤痰化瘀。补益肝肾用桑寄生、补骨脂、骨碎补等，强筋壮骨用杜仲、怀牛膝，活血养血用当归、川芎、白芥子、浙贝母涤痰散结。

【辨证论治】

1. 湿热痹阻

四肢关节红、肿、热、痛，或痛不可触，屈伸不利，或关节游走性疼痛，可累及一个或多个关节，以下肢膝、踝关节为主，伴有目赤肿痛、心烦口渴、溲黄、便秘或大便黄赤夹黏液脓血，皮肤可见结节性红斑，口舌可见溃疡。舌质红，苔黄腻，脉滑数。

治法：清热除湿解毒，活血通络止痛。

方药：宣痹汤合五味消毒饮加减。

加减：关节痛甚者，可加全蝎、土鳖虫搜风剔络、通络止痛；热毒内盛伤阴血者，可加生地黄、玄参、麦冬等清热养阴、凉血润燥；大便有黏液脓血者，可加白头翁、地榆。

2. 寒湿痹阻

四肢关节肿胀冷痛，肢体刺痛或麻木不仁，屈伸不利，伴有僵硬感，遇寒加重，得热则缓。小便清长，大便清稀或夹白色黏液。舌质淡红，舌体胖，苔白腻，脉弦紧。

治法：散寒除湿，温经止痛。

方药：蠲痹汤加减。

加减：湿胜者，加薏苡仁、苍术、白术健脾燥湿；痛甚者，加制川乌、草乌以增强散寒止痛之功。上肢疼痛较甚者加桂枝、桑枝以引药上行，下肢明显者可加川牛膝以引药下行。

3. 肝肾亏虚

关节肿痛反复发作，而致关节肿大；腰背疼痛，驼背畸形；腰膝酸软，四肢关节疼痛，屈伸不利，足跟疼痛，肌肉消瘦，头晕耳鸣。大便泻痢间断发作。舌质淡暗，苔薄白，脉沉细。

治法：补益肝肾，强筋壮骨。

方药：独活寄生汤加减。

加减：恶寒怕冷者，加制附片以温经散寒；气血不足明显者，可加鸡血藤、炙黄芪。

【治疗要点】

1. 非甾体抗炎药

非甾体抗炎药即抗炎镇痛药物。此类药物可有效缓解关节疼痛，但此类药物的胃肠道副反应需重视，如有必要，可选用 COX-2 抑制剂，如塞来昔布、依托考昔等药物。

2. 积极治疗原发病

溃疡性结肠炎及克罗恩病的治疗：①氨基水杨酸制剂目前仍为临床治疗溃疡性结肠炎及克罗恩病的主要用药。临床常用药物：柳氮磺胺吡啶。溃疡性结肠炎患者尚可选用美沙拉嗪、奥沙拉嗪等胃肠道副反应小的新药。②对于中重度炎性肠病或应用氨基水杨酸无效者可应用糖皮质激素，如泼尼松、氢化可的松及新型糖皮质激素布地奈德。③对于难治及糖皮质激素无效者可选用免疫抑制剂，如硫唑嘌呤、吗替麦考酚酯等。④中重度炎性肠病尚可选用生物制剂，如英夫利昔单抗。该类药物疗效好，且个体耐受性高，极少发生不良反应，为目前较先进治疗方法。⑤微生态制剂可以改善肠道菌群从而提高疗效，包括：抗菌药物、益生菌、益生元及健康人粪菌移植等。

肠道感染：沙门菌感染者可应用氯霉素、复方新诺明、丁胺卡那霉素、氨苄青霉素；痢疾杆菌感染者及耶尔森菌感染者可选用喹诺酮类药物，如诺氟沙星、培氟沙星等，并需结合大便培养结果应用敏感抗生素；对腹泻时间长或严重腹泻者注意营养支持治疗。

【其他治法】

1. 中成药

四妙丸：6g，2 次/日，口服。

痹祺胶囊：1.2g，3 次/日，口服。

瘀血痹片：2.5g，3 次/日，口服。

2. 针灸疗法

可取病变关节局部穴位，以膝、踝关节为例，如足三里、犊鼻、内外膝眼，昆仑、照海、申脉及阿是穴等穴位，每次选 3～5 个穴位，留针 30 分钟，每日一次。亦可对以上穴位进行灸法，灸至局部稍充血、无明显烧灼痛为准。

3. 外治法

（1）可取川乌 10g，草乌 10g，艾叶 20g 等，煎药取汁，进行足浴缓解踝关节冷痛肿胀。

（2）可取独活 10g，防风 10g，红花 10g 等，煎药取汁，进行汗蒸治疗，缓解多发关节肿痛。

（3）取（1）中药汁煮竹罐若干，对肩背进行拔竹罐治疗。

4. 膳食疗法

红豆薏米粥；马齿苋粥；大枣汤：甘草、麦冬、大枣。

【预防调护】

一、调摄

1. 积极治疗原发病。

2. 早睡早起，冷暖适宜，避免淋雨，四肢关节注意保暖。

3. 关节疼痛剧烈时可卧床休息，可进行适度被动活动，避免肌肉萎缩；待肿痛缓解，可逐渐进行自我功能锻炼。

4. 忌生冷油腻，水果宜适量避免更伤脾胃；忌辛辣刺激及鱼肉荤腥。长期腹泻者，可进食米粥之类，以养脾胃，避免进食肉类等不易消化食物。

二、护理

1. 常规护理。定时检测患者体温、脉搏、呼吸、血压，尤其对重症患者要加强护理力度。

2. 心理护理。溃疡性结肠炎及克罗恩病患者情志刺激往往可加重病情，故需耐心做好心理护理，使患者正确认识疾病，树立信心。

3. 合并眼部炎症、结节性红斑、心肌炎、脑膜炎者，应及时与相关科室沟通，做好护理工作。

【病案参考】

病案一

程巢父乃郎，年十五。夏月患痢，族医为治弥月，痢止而筋骨肿痛，痛处发热，昼轻夜重，肌肉消，饮食少，烦躁。有作白虎历节风治者，有作鹤膝鼓槌风治者，病剧而形销骨立。文垣诊之，脉皆细涩，曰：此痢后风也。投以大防风汤：防风、熟地黄、人参、白芍、当归、杜仲各一钱，白术一钱五分，羌活、牛膝、甘草、回阳各五分，川芎七分，生姜三片，水煎服，服三十帖而愈。

按：患者痢后关节肿热疼痛，经误治月余而形销骨立，其脉细涩，故辨证为寒湿秽浊凝滞经络、气血两虚，而用回阳、防风、羌活温经散寒、祛风除湿，熟地黄、人参、白芍、当归益气养血，白术、生姜调补脾胃。

（摘自：《孙文垣医案》中国中医药出版社）

病案二

秦公蕃病痢，医误投涩剂，一服痢止，湿热无自而出，遍攻肢体骨节间，以致项强，目赤，肩、臂、腕、膝、足、胫俱发肿痛，甚不能转侧。仲淳疏方寄之，用白芍药、石斛、牛膝、木瓜、黄柏、薏苡仁、炙甘草、车前子、茯苓。痛虽止，尚不能转侧，更用蒺藜、菊花、何首乌、胡麻、黄柏、炙甘草。复逾年愈。

按：患者病初，医误投涩剂，湿热之邪不得出而内郁，故遍身骨节疼痛。后以黄柏、薏苡仁、车前子、茯苓、木瓜清热除湿而愈。

（摘自：《先醒斋医学广笔记》天津科学技术出版社）

第九节　系统性红斑狼疮

【概述】

系统性红斑狼疮（Systemic Lupus erythematosus，SLE）是一种自身免疫性疾病，以 T、B 淋巴细胞异常活化、自身抗体产生、免疫复合物沉积、补体激活为特点，是自身免疫性疾病的原型，属于风湿病范畴。SLE 患者高峰年龄在 20～40 岁，男女之比为 1：（7～10）。流行病学研究发现亚洲人较白种人 SLE 患病率及发病率均高出 2～3 倍。我国 SLE 患病率（97.5～100/100000），明显高于国外水平（20～70/100000）。

SLE 可累及全身各系统、各脏器、各组织，其临床表现复杂多样，个体差异大，有发热、乏力、红斑、口腔溃疡、脱发、关节痛、胸闷、胸痛、咳嗽、贫血、瘀斑、紫癜、泡沫尿、血尿、浮肿、腹痛、腹泻、癫痫、认知障碍等。

随着临床医师的诊断水平和免疫检测技术的不断进步，早期、轻型、不典型病例的诊断率大大提高。重型、暴发型的病例明显减少，大部分病例呈慢性发展过程，加之中西医结合疗法的日益完善，糖皮质激素、免疫抑制剂的合理应用，使 SLE 患者的预后有了较大的改善。20 世纪 50 年代至 21 世纪初，SLE 患者的 5 年生存率从 74.8%增至 94.8%，10 年生存率由 63.2%增至 91.4%。

【源流】

人类认识系统性红斑狼疮是个漫长的历史过程。《黄帝内经》中五脏痹、五体痹与系统性红斑狼疮累及内脏的病机和表现相似。

系统性红斑狼疮病情错综复杂，各脏器均可受累，表现为心、肝、脾、肺、肾五脏病证。《素问·痹论》云："五脏皆有合，病久而不去者，内舍于其合也。故骨痹不已，复感于邪，内舍于肾。筋痹不已，复感于邪，内舍于肝。脉痹不已，复感于邪，内舍于心。肌痹不已，复感于邪，内舍于脾。皮痹不已，复感于邪，内舍于肺。"其提出五脏与五体内外相合，病邪久留于体表而不去，传入其所合的内脏形成五脏痹。其对五脏痹的证候亦有详细的论述"肺痹者，烦满喘而呕""淫气喘息，痹聚在肺"，SLE 所致肺间质病变、胸膜炎表现为喘满咳嗽、胸闷憋气，与肺痹颇为相似；"心痹者，脉不通，烦则心下鼓，暴上气而喘，嗌干善噫，厥气上则恐""淫气忧思，痹聚在心"，SLE 所致的心包炎、肺动脉高压、心肌炎、心内膜炎、瓣膜病变及冠状动脉病变，其所伴发的症状如胸痛、胸闷、心悸、气短、呼吸困难、心前区不适等无不与心痹的描述相似；"肝痹者，夜卧则惊，多饮数小便，上为引如怀""淫气乏竭，痹聚在肝"，与狼疮性肝炎、肝硬化腹水常可表现为疲倦乏力、心烦、腹部膨隆等相似；"脾痹者，四肢解堕，发咳呕汁，上为大塞""淫气肌绝，痹聚在脾"，SLE 出现胃肠道损害时表现为恶心、呕吐、腹泻、腹痛、大便不畅等，累及肌肉出现肌无力、肌痛等；"淫气遗溺，痹聚在肾"与 SLE 致狼疮性肾炎表现为泡沫尿相似。

《黄帝内经》虽未能系统论述 SLE，但其对痹证及五脏痹的阐述为后世医家治疗 SLE 所出现的相关证候提供了一定的理论依据。

东汉张仲景《金匮要略·百合狐惑阴阳毒病脉证治》篇记载："阳毒之为病，面赤斑斑如锦文，咽喉痛，唾脓血，五日可治，七日不可治，升麻鳖甲汤主之。阴毒之为病，面目青，身痛如被杖，咽喉痛，五日可治，七日不可治，升麻鳖甲汤去雄黄、蜀椒主之。"其比较完整地描述了阴阳毒的面部红斑、网状青紫、咽痛、身痛等症状及其治疗。"五日可治，七日不可治"以示后人，阴阳毒病变迅速，宜尽早治疗，强调了该病的转归、治疗时机，与 SLE 的系统性、发展快、预后差的特点相像。

隋代巢元方《诸病源候论·时气阴阳毒候》载："此谓阴阳二气偏虚，则受于毒。若病身重腰脊痛，烦闷，面赤斑出，咽喉痛，或下利狂走，此为阳毒。若身重背强，短气呕逆，唇青面黑，四肢逆冷，为阴毒。"在《金匮要略》的基础上进一步指出阴阳毒由阴阳二气偏虚而感受毒邪所致。元代朱丹溪《丹溪手镜》曰："发斑、发炽……面赤，阳毒也。"《诸病源候论》及元代朱丹溪的《丹溪心镜》对阴阳毒进行了补充，认为阴阳毒伴有发热、手足指冷等症状，更接近了红斑狼疮、阴阳毒的病名，最能代表 SLE。

《金匮要略》《诸病源候论》记载的腰痛腰冷、小便自利的肾着证，以及面目肿大、跗肿，甚至小便不通、腹满，腹大而肿的水肿证，与狼疮性肾炎的低蛋白血症相似。

《诸病源候论》中有赤丹、茱萸丹的记载，"赤丹者，初发疹起。大者如连钱，小者如麻豆，肉上栗，如鸡冠肌理。由风毒之重，故使赤也。亦名茱萸丹""温毒始发，出于肌肤，斑烂瘾疹，如锦纹也"。现代医家据此将 SLE 急性发作期高热、红斑皮疹等证名为"温毒发斑"。

明代申斗垣《外科启玄》提出"日晒疮"一名："三伏炎天，勤苦之人，劳于工作，不惜身命，受酷日晒曝，先疼后破，成疮者，非气血所生也"，指出日晒疮的发生与阳光有着密切的关系，与 SLE 红斑的诱发因素、病因和发生、发展相吻合。

清代吴谦等编《医宗金鉴·外科心法要诀》云："颧疡颧疽渐榴形，风热积热小肠经，疡起焮红浮肿痛，疽紫漫硬木麻疼"，提出"颧疡""颧疽"之名，系统性红斑狼疮面部的蝶形红斑与之描述较为相似。

"狼疮"（lupus，拉丁语为狼）于 13 世纪由 Rogerius Frugardi 提出，用以描述面部皮肤侵蚀性溃疡，与狼咬伤后的糜烂性损伤相似，1845 年 von Hebra 用蝶形红斑来描述典型的颊部红斑皮疹。1851 年 Cazenave 第一次正式提出"红斑狼疮"。1872 年 Moretz Kaposi 首先描述了 SLE 的全身性特征。1909 年 Reinhart 和 Hauck 报道 SLE 中梅毒血清学检测可出现假阳性结果，1923 年 Libman 和 Sacks 报道了 SLE 可伴有非细菌性疣状赘生物的心内膜炎，1935 年 Bachr 发现典型的肾小球病变。1948 年 Mayo 医学中心的 Hargraves、Richmond 及 Morton 发现了狼疮细胞，成为 SLE 血清学的重大突破，1957 年 Friou 等发现更有诊断价值的抗核抗体（ANA），陆续还发现抗 DNA 抗体、抗 Sm 抗体等，对于 SLE 的诊断发生了革命性改变。经历了 20 世纪的研究，人们对 SLE 的认识日臻清晰。

【诊断要点】

一、临床表现

1. 全身症状

有80%～100%的患者早期有乏力症状，可出现在皮损及关节疼痛之前；60%的患者有体重下降或可伴有其他全身症状。80%的患者有高热，12%患者有低热，高热者多为稽留热，长期发热者，多呈不规则型，也有低热与高热交替出现。轻则每天能自行退去，又复作，呈周期性发热。发热前有畏寒或不畏寒，极少有寒战。激素能迅速退热，治疗时须鉴别是否为感染引起的发热，如不能排除感染则应尽量避免使用激素，并予以相应的抗感染治疗。

2. 局部表现

80%以上患者有皮肤损害，仅次于关节病变，而且皮损表现多种多样，约有25%的患者皮肤病变为首发症状。

（1）光敏感：60%～100%的患者有光敏感，多为受日光或其他来源的紫外线照射后出现皮损，通常引起光敏感的为B型紫外线。严重程度与光照的强度、时间均成正比。

（2）皮肤黏膜损害：几乎见于所有患者，分为特异性和非特异性。特异性皮损有狼疮型皮损、盘状红斑、狼疮性脂膜炎（深部狼疮）、冻疮样红斑、肿胀性狼疮等；非特异性皮损有皮肤血管病（血管炎、网状青斑等）、血栓性静脉炎（雷诺现象、红斑性肢痛症等）、狼疮非特异性大疱性损害、荨麻疹、多形红斑、下肢溃疡、扁平苔藓、皮肤钙化、甲周毛细血管扩张、脱发（"狼疮发"、静止期脱发、斑秃）等。

1）面部红斑：有30%～61%的SLE患者有面部红斑，40%的患者以面部红斑为首发症状。最早位于颊部，多为小片状水肿性红色斑块，或深或淡，后逐渐增多扩大至鼻梁，典型的皮损为双侧皮疹在鼻梁处连接，呈现蝴蝶样皮损斑块，称蝶形红斑。

2）血管性皮肤改变：约有50%的SLE患者出现血管性皮肤改变，常见的有血管炎性皮损、雷诺综合征、甲周红斑、网状青紫、狼疮性冻疮、毛细血管扩张、多形红斑、鱼际红斑等。10%的患者有网状青斑，多见于上肢、大腿等部位，表现为皮肤表面特征性青紫色或紫红色的网状斑点。常于寒冷环境下出现。

3）雷诺现象：见于44%的SLE患者，典型的病变表现为肢端苍白、紫绀、红色交替出现。可伴有局部疼痛。常因寒冷、吸烟、情绪变化等因素诱发。如持续时间过长，也可出现破溃、坏死。

4）脱发：50%～71%的SLE患者在疾病过程中出现脱发。一般为弥漫性脱发，部分患者病情稳定后可以重新长出头发［盘状红斑狼疮（DLE）引起的脱发常为永久性斑片状脱发］。有一些患者则表现为头发脆性增加，无光泽、干枯、易折断，常见参差不齐的短发，尤以前额部位多见，称"狼疮发"，一般与疾病活动相关，病情好转后可恢复。

3. 骨骼肌肉病变

（1）关节病变：SLE 患者约 90% 以关节病变为首发症状，而且也常常是疾病活动征象之一。以近端指间关节、膝关节、腕关节最易受累，常有对称性、游走性的特点，可有压痛及晨僵，一般不引起关节畸形。但也有少部分患者为非对称性的。关节肿痛明显或疗效不显时，还须注意关节穿刺并滑液培养以排除感染。

（2）腱鞘炎：是 SLE 的早期临床表现，能量多普勒超声中有一半会出现信号异常。肌腱断裂综合征可见于全身多个部位，滑膜炎可引起腕管综合征。

（3）缺血性骨坏死：见于 5%～12% 的 SLE 患者，发生于髋、膝、腕、肩等部位，是致残的主要原因。骨坏死的病理改变缘于骨的供血中断，继而相邻骨反应性充血，导致骨的去矿化和骨小梁变薄，最终塌陷。缺血性骨坏死的因素包括雷诺现象、血管炎、脂肪栓、糖皮质激素和抗磷脂综合征。

（4）肌炎：近端肌肉的炎症性肌炎见于 5%～11% 的 SLE 患者，可发生在疾病的任何时期。应与继发于糖皮质激素、抗疟药、他汀类的药物相关性肌病鉴别，肌活检、肌电图和肌酶检测有助于鉴别。

4. 内脏损害

（1）心血管病变：有 50%～55% 患者合并心脏病变。

1）心包炎：约 1/4 的患者出现，是最为多见的心脏病变。临床可出现胸骨后或心前区钝痛，尖锐性胸痛，呼吸、咳嗽、吞咽时加重，身体前倾时减轻。常伴有心包积液而出现相关症状，常为轻中度，与疾病活动性有关，心包填塞罕见。

2）心肌病变：少见（<5%），临床症状较轻，常见心动过速、心律不齐、少数患者有早搏、房颤等。

3）心脏瓣膜病：比较普遍，最常见的依次是二尖瓣、主动脉瓣弥漫性增厚继而赘生物形成、瓣膜反流和狭窄。轻中度的瓣膜反流不会进展到很严重的程度，也不会形成新的狭窄。在原有瓣膜病变基础上容易发生急性或亚急性细菌性心内膜炎。

4）动脉粥样硬化：是 SLE 的常见死亡原因。

（2）肺部病变

1）胸膜炎：有 45%～70% 的 SLE 患者有胸膜病变。可伴有少量或中等量的胸腔积液，并由此引发胸痛和（或）呼吸困难。积液一般为双侧，也有单侧。

2）狼疮性肺炎：占 1%～4%。有急、慢性之分。急性病变的临床症状为严重呼吸困难、发热、低氧血症。常伴咳嗽，痰少，两肺底可闻及湿啰音。可合并出血及发展为成人呼吸窘迫综合征（ARDS），危及生命。本病预后极差，死亡率 50%。即使存活，也都出现严重的限制性通气功能障碍和肺弥散功能降低，提示转为肺间质性改变。慢性病变则以肺间质浸润性病变为主，X 线片可表现为弥漫性网状结节样改变，预后亦不良。

3）肺出血：少见而具有潜在死亡风险的并发症，死亡率达 50%～90%。具有弥漫性肺泡浸润、低氧血症、呼吸困难和贫血特征。可行纤维支气管镜下支气管肺泡灌洗和经支气管活检以明确。预后不良。

（3）肺动脉高压：临床常见活动时呼吸困难、胸痛、慢性干咳等，症状隐匿，发展缓慢。可有肺动脉瓣区第二心音亢进和收缩期杂音。雷诺现象的发生比率明显高于其他患者。

5. 消化道病变

有 25%～40% 的患者出现消化道症状，既可以出现在 SLE 病程的各阶段，也可以表现为 SLE 的首发症状。其在临床上的表现并无特异性。临床上以食欲不振最为多见，其次为恶心、呕吐、腹泻。

（1）肠系膜血管炎：主要表现为腹泻（约 50%），以女性患者多见，可为 SLE 的首发症状。腹泻伴有腹痛，提示可能为肠系膜动脉炎引起的黏膜溃疡性疾病所致。临床诊断较困难，腹部 CT 可见扩展肠管具有梳状外观的显著的肠系膜血管、小肠增厚和腹水。动脉造影可见小肠或结肠血管炎或缺血，或累及小动脉，则无法显影。

（2）食管病变：吞咽困难多提示合并有食管病变。1.5%～2% 的 SLE 患者合并食管病变，出现胸骨后疼痛、烧灼感和吞咽困难，应注意少食多餐，餐后不应立即平卧。

（3）腹膜炎：尸检时腹膜炎检出率为 50%，但临床并不多见。症状以腹痛为主，伴恶心、呕吐，查体可有全腹压痛、反跳痛、肌紧张、腹水征。狼疮性腹膜炎可引起肠粘连，甚至肠梗阻。

（4）腹水：约有 10%SLE 患者出现腹水，尸检 68%，但一般量不多。患者大便中的蛋白质含量明显增多，脂肪排出量正常。由于蛋白丢失导致患者血清白蛋白水平下降，可出现全身浮肿甚至出现胸腹水。

（5）肝脏损害：约 30% 有肝肿大，尸检达 50%。狼疮样肝炎多见于女性患者，50%～60% 的患者伴有关节疼痛，42%～77% 患者的抗核抗体（ANA）阳性（多呈均质型）。需与自身免疫性肝病相鉴别，两者都可有 ANA 阳性，但抗平滑肌抗体和抗线粒体抗体在 SLE 中不多见（<30%），且低滴度。晚期可出现肝硬化表现，难治愈，常复发，预后差。

6. 血液系统病变

（1）贫血：有 50%SLE 患者出现贫血，机制包括慢性贫血、溶血（免疫或微血管病性）、失血、肾功能不全、药物、感染、脾功能亢进、骨髓增生异常、骨髓纤维化和再生障碍性贫血等。SLE 患者有 10%～40% 出现溶血性贫血（免疫性），也可为首发症状。此外，还可伴网织红细胞增多、血结合铁蛋白降低、Coomb 试验阳性。激素治疗有效，脾切除很少能获得长期疗效。缺铁性贫血可由胃肠道出血、月经过多、肺出血等失血导致。

（2）白细胞减少：临床也较多见，仅次于贫血，但严重者较少见。一般与疾病的活动、药物的副作用、自身抗体、骨髓功能降低有关。

（3）血小板减少：是 SLE 病情活动的表现，有 25%～50% 患者有轻度减少，5%～10% 患者有重度减少。一般 <50×10⁹/L，临床可无出血症状，当 <50×10⁹/L 时，临床可出现明显的皮肤黏膜瘀点、紫癜、鼻衄、牙龈出血，甚至发生胃肠道、泌尿生殖道、中枢神经系统出血。血小板减少主要由抗血小板抗体所致。此外，还与治疗药物的毒性导致的骨髓抑制、造血功能低下有关。

（4）脾肿大：10%～20% 患者有脾肿大，疾病活动期更多见，尸检更有 67%。5% 患者脾脏萎缩，脾功能低下。

7. 神经系统病变

SLE 可累及中枢和周围神经系统损害，约 40% 的患者发病初期或初发表现出精神神经症状，是主要死亡原因。

美国风湿病学会（ACR）描述了 19 种症状，有中枢神经系统症状（无菌性脑膜炎、脑血管病、脱髓鞘综合征、头痛、运动失调、脊髓病、癫痫发作、急性神经错乱状态、焦虑症、认知障碍、情感障碍、精神病）和周围神经系统症状（急性炎性脱髓鞘性多神经根病、自主神经功能紊乱、单神经病变、重症肌无力、颅神经病、神经丛病、多发性神经病），总称"神经精神性系统性红斑狼疮"。

SLE 患者发病后一年内出现精神症状者为 40.0%～53.5%，以精神障碍为首发症状者为 1.3%～3.6%。精神障碍的出现与疾病本身、身体的一般状况、环境、药物均有一定的关联。

癫痫在 SLE 患者神经系统损害中最为常见，占 5%～57%。大多由于血管炎、血管破裂，或由于 SLE 并发高血压、尿毒症、脑水肿引起。一般癫痫为 SLE 患者的终末期表现，既可先于 SLE 发作，也可出现在疾病过程中，但大多数患者在癫痫发作后数天至一个月内死亡，是 SLE 死亡的主要原因之一。

8. 肾脏病变

肾脏受损是 SLE 最常见的临床表现之一，与病程的长短显著相关。据统计，SLE 确诊时有肾损证据者为 24.24%；半年后为 42.42%；一年后为 61.29%；两年后为 72.4%；四年时高达 92.3%。

患者多表现为蛋白尿、镜下血尿、白细胞尿、管型尿、水肿、高血压、肾功能不全。与肾病综合征的区别为，层黏蛋白（LN）的 IgG 不降或升高，蛋白电泳则提示 γ 球蛋白不降或升高。

二、检验与检查

1. 血液常规检查

活动期 SLE 的血细胞三系中可有一系或多系减少（需除外药物所致的骨髓抑制）。

2. 血沉、C 反应蛋白

活动期血沉增快、C 反应蛋白升高。

3. 尿液常规检查

尿蛋白、红细胞、白细胞、管型尿等为提示临床肾损害的指标。作为诊断依据，尿蛋白>+++，24 小时蛋白尿定量大于 0.5g。

4. 生化检查

（1）部分患者肝功能异常，ALT、AST、γ-GT、球蛋白等升高，与疾病相关。

（2）蛋白电泳异常，SLE 还常出现高 γ 球蛋白血症。

（3）肾功能检查，了解肾脏受损程度。

（4）血糖、血脂与激素使用导致高血糖、高脂血症。

（5）血清白蛋白，蛋白尿患者表现为低蛋白血症。

（6）肌酶，肌炎与心肌受累时可表现为肌酶升高。

（7）电解质，疾病与激素、利尿剂的应用可导致电解质紊乱。

5. 免疫功能检查

（1）免疫球蛋白增高、补体降低、免疫复合物阳性。活动期免疫球蛋白 G（IgG）、免疫球蛋白 M（IgM）、免疫球蛋白 A（IgA）增高，尤以 IgG 明显。慢性期可见 IgG 下降。75%～95%的患者血清补体减少，尤活动期，以补体（C_3、C_4）为甚。血清补体 C_3、C_4 水平与 SLE 活动度呈负相关，常可作为病情活动性和治疗反应的监测指标之一，但部分患者长期持续低补体血症。

（2）抗核抗体谱（ANAs）和其他自身抗体免疫荧光抗核抗体（IFANA）是 SLE 的筛选检查。对 SLE 的诊断敏感性为 95%，特异性相对较低为 65%。

SLE 抗双链 DNA（ds-DNA）抗体的特异性 95%，敏感性为 70%，它与疾病活动性及狼疮性肾炎有关。

抗 Sm 抗体的特异性高达 99%，但敏感性仅 25%，该抗体的存在与疾病活动性无明显关系。

其他 SLE 的自身抗体包括：与抗磷脂抗体综合征有关的抗磷脂抗体（包括抗心磷脂抗体和狼疮抗凝物）；与溶血性贫血有关的抗红细胞抗体；与血小板减少有关的抗血小板抗体；与神经精神性狼疮有关的抗神经元抗体等。SLE 患者还常出现血清类风湿因子、组蛋白抗体、抗核小体抗体（AnuA）、抗 U1RNP 抗体、抗 Ro/SSA 抗体、抗 La/SSB 抗体、抗核糖体 RNP 抗体阳性。

（3）淋巴细胞亚群异常，淋巴细胞计数减少。

（4）皮质醇反映体内肾上腺皮质功能水平。

6. 功能检查

（1）心电图、心脏彩超：可了解心脏损害及肺动脉压力。

（2）X 线、CT：了解是否出现肺间质改变、心脏大小、胸腔积液、内脏及关节情况。

（3）B 超：了解相关脏器及浆膜炎情况。

（4）脑电图、多普勒超声：了解中枢损害情况。

（5）肌电图：了解肌肉神经损害情况。

7. 其他

（1）肾脏穿刺病理：明确肾脏活动性与病理分级，指导用药。

（2）骨髓穿刺病理：明确骨髓生长状况。

（3）腰椎穿刺病理：明确中枢神经系统活动或免疫抑制后产生的颅内感染性疾病，如结核性脑膜炎、新型隐球菌性脑膜炎等。

三、诊断标准

参照 2012 年 SLE 国际协作组（SLICC）分类诊断标准，具体见下表：

SLICC 制订的 SLE 诊断标准

临床诊断标准	免疫学诊断标准
1. 急性皮肤狼疮，包括： 颧部红斑（不包括颧部盘状红斑） 大疱型皮疹 中毒性表皮坏死松解症 斑丘疹样皮疹 光敏感皮疹 排除皮肌炎 （或）亚急性皮肤狼疮〔非硬化性银屑病样损伤和（或）环形多环形损伤，缓解后不留瘢痕，偶有炎症后色素异常沉着或毛细血管扩张〕 2. 慢性皮肤狼疮，包括： 典型的盘状红斑 局灶性（颈部以上） 广泛性（颈部以上和以下） 增生型（疣状）皮疹 脂膜炎（深层脂膜炎型） 黏膜疹 肿胀型皮疹 冻疮样皮疹 盘状红斑和扁平苔藓重叠 3. 口腔溃疡 上颚 颊部 舌 或鼻溃疡	1. ANA 水平超过实验室参考值 2. 抗 ds-DNA 超过实验室参考值（或用 ELISE 法>2 倍参考值） 3. 抗 Sm 抗体阳性 4. 抗磷脂抗体阳性，符合以下任一项即可： 狼疮抗凝物阳性 快速血浆反应素试验假阳性 抗心磷脂抗体水平中或高滴度升高（IgG、IgA 或 IgM） 抗 β_2 糖蛋白 I 抗体阳性（IgG、IgA 或 IgM） 5. 低补体 低 C_3 低 C_4 低 CH_{50} 6. 直接抗人球蛋白试验阳性 排除溶血性贫血

续表

临床诊断标准	免疫学诊断标准
排除其他原因，如血管炎、白塞综合征、感染（疱疹病毒）、炎症性肠病、反应性关节炎及酸性食物	
4. 非瘢痕性脱发（广泛的发质变细或脆弱伴断发）	
排除其他原因（如斑秃、药物、铁缺乏、雄激素性脱发）	
5. 累及≥2 个关节的滑膜炎，以肿胀或渗出为特征	
（或）≥2 个关节疼痛伴至少 30min 的晨僵	
6. 浆膜炎	
典型的胸膜疼痛 > 1d	
或胸膜渗出	
或胸膜摩擦音	
典型的心包疼痛（卧位疼痛，前倾坐位时加重） > 1d	
（或）心包渗出	
（或）心包摩擦音	
（或）心电图证实心包炎	
排除其他原因，如感染、尿毒症、Dressler's 心包炎	
7. 肾脏损害	
尿蛋白与肌酐比值>0.5mg/mg，或 24 小时尿蛋白>500mg	
或红细胞管型	
8. 神经系统损害	
癫痫	
精神病	
多发性单神经炎	
排除其他原因（如原发性血管炎）	
脊髓炎	
周围神经病变或颅神经病变	
排除其他原因（如原发性血管炎、感染、糖尿病）	
急性意识模糊	
排除其他原因，包括毒性/代谢性因素、尿毒症、药物	
9. 溶血性贫血	
10. 白细胞减少（<4×10⁹至少一次）	
排除其他原因（如 Fealty's 综合征、药物和门脉高压）	
（或）淋巴细胞减少（<1×10⁹至少一次）	
排除其他原因（如皮质激素、药物和感染）	
11. 血小板减少（<100×10⁹至少一次）	
排除其他原因，如药物、门脉高压和血栓性血小板减少性紫癜	

诊断标准是累积的，无须同时符合；患者必须满足至少四项诊断标准，其中包括至少一项临床诊断标准和至少一项免疫学诊断标准，或患者经肾活检证实为狼疮性肾

炎伴抗核抗体或抗 ds-DNA 抗体阳性。

一般在临床上符合上述分类标准中的四项或四项以上即可确诊为 SLE。但临床上也有一些例外情况，诊断上不能拘泥于分类标准。

ds-DNA（75%）和 Sm（25%）阳性对 SLE 的诊断具有较高的特异性，且 Sm 是 SLE 的标志性抗体。但 ANA 仍不失为检测 SLE 的最好手段之一，几乎所有 SLE 患者 ANA 均阳性，且滴度较高，便于筛选。

四、鉴别诊断

1. 类风湿关节炎（RA）

RA 与 SLE 鉴别要点

	RA	SLE
关节炎	侵蚀性，有畸形	侵蚀性轻，畸形少
累及内脏	累及少	可广泛累及
晨僵	持续时间长	持续时间短
皮疹	无	有
自身抗体	RF、抗环瓜氨酸抗体	ANA、ds-DNA、抗 Sm

2. 多肌炎（PM）与皮肌炎（DM）

DM/PM 与 SLE 鉴别要点

	DM/PM	SLE
肌肉疼痛	常见，程度较重伴肌无力	少见，程度较轻
肌酶	明显增高	无或轻度增高
肌电图	有肌源性损害	无特异性改变
肾脏病变	少见	多见
典型皮疹	Gottron 疹、向阳性皮疹、V 型征、披肩征和枪套征	蝶形红斑、盘状红斑
ds-DNA 与 Sm	阴性	阳性

3. 结节性多动脉炎

结节性多动脉炎与 SLE 鉴别要点

	结节性多动脉炎	SLE
皮疹	皮下结节	红斑
关节	以大关节为主	大、小关节均有
抗核抗体	阴性	阳性
肾脏损害	多见	多见

【病因病机】

一、西医病因

SLE 的病因目前尚未完全阐明，可能与遗传、性激素、环境等诸多因素有关。

1. 遗传因素

近年越来越多的研究表明，机体的遗传因素在 SLE 的易感性发病方面处于主导地位，且是多基因协调控制的，其发生、发展与否有赖于环境因素的激发及促进作用。目前已知多种遗传基因与人类 SLE 易感性有关联。全基因组扫描证实，在人类染色体上，存在着 50 多个与 SLE 相关的区段，在 SLE 家族中存在不同程度的连锁，提示存在免疫相关的候选基因。人类遗传易感性的证据包括以下几方面：

（1）同卵双胞胎的发病率比异卵双胞胎的发病率增加约 10 倍。

（2）SLE 的一级亲属发病相对危险为 5～29 倍，大约有 10%SLE 患者的一级、二级或三级亲属受累。

（3）已经发现和确认的 8 个染色体区域与 SLE 连锁，5 个基因组片段与疾病亚型连锁。

（4）已经发现和确认许多基因多态性和单倍型与 SLE 相关。

（5）数个 SLE 相关基因多态性与功能的关系已经得到确认。

2. 性激素

性激素与 SLE 发病之间的密切关系正日益受到各国学者的关注。SLE 好发于育龄妇女，儿童及老人之间几乎无性别差异。在对 SLE 动物模型 NZB/NZW F1 雄鼠在新生期予以阉割后，其 SLE 发病率增高，与模型雌鼠的发病率相似。而给发病的小鼠使用雌激素后，可加重病情；相反，减少雌激素则可减少发病。在人类，无论是男性还是女性 SLE，体内的雌酮羧基化产物皆增高，故雌激素类口服避孕药能诱发或加重 SLE，而黄体酮则不能，且妊娠亦可诱发或加重本病。实验表明，通过调控体内的性激素水平，可使某些 SLE 动物模型或患者的病情得到缓解。雌激素有可能延长自身反应性 B 细胞和 T 细胞的寿命，是疾病发生的易感因素。由此可见，性激素与本病的发生密切相关。

3. 环境因素

（1）感染：感染参与免疫反应的各个方面，分子模拟、细胞凋亡及微生物破坏导致抗原表位暴露，进一步引发免疫紊乱；基因异常如补体缺陷或甘露糖黏附因子缺陷，则会影响感染因素的清除，感染因素在宿主体内持续存在破坏自体免疫。

最早发现于内皮细胞和淋巴细胞内的病毒样管状结构可以增高血清中干扰素水平，提出了病毒参与 SLE 发病的可能性。EB 病毒（EBV）和麻疹病毒则被认为通过多种途径参与了 SLE 的发病。当 SLE 患者受到 EBV 感染时，B 淋巴细胞数目明显增加，抗 EB 病毒核抗原-1（EBNA-1）的抗体滴度升高，认为主要核抗原在感染了 EBV 的 B 淋巴细胞中表达。NZB/NZW F1 小鼠组织中可分离出 C 型 RNA 病毒，并在肾小球沉积物中查到抗 C 型病毒抗体。近年来，使用分子生物学技术检测病毒蛋白包括逆转录酶在内，目前正处于研究中。

（2）日光照射：光过敏见于 40% 的 SLE 患者，70% 的 SLE 患者暴露于紫外线之后会出现疾病活动，紫外线照射使皮肤的 DNA 转化为胸腺嘧啶二聚体，提高了免疫原性，并使角质细胞产生白介素-1，加强了免疫反应，成为诱发因素。

（3）食物：改变实验动物的饮食成分，如脂肪种类、蛋白含量、能量水平等，均能影响病情，如猕猴饲以苜蓿可以产生狼疮样症状。饮食在人类疾病中的作用还不是很清楚，还是建议 SLE 患者尽量减少发芽食物、高热量食物和饱和脂肪酸的摄入，食物的变化与本病的发生有关。

（4）药物：药物进入人体后可以改变其细胞而成为自身抗原。在服用某些药物如普鲁卡因酰胺、肼苯达嗪、氯丙嗪、甲基多巴、米诺环素、他汀类和 TNF 抑制剂等时，易感个体有可能诱发 SLE，即药物性狼疮（drug-induced lupus）。主要表现为关节炎、浆膜炎、疲倦、乏力、低热，肾炎和中枢神经系统表现罕见，均有 ANA（+），抗组蛋白抗体（+）很常见，但高滴度的抗 ds-DNA 和（或）严重的低补体血症很少见，停药后其症状均自动消失。此外，药物作为抗原或半抗原所引起的过敏反应，有加重 SLE 的可能。但这些药物是否能引起 SLE 则尚未得到证实。

4. 病理

红斑狼疮的基本病理变化是结缔组织水肿、变性，以及广泛的血管炎。

（1）坏死性血管炎：红斑狼疮的病理基础是广泛的血管炎，多累及小动脉及微小动脉，在许多病变组织内，动脉炎的特征是部分血管壁的坏死并含有类纤维素沉积，慢性者血管呈血管增厚、管腔狭窄，随血管周围淋巴细胞的浸润，可伴有显著的水肿和基质增加。

（2）结缔组织病变：结缔组织是红斑狼疮的主要累及部位。基本的病理变化是纤维组织黏液样水肿和纤维蛋白样变性。皮肤、肌肉、血管、关节、内脏的包膜、浆膜、间质等均有不同程度的水肿、变性、萎缩和坏死。

（3）免疫复合物沉积：在行 SLE 肾脏活检时，可在其基底膜及附近见到致密沉积物，以及基底膜的肥厚和分裂。这些沉积物含有 IgG、IgM、IgA 免疫球蛋白及补体的蛋白成分。

（4）狼疮性肾炎的病理：狼疮性肾炎在行光镜、电镜、荧光免疫检查时，有一些特殊的表现，借此可与原发性肾炎相鉴别。

免疫荧光检查狼疮性肾炎的特征性表现：

1）各种免疫球蛋白及补体均为阳性，出现所谓"满堂红"（full house）现象。尤

其是早期补体成分 C_{1q}、C_4 阳性率很高，可达 90% 以上，其亮度也较强。

2）间质、沿肾小管基底膜免疫荧光阳性率在 60% 以上，往往是多种免疫球蛋白及补体阳性。

3）肾小管上皮细胞核阳性率可达 40%～50%。

电镜下狼疮性肾炎的特异性表现：

1）微管样结构。

2）广泛的上皮下、内皮下及系膜区电子密集物沉积。

光镜检查时狼疮性肾炎的特异性表现：

1）苏木素小体、核碎裂、纤维素样坏死、银耳环及透明血栓。

2）组织学类型的转变相当常见。

3）混合性组织学类型。

二、中医病因病机

1. 真阴本亏

《素问·宣明五气》曰："邪入于阴则痹。"《灵枢·寿夭刚柔》曰："病在阴者命曰痹。"《景岳全书》曰："若既受寒邪，而初无发热头疼，又无变证，或有汗，或无汗，而筋骨之痛如故，及延绵久不能愈，而外无表证之见者，是皆无形之谓，此以阴邪直走阴分，即诸痹之属也。故病在阴者命曰痹……然则诸痹者，皆在阴分，亦总由真阴衰弱，精血亏损，故三气得以乘之而为此诸证。"朱丹溪提出："阳常有余，阴常不足。"《素问·阴阳应象大论》曰："年四十，而阴气自半也。"真阴亏虚，津液亏少，阴虚则阳亢而生内热，化为虚火，故阴虚则火旺。

2. 外感六淫

外感六淫之邪，常使狼疮引发或加重。风、暑、燥、火为阳邪，阳热亢盛，消灼阴液。邪入于阴则痹，痹阻先在阴分。内有真阴不足，外有六淫化火，外火引动内火。狼疮发作，或壮热，或虚热，外能伤肤损络，内传损及营血、脏腑和三焦，病情渐深渐重。

3. 瘀血阻络

血热则瘀，血寒则凝。不论真阴不足，水亏火旺，还是外感六淫，郁而化热。血与热结而成瘀热。故本病瘀热为多，瘀寒为少。急性发作期、慢性活动期患者大多有火旺内热之象，其瘀亦必为血热，约有 90%。至后期脾肾两虚者可有瘀寒的表现。

4. 经络痹阻

经脉痹阻，气血运行不畅而血脉瘀滞，阴阳失调，脏腑痹阻而成五脏之痹、六腑之痹，久则五脏虚损，六腑为患。

5. 三焦阻塞

（1）气火通行失调：三焦阻塞，气血运行不畅，营卫失调。三焦气化失司，气血营卫流行受阻，肝肾三焦阴火内盛，内不能和润五脏，洒陈六腑，外不能通利肢节，濡养肌肤所致。

（2）水液运行失调：三焦损伤，水道阻塞，水液不能运行气化。

总之，本病的基本病因病机为素体虚弱，真阴不足，瘀热内盛，痹阻脉络，外侵肌肤，内损脏腑，常由外感、劳累、情志、损伤、阳光照射、产后所引发。病位在经络血脉，以三焦为主，与心脾肾密切相关，可及心、肝、肺、脑、皮肤、肌肉、关节、营血，遍及全身多个部位和脏腑。

本病的性质是本虚标实，肾阴虚为本，晚期则五脏与气血阴阳俱虚。郁热、火旺、风湿、瘀滞、积饮、水湿为标。

本病初起在表，四肢脉络痹阻，先表后里，由表入里，由四肢脉络入内而损及脏腑脉络，再损脏腑。在内先在上焦由上而下，渐至中焦再及下焦，由轻渐重，由浅渐深，在表在上较为轻浅，在里在下较为深重，若表里上下多脏腑同病，当为重症，如再由下而上弥漫三焦，五脏六腑俱虚，上入颠脑最为危重。

【辨证思路】

一、识症

SLE 是系统性疾病，有一般症状和全身症状、系统症状，表现多样，需结合伴随症状、症状特点等加以识别。

发热：突发高热，或持续低热，或间歇性发热，伴有或不伴有外感症状，如咳嗽、咳痰、腹痛、腹泻、尿频尿急等，可首发，可独立或伴有关节痛、面部红斑、皮疹、口腔溃疡，热退后如常人，舌红苔少或光或黄，脉数。SLE 活动期可有此症状。

口鼻部溃疡：口鼻部溃疡包括上腭、颊黏膜、舌和鼻咽部的溃疡。可首发，可独立或伴有发热、关节痛、面部红斑、皮疹，舌红苔白或黄，脉数或滑数。SLE 累及黏膜可有此症状。

皮疹：皮疹表现形式多样，有急性或亚急性、慢性皮肤狼疮。急性皮肤狼疮表现为颧部红斑、大疱型皮疹、中毒性表皮坏死松解症、斑丘疹样皮疹、光敏感皮疹；亚急性皮肤狼疮表现为非硬化性银屑病样损伤和（或）环形、多环形损伤，缓解后不留瘢痕，偶有炎症后色素异常沉着或毛细血管扩张；慢性红斑，包括典型的盘状红斑、局灶性（颈部以上）、广泛性（颈部以上和以下）、增生型（疣状）皮疹、脂膜炎（深层脂膜炎型）、黏膜疹、肿胀型皮疹、冻疮样皮疹、盘状红斑和扁平苔藓重叠。可首发，可独立或伴有发热、皮肤狼疮、口鼻部溃疡、关节痛、消瘦、脱发。舌红苔少或光或黄，脉数。SLE 累及皮肤可有此症状。

脱发：非瘢痕性脱发，患者头发呈弥漫性稀疏或明显的因发质变脆而折断的发量减少。可首发，可独立或伴有发热、皮肤红斑、口鼻部溃疡、关节痛、消瘦。舌红或暗红，脉细数或涩。SLE 累及黏膜时可有此症状。

关节痛：关节的肿痛伴晨僵，可首发，可独立或伴有发热、皮肤狼疮、口鼻部溃疡、脱发、消瘦。舌红或暗红，脉弦或涩。SLE 累及关节可有此症状。

泡沫尿/血尿：累及肾脏尿检见尿蛋白、红细胞管型等，可首发或伴有发热、皮肤红斑、关节痛、口鼻部溃疡、脱发、消瘦、腰酸、浮肿等。舌淡胖或红，脉弦或涩。

二、审机

真阴本亏：表现为低热或自觉内热、手足心热，面部蝶形红斑，光敏感；或面红充血或暗红斑点皮疹，口渴多饮并喜冷饮；时有咽干咽痛，口腔溃疡，关节疼痛，心烦急躁，消瘦，乏力，少寐不眠，盗汗。

外感六淫：表现为起病急骤，或壮热，或低热，或畏寒，或畏风，关节疼痛，口腔溃疡，咽痛，泡沫尿，大汗，大烦渴，面部红斑，手足红斑，或潮红，目赤齿衄。

瘀血阻络：表现面部红斑，手足红斑，瘀斑、瘀点网状青紫，甚者双手遇冷变白变紫，指（趾）端溃疡，脱发，疮，低热缠绵，关节疼痛，阻于脏腑而胸闷、胸痛、腹痛、恶心、呕吐，大便不通，癫痫、头痛、神志异常、四肢偏瘫等。

经络痹阻：表现为关节肌肉酸痛、头痛、头昏、胸闷、心悸、泡沫尿，双手遇冷变白变紫，指（趾）端溃疡，乏力，纳差等。

三焦阻塞：表现为泡沫尿、腰酸、浮肿、胸腔积液、心包积液，咳嗽、咳痰、气促、腹胀、腹部膨隆，胃纳差，小便淋沥不畅，或小便少，或尿频数，大便溏薄。

三、定治

热毒炽盛型，治以清热凉血，解毒化瘀，养阴活血为主；热郁积饮，辅以利水蠲饮；气阴亏虚，治以益气养阴，健脾生血；脾肾亏虚，治以健脾滋肾；瘀热损肾，治以补肾养阴，活血利水；瘀热入脑，辅以活血开窍。根据本病病因以肾阴虚为本，瘀热毒为标，确立养阴滋肾、清热化瘀的治疗原则。根据疾病的病理特点，可参照中药现代药理研究，选用抑制免疫、抗血管炎、抗栓塞、抗过敏、抗变态反应的中药。

四、用药

养阴滋肾药用生地黄、熟地黄、麦冬、知母、龟甲等；清热药用生石膏、黄芩、黄连、苦参、忍冬藤等；化瘀药则选用凉性、平性的药或温凉同用。凉血化瘀药如牡丹皮、郁金、鬼箭羽、虎杖、羊蹄根、金雀根、徐长卿、岗稔根等；温化药如川芎、莪术等。沈丕安教授的经验方红斑汤、紫斑汤、三根汤、清肾汤等为代表性方剂。所选择的中药，益肾而不动火，清热而不伤正，凉血而不留瘀，化瘀而不出血。这些中药经现代药理研究，具有抗栓塞、抗血管炎的作用；具有抗变态反应，消除炎症的作用；有的药还具有提高体内激素水平的作用。最重要的是上述这些活血药中的大多数具有免疫抑制作用，具有抑制抗体、抑制免疫复合物的作用，与现代医学的观点和治疗方法相一致。

1. 以抑制免疫为主

本病体液免疫亢进，各种抗体增多。要选用能抑制体液免疫的中药，或具有细胞毒作用的中药。如生地黄、玄参、北沙参、苦参、忍冬藤、广郁金、牡丹皮、生蒲黄、徐长卿、虎杖、羊蹄根、莪术、金雀根、土茯苓、青蒿等。大多是凉性的养阴药、清热药、化瘀药。雷公藤和昆明山海棠有很好的抑制免疫作用，临床有一定疗效。因毒副反应明显，需谨慎使用。

下列情况时可适量使用提高免疫功能的药物。

（1）免疫功能低下，经常反复感染。

（2）与免疫抑制剂配合使用。

（3）能提高细胞免疫，但不提高体液免疫的中药，如南沙参等。

（4）两类免疫功能都能提高的部分中药，其主要作用并不在免疫方面，而另有他用。可以在复方中使用，如女贞子、枸杞子、柴胡、当归、丹参等。

2. 抗血管炎、抗栓塞

本病的病理基础为全身性的广泛的栓塞性血管炎。中医辨证为血脉瘀滞。本病是阴虚为多，瘀热为多，总的说来是虚瘀为多。既要治疗血瘀，又要治疗阴虚内热。活血不能化热，化瘀不能伤阴。既要养阴补虚，又要清热化瘀。所用的中药要能够抗血管炎、抗血管内栓塞。具有这种作用的中药有：生地黄、牡丹皮、川芎、赤芍、水牛角、广郁金、羊蹄根、虎杖、徐长卿、鬼箭羽、生蒲黄、莪术等。其中大多是凉性的活血化瘀药，以清瘀为主，还需要结合清热药，如生石膏、知母、玄参、黄芩、黄连等，以加强清热之力度。

3. 抗过敏、抗变态反应

本病有内热、湿热、阳亢等热象，要选用能抗过敏、抗变态反应的清热药，如黄芩、黄连、白鲜皮、牡丹皮、忍冬藤、女贞子、广郁金、槐花米等，都是凉性药。狼疮有热象的都可使用。

4. 提高体内激素水平

本病阴虚内热为多，虚瘀为多，治疗当以养阴滋肾、清热化瘀为主。其滋阴补虚方面，选用那些能促进肾上腺皮质功能，提高体内激素水平的补肾药，以补肾阴为主，结合补肾阳。药如生地黄、熟地黄、龟甲、水牛角、知母、僵蚕、杜仲、淫羊藿、鹿角等，并以肉苁蓉为最佳。

5. 剂量方面

主药如生地黄、忍冬藤、黄芩、水牛角等的剂量在30g或以上。苦参、玄参、白鲜皮、鬼箭羽、牡丹皮、金雀根、土茯苓、徐长卿、羊蹄根等在整方总的剂量平衡下，各用15～30g。

【辨证论治】

1. 热毒炽盛

主症：起病急骤，高热持续不退，面部红斑，手足红斑，皮疹，关节肌肉疼痛，口腔溃疡，咽干口渴喜冷饮，目赤齿衄，舌红绛，苔薄或薄白、薄黄，脉滑数或洪数。

本证为 SLE 急性发作常见的临床证型，或激素撤减不当引起反跳。

治法：清热凉血，解毒化瘀。

方药：三石汤或风湿免疫一号合清营汤加减。

加减：高热不退，可加羚羊角粉清热镇痉、平肝息风或紫雪散冲 1 支清心开窍；红斑明显，加秦皮清热解毒，水牛角清热凉血；口腔溃疡甚，加土茯苓解毒除湿，黄连清热燥湿、泻火解毒，蒲公英、蛇舌草清热解毒。

SLE 发热常由外感诱发，在发热之初，常不易鉴别是外感还是内伤发热，必须密切观察临床症状、体征，并配合实验室和特殊检查来鉴别。

狼疮发热为虚热和血热，而非热毒，治疗重在补虚退热——养阴清热、清热凉血，整方重在清热，不在解毒。重用石膏清热，用寒水石和滑石加强石膏的清热之力，但考虑到苦寒药败胃，方中需配有一定比例的健脾和胃药，且中病即止，以免伤胃。

反复慢性顽固的狼疮发热，以内伤发热来辨证治疗，以重用生地黄、生石膏为主，或再加用地骨皮。急性发热，排除外感发热者，考虑免疫性发热，采用清气清营，解毒化瘀的方法。一方面实热虚热同清，需重用生石膏、知母，加地骨皮、青蒿、牡丹皮清热凉血。另一方面需结合扶正滋阴的方法，重用生地黄、玄参，标本兼治。清瘀重用生地黄，结合牡丹皮、赤芍凉血清瘀退斑。

对于病程短、系统受累少，未曾用过皮质激素的患者，此法较敏感。但对于伴有多系统或重要脏器受累的，曾用过大量激素或撤减激素反跳的患者，中药治疗缓不救急，需中西药联合治疗。

2. 阴虚内热

主症：长期低热或自觉内热、手足心热，面部蝶形红斑，光敏感；或面红充血或暗红斑点皮疹，口渴多饮并喜冷饮；时有咽干咽痛，关节疼痛，心烦急躁，少寐不眠。舌质红苔少或薄黄，脉细数或濡数。

本证多见于 SLE 早期、慢性活动期及服用糖皮质激素后，病情尚未控制，是 SLE 的常见证型。

治法：养阴清热，凉血活血。

方药：玉女煎或风湿免疫一号合自拟红斑汤。

加减：低热不退，加青蒿清热凉血、地骨皮凉血降火；红斑反复，加水牛角清热凉血、牡丹皮清热活血、凉血散瘀；口渴欲饮，加南北沙参、麦冬、玉竹滋阴生津。

临床观察 SLE 患者中最多见的是阴虚内热型,据统计,约有 70%,另有约 20% 急性发作经控制后也转化为阴虚内热型,故本型总体约占 90%。治疗上确定了以"养阴清热"为治疗慢性系统性红斑狼疮的第一大法,制定了红斑汤及其制剂。

本方以玉女煎、增液汤为基础,生地黄、生石膏、黄芩、忍冬藤为核心药物,生地黄、生石膏为君药。生地黄是养阴清热凉血的传统药物。现代药理研究,生地黄含有多糖和糖苷,具有调节免疫功能的作用,既能提高低下的细胞免疫,又能抑制亢进的体液免疫。生地黄还能抑制血管炎和关节炎症,从而治疗 SLE。玄参、知母、生苡仁均含有多糖,能增强生地黄的功效。

本方黄芩、忍冬藤为臣药。黄芩具有抗过敏、抗变态反应作用,忍冬藤具有抗风湿、解除肌肉酸痛的作用,二药合用具有清热解毒、祛风通络功效,是治疗风湿免疫病的重要药物,疗效明确、性能平和,无不良反应。

3. 瘀热痹阻

主症:手足瘀点斑斑,斑疹斑块暗红,双手变白变紫,口糜口疮,低热缠绵,关节疼痛,舌暗红,或有瘀斑瘀点,脉细弦。

本证多见于以手足血管炎、雷诺综合征、关节炎为主的慢性活动期患者。

治法:清热凉血,活血化瘀。

方药:四妙勇安汤或风湿免疫二号合红斑汤加减。

加减:口疮不愈,加土茯苓解毒除湿,黄连清热燥湿、泻火解毒,蒲公英、蛇舌草清热解毒。手足瘀斑,加川芎、丹参活血化瘀,牡丹皮清热活血、凉血散瘀;关节疼痛,加羌活、独活祛风散寒止痛。

手足瘀点、瘀斑为免疫复合物的积聚,由小分子积聚为大分子而堵塞微小血管,使肢端供血不足,长期的缺血缺氧而出现溃疡坏死。治疗既要养阴清热以积极控制狼疮活动,又要活血祛瘀,标本兼治。方法:①使用具有免疫调节作用的中药如生地黄、玄参、知母来抑制免疫,进而减少免疫复合物,改善血管炎。②使用具有活血凉血作用的中药来扩张血管,改善微循环,改善末梢血供。

瘀滞有瘀热、瘀寒之分,据临床观察,SLE 瘀热多,瘀寒少。活血化瘀宜选用性凉性平的中药。鬼箭羽性寒,活血祛瘀,具有扩张周围血管,改善微循环的作用。槐花米、生藕节、水牛角性均凉,有凉血止血、祛瘀生新功效,是治疗瘀点、瘀斑的常用药物,性平而效佳。槐花米含有丰富的芸香苷,能增强毛细血管抵抗力,改善血管壁脆性,用于改善瘀斑和出血倾向。

此型若无破溃,可结合中药熏洗浸泡改善局部症状。

4. 热郁积饮

主症:胸闷、胸痛、心慌,内热或低热,咽干口渴。舌红苔薄白、厚腻,均有脉滑细、细数、濡数,也可有结代脉。

本证相当于 SLE 引起的浆膜炎——心包积液、胸腔积液。

治法：养阴清热，利水蠲饮。

方药：玉女煎或风湿免疫一号合葶苈大枣泻肺汤加味。

加减：低热不退，加青蒿清热凉血、地骨皮凉血降火；咽干口渴加玄参、麦冬、沙参养阴生津；心慌加生龙骨、生牡蛎、珍珠母镇惊安神。

饮邪有寒饮和热饮之分，狼疮性心包炎、胸腔积液，从临床辨证来看，热饮多，寒饮少，治疗当以清法为主，辅以温和之品来护胃或清法、温法参合使用。

葶苈子和白芥子同为十字花科植物，有效成分均为含硫苷。葶苈子为黑芥子苷，白芥子为白芥子苷，二药均能改善胸膜和心包膜之血管内皮通透性，抑制水液渗出，在改善血循环的同时，积液将逐渐吸收，即化水蠲饮。二药不同点在于，葶苈子性甘寒，含有脂肪油，能润肠通便，一般无副反应。白芥子性温，有伤阴动火之弊，剂量不宜过大，传统认为其"能去皮里膜外之痰，有推墙倒壁之功"，临床上与葶苈子同用，以缓缓图之，对腹水、关节滑囊积液、颅内水肿和眼底水肿等亦有疗效。蠲饮还可与桑白皮、桂枝同用。用桂枝与生地黄反佐，有时能使蠲饮利水效果更佳。

5. 气阴两虚

主症：狼疮经年不愈，面色不华，乏力，少寐，既怕冷又怕热，月经量多淋漓不尽，冬天有雷诺综合征，头发稀少易折。舌红苔薄净或中剥，脉细弱。

本证见于红细胞、血红蛋白、白细胞、血小板减少。

治法：益气养阴，健脾生血。

方药：生血汤加减。

加减：白细胞减少，加鸡血藤行血补血，茜草、虎杖凉血补血；血小板减少，加花生衣补气血、阿胶滋阴补血；雷诺综合征，加丹参、红花活血化瘀，牡丹皮清热活血、凉血散瘀，桂枝温经通络。

血液细胞减少在狼疮活动期，常见的是自身抗体引起的破坏，临床上还有一部分与长期少量出血有关，也有些与使用某些抑制骨髓增生有关，也有部分与肝脾肿大有关，临床上需完善各项检查，全面考虑，以便对症处理。

治疗上，控制狼疮活动可以减少破坏，同时要结合生血治疗。在选择生血药时要考虑到，益气健脾药黄芪、白术有升白作用，养血药山萸肉、女贞子、制首乌有益肾生血的作用，机理是能促进骨髓增生，加速造血。阿胶、当归、鹿角也有升红作用，药性较温，如有阳虚畏寒情况，可选择应用。当归补血与其所含之叶酸与维生素 B_{12} 有关。

6. 瘀热损肾

主症：泡沫尿，腰酸、面部有红斑、面部潮红。舌红苔薄，脉弦数、弦细、细数。

本证相当于狼疮性肾炎。

治法：补肾养阴，活血利水。

方药：自拟清肾汤或风湿免疫三号合红斑汤加减。

加减：蛋白尿反复顽固不化，加金雀根活血通络、益气健脾，山豆根清热解毒；血尿反复，加大小蓟、地榆炭凉血止血；脓尿反复，加乌蔹莓凉血解毒、蒲公英清热解毒。

用清肾汤或风湿免疫三号合红斑汤治疗狼疮性肾炎除了控制狼疮活动外，机理在于：①扩张和加快肾小球血管血流量。②控制和清除血管内皮炎症。③抑制肾脏纤维化。④促进肾脏代偿。

临床以阴虚内热为多，用生地黄、炙龟甲、知母、生石膏清热凉血，清肾益肾。肾脏损害，初期为血管炎，随着病程的延长，纤维增生越来越明显，此时需加用一些促进活血凉血、肾脏血流，抑制纤维增生的中药。落得打含积雪草苷，有抑制纤维增生的作用，接骨木有扩张肾血管、改善肾血流的作用，六月雪有清热活血功效，民间单方用于治疗肾炎，苦参为一免疫抑制药，长期使用对狼疮性肾炎和面部红斑有一定疗效。

7. 脾肾两虚

主症：畏冷、面色苍白或午后有烘热感、面部潮红、小便短少、下肢轻度浮肿、神疲乏力、腰酸，舌淡红苔薄白腻，舌体或胖或瘦或有齿痕，脉弦细、弦滑、沉细。

本证见于慢性狼疮性肾炎、轻度氮质血症。

治法：健脾滋肾，利水蠲饮。

方药：自拟清肾汤或风湿免疫三号合蠲饮汤加减。

加减：小便少、浮肿明显，加玉米须、车前子利尿消肿；畏寒肢冷，加淫羊藿、巴戟肉温补肾阳，肉桂补火助阳。

慢性狼疮性肾炎病情和体质的演变是一个缓慢的过程，由早中期的阴虚内热逐渐演变为气阴两虚，至中后期脾肾两虚。这是一个病情逐渐加重，体质逐渐虚弱的过程，到后期演变为阴阳气血俱虚，脾肾精血亏损，并出现瘀滞、水湿、痰湿流通、排泄不畅的表现。治疗以扶正补虚为主。方中选用黄芪、白术、生地黄、炙龟甲益气健脾，补肾填精。阳虚明显者可加淫羊藿、巴戟肉阴阳气血并补。补肾补虚药可以促进肾脏的代偿功能和肾上腺皮质功能，提高体内激素水平。

氮质血症是肾功能衰退的表现，首先辨为虚证。尿素氮、肌酐增高是肾气虚弱、毒邪有余。治疗时要在补虚中排毒，排毒不可伤正，扶正以控制病情恶化加快肾脏代偿，即标本兼治。排毒药宜选用药性缓和之品，如葶苈子、猪茯苓、桑白皮、泽泻、桃仁等，使毒从二便走。

8. 瘀热入脑

主症：头痛头晕，耳鸣，听音不清，视物模糊，乏力，发热，甚至有精神神志异常。舌红，苔薄，脉弦细、沉细。

本证多见于狼疮脑损害之轻症，刚出现中枢神经临床表现，并且变化比较慢。如有重症脑损害，必须中西医结合抢救。

治法：养阴清热，活血开窍。

方药：清脑汤或风湿免疫一、二号合红斑汤加减。

加减：苔腻、头晕，加石菖蒲豁痰开窍；记忆力减退、眩晕，加川芎活血行气、天麻平肝息风。

狼疮慢性轻度脑损害多发生在狼疮活动期，一般是可以用中药治疗的。在养阴清热为主要原则的同时，可加用白蒺藜、天麻、川芎、蔓荆子平肝活血。白蒺藜性平，大剂量应用，对头痛头晕均有较好疗效，对血管性头痛、神经性头痛、SLE 脑损害均有效，与川芎、蔓荆子配伍，可增效，一般无副作用。久服能加重狼疮患者光敏感，不宜久用。天麻为治疗头晕的常用中药，其有效成分为兰香醛、兰香醇，能改善脑电图中癫痫样放电进而抗癫痫发作，与白蒺藜配伍，对狼疮轻症脑损害头晕有效。全蝎、僵蚕可祛风止痉，改善头痛、头晕和抽搐。

【中西医结合治疗】

一、中西医结合治疗机理

由于 SLE 病理机制复杂，变化多端，有较多的诱发因素，因此，一旦疾病出现急性活动，尤其是危及生命的情况，此时中药缓不济急，不可避免地需要运用激素等西药，以挽救患者的生命。当患者病情控制，病变逐渐稳定后，可在中医中药的基础上，逐步撤减激素，逐步实现纯中药治疗。

二、中西医结合治疗要点

1. 维持就诊前的激素用量，并根据其病情中医治疗，取得效果后再逐渐减量。
2. 早期、轻症中未用过西药者可用纯中医中药治疗。
3. 重症患者则在中医中药的基础上，再加用西药。中药主要用于改善激素的毒副作用。

三、中医中药治疗策略

1. 中药复方增效治疗 SLE

根据 SLE 病情活动程度的不同，将中医药的治疗作用分主导与增效地位。

（1）非中重度活动期 SLE 的中药主导作用：对于本期 SLE 患者，主张充分发挥中医药的优势，可单用中药或者中药治疗为主。本期有两类患者，一类是初发，没有或者轻度内脏受累，如面部红斑、口腔溃疡、关节炎、浆膜炎、血细胞轻度减少等，另一类是经过中西医治疗趋于稳定的患者，处于西药撤减阶段。

第一类患者，权衡利弊，认为单用中药治疗较合适，长期服用不但能改善症情，还能平衡阴阳，双向调节，重新建立正常的免疫功能，避免不必要的并发症与医源性疾病。

采用辨证与辨病相结合治疗，由于 SLE 表现出的一派阴虚内热和热毒炽盛的症状，重用清热法治疗 SLE，对清热药的选用比较讲究。根据不同的表现选用不同的清热法：清热养阴、清热凉血、清热解毒、清热祛风、清热活血、清热化瘀、清热泻火、清热通络、清热疏肝等。虚热者重用生地黄，加青蒿、地骨皮、知母、牡丹皮养阴清热；热象者加生石膏、寒水石、滑石、鸭跖草等清热凉血；红斑者，加秦皮、白鲜皮、地肤子清热祛风；瘀斑瘀点甚者，加水牛角、鬼箭羽、广郁金、莪术清热化瘀；尿血者加白茅根、侧柏叶清热凉血止血；口腔溃疡者，加莲子心、黄连、蛇舌草清热泻火；关节痛，加忍冬藤、虎杖清热通络；肝损者加黄芩、柴胡、白芍、茵陈清热化湿，疏肝利胆。

另一类患者，曾加用西药治疗，目前处疾病控制期，激素维持在低剂量水平，不同用或联用小剂量免疫抑制剂。此期虽处于稳定期，由于药物量处低剂量，作用偏弱，加上稳定期患者常见的忽视心理带来的调护不当，病情极易反跳。此期中药的应用举足轻重。中药应用的目的在于抑制免疫、控制疾病，提高体内肾上腺皮质功能，以期撤停西药，顺利过渡到中药治疗。因此，此期选药会兼顾控制病情与恢复肾上腺皮质功能两方面。在基础方中加用如炙龟甲、黄精、淫羊藿等补肾填精之品益于肾上腺皮质功能的恢复、激素的撤渐。

（2）中重度活动期 SLE 的中药增效作用：此期患者处于明显的活动状态，一般病情较急、较重，甚至非常凶险，单用中药很难在短时间内控制病情。此时应正确认识到中医中药的不足和西药的优势，把握好西药应用的时机与剂量，争取治疗时机，最大程度保护内脏或逆转内脏受累，此时中药应用的目的在于协同激素与免疫抑制剂控制病情的作用，即增效作用，利于今后病情控制后的中药持续性作用。

此期中药应用目标为控制病情，平衡西药的作用与毒副反应，即增效减毒。

2. 中医中药减毒治疗 SLE

中医关于"毒"的认识渐完善，主要涉及四大概念，包括病因、病证、药性、治疗。此处"减毒"主要针对"毒"的病因而论。

中医理论讲究辨证论治，辨证求因。毒邪致病在 SLE 及其合并症、并发症的发生、发展中占有重要地位，毒有内生与外受之分。内外毒又互为病因与病理产物，常见的致 SLE 的内毒有热邪、瘀邪化生而成热毒、瘀毒。毒是诸多病邪的进一步发展，邪盛生毒。所谓"火盛者必有毒""温热成毒，毒即火邪也"。SLE 治疗中以清热凉血、解毒化瘀为主要治法，充分体现了其对毒邪致病的重视。另外，药邪致病作为SLE 的重要因素，药邪日久，内毒化生，不容忽视。由于 SLE 用药的特殊性，激素、免疫抑制剂之药邪具有很强的毒性和毒力，极易化为内毒，对机体造成毒副反应，甚至发生不可逆转的并发症。从广义上讲，凡破坏机体平衡与功能的物质均应视为毒邪，如血脂高产生脂毒性，血糖高产生糖毒性，血尿酸高产生酸毒性，血尿、蛋白尿产生肾毒性，白细胞、红细胞及血小板异常等产生血毒性，骨质破坏产生骨毒性，兴奋性代谢提高产生热毒性，病原微生物及免疫复合物侵肺，肺宣肃失常，产生肺毒性，药邪破坏胃肠屏障与功能，脾胃升降失常，产生胃毒性，药邪及免疫复合物侵肝，肝疏泄失常。我们谨守中医"治未病"的原则，治疗 SLE 的同时特别关注药物毒副反应和并发症的预防与干预，力求用多种中医治疗方法从多角度、多渠道来减毒，达到既病防变的目的，提高 SLE 患者的生命质量。

（1）清热减毒

1）泻火减毒：常用具有清热作用的生石膏、淡竹叶，它们同时还有泻火宁心作用，可拮抗激素致肾上腺皮质功能亢盛之毒。清热法是 SLE 的治疗大法，实验证实生石膏、知母等寒凉药复方可以程度不等地使大鼠心率减慢，氧消耗量降低、镇静作用增强，继而发挥减慢心率、改善面部潮红、安神助眠的作用。

2）解毒减毒：我们善用清热解毒中药治疗 SLE。而此类中药经现代药理证实，黄芩、苦参、牡丹皮等清热解毒中药具有抗病原微生物与抗炎的作用，提高机体抗病能力。这将大大利于防治激素与免疫抑制剂导致的第一大毒副作用——反复感染。

（2）补肾减毒

1）补肾填精："肾为先天之本"，肾阴不足，则变生诸证。认识到狼疮性肾炎的高发性及其难治性，我们非常重视补肾法在整个病程中的应用，"肾主藏精"，以生地黄为君药，方中常配续断、杜仲、龟甲、熟地黄、黄精、淫羊藿等以补肾填精，防治蛋白尿和激素所致肾上腺皮质功能下降的反跳现象，利于顺利撤减激素。

2）补肾壮骨：中医理论认为"肾主骨"，在 SLE 的治疗中加用续断、杜仲、接骨木等补肾壮骨之品不失为防治激素致骨质疏松、股骨头无菌性坏死的基础治疗。作为治疗 SLE 主药的生石膏为硫酸钙的结晶，现代药理证实其具有补钙、保护骨质作用，在清热凉血生津的同时可作为防治骨质疏松的基础治疗。

（3）补血解毒：所谓津血同源，通过养阴清热，阴液得滋养，则津血充足。君药生地黄为养阴补血之佳品，现代药理证实其具有刺激骨髓，增加红细胞、血红蛋白、血小板的作用，可防治免疫抑制剂导致骨髓抑制的毒副反应。另常用的苦参不但能抗菌消炎，还有明确的升白细胞作用。"肝主藏血"，方中常配制首乌、女贞子、生茜草、鸡血藤、白芍等补血柔肝之品解血毒。

（4）和胃减毒：考虑到激素与苦寒中药的应用，顾护胃气药必不可少，我们根据不同消化道症状，将二陈汤、左金丸、海螵蛸汤等经典方中的不同护胃元素融入具体处方中。陈皮、甘草为必备药。陈皮为健脾理气要药，能芳香健胃，祛风下气，缓解脾胃气滞，具有调节胃肠平滑肌、促进消化液分泌，抗胃溃疡，利胆等药理作用。甘草功能补脾益气、和中缓急、润肺止咳、清热解毒、调和诸药，不但具有糖皮质激素样作用发挥抑制免疫的功效，还有抗消化道溃疡、解痉止痛、保肝抗炎、解药毒、止咳化痰等多重疗效，对 SLE 的合并症，如免疫性肝病、肺间质病变及并发症消化道溃疡和感染等来说，是不可多得的良药。

（5）补肺减毒：常用药生石膏、黄芩、甘草能清解肺热、止咳化痰，还有抗病原微生物与消炎作用的药学依据，有助于防治合并有肺间质病变。肺热痰壅者，加开金锁、鹅管石、白毛夏枯草等清肺化痰。

（6）保肝减毒：黄芩、白芍、郁金等有疏肝理气，养阴清热作用，可减轻 SLE 本身及免疫抑制剂的肝损毒。常用药苦参中主要成分氧化苦参碱经现代药理证实具有保肝作用，表现在降低谷丙转氨酶，减少肝细胞坏死，减轻炎细胞浸润等。

（7）降脂减毒：清热化瘀药有助于降脂减肥，减轻心脑血管与负重关节负担，减脂毒。常用药物有苦参、黄芩、荷叶、海藻、焦决明、山楂等。

（8）降糖减毒：常用药生石膏、黄连、知母具清热生津作用，不但可改善口干症状，且经现代药理证实具有降血糖作用，可减激素出现的血糖升高之毒。常用降糖药还有桃树胶、菝葜等。

不难发现，在筛选中药时须兼顾增效、减毒作用，双管齐下，且能体现多重增效、减毒功效，如常用药生石膏集清热泻火、解毒生津、清肺止咳功效，还能抗菌消炎、补肺止咳，补钙壮骨、降糖于一药，且有传统中医学理论与现代药理学的支持。生地黄、黄芩、苦参、甘草均具多重功效，标本兼治，利于疾病的控制与毒副反应的防治。

中药增效减毒治疗 SLE 可表现为以下四方面：①在激素原量基础上用中药来提高疗效。②中药可以解决某些长期存在的问题，如蛋白尿、面部红斑等。③中药能够缓解减轻激素的副反应或改善症状，如胃肠道反应、骨坏死、高血脂、免疫功能低下等。④中药有促进肾上腺皮质分泌激素作用，使人体对外源性激素的需求逐渐减少，从而达到激素用量逐渐减少的目的。

【其他治法】

1. 针灸治疗

（1）咳嗽胸闷，予针刺列缺（双）、大渊（双）、内关（双），每周 3 次，并配合电针、红外线、低频脉冲电、中药涂擦及中药热罨包热敷以舒经活络止痛。

（2）双下肢酸麻不适、抬举无力，予针刺三阴交（双）、丰隆（双）、血海（双），每周 3 次，并配合电针、红外线、低频脉冲电、中药涂擦及中药热罨包热敷以舒经活络止痛。

（3）腰部疼痛不适，予针刺肾俞（双）、关元俞（双），每周 3 次，并配合电针、红外线、低频脉冲电、中药涂擦及中药热罨包热敷以疏经活络止痛。

（4）双髋关节疼痛不适、双腿酸麻，予针刺环跳（双）、血海（双）、三阴交（双），每周 3 次，并配合电针、红外线、低频脉冲电、中药涂擦及中药热罨包热敷以舒经活络止痛。

2. 中药熏洗/熏蒸

对血管炎、雷诺综合征患者可选用局部熏洗/熏蒸疗法，或全身熏洗，对全身经络血管、关节都能起到疏通脉络，活血化瘀的作用。

3. 穴位敷贴

适应证与穴位如下：

病种	敷贴穴位
肩关节痛	肩髃、肩前、三角肌
肘关节痛	曲池、尺泽、手三里、外关
腕关节痛	阳池、外关、合谷、手三里
髋关节痛	秩边、环跳、殷门
膝关节痛	阳陵泉、犊鼻、伏兔、足三里
踝关节痛	丘墟、昆仑、解溪、太溪、承山

注：以上病种均需贴大椎穴位，根据病情需要另可贴阿是穴。

4. 耳穴治疗

取穴：神门、交感、肺、肾。

5. 足疗

部位：足底。

适应证：适用于足部血管炎、足趾关节酸痛、酸腰腿痛、麻木等症状。

【饮食与调护】

一、药食宜忌

食物与中药一样有四气五味之分，故食物根据其食性可分为平补、清补、温补三类。SLE 患者以阴虚为多，内热、血热者为多，故以清补、平补为宜。部分气血两亏者用温补之品，需有医生的指导。

1. 饮食相宜

（1）清补：清补的食物多性凉，久食清火，内热之体宜食用，且有滑肠、软化大便的效用，但对其中有些食品过敏者，则不能食用。对于有特殊副作用者，应因人而异（见"药食忌口"部分）。

常用清补食品大致有：甲鱼（SLE 患者尽可能少用）、乌龟、鸭、黑鱼、海蜇、蚌肉、蛤肉、蟹、螺蛳、甘蔗、生梨、藕、荸荠、慈菇、百合、银耳、西瓜、冬瓜、香瓜、绿豆、西瓜子仁、薏苡仁、莴笋、茭白、竹笋、茄子、莼菜、蕹菜、西红柿、米苋、紫菜、芹菜、草头、萝卜、金针菜、荠菜、蒿菜、香椿、枸杞子、马兰头、黑木耳、茶叶等。

（2）平补：平补的食品性味平和，或稍偏凉或稍偏温，都是正常人所能接受而不致造成不良后果的，故只要没有过敏，基本可以食用（特殊情况见"药食忌口"）。

常用平补的食品有：大米、小米、高粱、大麦、小麦、燕麦、红薯、山药、芋艿、芡实、土豆、毛豆、蚕豆、赤豆、扁豆、青豆、菜豆、豇豆、白砂糖、苹果、椰子、橄榄、白果、菠萝、鲜葡萄、莲子、花生、芝麻、葵花子、南瓜子、南瓜、青菜、白菜、卷心菜、胡萝卜、猪肉、猪腰、鸽子、兔肉、鸡蛋、鹌鹑、鲤鱼、青鱼、鳗鱼、鲳鱼、鲈鱼、乌贼鱼、鱿鱼、鲜贝、泥鳅、菜油、豆油、酱油等。

（3）温补：温补的食品大多性温或热，对 SLE 患者不甚适宜。因此，这一类食物的选择，最好要在医生的指导下进行（参见"药食忌口"部分）。

常用的温补食物有：鸡肉、鹅肉、牛肉、羊肉、狗肉、马肉、鹿肉、牛奶、乳制品、胡桃肉、桂圆肉、荔枝干、红枣、黑枣、橘子、甜橙、栗子、桃子、石榴、饴糖、红糖、蜂蜜、咖啡、可可、黄鳝、鲫鱼、鲢鱼、带鱼、淡菜、海参、蛏子、海虾、辣椒、甜椒、大葱、大蒜、韭菜、芥菜、榨菜、香菜等。

2. 药食忌口

（1）中药的忌口：一般都认为中药是没有副作用的，其实这只是一种误解，作为药物，不可能没有毒副作用，只有大小之别。中药讲究辨证施治，辨证不当，疗效虽差但无大碍，而有些中药则会诱发或加重病情，因此在治疗上必须重视药物的忌口。

1）人参、西洋参、绞股蓝含有人参皂苷，能提高人体免疫功能，但它既能提高人体的细胞免疫，同时又能提高人体的体液免疫，提高免疫球蛋白，使免疫复合物增多，激活抗核抗体，从而加重和诱发 SLE。因此，人参、西洋参、绞股蓝及其复方制剂、药品、保健品等均应慎用，除非病危抢救，一般不宜使用。

2）能引起光敏感的药物。补骨脂有补肾补骨的功效，有类雌激素样作用及升高白细胞作用，含香豆精类（补骨脂素）的衍生物，能引起光敏感。独活是治疗关节炎的常用药物，也含有补骨脂素衍生物，故亦能引起光敏感。此外，尚能引起光敏感的中药还有紫草、紫浮萍、白蒺藜、麻黄、白芷，这些药物除非对证治疗需要，可以短期使用，但不可常用。

3）含雌激素的药物要谨慎使用，如紫河车（胎盘）、脐带、蛤蟆油、蜂王浆、含雌激素的避孕药等。因为人体内雌激素增高是 SLE 发病的一个不可忽视的重要因素，故应避免使用。但由于个人的情况不同，含少量雌激素的药物和食物并非绝对禁忌，在某些情况下，有时还要适当用一些，但使用时必须谨慎，而且不宜经常使用。

4）有些药物对正常的肝肾功能并无影响（长期大剂量使用也有影响），但是一旦出现肝肾功能损害的情况，则会因服用而加重病情，这些药物有生甘遂、佩兰、木通、铁树叶、望江南子、萱草根、苍耳子、川楝子、苦楝根皮、黄药子等。

（2）食物的忌口：SLE 的忌口在民间比较混乱，把大多数的食物都列为忌口是没有必要的，而且，过度忌口会影响患者的营养状况，因此把 SLE 病情的发展和恶化责任归咎于没有忌口是不科学的。由于个体的差异，引起每个人过敏和诱发加重病情的食物也是不同的。以下是临床上遇到由于饮食不当而加重病情的一些食物。

1）羊肉、狗肉、马肉、驴肉、鹿肉等，由于性温热，食用后不但会加重 SLE 患者的内热症状，而且在临床上发现个别患者因此加重和诱发了狼疮的病情，造成不良的后果。

2）菠菜传统认为能发疮，现知菠菜能增加狼疮性肾炎的蛋白尿和管型，并能引起尿浑浊和尿路结石（草酸盐结晶），故不宜食用。

3）花菜能加重脱发的进程，故脱发的患者不宜食用。

4）香菇、芹菜、草头（南苜蓿、紫云英）能引起光敏感、面部红斑、皮疹，故 SLE 患者不宜食用。

5）辣椒、青椒、大蒜、大葱、韭菜、桂圆等过于热性的食物并不绝对忌口，但不宜多食、常食。

6）对于长期服用激素而引起高脂血症的患者，应注意少吃脂肪、胆固醇含量较高的食物，如肥猪肉、猪油、猪内脏、鸡油、肥鸭、肥鹅、肥牛肉、羊肉、带鱼、鳗鱼等，含糖的甜食在体内能转化为脂肪，也应少食。

7）不宜饮酒、吸烟，也不能随意用药酒或补酒进行治疗，对于市场上的一些补品，尤其是一些没有标明成分的保健食品，不能随意进补，以免加重病情。香烟中尼古丁等有害成分能刺激血管壁而加重血管炎，应戒烟。

8）狼疮性肾炎患者由于长期蛋白从小便中丢失，使体内白蛋白降低，故应及时补充优质蛋白，如牛奶、鸡蛋、瘦肉、鱼等动物蛋白，而狼疮性肾炎后期肌酐、尿素氮增高的氮质血症，甚至尿毒症的患者，应少食或不食豆类制品，以免加重肾脏负担。

由于患者个体差异和损害部位的不同，以上提出的食物还应根据患者各自的具体情况来决定是否必须忌口，应忌哪些药品或食品。患者还应根据自己的情况仔细观察哪些食物对自己有过敏反应或会影响病情，并及时与医生一起进行探讨，以确定忌口的方法和内容。

二、调护

1. 要预防和减少上呼吸道感染的发生，一旦发生应及时有效地控制，以免引起不正常的免疫反应。

2. 谨慎使用药物及保健食品，以免诱发疾病复发。

3. 节制房事。尤其发作、活动期的患者，房事常可加重病情。缓解期患者可正常进行，以不感疲劳为度。

4. 病情未稳定者不宜怀孕。有时妊娠时病情可稍有缓解，但人流、小产会加重病情，有时分娩后病情会突然恶化。

5. 有皮疹及光敏感者，尽量避免日光照射，紫外线能加重或诱发病情。

6. 缓解期患者的怀孕、生育应在医生的指导下进行，并进行适当的药物控制，防止疾病的复发。

【预防和护理】

一、预防

由于 SLE 的病因尚未完全探明，因此，对于正常人群，目前无必要的预防措施，而对于已经患病的人群，则应注意做到以下几方面，以免诱发或加重病情。

1. 避免阳光的直接照射。
2. 避免使用有刺激性的或有过敏史的化妆品，包括面霜、染发剂等。
3. 避免经常出入人群较多的公共场所，减少病原体的接触。
4. 季节变化时节应注意防寒保暖，避免感冒等常见、多发病的发生。
5. 正视疾病，保持乐观的情绪，尽量避免精神刺激。
6. 改变不利于疾病的不良生活、饮食习惯（参照上述药食忌口）。

二、护理常规

1. 常规护理

（1）发热患者按高热护理常规，测体温每日 4 次，先行物理降温，并反复检查血常规及血培养，以除外局部感染。

（2）患者应避免日光照射，病室消毒尽量不要用紫外线，宜采用其他消毒方法，如臭氧灭菌灯等。

（3）大量心包积液、心动过速、心肌损害者要卧床休息，头部抬高，静脉补液速度不宜快，入量不宜多。

（4）肝功能异常者排除肝炎后可不必隔离。

（5）有腹水者应有腹围记录，24 小时尿量或出入量纪录。

（6）低蛋白血症者可适当补充白蛋白，但肾功能不全者应慎重，减少豆类及其制品的摄入。

（7）股骨头坏死的患者，下肢不能负重，行走可用拐杖，睡硬板床。避免外伤，以防骨折。

（8）累及肺部者，要减少外出，预防感冒及感染。呼吸困难者应及时吸氧。

（9）防止褥疮感染、尿路感染、皮肤感染、口腔感染。

（10）选择化妆品要慎重，最好先在敏感部位试用，以免过敏诱发或加重病情。

2. 心理护理

（1）安慰患者，保持心理乐观开朗，让患者了解 SLE 虽然不能根治，但只要及时、正确治疗，是可以缓解的，忧郁反而会加重病情。

（2）正确指导患者配合治疗和日常保养，向患者介绍病情，使之了解病情，树立战胜疾病的信心。

（3）经常与患者家属沟通，说明病情及可能出现的后果，并请家属签字。

3. 辨证施护

SLE患者中最多见的是阴虚内热型，据统计，约有70%，另有约20%急性发作经控制后也转化为阴虚内热型，故本型约占90%。

（1）阴虚内热型：患者有内热、畏热、烘热时应及时测体温，做好记录。但要注意保暖，不宜贪凉。保持大、小便的通畅。

（2）热毒炽盛型：多为急性高热患者。发汗后要及时将汗水擦干，并注意有否畏寒、寒战、血象的变化，有否化脓性感染灶，防止菌血症、毒血症。同时，注意患者饮食、精神状态的变化，给予足够的水分，运用抗生素应注意过敏情况。

（3）瘀热痹阻型：多以关节疼痛为主，有内热表现，又同时有关节畏寒，故应注意生活环境的温暖与干燥。有条件者可以用中药渣煎水浸脚。本型多见双手指或足趾部位有红色斑点、肿胀，甚至破溃。故护理时要注意手足保持清洁、干燥，并保护局部皮肤，以防破损，引起感染。有雷诺综合征者，要用温水洗手、洗物。

（4）热郁饮积型：少量胸腔、心包积液患者可以正常活动，但大量者应卧床休息，有胸闷、胸痛者在除外心脏本身原因后及时处理，心衰患者补液速度应缓慢。记录24小时出入量，必要时行心电监护。

（5）气阴两虚型：患者红细胞、白细胞减少，不可过于疲劳，注意冷暖，以防感冒。一旦感冒应及时处理。

（6）瘀热损肾型：饮食应适当低盐，防止水肿。如有高血压者，应定时测量，观察血压的变化。有蛋白尿者，应经常检查尿常规及24小时蛋白总量。

（7）脾肾两虚型：多见于肾病综合征样表现，见浮肿、高血压、高血脂、蛋白尿，故应控制水分摄入，记录24小时出入量。饮食宜低脂低盐。

（8）瘀热入脑型：见头痛、烦躁，甚至抽搐、神昏，监测神志、呼吸、血压等，酌情予镇静处理。若有义齿，宜取出，若有抽搐，予绑有纱布的压舌板的一头放在上下牙间，以防咬伤舌头。

【病案参考】

病案一

钱某，女，33岁。患者于1996年9月因"泡沫尿1月，伴眼睑、下肢浮肿"入住仁济医院。入院后查24小时蛋白尿：5.69g，ANA（+）1∶1256，抗SSA（+），抗RNP（+）。行肾穿术：系膜型狼疮性肾炎，诊断为系统性红斑狼疮，狼疮性肾炎。予强的松60mg/日，结合CTX每月1g静滴，11月出现面部红斑，来本院风湿科辨为阴虚内热、瘀毒阻肾型红斑狼疮，结合中药养阴清热、补肾化瘀治疗，症情渐好转，激素渐减，中西药联合治疗半年后于1997年4月复查蛋白尿（-），继予中药治疗，逐渐撤停激素与CTX，ANA（-），ds-DNA（-），无肺间质病变、肺动脉高压、反复感染、消化道溃疡、高血压、糖尿病、股骨头无菌性坏死等合并症与并发症，应用 CTX 期间亦无血细胞减少、感染、肝肾功能受损等毒副反应，坚持纯中药治疗 6 年，病情稳定，正常生活工作。

按语：这是一例用中药增效减毒分期治疗 SLE 的典型病例，苏晓主任充分掌握中西药与疾病的特点，并能把握好中药应用与每一步西药撤减的时机，顺利完成西药与中药的过渡，在治疗疾病的同时，最大程度减少了西药的毒副反应。苏晓主任认为中药在 SLE 的不同阶段，发挥的作用不尽相同。第一阶段，首先用皮质激素等西药为主控制病情，中药配合治疗。第二阶段为中药渐起效，西药渐撤减。这是中药为主的西药撤减阶段。第三阶段为过渡到单用中药或中药与小剂量激素维持阶段。

苏晓主任认为，中药增效减毒治疗 SLE 可表现为以下四方面：①在激素原量基础上用中药来提高疗效。②中药可以解决某些长期存在的问题，如蛋白尿、面部红斑等。③中药能够缓解减轻激素的副反应或改善症状，如胃肠道反应、骨坏死、高血脂、免疫功能低下等。④中药有促进肾上腺皮质分泌激素的作用，使人体对外源性激素的需求逐渐减少，从而达到激素用量逐渐减少的目的。

（摘自：陈薇薇，苏晓．苏晓增效减毒治疗系统性红斑狼疮的策略．中国中医基础医学杂志，2010）

病案二

夏某，女，28 岁。初诊日期：2016 年 3 月 3 日。

患者红斑 5 月，加重 2 周。刻诊见其面部蝶形红斑，双手指背侧红斑，伴脱屑，无破溃，无瘙痒，光敏感，无发热，无口腔溃疡，无关节炎，无浮肿，无泡沫尿，纳可，便调。舌红苔薄，脉细。近 2 周面部红斑范围从两颊向外侧扩大，双手指背侧红斑范围向外扩大。2016 年 2 月 18 日查抗核抗体 ANA（+）1∶3200，抗核糖体蛋白抗体 RNP（+），抗斯密斯抗体 Sm（+），抗双链 DNA 208U/mL↑，抗心磷脂抗体 ACA（-），免疫球蛋白 IgG 16.9g/L↑，补体 C_3 0.69g/L↓，补体 C_4 0.13g/L，抗中性粒细胞抗体 ANCA（-），尿蛋白（-）。

西医诊断：系统性红斑狼疮。中医诊断：红斑痹；辨证：阴虚内热；治法：养阴清热，凉血化瘀。

处方：生地黄 30g，生石膏 30g，黄芩 30g，莪术 30g，郁金 12g，牡丹皮 15g，水牛角 30g，秦皮 30g，赤芍 12g，忍冬藤 30g，金雀根 30g，羊蹄根 30g，陈皮 6g，佛手 6g，香橼 6g，制香附 9g，生甘草 3g。

二诊（3 月 31 日）：红斑范围未见进一步扩大，纳可，便调；舌红苔白腻，脉细。上方加土茯苓 30g，苦参 30g，姜半夏 6g。

三诊（4 月 26 日）：红斑色转淡，范围未扩大，纳可，大便偏稀；舌红苔白，脉细。血常规：白细胞 $3.1×10^9$/L，血红蛋白 130g/L，血小板 $132×10^{12}$/L。上方去姜半夏，加熟地黄 20g、炮姜 12g、芡实 30g。28 剂。

之后用此法加减治疗 3 个月左右，面部及手部皮肤红斑渐退尽。

复诊（2017 年 2 月 14 日）：肤色黝黑，无皮肤红斑；纳可，便调；舌质暗红、苔薄，脉细。辅助检查：IgG 11.6g/L，IgA 1.65g/L，IgM 0.66g/L，C_3 0.99g/L，C_4 0.23g/L，C 反应蛋白 1.52mg/L，ANA（+）1∶1000，RNP（+），Sm（-），ds-DNA 10U/mL，ACA（-）。

处方：生地黄 30g，生石膏 30g，黄芩 30g，莪术 30g，郁金 12g，牡丹皮 15g，水牛角 30g，秦皮 30g，赤芍 12g，忍冬藤 30g，金雀根 30g，土茯苓 30g，陈皮 6g，佛手 6g，香橼 6g，制香附 9g，生甘草 3g，炮姜 12g，芡实 30g。

按：沈丕安教授辨 SLE 为阴虚内热型红斑痹，本虚标实，其本为虚证，肾阴不足。标实以热、瘀、痰、毒为主，血络瘀滞，经脉痹阻，卫气内伐。以养阴清热，凉血化瘀为治疗方法。君药为生地黄 30g，重补肾阴。臣药为生石膏 30g，黄芩 30g，具有清热凉血，增强生地黄之功效；臣药莪术 30g，郁金 12g，牡丹皮 15g，水牛角 30g，秦皮 30g，赤芍 12g，化瘀凉血。佐药为忍冬藤 30g，金雀根 30g，羊蹄根 30g，辅以活血通络。使药为陈皮 6g，佛手 6g，香橼 6g，制香附 9g，生甘草 3g，顾护胃气。

此法治疗 1 个月后红斑范围未见进一步扩大，控制病情发展，加土茯苓 30g，苦参 30g，姜半夏 6g 清热祛湿。2 个月后红斑转淡，血白细胞减少，考虑阴虚血少致精血亏虚，加熟地黄滋补肾精，因大便偏稀，炮姜、芡实固涩止泻。治疗 6 个月，红斑渐退尽。近一年后复查免疫球蛋白、血清补体等免疫指恢复正常，ANA 滴度下降，ds-DNA 抗体转阴。考虑到 SLE 是终身性疾病，继予红斑汤加减巩固治疗。

（摘自：陈薇薇，沈丕安，苏晓. 沈丕安从痹辨治系统性红斑狼疮学术经验. 上海中医药杂志，2018）

第十节　抗磷脂综合征

【概述】

抗磷脂综合征（antiphospholipid syndrome，APS）是一种非炎症性自身免疫病，临床上以动脉、静脉血栓形成，病态妊娠（妊娠早期流产和中晚期死胎）和血小板减少等症状为表现，血清中存在抗磷脂抗体（antiphospholipid antibody，APL），上述症状可以单独或多个共同存在。

APS 可分为原发性 APS 和继发性 APS，继发性 APS 多见于系统性红斑狼疮（SLE）或类风湿关节炎（RA）等自身免疫病（悉尼标准建议不用原发性和继发性 APS 这一概念，但目前的文献多仍沿用此分类）。此外，还有一种少见的恶性 APS（catastrophic APS），表现为短期内进行性广泛血栓形成，造成多器官功能衰竭甚至死亡。原发性 APS 的病因目前尚不明确，可能与遗传、感染等因素有关，多见于年轻人。男女发病比率为 1∶9，女性中位年龄为 30 岁。

【源流】

1907 年 Wassermann 建立梅毒的诊断方法，将患有先天性梅毒胎儿的肝脏提取物作为抗原检测梅毒患者血清中的抗体。1941 年，Pangborn 证实这种抗原是一种磷脂，命名为心磷脂。在一些与梅毒无关的感染性疾病病程中。患者血清中可出现这种抗体，而当感染恢复后，抗体自然消失，称为急性"梅毒血清反应生物学假阳性"（biological false positive serological test for syphilis，BFP-STS），而在慢性 BFP-STS 血中持续存在数月或数年。1950 年，Moore 等人发现慢性 BFP-STS 人群中，自身免疫性疾病的患病率很高，其中 SLE 尤为突出，高达 30%～40%。

1957 年，Conley 和 Hertman 报道了 BFP-STS 阳性 SLE 患者，在其血浆中发现一种特异的抗凝物质。Mueller 等人也观察到类似现象。Feinstein 和 Rapaport 将其命名为"狼疮抗凝物（LA）"。Laurell 和 Niilsson 等发现 BFP-STS 和 LA 的活性成分都在血清 γ 球蛋白部分，提示 LA 是一种免疫球蛋白，是抗前凝血酶活性复合物中磷脂的抗体。20 世纪 60 年代，Bowie 等人发现，LA 阳性的 SLE 患者中，BFP-STS、血栓形成和血小板减少的发生率较 LA 阴性患者高。

1983 年 Harries 等人用固相免疫分析法发现 SLE 患者血清中 aPL 抗体阳性。随着对 aPL 抗体有关的临床疾病表现的研究渐深入，现已将 aPL 抗体有关的临床疾病表现统称为"aPL 抗体综合征"，即 APS。

中医学无此病名，根据其临床症状，应归属于瘀血证范畴，由于损害系统不同，临床可出现涉及中医学"脉痹""滑胎""血证""小产""中风""头痛"等多种疾病的征象。

脉痹之名始见于《黄帝内经》。《素问·痹论》中曰："风寒湿三气杂至，合而为痹……以夏遇此者为脉痹。"又曰："痹……在于脉则血凝而不流。"其后隋代巢元方《诸病源候论》曰："夏遇痹者为脉痹，则血凝不流，令人痿黄。"《备急千金要方》曰："以夏遇病为脉痹，脉痹不已，复感于邪，内舍于心。"宋代《圣济总录》曰："血性得温则宣流，得寒则凝涩，凝涩不行，则皮毛萎悴，肌肉痹。《内经》谓风寒湿三气杂至合而为痹；又曰：夏遇此者为脉痹，痹则血凝不流可知也。"宋代严用和《济生方》曰："脉痹之为病，应乎心，其状血脉不流，令人萎黄，心下鼓气，卒然逆喘不通，嗌干善噫。"

《金匮要略》妇人病三篇中记载了以桂枝茯苓丸治疗女子胞宫宿血导致的妊娠腹痛漏下等胎动不安之症，是母体胞宫宿有癥瘕痼疾或频于清宫等被金创所伤，致瘀滞于内，损伤冲任，气血失和。旧血不去，新血不生，有碍胎儿生长发育，致胎元失养而不固，屡屡胎堕而成。《医林改错》亦有记载："不知子宫内，先有瘀血占其地……血不能入胎胞，从旁流而下，故先见血既不入胎胞，胎无血养，故小产。"其提出治疗方法：今又怀胎，至两个月前后，将此方（少腹逐瘀汤）服三五剂，或七八剂，将子宫内瘀血化净，小儿身长有容身之地，断不致小产。

【西医诊断】

一、临床表现

1. 血栓形成

取决于受累血管的种类、部位和大小，可以表现为单一血管和多个血管受累，静脉血栓多于动脉血栓，两者发生机制可能不一样。

40%～60% APS 患者发生血栓栓塞，主要表现为下肢深静脉血栓，但也可出现在上肢静脉、门静脉或其他部位静脉；少数患者发生动脉血栓，以中风或者一过性脑缺血为主要症状，个别表现为心肌梗死或肢体坏疽；在年轻人发生脑卒中时应怀疑 APS 并行相应的实验室检查。约 1% 患者表现为全身广泛的小血管栓塞，病情进展迅速，称为灾难性 APS。24% 的病例由感染诱发。患者往往无静脉血栓栓塞，但在很短的时间内出现皮肤坏死、肝功能损害、肾功能不全、脑卒中和（或）肾上腺皮质功能不全，易导致肺功能衰竭或多脏器功能衰竭，死亡率高达 50%。

（1）静脉血栓：可累及肢体、脑、肝脏、肾脏、肾上腺、肺、大静脉、皮肤及眼等的静脉。深部静脉血栓较常见，常见于腋窝静脉、下肢大静脉、网膜静脉；皮肤浅表静脉受累可表现为网状青斑、皮肤溃疡、皮下结节等。静脉血栓与 IgG 型抗心磷脂抗体（ACL），尤其是反复静脉血栓者与 IgG 型 ACL 显著相关（P<0.0005）。与其他原因导致的血栓相比，血栓较严重，发生在少见部位（Budd-chiari 综合征、矢状窦和上肢末端血栓），发病年龄轻。

（2）动脉血栓：对患者威胁最大的是动脉血栓。可出现在肢体、脑、心脏、肾脏、肝、主动脉、皮肤、眼。其中动脉闭塞：如手指足趾及四肢坏死，心、肠、肝及肾上腺梗死等，除了少见的灾难性闭塞综合征外，这些病变常单发或散发性出现，突发性缺血性胸痛、心力衰竭或艾迪生危象可能预示这些病变的来临。除了反复发作，发生在少见部位，发病年龄轻，与非磷脂抗体相关的血栓无差异。

总之，血栓的发生与抗体的滴度有关，抗体滴度越高、发生血栓的危险性也越大，IgG 型抗体在血栓形成中起重要作用。广泛的微血栓形成可引发多器官衰竭。

APS 血栓的临床表现

累及血管		临床表现
静脉	肢体	深静脉血栓
	脑	中枢静脉窦血栓
	肝脏　小静脉	肝肿大，谷丙转氨酶升高

累及血管				临床表现
静脉	肝脏	大静脉		Budd-chiari 综合征
	肾脏			深静脉栓塞
	肾上腺			中央静脉血栓，出血、梗死，艾迪生病
	肺			肺血管栓塞，毛细血管炎，肺出血，肺动脉高压
	大静脉			上/下腔静脉综合征
	皮肤			网状青斑，皮下结节
	眼			视网膜静脉血栓
动脉	肢体			缺血性坏死
	脑	大血管		脑卒中，短暂性脑缺血发作，Sneddon 综合征
		小血管		急性缺血性脑病，多发性脑梗死性痴呆
	心脏	大血管		心肌梗死，静脉搭桥后再狭窄
		小血管	急性	循环衰竭，心脏停搏
			慢性	心肌肥厚，心律失常，心动过缓
	肾脏	大血管		肾动脉血栓，肾梗死
		小血管		肾血栓性微血管病
动脉	肝脏	肝梗死		
	主动脉	主动脉弓		主动脉弓综合征
		腹主动脉		附壁血栓
	皮肤			指端坏疽
	眼			视网膜动脉和小动脉血栓

2. 自发流产和死胎

妊娠期处于高凝状态，静脉血栓栓塞（VTE）的发生率为 8%～20%，较非妊娠妇女增高 3～7 倍，产后 6～8 周内 VTE 的危险性仍很高，此时如发生 APS 将进一步增加血栓的概率。APS 孕妇最重要的临床特点是在妊娠早期与中期极易发生习惯性流产，其中有一半发生在妊娠 10 周内。习惯性流产的原因有多种，10%～15% 由 APS 引起，其他病因有子宫发育不良、染色体异常、自身免疫或胎盘炎症等。此外，APS 还可引起死胎、早产、胎儿宫内发育迟缓与羊水过少等。习惯性流产和胎死宫内是 APS 的主要特征之一，可发生于妊娠的任何阶段，以妊娠 4～9 个月最多。APS 孕妇可发生严重的并发症，早期可发生先兆子痫，亦可伴有溶血、肝酶升高及血小板减少，即 HELLP 综合征。由于胎盘血管炎坏死性蜕膜血管病梗死及绒毛间血栓形成常致胎儿丢失，目前资料表明其流产可能与 ACL 或狼疮抗凝物（LA）有显著关联。习惯性流产的产生，目前认为是 APL 导致胎盘血栓形成、胎盘梗死或 APL 引起胎盘磷脂发生抗原抗体反应以致胎盘发育不全所致。与 APS 有关的胎儿死亡考虑为胎盘血栓形成的一种特殊情况，其直接原因是子宫胎盘供血不足所造成的缺氧。胎盘的组织学研究显示母体螺旋状动脉的血管病变导致胎盘梗死，可能是由于孕妇患 APS 伴反复流产而致胎盘绒毛表面膜联蛋白 V 表达减少。还有人发现，抗凝脂抗体使补体活化，C_4d 与 C_3b 沉积在胎盘表面并损伤胎盘。在 APS 的动物模型中还发现，妊娠失败可能与胚胎植入缺陷有关，这在妊娠早期胎儿死亡的机理中可能也起重要作用。APS 孕妇胎儿丢失的主要病理机制是滋养母细胞表面的阴离子磷脂与 β_2GPI 结合；同时这些细胞本身合成 β_2GPI，抗 β_2GPI 抗体造成了滋养母细胞的破坏。有学者提出了一个概念：抗磷脂抗体介导的不孕症，发现患不孕症的妇女 APL 阳性率增高。但 APL 与不孕症的关系尚未确定。

3. 血细胞减少

APS 血液表现包括血小板减少、Coombs 试验阳性、溶血性贫血、Fisher-Evans 综合征（自身免疫性溶血性贫血伴血小板减少）和中性粒细胞减少。IgG 型 APL 存在与血小板减少有明显相关性，APL 阳性者血小板减少率 3 倍于 APL 阴性者，其机制可能为 APL 可通讨与血小板细胞膜的磷脂成分结合，介导血小板破坏，并促进网状内皮系统对血小板的吞噬作用。另一方面，血栓的形成消耗了血小板。血小板减少并不能预防血栓形成，但存在血小板减少时，抗凝治疗有一定危险性。

4. 神经系统表现

APS 患者可以表现出目前几乎所有已知的神经系统症状，并往往以这些症状为其最突出的临床特点。其常见神经系统症状包括：脑卒中（13.1%～19.8%）、脑缺血（TIA）（7.0%～11.1%）、脑静脉血栓形成（0.7%）、头痛及偏头痛（20.2%）、眼综合征（15%～88%）、癫痫（7.0%～8.6%）、多发梗死性痴呆（2.5%）、舞蹈病（1.3%）、偏侧投掷症（0.3%）、Sneddon 综合征、MS 综合征、脊髓病（<1%）、吉兰-巴雷综合征、周围神经病变、急性脑病（1.1%）、短暂性全面性遗忘（0.7%）等。

二、检验与检查

1. 实验室检查

（1）抗心磷脂抗体（ACL）：目前标准化的检测方法是以心磷脂为抗原的间接酶联免疫吸附试验（ELISA）法，国际上对 IgG 和 IgM 型的 aCL 的检测结果的表述单位为 GPL（1μg/mL 纯化的 IgG 型 aCL 的结合抗原活性）和 MPL（1μg/mL 纯化的 IgM 型 aCL 的结合抗原活性）。

（2）狼疮抗凝物（LA）：LA 在体内与血栓形成密切相关，而罕有出血倾向。较常用的筛选试验有活化部分凝血活酶时间（APPT）、白陶土凝集时间（KCT）、凝血酶原时间（PT）、蛇毒凝集时间（RVVT）和凝血酶时间（TT）。其中最常用的是 APTT、PT。LA 对诊断 APS 的特异性强，但有时 APTT 可以正常，因此需要同时行多个筛选试验，KCT 的敏感性在所有筛选试验中是最高的，70%～90% 的 LA 患者出现 KCT 延长。APTT、KCT、RVVT 等除用于诊断 APS 外，其更重要的作用是作为检测治疗和估计是否再次发生栓塞的指标。目前，SSCE 委员会制订标准，建议按照下列步骤检测狼疮抗凝物或磷脂依赖性抗体：①磷脂依赖的凝集筛选试验延长（KPTT、KCT、RVVT、稀释的凝血酶原时间和 Textron 时间）。②利用正常的乏血小板混合血浆不能纠正。③补充外源磷脂能缩短或纠正延长的筛选试验。④排除其他抗凝集途径物质存在，如 FⅧ抑制剂和肝素等。

（3）抗 β_2 糖蛋白（β_2GPⅠ）抗体检测：用纯化的 β_2GPⅠ为抗原的 ELISA 法检测抗 β_2GPⅠ抗体，该抗体与血栓的相关性比 ACL 强，假阳性低，对诊断原发性 APS 的敏感性与 ACL 相近。

（4）抗核抗体（ANA）、抗可溶性核抗原（ENA）抗体：检查 ANA、ENA 和其他自身抗体以排除其他结缔组织病。

（5）常规检查：血、尿常规，肝肾功能及电解质，免疫球蛋白，补体（C_3、C_4 和 CH_{50}）及血沉等。APS 患者血小板多为轻至中度减少，重度较少亦不少见；出现肾小球血栓形成时可有蛋白尿；补体减低、红细胞管型尿和脓尿常提示狼疮性肾炎。

2. 影像学检查

（1）超声检查：二维超声显像和彩色多普勒技术是诊断大动脉和静脉血栓形成首选的无创方法，有较高的敏感性和特异性。血管多普勒超声有助于外周动、静脉血栓的诊断；M 型超声、切面超声则有助于心瓣膜结构和赘生物的检测；B 超还可监测妊娠中、晚期胎盘功能和胎儿状况。此外，TCD 检查对脑缺血诊断有重要意义。

（2）血管造影：血管造影是诊断血管内血栓的金标准，可显示有无血栓闭塞，血栓形成的部位、范围和程度及侧支循环情况。但血管造影为有创检查，有一定风险，要掌握其适应证。

（3）电子计算机断层扫描（CT）：头颅 CT 对脑梗死有重要诊断价值，胸部 CT 有利于诊断肺栓塞。

（4）磁共振检查（MRI）：比 CT 诊断价值更大，有利于早期病变的发现，有助于明确血栓大小和梗死灶范围。

总之，临床要根据受累血管、受累部位及各项检查的适应证和价值，选用影像学检查。

3. 组织活检

皮肤、胎盘和其他组织活检表现为血管内栓塞形成，一般无淋巴细胞或白细胞浸润，同样肾活检也表现为肾小球和小动脉的微血栓形成。

三、诊断标准

原发性 APS 的诊断主要依靠临床表现和实验室检查，还必须排除其他自身免疫病和感染、肿瘤等疾病引起的血栓。至今国际上无统一的诊断标准。目前诊断 APS 最常用的分类标准见下表。β_2GPI 抗体已被列入 2006 年悉尼标准。悉尼 APS 分类标准为了提高诊断特异性，对血栓和病态妊娠的临床表现进行了定义：血管栓塞需影像学的依据，如为小血管的栓塞，组织学还必须证实血管壁附有血栓，但没有显著炎症反应；对于病态妊娠有了明确的定义，同时要排除母亲解剖、激素异常及双亲染色体异常。

2006 年悉尼国际 APS 会议修订的分类标准

诊断 APS 必须具备下列至少 1 项临床标准和 1 项实验室标准[a]

临床标准

1. 血管栓塞[b]

任何器官或组织发生 1 次以上[c]的动脉、静脉或小血管血栓[d]，血栓必须被客观的影像学或组织学证实。组织学还必须证实血管壁附有血栓，但没有显著炎症反应。

2. 病态妊娠

①发生 1 次以上的在 10 周或 10 周以上不可解释的形态学正常的死胎，正常形态学的依据必须被超声或被直接检查所证实，或②在妊娠 34 周之前因严重的子痫或先兆子痫或严重的胎盘功能不全[e]所致 1 次以上的形态学正常的新生儿早产，或③在妊娠 10 周以前发生 3 次以上的不可解释的自发性流产，必须排除母亲解剖、激素异常及双亲染色体异常。

实验室标准[f]

1. 血浆中出现 LA，至少发现 2 次，每次间隔至少 12 周

2. 用标准 ELISA 在血清中检测到中～高滴度的 IgG/IgM 类 aCL 抗体（IgG 型 aCL>40GPL；IgM 型 aCL>40MPL；或滴度>99 的百分位数）；至少 2 次，间隔至少 12 周

3. 用标准 ELISA 在血清中检测到 IgG/IgM 型抗 β_2GPI 抗体，至少 2 次，间隔至少 12 周（滴度>99 的百分位数）

注：a. APS 的诊断应避免临床表现和 APL 阳性之间的间隔<12 周或>5 年。b. 当共存遗传性或获得性引起血栓的因素时也能诊断 APS，但应注明（A）存在；（B）不存在其他引起血栓的因素。危险因素包括年龄：（男性>55 岁，女性>65 岁）；存在已知的心血管危险因素（如高血压、糖尿病、低密度脂蛋白升高、高密度脂蛋白降低、胆固醇降低、吸烟、心血管病早发的家族史、体质量指数 ≥30kg/m²、微量白蛋白尿、肾小球滤过率<60mL/min）、遗传性血栓倾向、口服避孕药、肾病、恶性肿瘤、卧床和外科手术。因此，符合 APS 分类标准的患者应该按照血栓发生的原因分层。c. 过去发生的血栓可以认为是 1 项临床标准，但血栓必须是经过确切的诊断方法证实的，而且没有其他导致血栓的病因。d. 浅表静脉血栓不包括在临床标准中。e. 通常可普遍接受的胎盘功能不全包括以下 4 个方面：①异常或不稳定的胎儿监护试验。如：非应激试验阴性提示有胎儿低氧血症。②异常的多普勒流量速度波形分析提示胎儿低氧血症，如：脐动脉舒张末期无血流状态。③羊水过少，如：羊水指数≤5cm。④出生体质量在同胎龄儿平均体质量的第 10 个百分位数以下。f. 强烈推荐研究者对 APS 患者进行分型。Ⅰ：1 项以上（任意组合）实验室指标阳性；Ⅱa：仅 LA 阳性；Ⅱb：仅 ACL 阳性；Ⅱc：仅抗 β_2GPI 抗体阳性。

四、鉴别诊断

单从临床表现或实验室检查很难确诊原发性 APS。一个有中高滴度 ACL 或 LA 阳性的患者，并有以下情况应考虑 APS 可能：①无法解释的动脉或静脉血栓。②发生在不常见部位的血栓（如肾或肾上腺）。③年轻人发生的血栓。④反复发生的血栓。⑤反复发作的血小板减少。⑥发生在妊娠中晚期的流产。静脉血栓需与蛋白 C、蛋白 S 和抗凝血酶Ⅲ缺陷症，血栓性血小板减少性紫癜，纤溶异常，肾病综合征，阵发性夜间血红蛋白尿，白塞综合征及与口服避孕药相关的血栓等疾病相鉴别。动脉血栓需与高脂血症、糖尿病血管病变、血栓闭塞性脉管炎、血管炎、高血压等疾病相鉴别。

需要注意的是 APL 的出现并不一定发生血栓，约 12% 的健康人中可以出现 IgG 或 IgM 类 aCL 抗体阳性。梅毒和艾滋病、Lyme 病、传染性单核细胞增多症、结核等疾病分别有 93%、39%、20%、20% 的 APL 阳性率。一些药物如吩噻嗪、普鲁卡因酰胺、氯丙嗪、肼苯达嗪、苯妥英钠、奎宁、普萘洛尔和口服避孕药也可以诱导出 APL。另外，有一些恶性肿瘤如黑色素瘤、肾母细胞癌、肺癌、淋巴瘤和白血病等亦可出现 ACL 或抗 β_2GPI 抗体阳性。

1. 肾病综合征

肾病综合征易发生血栓形成、栓塞并发症，以肾静脉血栓较常见，肺血管血栓，下肢静脉、冠状动脉、脑血管血栓也不少见。本病需与 APS 鉴别，肾病综合征临床诊断不难：①尿蛋白超过 3.5g/d。②血浆白蛋白低于 30g/L。③水肿。④血脂升高。其中前两项为诊断所必需，肾穿刺活检可明确诊断。

2. 贝赫切特综合征

贝赫切特综合征是一种以口腔溃疡、外阴溃疡、眼炎及皮肤损害为临床特征的，累及多个系统的慢性疾病。病情呈反复发作和缓解的交替过程。其中有大、中动脉和（或）静脉受累者称为血管型，大、中血管炎可造成组织缺血和静脉阻塞症状，需与 APS 鉴别。贝赫切特综合征无特异学清血检查，ACL 和 LA 阴性，而针刺反应常阳性，其诊断特异性较强。

3. 血管炎

血管炎的病理基础是大小不等的动脉、静脉、微血管关壁或其周围有炎症改变，大动脉炎多累及主动脉及其分支，临床可分为：①头臂动脉型。②主-肾动脉型。③广泛型。④肺动脉型。结节性多动脉炎（PAN）、显微镜下多血管炎（MPA）、变应性肉芽肿性血管炎（AGA）和 Wegener 肉芽肿（WG），主要累及中小动脉和微血管，引起多系统表现。患者血清抗中性粒细胞抗体（ANCA）常阳性，而 APL 阴性，与 APS 最关键的鉴别点是受累血管壁有明显炎症改变。

4. 抗磷脂抗体阳性的其他疾病

自身免疫疾病：系统性红斑狼疮、盘状狼疮、类风湿关节炎和干燥综合征；恶性肿瘤：实体肿瘤（癌）、血液系统肿瘤（白血病和淋巴瘤）；过敏性紫癜等。

【病因病机】

根据本病的临床症状，应归属于中医学瘀血证范畴。中医历代医籍中对瘀血为病的论述很多，早在汉代张仲景《伤寒论》中有云："其人喜忘者，必有蓄血"，说明瘀血影响及心，引起心主神志的功能异常，而发生精神症状。清代王清任《医林改错》亦指出癫狂一证与"气血凝滞脑气有关"。唐容川《血证论》中更是明确指出："瘀血攻心，头痛，头晕，神气昏迷，不省人事。"此外，明代李梴《医学入门》认为"瘀血痛有常处，刺痛拒按"等。相关的症状描述还有出血、肿块、发热、口渴等，与本综合征的临床表现颇为一致。治疗以活血化瘀为大法，辅以益气行血，助阳散寒，滋阴养血等法。代表方剂有《医林改错》中逐瘀汤类方、桃红四物汤、温经汤、补阳还五汤等，临床应用均有良效。

中医认为，本病的发生和发展主要与先天禀赋不足、外感六淫之邪、营卫气血失调、脏腑功能紊乱、痰浊瘀血内生等因素密切相关，本病的发生是内因与外因相互作用的结果，外感六淫之邪是疾病的外在原因，先天禀赋不足、营卫气血失调、脏腑功能紊乱是内在原因，瘀热是核心。按病位可分为脏腑瘀热、血脉瘀热、窍络瘀热等。

六淫杂至，或与风寒相合，或风湿、湿热相兼，或毒火、燥火外侵，燔灼气血，热壅血瘀，瘀热互结，易于损伤脏腑功能，病久入络，络热血瘀，瘀热胶结，留着不去，内舍脏腑，迁延难已。

其病因有多种，主要原因为肾虚冲任不固，不能摄精养胎，次为气血虚弱，不能滋养胎元，血热亦是原因之一。从抗磷脂抗体综合征所致流产看，发病因虚因热者多。其虚多为肾虚，其热多为血热、湿热。同时由于孕后血聚荫胎，肝木抑而不达，肝无所藏，若有情志不舒或如动怒，则相火易动。肾虚火动而致胎漏下血或堕胎。

【辨治思路】

一、识症

1. 下肢肿痛

突发单侧下肢肿痛，疼痛固定，肤色不红，舌质暗红或紫或有瘀点，脉细或涩。影像学（彩超，或 CT，或 MRI，甚至血管造影）可见血管栓塞，发病年龄偏低。反复血栓发生史且血栓严重，伴（或不伴）血小板减少，反复流产史，可见 aCL（+），或（和）LA（+），或（和）β_2GPI 抗体（+）。

2. 胸痛

突发胸闷、胸痛，或胸痛彻背，面色青或白，甚者大汗，晕厥，舌质暗红或紫或有瘀点，脉细或涩或弦。心电图可见 ST 段异常抬高、坏死性 Q 波、T 波倒置，和

（或）心肌酶谱、肌钙蛋白、肌红蛋白异常。冠状动脉 CT 或者造影可见冠状动脉栓塞，心脏彩超可见（或不见）心脏瓣膜病变。发病年龄偏低，无高血脂、冠状动脉粥样硬化病史。反复血栓发生史、血小板减少或正常、反复流产史，可见 aCL（+），或（和）LA（+），或（和）β_2GPI 抗体（+）。

3. 肢体偏瘫

突发半身不遂、言语謇涩等，甚至昏迷，即脑卒中。舌质暗红或紫或有瘀点，脉细或涩或弦。头颅 CT，或 MRI 提示脑梗死，MRA 或脑血管造影提示脑血管血栓。发病年龄偏低，无高血脂、高血压病史。反复血栓发生史，伴（不伴）血小板减少、反复流产史，可见 aCL（+），或（和）LA（+），或（和）β_2GPI 抗体（+）。

4. 病态妊娠

自发性流产（妊娠 10 周以前发生 3 次以上），或发生死胎（10 周或 10 周以上），或早产（妊娠 34 周之前），伴严重的子痫或先兆子痫。平素月经色暗，血块多，经行腹痛，月经量少或量多，舌质暗红或紫或有瘀点，脉细或涩或弦。超声或直接检查显示胎儿或新生儿形态学正常，排除母亲解剖、激素异常及双亲染色体异常。反复血栓发生史，伴（不伴）血小板减少，可见 aCL（+），或（和）LA（+），或（和）β_2GPI 抗体（+）。

5. 紫癜

双下肢紫癜样皮疹，面色黧黑，舌质紫暗或有瘀点、瘀斑，脉弦或弦细。血常规提示血小板减少，血红蛋白减少或正常，Coombs 试验阳性。伴（不伴）反复血栓发生史、反复流产史，可见 aCL（+），或（和）LA（+），或（和）β_2GPI 抗体（+）。

6. 泡沫尿

泡沫尿，伴浮肿、腰酸、头晕，舌暗红，或有瘀斑，苔薄，脉弦数、弦细、细数。尿检示蛋白尿，肾功能升高，肾组织病理学示肾内小动脉或肾小球毛细血管的纤维性血栓及纤维性肾内动脉或小动脉闭塞、肾内小动脉纤维性内膜增生（FIH）、肾内血管血栓再通、局灶性肾皮质萎缩（FCA）等。伴（或不伴）反复血栓发生史，血小板减少、反复流产史，可见 aCL（+），或（和）LA（+），或（和）β_2GPI抗体（+）。

7. 暴盲

突然单侧或双侧失明，曾伴（或不伴）一过性黑蒙、眼红、眼干。舌质暗，或夹瘀点、瘀斑，脉弦涩或细涩。发生于 50 岁以下，无高血脂、糖尿病、高血压的等病史。伴（或不伴）反复血栓发生史，血小板减少、反复流产史，可见 aCL（+），或（和）LA（+），或（和）β_2GPI 抗体（+）。

二、审机

瘀热为本病核心病机，或因于外感，或因于内伤。无形之热毒附于有形之瘀，相互搏结，邪热稽留不退，瘀血久踞不散，两者互为因果，致血液稠浊，血涩不畅，加重血瘀；血瘀又可蕴积化热，而致血热炽盛，促使病势不断演变恶化。

血热瘀阻：外感六淫化火，传里入血，热壅血瘀；或素体阴虚，火热偏亢，热郁血瘀，瘀热并存，手足掌面、背面瘀点累累，或见四肢片状紫斑、网状青斑，面部升火，舌红，或暗红，脉细数或弦数。

瘀阻胞宫：瘀热相搏，胶结难化，损伤冲任，瘀阻胞宫，胎无所养，胎元不固，屡孕屡堕，甚或应期而堕。《灵枢·邪气脏腑病形》曰："有所堕坠，恶血留内"，张子和有"余虽用补，未尝不以攻药居其先，何也？盖邪未去不可言补，补之则适足资寇"之论。

瘀热血溢：瘀血阻滞，阻于脉络，脉络瘀阻，气血运行不畅；热迫营血，溢于脉外，或瘀阻络伤，络破血溢，致血不循经而出血，见皮肤斑点青紫，时起时消，吐血、咳血、便血等血色紫暗，月经夹血块。

瘀阻血脉：外邪客于经脉，气血凝塞，久则成瘀，闭阻肢体脉道，不通则痛，不通则不荣，见肢体肿胀疼痛，血随气逆，阻于目络，目失所养而失明，痹阻心脉而胸闷、胸痛，上犯清窍，脑中蓄血，扰乱神明，可致昏迷（脑卒中），肢体官窍脏腑功能紊乱。《素问·痹论》曰："在于脉则血凝而不流""病久入深，荣卫之行涩，经络时疏，故不痛"。《素问·五脏生成》曰："凝于脉者为泣。"其可表现为肢体疼痛，皮肤不仁，肌肤变暗或苍白，脉搏微弱或无脉等症。

瘀热损肾：瘀热阻于下焦，肾与膀胱蓄血，血瘀水停，见浮肿，热伤肾络，固摄无力而见小便红赤，精微下注见泡沫尿。腰为肾之府，肾损而腰酸。

三、定治

根据本病病因病机，确立养阴清热，凉血化瘀，活血通络，补益肝肾的治疗大法。根据疾病的病理特点，可参照中药现代药理研究，选用抑制免疫、抗血管炎、抗栓塞的中药。

四、用药

养阴清热选用生地黄、玄参、麦冬、知母、生石膏之类；凉血化瘀选用水牛角、牡丹皮、郁金、赤芍之类；活血通络选用川芎、莪术、当归、鬼箭羽、丹参、红花、桃仁、虎杖、羊蹄根、金雀根、徐长卿、岗稔根、忍冬藤、鸡血藤之类；补益肝肾选用续断、菟丝子、桑寄生、杜仲之类。

【辨证论治】

1. 血热瘀阻

主症：症见手足掌面、背面瘀点累累，或见四肢片状紫斑、网状青斑，时有面部升火，舌红，或暗红，或见瘀斑，苔薄，脉细数或弦数。

治法：养阴清热，凉血化瘀。

方药：自拟紫斑汤合红斑汤加减。

生地黄 30g，玄参 30g，生石膏 30g（先煎），黄芩 30g，忍冬藤 30g，鬼箭羽 15g，槐花米 12g，水牛角 15g（先煎），川牛膝 12g，生甘草 6g。

加减：紫斑明显，加赤芍 15～30g，牡丹皮 12g；觉内热，加青蒿 15g，知母 9g。

2. 胞宫瘀血，胎元不固

主症：屡孕屡堕，甚或应期而堕，体质纤弱，精神抑郁，面部暗斑，胸胁胀痛，腰膝酸软。月经不调，量少色暗，夹血块，或伴小腹疼痛拒按。舌质紫暗或有瘀点、瘀斑，脉沉细或细涩。类似于自发性习惯流产患者。

治法：活血化瘀，佐以补肾。

方药：寿胎丸加减。孕前、孕后宜连续治疗。

加减：腹痛，加延胡索 9～15g。形寒肢冷，加桂枝 3～9g。

3. 瘀热血溢

主症：皮肤斑点青紫，时起时消，吐血、咳血、便血等血色紫暗，月经夹血块，腹部有痞块，腹胀痛或刺痛，痛有定处，面色黧黑，舌质紫暗或有瘀点、瘀斑，脉弦或弦细。表现为血小板减少的临床症状。

治法：活血通络，祛瘀生新。

方药：桃红四物汤加减。

加减：病久气虚者加黄芪、党参、白术各 15g；阴虚者合二至丸。

4. 瘀阻血脉

主症：①肢体疼痛，肿胀，皮色暗红，活动后加重。②或心前区剧痛，痛引肩背，胸闷，憋气，两胁胸闷，噫气频频。③或头昏，头痛，猝然昏迷，半身不遂，口眼歪斜，语言不利，疲乏，头晕心悸。④或暴盲，眼底动脉血管阻塞，视网膜水肿，常见头晕胸闷、胸胁胀痛等。舌质暗，或夹瘀点、瘀斑，脉弦涩或细涩。

治法：化瘀开窍，通络止痛。

方药：①静脉血栓形成，用复元活血汤加减。②心肌梗死，用血府逐瘀汤加减。③脑血栓形成，用补阳还五汤加减。④视网膜动脉栓塞，用通窍活血汤加减。

5. 瘀热损肾

主症：症见泡沫尿，或小便红赤，伴有腰酸、头晕，浮肿，舌暗红，或有瘀斑，苔薄，脉弦数、弦细、细数。

治法：补肾养阴，活血利水。

方药：自拟清肾汤合红斑汤加减。

生地黄 30g，炙龟甲 12g，知母 15g，生石膏 30g（先煎），黄芩 30g，莪术 30g，赤芍 15g，川芎 9g，落得打 30g，接骨木 30g，六月雪 30g，猪茯苓各 12g，泽泻 12g，杜仲 12g，续断 12g，苦参 30g，甘草 6g，大枣 5 枚。

加减：头晕，加天麻 9～12g，钩藤 15g；浮肿，加冬瓜皮 15～30g，玉米须 15～30g。

【其他治法】

1. 针灸治疗

脑卒中患者选穴：肩髃、曲池、手三里、外关、合谷、环跳、阳陵泉、足三里、丰隆、解溪、昆仑、太冲、太溪等。

操作：毫针刺，平补平泻。

2. 中药熏洗/熏蒸

对下肢肿痛者可选用局部熏洗疗法，发挥活血化瘀、疏通脉络的作用。

【预防和调护】

1. APS 患者妊娠期，自孕前或早孕就开始进行长期密切监护，注意胎儿的生长发育及妊娠并发症的出现。

2. 流产患者病情反复，加以心理疏导和鼓励，解除患者精神压力。注意劳逸结合，保持气血畅通，怀孕间隔不宜过小，以保证机体的正气恢复。

3. 由于抗凝剂的最大副作用是出血，用药期间严密观察患者有无齿龈、鼻及皮下出血，每周复查血小板功能、出凝血时间、部分凝血活酶时间等指标。

4. 血小板减少患者，动作宜缓，避免磕碰，宜用软毛牙刷。

第十一节　巨细胞动脉炎与风湿性多肌痛

【概述】

巨细胞动脉炎又称为颞动脉炎，是一种侵犯大、中动脉为主的系统性血管炎，其临床表现差异较大，典型症状为血管受累所致的缺血性表现，如颞部疼痛、头皮压痛、间歇性下颌或肢体运动障碍和失明。患者多见于 50 岁以上的女性，北欧国家发病率较高。

风湿性多肌痛是一种以颈部、肩胛带肌和骨盆带肌疼痛和僵硬为主要特征，红细胞沉降率升高，伴或不伴发热等全身反应为表现的临床综合征。多好发于 50 岁以上人群，有家族聚集趋势。

巨细胞动脉炎患者中有 40%～60% 同时合并风湿性多肌痛，并有 20%～40% 的患者以风湿性多肌痛为首发表现。巨细胞动脉炎预后随受累血管不同而异，影响大血管或有脑部症状者则预后不良。该病极易误诊或漏诊，及时的诊断和正确的治疗可使预后大为改观。

【源流】

巨细胞动脉炎可归属于中医学"脉痹"范畴；而风湿性多肌痛，与中医学"肌痹"症状较吻合。

脉痹、肌病之病名均始见于《黄帝内经》。《素问·痹论》中曰："风寒湿三气杂至，合而为痹……以夏遇此者为脉痹，以至阴遇此者为肌痹"，提示了季节因素在痹病发病中的重要作用。

《素问·痹论》对脉痹论述较详，对其病因、病机、临床表现、治疗等进行了全面的概括。如《素问·四时刺逆从论》曰："阳明有余病脉痹身时热"强调了脉痹的病因及证候表现；关于脉痹病机的阐述最早出自《素问·痹论》，"在于脉则血凝而不流"，瘀血阻于脉络是脉痹的基本病机。此外，《黄帝内经》还提出了脉痹的治疗原则，"血和则经脉流行，营复阴阳""病在脉，调之血""病在血，调之络"。《黄帝内经》记载了使用放血疗法治疗脉痹，还提出汤剂内服治疗，如《素问·移精变气论》曰："中古之治病，至而治之，汤液十日，以去八风五痹之病。"

肌痹在《黄帝内经》中亦有论述。如《素问·长刺节论》曰："病在肌肤，肌肤尽痛，名曰肌痹，伤于寒湿"，认为肌痹的外因在于感受寒湿之邪。《素问·痿论》曰："大经空虚，发为肌痹"，则强调了内因是经气亏虚。《黄帝内经》提到肌痹的证候："肉痹寒中""在于肉则不仁""病在肌肤，肌肤尽痛，名曰肌痹"。此外，《黄帝内经》对针刺治疗肌痹，指出"视其虚实"而"调之""熨而通之""其瘛坚，转引而行之"等治疗原则；除了内服汤药，还载有中药外治法。如《素问·阴阳应象大论》曰："其有邪者，渍形以为汗。""渍形"即熏蒸治疗，并记载用椒、姜、桂和酒煮沸熏蒸治疗等。

隋代《诸病源候论》《备急千金要方》等对脉痹、肌痹的病因、表现、治疗均有论述。如脉痹的证候，《诸病源候论》曰："血凝不流，令人萎黄。"《备急千金要方》提出脉痹、肌痹均应重视针灸治疗，"汤药攻其内，针灸攻其外"。对于肉极肌痹要辨证，强调早期治疗，并列治疗肉极肌痹方八首，如用麻黄止汗通肉解风痹汤治肉热极肌痹，西州续命汤治肉极虚热肌痹。

宋代《圣济总录》则首次对脉痹的理法方药系统论述，但多从《黄帝内经》之说。宋代许叔微《普济本事方》用续断丸"治风湿四肢浮肿，肌肉麻痹，甚则手足无力"；乌头丸治"肌体如木，皮肤粗涩及四肢麻痹"；薏苡仁散治"肌肉疼痛"，至今沿用。

明清时期对脉痹、肌痹的认识有所发展，论述较多。如《儒门事亲》认为脉痹可传变为筋痹；《医宗必读》提出治痹原则及汤药："在外者祛之犹易，入脏者攻之实难。治外者散邪为急，治脏者养正为先""脉痹……升麻汤主之""肌痹……神效黄芪汤主之"。吴谦《医宗金鉴》认为脉痹、肌痹应分虚实辨治，丰富了治法内容。

【病因病机】

无论脉痹、肌痹，外因均是感受风寒湿热毒邪；内因为脏腑阴阳失调，气血不足。

久居湿地、冒雨涉水、冷热无常等致风寒湿等邪气侵犯肌肤，阻闭气血，脉络不通而发为痹病。如《灵枢·刺节真邪》曰："虚邪之中人也，洒淅动形，起毫毛而发腠理，其入深……抟于脉中，则为血闭不通……抟于肉，与卫气相抟，阳胜者则为热，阴胜者则为寒……留而不去，则痹；卫气不行，则为不仁。"陈言《三因极一病证方论》曰："三气袭人经络，入于筋脉、皮肉、肌肤。"

平素饮食不节，或忧愁思虑，损伤脾胃，气血生化不足，卫外不固，外邪乘虚入于经脉，而致脉痹、肌痹。《素问·刺法论》云："正气存内，邪不可干。"《灵枢·百病始生》云："风雨寒热不得虚，邪不能独伤人。"《灵枢·口问》曰："邪之所在，皆为不足。"这些均强调了正虚为致痹的关键因素。

恼怒伤肝，肝郁气滞，瘀阻血脉，而致脉痹；或肝失条达，肝肾阴虚，肝阳上亢，上扰清窍，消灼津血，血液瘀滞发为脉痹；或素禀亏虚，忧愁思虑，饮食不节，脾胃失运，痰浊内生，阻滞血脉、肌肉，则成脉痹、肌痹。脾虚运化失常，水湿停留，蕴成痰浊；或气虚血行涩滞，而致瘀血，痰瘀阻络，肌肉失养，发为肌痹。

脉痹与肌痹均为五体痹，组织部位相近，病变容易合并出现。另外，肌痹可传变为脉痹，如《儒门事亲》曰："肉痹不已而成脉痹。"脉痹可向心痹传变，如《圣济总录》曰："脉痹不已，复感于邪，内舍于心，是为心痹。"其揭示了其传变规律。

脉痹的发病若以外邪、实邪为主，其起病急，症状重，常伴发热、恶寒，全身肌肉酸痛；偏于寒湿重者多肢冷身重，病情迁延。

肌痹早期多实证，风寒湿邪或毒热邪盛为主；若脾胃经脉亏虚，营卫不固，病情迁延，外邪留恋，多虚实并见，虚为脾肾不足，实为寒湿或湿热阻络。

【临床诊断】

一、临床表现

1. 巨细胞动脉炎

发病可急可缓，一些患者可指出发病的日期，但多数在症状出现后数周或数月才被诊断。前驱症状包括乏力、纳差、体重减轻及低热等。发热无一定规律，多数为中等，38℃左右，发热偶可高达40℃左右。

巨细胞动脉炎有多种临床表现，这些临床表现与血管损伤或全身性炎症引起的组织缺血相关。

（1）头部：通常有2/3的患者发生头痛，性质为严重和新发生的头痛。头痛最典型发生在颞部，也可能是额部、顶部或枕部。疼痛的性质可是刀割样或烧灼样或持续性胀痛。可伴有头皮痛或可触及的痛性结节。病侧颞浅动脉可见变粗、迂曲、搏动减弱或消失。值得注意的是，头痛剧烈程度常常与血管炎的严重程度不平行。

（2）眼部：常表现为视物模糊、眼睑下垂、复视、部分失明或全盲。可为一过性或者永久性。眼动脉或后睫动脉炎症导致的缺血性视神经炎是失明最常见的原因。此外，视网膜动脉阻塞和后部缺血性视神经病变也可导致视觉丧失。

失明可以是初发症状，但一般出现在其他症状之后数周或数月，视觉障碍初始可为波动性，以后变为持续性，可呈单侧或双侧。一侧失明如未积极治疗，对侧可在1~2周内被累及。眼底检查：早期常为缺血性视神经炎，视乳头苍白、水肿，视网膜水肿，静脉曲张，可见棉絮样斑及小出血点，后期可见视神经萎缩等。

眼肌麻痹也较常见。表现为眼睑下垂、上视困难、时轻时重、常与复视同时出现。有时可出现双侧瞳孔大小不等，或出现霍纳征。眼肌麻痹可能由视神经或眼肌病变引起，可间歇性出现向上凝视困难。

（3）间歇性运动障碍：半数患者因面动脉炎，局部供血不良，引起下颌肌痉挛，出现间歇性的咀嚼不适、咀嚼疼痛、咀嚼停顿和下颌偏斜等，称为"颌跛行"。有时因舌肌运动障碍出现吞咽困难、味觉迟钝、吐字不清等。严重的面动脉狭窄可导致下颌肌痉挛或舌部坏疽。间歇性运动障碍也可影响到四肢，表现为间歇性跛行、上肢活动不良。

（4）神经系统表现：约30%的患者出现多种神经系统症状。如由于颈动脉或椎动脉病变而出现发作性脑缺血、中风、偏瘫或脑血栓等，是巨细胞动脉炎的主要死因之一。由于神经血管病变引致的继发性神经病变表现也多种多样，如单神经炎、周围多神经炎、上下肢末梢神经炎等，偶尔表现出运动失调、谵妄、听力丧失等。

（5）心血管系统表现：巨细胞动脉炎躯体大血管受累10%~15%，可累及锁骨下动脉、腋动脉、肱动脉、冠状动脉、胸主动脉、腹主动脉、股动脉等。因而可导致锁骨下动脉等部出现血管杂音，动脉搏动减弱或无脉症，假性动脉瘤，上下肢间歇性运动障碍等。冠状动脉病变可导致心肌梗死、心力衰竭、心肌炎和心包炎等。

（6）呼吸系统表现：较少累及呼吸系统（10%），可表现为持续性干咳、咽痛、声嘶等，可能是受累组织缺血或应激所致。

2. 风湿性多肌痛

（1）一般症状：发病前一般状况良好，可突然起病。晨间醒来出现肩背或全身酸痛、不适、低热、乏力等症状；亦可隐袭起病，历时数周或数月，且多伴有体重减轻等。

（2）典型症状：颈肌、肩肌及髋部肌肉僵痛，可单侧或双侧，亦可局限于某一肌群。严重者不能起床，上肢抬举受限，下肢不能抬举，不能下蹲，上下楼梯困难等。但这些症状与多发性肌炎不同，活动困难并非真正肌肉无力，而是肌肉酸痛所致。有些病变也可累及肢带肌肌腱附着部，有些也可出现腕及指间关节疼痛和水肿，甚至出现胸锁、肩、膝或髋关节的一过性滑膜炎。

二、诊断要点

1. 巨细胞动脉炎

极易误诊或漏诊，对原因不明的老年人发热和血沉明显增快的，尤其有头皮触痛、颞动脉触痛或搏动减弱的，应考虑本病的可能。

诊断标准：

目前采用 1990 年美国风湿病学会巨细胞动脉炎分类标准作为诊断标准：

①发病年龄≥50 岁。②新近出现的头痛：新近出现的或出现新类型的局限性头痛。③颞动脉病变：颞动脉压痛或触痛、搏动减弱。应除外颈动脉硬化所致。④血沉增快：魏氏法测定血沉≥50mm/h。⑤动脉活检异常：活检标本示血管炎，其特点为单核细胞为主的炎性浸润或肉芽肿性炎症。常有多核巨细胞。

符合上述 5 条标准中的至少 3 条可诊断为巨细胞动脉炎。

2. 风湿性多肌痛

老年人有不明原因发热、血沉增快和不能解释的中度贫血，并伴举臂、穿衣、下蹲及起立困难，在排除肿瘤等其他疾病后要考虑风湿性多肌痛。

诊断标准（可根据下述 6 条临床特征进行诊断）：①发病年龄≥50 岁。②颈部、肩胛部及骨盆部肌肉僵痛，至少 2 处，并伴晨僵，持续 4 周或 4 周以上。③血沉≥50mm/h（魏氏法）。④抗核抗体及类风湿因子（RF）阴性。⑤小剂量糖皮质激素（泼尼松 10～15mg/d）治疗反应甚佳。⑥需除外继发性多肌痛症。

【临证思路】

一、识症

头痛：风、痰、瘀、虚是导致头痛发作的重要原因。初起出现头痛，偏于一侧，发作时胀痛或者跳痛，系风袭脑络，阻遏清阳所致；头昏胀痛，心烦易怒，夜寐不安，口苦、面红，或有胁痛，多因忧思恼怒，肝气不畅引起肝风内动，或肝郁化火，阳亢火生，上扰清窍引起。如若头痛昏蒙，胸脘满闷，纳呆，呕恶，舌苔白腻，脉滑或者弦滑，责之脾失健运，痰湿内生，阻遏清阳，上蒙清窍，导致痰浊头痛。头痛经久不愈，痛处固定不移，痛如针刺，或有头痛外伤史，舌紫暗或有瘀斑、瘀点，苔薄白，脉细涩，气血凝滞，脉络不通，导致瘀血头痛。

肌痛：发作时常常肌肉痛不可触，恶寒高热，关节肿痛，多为湿热之邪或风寒湿邪乘虚外侵，日久化生湿热凝涩筋脉而致。如后期四肢肌肉疼痛，面色不华，精神不振，腰膝酸软，四肢软弱无力，午后潮热，多因久病耗气伤阴，累及脾肾，脾虚运化无权，湿热内生，复感外邪，内外相引，湿热流注于肌肉关节而见疼痛。久病及肾，外邪乘虚而入，邪气滞留关节、肌肉，不通则痛。

发热：恶寒发热，无汗，头痛，四肢肌肉酸痛，鼻塞流涕，咽痒，多为风寒客表，卫阳被遏，邪气不得外越而致。若高热不退，不恶寒，口渴，心烦躁动，或口苦咽干、大便躁结、小便黄赤，为热邪入里，内传阳明，正邪剧争，里热炽盛。若发热缠绵，热势不甚，头身困重，胸脘痞闷，纳呆，为湿热之邪困阻脾胃，湿热交蒸，湿阻中焦，气机升降失常而致。后期可见五心烦热，骨蒸颧红，盗汗、失眠，口干咽燥，为久病伤阴，或素体阴虚，阴液亏虚，阳气相对偏盛而致发热。

二、审机

疾病活动期：湿热之邪或风寒湿邪乘虚外侵，邪客肌肤，郁久化热，湿热凝滞肌肉，见肌肉、关节痛不可触或肿痛。湿热相搏，邪正胶着发病，故见身热不扬。风寒湿邪郁而化热，或感受热毒之邪，流于肌肤、关节，见肌肉、关节痛不可触或肿痛，高热，烦渴。脾虚运化无权，痰湿内生，故口中黏腻不爽、胸闷、纳呆、头部昏蒙、呕吐痰涎。寒湿之邪痹阻经络，不通则痛，症见肌肉、关节疼痛、头痛、手足青紫。肝阳上亢，肝风内动，风火相扇，痰瘀阻络，见头痛、心烦易怒、目赤、口苦、腰酸腿软。

疾病缓解期：久病耗气伤阴累及脾肾，脾阳不振，脾气虚衰，气血不足，肌肉失养，故见肌肤不仁，四肢倦怠乏力，甚至肌肉萎缩。脾失健运，痰湿中阻，见肌肉关节酸痛肿胀、胸脘痞闷、纳呆。脾肾阳虚，阴寒内生，故见畏寒肢冷，手足不温，腰膝酸软，口淡不渴，或面浮肢肿、小便频数，或男子阳痿，女子带下清稀；久病则瘀滞，气虚则血停，见肌肤麻木不仁，皮色暗黑，脉涩。久病或郁久伤阴，肝肾不足，精血凝涩，痹阻血脉，见潮热、盗汗，肢体酸痛，关节灼痛，头痛头晕，失眠等。

三、定治

治疗总则为散寒祛湿、活血通络、益气养血、补肾助阳。

脉痹根据客者除之、血实者决之的原则，治宜益气活血为主，阳虚不运者温阳通脉，血虚者补血，瘀阻重者破血消瘀。

肌痹疾病初期应祛除寒湿等外邪，而后活血化瘀、通利经络。疾病缓解期，正气已衰，应补益脾肾以助阳，补益肺气以固卫。

因本病为五体痹，据五体所合，先安未受邪之地。一方面可扶正以祛邪，促使痹邪速去；另一方面又可防止痹邪内舍相应脏腑而成为脏腑痹。同为风寒湿痹，肌痹当顾脾胃，脉痹当温阳益气活血。

痹病的治疗应注意视病位浅深，祛邪扶正分主次。病位越浅表，越应注重祛外邪；病位越深入，越应注重扶正气。如同为风寒湿痹，肌痹当以散寒解肌除湿为主，脉痹以益气活血为主。

祛风除湿之品易伤营卫之气，健脾补肾之药则易留恋外邪致病难愈。临床上应注意防止药物的副作用。

四、用药

疾病活动期：湿热之邪客肌肤，或风寒湿邪郁久化热，凝滞肌肉，症见肌肉酸痛肿胀，身重疲倦乏力，口中黏腻不爽，身热不扬，治宜清热除湿，活血通络。清热除湿，药用苍术、白术、薏苡仁、萆薢、黄柏、秦艽等；活血通络，药用当归、赤芍、白芍、穿山龙、僵蚕、川牛膝等；行气活血，药用川芎、枳实、延胡索等。风寒湿之邪郁而化热，或感受热毒之邪，流于肌肤、关节，见肌肉、关节痛不可触或肿痛，高热，烦渴，治宜清热解毒，凉血活络。清热解毒，药用石膏、生地黄、水牛角、黄连、栀子、黄芩等；凉血活络，药用知母、赤芍、生地黄、玄参、牡丹皮等。湿邪困阻脾阳，宜加健脾之品，如重用薏苡仁；寒湿之邪痹阻经络，不通则痛，症见肌肉及关节疼痛、头痛、手足青紫，宜散寒除湿，温经通脉，药用麻黄、细辛、桂枝、附子、当归等；活血通络，药用丹参、红花、牛膝、泽兰、鸡血藤、鬼箭羽、姜黄、水蛭等。肝阳上亢，生风化火，症见头痛、心烦、口苦、目赤、腰膝酸软，治宜平肝潜阳息风，药物有天麻、钩藤、石决明、夏枯草、龙胆草、山茱萸、栀子等。

疾病缓解期：脾气虚衰，脾失运化，气血不足，肌肉失养，故见肌肤不仁，四肢倦怠乏力，甚至肌肉萎缩，治宜健脾益肾、补气养血，药用生黄芪、山药、茯苓、党参等；脾肾阳虚，运化无权，肾阳虚衰，机体失于温煦，肾脏开阖不利，故见肌肉关节酸痛肿胀，畏寒喜暖，手足不温，腰膝酸软，口淡不渴，或面浮肢肿，纳差腹胀，小便频数，大便稀溏，或男子阳痿，女子带下清稀，治宜温补脾肾，药用黄芪、白术、附子、肉桂、当归、杜仲等；久病损阳，难病必瘀，经脉凝滞，后期多见乏力、肌肤紫暗、头部及关节刺痛，治宜活血化瘀，宣通经络，药用当归、香附、红花、桃仁、地龙等。久病或郁久伤阴，肝肾不足，精血凝涩，痹阻血脉，见潮热、盗汗、肢体酸痛，关节灼痛，头痛头晕，失眠等，治宜养阴清热、凉血化瘀，药用玄参、青蒿、白薇、知母、黄芩、牡丹皮、生地黄、赤芍等。

【辨证论治】

1. 湿热阻络

主要症状：肌肉酸痛肿胀，身重疲倦乏力，头痛，口中黏腻不爽，身热不扬，食欲不振，胸脘痞闷，舌红苔黄腻，脉滑细数。

治疗方法：清热利湿，化瘀止痛。

临证处理：四妙散合知柏四物汤加减。药用苍术、白术、薏苡仁、萆薢、黄柏、秦艽、地黄、知母、当归、赤芍、白芍、忍冬藤。肌肤紫暗，瘀血痹阻，可加穿山龙、僵蚕、川牛膝等活血之品；纳呆、乏力明显者重用薏苡仁。

中成药：可选用二妙丸、龙胆泻肝丸、当归拈痛丸等。

体针：按疼痛部位，选穴以足太阳项部和手太阳肩部穴位为主。选取合谷、太冲、曲池、太阳、上星、百会、后溪、申脉、风池、天柱、天宗、秉风、曲垣等，均以泻法。

2. 毒热入络

主要症状：头痛，肌肉、关节痛不可触或肿痛，伴肌肉无力，恶寒高热，或口渴、心烦躁动，或口苦咽干，纳呆，大便躁结，小便黄赤，舌质红，苔黄，脉洪大或滑数。

治疗方法：清热解毒，凉血通络。

临证处理：清热地黄汤加减。药用水牛角、生地黄、赤芍、白芍、牡丹皮、葛根、板蓝根、土茯苓、丝瓜络等。若热甚，加黄柏、连翘；表虚加生黄芪；便秘加大黄；阴虚内热重用生地黄。

中成药：可选用五虎化毒丹等。

体针：太溪、丘墟、八风，均泻法；或肩髃、肩髎、曲池、外关、合谷，均用泻法。疼痛剧烈者配合围刺放血法。

3. 寒湿痹阻

主要症状：患肢疼痛、酸胀、麻木，皮肤苍白，四肢抬举无力，遇冷加重，得温则舒，伴身重，或有关节疼痛、晨僵，傍晚额头疼痛加重，纳呆，舌质淡，舌苔白腻，或舌有齿痕，脉弦紧。

治疗方法：散寒祛湿，解肌通络。

临证处理：薏苡仁汤加减。药用薏苡仁、当归、川芎、炙麻黄、桂枝、羌活、独活、防风、川乌、苍术、甘草、干姜。湿重于寒者，可加木瓜、防己、蚕砂、土茯苓；经脉拘急者，加全蝎、僵蚕；痛甚，加乳香、延胡索、附子等；寒甚，可选用予麻黄附子细辛汤、桂枝芍药知母汤、乌头汤加减。

中成药：可选用九味羌活丸、尪痹冲剂等。

体针法：温针灸方法治疗，以膀胱经及督脉穴取穴为主，配以局部取穴，取大椎、肾俞、风门、双侧曲池、天宗、命门、承扶、委中、承山、环跳、秩边，均以泻法。

4. 脾虚湿阻

主要症状：肌肉关节酸楚疼痛，或略呈肿胀，肌肤麻木不仁，四肢酸软、抬举无力，面色苍黄或浮肿，头痛，感昏蒙重着，食欲不振，脘腹胀满，大便稀溏，舌质淡胖、边有齿痕，舌苔白腻，脉沉缓。

治疗方法：健脾和胃，祛湿蠲痹。

临证处理：升阳益胃汤加减。药用黄芪、党参、苍术、柴胡、白芍、半夏、茯苓、陈皮、羌活、独活、防风、泽泻、黄连、甘草。纳差者，加炒山楂、炒麦芽；肌肉瘦削者加山药；肌肤麻木者，加丝瓜络。

中成药：可选用参苓白术丸、补中益气丸、人参再造丸等。

体针：选取曲池、手三里、内关、足三里、合谷、丰隆、血海、阴陵泉、三阴交等，均以平补平泻法。

5. 脾肾阳虚

主要症状：头痛绵绵，肌肉关节酸痛肿胀，四肢乏力，关节怕冷，畏寒喜暖，手足不温，腰膝酸软，口淡不渴，或面浮肢肿，纳差腹胀，小便频数，大便稀溏，或男子阳痿，女子带下清稀，舌质淡胖，舌苔白滑，脉沉迟无力。

治疗方法：温补脾肾，通阳蠲痹。

临证处理：温阳通痹汤加减。药以黄芪、白术、熟附子、肉桂、当归、熟地黄、小茴香、杜仲、独活、豨莶草、蜈蚣、炙甘草。阳虚肢冷甚，加巴戟天、淫羊藿、胡芦巴等。

中成药：可选用右归胶囊、益肾蠲痹丸、独活寄生合剂等。

体针：取大椎、命门小艾炷灸；上肢加合谷、尺泽，下肢加足三里、太溪，均以平补平泻法。

6. 瘀血痹阻

主要症状：病程较长，反复发作，肌肉、关节刺痛，头痛经久不愈，痛处固定不移，痛如针刺，肌肤甲错，口周紫暗，舌紫暗或有瘀斑、瘀点，苔薄白，脉细或者细涩。

治疗方法：活血化瘀，通络止痛。

临证处理：身痛逐瘀汤加减。药用甘草、羌活、牛膝、当归、香附、红花、桃仁、地龙、五灵脂、没药、秦艽、川芎。血瘀甚，加䗪虫、水蛭、炮山甲、蜈蚣等。

中成药：可选用瘀血痹片、大活络丹、大黄䗪虫丸等。

体针：阴陵泉、膈俞、血海、脾俞、胃俞、丰隆等，均以平补平泻法。

7. 肝风内动

主要症状：头痛、眩晕、心烦易怒、夜寐不安、口苦口干、目赤、腰膝酸软，面红，或有胁痛，舌质红苔黄，脉弦数。

治疗方法：平肝息风，通络止痛。

临证处理：镇肝熄风汤加减。药用天麻、钩藤、石决明、黄芩、栀子、牡丹皮、桑寄生、杜仲、牛膝、益母草、夏枯草、龙胆草、大黄、枸杞子、山茱萸。心烦失眠甚，加麦冬、夜交藤；阴伤加生地黄、白芍；痛甚加元胡；纳差可加山楂、麦芽、神曲；低热加青蒿、知母等。

中成药：可选用龙胆泻肝丸等。

体针：上星、头维、率谷、太阳、后顶、风池、三阴交等，均以泻法。

8. 阴虚内热

主要症状：神疲乏力，头痛，头晕，肢体酸痛，关节灼痛，皮肤潮红，低热或午后潮热，盗汗，失眠，视力障碍，口干舌燥，耳鸣，腰背酸痛，舌红少苔，脉细数。

治疗方法：养阴清热，活血通痹。

临证处理：滋阴清热通络汤加减。药用玄参、青蒿、白薇、知母、黄芩、牡丹皮、生地黄、赤芍、连翘、鸡血藤、丝瓜络、银柴胡。头痛头晕者，加钩藤、白菊花、白芷；关节痛加威灵仙、络石藤、海风藤等；舌红少津、唇干而潮红，加天花粉、麦冬、玉竹、葛根。

中成药：可选用知柏地黄丸、大补阴丸等。

体针：肾俞、太溪、复溜、阴郄等，均以平补平泻法。

9. 气血两虚

主要症状：患肢酸楚、顽麻、掣痛，四肢乏力，肌肉萎缩、肌肤干燥，面色萎黄，形体消瘦，头晕，头痛，眼睛视力模糊，心悸、气短，舌质淡，苔薄白，脉沉细无力。

治疗方法：益气养血，活血通络。

临证处理：三痹汤加减。药用党参、黄芪、当归、川芎、白芍、熟地黄、续断、防风、肉桂、牛膝、独活、甘草、丹参。纳差，可加神曲、麦芽、鸡内金、山楂；肢体发凉甚，加制附片、桂枝、胡芦巴、巴戟天；肢体偏瘫，用补阳还五汤加味。

中成药：可选用十全大补丸、独活寄生丸等。

体针：选取太白、足三里、气海、血海、肝俞等，均以补法。

【病案参考】

病案一

赵某，女，61岁。主诉四肢近端肌肉疼痛、下肢无力5年余，加重1个月。症见四肢近端肌肉疼痛、双膝关节肿痛，下肢无力伴浮肿，纳差、尿少、便干，日行1次，舌暗红、苔黄腻，脉弦滑。血沉（ESR）95mm/h，C反应蛋白（CRP）46.77mg/L。

中医诊断：肌痹，湿热内蕴证，治宜清热利湿、健脾益肾，佐以通络止痛。处方：苍术、知母、萆薢、枳实、益母草、川芎、延胡索各15g，白术、黄柏、秦艽、僵蚕各12g，川牛膝、薏苡仁、当归、忍冬藤、穿山龙、玄参各30g，车前子、木瓜各10g。14剂水煎服，每日1剂。

二诊：四肢近端肌肉疼痛较前改善，仍感下肢无力，周身肌肉发僵，下肢浮肿，纳眠可，二便调，舌暗红，苔黄少津，脉弦。ESR 86mm/h，CRP 43.69mg/L。前方加泽泻、大腹皮各12g，生黄芪45g，继服14剂，水煎服，每日1剂。

三诊：四肢近端肌肉疼痛明显改善，下肢乏力、浮肿缓解，午后潮热，口中黏腻不爽，纳眠可，小便调，大便稀，每日2～3行。舌暗红边有齿痕，苔黄腻，脉弦细。

前方加党参 15g，地黄 30g，猪苓 20g，黄芪增至 60g，21 剂，水煎服，每日 1 剂。

四诊：四肢近端肌肉疼痛、乏力不显，双下肢不肿，纳眠可，二便调。舌质淡暗边有齿痕，苔黄腻，脉弦。ESR 40mm/h，CRP 17.25mg/L。上方配制水丸，服用 3 个月。

复诊：患者近 2 个月无肌肉疼痛、乏力症状，ESR 20mm/h，CRP 5.25mg/L。

按语：本患者肌痹发病日久，病势缠绵，脾肾两虚，因骤停激素而急性起病，以致湿热互结，治疗以"急则治其标"清热利湿、通络止痛，先以四妙散合知柏四物汤为基础清除表邪，加当归、忍冬藤、益母草养血活血；川芎、枳实、砂仁调一身之气，气行以助血行，更以延胡索引药直达病所；复以车前子利湿消肿、木瓜解下肢疼痛。二诊加泽泻、大腹皮，重用生黄芪益气消肿。三诊时外邪已大解，当治其本，加党参、地黄、猪苓，黄芪增至 60g，补益脾肾、利湿消肿。四诊不适感已减，效不更方。全方更以穿山龙、秦艽、僵蚕、萆薢等胡荫奇常用药对配伍，既祛风湿、止痹痛，又借其免疫调节、类激素之现代药理作用而获佳效。

（摘自：赵敏，杨元斐．胡荫奇治疗风湿性多肌痛经验．中国中医基础医学杂志，2017）

病案二

汤某，男，62 岁。2005 年 5 月 9 日初诊。自 2004 年 6 月起无明显诱因下出现两髋关节以下肌肉疼痛、僵硬、重着，逐步加重至不能蹲跨、弯腰，继则不能步行，两下肢上抬高度离地小于 5cm，3 个月后头颈疼痛僵硬，不能转侧，背、腰疼痛，痛甚而不能寐。自言：白天不敢坐（站不起来），晚上不敢睡（不能翻身，且需滚动全身才能勉强下地）。曾在多家医院神经内科查 CRP、ESR、ASO、RF、HLA－B27、血生化、肌电图等，以及头颅、髋关节、腰椎 MRI 检查，均未见明显异常，皆诊断为"风湿性多肌痛"。曾服多种药物及忍受"火灸"之痛，均无效，因拒绝激素治疗转来我院。查肢体关节冷痛重着，痛有定处，遇寒痛剧，得热痛减，舌质红、苔白腻，脉弦紧、两尺弱。

中医诊断：肌痹，寒湿痹阻证，治宜温阳散寒、通痹止痛。处方：附子、麻黄、细辛、桂枝、防风、独活各 10g，炒白芍、茯苓、知母各 15g，黑小豆 30g，甘草 6g，制川乌、制草乌、狗脊、当归、川芎、淫羊藿、威灵仙、制半夏各 12g。

5 天后复诊：颈部已能转动，疼痛略微减轻。以后复诊附子逐步加量，症状亦随之明显改善，治疗中先后加用南星、蕲蛇、补骨脂、菟丝子、黄芪、豨莶草、海风藤、片姜黄、千年健、钻地风、老鹳草等。附子用至 50g/剂时，疼痛、重着、僵硬症状基本消失，能敏捷快速拾地面之物。

经 5 个月治疗而病告痊愈。其间使用过扎冲十三味、通心络等中成药，痊愈后用补肝肾、养精血、化瘀滞之培元散（自拟）调理固本。

按语：《伤寒论》云："少阴病，身体痛，手足寒，骨节痛，脉沉者，附子汤主之。"麻黄附子细辛汤原方用于"少阴病，始得之，反发热，脉沉者"之"太少两感证"，该方能温阳散寒，温经除痹止痛，现广泛应用于阳虚感寒所至的多种病证。《金匮要略·中风历节病脉证并治》曰："诸肢节疼痛，身体魁羸，脚肿如脱，头眩短气，温温欲吐，桂枝芍药知母汤主之""病历节，不可屈伸，疼痛，乌头汤主之"。《黄帝内经》中也认为肾气衰弱，寒湿入骨是寒湿顽痹发病的关键。人身气血津液之所以能运行不息，畅通无阻，全赖一身阳合之气的温煦推动，一旦肾阳不足，寒邪外袭，或阳虚里寒，寒湿相杂，则经脉凝滞，治疗需"补肝肾以壮筋骨"。同时久病损阳，难病必瘀，在寒湿顽痹的治疗中需紧紧围绕"痹有瘀血"的学术观点。

本案患者属花甲之年，肝肾亏虚，精血不足，风寒湿邪客于肌肉、关节，闭阻经脉，初始投药不当，病情久延，命门火衰。治疗当补助真元，散寒通阳，活血化瘀，宣通经络。故方中重用附子温经散寒，补益肾阳；加用麻、桂、细辛、乌头等温通之品也极为重要。其一，瘀滞非温不通，寒湿非温不散，虚损非温不补。温通药在补益肝肾、祛风散寒及化瘀通滞中起到至关重要的作用。其二，寒湿顽痹，起病皆由于风、寒、湿邪经皮毛腠理进入肌肉骨骼，由表入里，"表"既是寒邪入路，亦是邪之出路，通过诸药温经散寒，辛温发表，腠理一开，伏邪外达，是治愈该患者的关键。

（摘自：朱黎红，王秋雁，张卫华．重用附子治疗风湿性多肌痛体会．浙江中医杂志，2007）

第十二节　白塞综合征

【概述】

白塞综合征（Behcet's disease，BD）又称贝赫切特综合征（Behcet's Syndrome，BS），是一种慢性血管炎症性疾病，主要表现为复发性口腔溃疡、生殖器溃疡、眼炎及皮肤损害，也可累及血管、神经系统、消化道、关节、肺、肾、附睾等器官，为一系统性疾病。本病女性及青壮年多见，春季易发。大部分患者预后良好，眼及内脏受累者预后不佳。

本病在东亚、中亚和地中海地区发病率较高，又被称为丝绸之路病。好发年龄为16～40岁。

【源流】

我国对白塞综合征的认识始于汉代张仲景《金匮要略》所载的"狐惑"一证，该证与白塞综合征的临床表现颇为相似。《金匮要略·百合狐惑阴阳毒病脉证治》中记载："狐惑之为病，状如伤寒，默默欲眠，目不得闭，卧起不安，蚀于喉为惑，蚀于阴为狐，不欲饮食，恶闻食臭，其面目乍赤、乍黑、乍白。"在治疗上，根据其病变部位选方用药："蚀于上部则声嗄，甘草泻心汤主之""蚀于下部则咽干，苦参汤洗之""蚀于肛者，雄黄熏之"。另外，"病者脉数，无热，微烦，默默但欲卧，汗出。初得之三四日，目赤如鸠眼；七八日，目四眦黑。若能食者，脓已成也，赤豆当归散主之"。

隋代巢元方《诸病源候论·伤寒狐惑候》继承了张仲景对狐惑的基本认识，并进一步指明本病病因"此皆由湿毒气所为也"。唐代孙思邈《备急千金要方·伤寒不发汗变成狐惑》指出："其病形不可攻、不可灸，因火为邪，血散脉中，伤脉尚可，伤脏则剧，并输益肿，黄汁出，经合外烂，肉腐为痛脓，此为火疽，医所伤也。夫脉数者不可灸，因火为邪即为烦，因虚逐实，血走脉中，火气虽微，内攻有力，焦骨伤筋，血难复也，应在泻心。泻心汤兼治下痢不止，腹中幅坚而呕吐肠鸣者方：半夏半升，黄芩、人参、干姜各三两，黄连一两，甘草三两，大枣十二枚。"宋代《圣济总录》在张仲景对狐惑的认识之上进一步深化，认为狐惑病可由伤寒变化而来，"治伤寒变成狐惑""治伤寒不发汗十日以上""治伤寒发汗不解""治伤寒阴阳不和""治伤寒发汗下利不解"均可变成狐惑。临床表现方面，对狐惑进行更细致的描述，如面赤斑斑如锦文、腹胀面赤、咽喉涩痛、唇口破、唾脓血、胸胁满痛、善呕腹痛、神思昏闷、大便难、肌肤热、肛门痒甚不已等症状体征。诸多临床表现也反映了狐惑病的复杂多变。治疗方剂方面，提出熏草汤方。《仁斋直指方》记载桃仁汤可"治狐惑，虫食其脏，上唇疮，其声哑"。此外，还记载了相关方剂桃仁汤、黄连犀角汤、雄黄锐散。朱肱《类证活人书》对风温证、小柴胡证、少阴证、狐惑证四证的多眠症进行鉴别，让我们对狐惑有了更清晰的认识。

明代诸位医家详细列出多种治疗狐惑病的有效药物。例如《神农本草经疏》载艾叶"烧烟入管中，熏狐惑虫良"。《本草纲目》载蕙草"狐惑食肛，默卧汗出，同黄连、酸浆煎服"；雄黄"伤寒狐惑，虫蚀下部，痛痒不止：雄黄半两，烧于瓶中，熏其下部"。《本草易读》亦记载"下部痛痒，虫蚀狐惑"，可用雄黄"烧烟瓶中熏之"进行治疗，并对赤小豆治疗狐惑"目赤眦黄黑，若能食者，脓已成"之证进行了详细描述。此外，在本病的腧穴治疗方面，记载有鬼哭穴、地仓穴等。《刺灸心法要诀》载鬼哭穴"灸鬼魅狐惑、恍惚振噤等证"。《针灸大成》载："狐惑……虫在脏腑食肌肉，须要神针刺地仓。"

【病因病机】

白塞综合征起因多端，病因复杂，可涉及多系统、多脏器，然探求起源，基本在于湿热毒瘀相互交结，阻滞筋脉，上扰口舌糜烂生疮，双目红赤，下注则阴部溃烂，弥漫三焦，充斥上下，多脏器受戕，而成此证。但邪毒久羁，热伤阴血，湿伤气阳，又可表现为虚实夹杂的病机，是白塞综合征病程漫长，病情缠绵，久发频发的病理基础。

现代医家对白塞综合征的病因进行了新的探讨，认为其发病与嗜食辛辣肥甘、感受湿热外邪、情志不遂、产后郁热、劳倦过度、体质素虚等因素有关。其病机是由于脏腑功能失调，加之过食膏粱厚味、辛辣肥甘、醇酒滋腻，或五志过极，肝郁化火，或肝脾不调，导致湿热蕴结，伏藏于内，遇外感湿热之邪，内外合邪，湿热蕴毒，郁滞血脉，湿热毒瘀上蒸下注于诸窍而发病。究其发病规律，其一是脾虚湿阻，湿郁化热，湿热蕴毒，热毒伤络的进行性病理过程；其二是在此发病过程中，湿热毒邪必然会影响到诸脏腑之间的协调关系，致使气血阴阳失调；其三是在病情发生发展过程中，皆有因湿阻、热郁或阴虚、气虚、阳虚而造成的血瘀证的病理变化。

【临床诊断】

一、临床表现

口腔溃疡：表现为复发性、疼痛性口腔溃疡。阿弗他溃疡（aphthous ulcer）常为首发症状。溃疡可发生在口腔的任何部位，单发或成批出现，大小不一，底部有黄色覆盖物，周围有红晕，1～2 周后自行消退，不留瘢痕。重症者溃疡深大愈合慢，可遗有瘢痕。

生殖器溃疡：约 75% 患者出现，病变与口腔溃疡相似。受累部位为外阴、阴道、肛周、宫颈、阴囊和阴茎等处。阴道溃疡多为无痛性，伴分泌物增多。

眼炎：约 50% 患者出现，可累及双眼。表现为畏光流泪、异物感、视物模糊、视力减退、眼部充血、眼球痛、飞蚊征等。通常为慢性、复发性、进行性病程。眼受累致盲率可达 25%，是本病致残的主要原因。最常见和最严重的眼部病变为色素膜炎，而后葡萄膜炎和视网膜炎则是影响视力的主要原因。眼球其余各组织也可受累，单独视盘水肿提示脑静脉血栓，由白塞综合征所致的颅内血管病变可导致视野缺损。

皮肤病变：皮损发生率高，可达 80%～98%，表现多样，包括结节性红斑、多形红斑、环形红斑、疱疹、丘疹、痤疮样皮疹，坏死性结核疹样损害、大疱性坏死性血管炎、Sweet 病样皮损、脓皮病等。结节红斑样皮损和针刺后的炎症反应对本病有诊断价值。

关节损害：25%～60% 的患者有关节症状。表现为相对轻微的局限性、非对称性关节炎，多累及大关节。HLA-B27 阳性患者可有骶髂关节受累，出现与强直性脊柱炎相似的表现。

神经系统损害：又称神经白塞综合征。发病率为 5%～50%。少数可为首发症状，可有头痛、头晕、霍纳综合征、假性球麻痹、呼吸障碍、癫痫、共济失调、偏瘫、失语、不同程度截瘫、尿失禁、双下肢无力、感觉障碍、意识障碍、精神异常等。多数患者预后不佳，脑干和脊髓病损是本病致残及死亡的主要原因之一。

消化道损害：又称肠白塞综合征。发病率为 10%～50%。从口腔到肛门的全消化道均可受累，以回盲部多见，溃疡可为单发或多发，深浅不一。表现为上腹饱胀、嗳气、吞咽困难、中下腹胀满隐痛及阵发性绞痛、腹泻、黑便、便秘等。严重者可有溃疡穿孔，甚至大出血等并发症而死亡。

血管炎：本病的基本病变为血管炎，全身大小血管均可受累，10%～20%患者合并大中血管炎，是致死致残的主要原因。临床可有头晕、头痛、晕厥、无脉。静脉系统受累较动脉系统多见。25%左右患者发生表浅或深部的迁移性血栓性静脉炎及静脉血栓形成，造成狭窄与栓塞。下腔静脉及下肢静脉受累较多，可出现腹腔积液、下肢水肿。上腔静脉梗阻可有颌面、颈部肿胀及上肢静脉压升高。

肺部损害：肺部损害发生率较低，为 5%～10%，大多病情严重。肺血管受累时可有肺动脉瘤形成，瘤体破裂可形成肺血管-支气管瘘，致肺内出血；肺静脉血栓形成可致肺梗死；肺泡毛细血管周围炎可使内皮增生纤维化而影响换气功能。患者有咳嗽、咯血、胸痛、呼吸困难等表现。

其他：较少见。肾脏受累可有蛋白尿、血尿、高血压；病理检查可有 IgA 肾小球系膜增生性病变或淀粉样变。心脏受累可有心肌梗死、瓣膜病变、传导系统受累、心包炎等。心腔内可有附壁血栓形成。附睾炎发生率为 4%～10%，较具特异性，急性起病，表现为单或双侧附睾肿大疼痛和压痛，1～2 周缓解，易复发。

二、诊断标准

1989 年国际诊断（分类）标准

1989 年白塞综合征国际诊断（分类）标准	
临床表现	定义
反复口腔溃疡	由医生观察到或患者诉说有阿弗他溃疡。1 年内反复发作至少 3 次
加以下任何 2 项	
反复外阴溃疡	由医生观察到或患者诉说外阴部有阿弗他溃疡或瘢痕
眼病变	前和（或）后色素膜炎、裂隙灯检查时玻璃体内有细胞出现或由眼科医生观察到视网膜血管炎
皮肤病变	由医生观察到或患者诉说的结节性红斑、假性毛囊炎或丘疹性脓疱；或未服用糖皮质激素的非青春期患者出现痤疮样结节
针刺试验阳性	以 20 号或 22 号无菌针头斜行刺入皮内约 5mm，48 小时后由医生判定在针眼处有>2mm 的结节性红斑

有反复口腔溃疡并有其他 4 项中 2 项以上者，可诊断为本病。上述表现需除外其他疾病。敏感度 91%，特异度 96%。

其他与本病密切相关并有利于诊断的症状有：关节痛或关节炎、皮下栓塞性静脉炎、深部静脉栓塞、动脉栓塞和（或）动脉瘤、中枢神经病变、消化道溃疡、附睾炎和家族史。

2014 年国际诊断（分类）标准

2014 年白塞综合征的国际标准评分系统：得分≥4 提示诊断白塞综合征	
症状/体征	分数
眼部损坏	2
生殖器溃疡	2
口腔溃疡	2
皮肤损害	1
神经系统表现	1
血管表现	1
针刺实验阳性	1*

*针刺试验是非必需的，最初的评分系统未包括其在内。但如果进行了针刺试验，且结果为阳性，则加上额外的 1 分

值得注意的是，并非所有白塞综合征患者均能满足国际研究组的标准；对血管及神经系统病变的关注应成为进行疾病评价的一部分；患者的多种表现可以在几年内陆续出现，医生的记录应作为诊断依据。

【临证思路】

一、识症

眼病：白塞综合征的眼部表现主要为反复发作的前房积脓型葡萄膜炎、视网膜血管炎、视网膜脉络膜炎及全葡萄膜炎。需与结节病、中心性视网膜炎、交感性眼炎、弓形虫病、强直性脊柱炎、青年复发性视网膜玻璃体出血、视网膜静脉血栓症、败血症性视网膜炎、钩端螺旋体病鉴别。白塞综合征眼部损害，以虹膜睫状体炎、视网膜炎、葡萄膜炎较多见，还可有前房积脓及玻璃体病变，极少伴有全身症状，常无明显诱因反复发作，导致视力下降或失明。本病发病初期，病势急，双目红痛剧烈，以实证为主；久瘀入络，气血津液循行不畅，生痰、生瘀；久病致虚，视物昏朦，反复发作，正虚邪恋，虚中夹实。

口腔溃疡：是白塞综合征最常见的表现，溃疡可以发生在口腔的任何部位，多位于舌缘、颊、唇、软腭、咽、扁桃体等处，可为单发，也可成批出现，米粒或黄豆大小，圆形或椭圆形，边缘清楚，深浅不一，底部有黄色覆盖物，周围有一边缘清晰的红晕伴有疼痛，1~2 周可自行消退，不留瘢痕。口腔溃疡需与慢性单纯性复发性口疮、天疱疮、药物中毒、药物过敏、鹅口疮、Lipschutz 溃疡等鉴别。单纯性复发性口腔溃疡为一种最常见的具有反复发作特征的口腔黏膜溃疡性损害，多发生于青壮年。一般无明显全身症状。而白塞综合征是一种全身性疾病，不仅有口腔溃疡，而且有眼

部病变、外阴溃疡等。

外阴溃疡：约75%白塞综合征患者可出现生殖器溃疡，病变与口腔溃疡基本相似，但出现次数少。受累部位为外阴、阴道、肛周、宫颈、阴囊、阴茎等处。溃疡深大，疼痛剧，愈合慢。阴道溃疡可无疼痛，仅有分泌物增多。中医认为，本病发病主要与湿、热、毒、瘀等因素有关，肝肾下焦湿热蕴结，或脾失健运水湿停留，蕴久化热，湿热下注，蕴结阴器，则溃疡丛生。

肠白塞：病变可连累食管、胃、十二指肠、空肠、回肠、结肠和直肠。需与溃疡性结肠炎、克罗恩病、急慢性胆囊炎、急性阑尾炎、急慢性肠炎鉴别。克罗恩病可有口腔溃疡，主要表现为消化道节段性的溃疡或增生，肠道内可呈铺路卵石样改变；溃疡性结肠炎表现为下消化道的溃疡，主要为乙状结肠的病变，可以由下向上发展至回肠。炎症性肠病的患者多有较严重的腹泻，大便为脓血样。中医学认为本病发病与感受外邪、饮食劳倦、情志内伤、脾胃虚弱等因素密切相关，病机虽然复杂，但不外湿、热、毒、瘀、虚五方面。湿热瘀毒相互交结，阻滞经络，弥漫充斥上下，多脏器受累，病程反复迁延，邪毒久羁，耗伤正气，虚实夹杂。

关节炎：白塞综合征发生关节炎的概率为31%～61.1%，多呈亚急性或慢性发作，大小关节均可受累，膝关节最常见，其次是踝、腕、肘关节，脊柱、骶髂及远端指（趾）关节受累者比较少见，受累关节可以单侧、双侧或多发。本病关节炎主要表现为疼痛和酸痛，阴冷天加重，有晨僵，常反复发作，但关节红肿少见，极少变形。根据其病情常反复发作、缠绵难愈、阴冷天加重、可伴有晨僵的发病特点，中医学认为湿邪为患是本病主要病因。湿邪阻滞，郁而化热，湿热流注关节，经脉不通，故见关节疼痛。

血管炎：白塞综合征本身属血管炎的一种，白塞综合征血管受累主要表现为血栓性静脉炎及深静脉血栓。本病虽然在中医古籍中没有相关记载，但根据其临床症状，多将其归属于"脉痹"范畴。中医学认为，本病主要因素体亏虚，六淫杂至，侵袭血脉，导致血液凝滞，脉道阻塞而形成的一种病证。

中医学认为，本病的发生与脏腑功能的紊乱有着密切关系：脾开窍于口，过食辛辣刺激、肥甘厚腻之品损伤脾胃，使湿热内蕴，熏蒸于口，发为口溃；心开窍于舌，情志过极、五志化火及心经有热，心火循经上炎于口舌而见口舌生疮；肾脉连咽系舌本，两颊与齿龈属胃与大肠，脾胃湿热蕴久则伤阴，阴虚火旺熏蒸于口；或劳倦过度，病久迁延，耗气伤阴，虚火上浮，灼烧口舌、血脉等，均可导致本病的发生。

二、审机

肝脾湿热：多见于急性活动期。由湿热偏盛，内蕴肝脾而成。肝脾湿热，壅盛酿毒，不得透泄，充斥上下，循经走窜。肝脾湿热下注于阴，故外阴蚀烂；脾胃湿热上蒸于口，则见口糜；肝经热毒上攻于目，则发为眼疾；热毒入血，走窜肌肤，则皮肤起脓点，生疮如粟；湿热流注于肢节，则腿生红斑结块，关节红肿酸痛；湿热之邪内伏，还可见恶寒发热、心烦恍惚、恶心厌食、口苦胁胀，舌苔黄腻，脉濡数等。

气郁化火：多见于白塞综合征活动期，由肝气郁结，日久化火而成。肝经火热，不得透泄，循经走窜。上攻于目，则发为眼疾，可见目赤肿痛，红丝缕缕；上蒸于口，则见口糜，溃破疼痛；下注于阴，故外阴蚀烂；走窜肌肤，则生红斑结块；肝郁血虚，而致胸胁胀满疼痛；小便黄赤，大便干结，舌质红，苔黄腻，脉弦数等均为一派火热之象。

心脾积热：心脾两经伏火熏蒸，可见口舌、外阴溃疡疼痛，心开窍于舌，脾开窍于口，故口腔尤甚；脾主四肢，脾为湿热所困，故见四肢结节红斑；湿热日久伤阴，心脾虚火上犯，胃中热盛，故见心烦口苦，泛酸嘈杂，牙龈肿痛，夜寐不宁；心火下移小肠，则见小便黄赤；舌质红，苔黄，脉弦数为心脾积热之佐证。

阴虚火旺：湿热久羁，热伤阴液，肝肾阴虚。阴虚津亏不能滋养诸窍，故口、眼、二阴诸症反复发作；阴虚并非实热，故皮损色不红鲜；肝阴虚故眼内干涩；肝气郁结故胁胀胸闷；舌质光红，脉弦细兼数，亦为阴虚之象。

虚阳上扰：素体阴虚，罹病日久，阴损及阳，阴阳两虚，阴不敛阳，虚阳浮越于上则溃疡反复不愈，面色潮红。阳虚则外寒，故畏寒肢冷；肾阳虚故腰酸，夜尿多，大便不实；脾阳虚故食少便溏；血遇寒则凝，故见下肢暗紫斑块；自汗，口舌干燥，心悸不寐，舌淡，苔白腻，脉沉细无力均为阴不敛阳，虚阳上浮之佐证。

三、定治

白塞综合征发病机制复杂，治疗当以清热除湿、泻火解毒为基本原则，从发病的多个环节入手，谨守病机，辨证论治，补虚泻实，补泻兼施，或可配合外用药熏洗，加之生活调摄，才能标本兼顾，获得良效。

白塞综合征虽以湿热火毒为主，但随着病程发展，又会出现寒热虚实的变化，病情复杂，因此治疗上应当分清寒热虚实。实证主要见于白塞综合征的初期和急性活动期，以湿毒蕴热为主，治拟清热利湿，凉血解毒；而白塞综合征的中晚期和缓解期多见虚实夹杂之证，中期以阴虚血瘀为主，治拟养阴清热，凉血解毒；后期以阳虚血瘀为主，治拟益气温阳，清热解毒活血。

四、用药

白塞综合征疮疡多因"热盛则肉腐"所致，故而清热解毒是治疗疮疡之大法。常用药物有甘草、土茯苓、黄芩、黄连、黄柏、银花、连翘、蒲公英、人中黄、石膏、知母等。甘草生用偏凉能清热解毒，炙用性温益气补中、缓急止痛，二者相配，清补双辅，扶正不恋邪，中气得运，湿毒自化。在白塞综合征的中医治疗中甘草常常生炙齐用，以共达清热解毒，补益脾胃之功。

白塞综合征以胖嫩之舌象为常见体征，说明湿邪不化亦是主要矛盾之一。当以化湿之法，包括健脾燥湿，淡渗利湿，芳香化湿和苦寒燥湿等。湿邪阻气，郁结化热，非得渗湿化气，才能改善湿热脾虚的病体。"渗湿于热下"是非常巧妙的手段，湿去则热孤，湿去则气化复常。常用药物有苍术、白术、生黄芪、苦参等。苦参乃仲景治狐惑病蚀于下部的熏洗方药，一般畏其味苦难服，嫌其峻烈，而多外用少入煎剂。但毒疮恶癞非此莫除，其清热燥湿之功与黄芩、黄连相似，但其味苦更甚，性燥愈烈，力达诸窍，较之芩、连更胜一筹。如认证准确，内服亦佳，对于湿热毒邪尤重的患者，在泻心汤基础上加入苦参，收效甚捷，诚为治狐惑之要药也。

白塞综合征周围血管病变，静脉血栓肢体肿胀，动脉闭塞肢体缺血，皆可见疼痛。活血化瘀药物的使用，在血管白塞综合征中显得尤为突出。肝藏血主疏泄，治血脉之病，宜调肝血。通过活血化瘀可以流畅血脉，祛除瘀滞，使已经受损的脏腑功能得到恢复，从而利于正气恢复和病邪的消除。活血祛瘀药不但能抑制血小板聚集，还能降低血管通透性，防止微小血栓形成，减少口腔溃疡的发生。常用药物有当归、川芎、赤芍、丹参等。

白塞综合征在缓解期病情相对稳定的情况下，部分患者仍会表现为低热起伏，午后潮热，口疮散发色红，皮下红斑反复隐现难消，舌质红绛苔少，脉细数。此时并非热毒炽盛，乃病程日久，湿热毒邪耗气伤阴，阴亏液少则虚热内生，因此治宜清滋柔潜而忌单纯苦寒泄降。常用药物有：生地黄、玄参、枸杞子等。

【辨证论治】

1. 肝脾湿热

主要症状：发病急骤，病期较短，口腔黏膜破溃灼热疼痛，外阴溃疡溃烂红肿疼痛，眼见血丝红肿，或下肢皮肤红斑结节潮红灼热而痛，或伴有畏寒发热，小溲短赤，舌苔黄腻，脉濡数或弦数。

治疗方法：清热解毒，化湿和中。选方：龙胆泻肝汤合甘草泻心汤加减。常用药物：龙胆草、生山栀、黄芩、通草、车前子（包煎）、柴胡、当归、生地黄、生甘草、黄连、干姜、制半夏、党参、大枣。

随症加减：胸闷、纳呆、舌苔厚腻，加藿香、佩兰；食少、便溏，加白术、茯苓、赤小豆；胁痛加白芍、枳实、金铃子理气止痛。

2. 气郁化火

主要症状：反复发生口腔及外阴溃疡，红肿灼痛，皮肤出现结节红斑灼热而痛，眼红目赤，心烦口苦，胸胁胀满，小便黄赤，大便干结，舌质红，苔黄腻，脉弦数。

治疗方法：清肝泻火，疏利气机。选方：丹栀逍遥散加减。常用药物：牡丹皮、山栀、黄芩、川木通、车前子、柴胡、当归、生地黄、甘草。

随症加减：胸胁胀闷明显，妇女乳房作胀，月经不调，加香附、枳壳以疏肝理气；气滞血瘀，皮疹紫暗，舌暗脉涩，加桃仁、红花以活血化瘀；面红目赤，大便干结，苔黄燥，加芦荟、大黄以釜底抽薪，泻火解毒。

3. 心脾积热

主要症状：口舌、外阴破溃疼痛，大小不等，口腔尤甚，皮肤散在结节红斑，心烦口苦，泛酸嘈杂，牙龈肿痛，夜寐不宁，小便黄赤，大便干，舌质红，苔黄，脉弦数。

治疗方法：清心泻胃，散火解毒。选方：清胃散合导赤散加减。常用药物：黄连、生地黄、牡丹皮、当归、升麻、木通、竹叶、甘草梢。

随症加减：口臭唇干，烦热易饥，加藿香、防风、石膏、山栀以清散伏火；烦躁不安，夜寐不宁，加川黄连、酸枣仁以清心宁神；大便秘结，加大黄泻热通腑。

4. 阴虚火旺

主要症状：病程日久，口腔及外阴溃疡反复频繁发作，色多暗红不鲜，眼病红肿不明显，或视物不清。兼见头晕，腰酸，口燥咽干，眼内干涩，妇女月经不调，舌质光红，脉多弦细兼数。

治疗方法：滋补肝肾，养阴清热。选方：知柏地黄丸加减。常用药物：知母、黄柏、干地黄、山萸肉、山药、茯苓、泽泻、牡丹皮。

随症加减：伴有神疲、乏力等心脾两虚症状，加用党参、当归、黄芪；腰膝酸软，形体瘦削，加女贞子、墨旱莲；心悸、失眠加酸枣仁、柏子仁、远志。

5. 虚阳上扰

主要症状：病情缠绵，口腔及外阴溃疡反复不愈，畏寒肢冷，腰膝酸软，面色潮红，或见下肢暗紫斑块，食少，无力，自汗，口舌干燥，心悸不寐，夜尿多，大便不实，舌淡，苔白腻，脉沉细无力。

治疗方法：温阳散火。选方：金匮肾气丸合交泰丸加减。常用药物：附子、干地黄、山萸肉、山药、茯苓、泽泻、牡丹皮、黄连、肉桂。

随症加减：腹胀便溏，脉沉迟，脾胃虚寒者，可用干姜、白术温补脾阳；腰膝冷痛加杜仲、牛膝、狗脊；肾泄不止，加五味子、肉豆蔻涩肠止泻。

【其他治法】

一、外治法

1. 单药

（1）苦参：苦参30g，煎水洗外阴，每日2次。用于外阴溃疡。

（2）金银花：金银花50g，加水500mL，浸泡30min后煎煮。先武火5min、后文火煎煮10min，冷却后过滤装瓶备用，制成每袋100mL，每次含漱一袋。每次含漱时间不少于30s，在三餐后、午睡、晚睡前含漱，每日共5次。治疗白塞综合征伴口腔溃疡。

（3）败酱草：采鲜败酱草，洗净后每次 200g 左右，水煎早晚 2 次分服；同时榨取鲜败酱草汁加 1~2 倍凉开水，另放入冰糖少许，多次漱口，若服药后无明显不适，亦可漱口后服下。阴中溃疡甚者，可取鲜败酱草 1500g 左右，水煎 30 分钟后，滤出药液放浴盆，调水温适宜后坐浴，每日早晚各 1 次，每次 30~50 分钟。

（4）雄黄：雄黄适量为末，筒瓦 2 枚和之，烧向肛熏之。治疗肛门蚀烂。

2. 常用成药

（1）珠黄散

成分：人工牛黄、珍珠粉各适量。

用法：取少许，喷于口腔患处，治疗口腔溃疡。

功效：清热解毒，祛腐生肌。

（2）口腔溃疡散

成分：青黛、白矾、冰片各适量。

用法：外敷溃疡面，每日 3 次，治疗口腔溃疡。

功效：清热敛疮。

（3）冰硼散

成分：冰片、硼砂、朱砂、玄明粉各适量。

用法：外敷于溃疡处，治疗口腔溃疡。

功效：清热解毒，消肿止痛。

（4）锡类散

成分：象牙屑、青黛、壁钱炭、滑石粉（制）、珍珠、冰片、人工牛黄各适量。

用法：频次喷口，每日 1~2 次。

功效：解毒化腐。

（5）康复新液

成分：美洲大蠊干燥虫体提取物。

用法：口服，一次 10mL，一日 3 次，或遵医嘱；外用，用医用纱布浸透药液后敷患处，感染创面先清创后再用本品冲洗，并用浸透本品的纱布填塞或敷用。

功效：通利血脉，养阴生肌。

二、针灸疗法

1. 毫针法

脾虚湿困证：临床表现为口腔及阴部黏膜溃疡，颜色淡红，面色㿠白，食少无力，手足发凉，舌苔薄白，舌质带紫暗，脉沉细无力。穴位：足三里、三阴交、脾俞，配肾俞、气海俞。刺法：用普通毫针刺入诸穴，中等刺激，平补平泻，获得针感后留针 15 分钟。

肝胆湿热证：临床表现为口腔及前阴黏膜溃疡，瘙痒作痛，头晕耳鸣，烦躁不安，易怒失眠，腹胀纳呆，口干不欲饮，舌质红，苔黄腻，脉弦滑。穴位：太冲、足三里、阳陵泉，配关元、三阴交。刺法：足三里、关元、三阴交用补法亦留针 10 分钟。余穴位用泻法并留针 10 分钟。

2. 针拨挑刺法

针拨挑刺大椎穴，每周一次。先用 2% 普鲁卡因注射液在大椎穴进行皮下局麻，然后用三棱针在大椎穴进行挑拨，将大椎穴皮下肌纤维挑断 8～10 丝。再用火罐将大椎穴皮下瘀血拔出，后用消毒纱布敷盖。

3. 耳穴贴压法

主穴取相应部位：心、口、神门、脾、耳尖、肾上腺、过敏区、内分泌。配穴：失眠取神经衰弱区、神经衰弱点；慢性胃炎取胃。

方法：将王不留行子粘贴在医用胶布上，用酒精棉球消毒耳郭，用镊子将胶布贴在相应的耳穴上，并适量按压，以患者感到胀痛为宜。每日按压 4～5 次，隔 3 天换药 1 次。

4. 耳穴点刺放血法

取穴：穴取口、肝、肾，每次取一侧耳，下次取对侧耳，用三棱针点刺放血 1～2 滴，间隔 2 日放血 1 次。配合体穴太溪、肝俞、肾俞，毫针针刺，接电针仪（3V，80Hz），每日 1 次，每次 30min。

【预防调护】

白塞综合征由于临床表现复杂多样，病情迁延难愈，还有可能诱发感染或加重，出现严重的多系统损害，故日常护理与调摄尤为重要。具体护理要根据患者具体情况，从身体不同部位、心理、用药护理等方面进行全方位考虑。

1. 心理护理

白塞综合征为慢性疑难病，病程长，易反复发作，需长期治疗。患者心情焦虑烦躁，情绪低落，缺乏自信心。我们在进行心理护理前，要向患者讲解白塞综合征的基本知识、治疗方法，解除患者对疾病的疑虑、恐惧。

2. 饮食护理

患者禁食辛辣燥热之品，例如牛羊肉、生葱、大蒜、辣椒、桂圆等，以减少对口腔黏膜的刺激。少量多餐，进食清淡易消化的牛奶、豆制品、蛋类等高蛋白食物，高维生素食品，新鲜蔬菜、水果等。吸烟饮酒等可能加重白塞综合征病情，故本病患者应禁烟忌酒。

3. 眼部护理

眼部的治疗护理非常重要，先用生理盐水拭去眼部分泌物，再用生理盐水清洗结膜囊，冲洗时动作要轻柔，同时观察角膜有无穿孔、结膜粘连。每日冲洗 3 次，冲洗后用 0.50% 醋酸氢化可的松滴眼和托百士抗生素眼药水滴眼，交替进行，每 2 小时 1 次。

4. 口腔护理

白塞综合征患者多有反复口腔溃疡，这也是重要的诊断指标之一。指导患者按时刷牙，使用软毛牙刷，动作轻柔。餐前后及睡前坚持漱口，以保持口腔清洁，预防感染。用生理盐水 500mL+利多卡因 2 支的混合液含漱以减轻疼痛，或者进行高压冲洗。方法：3%过氧化氢水+生理盐水配制成 1.5%的溶液含漱。

5. 呼吸道护理

注意观察两肺呼吸音、血氧饱和度、咳嗽、咳痰情况，观察痰量、性质，协助患者叩背，教其有效咳嗽、深呼吸。将庆大霉素、地塞米松、利多卡因配成雾化剂，每日超声雾化 2 次，每次 15～20min。

6. 会阴护理

指导患者保持会阴部清洁干燥，大小便后及时进行局部清洗，清洗时动作轻柔，勤更换内裤，选择优质的纯棉柔软内裤，经期选择质量好的卫生巾。患者可用 0.02%的高锰酸钾坐浴，2 次/天，每次 10～15min，熏洗时注意保暖防寒。

7. 皮肤护理

嘱患者保持皮肤清洁干燥，温水洗浴，避免采用肥皂等碱性或刺激性的洗浴用品，洗浴时勿搓、勿用力。内衣裤、被服床单毛巾等选择优质纯棉制品，经常更换，保持个人用品的清洁。勿抓挤皮疹和毛囊炎部位，可用 0.5%的碘伏涂擦。

8. 预防静脉炎及静脉栓塞

该病容易累及下肢大静脉、前腹静脉、上肢浅层静脉，引起静脉炎、静脉栓塞，所以尽量不在四肢浅静脉输液，最好选择颈外静脉或颈内静脉。急性期卧床期间鼓励患者多翻身，加强四肢伸展活动，间歇期下床多活动。

9. 健康宣教和出院指导

白塞综合征患者，特别是长期使用免疫抑制剂的患者，机体的抵抗能力会不同程度下降，护理人员应教会患者自我保健的方法，指导患者合理安排生活，劳逸结合，注意个人卫生，学会自我解压。嘱患者出院后仍要坚持定期复查，门诊随诊。

白塞综合征常常误诊为单纯口腔溃疡或性病，故在临床护理评估中如果发现难治性、反复发作的口腔溃疡，应考虑到白塞综合征的可能，以防误诊。该病可导致多系统受累，临床护理工作中根据每个患者不同的临床表现进行个性化针对性的护理是本病护理的关键。健康教育和跟踪随诊可以了解患者的病情发展，建立良好的护患关系，帮助患者应对生活中的特殊情况。患者出院后 1 个月内每周对其电话随诊 1 次，以后每月电话随诊或家庭回访 1 次。

【病案参考】

病案一

张某，女，55 岁，工人。1989 年 10 月 17 日就诊。

患者口腔、外阴溃疡反复发作二年余，时轻时重，间隙高热，在他院检查确诊为白塞综合征。

刻诊：口腔有黄豆大小的溃疡数个，大阴唇处亦有一溃疡面，溃疡处灼热疼痛，口中干苦，小溲短赤，舌苔薄黄，脉滑数。

病为狐蜮，乃湿热不化，上蒸下蚀所致，宗仲景甘草泻心汤以清热解毒化湿。

处方：生甘草 10g，黄芩 10g，黄连 3g，制半夏 10g，干姜 2g，苦参 15g，土茯苓 15g，知母 10g，芦根 20g，泽泻 5g，木通 5g。

药进 7 剂，溃疡面缩小，灼痛明显减轻，继进 14 剂，口腔、阴唇处溃疡全部愈合，口苦、溲赤等症亦除。原方去芩、连等苦寒之品再进，以资巩固。

按语：《金匮要略》记载狐蜮病选用"甘草泻心汤"治疗，白塞综合征同样可出现口腔、外阴症状，汪老认为本病多热毒侵袭，结合患者临床表现，故多用此方加减治疗白塞综合征。此例患者间隙高热，热毒伤津，损蚀肌肤，发为溃疡，故以清热解毒为主，选用生甘草、黄芩、黄连等药物。现代药理研究，生甘草可延长上皮细胞寿命，有抗炎活性，对黏膜修复具有较好的效果。患者舌苔薄黄，脉滑数，提示湿热内蕴，故方中加入茯苓、知母、泽泻等药味以化湿热。

（摘自：汪悦. 汪履秋运用经方治验. 南京中医学院学报，1992）

病案二

杨某，27 岁。1977 年 3 月 26 日就诊。

患者肇于舌烂，继则阴囊及包皮糜烂，终则两目红赤疼痛，如此反复发作已近 3 月，刻下正处于间歇期。西医诊断为白塞综合征。诊察舌体肥胖，未见溃疡，包皮、阴囊皮肤呈斑状暗红色泽改变。舌有黄苔，脉弦劲有力。辨证属邪伏厥阴，故病在两目、前阴；火郁心脾，乃口腔糜腐。刻在间歇期间，故而病亦在韬晦阶段。诊之脉弦有力，显然邪毒有待机蠢动之象。舌有黄苔，亦证明蕴热未清。至于舌体肥胖，则绝非脾虚见症。可按"舍舌从症"之旨，故以清心泻肝之法。佐以补益，取张洁古扶正自能祛邪之意耳。

处方：胡黄连 1.2g，夏枯草 9g，柴胡 3g，银花 9g，茵陈 12g，太子参 9g，当归 9g，朱茯苓 9g，莲子 9g，枸杞子 9g，碧玉散 15g（包煎）。5 剂。

二诊：4 月 11 日。进药 15 剂，之前至多 20 天必发，现 22 天症状未作。舌苔薄黄，舌质红润而胖，脉平有弦意。病在肝脾心三经，固无疑义。症及脉舌，仍以实证为主；苔黄有热，质红怀火，舌体之胖，可能由脾热之蒸。脉弦平者，肝经之火，仍泄而未彻，微功已建，宜从前法步进。

处方：柴胡 4.5g，菊花 12g，胡黄连 1.5g，玄参 9g，煅人中白 6g，滑石 18g，牡丹皮 9g，茵陈 12g，太子参 9g，甘中黄 1.5g（包煎）。5 剂。

三诊：5 月 27 日。迩来间日服药未辍，平稳未发已近 3 月。舌薄白苔，质色正常，脉平。求其巩固，可从脾经着眼，盖毕竟主症在口，口为脾窍之故也。古云"丸缓汤荡"，刻下以丸缓图，归脾丸口服。

处方：归脾丸100g，每日2次，每次9g。

1977年6月18日来信云：已离宁返家，"一直很好"，因当地无此药丸，要求处一煎药方，以资续服。方以归脾汤化裁。

1977年7月25日，再函告"至今没有发作"。

按语：本病相当于中医的狐蟚病，前人有"蚀于喉为蟚""蚀于阴为狐"的记载。根据"目属于肝""肝脉络阴器""脾开窍于口""舌为心之苗"的理论，干老认为本病的病机是湿热蕴毒客于肝脾心三经，与虚火交织上炎为患。本案患者肇于舌烂，继则阴蚀、目赤、脉弦、苔黄，乃湿热蕴结三经所致，治当清泻肝、脾、心，使邪去而正安。方中甘中黄、人中白善清血分之热，其渗透力强，既有苦寒药之力，又似甘寒药无流弊，对慢性病患者无克伐之害。另外还具有"骨肉"之情，远非"草木无情"之品难与人体糅合。

（摘自：《中国现代名中医医案精华·干祖望医案》）

第十三节　大动脉炎

【概述】

大动脉炎（Takayasu arteritis，TA）是一种累及主动脉及其主要分支的慢性进行性非特异性炎症，以引起不同部位血管的狭窄或闭塞为主，主要临床表现为全身炎性反应及受累脏器缺血症状。根据本病的临床表现，属中医学"脉痹""血痹"的范畴。脉痹是以正气不足，六淫杂至，侵袭血脉，致血液凝涩、脉道闭阻而引起的以肢体疼痛、皮肤不仁、皮色暗黑或苍白、脉搏微弱或无脉等为主要特征的一种病证。大动脉炎早期表现多为非特异性，诊断困难。因此，早期明确诊断有助于尽快确定合适的治疗方案，抓住时机进行治疗，从而减少大动脉炎引起的损伤。

【源流】

脉痹之名始见于《黄帝内经》，并对其病因、病机及诊断、治疗进行了较为详尽论述。《素问·痹论》中曰："风寒湿三气杂至，合而为痹……以夏遇此者为脉痹。"又曰："痹……在于脉则血凝而不流。"《灵枢·经脉》曰："脉为营……脉道以通，血气乃行。"《素问·平人气象论》曰："脉涩曰痹。"

东汉张仲景认为血痹则脉道不利，血液运行不畅。《金匮要略·血痹虚劳病脉证并治》曰："血痹，阴阳俱微，寸口关上微，尺中小紧，外证身体不仁，如风痹状，黄芪桂枝五物汤主之。"

隋唐时期《诸病源候论》《备急千金要方》中对脉痹亦有论述。隋代巢元方在其著作《诸病源候论》中指出："夏遇痹者为脉痹，则血凝不流，令人萎黄。脉痹不已，又遇邪者，则移入心""凡脉极者，主心也。心应脉，脉与心合，心有病从脉起。又曰：以夏遇病为脉痹，脉痹不已，复感于邪，内舍于心，则食饮不为肌肤，咳，脱血，色白不泽，其脉空虚，口唇见赤色"。《圣济总录》论脉痹曰"血性得温则宣流，得寒则凝涩，凝涩不行，则皮毛萎悴"，并载有多首治疗脉痹的方剂。

明清时期对脉痹的认识有所发展，并从血痹、心痹等不同方面加以论述。《奇效良方》所论血痹与脉痹相似，其曰："遇夏得者为血痹，中于心则血脉不通，心下鼓气，暴上逆喘，嗌干喜噫。"《杂病源流犀烛》引《黄帝内经》言："阳明有余病脉痹，身时热，不足病心痹"，认为"阳明燥金之气，应脉燥，有余则伤血脉，故脉痹""脉为心行血脉者也，肺不足心脉反窒，故心痹"。1997 年版中华人民共和国国家标准《中医临床诊疗术语》疾病部分中"躯体痹、痿、瘤等病类"收有脉痹病名。

【病因病机】

脉痹原因复杂，外因为风、寒、湿、热等邪气入侵，饮食失宜、劳倦过度，以及饮酒、吸烟等；内因则主要为七情内伤、脏腑阴阳失调及正气不足。

外邪痹阻：涉水感寒、久居湿地等，导致风、寒、湿等邪气入侵，阻滞经脉，痹阻气血；或湿热毒邪入侵，或寒湿郁遏化热，熏灼血脉，阻滞经络，而致脉痹。

气血亏虚：平素饮食不节，暴饮暴食，嗜食辛辣、肥甘、生冷之品，或忧愁思虑，损伤脾胃，气血生化不足，或久立、久坐、久卧之人，久劳则伤气，久病则致虚，劳累过度，阴血耗伤，脉虚血凝，痹阻血脉；或气血亏虚，外邪乘虚入于经脉，而致脉痹。

血瘀痰阻：恼怒伤肝，肝郁气滞，或术后、产后、外伤后长期卧床，均可致气机郁滞，血行迟缓，瘀阻血脉，而致脉痹；或素禀脾虚，或忧愁思虑，或膏粱厚味，脾胃失运，谷不化精，痰浊内生，或寒湿瘀久化痰，阻滞血脉，亦成脉痹。

综上所述，脉痹病位在血脉，主要累及气血，与心、肝、脾、肾等脏腑有关。病因也不外"虚、邪、瘀"三类。正虚邪侵导致"血凝而不流"，血脉瘀滞，影响营卫、气血、津液运行是其主要病机。瘀血、痰浊是贯穿本病始终的重要病理因素，也是本病缠绵难愈的主要原因。本病的主要特点是本虚标实、虚实夹杂。感受外邪、痰浊、瘀血为标，心脾肾等脏腑亏虚为本。脉痹日久，其病变可波及全身血脉，并可外累及肌肤，内舍于心肝脾肾脑等脏腑。

【临床诊断】

一、临床表现

大动脉炎发病大多较缓慢，偶有自行缓解者。因受累血管的部位、程度和范围不同，症状轻重不一，主要有全身症状和局部症状两方面。

全身症状：在发病早期少数大动脉炎患者（约 30%）有全身不适、发热、出汗、肌痛、严重胸痛或颈部疼痛（血管性疼痛类似于急性动脉夹层）、关节炎和结节红斑等症状，可急性发作，也可隐匿起病，当局部症状和体征出现后，全身症状逐渐减轻或消失，多数患者无上述症状。对大多数患者来说，早期的一些症状由于缺乏特异性的表现，诊断较为困难。

局部症状和体征：大动脉炎病变多见于主动脉弓及分支，其次为降主动脉、腹主动脉和肾动脉，肺动脉、冠状动脉也可受累。按受累血管不同，有不同器官缺血的症状与体征。

二、诊断要点

1990 年美国风湿病学会（ACR）提出了新的大动脉炎的诊断标准，包括 6 项：①发病年龄≤40 岁。②患肢间歇性运动乏力。③一侧或双侧肱动脉搏动减弱。④双上肢收缩压差>10mmHg。⑤锁骨下动脉或主动脉杂音。⑥造影提示主动脉及一级分支或上下肢近端的大动脉狭窄或闭塞，病变常为局灶或节段性，且不是由动脉粥样硬化、纤维肌性发育不良或其他原因引起。符合上述 6 项中的 3 项者可诊断本病。

【辨证思路】

一、识症

临床上对脉痹的治疗可分为三期，即急性期、慢性期、恢复期。急性期症见低热，关节游走性疼痛，头晕乏力，肢体发麻，舌质红、苔薄黄，脉滑数或沉伏。慢性期症见肢体麻木刺痛，四末发凉，头晕且痛，胸闷烦热，心悸失眠，舌质暗红有紫斑，脉弱或沉，甚则无。恢复期症见面色苍白，精神委顿，畏寒喜暖，胸闷心悸，四肢麻木冷痛，腰背酸痛，食少便溏，舌质淡胖，脉沉或无。

二、审机

急性期乃感受风寒湿邪，郁久化热，或湿热毒邪直中，脉道损伤所致。慢性期由邪瘀互结，脉道不畅或不通所致。恢复期乃脏腑气血阴阳受损，瘀血阻络，脉络失养所致。

三、定治

脉痹的治疗应以扶正祛邪为基本原则。急性期以祛邪为主，急则治其标；慢性期扶正与祛邪兼顾；恢复期以扶正为主，缓则治其本。由于病因的不同或机体正虚或阴阳气血偏颇的差异，又常与其他法则合用。一般常用的祛邪法有清热解毒、祛风除湿、温经散寒、化痰祛瘀；扶正法则有益气养血、温补脾肾等。此外，平调阴阳、疏肝理气、养阴清热等法也较常用。在整个治疗过程中，要注意养血祛瘀，顾护心气。如《灵枢·本脏》曰："血和则经脉流行，营复阴阳。"

脉痹的治疗方法以益气、活血、通脉为主。活血化瘀作为其基本治法，贯穿疾病治疗始终。急性期以清热解毒、化瘀通络为主。慢性期即热势减退，毒邪未清，此时在清热解毒、活血化瘀的基础上益气养血，扶正气、祛余邪。恢复期应注重补气养血，加以活血化痰通络之品。

四、用药

清热解毒药：常用金银花、玄参、蒲公英、络石藤等清热凉血通络，可辅以萆薢、苍术祛湿。

活血祛瘀药：多用丹参、红花、桃仁。丹参味苦、微寒，寒温均可用之。它既能行血，又能养血，前人有"一味丹参，功同四物"之誉，因此在本病的治疗中颇受青睐。次之是红花、桃仁，二者一般配伍使用，由于桃仁具有滑肠作用，因此在阳虚明显的证型中则慎用。若瘀而兼热，则配伍赤芍、玄参。

补气活血药：多用黄芪。其为重要的补气药，可大补脾胃之元气，使气旺以促血行，祛瘀而不伤正气。《本经逢原》载黄芪"性虽温补，而能通调血脉，流行经络，可无拟于壅滞也"。生黄芪有益元气、温分肉、生肌肤，促进创口愈合之功，正气虚弱之人服之尤可。对于脉痹日久，气虚而致血滞，筋脉失养，症见肌肤麻木或半身不遂者，常用本品补气以行血。

养血活血药：多用当归、鸡血藤。养阴血的药众多，但在大动脉炎治疗中，医家最喜用当归配伍鸡血藤。这与当归养血而活血、鸡血藤活血而养血相互配合提高疗效有关，尤其是鸡血藤，因其还有通络、祛风等作用，其药理作用与大动脉炎的基本病理相吻合，在大动脉炎治疗中越来越得到人们的重视。

温阳散寒药：使用率较高。在阳虚寒凝这一类型中，阳虚是因，寒凝是果，寒凝既成，则又进一步加重了阳虚。因此，温阳散寒破结是当务之急，于是具有通阳气、散寒凝、破阴结之功的附子便成了首选药，并常配伍桂枝、干姜、细辛等药。

虫类药：虫类药物的散结通络、破血逐瘀力强，如水蛭、土鳖虫、全蝎、地龙等，对脉痹的治疗有活血通络之功，故临床亦常有应用。

【辨证论治】

1. 热毒内盛，血脉瘀滞

主要症状：身热，倦怠乏力，肌肉、关节酸痛，患侧肢体肿胀、疼痛或发热，舌质红，苔黄腻，脉弦数。

治疗方法：活血通络，清热解毒。

方药：四妙勇安汤加减。银花、连翘、玄参、桃仁、红花、川芎、当归、丹参、川牛膝、甘草。

加减：出现紫斑为热迫营血，加紫草、水牛角；失眠加黄连、生龙骨。

中成药：新癀片、肿节风分散片、金藤颗粒冲剂等，也可选用炎琥宁静脉注射治疗。

2. 心脾两虚，瘀血阻络

主要症状：心悸气短，动则尤甚，食少纳呆，头晕目眩，患侧肢体乏力发凉、酸软、麻木，面色少华，舌质淡，苔薄白，脉细弱或结代。

治疗方法：补气养血，活血通络。

方药：黄芪桂枝五物汤加减。黄芪、鸡血藤、桂枝、白芍、川芎、秦艽、生姜、大枣。若病程日久，气血亏虚，瘀阻血脉，血栓形成者，用补阳还五汤加减，药用黄芪、当归、赤芍、川芎、桃仁、红花、地龙。

加减：骨节疼痛加羌活、络石藤、穿山龙、片姜黄、独活；食欲不振加炒白术、党参、砂仁；失眠加炒酸枣仁；心悸加生龙骨、生牡蛎；肢端冷痛重加细辛。若肢端冷痛，或刺痛苍白、青紫，舌质暗，脉弦涩，合血府逐瘀汤加减。

中成药：十全大补丸、活血通脉片（山东中医药大学附属医院自制剂）、血塞通片。

3. 脾肾阳虚，寒凝血瘀

主要症状：形寒肢冷，腰膝酸软，头晕目眩，食少纳呆，倦怠乏力，患肢或肢端麻木、发凉、胀痛，脉沉细，患侧脉弱或无脉，舌淡苔白。

治疗方法：温肾健脾，散寒活血。

方药：阳和汤加减。熟地黄、黄芪、鸡血藤、党参、当归、干姜、赤芍、怀牛膝、肉桂、白芥子、熟附子、炙甘草、地龙、麻黄、鹿角霜。

加减：大便溏加炒白术、炒山药；关节酸痛甚加制川乌。

中成药：四虫片（山东中医药大学附属医院自制剂）、血塞通胶囊、参附注射液。

4. 肝肾阴虚，痰瘀内阻

主要症状：腰酸膝软，肢体酸痛，关节灼痛，头晕目眩，耳鸣，心烦易怒，甚则面红如妆，舌质红，少苔或无苔，脉细数。

治疗方法：养阴清热，活血通络。

方药：杞菊地黄丸合四物汤加减。熟地黄、山药、山萸肉、茯苓、泽泻、丹皮、枸杞子、菊花、丹参、当归、牛膝、川芎、女贞子。阴虚甚者，加生地黄、白芍、地骨皮，痰热甚者，加牡丹皮、赤芍、紫草、郁金。

中成药：血塞通片、活血通脉片（山东中医药大学附属医院自制剂）、血府逐瘀胶囊。

【预防调护】

1. 注意肢体保暖，避免风寒湿热病邪的侵袭。

2. 饮食宜清淡，少食肥甘厚味、辛辣酒浆之品。夏秋季节可用薏苡仁、绿豆，冬春季节可用薏苡仁、红豆；此外，痰浊较盛的患者可多食荸荠、海带、木耳。

3. 戒烟限酒，保持心情舒畅，切勿急躁易怒、精神紧张。

4. 劳逸结合，避免劳累，不要久站、久行，亦不要久卧、久坐。

5. 适当锻炼，增强体质，提高机体抗病能力。

【病案参考】

病案一

患者史某，男，51岁。主诉：左侧上下肢无力、心悸二年余。刻下症：左侧肢体疲乏无力，左足麻木欠温，胸闷痛，左胸有时刺痛，痛时汗出，身无寒热，心悸，头晕，睡眠尚可，饮食一般，二便正常。中医检查：患者面色少华，形体偏瘦，舌体胖润，舌质暗红，苔薄白。寸口脉弦细，左沉微；趺阳脉右弱左无。体检：心率80次/分，律齐，胸骨左缘可闻及粗糙的收缩期杂音，腹部可闻及血管杂音。左手足温度略低于右。左手桡动脉搏动极弱、左股动脉较右搏动弱，左足背动脉无搏动。右下肢血压130/90mmHg，左下肢血压测不出。西医诊断：多发性大动脉炎。中医诊断：脉痹。病机：气虚血瘀。治则：益气活血。方药：补阳还五汤合生脉散加丹参。黄芪30g，党参10g，麦门冬10g，五味子10g，当归12g，丹参20g，赤芍12g，川芎10g，桃仁12g，红花10g，地龙10g。

按语：本案证属气虚血瘀，故治疗宜益气活血。方中除用当归、赤芍、川芎、桃仁、红花、地龙以活血通络外，则重用黄芪，以黄芪乃为补气活血之要品，凡气虚血瘀之证，黄芪必不可少。

（摘自：房定亚，张树生，聂莉芳. 多发性大动脉炎验案一则. 北京中医，1984）

病案二

患者女性，51岁。主诉：乏力44年余，间断心前区疼痛10年余。刻下症：胸痛时作，以心前区为重，左肩部疼痛，左侧后背痛。易急躁，纳可，寐差，易醒，入睡困难，二便调。舌质红，苔薄黄，无脉。西医诊断：多发性大动脉炎。中医诊断：脉痹。病机：气滞血瘀，郁热内结。治则：理气活血，清热解郁。方药：丹参15g，川芎12g，红花12g，穿山龙15g，郁金12g，川牛膝12g，地龙15g，路路通15g，络石藤15g，薏苡仁15g，北沙参12g，黄连10g，黄芩15g，菊花12g，五味子6g，炒枣仁15g，百合15g，延胡索15g。

按语：本患者属广泛型大动脉炎。发病日久，属疾病迁延期，治疗以理气活血，化瘀通脉为原则。以丹参、川芎、红花、川牛膝、地龙、延胡索等理气活血；以薏苡仁健运中焦；穿山龙、路路通祛风通络；病久邪郁，可致郁热内生，故加用郁金、黄连、黄芩以清泻三焦郁热；络石藤搜除络中之热。瘀血久停则易伤阴，故翁老在治疗用药时常选用五味子、沙参等滋肾养阴与活血化瘀药并举。诸药合用，益气养阴、理气活血、解郁通脉而获佳效。

（摘自：刘桑伲．翁维良治疗多发性大动脉炎经验．中华中医药杂志，2015）

第十四节　结节性多动脉炎

【概述】

结节性多动脉炎是一种以中小动脉坏死性炎症为主要改变的血管炎，病因尚不明确，可能与感染、药物等相关，常认为本病与乙型肝炎感染相关。炎症好发于血管分叉处，有淋巴细胞、中性粒细胞、巨噬细胞、嗜酸性粒细胞多种细胞浸润，常出现炎症、瘢痕与正常血管壁并存的特征性病灶。本病多隐匿起病，临床表现多样，常出现发热、消瘦等全身症状，特异性表现根据受累器官的不同而出现不同的器官特异性表现，以皮肤、骨骼肌、神经系统、肾脏、肠系膜动脉受累较为常见。本病属中医"脉痹"范畴，多因素体正气不足、脏腑阴阳失调，外邪乘虚而入，损伤脉络，以致瘀血阻滞、痰浊内生，卫气营血运行受阻，而发为本病。

本病起病隐匿，临床表现多样，早期诊断及治疗可改善本病的预后，若出现脏器受累可影响生存率。

【源流】

《素问·痹论》首次阐述脉痹是痹"在于脉则血凝而不流"。《素问·五脏生成》则曰血"凝于脉者为泣"。《素问·四时刺逆从论》首先记载了"病脉痹，身时热"。《中藏经·痹门》关于脉痹描述为"其脉左手寸口脉结而不流利，或如断绝者是也"。

唐宋时期医家对"脉痹"的临床表现有了进一步认识，并提出了治疗方药。唐代孙思邈在《备急千金要方》中以虚实寒热分论之，曰："食饮不为肌肤，咳脱血，色白不泽，其脉空虚，口唇见赤色""若脉气实则热，热则伤心，使人好怒，口为色赤，甚则言语不快，血脱色，干燥不泽，食饮不为肌肤""凡脉虚者，好惊跳不定，脉实者洪满""脉热极则血气脱，色白""脉虚，惊跳不定，乍来乍去""肩臂痛，不得上头""若脉气虚则寒，寒则咳，咳则心痛，喉中介介如哽，甚则咽肿喉痹"，分别采用地黄煎、防风丸、沐头汤等方剂辨治，并嘱针灸之法"脉不出，针不容，穴在幽门两傍各一寸五分，心闷痛，上气牵引小肠，灸巨阙二七壮"，是对脉痹证治理论的重要发展。宋代陈言在《三因极一病证方论》中提出脉痹"在脉则血凝不流"；严用和在《济生方》中指出"脉痹之为病，应乎心，其状血脉不流，令人萎黄，心下鼓气，卒然逆喘不通，嗌干善噎"，以茯神汤、麦门冬汤等治之；《圣济总录》中载脉痹 6 方，以导痹汤"治脉痹血道壅涩"，人参丸"治脉痹，通行血脉"，黄芪汤"治脉痹，身体不仁"，升麻汤"治脉痹面颜脱色，脉空虚，口唇色赤干燥"，防风汤"治风湿脉痹，皮肤不仁"，芍药汤"治脉痹荣卫不通，四肢疼痹"，进一步阐述脉痹的各种临床表现及用药。

清代叶天士《临证指南医案》中认为"有经脉受伤，阳气不为护持而为痹者，以温养通补，扶持生气为主""有风寒湿入下焦经隧而为痹者，用辛温以宣通经气为主""有血虚络涩，及营虚而成痹者，以养营养血为主"，共同完善了脉痹的辨治理论，为后世采用四妙通脉汤治热毒血瘀证脉痹、阳和复脉汤治寒凝血脉证脉痹等奠定了基础。

【病因病机】

本病多因素体正气不足、脏腑阴阳失调，风、寒、湿、热、毒等外邪乘虚而入，损伤脉络，以致瘀血阻滞、痰浊内生，卫气营血运行受阻，发为本病。

本病发病以脏腑阴阳失调、正气不足为主要内因，外感风、寒、湿、热、毒等外邪则是起病的重要条件，故本病大多隐匿起病，但因腠理空虚，骤遇外邪而发病者，亦可骤然起病。本病早期，正气不足、复感风寒之邪，可见营卫不和之证；若外感湿热之邪，或风寒之邪入里化热，痹阻脉络，则见热毒阻络之证。疾病早期病性偏实。疾病晚期，由于素体正气亏虚，加之久病损伤正气，故以虚证或本虚标实证为主。若素体脾虚痰盛，加之脉道不利，血滞则凝，痰瘀互结，又久病入络，则致痰瘀阻络之证；若久病失调，加之房劳过度则易致肝肾亏虚之证；若肝肾阴液精血亏虚，血不养筋，肝阴不能制约肝阳而肝阳亢奋无制，则致肝风内动之证；若久病耗气伤阳、损伤脾肾，则见脾肾不足之证。总之，本病病性复杂、变化多端，须根据不同的临床表现进行辨证、立法。

总体来说，本病属本虚标实，脏腑阴阳失调、正气不足为本，痰、瘀、浊、毒为标，病位在血脉，病变可波及全身，可累及心、肝、脾、肾。病程较长，迁延难愈，难以根治。

【临床诊断】

一、临床表现

本病累及全身中小动脉，可造成多种组织器官受累，因此临床表现多样。早期多以全身症状为多见，也可起病即出现脏器受累，虽临床表现多样、复杂，但常以某系统或某脏器表现突出。

全身表现：大于 90% 的患者会出现发热、乏力、消瘦等症状。高达 80% 的患者会出现骨骼、肌肉症状，如关节炎、关节痛、肌痛或肌无力，肌肉受累时，肌肉可作为一个有诊断价值的活检部位。约 50% 的患者会出现皮肤表现，如紫癜、结节、网状青斑、溃疡、水疱等症状，如仅有皮肤表现不伴脏器动脉损害，称"皮肤型结节性多动脉炎"，预后较好。

心脏：本病累及心脏主要为冠状动脉受累出现的心肌缺血、梗死及心肌病、心包炎等。冠状动脉病变包括狭窄、扩张、广泛冠脉动脉瘤、急性冠脉剥离和破裂，部分患者会出现血管痉挛。

肾脏：肾脏受累较为常见，多数患者会出现肾损害，甚至肾梗死、肾动脉瘤破裂。表现为轻度蛋白尿或血尿，但因为无肾小球炎症故无红细胞管型，若出现肾小球肾炎应该考虑其他疾病，如显微镜下多血管炎。

消化系统：肠系膜动脉受累早期主要表现为疼痛，进一步发展可导致肠、肝、脾梗死、肠穿孔等危机症状；中、小动脉受累可出现消化系统炎症、溃疡、出血；累及胆道、胰腺、阑尾可发生胆囊炎、胰腺炎、阑尾炎。

神经系统：约 80% 的患者会出现神经系统受累，常出现多发性单神经炎、多神经炎，表现为垂腕、垂足、感觉缺失等，感觉障碍常先于运动缺失。中枢神经受累较为少见。

其他：少数患者可出现眼部受累，出现视觉障碍、视网膜出血，耳、鼻、喉都不受累。生殖系统受累较为少见，但缺血性睾丸炎是特异性表现。

二、诊断要点

症状：全身症状表现为发热、乏力、消瘦、关节肌肉疼痛、肌肉无力、皮肤紫癜、结节、溃疡等。累及冠脉可出现心肌缺血、梗死；累及肾脏可出现轻度蛋白尿或血尿；累及消化系统可出现胃肠道炎症、溃疡、出血；肠系膜动脉受累早期主要表现为疼痛，进一步发展可导致肠、肝、脾梗死，肠穿孔等危机症状；累及神经系统常出现多发性单神经炎、多神经炎。本病临床表现复杂多样，根据受累器官不同出现不同的临床症状，但常以某系统或某脏器表现突出。临床应注意鉴别。

实验室检查：炎症指标，如白细胞、血沉、C 反应蛋白升高；可见轻度嗜酸性粒细胞升高；乙肝表面抗原阳性患者，可见肝功能异常；肾损害患者可见镜下血尿、蛋白尿和肾功能异常；部分患者可见循环免疫复合物阳性，补体降低；亦可见血清白蛋白降低，冷球蛋白阳性。

影像学检查：①彩色多普勒：中等血管受累可呈现出受累血管狭窄、闭塞、动脉瘤形成，小血管受累难以探测。②血管造影：可呈现受累血管呈节段性狭窄、闭塞、出血及动脉瘤形成。

动脉壁活检：可见"局灶性、节段性"全层坏死性炎症，病灶可见淋巴细胞、中性粒细胞、巨噬细胞等细胞浸润。

【临证思路】

一、识症

本病起病隐匿，临床表现复杂多样，根据受累器官不同出现不同的临床症状，但多数患者会出现发热、乏力、消瘦、关节肌肉疼痛、肌肉无力等全身症状，皮肤可出现紫癜、结节性红斑、溃疡等表现。累及冠脉可出现心肌缺血、梗死；累及肾脏可出现轻度蛋白尿或血尿，但因为无肾小球炎症故无红细胞管型；肠系膜动脉受累早期主要表现为疼痛，进一步发展可导致肠、肝、脾梗死及肠穿孔等危机症状；累及神经系统常出现多发性神经炎，表现为垂腕、垂足、感觉缺失等。

二、审机

本病辨证重在分清外感内伤、寒热虚实。病变初期，多因素体正气亏虚，脏腑阴阳失调，复感风寒之邪，以致营卫不和，故见发热，恶风，汗出，头身疼痛，关节疼痛之症；若外感湿热之邪，或寒湿之邪入里化热，痹阻经脉，则致热毒阻络之证，故见发热、关节疼痛，皮肤结节，色鲜红或紫红，按之则痛，或肢端溃烂，腹痛，口渴不欲饮等症。

疾病晚期，由于素体正虚，加之久病损伤正气，故以虚证或本虚标实证为主；若素体痰盛，痰瘀互结，痹阻脉络则致痰瘀阻络之证，故见关节疼痛，痛处固定不移，皮肤结节，肢体麻木，胸闷胸痛，胃脘满闷，头昏头痛；若久病失调，加之房劳过度则易致肝肾亏虚之证，故见形体消瘦，肌肉麻木不仁，咽干耳鸣，腰膝酸软，骨蒸潮热，皮肤结节以下肢为多等症；若肝肾阴液精血亏虚，血不养筋，肝阴不能制约肝阳而肝阳亢奋无制，则致肝风内动之证，故见发热，神昏谵语甚或惊厥，肢体麻木甚可半身不遂，头痛眩晕之症；若久病耗气伤阳、损伤脾肾，则见脾肾不足之证，症见神疲乏力，少气懒言，食少便溏，消瘦，腰膝酸软等症。

三、定治

本病的基本病变为脉络损伤、血脉瘀阻，故应以活血化瘀为基本治疗原则，贯穿疾病始终。

本病属本虚标实之证，早期以实证为主，故以祛邪通络、调和阴阳为主，营卫不和者，治以调和营卫，祛邪消瘀；热毒阻络者，治以清热解毒，活血化瘀。疾病后期以虚证为主，故应以扶正为主，兼以祛邪、通络，肝肾阴虚者，治以滋补肝肾，活血通络；脾肾不足，治以补益脾肾，化瘀通络；痰瘀阻络者，治以化痰散结，活血通络；肝风内动者，治以滋阴平补，息风开窍，活血通络。

本病临床表现复杂多变，故应根据临床症状审机、辨证、定治，随机应变。

四、用药

本病以活血化瘀为基本治则，活血药的使用应贯穿疾病始终，常用桃仁、红花、茜草、当归、丹参等，若病久瘀象较甚，可用水蛭、三棱、莪术等破血消癥药，但注意中病即止，不可久用，以免耗气动血伤阴。

疾病早期以实证为主，故用药以祛邪为主，若外感风寒、发热恶风者，可用桂枝、芍药调和营卫；关节疼痛者可用羌活、威灵仙、忍冬藤等祛风除湿，通络止痛；皮肤结节红肿疼痛、肢端溃疡者可用金银花、蒲公英、紫花地丁等清热解毒；疾病后期多虚证，故用药以扶正为主，若腰膝酸软、头晕耳鸣者，可用熟地黄、黄精、女贞子、墨旱莲等滋补肝肾；神疲乏力、食少便溏者，可用山药、白术、薏苡仁等健脾燥湿；神昏谵语者，可用石菖蒲、冰片等开窍醒神；皮下结节顽固不散者，可加土贝母、地龙等通络化痰散结。

【辨证论治】

活动期

1. 营卫不和

主要症状：发热，恶风，汗出，头身疼痛，关节疼痛，皮肤结节以下肢为甚，肤色红或暗紫，结块压痛明显，可见瘀斑或网状青斑，舌淡，苔白，脉细或弱。此证多见于本病的初期或复发期。

治疗方法：调和营卫，祛邪消瘀。

临证处理：桂枝合桃红四物汤加减。桂枝、白芍、归尾、桃仁、赤芍、苏木、青皮、制香附、威灵仙、牛膝、地龙、忍冬藤、夏枯草、甘草。颈项部疼痛加葛根；胃脘不适加陈皮、佛手；虚热加青蒿、地骨皮。

2. 热毒阻络

主要症状：发热、关节疼痛，皮肤结节，色鲜红或紫红，按之则痛，或肢端溃烂，腹痛，口渴不欲饮，或便血，或尿血，或咯血，小便黄赤，舌红或紫暗，苔黄，脉滑数或弦数。

治疗方法：清热解毒，活血化瘀。

临证处理：四妙勇安汤加减。金银花、当归、甘草、茵陈、黄柏、赤芍、赤小豆、牛膝、苍术、忍冬藤、玄参。若热盛加羚羊角、蒲公英、紫花地丁；湿胜者宜加土茯苓、车前子；瘀滞明显者加丹参、泽兰、水蛭。

慢性期

1. 肝肾阴虚

主要症状：形体消瘦，肌肉麻木不仁，咽干耳鸣，腰膝酸软，骨蒸潮热，以下肢结节为多，或硬结状，红斑，或脉结曲张，舌红，少苔，脉细数。

治疗方法：滋补肝肾，活血通络。

临证处理：大补阴丸、左归丸加减。黄柏、知母、赤芍、牡丹皮、熟地黄、龟甲、当归、牛膝、菟丝子、枸杞子、桑寄生、鸡血藤、甘草。心烦不寐加栀子、酸枣仁；头晕目眩加黄精、女贞子。

2. 脾肾不足

主要症状：神疲乏力，少气懒言，食少便溏，消瘦，腰膝酸软，皮肤结节颜色接近正常皮肤或稍偏白，可自由推动无压痛或少许压痛，苔薄白或有齿痕，脉沉细。

治疗方法：补益脾肾，化瘀通络。

临证处理：归脾丸合右归丸加减。黄芪、山药、茯苓、山萸肉、熟地黄、赤芍、桂枝、牡丹皮、桃仁、红花、威灵仙。纳差可加焦麦芽、焦谷芽；便溏可加白术、白扁豆。

3. 痰瘀阻络

主要症状：关节疼痛，痛处固定不移，皮肤结节，肢体麻木，胸闷胸痛，胃脘满闷，头昏头痛，舌暗，苔腻，脉弦滑。

治疗方法：化痰散结，活血通络。

临证处理：桃红四物汤合二陈汤。桃仁、红花、当归、熟地黄、川芎、白芍、半夏、橘红、茯苓、甘草。关节疼痛甚可加地龙、蜈蚣、全蝎；胸痛可加瓜蒌、丹参；胃痛可加五灵脂、蒲黄；头痛可加天麻、僵蚕。

危重期

肝风内动

主要症状：发热，神昏谵语甚或惊厥，肢体麻木甚可半身不遂，头痛眩晕，双下肢或四肢见多形性结节，色暗紫，脉细弱数甚或无脉，舌质红苔少，此证多见于本病的晚期或病情处于危笃阶段。

治疗方法：滋阴平补，息风开窍，活血通络。

临证处理：镇肝熄风汤加减。生赭石、牛膝、生龙骨、生牡蛎、白芍、生麦芽、天冬、青蒿、钩藤、生地黄、石菖蒲、远志。若高热，加羚羊角、重用蒲公英、地丁、金银花；病久体虚者加党参、山药；津亏口渴者加石斛、玉竹、知母；结节不散者加土贝母、地龙；溃疡日久不敛加白薇、鹿角胶、地骨皮。

本病的危重期比较少见，若到此期者预后比较差，需使用中西医结合的治疗。

【病案参考】

黄某，男，52岁。主因"四肢皮肤结节，灼热肿痛半年"就诊，曾被诊断为"风湿病"，予中西药治疗（具体不详），病情未见好转，疼痛日渐加重。刻症：四肢皮肤结节、灼热肿痛，渐四肢活动受限，伴发热、纳少、失眠。查体：体温38.7℃，双小腿及双前臂以下肌肤暗红灼热浮肿，沿动脉走向可触及多个皮下结节，呈玫瑰红色，指头大小，触压痛，结节与皮肤粘连，四肢末端静脉怒张，皮肤多处溃烂，伤口暗紫，舌暗红苔黄，脉弦数。实验室检查：血沉 48mm/h，白细胞 $10×10^9$/L，中性粒细胞 0.85，ds-DNA（－）。院外血管造影显示四肢中等大小动脉可见 1.0cm 左右大小的动脉瘤性扩张。中医诊为热毒阻络型脉痹，治以清热解毒，凉血活血通络为法。处方：生地黄 15g，玄参 15g，牡丹皮 10g，赤芍 15g，牛膝 15g，金银花 15g，知母 10g，当归 8g，丝瓜络 12g，鸡血藤 20g，甘草 6g。连服 7 剂。同时每日口服强的松片 5mg×10 片，分 3 次口服，1 周后患者出现面红耳赤等激素副作用，中医属阴虚阳亢之象，中药改用滋阴降火为主，方以知柏地黄汤为主加减。患者服药 2 周诸症消除。2 周后激素开始减量，每周减治疗量的 10%，至维持量每日 5mg×2 片顿服。患者经治 1 个月好转出院。

按语：结节性多动脉炎临床少见，其临床症状主要表现为体重下降、发热、乏力、周围神经病变、骨骼肌及皮肤损害、高血压等。西医临床用药争议颇大，但多数学者仍坚持认为激素是治疗结节性多动脉炎的一线药，而且主张在急性期用激素要大剂量。有的学者主张开始用冲激疗法。由于结节性多动脉炎是一种特异质疾病，临床需要灵活掌握用药方案。激素属纯阳之品，故在激素应用时中药选方用药切忌温燥。在激素引起阴虚阳亢的副作用时，及时投以滋阴降火之中药，既保证了激素在急性期的大剂量应用，又减少了激素的副作用。

（摘自：梁月俭 . 中西医结合治疗结节性多动脉炎 3 例 . 吉林中医药，1999）

第十五节　抗中性粒细胞胞浆抗体相关性血管炎

【概述】

抗中性粒细胞胞浆抗体（antineutrophil cytoplasmic autoantibody，ANCA）相关性血管炎（ANCA-associated vasculitis，AAV）是一类病因不明，组织学病变以小动脉、毛细血管、小静脉的炎症和坏死为主要病变的系统性疾病，临床包括显微镜下多血管炎（microscopic polyangiitis，MPA）、韦格纳肉芽肿（Wegener's granulomatosis，WG）、变应性肉芽肿血管炎（Churg-Strauss Syndrome，CSS），临床主要特征是急进性肾小球肾炎、肺出血、皮疹和呼吸道损害等多器官受累。ANCA 是 AAV 的血清标志物，免疫荧光下可分为胞浆型（c-ANCA）和核周型（p-ANCA）。髓过氧化物酶（MPO）和蛋白酶 3（PR3）是 ANCA 主要的靶抗原，用 ELISA 法检测可将 ANCA 分为 MPO-ANCA 和 PR3-ANCA。

患者往往病情较重，且进展较快，如不及时治疗，易导致死亡或进展至终末期肾功能衰竭。据国外相关研究显示，AAV 具有较高的发病率和死亡率，15% 的患者在确诊的 1 年内死亡，35% 在 5 年内死亡。虽然所有类型的患者 1 年的生存率差不多为

82.7%~85.5%，但与 MPA 患者年生存率（45.1%）相比，WG 和 CSS 的 5 年生存率分别是 75.9%、68.1%。

【源流】

中医学中并无相应病名，对该病的症状、病因病机的论述似散见于"肌衄""血痹""咳血"等的论述中。根据发病的具体情况，疾病的不同阶段，急性发作期可能与中医的"血证""癃闭"等病相似，缓解期可能与中医"血痹"相似。

早在《黄帝内经》中就有关于血溢、衄血、咳血等病证的记载，并对出血原因及预后有所论述。明代戴元礼《证治要诀·诸血门》言："血从毛孔而出，名曰肌衄。"清代吴谦《医宗金鉴》曰："皮肤出血曰肌衄。"明代虞抟的《医学正传·血证》率先将各种出血病证进行归纳，并以"血证"名之。对于血证的治疗，明代孙一奎《赤水玄珠》曰："气血亏虚，血随气散者，治宜补血固表，选用当归补血汤、黄芪建中汤、保元汤等方。阴虚火旺者，治宜养阴清火，用凉血地黄汤或当归六黄汤。由胆热而致者，用河间定命散。"清代唐容川《血证论》是首部论述血证的专书，对血证的病因病机、辨证论治均有精辟论述，提出了止血、消瘀、宁血、补血的治血四法，至今仍为临床所用。

血痹一病首载于《灵枢·九针十二原》，"邪入于阴，则为血痹"，指出邪入于血分，则成血痹。张仲景《金匮要略·血痹虚劳病脉证并治》提出本病为营卫气血不足，血行凝滞，致肢体麻木不仁的一种病证。临证可分轻重两候论治。轻者多因于"夫尊荣人，骨弱肌肤盛，重因疲劳汗出，卧不时动摇，加被微风，遂得之"，其症以"但以脉自微涩，在寸口、关上小紧"为特征，治疗"宜针引阳气，令脉和，紧去则愈"；重者以"血痹，阴阳俱微，寸口关上微，尺中小紧，外证身体不仁，如风痹状"为特征，治宜"黄芪桂枝五物汤主之"，益气温经，调和营卫。

同时，对 ANCA 相关性小血管炎肾损害的中医诊断也并无统一，可诊断为"癃闭""关格""水肿""虚劳"等。

【病因病机】

本病多因素体禀赋不足，或年老体弱，导致脏腑功能失调，内生伏邪（如湿、痰、瘀等），邪伏血络，脉络瘀滞。若感受外邪，如风热、药毒等，引动伏邪，内外相夹，滋生湿热、热毒。热毒流注，燔灼血脉，外达肌肤血络，而发为皮疹；痹阻经络，则肌肉关节疼痛不已；内窜脏腑经络，在上损伤肺络，则咳血，痹阻中焦气机，则呕恶纳呆，下元肾络损伤，可见血尿、蛋白尿、浮肿等症。

本病的主要病位在血络。基本病理改变是络脉阻滞。病机特点是正虚邪实，即虚、瘀、湿、热、毒。"邪盛谓之毒"，诸邪之渐均可为毒，毒邪弥漫三焦，则出现发热、咯血、喘息气促、恶心呕吐、尿少浮肿等急危重症。

本病肾损害多由于肺、脾、肾三脏功能失调，体内水液运行失常，日久化生水湿、湿浊、浊毒等病理产物，尤其在肾脏病变的活动期，分清泌浊功能减退，秽浊溺污不得外泄，蓄积体内，酿为"浊毒"，病情进展十分迅速，终致阴阳错乱，险象环生。因此，肺脾肾三脏虚损，湿浊瘀血胶结为患，是本病肾损害病情缠绵难愈易于复发的病机。

【临床诊断】

一、临床表现

AAV 可累及头颈部、肺部、肾脏及其他全身多个器官系统，相应组织器官受累时，则表现出相应的临床症状。头颈部受累表现为鼻窦炎、鼻息肉、听力下降、耳鸣、中耳炎、视力下降等；肺部受累表现为咳嗽、胸痛、咯血；肾脏受累表现为血尿、蛋白尿、急进性肾小球肾炎；神经系统受累常见外周神经病变，如多发性单神经炎；皮肤受累表现为网状青斑、皮疹、紫癜、片状出血及荨麻疹；消化道受累，表现为不易愈合的胃或十二指肠溃疡、胃肠道出血、黑便。本病可同时引起多个脏器的功能障碍，但也可以仅侵犯某一器官组织，肾脏是最容易受损的器官。血尿、蛋白尿、进行性肾功能损害是 AAV 肾损害特征性临床表现。本病累及多系统，临床表现缺乏特异性，极易出现漏诊、误诊。

二、诊断要点

①临床有多系统损害，包括：a. 耳、鼻、眼及咽喉部受累：听力下降、中耳炎、鼻窦炎、鼻息肉、眼色素膜炎、声带慢性病变等。b. 肺部受累：肺间质纤维化、弥漫性肺泡出血、肺部结节等。c. 肾脏受累：肾功能损害、急进性肾小球肾炎。d. 其他：神经系统受累、皮肤受累、消化道受累等。

②血清 ANCA（p-ANCA/抗 MPO 抗体、c-ANCA/抗 PR3 抗体）阳性。

③肾活检为免疫性坏死性肾小球肾炎（金标准）。

④排除其他与小血管炎表现相类似的疾病。

下面列举常见三种 ANCA 相关性血管炎的诊断标准：

1. 韦格纳肉芽肿（WG）诊断标准

①鼻或口腔炎症：脓性或血性鼻腔分泌物，痛性或无痛性口腔溃疡。

②X 线胸片异常：胸片示结节、固定浸润灶或空洞。

③尿沉渣异常：镜下血尿（每高倍镜视野>5 个红细胞）或出现红细胞管型。

④病理：活检见动脉壁、动脉周围或血管外部位有肉芽肿性炎症。

符合上述 2 项或 2 项以上标准可确诊。

2. 变应性肉芽肿血管炎（CSS）诊断标准

①哮喘病史，有喘鸣史或呼气时可闻及弥漫性高调哮鸣音。

②嗜酸性粒细胞增多，白细胞分类中嗜酸性粒细胞>10%。

③单发或多发神经病变。

④非固定性肺浸润，X线胸片上迁移性或一过性浸润病变。

⑤鼻窦炎，急性或慢性鼻窦疼痛、压痛史，或鼻窦X线片显示模糊。

⑥病理。动脉、微动脉或微静脉外周有嗜酸性粒细胞浸润。

符合上述6项中4项或4项以上者可确诊。

3. 显微镜下多血管炎（MPA）诊断标准

本病尚无统一诊断标准，但出现以下表现，应高度考虑显微镜下多血管炎。

①中年男性患者。

②急性进行性肾功能不全。

③伴有系统性血管炎的临床表现。

④抗中性粒细胞胞浆抗体阳性。

⑤肾脏病理。局灶节段性坏死性肾小球肾炎/新月体肾炎，无免疫复合物沉积。

【临证思路】

一、识症

皮疹：热毒流注，燔灼血脉，外达肌肤血络而发。

关节痛：风湿热等邪气痹阻经络，气血运行不畅，不通则痛。

咳血：热毒内窜脏腑经络，损伤肺络，迫血妄行。

蛋白尿：肾气不足，下元不固，膏脂外泄。

血尿：湿热或湿浊久蕴化热，损伤肾络。

水肿：肺脾肾三脏功能失调，三焦气化不利，化生水湿、湿浊等。

二、审机

病变累及关节、皮肤、肌肉：风湿热等邪气痹阻关节、肌肉，则见关节局部红肿疼痛；风湿热等邪气久蕴，络热血瘀，而见身发皮疹色红。

病变累及肺：热毒侵肺，损伤肺络，则见咯血；外邪侵袭，肺失清肃，则见咳嗽咳痰；痰热内蕴日久，或肺络损伤，日久留瘀，而见胸痛。

病变累及肾：湿热或湿浊久蕴化热，损伤肾络，而见血尿；脏腑衰惫，肾气不固，而见蛋白尿；肺脾肾功能失调，水湿内生，而见水肿；病久浊毒内盛，而见癃闭、关格。

三、定治

治疗总则以补虚泻实为主，若见肺脾肾三脏虚损，予以补益；若见气阴两虚，则予益气养阴；根据湿、热、浊、瘀邪气的不同，分别予以清热、利湿、泄浊、活血、祛瘀等治法。

活血祛瘀的方法与措施，需根据瘀血形成的原因，予以相应治法，气虚血瘀者，当益气活血；血热血瘀者，当凉血化瘀；阳虚寒凝血瘀者，当温阳活血通脉。

四、用药

病变累及关节、皮肤、肌肉：风湿热等邪气痹阻关节、肌肉，症见关节局部红肿疼痛，治宜清热祛风除湿，药用羌活、桑枝、忍冬藤、土茯苓；风湿热等邪气久蕴，络热血瘀，症见身发皮疹色红，治宜凉血化瘀解毒，药用水牛角、生地黄、凌霄花。

病变累及肺：热毒侵肺，损伤肺络，症见咯血色鲜红，治宜凉血止血，药用白茅根、白及；外邪侵袭，肺失清肃，则见咳嗽咳痰，治宜疏风散邪，理气化痰止咳，疏风散邪用荆芥、防风，理气化痰止咳用法半夏、陈皮、茯苓；痰热内蕴日久，或肺络损伤，日久留瘀，而见胸痛，治宜清化痰热或活血化瘀，清化痰热可选用浙贝母、天竺黄、黄芩，活血化瘀可用三七粉活血止血。

病变累及肾：湿热或湿浊久蕴化热，损伤肾络，症见血尿，治宜清化湿热，凉血止血，清化湿热用黄柏、萆薢，凉血止血用小蓟、藕节炭、茜草、地榆炭；脏腑衰惫，肾气不固，症见蛋白尿，治宜温阳益气、补肾固脱，药用山药、白术、莲子、乌药、益智仁；肺脾肾功能失调，水湿内生，症见水肿，治宜调补肺脾肾，通利水湿，调补肺脾肾可分别选用太子参、党参、麦冬、南沙参、炒白术、茯苓、熟地黄、怀山药、山茱萸，通利水湿可选用茯苓、泽泻、车前子；病久浊毒内盛，症见癃闭、关格，治宜利湿泄浊，药用萆薢、土茯苓、泽泻、薏苡仁。

【辨证论治】

1. 络热血瘀

主要症状：口唇、齿龈、爪甲紫暗，肤表赤缕，或腹部青筋外露等脉络瘀血表现，皮下瘀斑，癥积，离经之血刺痛、痛有定处、拒按，肢体麻木或偏瘫，痴癫，狂躁，善忘，局部感觉异常，肌肤甲错等。舌质紫暗，或有瘀点、瘀斑，舌脉粗张，脉涩、无脉或沉弦、弦迟。

治疗方法：凉血化瘀。

临证处理：汤剂用犀角地黄汤合白薇煎加减。水牛角片、生地黄、赤芍、牡丹皮、泽兰、泽泻、白薇、炮山甲。发热者，加连翘、大青叶；皮疹鲜红者，加凌霄花、紫草、玄参。

2. 脾肾两虚

主要症状：浮肿难消，腹胀纳呆，短气乏力，腰膝酸软。畏寒喜暖，大便溏薄，夜尿清长。舌淡胖，边有齿痕，脉沉迟。

治疗方法：益气健脾。

临证处理：汤剂用真武汤加减。附子、炒白术、茯苓、芍药、生姜。水肿明显者，加泽泻、车前子、猪苓、路路通、冬瓜皮，加强利水之力；大便溏薄明显、少腹冷痛者，加党参、肉桂、补骨脂。

3. 气阴两虚

主要症状：气短声低，少气懒言，神疲乏力，口燥咽干，两颧潮红，五心烦热，潮热，盗汗，头晕目眩，自汗，动则诸症加重。舌淡嫩或舌红少津或少苔，脉细弱。

治疗方法：益气养阴。

临证处理：汤剂用沙参麦冬汤合生脉散加减。北沙参、玉竹、麦冬、白扁豆、桑叶、天花粉、生甘草、党参、五味子。潮热盗汗明显者，加糯稻根、浮小麦；自汗、气短明显者，加生黄芪、炒白术、防风。

4. 肺脾气虚

主要症状：神疲乏力，食少腹胀，气短懒言或久病咳喘，面白无华，咳痰清稀，便溏，面部虚浮，下肢微肿。舌色淡，苔白滑，脉沉细或沉弱。

治疗方法：补脾益肺。

临证处理：汤剂用四君子汤合补肺汤加减。党参、白术、茯苓、炙甘草、黄芪、熟地黄、五味子、紫菀、桑白皮。咳痰清稀者，加法半夏、陈皮；下肢微肿者，加泽泻、薏苡仁、大腹皮。

5. 湿热内蕴

主要症状：身热有汗，胸中烦闷，咳声重浊，痰黏色黄，或夹血丝，脘闷呕恶，小便短赤，大便黏滞。舌红苔黄腻，脉滑数或濡数。

治疗方法：清热利湿。

临证处理：汤剂用黄连解毒汤合二妙丸加减。黄连、黄芩、栀子、黄柏、苍术。痰黏色黄者，加浙贝母、天竺黄、桑白皮；痰中带血者，加青黛、瓜蒌皮、三七粉。

【病案参考】

病案一

李某，女，59岁。ANCA相关性血管炎病史2年余。患者1月前感受寒邪，出现发热，咳嗽气急，痰中夹有少许血丝，继之颜面、下肢水肿，皮肤绷急，腰酸隐隐，小便泡沫增多。舌红，苔黄腻，舌底络脉迂曲，脉滑数。查ESR 56mm/h，血Cr 457μmmol/L。胸部CT：两肺间质性炎症伴部分间质纤维化；尿常规：隐血（++），尿蛋白（++）；肾穿病理：ANCA相关性血管炎肾损害。治拟清热利湿，凉血活血。

处方：藿香 10g，滑石 15g，木通 10g，萆薢 15g，土茯苓 30g，黄芩 10g，连翘 10g，杏仁 10g，浙贝母 10g，玄参 10g，丹参 10g，当归 10g。共 5 剂，每日 1 剂，水煎服。三七 10g，每日冲服。

复诊：热退，身肿消，咳嗽大减，原方有效，效不更方。继用 5 剂。

三诊：咳嗽间断，痰声不著，身倦乏力，气短懒言，腰膝酸软，水肿消，仍有尿浊。舌红有裂纹，脉细数。治以益气养阴，补肺益肾。处方：南沙参 10g，天门冬 10g，麦门冬 10g，天花粉 10g，白术 10g，黄芩 10g，生地黄 10g，山茱萸 10g，五味子 10g，泽兰 20g，制黄精 10g，砂仁后下 3g，雷公藤（先煎）10g。共 10 剂，每日 1 剂，水煎服。三七 10g，每日冲服。

患者咳嗽不显，乏力减轻，水肿无，尿液转清。复查尿隐血+，尿蛋白+，ESR 40mm/h，血 Cr 450μmmol/L。

按语：患者以发热、咳嗽、水肿、血尿、蛋白尿为主要临床表现，舌红，苔黄腻，舌底络脉迂曲，脉滑数。中医认为病属中焦湿热，弥漫上焦、下焦，治疗一方面立足中焦，清化湿热，另一方面配合宣化和清利，从上、中、下焦入手，或化解或祛邪。药用藿香、滑石、木通、萆薢、土茯苓清热利湿、芳香化湿，顾及中焦、下焦；黄芩、连翘、杏仁、浙贝母清热化痰、宣肺止咳，顾及上焦；玄参、丹参、当归凉血活血；配三七粉活血止血而不留瘀。二诊效不更方。三诊患者热退、肿消，热盛伤津，故舌红有裂纹，脉细数，治以益气养阴，补肺益肾善后。方用沙参麦冬汤加减化裁。药用南沙参、天冬、麦冬、天花粉清养肺阴；黄芩、白术、砂仁清肺健脾化痰；生地黄、山茱萸、五味子、制黄精滋阴益肾；泽兰活血利水；雷公藤祛风除湿通络，兼有抗炎及免疫抑制作用。

（摘自：纪伟教授门诊病案，南京，江苏省中医院，2018）

病案二

孙某，男，42 岁。1 个月前受凉后出现发热畏寒，T 39.0℃，伴干咳少痰，口干，肌酸乏力，当地输抗生素+激素（具体不详）后体温渐降，余未缓解。1 周前见痰中带血，喘憋气短，活动后明显，胸部 CT 示两肺底间质性炎症，肺功能示轻度混合型通气功能障碍。抗感染治疗后未见缓解，查 c-ANCA 抗体（+），p-ANCA 抗体（-），尿隐血（+++），尿蛋白（±），确诊为 ANCA 相关性小血管炎。舌红，少苔，脉细。治拟：滋阴益气，宁络止血。方用：沙参麦冬汤加减。具体方药：北沙参 10g，麦冬 10g，玉竹 10g，天花粉 15g，扁豆 10g，赤芍 10g，水牛角（先煎）15g，三七（另包）3g，生甘草 3g，白茅根 12g，青黛 9g。共 7 剂，每日 1 剂，水煎服。

复诊：患者咳嗽好转，口干不显，未见咳血，仍有乏力，小便泡沫增多，尿隐血（+++），尿蛋白（+），舌红，苔薄，脉细。患者咳嗽咳血好转，转以治肾，守前方意加减。具体方药：北沙参 10g，麦冬 10g，党参 10g，生甘草 3g，白茅根 12g，小蓟 10g，生地黄 15g，连翘 10g，雷公藤（先煎）10g，芡实 10g。共 7 剂，每日 1 剂，水煎服。

患者复查尿常规，尿隐血（++），尿蛋白（±），继服 14 剂，病情稳定。

按语：患者以发热、咳嗽、痰中带血、血尿、蛋白尿为主要临床表现，舌红，少苔，脉细。证属气阴不足，络热血瘀。治以益气养阴，凉血化瘀为主。方用沙参麦冬汤合犀角地黄汤加减。药用北沙参、麦冬、玉竹、天花粉、白扁豆滋阴益肺，益气养阴；水牛角、赤芍凉血化瘀；三七粉、白茅根、青黛清热凉血，活血止血。复诊患者咳嗽好转，而以血尿、蛋白尿为主要临床表现，在原方基础上加用生地黄、小蓟滋阴清热，利尿通淋；芡实益肾固精；雷公藤兼有抗炎及免疫抑制作用。

（摘自：纪伟教授门诊病案，南京，江苏省中医院，2017）

第十六节　皮肤小血管血管炎

【概述】

皮肤小血管血管炎是一大组具有血管损害和异常、表现有各种皮肤损害的疾病。在皮肤血管炎中最常见的类型是变应性血管炎，病变部位主要是皮肤小血管即毛细血管后小静脉，尚有细小动脉和毛细血管的炎症。皮肤小血管血管炎是一种免疫复合物疾病，其发病机制是免疫复合物沉积于皮肤小血管。

【源流】

中医学对皮肤小血管血管炎尚无确切记载，但对于类似皮肤小血管血管炎的症状及发病特征历代文献中有较为详细的记载。如热毒流注，根据本病丘疹、斑疹、结节红斑及溃疡等症状，在中医学中被归为"梅核丹""湿热流注""瓜藤缠""瘀血流注"之范畴。《素问·痹证》曰："痹……在于脉则血凝而不流。"《素问·四时刺逆从论》曰："阳明有余病脉痹身时热。"《金匮要略》曾载："血痹……脉自微涩。"《中藏经·痈疽疮疡》云："夫痈疽疮肿之所作也，皆五脏六腑，蓄毒不流则生矣，非独因营卫壅塞而发者。其行也有处，其主也有归。假令发于喉舌者，心之毒也；发于皮毛者，肺之毒也；发于肌肉者，脾之毒也；发于骨髓者，肾之毒也；发于外者，六腑之毒也；发于内者，五脏之毒也。故发于下者，阴中之毒也；发于上者，阳中之毒也。内曰坏，外曰溃，上曰从，下曰逆。发于上者得之速，发于下者得之缓，感于六腑则易治，感于五脏则难瘳也。"《疡科准绳·瓜藤缠》记载："足股生核数枚肿痛，久之溃烂不已，何如？曰此名瓜藤缠，属足太阳经，由脏腑湿热流注所致。"清代张璐曰："夫血痹者，既《内经》所谓在脉则血凝不流，仲景直发其所以不流之故，言血既痹，脉自微涩，然或寸或关或尺，其脉见小急之处，既风入之处也，故其针药所施，皆引风外出之法也。"可见古代医学认为本病为正气不足，邪气入里导致气血运行失常，气虚或气滞血瘀，脉络受阻所致。病因可为外感，又可为内伤；病机或虚或实，或虚实夹杂，但多为气血瘀滞所致，呈现本虚标实的特点。"实为寒、湿、热毒邪搏结，阻塞脉道，虚为气、血、阴、阳亏虚，脉道不充"。又如《外科证治全书·热毒流注》记载本病："生两腿胫，流注不定，或发一二处，色赤肿痛溃脓，乃湿热下注……如患色微红，或初期粟米，渐大痒痛相兼，破流黄水，浸淫成片，甚则腿肉浮肿。"《类证治裁》曰："诸痹，良由营卫先虚，腠理不密，风寒湿乘虚内袭。正气为邪所阻，不能宣行，因而留滞，气血凝涩，久而成痹。"上述文献阐明了古代医家对本病的临床证候及病因病机的认识，为后世医家认识及治疗本病提供了依据。

【病因病机】

诸医家对本病的病理机制尚缺乏统一的认识，病因多为风、湿、热邪客于肌肤，阻于血脉经络，不通则痛。《医宗金鉴·外科心法要诀》载："此证生于腿胫，流行不定，或发一、二处，疮顶形似牛眼，根脚漫肿……若绕胫而发，即名瓜藤缠。"素体血分有热，外感湿邪，湿与热结，或脾虚失运，水湿内生，湿郁化火，湿热下注，气滞血瘀，瘀阻经络而发，热甚则灼伤脉络迫血妄行导致发斑，热入血分聚于局部，瘀血阻络，化腐成脓，则发为痈肿疮疡；或女子多郁，常由气滞血瘀，日久化火，瘀热互结而发病；或体虚之人，气血不足，卫外不固，寒湿之邪乘虚外袭，客于肌肤腠理，流于经络，气血瘀滞，寒湿凝结而发；若久病失养，正气耗伤，气血不足，则溃疡反复发作，久不愈合；此外可因禀性不耐，感染邪毒，或因药物、生物制品、某些食物而诱发。

本病风热、湿热、血热之三邪胶结入络为患，"血受热则煎熬成块"致血络受损，络脉闭阻，从而引发血管炎病变。

西医认为皮肤血管炎的病因有感染（包括病毒、细菌-链球菌、葡萄球菌、寄生虫、真菌、支原体、衣原体等，尤其是乙肝病毒、丙肝病毒和肠道病毒感染），全身炎症性疾病（系统性红斑狼疮、类风湿关节炎、干燥综合征、白塞综合征和炎症性肠病等，药物（如非甾体抗炎药、青霉素、磺胺、喹诺酮类药物、头孢克洛、双氢克尿噻、呋塞米、胰岛素、口服避孕药、他莫昔芬、别嘌呤醇、维A酸、抗流感疫苗等），以及恶性肿瘤（副蛋白血症、髓性和淋巴增生性疾病及内脏实质性肿瘤等），而其余的则为特发性。

【临床诊断】

一、临床表现

皮疹呈多形性，可有红斑、丘疹、风团、紫癜、水疱、血疱、结节、坏死、溃疡等，但多以某一种或两种皮疹为主，紫癜样丘疹、红斑为本病的特征性皮疹，皮损好发于双下肢，特别是小腿及踝部，常对称性分布，自觉瘙痒或烧灼感，偶可疼痛，皮损一般在数周内消退，可遗留色素沉着，但可反复发作，迁延数月或数年之久。此外，水疱是由于强烈的表皮内水肿或表皮内棘刺松解和缺血所致，水疱和疱周出现灰紫色晕是坏死的先兆，而溃疡都由坏死发展而成。系统型可引起关节、肺、肝、肾、胃肠道等组织器官的损害。

二、诊断要点

症状：早期多有发热、乏力等非特异性症状，累及关节、肾脏、胃肠道、肺等组织器官时则见关节疼痛、蛋白尿、腹痛、呕吐、咳嗽等相应脏器症状。

体征：皮损呈多样性，以可触及的紫癜样斑丘疹为特征性皮疹，鲜红色至紫红色，压之不退色，皮疹小的1毫米，大的可达数厘米。好发于双下肢，以小腿和踝关节常见。常见皮损有红斑、丘疹、紫癜、血疱、结痂、表浅结节、坏死、瘢痕等。

理化检查：活检小静脉或动脉，其切片结果显示血管内层或外壁可见到嗜中性粒细胞浸润。血常规检查可有嗜酸性粒细胞增高、血沉增快、C反应蛋白增高、血清总补体降低，累及肾脏时可有蛋白尿、血尿、管型尿。

鉴别诊断：

硬结性红斑：秋冬季节发病，好发于小腿屈侧，结节较大而深在，疼痛轻微，易溃破而发生溃疡，愈合后留有瘢痕；起病缓慢，病程较长，常有结核病史。

葡萄疫：以儿童多见，皮肤反复出现紫红色瘀点、瘀斑，多呈四肢对称性分布，常伴腹痛、关节痛，一般无结节、溃疡。

血小板减少性紫癜：皮肤紫癜不高于皮面，颜色紫暗，可有鼻出血、牙龈出血等，血常规见血小板减少。

【临证思路】

一、识证

皮疹：邪毒侵犯皮肤，与气血相搏，则见皮疹；若躯干及下肢多见丘疹/紫癜，压之不退色，色泽鲜红，伴灼热感，多系热毒入血分、灼伤脉络所致；若下肢紫癜兼见血疱、溃疡坏死，多为湿热结聚，血腐肉败而成；若见结痂、瘢痕，多为邪毒阻滞脉络或气血亏虚，肌肤失养而成。

系统表现：邪毒炽盛直中脏腑，或正虚不能胜邪，邪毒内传脏腑；毒窜关节，气血瘀阻，则见关节肿痛；肾主封藏，毒侵肾脏，精微不藏，故见蛋白尿，毒热灼伤肾络，则见血尿；邪毒传胃肠，气血瘀阻，不通则痛，则见腹痛；诚如《温证指归》所述："温毒流注，无所不至，上干则头痛、面肿，注于皮肤则斑疹、疮疡，壅于肠胃则毒利、脓血，伤于阳明则腮脸、肿痛，结于太阴则腹满、呕吐，结于少阴则喉痹、咽痛，结于厥阴则舌卷、囊缩。"

二、审机

急性期：外感风湿热之邪气，蕴于皮肤，郁而化热，或脾虚生湿，湿郁生热，热毒炽盛，灼伤脉络，血不归经，则见紫癜、红斑、颜色鲜红；热毒结聚，血肉腐坏，则见溃疡、坏死；邪毒炽盛，内传脏腑，则见蛋白尿、血尿、腹痛等脏腑病变；邪正斗争剧烈，则见发热、血沉增快、C 反应蛋白升高。

迁延期：红斑、紫癜等皮疹未见新发，水疱、血疱逐渐吸收，渗液减少，溃破创面组织色暗不鲜或结痂，溃疡、坏死局限稳定，周围组织硬肿，发热、关节疼痛等全身症状明显减轻或消失，此乃邪伏血分，脉络瘀滞，正气虚损，虚实夹杂。

稳定期：若正胜邪退，气虚血瘀，肌肤失养，则见皮疹消退，遗留色素沉着；若正虚胜邪，而致邪恋，则见病程迁延，皮损难消。

三、定治

治疗以祛邪、解毒以为主，佐理兼症，稳定期或病程反复迁延者，应扶正祛邪兼顾。急性期为热毒之邪郁于血分而致脉络损伤、迫血妄行，治宜清热解毒、凉血活血为法；迁延期为热毒渐退，邪伏血分、瘀血阻络所致，治宜解毒活血、祛瘀通络为法；稳定期为邪退正亏，气虚血滞，脉络瘀结，治宜益气活血，化瘀散结为主。

四、用药

急性期：多因禀性不耐，或因药物、食物诱发，感受邪毒；或脾失健运，蕴湿生热；或外感湿热，阻于络脉，下注股胫，气血瘀滞。局部气血不畅，凝滞而成结节；热盛则迫血外溢，甚则腐肉而成溃疡；湿热盛则流注关节，久而耗损气血。证型多为湿热火毒、瘀血阻络，治则以祛邪为主，治法为清热燥湿、解毒凉血、活血通络。清热燥湿凉血，药用水牛角、生地黄、牡丹皮、赤芍、紫草、茜草等；清热解毒，药用金银花、连翘、忍冬藤等；活血通络，药用桃仁、红花、牛膝、鸡血藤等。肉腐成脓，宜用皂角刺拔毒排脓、活血消肿；局部瘙痒者，加用苍术、黄柏清热燥湿止痒，加用荆芥、防风、蝉衣以祛风止痒；有分泌物渗出者，可选用茵陈、山栀、苦参、黄柏、苍术以清热利湿；伴有关节痛者，可加徐长卿、金雀根、忍冬藤清热通络，海风藤、秦艽祛风热利湿；伴有发热者，可加柴胡、黄芩、青蒿以清热；下肢肿胀明显者加车前子、泽泻、泽兰利水消肿，土茯苓、生薏苡仁渗湿利水。

缓解期：多因素体阳虚，病情迁延日久，或反复发作，伤及气血，耗损阳气。气血不足，则溃疡反复发作，久不愈合；阳虚寒凝，皮疹颜色灰暗，结节日久难消，脓液稀薄，新肉不生；气血不能濡养肢体，则四肢困乏无力等。本期临床表现主要为红肿消退，脓少结痂，或皮色苍白，脓液稀薄，溃久不收。证型多为气血两虚，气虚血瘀、阳虚寒凝，治则以益气健脾扶正为主，兼以祛邪，标本兼顾；治法为益气养血、活血散瘀、温阳散寒。益气养血，药用生黄芪益气固表，茯苓、白术健脾益气；活血散瘀，药用当归、川芎等养血活血的基础上，加鸡血藤、地龙加强活血通络的功效。阳虚寒凝，药用附子、干姜、肉桂、淫羊藿等；肉芽色淡者，可选用黄芪、党参以补脾益气；溃疡脓液稀薄、日久难敛，肉色灰暗，宜加鹿角霜、阿胶、龟甲胶温阳和血生肌；余热未除，加以少量连翘、玄参清余邪，而不伤津液；伴有结节不消退加川贝母、夏枯草、白僵蚕、白芥子等化痰散结；溃疡痛甚者加乳香、没药和血止痛。

【辨证论治】

1. 湿热阻络

主要症状：以皮肤损害为主，表现为紫癜性丘疹、血疱、溃疡，伴有关节疼痛，大便溏薄，小便短赤，舌质红，苔薄黄，脉滑数。

治疗方法：清热利湿，解毒通络。

临证处理：四妙散加减。黄柏、苍术、生薏苡仁、川牛膝、金银花、玄参、当归、红藤、甘草等。

皮疹色紫红、热象明显，加紫草、茜草凉血散血；下肢肿胀明显，加车前子、泽泻、泽兰利水消肿；疼痛者，加赤芍、牡丹皮、皂角刺；发热者，加黄连、黄芩、栀子。

2. 风热夹湿

主要症状：红斑、丘疹、风团，可见紫癜及浅表结节、水疱，可自觉瘙痒或灼热感，关节痛，舌质红，苔黄腻，脉滑数。

治疗方法：疏风清热，化湿通络。

临证处理：四妙勇安汤加减。玄参、银花、当归、赤芍、连翘、野菊、泽泻、白鲜皮、僵蚕、黄芩、鬼箭羽、虎杖、萆薢、甘草等。

风热重者，加青风藤、徐长卿、青蒿等祛风清脉；瘙痒明显者可酌情用僵蚕、白鲜皮以助祛风止痒；小腿或踝部水肿明显者加用防己、泽泻助利水渗湿；关节痛剧者可加用萆薢以搜风祛湿，补肾强筋。

外用：多以地榆油外涂以收湿止痒、清热解毒。

3. 热毒聚结

主要症状：发病急骤，下肢、躯干泛发紫癜样丘疹、坏死性溃疡，色紫红、灼热疼痛，伴有发热、乏力、咯血、便血，舌质红绛，苔黄燥，脉数。

治疗方法：清热解毒，凉血化瘀。

临证处理：犀角地黄汤加减。水牛角、生地黄、牡丹皮、赤芍、连翘、金银花、紫草、生槐米、白茅根、生甘草。

热毒重者，加白英、白花蛇舌草、青风藤、藤梨根等清热解毒；发热重者，加石膏、知母；夹瘀血者，加紫草、桃仁、红花；如见神昏谵语者，加服安宫牛黄丸；若下肢肿胀加土茯苓、生薏苡仁除湿利水；关节疼痛者加海风藤、秦艽祛风热利湿；腹痛明显者加延胡索、川楝子行气止痛；溃疡脓多者宜加黄连、蒲公英、白花蛇舌草、天花粉清热排脓。

4. 气虚血瘀

主要症状：皮疹反复发作，留有色素沉着，萎缩性瘢痕，或溃疡经久不愈，腐肉不脱，新肉难生，伴有气短，纳少，倦怠，头晕，舌淡有瘀斑，脉细涩无力。

治疗方法：益气化瘀，清除余毒。

临证处理：补阳还五汤、四妙勇安汤加减。黄芪、党参、当归、川芎、白术、金银花、玄参、甘草、皂角刺、白芷等。

伴有结节不消退加川贝母、夏枯草、白僵蚕化痰散结；溃疡痛甚者加乳香、没药两味和血止痛；若因久痛血瘀生热加银花藤清热通络。

5. 气滞血瘀

主要症状：病程较长，皮损暗红或紫红，疼痛，下肢青筋暴露、盘曲如蚯蚓，或女子月经量少夹有血块，舌质紫暗或有瘀点，舌下青筋，脉细而涩。

治疗方法：行气活血，化瘀通络。

临证处理：桃红四物汤加减。桃仁、红花、生地黄、赤芍、当归尾、牛膝、忍冬藤、丹参、枳壳、甘草。

下肢肿胀者可随症加生薏苡仁、泽泻、泽兰；关节疼痛者加海风藤、秦艽；结节难退加川贝母、夏枯草。

6. 阳虚寒凝

主要症状：病程日久，反复发作，畏寒肢冷，面色苍白，皮疹颜色灰暗，结节日久难消，脓液稀薄，新肉不生，下肢浮肿，腰膝酸软，舌质淡胖，苔白滑，脉沉细。

治疗方法：温阳散寒，利湿化瘀。

临证处理：阳和汤合参苓白术散加减。熟地黄、白芥子、肉桂、杜仲、桑寄生、仙茅、淫羊藿、白术、茯苓、陈皮、制附子等。

溃疡脓液稀薄日久难敛，肉色灰暗，宜加鹿角霜、阿胶、龟甲胶温阳和血生肌；若脓液秽暗而腥臭者，加金银花藤、土茯苓以解毒利湿；兼气虚者，加黄芪、党参、白术；脘腹胀满、纳呆食少者，加枳壳、苍术、厚朴。

外用：紫草、马齿苋、生姜、侧柏叶、红花、艾叶，煎水外洗热敷，每日3次。

外治法：皮肤表现为红斑、风团、丘疹、紫癜者用三黄洗剂（黄芩、黄柏、大黄）外擦；溃疡面可涂以生肌玉红膏或生肌白玉膏；创面脓液较多，黄稠，可用新玉红膏和化腐生肌粉；创面新鲜，肉芽红润，可选用珍珠生肌粉和生肌橡皮膏外用以促进创面生肌长肉；结节用紫色消肿膏（紫草、升麻、贯众、紫荆皮、白芷、红花、儿茶等）或黑布药膏（五倍子、蜈蚣、蜂蜜、陈醋）敷患处。

【病案参考】

病案一

陈某，男，工人，已婚。诉下肢紫斑、血疱、溃烂、渗液，反复发作3年。每年6~8月病情加重，秋冬季节减轻。

检查：双小腿及踝部散在紫斑，紫斑中央有血疱，有的形成溃疡。舌苔黄腻，脉滑数。活组织病理切片报告：真皮毛细血管及小血管内皮细胞肿胀、闭塞，管壁有纤维蛋白渗出，血管周围有炎性细胞浸润。印象：变应性血管炎（湿热型）。

治疗：宜清热利湿，内服茵陈赤小豆汤加味：茵陈、赤小豆、金银花、生苡仁各30g，苍术12g，苦参15g，泽泻12g，防己12g，鸡血藤15g，忍冬藤15g，黄柏10g，川牛膝15g，赤芍15g。连服15剂，症状明显减轻，渗液减少，溃疡干燥。继服24剂，溃疡愈合。原方加红花12g、桃仁12g，又服15剂，紫斑结节变软消退。2年后随访，未再复发。

（摘自：黄庆山. 变应性血管炎的中医治疗. 医学研究通讯，1992）

病案二

竺某，女，50岁。

一诊：12月5日。主诉：两下肢结节，伴发热1周。患者2周前开始出现下肢酸重无力，后渐有疼痛，发现有多个结节，按之疼痛，曾用抗生素治疗无效。1周前开始出现午后发热，伴有关节疼痛，行走不便，纳呆、便干、溲赤；体温39.1℃。两小腿前侧有多个核桃大小结节，边界不清，按之偏硬，有浸润感，皮肤红肿灼热，局部疼痛明显，其间散在瘀点、瘀斑，压之不退色。苔薄黄腻，舌红绛尖有刺，脉弦滑数。血常规：红细胞$3.67×10^{12}$/L，中性粒细胞71.7%，血沉67mm/h。证属血热毒盛，瘀血痰湿阻络。治宜凉血清热解毒，化瘀化痰，利湿通络。组方：水牛角（先煎）、生地黄各30g，赤芍、牡丹皮、紫草各9g，丹参、虎杖、鸡血藤、茜草根、白茅根各30g，姜黄、香附各9g，六曲15g，土茯苓30g，生甘草6g。

二诊：12月22日。小腿皮疹颜色变暗红，瘀点消失，结节仍肿胀，压之疼痛，纳呆腹胀，发热已退。检查：结节稍退，边界已清，苔薄腻，舌质红，脉弦数。乃属火毒渐弱，湿热未除，血瘀阻络。治宜健脾燥湿清热，活血通络和胃。组方：苍白术各9g，怀山药15g，藿佩、黄柏各9g，忍冬藤、虎杖、络石藤各30g，木香、厚朴、青陈皮各9g，六曲15g，生甘草3g。并予丹参注射液40mL加入液体中静脉滴注，1天1次。

三诊：1月7日。皮疹消退，尚有棕黄色素沉着，胃脘胀满，苔薄腻，舌质红，脉弦细。证属脾胃失和，湿浊未化。宜健脾和胃化湿。组方：苍白术各12g，黄柏9g，萆薢、猪苓各12g，生薏苡仁30g，姜半夏、陈皮各9g，谷麦芽各15g，煨木香9g，砂仁壳（后下）6g，葛根12g，生甘草3g。

按语：本病初起，热毒盛，已入营血，邪热盛，血热重，故宜用水牛角以咸寒凉血，清心火而解热毒，生地黄甘寒凉血，清热且滋肾阴为君；赤芍、牡丹皮苦微寒，活血祛瘀、凉血散瘀，热重必血溢脉外发斑疹，紫草甘寒，凉血止血，解毒透疹共为臣；因出血定致血虚，瘀血亦能化水，用丹参、虎杖、鸡血藤、土茯苓等活血化瘀，养血生血，兼利湿共为佐；香附、六曲、甘草理气和胃为使。二诊以后以健脾和胃，清热利湿，活血通络，标本兼治，而得痊愈。

（摘自：宋瑜，马绍尧，李咏梅，等. 马绍尧辨证施治"血管炎"的临床经验.

浙江中西医结合杂志，2008）

第十七节　多发性肌炎/皮肌炎

【概述】

多发性肌炎（Poly myositis，PM）和皮肌炎（Dermato myositis，DM）属于特发性炎性肌病（Idiopathic inflammatory myopathy，IIM），是一组以骨骼肌受累为主要表现的异质性疾病。PM/DM 中医称为"肌痹"，亦有学者将其归属于"肉苛""痿证"的范畴。PM/DM 的特征性临床表现是对称性四肢近端肌肉无力，以肢带肌和颈屈肌多见，可伴有不同程度的肌萎缩，并可累及多个系统和器官，亦可伴发其他结缔组织病和恶性肿瘤。

2004 年，欧洲神经肌肉疾病中心和美国肌肉研究协作组（ENMC）将 IIM 分为 5 类：PM、DM、包涵体肌炎（inclusion body myositis，IBM）、非特异性肌炎（non specific myositis，NSM）和免疫介导的坏死性肌炎（immune-mediated necrotizing myopathy，IMNM）。其中，PM/DM 约占 IIM 的 70%。PM 是指无皮肤损害的肌炎，而伴特征性皮疹的肌炎称为 DM。我国 PM/DM 的发病率尚不十分清楚，国外为 0.6～1/10000，男女患病比约为 1：2.5。本病可发生于任何年龄，儿童 10～14 岁和成人 45～60 岁出现两个高峰，以后者更为多见。早期诊治本病可获得长时间缓解。年老、肺损害、合并恶性肿瘤是预后不良的主要因素。

【源流】

"肌痹"属于中医"五体痹"的范畴，其病名最早见于《黄帝内经》，亦有"肉苛""痿证"等名称。

《黄帝内经》对肌痹的病因、病位、症状均有较深刻的论述。肌痹发生外责之于风寒湿，内责之于荣卫虚。《素问·痹论》曰："风寒湿三气杂至，合而为痹也……以至阴遇此者为肌痹，以秋遇此者为皮痹……肌痹不已，复感于邪，内舍于脾，皮痹不已，复感于邪，内舍于肺。所谓痹者，各以其时重感于风寒湿之气也。"《素问·逆调论》云："人之肉苛者，虽近衣絮，犹尚苛也，是谓何疾？岐伯曰：荣气虚，卫气实也，荣气虚则不仁，卫气虚则不用，荣卫俱虚则不仁且不用，肉如故也。"肉苛即肌肤麻木不仁，是肌痹的主要症状之一。而肌痹的首发症状常常是肌肉疼痛，如《素问·长刺节论》曰："病在肌肤，肌肤尽痛，名曰肌痹。"

继《黄帝内经》之后，后世医家对肌痹的病因病机有了更加深入的认识。《中藏经·论肉痹》认为脾虚在肌痹发病中起着重要作用，曰："肉痹者，饮食不节，膏粱肥美之所为也。脾者肉之本，脾气已失，则肉不荣，肉不荣则肌肤不滑泽，肌肤不滑泽则腠理疏，则风寒暑湿之邪易为入……肉痹之状，其先能食而不能充悦，四肢缓而不能收持是也。"不能充悦指脾气虚，精微不化，不能营养肌肉，致肌肉不能丰满充实。《诸病源候论·风湿病手足不遂候》云："人腠理虚者，则由风湿气伤之，搏于血气，血气不行，则不宜，真邪相击，在于肌肉之间，故其肌肤尽痛，然诸阳之经，宣行阳气，通于身体，风湿之气，客在肌肤，初始为痹，若伤诸阳之经，阳气则迟缓，而机关弛纵，筋脉不能收摄，故风湿痹而复身体手足不随也。"肌痹初期和后期主症有所不同，初期邪气客于肌表，以痹为主，疼痛明显，后期邪气伤阳，手足不随，病情由实致虚。

宋代在继承前人的基础上，注重肌痹的辨证论治。《圣济总录·诸痹门》收载肉苛方10首，肌痹方4首，为肌痹的分型辨治奠定了基础。清代张璐著《张氏医通》云："肌痹者即着痹，湿痹也，留而不移，汗出，四肢痿弱，皮肤麻木不仁，精神昏塞"，提出"痹在肌肉，神效黄芪汤"治之，丰富了肌痹的治法方药。

【病因病机】

肌痹的发生在外责之于感受风寒湿或热毒邪气，痹阻肌肉腠理；在内责之于脾虚，气血不足，不能荣养肌肉腠理。肌肉腠理不通不荣，发为肌痹。

邪侵肌腠：正气不足，卫外不顾，风寒湿邪气杂至，侵犯肌肤，闭阻气血，脉络不通，发为肌痹，可见肌肤尽痛。风胜则善行，湿胜则漫肿，寒盛则痛著，风邪化热可见皮疹，血虚风搏湿阻可见肌肤麻木不仁、手足不遂等症。

脾胃虚弱：脾主肌肉四肢，脾胃虚弱是肌痹发生的主要内因。脾胃为后天之本、气血生化之源，充养肌肉、腠理，亦是水液代谢之枢纽。若饮食不节，忧思过度，劳倦内伤，致脾胃虚弱，气血生化乏源，气血亏则荣卫弱，不能充养四肢肌肉，可致腠理疏松，外邪乘虚侵袭，可发为肌痹。痹者脉络闭塞不通，可见肌肉疼痛。病久正虚，脾胃更弱，运化失司，水液、痰浊停于体内，则四肢沉重、肿胀无力，甚则肌肉萎缩、麻木不仁。若病久累及脏腑，则诸症蜂起，变症丛生。

热毒内侵：外受热毒之邪，或外邪入里化热生毒，毒热相搏充斥肌肉腠理，可见肌肉肿痛，皮肤发红。热在气营则身热口渴，热盛动血可见皮疹紫癜。毒热互结，日久耗伤阴血，肌肉腠理失养，可见肢体麻木不仁、身重乏力，甚则痿软不用。

概而言之，肌痹乃正虚邪实之病。脾胃虚，复感风寒湿或热毒之邪，至营卫不调，肌腠失荣是其主要病机。本病虽病在肌腠，但外引肌肤，内伤脏腑，不可孤立对待。

现代医学对 PM/DM 的发病原因尚不清楚，认为可能与遗传、病毒感染有关。在遗传易感个体中，由感染等因素诱发细胞免疫和体液免疫，最终导致以横纹肌受累为主的自身免疫性疾病。研究发现，PM 是细胞免疫介导的人类白细胞抗原（human leukocyte antigen，HLA）限制性、抗原特异性的针对肌纤维的自身免疫反应，靶器官是肌纤维。DM 是体液免疫介导为主的微血管病变，靶器官是血管。

【临床诊断】

一、临床表现

PM/DM 患者多呈亚急性或隐匿性发病，数周至数月内出现对称性四肢近端肌肉无力。少数患者可急性起病，常伴发热、乏力、食欲不振、体重减轻等症状。对称性四肢近端肌肉无力是 PM/DM 的特征性临床表现，进展缓慢，远端肌肉受累少见。约50%患者可伴见肌肉肿胀、压痛，晚期可出现肌肉萎缩。肌无力以肩胛带肌、骨盆带肌受累最常见。"急性横纹肌溶解症"是本病严重的并发症之一，常伴剧烈肌痛、肌红蛋白尿和急性肾衰。

DM 具有特征性的皮损，包括眶周皮疹、暴露部位皮疹、Gottron 疹、甲周病变、"技工"手等。其中，暴露部位皮疹以两颊部、鼻梁、颈部、前胸"V"形区、肩背部（披肩征）、大腿外侧等多见，发生在臀部和大腿外侧时称为"枪套征"。Gottron 疹为关节伸面出现红色或紫红色斑丘疹，边缘不整，可融合成片，常伴皮肤萎缩、毛细血管扩张和色素沉着或减退，偶见皮肤破溃。甲周病变为甲床及甲皱不规则增厚，局部色素沉着或脱失，甲根皱襞处可见毛细血管扩张性红斑或瘀点。"技工"手指手指掌面和侧面皮肤过度角化、粗糙、皲裂，同技术工人的手相似。其他皮肤黏膜改变还包括指端溃疡、坏死，甲缘梗死灶、雷诺现象、网状青斑、口腔黏膜红斑、肌肉硬结、脂膜炎、皮下结节和钙化等。

除了肌肉和皮肤症状，PM/DM 还可累及呼吸系统、消化系统、心血管系统、肾脏和关节等。间质性肺病是 PM/DM 最常见的呼吸系统受累表现，也是预后不良的因素之一。PM/DM 累及消化道可出现吞咽困难、饮水呛咳、反酸、上腹胀痛等。心脏受累可出现心肌炎、心律失常等。肾脏病变很少见，多为局灶性增殖性肾小球肾炎。约15%的患者出现关节痛，常见于疾病早期，表现为非侵蚀性的手足对称性小关节炎。除了器官系统受累，PM/DM 还可并发恶性肿瘤及其他结缔组织病。年龄大于50岁的 PM/DM 患者恶性肿瘤的发生率高，以实体瘤和血液肿瘤多见。

DM 有一种临床亚型叫无肌病性皮肌炎（amyopathic dermato myositis，ADM），约

占 DM 的 20%，女性多于男性，有典型的 DM 皮疹但缺少肌病的表现。无肌病是指无四肢近端肌无力的症状，且血清肌酶、肌电图、肌活检均正常或仅轻微异常。部分 ADM 患者可在皮肤病变数年后出现肌无力，发展为典型的 DM。

二、诊断要点

1. 亚急性或隐匿性起病，女性多于男性。
2. 对称性四肢近端肌无力为主要表现。
3. DM 伴有特征性皮损，如眶周皮疹、Gottron 疹。
4. 血清肌酶升高。
5. 肌电图示典型的肌源性损害。
6. 肌肉活检符合炎性肌病表现，肌纤维大小不一，变性、坏死、再生，伴有炎性渗出。

【辨证思路】

一、识症

肌无力：多为对称性四肢近端肌无力。疾病初期，四肢无力伴见发热恶寒，咽痛咳嗽，面部红赤，乃风热客表所致；若四肢无力伴肌肉酸胀疼痛，麻木不仁，畏寒身重，系寒湿痹阻引起。疾病发展，四肢无力伴疼痛、困重，身热不扬，头重如裹，食少纳呆，胸脘满闷，乃脾虚湿热引起；若四肢无力伴疼痛拒按，发热，口渴，颜面红赤，溲赤便干，系热毒炽盛所致。疾病后期，四肢无力伴萎缩，面色萎黄，畏寒肢冷，倦怠乏力，脘腹胀满，头晕腰酸，乃病久不愈、脾肾两虚之征；若四肢无力伴萎缩，肌肤干涩，腰酸耳鸣健忘，五心烦热，午后潮热，失眠盗汗，系病久累及肝肾阴虚所致。

肌痛：肌肉疼痛伴发热恶寒，咽痛咳嗽，面部红赤，系风热客表所致；肌肉酸胀疼痛，麻木不仁，畏寒身重，乃寒湿痹阻引起；肌肉疼痛困重，身热不扬，头重如裹，食少纳呆，乃脾虚湿热引起；肌肉肿痛拒按，发热，皮疹色红，系热毒炽盛所致。

皮疹：皮疹色红属热证，伴发热恶寒，咽痛咳嗽，乃风热客表；伴肢体困重，身热不扬，头重如裹，食少纳呆，乃湿热兼脾虚；伴发热，口渴，心烦，溲赤便干，乃热毒内盛之象。皮疹色淡属寒证或虚证，伴畏寒身重，食少脘闷，渴不欲饮，系寒湿痹阻所致；伴肌肉萎缩，畏寒肢冷，脘腹胀满，头晕腰酸，乃脾肾阳虚引起；伴肌肉萎缩，肌肤干涩，腰酸耳鸣，五心烦热，失眠盗汗乃肝肾阴虚之象。

二、审机

肌痹初期：风寒湿热之邪客于肌表，闭阻气血，脉络不通，则发为肌痹。风胜则善行，湿胜则漫肿，寒盛则痛著，风搏湿阻可见肌肤麻木不仁、手足不遂。外受热毒之邪，充斥肌肉腠理，可见肌肉肿痛，皮肤发红。

肌痹中期：风寒湿邪入里化热生毒，热毒充斥肌肉腠理，可见肌肉肿痛，皮肤发红，热在气营则身热口渴，热盛动血可见皮疹紫癜。脾胃虚弱，气血生化乏源，不能充养四肢肌肉，可见四肢无力、麻木不仁；脾虚运化失司，水液、痰浊停于体内，化生湿浊，郁久化热，湿热互结，壅滞经络肌腠，可见肢体困重，身热不扬，头重如裹，食少纳呆，胸脘满闷。

肌痹晚期：热毒互结，日久耗伤阴血，肌肉腠理失养，可见肢体麻木不仁、身重乏力，甚则痿软不用。若素体脾胃不足，或病久耗伤正气，脾肾两虚，气血不足，肌肉筋骨失养，可见面色萎黄、四肢麻木、倦怠乏力，严重者肌肉萎缩；脾阳不振，运化失司，可见脘腹胀满；脾肾阳虚故畏寒肢冷。若病久累及肝肾，肾阴不足，则腰酸耳鸣；肝阴不足，宗筋失养，故神疲乏力，手足麻木；阴虚阳亢，可见五心烦热，失眠盗汗。病久累及他脏，则诸症蜂起，变症丛生。

三、定治

治疗总则以清热解毒、健脾除湿、解肌通络为主，佐理兼证，或解表，或益气养血，或补益肝肾。初期邪气盛，以祛邪为主；中后期，正气渐虚，脏腑内伤，以调气血、益脏腑为主，佐以解肌通络。

此外，本病发生在肌肉腠理，脾主肌肉四肢，治疗过程中应注意健脾；久病入络，正虚血瘀，应注意扶正活血祛瘀。

四、用药

肌痹初期：风热客于肌表，闭阻气血，症见发热恶寒、皮肤痛、肌痛、肢软无力，风热犯肺，可见咽痛咳嗽、胸闷气短等，治以清热解表，宣肺止咳。清热解表，药用金银花、连翘、竹叶、生石膏、荆芥、防风等；宣肺止咳，药用桑叶、沙参、麦冬、枇杷叶、杏仁等。感受寒湿之邪，痹阻肌表，气血不通，湿盛则漫肿，寒盛则痛著，症见肌肉酸胀疼痛，麻木不仁，四肢无力，畏寒身重，寒湿痹阻关节，可见关节疼痛，屈伸不利，治以散寒化湿，解肌通络。散寒化湿，药用细辛、羌活、苍术、佩兰、厚朴、茯苓等；解肌通络，药用桂枝、葛根、伸筋草、鸡血藤等。

肌痹中期：脾虚气血生化乏源，不能充养四肢肌肉，加之水湿内停，郁久化热，湿热互结，壅滞经络肌腠，可见四肢无力、困重、麻木不仁，身热不扬，头重如裹，治以益气健脾，除湿清热。益气健脾，药用生黄芪、生薏米、茯苓、白术等；除湿清热，药用苍术、黄柏、金银藤、泽泻等。风寒湿邪入里化热生毒，充斥肌肉腠理，症见肌肉肿痛，肢软无力，皮肤发红、紫癜，身热口渴，治以清热解毒，凉血通络。清热解毒，药用生石膏、金银花、黄芩、黄连、栀子、连翘、蒲公英等；凉血通络，药用生地黄、牡丹皮、玄参等。血瘀明显者，应活血化瘀，药用丹参、红花、三棱、莪术、鸡血藤等。

肌痹晚期：素体脾胃不足，或病久耗伤正气，脾肾两虚，不能荣养，症见四肢无力、麻木，甚则肌肉萎缩，面色萎黄；脾虚运化不利，可见脘腹胀满，阳虚则畏寒肢冷，治以温补脾肾，益气养血。温补脾肾，药用制附子、肉桂、炒白术、茯苓、菟丝子、淫羊藿等；益气养血，药用黄芪、当归、白芍、熟地黄等。病久累及肝肾，肾阴不足，症见腰酸耳鸣；肝阴不足，可见神疲乏力，手足麻木；阴虚阳亢，则五心烦热，失眠盗汗，治以滋补肝肾，养阴清热。滋补肝肾，药用生地黄、熟地黄、枸杞子、龟甲、当归等；养阴清热，药用生地黄、沙参、麦冬、知母、黄柏等。久病入络，应活血化瘀，药用丹参、红花、三棱、莪术、鸡血藤等。若病久累及他脏，变症丛生，则随症加减。

【辨证论治】

1. 风热客表

症状：发热恶寒，皮肤痛，肌痛，咽痛咳嗽，面部红赤，眼睑紫红，肢软无力，或胸闷气短，或口渴咽干，脉浮无力，舌红苔薄白。

治法：清热解表，润肺止咳。

方药：银翘散合清燥救肺汤加减。金银花、连翘、竹叶、芦根、荆芥、防风、桑叶、生石膏、沙参、麦冬、枇杷叶、杏仁。

加减：发热不退者加青蒿、地骨皮；皮肤症状明显者加紫草、白鲜皮。

中成药：桑菊银翘散合清燥润肺合剂。

2. 寒湿痹阻

症状：肌肉酸胀疼痛，麻木不仁，四肢无力，关节疼痛，屈伸不利，畏寒身重，皮疹色淡，食少脘闷，渴不欲饮，舌淡苔白腻，或舌边齿痕，脉沉细或濡缓。

治法：散寒化湿，解肌通络。

方药：羌活胜湿汤加减。羌活、防风、川芎、当归、生地黄、赤芍、桂枝、茯苓、细辛、葛根、厚朴、苍术、佩兰、伸筋草、鸡血藤。

加减：畏寒肢冷明显，加干姜、制附子；关节疼痛重者加元胡、乳香、没药。

中成药：复方雪莲胶囊。

3. 脾虚湿热

症状：肌肉疼痛，四肢困重无力，身热不扬，头重如裹，眼睑紫红，身有红斑，食少纳呆，胸脘满闷，或腹胀便溏，脉滑数，舌红苔腻。

治法：益气健脾，除湿清热。

方药：升阳益胃汤合二妙丸加减。生黄芪、生薏米、茯苓、白术、苍术、黄柏、金银藤、地肤子、泽泻、升麻、柴胡。

加减：舌苔黄腻者，加黄连、川朴、萆薢、土茯苓；气血不足明显者加党参、当归。

中成药：六君子丸合二妙丸。

4. 热毒炽盛

症状：皮疹迅速出现，色鲜红或紫红，发热，口渴，时觉心烦，颜面红赤，眼睑紫红，肌肉疼痛拒按，肢软无力，或吞咽困难，或胸闷腹胀，或溲赤便干，或皮肤作痛，舌红绛或紫暗，苔黄腻，脉弦滑数或洪数。

治法：清热解毒，凉血通络。

方药：黄连解毒汤合清营汤加减。生石膏、金银花、生地黄、黄芩、黄连、栀子、知母、赤芍、牡丹皮、玄参、连翘、生甘草、生薏米、蒲公英。

加减：咳痰黄稠不爽者，加鱼腥草、瓜蒌皮、冬瓜子；皮疹灼热疼痛者，加白花蛇舌草、丹参、野菊花；关节疼痛明显者，加徐长卿、络石藤；热毒内陷心营见神昏高热、烦躁不安者，加水牛角、牛黄。

中成药：黄连解毒丸，热毒内陷可选用安宫牛黄丸、紫雪丹。

5. 脾肾内虚

症状：病久不愈，症见肢软无力或肌肉萎缩，手足麻木，面色萎黄，畏寒肢冷，倦怠乏力，脘腹胀满，头晕腰酸，舌淡苔白，脉沉或弱。

治法：温补脾肾，益气养血。

方药：补中益气汤合真武汤加减。制附子、肉桂、炒白术、茯苓、黄芪、当归、白芍、菟丝子、熟地黄、淫羊藿、陈皮、砂仁。

加减：手足拘挛者加木瓜、伸筋草、生薏米；肌肉明显萎缩者，加僵蚕、党参；久病入络瘀象明显者，加丹参、红花、鸡血藤。

中成药：补中益气丸合金匮肾气丸。

6. 肝肾阴虚

症状：病久不愈，症见身倦神疲，肢软无力，手足麻木，肌肉萎缩，肌肤干涩，腰酸耳鸣健忘，五心烦热，午后潮热，失眠盗汗，舌红少苔，脉细数或虚数。

治法：滋补肝肾，舒筋通络。

方药：一贯煎合知柏地黄丸加减。生地黄、沙参、黄芪、当归、麦冬、川楝子、枸杞子、龟甲、黄柏。

加减：手足拘挛者加木瓜、伸筋草、钩藤；肌肉明显萎缩者，加僵蚕、党参；久病入络瘀之象明显者，加丹参、红花、鸡血藤。

中成药：知柏地黄丸、左归丸。

【其他治法】

1. 糖皮质激素

糖皮质激素是本病的首选药物，一般初始剂量为泼尼松 1～2mg/kg·d，晨起一次口服，用药 1～2 个月 CK 恢复正常或肌力改善后开始减量。减量应缓慢（一般 1 年左右），减至维持量 5～10mg/d 后继续用药 2 年以上。对病情严重者，可用甲泼尼龙 0.5～1g/d 静脉冲击治疗，连用 3 天，之后改为 60mg/d 口服，再根据症状及肌酸激酶（CK）水平逐渐减量。在减量过程中如病情反复应及时加用免疫抑制剂。

2. 免疫抑制剂

对激素无效、病情反复及重症患者应加用免疫抑制剂。

（1）甲氨蝶呤（MTX）：是治疗 PM/DM 最常用的二线用药，常用剂量为 7.5～20mg/周，口服。MTX 有助于控制肌肉炎症、改善皮肤症状，且起效快于硫唑嘌呤。不良反应主要有胃肠道反应、脱发、皮疹、肝损害、骨髓抑制等。

（2）硫唑嘌呤（AZA）：常用剂量为 1～2mg/kg·d，口服，待病情控制后逐渐减量，维持量多为 50mg/d。AZA 起效缓慢，通常用药 6 个月后才能判断是否有效。不良反应主要有骨髓抑制、胃肠道反应、皮疹、肝损害等。

（3）环孢素 A（CsA）：主要用于 MTX、AZA 治疗无效的难治性病例，常用剂量为 3～5mg/kg·d，口服。CsA 起效时间较 AZA 短，骨髓抑制少见。不良反应主要有高血压、肝肾毒性、胃肠道反应、齿龈增生、多毛等。

（4）环磷酰胺（CTX）：主要用于伴有肺间质病变的患者，常用剂量为 2～2.5mg/kg·d，口服；或 0.4g 每两周一次静脉点滴治疗。不良反应主要有骨髓抑制、胃肠道反应、肝损害、出血性膀胱炎、性腺抑制、脱发等。

（5）抗疟药：对 DM 皮肤病变有效，对肌肉病变无明显作用，常用药物为羟氯喹，治疗剂量为 300～400mg/d，口服。不良反应主要有视网膜损伤、头晕、皮疹、胃肠道反应等。抗疟药可能诱导肌病的发生，患者出现进行性肌无力，应注意鉴别。

（6）植物药：雷公藤多苷片，用于无生育需求者，常用剂量为 10～20mg，日三次，口服。不良反应主要有胃肠道反应、肝损害、骨髓抑制等。

3. 丙种免疫球蛋白（IVIG）

对于复发性难治性病例、严重吞咽困难者可以考虑加用 IVIG，常用剂量为 0.4g/kg·d，静脉注射，每月 5 天，连续用 3～6 个月以维持疗效。

4. 生物制剂

主要用于难治性病例，可能有效，有待大样本研究确证。常用生物制剂包括：肿瘤坏死因子 α 抑制剂、CD20 单克隆抗体、补体 C_5 抗体。

5. 其他

对于无皮疹或皮损的患者，可根据辨证选择中药外治。偏寒偏虚证候可选用：中药热敷、中药离子导入、中药蒸汽、手法按摩、中药药罐、电磁治疗、中药穴位贴敷；偏热偏实证候可选用：中药湿敷、超声药物透入、半导体激光照射治疗。

【预防调护】

1. 心理调护

患者因肌肉萎缩或无力，常产生悲观情绪，应积极开导患者，树立战胜疾病的信心，并积极配合治疗。

2. 生活调护

（1）保证居住环境整洁安静，定时开窗通风。

（2）急性期应给予流食或半流食。

（3）早期饮食应清淡、易消化，中晚期应加强营养，多食牛奶、鸡蛋、瘦肉等高蛋白食物及新鲜的水果、蔬菜等。

（4）避免食用过敏食物。

（5）服药期间，忌辛辣、油腻、生冷及炙烤食物。

3. 治疗调护

（1）进食困难者要嘱患者注意进食体位，防止呛咳。

（2）对于肌肉无力不能自行更换体位者，应协助定时翻身，保持患肢功能位，避免受压和负重，骨突受压处做好皮肤护理。

（3）重度炎症急性期，应卧床休息，可行关节肌肉的被动锻炼、局部按摩，防止肌肉萎缩。恢复期应尽量生活自理，适当轻度活动，根据肌力恢复程度，逐渐增加活动量。

（4）服药宜饭后，以减少药物对消化道的刺激。

【病案参考】

病案一

沈某，男，23岁，职员。2018年2月12日初诊。

主诉：全身肌肉疼痛6年。

现病史：患者6年前无明显诱因出现全身肌肉疼痛，以双肩、双下肢为主，伴晨僵约半小时，畏寒，有手足雷诺现象，未予重视。近几年上述症状反复发作，2017年12月就诊于中日友好医院风湿免疫科，查肌电图提示肌源性损害，心肌酶谱提示肌酸激酶300U/L，乳酸脱氢酶256U/L，肌肉活检提示炎症浸润，确诊为皮肌炎，给予激素、甲氨蝶呤等药物治疗，症状改善不明显。刻下：乏力，四肢肌肉疼痛，手足雷诺现象，手足皮肤红紫相间呈花斑样，前胸、颈面部皮疹，无瘙痒。纳眠可，大便日1次，成形，偶有腹胀，食生冷则易腹泻，小便调。

舌脉：舌青紫，苔白，舌下络脉迂曲，脉沉细。

西医诊断：皮肌炎。

中医诊断：肌痹（阳虚寒凝，瘀血阻络证）。

处方：桂枝10g，赤芍15g，知母15g，青蒿15g，黄连20g，肉桂3g，干姜5g，红景天20g，桃仁15g，红花10g，醋三棱10g，醋莪术10g，炙水蛭5g，厚朴10g，枳壳15g，炙桑皮15g。14剂，水煎，日1剂，早晚温服。

二诊：2018年3月1日。患者诉肌肉疼痛较前减轻，晨僵不明显，仍有雷诺现象。纳眠可，偶有嗳气、泛酸，二便调。舌青紫较前减轻，苔白，脉沉细。复查肌酸激酶146U/L，乳酸脱氢酶100U/L。

处方：上方加生麦芽10g，鸡内金10g。14剂，水煎，日1剂，早晚温服。

三诊：2018年3月15日。肌肉疼痛及手足雷诺现象均较前减轻。纳眠可，二便调。舌尖红，苔白，脉沉细。复查心肌酶谱均在正常范围内。

处方：上方去水蛭、鸡内金、干姜。14剂，水煎，日1剂，早晚温服。

后患者多次复诊，以上方加减治疗。患者偶有劳累后肌肉痛，雷诺现象不明显，余已无大碍。

按语：青年男性皮肌炎一例，中医辨证属阳虚寒凝、瘀血阻络证。患者肌肉痛、手足雷诺现象、食生冷易腹泻、畏寒等症，乃为脾阳虚，不能运化水谷精微，阳气生成不足不能濡养肌肉皮肤、温煦四末之象。舌青紫，舌底络脉迂曲，为阳虚寒凝、瘀血阻络之征。前胸、颈面部红斑为久病邪郁化热之象。处方选用桂枝、赤芍温通经络；小剂量干姜温补脾阳，以求少火生气；桃仁、红花、三棱、莪术活血化瘀止痛而治肌肉痛；红景天补血活血而不燥；枳壳合红花、赤芍以治颈面部红斑，合厚朴、桑皮开肺气、通肠气以除腹胀；知母、青蒿以清虚热；黄连、肉桂以交通心肾而使虚火得敛。诸药合用以求温经散寒、活血化瘀止痛之效。二诊诸症减，肌酸激酶下降，乳酸脱氢酶降至正常，新添嗳气、泛酸，加生麦芽以疏肝健脾，鸡内金以消食化积。三诊舌尖红，胃火渐起故去干姜，雷诺现象好转故去水蛭，鸡内金虽有消食化积之功，但力量过猛，恐久食伤胃气，故去之。

病案二

关某，男，52岁，矿工。2018年7月2日初诊。

主诉：吞咽困难1月余。

现病史：患者因矽肺于2018年5月13日在中日友好医院呼吸科住院治疗，其间无明显诱因出现四肢肌无力，吞咽困难，无明显肌肉疼痛，查肌肉核磁示双侧胸背部、腹部、臀部及下肢肌肉见弥漫斑片状高信号，未见明确肌肉萎缩及脂肪浸润。心肌酶谱：肌酸激酶250U/L，乳酸脱氢酶316U/L，α-羟丁酸脱氢酶206U/L。肌肉活检病理考虑：免疫性介导坏死性肌病。给予免疫球蛋白、甲泼尼龙治疗后肌酸激酶下降出院。近1月四肢乏力明显，运动量减少，最多行走1000米。刻下：胸闷、憋气，不伴咳嗽，吞咽困难，乏力，平素怕热，汗出正常，纳眠可，二便调。

舌脉：舌淡红，苔白，脉沉细。

中医诊断：肌痹（脾肾亏虚证）。

西医诊断：多发性肌炎。

处方：生地黄 10g，山药 15g，山茱萸 12g，茯苓 20g，泽泻 15g，牡丹皮 10g，泽兰 15g，桑寄生 15g，续断 15g，黄芪 10g，甘草 10g，砂仁 10g，桑白皮 10g，桔梗 10g，红景天 20g。14 剂，水煎，日 1 剂，早晚温服。

二诊：2018 年 7 月 16 日。患者胸闷憋气消失，每日能步行 7000～8000 步，吞咽困难稍减轻，乏力减，纳眠可，二便调。舌淡红，苔白，脉沉细。

处方：上方改生地黄为熟地黄 15g，加青风藤 30g。

三诊：2018 年 7 月 30 日。患者乏力大减，仍有吞咽无力感，身上可见少量红色皮疹，无明显瘙痒，不伴脱屑。舌淡红有齿痕，苔白，脉沉细。

处方：上方去桔梗，加地肤子 10g，当归 15g，14 剂。

四诊：2018 年 8 月 13 日。皮疹愈，仍有吞咽无力感，余无明显不适。舌淡红，苔白，脉沉细。

处方：上方去地肤子继服，14 剂。

按语：中年男性多发性肌炎一例，中医属肌痹范畴，辨证属脾肾亏虚证。脾主四肢肌肉，脾虚则肌肉无力，身乏倦怠；肾主纳气，肾虚则纳气失调，气不能续而出现短气喘憋。以六味地黄汤为主方，补肾健脾益气而治本，加桑寄生、续断以增强补肾强筋健骨之力，以期行走有力。因患者平素怕热，故用生地黄而不用熟地黄，恐不宜太过而生温燥之气；加甘草、砂仁以健脾理气而助脾运；加桑白皮、桔梗以利肺气而祛咳嗽；加红景天补血活血而不壅滞。全方共奏补肾健脾益气之效。二诊服药 14 剂后胸闷、憋气愈，乏力、吞咽困难减，耐力增加，但仍有吞咽困难，故改生地黄为熟地黄增强补肾健脾之力，加青风藤以祛风湿、通经络，并助桑寄生、续断强筋健骨之力。三诊时患者出现皮疹，加地肤子、当归以活血祛风止痒，取"血行风自灭"之意。四诊时皮疹愈，唯吞咽仍有无力感，故守方减地肤子继服。

第十八节　系统性硬化症

【概述】

系统性硬化症是一种以皮肤和内脏器官的广泛纤维化为特征的风湿性疾病。本病除有常见的风湿痹痛症状外，临床主要表现为皮肤顽厚坚硬，指趾青紫溃疡，心肺脾肾纤维硬化导致脏器功能失调。中医学认为此病属"痹证"范畴，其证候和"皮痹"相似，但其常伴有"脉痹""肌痹""五脏痹"，故称"皮痹病"为妥。

本病呈慢性进行性发展，治疗不当轻者毁容、致残，重者危及生命，属慢性难治性疾病，预后不佳。改革开放以来，国家高度重视中医药的发展。国内诸多学者采用中西医结合的方法治疗此病，能有效控制病情，改善预后，提高生活质量。

【源流】

中医学虽无"系统性硬化症"之称，但两千多年前《黄帝内经素问》所描述的皮痹和其相似。《素问·痹论》曰："风寒湿三气杂至，合而为痹也……以秋遇此者为皮痹……皮痹不已，复感于邪，内舍于肺。"《素问·皮部论》曰："邪客于皮则腠理开，开则邪入客于络脉，络脉满则注于经脉，经脉满则入舍于腑脏也。"其指出此病好发于秋冬寒冷季节，外因为风寒湿邪，病情不予控制，则逐渐发展，由表及里，侵犯内脏，而肺痹是常见之证。

隋代《诸病源候论·风湿痹候》曰："风湿痹之状，或皮肤顽厚。"宋代《济生方》曰："皮痹之为病，应于肺，其状皮肤无所知觉，气奔喘满。"清代《医宗金鉴》曰："久病皮痹，复感于邪，见胸满而烦咳喘之证，是邪内传于肺，则为肺痹也。"宋代《圣济总录》则进一步指出皮痹尚伴有腹胀胁满、胃肠不和等消化道症状，对皮痹的证候表现及病机转化进行了陈述。

《素问·五脏生成论》又曰："卧出而风吹之，血凝于肤者为痹。"《景岳全书》亦谓："盖痹者，闭也，以气血为邪所闭，不得通行而为病也"，指出皮痹和血脉瘀阻有关。

《济生方》和《医宗金鉴》对皮痹的治疗亦提出建议，认为"蠲痹汤""黄芪益气汤"对此病有效。

随着科技进步，医学发展，国人对皮痹病的认识更加深入。卢君健主编的《结缔组织病中西医诊治学》，路志正主编的《痹病论治学》对皮痹的病因病机、证候分型及辨证论治都进行了详细论述。不少学者采用活血化瘀、温阳散寒、祛风除湿等法治疗此病获一定效果。

【病因病机】

此病病因尚不清晰，但有证据显示此病患者多天赋有瑕（现代医学证实此病有易感基因），因过劳、过虑、创伤、生育等因致脾肾阳虚，卫外不固之时（易感基因处于活跃状态），又遇风寒湿邪侵扰，外邪乘虚而入，凝于腠理，阻于经络，致脉管受损，释放内原病邪（多种致炎及致纤维化细胞因子）激发机体自损及纤维化。此病的发生发展和下列因素有关。

正虚邪侵：正虚即素体禀赋不足、脾肾气血亏乏。皮痹病好发于中青年女性并有轻度遗传倾向，示本病患者存在某些先天缺陷。因气血不足，脾肾阳虚致卫外不固，腠理不密，风寒湿三邪乘虚而入，凝于腠理，客于肌肤，致肌肤肿胀，活动不利。病邪日久不去，则入深至络脉、经脉，致脉络痹阻，血瘀不通。久之则肌肤失养，脏腑失调。

血瘀致痹：《景岳全书》谓："盖痹者，闭也，以气血为邪所闭，不得通行而为病也。"现代研究证明，系统性硬化症（SSc）患者血管病变如微循环障碍、血管内皮损伤及血液流变学改变等常出现在疾病早期，随后出现皮肤甚而内脏的硬化，故有血管起因说。而皮肤顽厚又反压经络，阻碍血流。所谓"瘀血致痹，痹证致瘀"互相促进，病况日甚。

情志劳倦：过度劳累、精神创伤是 SSc 发生或发展的常见诱因。气虚阳衰，外邪阻络之体，如复情志郁结，气机不畅，气滞血瘀，又烦劳过度，脾伤胃损，水谷失运，气化无力，气虚血瘀，则似瘀上加瘀，气血闭阻，病情更甚。

热毒致瘀：正气虚衰，外感风热或血瘀痰阻，日久化热均可致津伤液耗，血稠流滞。肌肤失养而皮硬色暗，脏腑缺血，则痹而失能。临床上本病患者易感染发热，发热后病情愈甚，个别患者于无名热后发病可证之。

总之，本病总病机为"本虚标实"，本虚即气血不足，脾肾阳虚，标实则为血瘀。因正气虚弱，风寒湿热之邪乘虚而入，或因寒湿阻络致气血不畅，脉络痹阻，或因热毒伤津，血稠流滞而致血瘀。久之肌肤失养，脏腑失机而发病。

【临床诊断】

一、临床表现

1. 指趾青紫，遇冷骤发

病初，患者常于秋冬寒冷季节遇寒或情绪激动时突现指趾苍白或青紫，保暖后转红复常。此为肢端脉管痉挛之故。

2. 皮肤肿硬，关节不利

病初，常于晨起感面手肿胀、僵硬；以后日间亦胀；再后肿渐消，硬日重，并向四肢躯干发展。甚者皮硬如板，关节活动明显受限，指间、掌指、腕、肘、膝等关节受累尤甚。

3. 肤色黧黑，花色斑驳

色素异常亦为本病常见。病初，多为面手肤色加深，渐向上肢，躯干发展，且肤黑日甚，重者肤黑如碳。日久于额部、上胸部及硬甚处出现脱色斑。常黑白相杂，花色斑驳，俗称"花斑"。

4. 指尖凹痕，溃疡挛缩

因血瘀肢端缺养，可见指垫平坦，指尖有点状凹痕，结痂。日久指变尖细，末节指骨吸收变短。易反复溃破，经久不愈。手指硬化常致伸指握拳受限，重者手指屈曲挛缩呈爪状。

5. 面容呆板，鼻尖口小

因面部硬肿，致皮肤绷紧，表情呆滞，如覆假面具状。日久鼻变尖小，口唇变薄，张口伸舌受限。口周可有轮辐状皱纹，俗称"口皱"。

6. 食噎纳呆，反酸烧心，腹胀泄泻

脾胃功能失调是皮痹病常见证候。初起进干食有梗噎感，继之食欲减退，日久进食腹胀且易腹泻。夜间反胃或反酸，胸骨后烧灼感。

7. 咳嗽多痰，胸闷气喘

"皮痹不已，复感于邪，内舍于肺"。肺痹初感，多无证候。日久则易感风寒，感后易咳，多日方愈。后咳嗽渐重，竟难自愈。初多痰后期可无痰干咳。每感风寒咳必加重。久之现气急胸闷，甚者可气竭而亡。

8. 怔忡心悸，体虚足肿

"脉痹不已，复感于邪，内舍于心"。心痹者或阵发怔忡心悸，脉结代，或活动后胸闷心慌，脉数弱。初为登楼或剧烈活动后心悸，后多感体虚乏力，稍活动即心慌不已，常下肢浮肿，按之有痕。甚者动辄心悸，不能平卧，直至心衰而逝。

9. 尿浑色红，量少身肿

肾痹者少见，然患者病情多较重。初现尿色浑浊多泡沫，或尿色酱红。重者尿少身肿，血压升高，常伴头痛头晕，恶心厌食。不治可无尿而卒。

二、诊断要点

1. 指趾遇冷或情绪激动时发白发紫，保暖后转红并恢复常色。
2. 皮肤硬肿，如仅指硬化应疑之，如硬化逾掌指关节达手背及以上可确之。
3. 肤色黧黑，花色斑驳。
4. 指腹变平，指尖点状凹痕，指趾易溃疡。
5. 易感风寒，感后咳嗽不易控制。胸部 X 线检查示两下肺纹理增多，紊乱，网格状，重者呈蜂窝状。尚有胸膜下线、小叶间隔增厚等征。
6. 验血测得皮痹病特异性抗体，如：抗着丝点抗体（ACA）、抗拓扑异构酶抗体（ATA、Scl-70）。

【临证思路】

一、识症

肢端脉管痉挛：常于秋冬寒冷季节指、趾遇冷或情绪激动时突现苍白或青紫，保暖后转红复常。此乃风寒湿邪经腠理侵入络脉、经脉，致脉络痹阻之故。除指趾外，唇舌亦可发生，常伴麻木刺痛等不适。

肌肤甲错：因脉络痹阻，血脉不畅，日久肌肤失养，则肤色黧黑，花色斑驳，皮肤肿胀、增厚、硬化。甚者硬如木板，关节活动严重受限，指趾、肘、踝等关节伸侧面极易擦破溃疡，不易愈合。

咳喘奔满：因脉络痹阻，血脉不畅，脏器失养，日久功能失调。皮痹不已，复感于邪，内舍于肺；脉痹不已，复感于邪，内舍于心。肺痹者初为咳嗽、咳痰，不易治愈，渐次气急、气喘。心痹者初为活动后心悸、怔忡，日久心气虚衰致体虚乏力，下肢浮肿，动辄心悸，不能平卧。肺痹日久多伴心痹故症见咳喘奔满。若以咳、痰、喘为主则肺痹占主导；若有体虚乏力，下肢浮肿，活动后心悸脉数则心痹为重，治疗需予注意。

二、审机

邪初犯期：因过劳、忧虑等因致脾肾阳虚，卫外不固，风寒湿邪乘虚而入，凝于腠理，客于肌肤，阻于脉络。症见肌肤硬肿，关节不利，指趾青紫，遇寒骤发，畏寒肢冷，腰膝酸软，纳呆便稀。苔白，舌胖嫩质淡，边有齿印，脉细濡。

邪盛极期："邪客于皮则腠理开，开则邪入客于络脉，络脉满则入注于经脉"。因邪驻经络，脉管受损，释放多种内原因子，激发机体自损。症见皮肤硬肿快速发展，肌肉、关节酸痛，指趾溃烂疼痛，咳嗽发热，可因浆膜炎致胸水、腹水、心包积水。苔黄舌红，脉数。

邪正相持期：邪盛而衰，病情趋于相对稳定。但因脉络痹阻，血脉不畅，久之肌肤、脏器失养，功能受损。症见肤色黧黑，黑白斑驳；皮肤板硬，关节僵硬；可伴纳呆腹胀，咳嗽多痰，动后心悸。苔薄白舌紫，脉细涩。

邪恋正衰期：邪久不除，则入舍于脏腑，脏腑受损日益严重，则致正气虚衰。症见形体消瘦，体虚乏力，纳呆腹胀，反酸烧心，周期性腹泻，气喘干咳，心悸气急，下肢浮肿等证。苔薄，舌淡紫，脉细弱。

三、定治

皮痹病是因气血不足、脾肾阳虚导致风寒湿邪乘虚而入，凝于腠理，阻于脉络，致气血不通，营卫不和，腠理失养而发病。证属本虚标实。治以益气温肾、活血通络为主则，辅以健脾理气。邪初犯期酌加温补脾肾之品。邪盛极期宜重用清热凉血，祛风除湿之药。邪恋正衰期则应多加补益之品，注意调节脏腑功能。此病病情复杂，有多脏腑受损，非一方一法所能治之，需根据病情病期辨证施治。

益气药既可补气行血，又可调节天赋，改善体质。方以黄芪为主，白术辅之。活血药既可祛瘀通络，又可改善脉管病变，抑制皮肤硬化。方以丹参君之，辅以当归、桃仁、鸡血藤等药，虫类药善行、搜剔，有助清除梢角之瘀。清热凉血药既中和益气活血药之热性，又抑制机体自损，控制疾病进展。可根据病情选用生地黄、黄芩、白花蛇舌草等。

四、用药

邪初犯期：此期脾肾阳虚，寒凝腠理，初犯络脉。症见畏寒肢冷，腰腿酸软，纳呆便稀,耳鸣脱发,口不渴。面、手肿胀发紧,晨起握拳受限,皮肤硬肿,按之无痕,舌胖嫩、边有齿印,质淡,苔薄白,脉细濡。治宜温肾健脾,活血化瘀方药。二仙汤合自拟参芪活血方加减:仙茅、淫羊藿、鹿角霜、桂枝、黄芪、丹参、当归、桃仁、鸡血藤、炙土鳖虫、蛇舌草、炒白术、茯苓皮、炙甘草,炒麦芽,香橼。

临床体会:此证相当于硬肿期,治疗本证不宜一味求热,不宜用大热之药,补阳莫忘滋阴,以免耗伤津液,加重血瘀。

邪盛极期:邪客经络,脉管损伤,释放多种致炎、致硬因子。症见皮肤硬肿发展加速,发热、咳嗽、气短心慌、关节肿痛,乏力肌痛,身热肢冷,手足溃烂、痛楚难当,舌红苔黄,脉细数。治以清热凉血,活血通络,方药:蒲公英、大生地黄、黄芩、赤白芍、蛇舌草、威灵仙、羌独活、丹参、黄芪、鸡血藤、桃仁、炙地鳖虫、炒麦芽、香橼、焦六曲。

临床体会:此证相当于急性发作期,此期患者表现多样,但均有热象,治以清热凉血为主则,辅以祛风利湿,活血通络,并根据临床表现随症加减。

邪正相持期:邪盛而竭病情趋于稳定。然邪客脉络,久之脉络痹阻,气机不畅,血流受阻致气滞血瘀。肌肤失养,脏腑失调。症见心烦意乱,月经不调,进食梗噎,纳差腹胀。指、趾青紫,遇冷频发。肤色黧黑,黑白斑驳。皮肤板硬、麻痒刺痛,关节僵化,活动不利,舌紫,舌下青瘀,苔薄,脉细涩。治以益气活血,祛风通络。方以自拟参芪活血方加减。丹参、黄芪、白术、当归、鸡血藤、桃仁、川芎、炙地鳖虫、落得打、乌梢蛇、灵芝、茯苓皮、炒麦芽、香橼。

临床体会:此证相当于硬化期,病情相对稳定,血瘀为其主证,治以活血化瘀为主,附以益气理气。

邪恋正衰期:邪恋日久,入舍脏腑,久之脏腑受损,功能失调,气血虚衰。症见体瘦形槁,面色无华,神疲乏力,心悸气短,头昏肌痛,纳呆腹胀,皮厚贴骨,活动不利,苔薄、舌淡,脉细弱。治以益气补血,活血通络。方药:八珍汤合参芪活血方加减。黄芪、党参、当归、熟地黄、首乌、丹参、鸡血藤、桃仁、炙地鳖虫、落得打、乌梢蛇、灵芝、淫羊藿、炒白术。

临床体会:此期相当于萎缩期,患者多有内脏损害,治疗以益气补血,温肾健脾为主,活血通络为辅,并需注意调理脏腑功能。

【辨证论治】

1. 寒凝腠理,脾肾阳虚

主要症状:畏寒肢冷,腰腿酸软,纳呆便稀,耳鸣脱发,口不渴。面、手肿胀,晨起手僵,指趾青紫,遇寒而发,皮肤硬肿,按之无痕,舌胖嫩、边有齿印,质淡、苔薄白,脉细濡。

治疗方法:温肾健脾,活血通络。

临证处理：二仙汤合自拟参芪活血方加减。仙茅、淫羊藿、鹿角霜、桂枝、黄芪、丹参、当归、桃仁、鸡血藤、炙土鳖虫、蛇舌草、炒白术、茯苓皮、炙甘草、炒麦芽、香橼。

2. 气滞血瘀，脉络痹阻

主要症状：心烦意乱，月经不调，进食梗噎，指、趾青紫，遇冷频发。肤色黧黑，黑白斑驳。皮肤板硬、麻痒刺痛，关节僵化，活动不利。舌紫，舌下青瘀，苔薄，脉细涩。

治疗方法：益气活血，祛风通络。

临证处理：自拟参芪活血方加减。丹参、黄芪、白术、当归、鸡血藤、桃仁、川芎、炙地鳖虫、落得打、乌梢蛇、灵芝、淫羊藿、茯苓皮、炒麦芽、香橼。

3. 脾虚血瘀，饮食内停

主要症状：肤色黧黑，黑白斑驳，皮肤板硬，关节僵硬，进食梗噎，纳呆腹胀，反胃烧心，舌紫，舌下青瘀，苔腻，脉细滑。

治疗方法：益气活血，健脾理气消食。

临证处理：保和丸合参芪活血方加减。丹参、黄芪、白术、当归、鸡血藤、桃仁、川芎、淫羊藿、茯苓皮、炒麦芽、香橼、炒枳实、焦六曲、藿香、莱菔子。

4. 痰热郁肺，热毒血瘀

主要症状：肤色黧黑，黑白斑驳。皮肤板硬，关节僵硬，指趾青紫。反复咳嗽，咳白黏痰或黄痰，晨起为甚，咳吐不爽。伴身热，口干欲饮。苔薄黄，舌紫红，脉数。

治疗方法：清肺止咳，活血通络。

临证处理：清金化痰汤合参芪活血方加减。丹参、黄芪、白术、当归、鸡血藤、桃仁、川芎、黄芩、鱼腥草、桑白皮、紫菀、桔梗、枇杷叶、炒麦芽、香橼。

5. 湿热痹阻，气滞血瘀

主要症状：肤色黧黑，皮肤硬肿，快速发展；关节肿痛，身痛肌酸。苔黄腻，舌紫红，脉细数。

治疗方法：益气活血，清热祛痹。

临证处理：丹参、黄芪、白术、当归、鸡血藤、桃仁、川芎、黄芩、蛇舌草、威灵仙、羌活、独活、牛膝、垂盆草、茯苓皮、炒麦芽、香橼。

6. 湿热蕴脉，热毒血瘀

主要症状：肤色黧黑，皮肤硬肿，徐有进展；指（趾）破溃，创面污秽，红肿疼痛，或四肢红斑硬块，按之疼痛。身热肢冷，神萎纳呆。苔黄腻，舌紫红，脉濡数。

治疗方法：清热利湿，清脉通络。

临证处理：丹参、黄芪、当归、鸡血藤、桃仁、川芎、黄芩、蛇舌草、生地黄、金雀根、徐长卿、垂盆草、紫草、生槐花、炒麦芽、香橼、茯苓皮。

7. 气血两虚，肺阴亏耗

主要症状：形瘦神萎，体虚乏力，皮厚贴骨。反复呛咳，少痰或无痰，晨起或遇冷加重，甚者气急。苔少舌红，脉细数。

治疗方法：益气补血，养阴润肺。

临证处理：丹参、黄芪、当归、炒白术、淫羊藿、桃仁、川芎、生熟地黄、麦冬、南沙参、鱼腥草、紫菀、防风、麻黄、炒麦芽、香橼、焦六曲。

8. 气血两虚，心阳不振

主要症状：形瘦神萎，体虚乏力，皮厚贴骨。面色苍白，肢冷色紫。心悸气急，活动加重，夜间胸闷，时而惊觉。下肢浮肿，按之有痕。苔白，舌色淡，脉细弱数。

治疗方法：益气利湿，温阳通络。

临证处理：人参、黄芪、白术、丹参、当归、川芎、淫羊藿、桂枝、熟附子、茯苓皮、泽泻、玉米须、炒麦芽、香橼、焦六曲。

9. 心肾阳虚，瘀水互结

主要症状：肤色加深，皮肤增厚，面色㿠白，体虚腰沉，肢冷色紫。睑面、下肢浮肿，按之有痕，尿色浑浊或酱红，多沫。苔白舌紫暗，脉沉细涩。

治疗方法：温肾利湿，益气活血。

临证处理：五苓散合参芪活血方加减。黄芪、白术、丹参、当归、川芎、淫羊藿、菟丝子、桂枝、枸杞子、麦冬、茯苓皮、泽泻、玉米须、炒麦芽、香橼、焦六曲。

【其他治法】

1. 中成药

积雪苷片：清热利湿，活血化瘀，抑制胶原增生。

薄芝片、薄芝糖肽针：调节免疫功能，改善天赋。

灯盏花乙素针：活血化瘀，通络止痛。

参附注射液：益气温阳，用于心阳不振。

2. 中药熏蒸

益气活血、祛湿除痹中药局部熏蒸有助改善皮肤硬化，色素沉着，关节痹痛。

3. 照光

纳米波、蓝光、红光有助改善硬皮病的皮肤病变。

4. 中医定向透药

有助药物渗入局部，可改善局部硬化及关节痹痛。

【预防调护】

1. 注意休息，劳逸结合，保持心情愉悦、舒畅。

2. 忌食酒类、辛辣等刺激性食物，服激素者忌甜食，反酸者忌酸性食物。易腹泻者忌生冷瓜果。宜食高蛋白、高纤维素、低脂食物。

3. 忌日光曝晒。

4. 注意保暖，避免感冒，冬季忌冷水洗物。

5. 注意保护指趾及关节凸起处，免被损伤；切忌被鱼、蟹、虾的刺、螯损伤指部。

6. 易反胃者睡前 2 小时忌进食，睡时可将床头抬高 15°。

【病案参考】

病案一

梁某，女，32 岁，湖北人氏，已婚。2018 年 1 月现全身皮肤色素加深，双手肿胀不能握拳，伴眼睑浮肿、乏力、全身多关节疼痛，之后开始出现皮肤硬化，手指遇冷后发白发紫，吞咽不畅，时有干咳。病前半年产一子，坐月期间因琐事和其夫大吵，并曾卧地数小时不起。至武汉市某院住院治疗，诊断为系统性硬化症。予泼尼松片 20mg/d 及中药治疗，患者自觉干咳、关节疼痛，眼睑浮肿好转，但皮肤硬肿，色素沉着继续加重。2018 年 5 月底来我科就诊，拟系统性硬化症收入病房治疗。

入院诉：指趾遇冷尚发白发紫，指间关节、肘关节及双膝关节疼痛，肤色加深及硬肿发展较快，活动后自觉气短，怕冷。干咳，吞咽不畅。纳、眠可，两便如常。体检：全身皮肤弥漫性硬化、肿胀，按之无痕，肤色黧黑。皮肤硬度积分 22 分。最大齿距 2.8cm，最大指距左 17.2cm、右 16.8cm。握拳、下蹲、举臂受限。苔黄略腻，舌紫偏红，脉细数。测血沉 36mm/h，ANA（+），ENA（-）。

胸部 CT 示两下肺纹理增生。

诊皮痹病（湿热痹阻，气滞血瘀证）。治以益气活血，清热除痹，兼清肺止咳。处方：丹参、黄芪、当归、鸡血藤、桃仁、川芎、黄芩、蛇舌草、生地黄、威灵仙、羌活、独活、牛膝、鱼腥草、桑白皮、紫菀、枇杷叶、茯苓皮、炒麦芽、香橼。续泼尼松龙 20mg/d，加服积雪苷片、肤康胶囊（本院自制），静滴灯盏花针、薄芝糖肽针。3 周后皮硬色深略减，咳止，关节痛显轻出院。中药去鱼腥草、紫菀、枇杷叶。加服青霉胺每日半片。

二诊：1 个月后复诊皮硬减轻，肤色变淡，肘膝关节轻痛。不咳，关节活动转畅。泼尼松龙减至 15mg/d。中药加土鳖虫。青霉胺加之每日一片。

三诊：1 个后再次住院。诉指遇冷偶发紫，肤色显淡，皮硬显轻，肿消。肘膝关节偶痛。纳欠佳，进干饭梗噎感。拟皮痹病（气滞血瘀，脉络痹阻）。中药加焦六曲、炒枳实，去羌独活。续服积雪苷片、肤康胶囊，静滴丹参多酚酸针、薄芝糖肽针，青霉胺加至每日一片半。两周后纳转佳，哽噎感消失。泼尼松龙减至 10mg/d 出院。

出院体检：双上肢、面、上胸背部肤色加深，双手指皮硬 1 度+，手背、前臂皮肤轻度硬化，皮肤硬度积分6分。最大指距左19cm、右18.8cm，最大齿距3.8cm。握拳欠紧，下蹲、举臂自如。测血沉10mm/h。胸部CT示左侧斜裂稍增厚。

病案二

沈某，女，36岁，浙江人氏，已婚。2016年11月产后1月余出现双手指遇冷发白紫，皮肤硬化，关节疼痛，浙江省某院诊断为"系统性硬化症，双肺间质纤维化"，具体不详，予静滴雅美罗等治疗，1次/月，共7个月，关节屈伸较前灵活，皮肤硬化未见好转。停药3个月后皮硬加重，肤色加深，且快速发展至全身。关节僵硬，行走不便。2018年1月3日至1月18日住河北某医院硬皮病专科，建议加用激素及免疫抑制剂，患者拒绝，后予薄芝糖肽针、前列地尔针、疏血通针及中药等治疗，未见明显好转。2018年4月至本科就诊，予加服泼尼松龙24mg/d，积雪苷片、肤康胶囊、中药汤剂口服。2周后病情无好转而住院。

入院诉：指遇冷发白紫，皮肤硬化未减，吞咽干食梗阻感，时有反流反酸，多关节疼痛、僵硬，活动受限。肌酸乏力。活动后心悸气急。纳、眠可，两便如常，近1年体重减轻10kg。不咳。体检：消瘦，全身皮肤弥漫性硬化，硬度1～3度，皮肤硬度积分34分。肤色黧黑伴花斑。指间、掌指、腕关节僵硬，不能活动，肘、膝、踝关节活动明显受限，行走勉强、缓慢，需人搀扶。面容呆板，最大齿距2cm，最大指距左11cm、右10cm。指关节屈曲畸形，指温低。四肢肌肉轻压痛，肌力3度。心率98次/分，两下肺闻湿啰音。测红细胞5.13×10^{12}/L，血小板587×10^9/L，丙氨酸氨基转移酶57U/L，门冬氨酸氨基转移酶71U/L，肌酸激酶1536U/L，肌酸激酶同工酶105.0U/L，白蛋白37g/L，球蛋白47g/L，血沉67mm/h，抗核抗体1∶320（+），抗SSA抗体阳性（+），抗Scl-70抗体阳性（+），免疫球蛋白G 21.00g/L↑，免疫球蛋白A 5.69g/L，C反应蛋白25.60mg/L，D-二聚体2553ng/mL。心超示心脏二尖瓣轻度反流，心包积液。肺功能：重度肺容量受限伴严重阻塞性减退。

诊：皮痹病合肌痹（湿热痹阻，气滞血瘀），治以益气活血，清热除痹。处方：丹参、黄芪、白术、杜仲、当归、鸡血藤、桃仁、川芎、黄芩、蛇舌草、生地黄、威灵仙、羌活、独活、牛膝、垂盆草、柴胡、茯苓皮、泽泻、炒麦芽、香橼。续服积雪苷片，肤康胶囊，甲泼尼龙片24mg/d，静滴薄芝糖肽针、灯盏花素针、参附注射液。3周后出院，自觉躯干皮肤绷紧感减轻，关节肌肉酸痛减轻，能缓慢行走。测丙氨酸氨基转移酶36U/L，门冬氨酸氨基转移酶45U/L，肌酸激酶658U/L，血沉36mm/h。心超示少量心包积液。

二诊：2周后再次住院续予上法治疗。再3周出院时躯干、面部皮硬趋软，色素、花斑趋淡。肘膝关节活动度增大，行走趋自如。关节、肌肉酸痛显轻。测丙氨酸氨基转移酶、门冬氨酸氨基转移酶、肌酸激酶均正常，血沉22mm/h。拟皮痹病（气滞血瘀，脉络瘀阻）。

中药去柴胡、羌独活，加土鳖虫、伸筋草、淫羊藿。甲泼尼龙片减至20mg/d，余药续服。

三诊：2 个月后第 3 次住院。皮硬显软，肤色显淡。肌肉关节痛止，心悸气急不著，能行走下蹲，纳稍差。体重增加 4kg。中药去垂盆草、黄芩，加焦六曲，甲泼尼松龙减至 16mg/d，续用积雪苷片、肤康胶囊，静滴薄芝糖肽针、灯盏花素针、参附注射液。

2 周后出院时体检：躯干面部皮肤轻度硬化，轻度色素加深，小片花斑。小腿足部皮硬 1~2 度，色素加深，前臂皮肤硬化 1 度+，手背皮硬 2 度，指硬 3 度，指屈曲畸形。硬度积分 18 分。最大齿距 3cm，最大指距左 13.5cm、右 12cm。测：红细胞 $4.79×10^{12}$/L，血红蛋白 141g/L，血小板 $265×10^9$/L，丙氨酸氨基转移酶、门冬氨酸氨基转移酶、肌酸激酶均正常，白蛋白 37g/L，球蛋白 25g/L，血沉 4mm/h，免疫球蛋白正常。抗 SSA 抗体阳性（+），抗 Scl-70 抗体阳性（+）。胸部 CT：两肺间质纤维化改变。心脏超声：无心包积液。肺功能：中度肺容量受限伴中度阻塞性减退。续上治疗，门诊随访中。

按语：皮痹病主要症状为皮肤硬化，内脏纤维化，肤色加深，指趾青紫，证属血瘀。故益气活血为其主要治则。但本病病情复杂，临床表现多样，尚需根据病情随诊加减，方能奏效。此二女初诊时均为疾病活动期，除皮肤硬化、肤色黧黑迅速发展外，尚有关节、肌肉酸痛。病例 1 伴咳嗽、咳痰，病例 2 有严重的肌炎及心包积液。两例均在益气活血的基础上加用清热除痹，病例 1 酌加清肺止咳药，病例 2 酌加养肌降酶药，病情较快控制。2 诊、3 诊后中药渐改为益气活血为治则，皮肤硬化、肤色黧黑亦有明显改善，各项实验室指标均恢复正常。此二女在病情进展、西医治疗不佳的情况下，我们在原治疗的基础上加用中药获良好效果，示只要辨证准确，施药得当，中药对皮痹病亦是疗效良好的。

（此二例均为上海市中西医结合医院风湿病科屠文震医师临床病案）

第十九节　混合型结缔组织病

【概述】

混合型结缔组织病（Mixed connec tivetissue disease，MCTD）由 Sharp 于 1972 年首先提出，是一种血清中有高滴度的斑点型抗核抗体（ANA）和抗 U1RNP 抗体，表现为雷诺现象、双手肿胀、多关节痛或关节炎、肢端硬化、肌炎、食管运动功能障碍、肺动脉高压等特征的临床综合征。有研究提示本病预后较佳，但在临床上发现部分患者随疾病的进展可成为某种确定的弥漫性结缔组织病，如系统性硬化病（SSc）、系统性红斑狼疮（SLE）、多发性肌炎/皮肌炎（PM/DM）、类风湿关节炎（RA）。

【源流】

混合型结缔组织病因其症状较为复杂，多兼有皮痹、肌痹、尪痹、脉痹等疾病的多种表现，而到疾病后期出现内脏并发症后往往出现脏腑痹的表现，故在中医学文献中无相似的病名，总属中医学痹病范畴，而根据临床表现的侧重点不同，往往可归于皮痹、肌痹、周痹、尪痹、脉痹、历节病、阴阳毒等病的范畴。

以病因命名的方法本病可归于风湿，张仲景在《金匮要略·痉湿暍病脉证治》指出："病者一身尽疼，发热，日晡所剧者，名风湿。此病伤于汗出当风，或久伤取冷所致也。"本文首次指出了"风湿"这一概念，为后世医家所遵循。《金匮要略·中风历节病脉证并治》提出本病的病机为"趺阳脉浮而滑，滑则谷气实，浮则汗自出"，说明其为中焦脾胃湿热，热蒸迫液，腠理开泄，汗出当风或久伤取冷所致也。

本病活动期有发热、关节疼痛临床表现者的多属"热痹"，热痹之名，首见于《素问·四时刺逆从论》，指出"厥阴有余病阴痹，不足病生热痹"，成为后人辨证治疗热痹的理论依据。《素问·痹论》提出了热痹形成的机理为"其热者，阳气多，阴气少，病气胜，阳遭阴，故为痹热"；以关节疼痛症状为主要表现的多属"历节病"，历节，"遍历关节"之意，张仲景把历节病单列一篇，载有"诸肢节疼痛，身体魁羸，脚肿如脱，头眩短气，温温欲吐，桂枝芍药知母汤主之"，首次创立了治疗外感寒湿，郁而化热致热痹的代表方。《诸病源候论》载："历节风之状，短气自汗出，历节疼痛不可忍，屈伸不得是也。"《备急千金要方》记载："夫历节风着人，久不治者，令人骨节蹉跌。"以皮肤损害为主，面部皮肤出现红斑时，应以"鬼脸疮""蝴蝶疮""阴阳毒"辨证论治，如《金匮要略》指出："阳毒之为病，面赤斑斑如锦文，咽喉痛，唾脓血。"有皮肤硬化表现者属中医"皮痹"之辨证范围，皮痹之名首亦见于《黄帝内经》。《素问·痹论》指出："风寒湿三气杂至，合而为痹也……以秋遇此者为皮痹。"《类证治裁》提出了皮痹的症状、治则及方药："邪在皮毛，搔如隔帛，或瘾疹风疮，宜疏风养血，秦艽地黄汤。"以肌肉损害为主要临床表现的多属"肌痹""痿痹""痿证"范畴。其中以肌无力、肌萎缩为主者，可按"痿证"辨证论治，兼有关节症状者，当属"痿痹""肌痹"辨证论治。《素问·生气通天论》曰："因于湿，首如裹，湿热不攘，大筋软短，小筋弛长，软短为拘，弛长为痿。"其说明湿热可致痿，并提出了"治痿独取阳明"的观点。而《太平圣惠方》曰："石斛散治虚劳痿痹，四肢不收，不能俯仰，或现两肩中疼痛，身重筋急，体如刀割，身不能任"，因此，本病如果出现四肢缓不能收持，或身体手足不随，肌肉、关节疼痛等症状时可称之为"痿痹"。朱丹溪提出了"泻南方，补北方"的治疗原则。用滋阴清热以达到除肺热、补肝肾、实胃的方法，是对"治痿独取阳明"的一种新解。

热痹日久，病邪循经环络，深入脏腑，而出现相应脏腑痹的证候。正如《素问·痹论》说："五脏皆有合，病久而不去者，内舍于其合也。故骨痹不已，复感于邪，内舍于肾。筋痹不已，复感于邪，内舍于肝。脉痹不已，复感于邪，内舍于心。肌痹不已，复感于邪，内舍于脾。皮痹不已，复感于邪，内舍于肺。"《医门法律》提出"皮痹不已，传入于肺"，说明皮痹不愈，日久可发为肺痹，皮痹的病位在皮肤，日久可传肺，损胃肠，累及心肾等多系统损害。伴有胸闷气短、劳累性呼吸困难等临床表现者多属"心痹""心悸"；伴有干咳、呼吸困难等临床表现者多属"肺痿""肺痹""喘证"等；伴有胸腔积液、胸膜炎性胸痛等临床表现者多属"悬饮"；伴有吞咽困难、恶心、呕吐等临床表现者多属"脾痹""胃痛""腹痛"等；伴有雷诺现象者多属"脉痹"；伴有胸胁胀痛、黄疸及肝功能异常等临床表现者多属"胁痛""肝痹"；伴有神疲乏力、出血、紫癜等血液系统损害者多属"虚劳""血证——紫癜"等。

【病因病机】

本病病因病机较为复杂，先天禀赋不足，正气亏虚，或后天阴精耗损，阴虚火旺，阳盛血热，复感风寒暑湿燥火热毒之邪，客于肌肤经络，营卫不和，气血凝滞，血瘀痰阻，血脉不通，皮肤受损，渐及肌肉、筋骨，病邪由表入里，损及脏腑而发为本病；亦有因脏腑功能失调，湿热毒瘀之邪直中脏腑而发病者。究其病机为正气不足，阴虚火旺，湿热壅毒，血瘀痰阻。病位在皮肤、肌肤、关节及脏腑，脏腑受累以心、肺、肾为主。

先天不足，阴虚火旺：混合性结缔组织病之发病多本于先天禀赋不足，肾为先天之本，内藏元阴元阳，肾阴亏则阴虚火旺，肾阳虚则一身阳气不足。正气不足则外邪乘虚而入，"邪入于阴则痹"，痹阻先在阴分，阴虚为本，血虚有火。加之后天劳伤过度；或女子经孕胎产而致阴血暗耗；或平素肝气郁结，郁久化火，火盛伤阴；或所欲不得，忧郁气结，暗伤阴血；或房劳过度，阴精耗损于下，相火妄动，火炎于上，以上诸因形成阴虚火旺，阳盛血热，成为发病的内在根据。正如《景岳全书》言："诸痹者皆在阴分，亦总由真阴衰弱，精血亏损，故三气得以乘之而为此诸证。"病久阴血暗耗，阴损及阳，气阴两虚，时有外感诱发，发而为痹。

外感六淫，蕴湿化热：感受风寒暑湿燥火热毒邪是形成本病的外因。疾病初期，多为风暑燥火热等阳热之邪，外袭肌肤经络、关节筋骨；或感受风寒湿之邪，加之正气亏虚，无以驱邪外出，以致留滞经络脏腑，日久郁而化热；或烈日风热，阳毒曝晒直入肌肤经络，蚀于筋骨；日久酿湿蕴毒，浸淫肌肤脏腑，发而为病。《素问·痹论》认为"风寒湿三气杂至合而为痹"，湿邪为患有寒、热之别。疾病中、后期，湿热之邪为本病缠绵、反复发作的主要致病因素。或由素体阳气偏盛，内有蕴热，或外受风湿之邪入里化热，或为风寒湿痹经久不愈，蕴而化热，或湿热之邪直中入里，均可导致湿热交阻，气血瘀滞经脉关节。

营卫不和，气血失调：营行脉中，卫行脉外，阴阳相贯，气调血畅，濡养四肢百骸、脏腑经络。营卫和调，卫外御邪，营卫不和，邪气乘虚而入，故营卫失调是发病的重要原因之一。《金匮要略·中风历节病脉证并治》曰："荣气不通，卫不独行，荣卫俱微，三焦无所御，四属断绝，身体羸瘦，独足肿大，黄汗出，胫冷，假令发热，便为历节也。"《素问·痹论》指出："逆其气则病，从其气则愈。"若先天禀赋不足或素体不健，营阴不足，卫气虚弱，或因起居不慎，寒温不适，或因劳倦内伤，生活失调，腠理失密，卫外不固，则外邪乘虚而入。外邪留着营卫，营卫失合，气血痹阻不通则发为痹痛。正如《类证治裁·痹证》所云："诸痹，良由营卫先虚，腠理不密，风寒湿乘虚内袭，正气为邪气所阻，不能宣行，因而留滞，气血凝涩，久而成痹。"

脏腑失调，痰瘀内生：本病大多为慢性进行过程，疾病既久，则病邪由表入里，由轻而重，导致脏腑的功能失调，而脏腑功能失调的结果之一就是产生痰浊与瘀血。病程日久，五脏气机紊乱，升降无序，则气血痰浊交阻，痰瘀乃成。痰瘀胶着于骨骱，闭阻经络，遂致关节肿痛，皮肤变硬，青紫变色。痰瘀痹阻脏腑，则变证百出。"五脏皆有所合，病久而不去者，内舍于其合也"。本病初起多表现在筋脉皮骨，病久而不愈则可内传入脏。邪气重者也可直中脏腑。病邪入里一旦形成脏腑痹，则更伤五脏。

伏邪内留，遇邪而发：伏邪系指体内的外来六淫、食积、气滞、痰饮、瘀血等病邪或病理产物，潜藏于人体的一种状态，"莫名其情，莫见其形"，然一旦正气减弱，邪气相引，即可发病。本病患者先天正气不足、平素阴虚火旺，脏腑失调是伏邪能够内伏于体内之因，而局部正气虚弱是产生容邪之所的关键，正如张景岳所云"至虚处便是容邪之所"，气血不足，加之痰瘀内阻，局部筋脉失养，抵御外邪能力降低，则风寒湿热之邪乘虚而入，导致疾病缠绵难愈，极易复发。

【临床诊断】

一、临床表现

混合型结缔组织病临床表现复杂多样，不同个体差异很大。患者可表现出与本病相关的多种风湿病（SLE、SSc、PM/DM 或 RA）的临床症状，而混合型结缔组织病具有的多种临床表现并非同时出现。重叠的特征可以相继出现。在混合型结缔组织病早期常见临床表现是双手肿胀、关节炎、雷诺现象、炎性肌病和指端硬化等。这些临床表现都与抗 U1RNP 抗体相关。

1. 早期临床表现

大多数患者早期起病表现并不特异。可以表现为易疲劳、肌痛、关节痛和雷诺现象等。少数患者起病急重，表现包括肌炎、关节炎、肺动脉高压、心包积液、无菌性脑膜炎、肺间质纤维化、指趾坏疽、高热、急性腹痛等。

2. 发热

多项研究发现发热是混合型结缔组织病最显著的临床表现和首发症状。可以表现为高热，也可以表现为低热。

3. 肌肉关节表现

多数患者存在关节症状，如关节疼痛、关节炎、关节僵硬等，多数患者不发生关节残疾，发展为 RA 的患者可以出现 RA 相同的关节畸形。肌痛是混合型结缔组织病常见的临床表现，但多数患者并不出现肌酶、肌电图、肌力的改变，混合型结缔组织病相关的炎性肌病在临床和组织学方面与特发性炎性肌病（IIM）相似，兼有累及血管的 DM 和细胞介导的 PM 病变特点。但部分患者肌炎表现常与整体病情表现不一致。

4. 皮肤黏膜

雷诺现象是混合型结缔组织病最常见和早期的表现之一，常伴有手指肿胀或全手肿胀。有些患者可表现为 SLE 样皮疹，如面颊红斑和盘状红斑。黏膜损害包括颊黏膜溃疡、生殖器溃疡，也可表现为血管炎样皮疹如青斑血管炎等。

5. 内脏损害

内脏损害主要发生在心、肺、肾、消化系统等。心脏损害可发生于心脏全层，心包炎是最常见的心脏损害的临床表现，部分患者可合并肺动脉高压，肺动脉高压早期可无明显临床表现，重度患者可表现为劳力性呼吸困难，心肌受累多继发于肺动脉高压，心电图可表现为右心室肥厚、右心房扩大和心脏传导异常。

肺脏受累发生于约 70% 的患者，早期通常没有症状。30%～50% 的患者可发生间质性肺病，早期症状有干咳、呼吸困难、胸膜炎等，高分辨 CT 可有效帮助我们发现肺间质纤维化，肺间质纤维化也可继发肺动脉高压。

肾脏受累发生率约 25%，很少发生弥漫性肾小球肾炎和间质性病变，通常为膜性肾小球肾炎，有时也可引起肾病综合征，主要表现为蛋白尿、血尿。但大多数患者没有症状。有些患者出现肾血管性高血压危象，与硬皮病肾危象类似。

消化系统受累表现多种多样。胃肠道受累见于 60%～80% 患者，表现为进食后发噎和吞咽困难，与消化道运动异常有关。其他表现有腹腔出血、胆道出血、十二指肠出血、胰腺炎、腹腔积液、蛋白丢失性肠病、原发性胆汁性肝硬化、自身免疫性肝炎、吸收不良综合征等。部分患者会发生腹痛，推测可能是由于肠蠕动减退、浆膜炎、肠系膜血管炎、结肠穿孔或胰腺炎等所致。

6. 神经系统

神经系统受累在混合型结缔组织病并不多见。最常见的表现是头痛，可伴有发热、肌痛等。脑出血是一种非常罕见的与抗 U1RNP 抗体相关的中枢系统疾患。其他神经系统受累包括癫痫样发作、器质性精神综合征、多发性周围神经病变、脑栓塞等。

7. 血液系统

可表现为白细胞减少（淋巴细胞减少为主）、贫血。可出现 Coombs 试验阳性，但是溶血性贫血不常见。血小板减少、血栓性血小板减少性紫癜、红细胞发育不全相对少见。

8. 血管

雷诺现象几乎是所有患者的一个早期临床特征。此外还包括肺动脉高压和肾血管危象，其共同的病理基础是中小血管内膜轻度增生和中层肥厚，这是混合型结缔组织病特征性的血管病变。

9. 其他

混合型结缔组织病可合并干燥综合征（SS）、桥本甲状腺炎和持久的声音嘶哑。部分患者有发热、全身淋巴结肿大、肝脾肿大。

10. 实验室检查

混合型结缔组织病相关抗体主要是高滴度抗 U1RNP 抗体。ANA 主要是斑点型。但本病中抗 Sm 抗体一定是阴性的。RF 阳性，抗 RA33 抗体常与关节炎相关。45%患者抗内皮细胞抗体阳性，携带此抗体的患者易发生肺部病变和自发流产。少数患者可出现抗心磷脂抗体（ACL）或狼疮抗凝物。

二、诊断要点

对有雷诺现象、关节痛或关节炎、肌痛、手肿胀的患者，如果有高滴度斑点型 ANA 和高滴度抗 U1RNP 抗体阳性，而抗 Sm 抗体阴性者，要考虑混合型结缔组织病的可能，高滴度抗 U1RNP 抗体是诊断混合型结缔组织病必不可少的条件。如果抗 Sm 抗体阳性，应首先考虑 SLE。部分患者初期符合混合型结缔组织病的诊断，但随着疾病的进展可以表现为典型相关风湿病（RA、SLE、SSc、炎性肌病、ANCA 相关性血管炎等）的临床表现。如果满足相关风湿病诊断应按照其满足诊断的疾病进行治疗。但是也有部分患者始终满足混合型结缔组织病的诊断。因此，混合型结缔组织病的诊断应根据病情变化进行及时修正。

迄今为止，在全世界范围内还没有统一的混合型结缔组织病诊断标准。相关诊断标准有 1987 年的 Sharp 标准和 Kasukawa 标准、1986 年的 Alcrcon-Segovia 标准及 1991 年的 Kahn 及 Alcrcon-Segovia 分类标准。

【临证思路】

一、识症

发热：发热当首辨其为外感发热抑或内伤发热。外感发热多为外感诱发所致，外邪引动体内伏毒瘀热，内外合邪而爆发病情。患者禀赋阴亏，瘀热内蕴，外邪入里，从阳化热，即使起兼表寒之象，亦很快化热入里，与体内瘀热毒邪合邪，内外同炽，多为高热，可伴畏风恶寒，咽痛口干，关节疼痛，肌肤红斑等症。亦可因脏腑功能失调、气血水湿郁遏或气血阴阳亏虚导致内伤发热，此时发热多为低热，午后或夜间为重，持续时间较长。发热的出现常提示患者病情进入活动期或激素撤减的反跳。

肌痛，肌无力：以肌肉疼痛、肌无力表现为主者，多为患者素体阴虚阳盛，或脏腑内有蕴热，热毒之邪侵扰肌肤，内舍脾肺，肺热叶焦，中焦郁热，燔灼津液，阴亏血燥，筋脉肌肤失于濡养，热伤脉络，浸淫肌肉，发为肌痛、无力。

关节疼痛、肿胀：正气不足，腠理空疏，营卫不固，外感风寒湿邪；或阳热之体、阴虚之躯，素有内热，复感风寒湿邪，邪从热化；或因风寒湿郁久化热，风、寒、湿、热病邪留注肌肉、筋骨、关节，造成经络壅塞，气血运行不畅，发为关节肿痛。

肢端硬肿、厥冷：《诸病源候论》曰："痹者，其状肌内顽厚，由血气虚则受风寒而成此病。"初期多为卫气不足，卫外不固，风寒湿邪乘虚而入，郁而化热，凝于肌肤，阻于脉络，营卫不和，肌肤失养而见四肢不温、皮肤变硬。中期湿热蕴毒，煎熬津液，伤及血脉，湿热瘀阻肌肤脉络，则肢端发凉、皮肤发白、潮红。后期久而成瘀成痰，血瘀脉络，肌肤失养则见手指厥冷、色青紫，痰湿痹阻则皮肤肿胀，触之发硬。

皮肤红斑、口腔溃疡：热毒炽盛，热壅血脉，火性炎上，热毒之上攻于面故颜面部斑疹色红；热邪由卫分传入气营，气营两燔，热壅血瘀，故出现面部或躯干、四肢斑疹鲜红；热炎于上、湿聚热蒸于口，则见口腔溃疡；干咳、劳累性呼吸困难、胸闷气短是湿热痰瘀痹阻日久，留滞于络脉之邪内舍脏腑，致气血阴阳俱虚，脏腑衰败。损及心脏，气阴两伤，心失濡养故轻者心悸短气；内舍于肺，肺热叶焦，宣布失司，肺津不足，则见干咳；肺脏失养，子病及母，中焦失养，中气不足则见气短、乏力及劳累后呼吸困难之症。

二、审机

早期轻症：风热犯肺则发热恶风，营卫不和则肢体肌肉关节酸痛；肺主气，通调水道，肺失清肃，升降失宣则咳嗽，眼睑浮肿；肺主皮毛，邪热外袭肌肤，则见面部及全身皮肤肿胀或多样红斑皮疹，痰瘀互结，经络不通，则见手指浮肿、疼痛，或伴有肢端发白或青紫。

急性活动期：热毒炽盛，充斥气营血脉，热入气分则高热，口渴，汗出；热入营血者发为颜面红赤，红斑红疹；痰瘀于骨节故关节疼痛、手浮肿，呈腊肠样肿胀，经络不通，肌肤气血失于濡养则肢端皮肤或白或青紫，掌趾疹点，眼睑紫蓝；壮火食气，热毒耗伤气血，则见肌酸无力，煎熬津液则见咽干口燥，渴喜冷饮，尿赤短少。

慢性活动期：病程日久，五脏气机紊乱，升降无序，则气血痰浊交阻，痰瘀乃成。痰瘀胶着于骨骱，闭阻经络，遂致关节、肌肉疼痛，皮肤变硬，青紫变色等症。阴虚内热则见低热、手足心热，热伏营分则见皮肤斑疹隐隐，日久营血亏虚，血脉瘀热则见面色潮红，肾阴不足则见长期齿龈咽痛，阴虚内热，蒸于外，故五心烦热，口干咽燥，盗汗；阴液被灼，故便秘溲赤。

缓解期：热毒湿邪已去，然仍邪毒内伏，伏于关节经络则见关节偶有疼痛，余毒之瘀邪伏于皮肤则见皮肤紫暗，斑疹隐隐；正气不足，气血亏虚则身体易疲乏，稍受风寒即出现感冒等症，劳累及受风寒或饮食辛辣刺激后明显。

脏腑变证：以胸闷憋喘、咳嗽气短、水肿等心肺肾损害为主要表现者多从肺肾两虚、毒邪郁闭心肺等辨证论治。

三、定治

治疗总则以扶正固本、滋阴降火、解毒利湿、化痰逐瘀为主。缓解期邪毒内伏，当清解伏毒；后期脏腑内伤、变证百出，此时应以调脏腑为主，佐以疏通经络、除湿之法，疾病康复。

扶正当以益气滋阴为先。正气虚弱则易招致外邪新入，而本病缠绵难愈、难以进入缓解期的重要原因是外邪侵袭、入里化热，正虚与邪实相互影响，故病情反复，缠绵难愈，故应采用扶正祛邪之法，扶正以补气为先，清补为宜，当注意补气不敛邪，祛邪不伤正。在补气的同时当辅以滋阴之法，使阴津充足，阴阳调和，正气得复。

祛邪以清热解毒利湿为主，本病为湿热邪毒留滞肌肤经络骨节之痼疾，由渐而来，非一朝一夕之故，则其控制活动期的发展亦需要经过药物作用于机体的量变，才能达到质变。正如岳美中所言："须假以时日，坚持服药，使药力积蓄到一定阶段，则由量变达到质变。"因此，不可因初用疗效不显著而放弃清热利湿药物的治疗，只有坚持守方，方能取效。

后期出现脏腑受累，变证百出，出现胸闷、心慌、咳嗽、憋气等症状之时，当崇中医"水肿""胁痛""心悸""悬饮""喘证"等病论治，在基本治法的基础上发挥中医辨证论治的优势，"观其脉症，随证治之"，进行有效的辨证加减。

四、用药

早期轻症：风热犯肺则发热恶风、咳嗽，营卫不和则肢体肌肉关节酸痛；肺主气，通调水道，肺失清肃，升降失宣则眼睑浮肿；邪热外袭肌肤，则见面部及全身皮肤肿胀或多样红斑皮疹。治宜清热祛风，解毒通络。清热解毒，药用金银花、连翘、牡丹皮、蝉蜕、生石膏；祛风通络，药用羌活、川芎、大血藤、青风藤、桂枝。肌肉关节酸痛较重者，可加片姜黄、威灵仙、透骨草、苍术；汗出恶风较重，可用黄芪、炒白术、防风。

病情活动期：湿与热胶着体内，痹阻经络、关节、筋骨及肌肉，则见关节肿痛、手指弥漫浮肿呈腊肠样、口舌糜烂、肌肉酸痛无力等症。治以清热利湿，通络止痛。清热利湿可用薏苡仁、川牛膝、黄柏、苍术、威灵仙、防己、木瓜，通络止痛可用秦艽、穿山龙、红藤，伴腹痛腹胀加大黄、厚朴，指端苍白青紫较重甚至溃疡，可加重活血之力，用红花、水蛭。病情活动若由外邪引动，入里化热，则见热毒炽盛，热毒充斥气营血脉，见高热、颜面红赤、红斑红疹；热灼津液，痰瘀互结故关节疼痛、手浮肿呈腊肠样肿胀，经络不通，肌肤气血失于濡养则肢端皮肤或白或青紫，掌趾疹点，眼睑紫蓝。治以清热解毒，凉血活血。清热解毒多选石膏、知母、大青叶、紫草、虎杖；凉血活血多选牡丹皮、赤芍、紫草；热毒较盛，加黄连、板蓝根、栀子、大黄、黄柏、贯众；咽干口渴者加芦根、石斛、沙参、麦冬、五味子；咳吐黄痰加川贝、瓜蒌。

慢性活动期：病程日久，气血痰浊胶着于骨骼，闭阻经络，见双手弥漫肿胀，色暗红，四肢皮肤变硬质薄，可有结节、斑疹、色暗，双腿青斑如网，当以健脾化痰，活血化瘀为法。健脾化热可用清半夏、陈皮、生薏苡仁、茯苓、枳壳等，活血化瘀可选桃仁、红花、生地黄、当归、川芎，气虚较重可见平素乏力、畏风、易感冒，可加用黄芪、防风，中焦气虚，痰阻中焦，而致恶心呕吐较重，甚则呕吐痰涎者，可加竹茹、白术、浙贝，下肢肌肤甲错可加川牛膝、三棱、莪术，皮肤结节、斑疹难消可用土贝母、山慈菇、白芥子软坚散结，胸前闷痛甚至刺痛者加五灵脂、乳香。

病情轻度活动，或激素应用日久助阳化热，多表现为阴虚内热证，见长期低热，四肢肌肉关节隐痛，或口腔溃疡，口干不欲饮，五心烦热，面色潮红，斑疹隐隐，齿龈疼痛，便秘，溲赤，治以养阴清热通络。养阴可用生地黄、麦冬、玄参、沙参、石斛，清虚火可用青蒿、鳖甲、知母、牡丹皮，通络可选清润之品，秦艽、威灵仙。肌肉萎缩无力加黄芪、鸡血藤、防己、当归、苍术、木瓜；热重加生石膏、地骨皮、白芍；口干较重加芦根、石斛、玉竹；咽喉干痛者加金银花、板蓝根、连翘、牛蒡子、芦根；热伤血络则疹点紫斑皮疹迭起，加紫草、茜草、白茅根；脱发加旱莲草、女贞子、熟地黄；淋巴结肿大重用玄参，加牡蛎、夏枯草、浙贝、青皮。

缓解期：病情渐趋平稳，然患者正气不足，仍有邪毒内伏体内，关节疼痛时轻时重，晨起周身重着不适，阴雨天加重，肌肤色暗，当益气健脾，清解伏毒。益气健脾用黄芪、党参、白术。祛伏毒—当清解热毒，可用金银花、野菊花、蒲公英、紫花地丁、玄参；二当祛瘀毒，可用红花、桃仁、当归、赤芍；三当化湿毒，可选薏苡仁、肿节风、土茯苓、猪苓。疲劳明显伴腰痛者加杜仲、寄生；疲劳伴畏寒怕冷加附子、干姜；关节隐痛不舒者加桂枝、片姜黄；口咽干痒者加芦根、石斛、玉竹；咽痛重加板蓝根、连翘、牛蒡子；胸闷气短、活动加重，加薤白、五味子、丹参。

【辨证论治】

早期轻症以风热犯肺为主；病情活动期以热毒炽盛证、湿热痹阻证为常见；待热毒渐退，进入慢性活动期则以阴虚内热、痰瘀互结证为最常见，缓解期热毒已去，阴虚渐复，然邪毒仍伏于经络脏腑，此时遇外邪引动则可复发；失治误治，疾病发展进入中晚期发为脏腑变证，此时多以脾肾两虚、毒邪郁闭上焦心肺为主。

1. 风热犯肺

症状：发热恶寒、恶风，肢体关节肌肉酸痛，咳嗽、咳痰，眼睑浮肿，面部及全身皮肤肿胀或多样红斑皮疹，手指浮肿，或伴有肢端发白或青紫。舌淡红，苔白，脉数。此证多见于本病初期轻症患者。

治法：清热祛风，解毒通络。

临证处理：银翘散合白虎加桂枝汤加减。金银花、连翘、生石膏、生薏苡仁、黄芩、知母、桂枝、荆芥、杏仁、桑枝、蝉蜕、大青叶、地龙、生甘草、虎杖、防风、防己、秦艽、川牛膝。

若肌肉关节酸痛较重，加片姜黄、威灵仙、透骨草、苍术、忍冬藤、五灵脂；若汗出恶风较重，酌加黄芪、白芍、白术，以益气固表，调和营卫以扶正祛邪。

体针疗法：针风池、大椎、太阳、列缺、合谷、曲池、尺泽。针用泻法，每日1次。

2. 湿热痹阻

症状：关节肿痛剧烈，伴活动不利，伴或不伴手足多发斑疹，手指弥漫浮肿呈腊肠样，伴或不伴双手苍白或青紫，脱发，口舌糜烂、肌肉酸痛无力，伴或不伴眼睑青紫，伴或不伴发热，淋巴结肿大，烦躁不安，胸闷纳呆，胃脘吞酸嘈杂，舌红苔薄黄或黄腻，小便短赤，大便黏腻不爽或便秘，脉细弦数。本证多见于疾病活动期。

治法：清热利湿，通络止痛。

临证处理：四妙丸加减。薏苡仁、川牛膝、黄柏、苍术、秦艽、穿山龙、红藤、猪苓、虎杖、玄参、丹参、牡丹皮、赤芍、黄芩、川芎、桑枝、地龙、威灵仙、防己、木瓜、甘草、红花、五灵脂。

关节怕冷、遇冷加重，加桂枝、防风；关节疼痛剧烈加全蝎、细辛；斑疹鲜红、范围较大，加茜草、蝉蜕、徐长卿；伴腹痛腹胀加大黄、厚朴；指端苍白青紫较重甚至溃疡，加水蛭。

体针疗法：大椎、曲池、尺泽、合谷、足三里、阴陵泉、阿是穴。针用泻法，每日1次。

3. 热毒炽盛

症状：高热不恶寒或稍恶寒，口渴喜饮，面红目赤，斑疹鲜红，尿赤短少，关节疼痛剧烈，手浮肿呈腊肠样肿胀，肢端皮肤变化明显或白或青紫，眼睑红肿，肌酸痛无力，舌红苔黄或舌红绛少苔，脉滑数或洪数。本证多见于本病合并感染，诱发病情活动期。

治法：清热解毒，凉血活血。

临证处理：清瘟败毒饮加减。生石膏、知母、生地黄、玄参、黄芩、牡丹皮、赤芍、金银花、连翘、大青叶、紫草、虎杖、桑枝、地龙、川牛膝、木瓜、防己、黄芪、寒水石、滑石、竹叶、炙甘草。

若稍有恶寒者可加桂枝，咳吐黄痰加川贝、瓜蒌，便血、尿血，加藕节炭、白茅根、茜草，以清热凉血；如有头痛、呕吐、寒战，舌苔黄厚，热毒较盛，加黄连、板蓝根、栀子、大黄、黄柏、贯众，以清热解毒；咽干、渴喜冷饮较重者加芦根、石斛、沙参、麦冬、五味子。

体针疗法：大椎、曲池、尺泽、合谷、足三里、委中、阴陵泉、血海、十宣、阿是穴。针用泻法，每日 1 次。

4. 痰瘀阻络

症状：双手弥漫肿胀，色暗红，或有指（趾）端发绀、溃疡，四肢皮肤变硬质薄，可有结节、斑疹，色暗，双手遇冷则苍白或紫绀，或持续紫绀发凉，双腿青斑如网，关节刺痛，面色晦暗，恶心纳呆，胸闷、心慌，眼睑紫暗，舌质紫暗或有瘀斑或边有齿痕，脉沉细或滞涩。本证相当于本病慢性活动期。

治法：健脾化痰，活血化瘀。

临证处理：二陈汤合血府逐瘀汤加减。清半夏、陈皮、生薏苡仁、茯苓、猪苓、柴胡、枳壳、桃仁、红花、生地黄、当归、川牛膝、川芎、独活、甘草、地龙。

平素乏力、畏风、易感冒加黄芪、防风，恶心呕吐较重，甚至呕吐痰涎者加竹茹、白术，胸前闷痛甚至刺痛加五灵脂、乳香。

体针疗法：合谷、内关、血海、三阴交、足三里、丰隆。针用泻法，每日 1 次。

5. 阴虚内热

症状：长期低热，五心烦热，面色潮红，斑疹隐隐，齿龈疼痛，便秘，溲赤，四肢肌肉关节隐痛乏力，舌红苔薄，脉细数。本证多见于慢性活动期，病情轻度活动，或激素应用日久后出现的变证。

治法：养阴清热通络。

临证处理：青蒿鳖甲汤加减。青蒿、鳖甲、生地黄、麦冬、玄参、黄芩、苡仁、知母、忍冬藤、虎杖、川牛膝、生甘草、地龙、秦艽、威灵仙。

肌肉萎缩无力加黄芪、鸡血藤、防己、当归、苍术、木瓜；热重加生石膏、地骨皮、白芍；口干较重加芦根、石斛、玉竹；咽喉干痛加金银花、板蓝根、连翘、牛蒡子；热伤血络则疹点紫斑皮疹迭起加紫草、牡丹皮、茜草、白茅根；脱发加旱莲草、熟地黄；淋巴结肿大重用玄参，加牡蛎、夏枯草、川贝母、青皮。

体针疗法：合谷、曲池、大椎、神门、下巨虚、照海、足三里。针用泻法，每日 1 次。

6. 邪毒内伏

症状：身体易疲乏，稍受风寒即出现咽痛、咽痒等症；关节偶有疼痛，劳累及受风寒或饮食辛辣刺激后明显；皮肤紫暗；或常有咽部不适，伴或不伴咳嗽；大便黏腻或质干，小便色黄，舌红苔薄黄，脉细数。本证多见于混合性结缔组织病（MTCD）进入缓解期，病情时常反复者。

治法：益气健脾，清解伏毒。

临证处理：玉屏风散合五味消毒饮合桃红四物汤加减。黄芪、防风、白术、金银花、野菊花、蒲公英、紫花地丁、玄参、红花、桃仁、当归、赤芍、生地黄、甘草、苡仁、肿节风。

疲劳明显伴腰痛者加杜仲、寄生；疲劳伴畏寒怕冷加附子、干姜；关节疼痛频繁者加桂枝、片姜黄；反复低热加青蒿、地骨皮；口干较重加芦根、石斛、玉竹；咽痛重加金银花、板蓝根、连翘、牛蒡子；咳吐黄痰加川贝、瓜蒌；胸闷气短、活动加重加薤白、五味子、丹参。

体针疗法：脾俞、中脘、关元，针用补法；血海、足三里、膈俞、合谷、曲池，针用泻法。

7. 脾肾两虚

症状：面色无华，但时有潮红，指甲亦无华，神疲乏力，畏寒肢冷，但时而午后烘热，口干舌燥，斑疹暗红，颜面浮肿，眼睑紫暗，手浮肿呈腊肠样肿胀，指尖皮肤变硬，甚至溃疡和坏死，肢端或白或青紫，两腿浮肿如泥，进而腰股俱肿，关节肌肉酸痛麻木无力，纳呆食少，脘腹胀满，小便短少，蛋白尿、血尿，舌体胖大，舌质偏红或偏淡，苔薄白或薄腻，脉弦细或细数或细弱。

本证可见于本病慢性期手指硬皮样改变明显、胃肠道蠕动缓慢、肾性低蛋白血症、肾功能不全。

治法：健脾益肾，化瘀利水。

临证处理：独活寄生汤加减。独活、桑寄生、秦艽、生熟地黄、白芍、当归、川芎、党参、黄芪、白术、茯苓、炙甘草、猪苓、五加皮、防己、赤小豆、骨碎补、川牛膝、泽泻、龟甲、杜仲、枳壳、杏仁、红花。

血红蛋白、白细胞下降明显重用黄芪、当归，加首乌、女贞子、黄精、鸡血藤；虚火上浮加知母、黄芩、黄柏、牡丹皮；腰痛膝酸重用杜仲、桑寄生，加续断；畏寒肢冷、脉细弱、舌淡苔薄，加桂枝、附子；蛋白尿、血尿加芡实、山萸肉、白茅根、山药，并重用黄芪。

体针疗法：针命门、脾俞、肾俞、神阙、中脘、关元、气海、血海、足三里、三阴交。针用补法，每日1次。

8. 邪郁上焦，心肺受阻

症状：咳嗽气喘，胸闷胸痛，心悸怔忡，时有低热、咽干口渴、烦躁不安、红斑，手浮肿呈腊肠样肿胀，肢端青紫，肌肉酸痛无力，眼睑紫蓝，舌红苔厚腻，脉滑数或濡数，偶有结代。本证为热郁上焦，心肺受阻，相当于本病引起心肺损害，表现为间质性肺炎、心包炎、心肌炎、心瓣膜炎、肺动脉高压。

治法：清热蠲饮，化痰通痹。

临证处理：葶苈大枣泻肺汤、泻白散加减。葶苈子、桑白皮、防己、知母、生地黄、沙参、黄芩、生薏米、猪苓、茯苓、郁金、杏仁、枳壳、甘草、生黄芪、虎杖、桑枝、秦艽、忍冬藤、地龙、威灵仙、川牛膝、地骨皮、大枣。

白痰多可加白芥子，以祛皮里膜外之痰涎；咳嗽重加川贝母、陈皮、炙百部、半夏清肺化痰止咳；心悸、脉结代重加玉竹、五味子、丹参、菖蒲、龙齿；气短胸闷加炙苏子、瓜蒌皮、川朴、旋覆花宽胸顺气；胸痛彻背加薤白、丹参；发热加生石膏以加强清热之力。

体针疗法：肺俞、定喘、膻中、太渊、尺泽、列缺、足三里、丰隆。针用泻法，每日1次。

【其他治法】

1. 拔罐疗法

适用于关节肌肉疼痛、腰背部不适等情况，也应根据辨证分型进行操作，根据具体情况可以配合针罐、药罐等进行治疗。

2. 针刀疗法

对于出现关节肿痛，甚至关节功能受限的患者，针刀治疗可以有效改善患者关节疼痛症状与关节功能。

3. 运动疗法

急性期患者应注意休息，减少运动。缓解期患者应注意结合运动锻炼进行康复，关节症状为主者锻炼应以保持和恢复关节功能为原则。有心肺受累者应以保持心肺功能为原则进行锻炼。运动应注意因时因地因人而异的原则。

4. 穴位贴敷疗法

适用于进入缓解期的患者，根据自然阴阳盛衰变化，可以进行春分贴、三伏贴、秋分贴、三九贴等，并可根据患者临床表现进行即时贴敷。

5. 熏洗疗法

适用于本病出现雷诺现象、关节疼痛、双手弥漫肿胀等情况。可根据情况选择伸筋草洗方（《赵炳南临床经验集》）：伸筋草30g，透骨草15g，艾叶30g，刘寄奴15g，桑枝30g，肉桂15g，苏木9g，穿山甲15g，红花9g。上药碾碎，装入纱布袋内，用桑枝加水上锅蒸后用或煮水浸泡后用。功用活血通络、温经软坚，用于雷诺现象和双手硬皮样改变明显。

【预防调护】

1. 饮食应清淡营养丰富均衡，避免食用油腻辛辣刺激食物。同时注意避免食用增加光敏感的食物，如芹菜、香菇等，戒烟戒酒，注意保持情绪舒畅，以乐观豁达的心态生活。树立战胜疾病的信心，起居应顺应四时，同时应注意避免感染。

2. 以发热为主要临床表现的患者，应注意多喝水，补充电解质，汗出较多的时候应避免感受风寒。以关节症状为主要表现的患者，急性期应注意避免过多活动受累关节，避免热敷等。缓解期可以配合关节功能锻炼，比如广播体操、太极拳、八段锦等。以心肺受累为主要临床表现的患者，急性期应避免劳累，注意休息。缓解期可以进行适当的锻炼保持心肺功能，同时应注意避免感染。以雷诺现象为主要临床表现的患者应注意肢端保暖，避免冻伤。如果已经发生破溃应注意及时就医，避免感染及坏死。

3. 注意积极治疗基础病与并发症。服用药物时应考虑对本病的影响，避免诱发或加重病情。

【病案参考】

病案一

彭某，女，29岁。2009年12月16日初诊。病史：半年前人工流产术后淋雨，反复发热1月余，经激素治疗方退。热退后四肢发凉，有时皮肤颜色变为青紫，有时红肿，颜面、四肢、关节均觉肿胀，现每天仍服强的松20mg维持治疗，效果不显。诊见：舌淡、苔白腻中微黄，脉弦细。实验室检查：ESR 51mm/h，IgG 48g/L，C_3 0.55g/L，C_4 0.122g/L，类风湿因子（RF）121U/mL；白细胞分类计数：单核细胞0.173，嗜酸性粒细胞0.03，淋巴细胞0.01。西医诊断：混合性结缔组织病。中医诊断：血痹。辨证为脾肾阳虚，寒湿阻滞经络。治法：温补脾肾，温化寒湿，温经通脉。处方：生黄芪30g，赤芍、白芍各15g，防风、秦艽、苍术、猪苓、茯苓、当归、桂枝、鸡血藤、桃仁、红花、附子各10g，川芎6g，麻黄、细辛、草果、通草各3g。每天1剂，水煎服。以上方为主加减，经1年多治疗后，肢体怕冷、肿胀等症已消失，正在逐渐康复中。

按语：混合性结缔组织病是一种新的结缔组织病，临床表现为系统性红斑狼疮、系统性硬化、多肌炎或皮肌炎、类风湿关节炎等的混合，属疑难病证。周教授分析本案患者四肢发凉，颜面四肢亦觉肿胀，此乃脾肾阳虚，水湿不化之证，结合其病发为人工流产术后淋雨之病史，以及舌苔白腻等均为寒湿之象。周教授据证辨证为脾肾阳虚，寒湿阻络。以补阳还五汤、当归四逆汤、真武汤加减治疗。方中黄芪、桂枝、白芍、通草补气温经通脉；当归、川芎、赤芍、鸡血藤、桃仁、红花养血活血通脉；附子补肾温阳化湿；麻黄、细辛散寒胜湿；草果芳香化湿；苍术、猪苓、茯苓健脾除湿。诸药共奏益气温阳、散寒除湿、活血通脉之功。

（摘自：韩谨. 周耀庭教授治疗弥漫性结缔组织病验案举隅. 新中医，2011）

病案二

患者，女，23岁。2015年8月5日初诊。病史：2015年1月无明显诱因出现四肢皮肤及面部多发红斑，遇热加重，时有疼痛及瘙痒，逐渐出现手指关节疼痛，手肿胀，指端硬化，全身肌肉疼痛，周身乏力，嗜睡，口渴，头晕，气短，自觉烦热，时有腰膝酸软，小便赤，大便结。诊见：全身红斑可高出皮肤，手远端指间关节红肿，唇色紫，舌红，苔黄腻，脉细数。辅助检查：ANA斑点型1∶1000，抗U1RNP抗体阳性，抗SSA抗体弱阳性，抗RO-52抗体阳性，抗Sm抗体阴性，IgG 28.2g/L，C_3

0.65g/L，ESR 35mm/h，血小板 62×10⁹/L。西医诊断：混合型结缔组织病。中医诊断：热痹。辨证：虚实夹杂，湿热痹阻，气阴亏虚。治法：扶正祛邪之法——益气养阴，清热利湿，佐以通络。处方：石膏 30g，当归 15g，牡丹皮 15g，薏苡仁 15g，忍冬藤 15g，连翘 15g，栀子 15g，生地黄 15g，太子参 15g，麦冬 15g，桑枝 10g，白芍 10g，赤芍 10g，滑石 10g，知母 10g，玄参 10g，黄柏 6g，甘草 6g。每日 1 剂，水煎服，分 3 次口服，每次 150mL。

2015 年 9 月 5 日复诊：经中药口服 1 个月，症状好转，仍周身乏力，嗜睡，头晕，气短，二便正常。诊见：皮肤红斑部分消失，有少许色素沉着，手远端指间关节轻度红肿，唇色红，舌红，苔薄黄，脉细。复查：ANA 1∶320，IgG 22g/L，ESR 25mm/h，PLT 78×10⁹/L。中医处方：守上方去石膏、滑石、知母，加玉竹 10g、五味子 10g 以益气养阴，加伸筋草、羌活各 10g 以通络止痛。每日 1 剂，水煎服，分 3 次口服，每次 150mL。

2015 年 10 月 19 日三诊：再经 1 月余中药口服，诸症均明显好转，但劳累后可加重。诊见：四肢皮肤及面部红斑均消失，远端指间关节轻度红肿，口唇较前色淡，舌脉同前。复查：ESR 10mm/h，PLT 96×10⁹/L。中医处方：守前方加鸡血藤、海桐皮各 10g，服法同前。

2015 年 11 月 6 日四诊：症状均明显好转。诊见：远端指间关节无明显红肿，舌脉同前。中医处方：按上方 12 剂制作蜜丸，每次 6g，每日 3 次。嘱其慎起居、勿劳累，口服丸药至今，病情稳定。

按语：患者为素体虚弱，肺卫不固，或调养不慎，湿热之邪乘虚而入，邪侵体表，蕴结皮肤，湿热阻络，随经入里伤津。湿遏热伏，阻滞气血，脉络不通。热痹日久，脏腑功能失调，伤津耗气，久则气阴亏虚，失其濡养。故中医诊断：痹证，热痹。辨证：虚实夹杂，湿热痹阻，气阴亏虚。中医治法：扶正祛邪之法——益气养阴，清热利湿，佐以通络。方药：宣痹汤合生脉散加减。宣痹汤出自《温病条辨》，以清热利湿、宣痹通络为长，生脉散出自《医学启源》，为益气生津养阴之基本方，本病例以上两方为基础加减。予石膏、知母、黄柏、忍冬藤清热；薏苡仁、桑枝利湿通络；连翘、栀子协助清热宣痹；滑石、甘草清热利小便，使湿热从小便去；患者因肌肤红斑明显，以当归、赤芍、牡丹皮、玄参清热凉血活血；患者痹久而致气阴两伤，予生地黄、太子参、麦冬益气养阴。服药 1 个月后，湿热渐消，但本虚难调，且仍有关节疼痛，故去石膏、滑石、知母，加玉竹、五味子以增强益气养阴之功，加伸筋草、羌活疏经活络止痛。

（摘自：张素华，王云卿."扶正祛邪"法治疗混合性结缔组织病.环球中医药，2018）

第二十节　痛　风

【概述】

痛风是由高尿酸血症引发的反复关节发作性红、肿、热、痛及活动障碍为特点的一种疾病，治疗不及时或不得当易造成慢性关节炎、痛风石形成，严重者可导致骨关节病变和骨关节活动障碍与畸形，甚者累及肾脏引起慢性肾脏病变和尿酸性肾结石。

痛风发病无季节性，以中老年男性患者居多，多因饮食不节、寒冷刺激或劳累等因素诱发，具有反复发作、迁延难愈的特点。近年来随着生活水平的提高、膳食结构的变化，沿海发达地区痛风的患病率逐年增多，呈年轻化及上升趋势，已成为风湿科的常见病、多发病。

【源流】

中医对痛风最早的认识可以追溯至春秋战国时期。《素问·痹论》谓："风寒湿三气杂至，合而为痹"，首先提出了痹证的病因为风寒湿三气，并将痹证进行分型，如"其风气胜者为行痹，寒气胜者为痛痹，湿气胜者为著痹""所谓痹者，各以其时重感于风寒湿之气也""逆其气则病，从其气则愈，不与风寒湿气合，故不为痹"强调痹证的发生除了风寒湿外邪的侵袭外，还由于机体内部脏腑经脉之气失调、逆乱，"两气相感"才会发病，强调了先由脏腑内伤，功能失调及营卫不和，然后风寒湿邪乘虚内侵，发生各种痹证。此外，《黄帝内经》中分析了痹证的常见临床症状"痹或痛，或不能，或不仁，或寒，或热，或燥，或湿"等。在治疗方面，提出"寒痹益温"的原则，对后世医家治疗痛风起到了指导作用。

汉代张仲景所著《金匮要略》中设立了历节病专篇，首次阐发其病因病机及辨证论治体系。中风历节病篇中指出"寸口脉沉而弱，沉即主骨，弱即主筋，沉即为肾，弱即为肝，汗出入水中，如水伤心，历节黄汗出，故曰历节"，明确将具有关节肿痛变形的疾病谓之历节病，认为肝肾阴血不足为内因。其中记载"诸肢节疼痛，身体魁羸，脚肿如脱，头眩短气，温温欲吐，桂枝芍药知母汤主之"，本方可祛风除湿、散寒止痛兼滋阴清热，主治中风历节，实为治疗寒湿痹阻型痛风之经典方。

隋代巢元方所著《诸病源候论》一书之"历节风候"在病机方面继承并发展了张仲景的观点，指出"历节风之状，短气自汗出，历节疼痛不可忍、屈伸不得是也。由饮酒腠理开，汗出当风所致也。亦有血气虚，受风邪而得之者。风历关节，与血气相搏交攻，故疼痛。血气虚则汗也，风冷搏动筋，则不可屈伸，为历节风也"。其提出历节病与气血亏虚和饮酒有关。

许孝澄提出"妇人因产犯之，丈夫睡卧犯之，为犯白虎尔"，指出此病多发于夜间，发作时疼痛剧烈，尤以寅时为甚，犹如虎啮，寅属虎，故以"白虎病"命名。中唐时期医家王焘著《外台秘要》曰："白虎病者，大都是风寒暑湿之毒，因虚所致，将摄失理，受此风邪，经脉结滞，血气不行，蓄于骨节之间，或在四肢，肉色不变；其疾昼静而夜发，发即彻髓，酸疼不歇，其病如虎之啮，故名白虎之病也。"

宋代，白虎与历节相提并论，许叔微《普济本事方·风寒湿痹白虎历节走注诸病》载："（麝香圆）治白虎历节，诸风疼痛，游走无定，状如虫啮，昼静夜剧，及一切手足不测疼痛。"然而《圣济总录》作为政府修订的权威医学资料，将历节风与白虎风并列在"诸风门"下，视为两种病，"历节风者，由血气衰弱，为风寒所侵，血气凝涩，不得流通关节，诸筋无以滋养，真邪相搏，所历之节，悉皆疼痛，故谓之历节风也"。白虎风昼静夜发，彻髓剧痛，乍歇乍止，更加符合痛风病的特点。这种疾病分类的进步反映了当时人们对疾病的认知更具体，痛风作为独立疾病已俱雏形。

最早记载"痛风"一词的是梁代陶弘景《名医别录》，"上品"中云："独活，微温，无毒。主治诸贼风，百节痛风无久新者。"这里的"痛风"指全身关节的游走性疼痛，当属于痹证，确切地讲，为行痹。不同时期提出的"痛风"内涵有差异。元代朱丹溪《格致余论》对"痛风"进行了进一步阐明。其曰："彼痛风者，大率因血受热，已自沸腾。其后或涉冷水，或立湿地，或扇取凉，或卧当风。寒凉外抟，热血得寒，污浊凝涩，所以作痛。夜则痛甚，行于阴也。"其认为痛风的发作与素体血热及复感外邪有关，对痛风的症状、病因病机进行了具体分析。痛风作为独立病名得以确立。《丹溪手镜》中还指出痛风、历节、鹤膝风、白虎风之间的不同，将关节病按照症状特点进行详细区别：历节风痛走注不定；痛风有定，夜甚；鹤膝风膝大，或痹，或痛不痛，筋动难，或仁不仁；饮痹往来如历节风，白虎飞尸痛浅，按之便；附骨疽痛深，按之无益。朱丹溪的论述令痛风特征更鲜明，迈出了痛风独立命名的第一步。此处痛风与现代痛风的概念虽不完全一致，但已将现代痛风包含在内，对当今痛风的研究和防治有重要意义。

进入明代，王肯堂等著的《证治准绳》按疼痛证候的不同性状将痛风分为行痹、痛痹两类，并将其疼痛感恰当地形容为老虎咬。这样分类，对于临床辨证治疗及选方用药有很大裨益。《证治准绳》的问世肯定了痛风病机以往"风毒走注"的认识，并提出了用控涎丹的治疗方法，这对痛风病的临床研究又发展了一步。

清代王清任在《医林改错》中提出"痹证有瘀血"的观点，并运用补气活血之剂治疗痛风，为临床创立了治疗新思路。《谢映庐得心集医案》曰："稍一触动，其痛非常，迫俯仰转侧不敢稍移，日夜翌坐者……痛楚彻骨，手不可摸"，书中所述痛风夜间发作，疼痛剧烈，痛彻筋骨，状如虎咬，痛不可触的症状，均与现代痛风性关节炎表现十分吻合。

【病因病机】

历代医家对痛风病因的认识：多认为风、寒、湿、热为主因，或过食肥甘，痰湿内生所致；痛风的病机责之于风、湿、痰、瘀等阻滞经络。元代朱丹溪《格致余论》云："彼痛风者，大率因血受热，已自沸腾，其后或涉水，或立湿地……寒凉外抟，热血得寒，污浊凝涩，所以作痛，夜则痛甚，行于阴也。"本病病因主要有三个方面。

一、内因

主要是先天禀赋不足和正气亏虚。禀赋不足，肝肾亏损，精血不足则筋骨经脉失养，或肾司二便功能失调，湿浊内聚，流注关节、肌肉，闭阻经脉，均可形成痹病；禀赋不足，阴阳失衡则累及其他脏腑，主要累及脾，使之运化失调，尤其对厚味、酒食运化不及，致痰浊内生，凝滞于关节，或化源不足，气血无以充养关节经脉，亦可导致痹病。正气亏虚，可为素体虚弱，亦可由其他疾病内耗，产后气血不足，或劳倦、饮食、情志所伤，或过服某些化学药物内伤元气所致。正气亏虚，一则筋骨经脉失养，二则无力抵御外邪。

二、外因

主要是感受风、寒、湿、热之邪。由于居处潮湿，劳作环境湿冷，或水中作业，或冒雨涉水，或阴雨、暑湿天气缠绵，或汗出当风、汗出入水中等原因，在正气不足，卫外不固之时，风寒湿邪，或风湿之邪，或寒湿之邪，或风湿热邪，或湿热之邪，即可入侵人体筋脉，留着于肢体、筋骨、关节之间，闭阻不通，发为本病。由于感邪不同，或邪气偏盛而形成不同的、相应的痹病。

三、诱因

主要是在正虚邪侵，或邪滞经脉之时，复加过度劳累，七情所伤，内耗正气；或饮食不节，酗酒厚味，损伤脾胃，内生痰浊愈甚；或复感外伤，或手术，或关节损伤等，均可加重经脉痹阻、气血运行不畅而诱发本病。

痛风的病因病机为先天禀赋不足，饮食劳倦，损伤脾肾，阳气亏损，寒湿内盛，痰浊阻滞，且其寒之邪，多由外受，其湿之盛，皆因于内，属于本虚标实，虚实夹杂。先天禀赋、饮食劳倦与脾肾关系密切。脾主升清降浊，肾主蒸腾气化，膏粱厚味，损伤脾胃，脾失健运，升清降浊失司，肾失温煦，气化不足，均致寒湿内盛，气血运行不畅，流注经络骨节，凝滞不化，愈滞愈甚，闭阻经络，致使肢体关节疼痛，日久瘀血湿浊胶着，因寒而聚结，附于骨节，变生痛风结节，然后僵硬成石，致关节畸形，久病入肾，肾气亏乏，阳微而致肾衰。其病位初期表现在肢体、关节之经脉，继则侵蚀筋骨，内损脏腑。其实，本病在出现症状之前，即有先天肝肾不足和脾运失司，不可忽略。本病的性质是本虚标实，以肝肾亏虚、脾运失调为本，后及他脏，以风寒湿热、痰浊、瘀血痹阻经脉为标。

【临证思路】

一、识症

1. 关节病变

急性期：突然发病，疼痛剧烈，部位在下肢足趾等骨节，以第一跖趾关节居多，局部红肿热痛，疼痛似虫蚀抽痛，难以忍受，动则痛剧，不能行走，或伴发热者，属湿热、热毒；关节疼痛，肿胀不甚，局部不热，痛有定处，屈伸不利，肌肤麻木不仁，遇冷加重者，属寒湿。慢性期：多见于未经治疗或治疗不规则的患者，随着急性期发作次数的增多，病程的迁延，尿酸盐在关节内外和其他组织中的沉积逐渐增加，受累关节逐渐增多，局部肿胀疼痛，皮色暗红或不红，皮温不高，行走不利，迁延不愈，最终导致关节畸形，属痰瘀痹阻或虚证。

2. 痛风石

痛风石又称痛风结节，是病程进入慢性期的标志。痛风石数量越多，表明高尿酸状态越严重。痛风石以关节软骨及其周围多见，好发于外耳，尤以耳轮、对耳轮多见，其次为尺骨鹰嘴、跖趾关节、指间关节等。其特征为突出表皮的类圆形结节，数目和大小不等，小的如砂粒，大的可如鸡蛋，质地柔软。痛风石逐渐增大后，其外表皮肤可能变薄溃破，形成窦道，破溃后可排出白色晶状液体，经久不愈。此乃痛风晚期，脾肾两虚，痰浊瘀毒，留结骨节。

3. 肾脏病变

尿酸盐肾病：常见夜尿增多，或血尿、下肢水肿；尿酸性尿路结石：可出现肾绞痛、血尿（肉眼或镜下），甚至急性肾功能衰竭，多为脾肾亏虚，痰瘀互结。

4. 并病

多兼肥胖、高脂血症、动脉粥样硬化、冠心病、糖尿病等。与多食膏粱厚味、醇酒浊乳，脾胃呆滞、运化失司相关，属脾失健运，痰湿内生。

二、审机

湿邪弥漫蕴结于体内，阻碍气机运行，湿浊痹阻关节经络，日久则蕴而化热，或感受热邪，或素体阳气偏盛，湿热互结郁遏于皮肤腠理，导致痛风急性发作。症见关节红肿热痛，舌红苔黄腻，脉滑数，身体困重乏力，口渴喜冷饮但饮水不多，恶热喜凉等。

素体阳虚，寒湿内生，复感风寒湿之邪，寒湿内盛，气血运行不畅，流注经络骨节，凝滞不化，愈滞愈甚，痹阻经络，见肢体关节疼痛，日久瘀血湿浊胶着，因寒而聚结，附于骨节，变生痛风结节，然后僵硬成石，致关节畸形。

久居潮湿之地，淋雨涉水，或贪凉饮冷，或久用电扇、空调等睡卧当风，或久居南方酷热湿润之地，或长期从事锅炉工、炭火、砖窑等酷热缺水的工作，或外伤、手术应激等因素下，外感风湿热与毒邪相合，入侵人体经脉，内停留着于肢体、筋骨、关节之间，闭阻不通。无邪不有毒，热从毒化，变从毒起，瘀从毒结。

平素嗜食肥甘厚味，损伤脾胃，水液代谢失调，津液气化失常，水湿停聚于体内，变化为痰饮，或酿生积热，灼津炼液成痰，痰随气机升降无处不到，日久阻碍气血运行，血滞为瘀，久蕴不解，酿生浊毒，湿热瘀毒流注经络关节，甚则痰瘀浊毒附骨，表现为痛风反复发作，关节漫肿，局部红肿热痛感不明显或色暗，或关节僵硬肿大变型，或痛风石形成，局部刺痛，皮肤色泽变暗。部分患者耳郭、跖趾、指间、掌指关节伸侧等处可见痛风结节形成，日久结节溃破见白色豆腐渣样尿酸盐结晶流出，在关节囊处可有大量渗出液。

劳倦过度，情志过极，肝气不舒，则木不疏，致使脾失健运，脾胃之气升降无绪，脾失健运，聚湿生痰，痰湿久聚，从阳化热，湿热内蕴，重浊黏滞趋于下行，痹阻筋脉，故见关节肿痛。

脾为后天之本，主运化水湿，脾虚运化失职，水液代谢失常则湿浊内生，水湿停滞，或成饮成痰，常表现为纳呆食少、便溏，舌胖大有齿印，苔白腻等；或蕴久化热，湿热痰浊停滞日久，痹阻经络，致使气血运行不畅，进而发为痛风，兼见口中黏腻不爽，胸闷或胸脘不适，纳食不香，小便浑浊，大便黏滞不爽，舌暗红，苔白厚腻，或薄黄、黄厚腻，脉弦滑或滑细、濡细；或脾阳虚衰，阴寒内生，寒性凝滞使血脉不畅，甚则不通则痛，寒主收引使经络、经脉收缩，挛急作痛，可见关节疼痛、屈伸不利，下肢跖趾关节尤甚，夜晚加重，正所谓"绌急则外引小络，故卒然而痛"。

肾为先天之本，主水，肾虚则主水失司，水湿积聚、浊毒内蕴，滞留于筋脉关节而发为痛风。湿热浊毒久滞，留恋于肾，煎熬肾中津液，日久结出砂石，堵塞气机，成为有形之害，故见肾结石。肾乃一身阴阳之根本，肾阳虚衰，机体失于温煦，蒸化无力，清者不能上升，浊者不能外泄，浊液蓄于下焦，加之肾与膀胱相表里，气化失司，水湿泛滥，故见关节冷痛、僵硬变形。肾的气化失常，关门开合不利，引起水液代谢的障碍而发生水肿、小便不利、夜尿频多。水肿日久，浊毒不得外泄，脾肾气化无权，小便量少，色浑浊或点滴而出，断断续续，偶见血色或伴尿痛等病变，甚至无尿，导致尿毒内攻而出现呕吐清水、不思饮食、烦躁不安，甚则神志不清，此属"关格"。

患病日久，耗气伤血，气血两虚，或脾胃虚弱、后天不足导致气血亏虚，复感风寒湿热之邪，内外相合，痛风迁延难愈，可见肢体局部麻木不仁。

痛风日久，反复发作，耗伤肝肾阴液，或余邪未尽，素体热盛者，伤耗津液，至肝肾阴虚。肾精渐亏则阴血不足，水不涵木，肝失疏泄，经络气机受阻，肝气乘脾而脾失健运，湿浊痰瘀流注经络，闭阻骨节，甚则浊毒附骨，痰瘀胶固，变生痛风结节或可见关节溃流脂浊。

分期辨识：

1. 急性期

起病急骤，多数发在夜间，突然关节剧烈疼痛，以第一跖趾关节、足趾关节受累较多，其他依次是足背、踝、足跟、腕、手指等关节。发病初期，一般为单个关节发生炎症，跖趾关节受累占80%以上。局部红肿热痛，肤色暗红，有烧灼感，压痛明显，关节活动受限，站立或行走疼痛加剧。舌质红，或暗红，苔薄，或薄黄微腻，黄腻或白腻，脉弦滑或数。多有饱餐饮酒、过度疲劳、感受寒湿等诱因，乃痛风急性期，湿热瘀毒，壅结筋骨。

2. 间歇期

痛风间歇期是症状发作后的缓解阶段，此期临床表现不明显，但血尿酸持续升高，以脾虚湿阻、肝郁脾虚为主。

3. 慢性期

痛风反复发作，病程迁延，发病呈亚急性或慢性过程，局部肿胀疼痛，四肢关节皆可受累，局部皮色暗红或不红，皮温不高，行走不利。舌质暗红，苔白腻或薄黄，脉滑。此乃湿浊内蕴。局部骨节红肿不显，但仍感肿胀不适，或轻度疼痛，或活动欠利，舌质暗，苔薄，脉弱，或虚弦，血生化检查提示尿酸值仍偏高。此乃脾肾不足，湿毒留恋。骨节等常发部位附近出现痰核肿块，疼痛持续，活动受限，甚则关节畸形，苔薄，舌质暗，紫色或有瘀斑，脉涩，血生化检查提示尿酸值正常或偏高。此乃痛风晚期，脾肾两虚，痰浊瘀毒，留结骨节。

三、定治

急性期痛风以湿热、浊毒痹阻经脉、流注关节为主，病急且重，根据"急则治其标"的原则，治疗上以祛邪为主，重在清热解毒，利湿泄浊，化瘀通络，酌加健脾之品；间歇期是症状发作后的缓解阶段，此期临床表现不明显，但血尿酸持续升高，以脾虚湿困为主，治宜健运脾胃、淡渗利湿；慢性期痛风则以脾肾亏虚为本，痰瘀、浊毒闭阻经脉、骨节为标，治疗上宜标本兼顾，以健脾补肾、利湿泄浊为治疗大法，辅以化痰、通络。

调理脾胃、健脾化湿：痛风急性期后关节仍疼痛难耐，系邪深久恋，戕伐正气，脾气受损，表现关节酸胀、疼痛，当健脾化湿，常用防己黄芪汤、三仁汤、藿朴夏苓汤等。

通利二便为治疗要务：寒湿内盛，要通利二便，湿浊从二便而下，使邪有出路，故通便利尿既能祛邪而消除瘀滞，又防久病入络入肾。通利二便用生大黄、番泻叶、生薏苡仁、土茯苓、车前子。

健脾补肾为治病之本：痛风之病，始由先天禀赋不足，后由脾肾损伤。脾健、肾强，则湿无从生，气无从滞，血无从瘀，气血津液运行如常，则其病自愈，故此乃治本之法。

活血化瘀，散结通络：湿热久羁，灼津耗液，炼液成痰，血浊成瘀，痰瘀互结，气血痹阻不通，关节筋脉失荣，见关节刺痛、屈伸不利，需活血祛瘀、化痰散结。

止痛不容忽视：痛风除了间歇期，其余各个阶段均有关节疼痛症状存在，严重影响患者工作和生活，给患者带来许多痛苦。因此，在急性期、慢性期、痛风性肾病期，均宜加入止痛之品。如制南星，朱良春老中医谓本品专走经络，善治骨痛，用量在 30g 以上有佳效，威灵仙 30g 对改善关节肿痛有殊功。

四、用药

1. 按分期

（1）急性期：夜间关节剧烈疼痛，难以忍受，关节及周围软组织出现明显的红、肿、热、痛，活动受限，一个或多个关节受累，系湿热蕴结或感受风热后久蕴不化，湿热浊瘀痹阻经脉，流注关节，痛急且重，"急则治其标"，治疗以祛邪为主，重在清热解毒、通便利湿、化瘀通络，少佐健脾和胃。药用苍术、黄柏、栀子、赤芍、金银花、蒲公英、紫地丁、萆薢、土茯苓、牛薏苡仁、制南星、大黄、车前草、秦艽、忍冬藤、泽兰、鬼箭羽、川牛膝、山慈菇、全蝎；或涉水冒雨，感受风寒湿邪，见关节疼痛，屈伸不利，局部皮色不红，触之不热，遇寒痛增者，系风寒湿或寒湿痹阻经络，治以温经散寒，祛湿通络，用细辛、当归、桂枝、川乌、海风藤、独活、羌活等。

（2）间歇期：症状发作后的缓解阶段，临床表现不明显，但血尿酸持续升高。脾虚湿困者，治宜健运脾胃、淡渗利湿为主，用蔻仁、薏苡仁、半夏、羌活、独活、苍术、白术、山药、茯苓、泽泻、防己、党参、车前子等，佐大黄、桃仁等活血通络之品；肝郁脾虚者，治宜疏肝健脾，临床常用柴胡、当归、白芍、香附、佛手、陈皮、白术、茯苓、薄荷等。

（3）慢性期：此期者多有骨质侵蚀缺损及周围组织纤维化，关节僵硬畸形并疼痛、痛风结节或结石形成，多为脾肾亏虚，瘀血、湿浊闭阻经络，凝固不化，治宜补脾益肾，活血通络，利湿泄浊，用党参、白术、土茯苓、生薏苡仁、砂仁、生地黄、牡丹皮、泽泻、山萸肉、黄精、桑寄生、桂枝、附子、络石藤等。晚期痰浊瘀毒，留结骨节者，治拟软坚消痰，通瘀解毒为主，并佐以培益肝肾，用炒白芥子、制南星、海藻、炙僵蚕、鬼箭羽、莪术、全蝎、蜈蚣、红花、桂枝、泽兰、桑寄生、制黄精等。痛风迁延日久，久病入肾，病属晚期，辨证宜分阴阳，阴虚者宜补肾益精，用熟地黄、山茱萸、酒黄精、枸杞子，山药，菟丝子等；气虚者宜补气固本，用党参、白术、茯苓、黄芪等；气阴两虚者补气养阴，用太子参、茯苓、山药、黄精、沙参、麦冬等。

整个治疗过程中，可以加入对减少尿酸有效的药物：①降低血尿酸药：如土茯苓、萆薢、蚕砂。②溶解尿酸并解除尿酸药：威灵仙、秦艽等。③排泄尿酸药：生薏苡仁、茯苓、泽泻、车前子、地龙等。④抑制尿酸药：泽兰、桃仁、当归、地龙等。朱良春老中医认为土茯苓 60～120g，萆薢 20～30g，威灵仙 30g，三药合用，有显著的排尿酸作用，可直接选用。

2. 按虚实

（1）实证：风寒、湿热外袭，郁而化热，瘀阻于关节、肌肉，不通则痛，常用当归拈痛汤化裁治疗。湿浊内蕴，瘀热相杂，治当清热利湿、凉血活血，用土茯苓、薏苡仁、黄柏、苍术、茵陈、萆薢、山慈菇、连翘、虎杖、泽泻、赤芍、牡丹皮等。

寒湿外袭，痹阻经络关节，痛有定处，屈伸不利，治以温经散寒，化湿通络，制川乌、制草乌、川桂枝、细辛、淫羊藿、鹿角霜等以温经散寒，可收消肿定痛之效。《金匮要略·中风历节病脉证并治》记载"诸肢节疼痛，身体魁羸，脚肿如脱，头眩短气，温温欲吐，桂枝芍药知母汤主之。"本方可祛风除湿、散寒止痛兼滋阴清热，主治中风历节，实为治疗寒湿痹阻型痛风之经典方。

肝失疏泄，见关节窜痛、情志抑郁，治以疏肝理气，用柴胡、香附、枳壳、元胡、青皮等；肝脾不调见脘腹胀满，善太息，治以疏肝健脾，用柴胡、当归、陈皮、白芍等；肝郁化火见心烦易怒、目赤，用栀子、牡丹皮、黄芩等。

痰浊内生，气血运行不畅，瘀血停滞，见关节痛而拒按，治以活血化瘀、化痰散结、泄浊解毒，用僵蚕、浙贝母、白芥子、胆南星、威灵仙、丹参、川牛膝、延胡索、桃仁、红花、川芎、当归、威灵仙、地鳖虫、地龙、萆薢、土茯苓、防己、苍术、黄柏、薏苡仁、泽兰、乳香、金银花等；或用虫类药物，活血化瘀，消肿止痛，如蜈蚣、穿山甲、地龙、土鳖虫等；久病入络，气血不通，筋脉痹阻，宜活血行气、化瘀通络，用鸡血藤、丹参、延胡索、当归。瘀久化热，皮肤紫暗、下肢水肿，舌暗，治当清热通络、祛风除湿、行瘀除痹，用麻黄、连翘、赤小豆、防己、杏仁、桑白皮等。

（2）虚证：湿邪贯穿痛风的始终，脾虚湿胜，治宜益气健脾、利湿化浊。用黄芪、党参、陈皮健脾益气，兼见腹胀、腹泻、大便稀溏者，加茯苓、山药、砂仁。

病久面色㿠白，头晕耳鸣，少气懒言，属气血亏虚，宜益气养血通络，用黄芪、桂枝、芍药、当归。脾胃虚弱、气血不足，宜健脾和胃，益气养血，用白术、山药、茯苓、党参、薏苡仁、甘草等，促进气血生成。

兼见腰膝酸软、神疲乏力、便溏，属脾肾亏虚，治宜补益脾肾，用薏苡仁、黄芪、淫羊藿等健脾补肾益气类药物。见腰酸腿软、筋脉拘挛、遗精滑泄、头晕健忘、盗汗耳鸣等肾精亏耗之象，常佐以血肉有情之品，如鹿角胶、龟甲等。

兼见腰膝酸软、耳鸣，属肝肾亏虚，宜滋补肝肾、填髓养骨、活络止痛，用熟地黄、山萸肉、山药、牡丹皮、泽泻、川牛膝、桑寄生、虎杖、骨碎补、伸筋草、杜仲、独活等。兼见五心烦热、颧红盗汗，属肝肾阴虚，用枸杞子、熟地黄、首乌、女贞子、墨旱莲等。

3. 按症状

关节红肿者，宜清热解毒，消肿散结，用连翘、蒲公英、紫花地丁。关节肿痛，且皮温高者，用绵萆薢、土茯苓、车前子、生薏苡仁、秦艽。痹病日久，脾虚痰盛者，益气健脾化痰，用白术、茯苓、半夏。关节僵硬肿大变形、皮色较暗、痰瘀胶结顽固者，普通化痰药物常难以胜任，用僵蚕、浙贝母、白芥子、胆南星、皂角刺，化顽痰，祛瘀血。

4. 辨并病之兼夹

对伴有肥胖者，可辨证选用清半夏、土茯苓、薏苡仁、陈皮、苍术等；伴有高脂血症者，可选用大黄、山楂、女贞子、丹参、决明子、虎杖、金银花、黄芩、徐长卿、柴胡、槐花等；伴高血压病者，选用丁公藤、三七、天麻、钩藤、罗布麻、徐长卿、夏枯草、葛根、野菊花、半边莲、秦艽、白术等；伴动脉粥样硬化或冠心病心肌缺血者，选用川芎、三七、丹参、何首乌、昆布、银杏叶、葛根、薤白、鸡血藤、赤芍、郁金、瓜蒌、酸枣仁等。

【辨证论治】

一、急性期

1. 风湿热

主症：涉水冒雨，感受风湿后出现关节疼痛剧烈、扪之发热，红肿明显，痛不可触，屈伸不利，得冷则舒，遇热则剧，伴恶风发热，舌红，苔薄黄或黄腻，脉浮或浮滑。

治法：祛风除湿，退热清痹。

方药：清痹汤（《痹证治验》）。药用忍冬藤、败酱草、络石藤、青风藤、土茯苓、丹参、香附、生甘草。

若风热偏胜者兼有发热，口渴，汗出，咽喉肿痛，舌红，苔薄黄或黄燥，加银花、连翘、葛根、石膏；湿热偏胜者兼胸脘烦闷，身重，下肢肿痛不利，舌苔黄腻，脉滑数，加防己、白花蛇舌草、苍术、萆薢。

2. 风寒湿

主症：肢体关节疼痛，屈伸不利，局部皮色不红，触之不热，遇寒痛增，得热痛减。风偏胜者，疼痛游走不定或呈放射性、闪电样，涉及多个关节，以上肢居多，或兼有表证，舌苔薄白，脉浮缓。

治法：祛风散寒，除湿通痹。

方药：通痹汤（《痹证治验》）。药用当归、丹参、鸡血藤、海风藤、透骨草、独活、香附、生甘草。

若寒偏胜者痛有定处，疼痛较风偏胜者剧烈，局部欠温，得热痛缓，舌苔薄白，脉弦紧，加制川乌、制草乌、桂枝、细辛；湿偏胜者，疼痛如坠如裹，重着不移，肿胀明显并兼有麻木感，腰及下肢关节多见，舌苔白腻，脉濡，加薏苡仁、苍术等。

3. 湿热蕴结

主症：局部关节红肿热痛，发病急骤，病及一个或多个关节，多兼有发热、口渴、烦闷不安或头痛汗出，小便短黄，舌红苔黄，或黄腻，脉弦滑数。

治法：清热利湿，通络止痛。

方药：四妙丸化裁。药用苍术、黄柏、川牛膝、薏苡仁、猪苓、泽泻、车前子、滑石、忍冬藤、土茯苓、秦艽、连翘。

阴津耗伤者，加生地黄、玄参、麦冬；关节肿痛较甚者，加草薢、伸筋草、青皮、乳香、没药、地龙、青风藤、络石藤、蜈蚣；关节周围有红斑者，加牡丹皮、赤芍；下肢关节痛甚，可加木瓜、独活；上肢关节痛甚，可加桑枝、威灵仙；肝经湿热见目赤肿痛，咽痛，黄疸，心烦易怒者，加黄芩、龙胆草、栀子等。

4. 湿热瘀结

主症：局部关节红肿刺痛，发病急骤，病及一个或多个关节，伴有口干不欲饮，小便短黄，舌绛红或暗红，苔黄腻，脉弦数或滑数。

治法：清热利湿，活血散瘀。

方药：当归拈痛汤加减。药用炒苍术、川黄柏、川牛膝、茵陈、羌活、独活、当归、川芎、虎杖、防风、土茯苓、草薢、泽泻。

瘀结重者，见肌肤甲错，舌质有瘀斑者，加桃仁、红花、三七、血竭、乳香、没药等。

5. 寒湿痹阻

主症：关节疼痛，肿胀不甚，局部不热，痛有定处，屈伸不利，或见皮下结节或痛风石，肌肤麻木不仁，舌苔薄白或白腻，脉弦或濡缓。

治法：温经散寒，除湿通络。

方药：乌头汤加减，药用川乌、生麻黄、生黄芪、生白芍、苍术、生白术、羌活、片姜黄、当归、土茯苓、草薢、甘草；或用上中下痛风汤合防己黄芪汤（黄柏、苍术、汉防己、黄芪、陈皮、砂仁、威灵仙、秦皮、桂枝、鸡血藤）的基础上加用制川乌、制草乌以祛除痹着于筋骨、经络血脉之寒邪，与桂枝合为乌头桂枝汤以温经散寒止痛。

关节痛甚者加姜黄、细辛，下肢痛明显者加牛膝、独活，关节肿甚者加茯苓皮、泽兰、泽泻、山慈菇。

6. 内寒外热

主症：关节疼痛，局部触之发热，伴发热，四肢不温，小便清长，大便溏。舌淡红，苔薄黄或薄白，脉弦或滑。

治法：健脾渗湿，寒热分消。

方药：防己黄芪汤加味。药用生黄芪、土茯苓、白术、威灵仙、萆薢、薏苡仁、生姜、秦艽、黄柏、大枣、防己、桂枝、甘草。

肿痛较甚者加鸡血藤、马钱子；关节屈伸不利者加伸筋草、松节。

二、间歇期

1. 脾虚湿阻

主症：无症状期，或仅有轻微的关节症状，或高尿酸血症，或见身困倦怠，头昏头晕，腰膝酸痛，纳食减少，脘腹胀闷，舌质淡胖或舌尖红，苔白或黄厚腻，脉细或弦滑。

治法：健脾利湿，益气通络。

方药：防己黄芪汤加减。药用黄芪、防己、桂枝、细辛、当归、独活、羌活、白术、防风、淫羊藿、苡仁、土茯苓、萆薢、甘草。

脾虚湿胜、漫肿困重者，重用黄芪、薏苡仁，可加木瓜、蚕砂等；中焦湿阻、脘闷纳呆者，可加藿香、苏梗、荷梗；若兼风邪，疼痛游走，可加威灵仙、海风藤等。

2. 肝郁脾虚

主症：无症状期，或周身关节轻微窜痛，伴情志抑郁，胸胁胀满，善太息，急躁易怒，纳呆，食欲不振，腹胀，腹痛，泄泻，舌淡红，苔白或腻，脉弦。

治法：疏肝解郁，养血健脾。

方药：逍遥散加减。药用柴胡、当归、白芍、白术、茯苓、薄荷、生姜。

脾湿重见纳呆、脘腹胀满者合用平胃散。肝郁化火见目赤，口舌生疮，心烦易怒者，加栀子、牡丹皮。

三、慢性期

1. 痰浊阻滞

主症：关节肿胀，甚则关节漫肿，局部酸麻疼痛，或见"块瘰"硬结不红，伴有目眩、面浮足肿、胸脘痞闷，舌质胖暗、苔白腻，脉缓或弦滑。

治法：涤痰化浊，散瘀泄热。

方药：涤痰汤，药用半夏、陈皮、竹茹、木通、枳壳、牛膝、丹参、红花、赤芍等；也可用二陈汤加减，药用制半夏、陈皮、茯苓、炙甘草、桔梗、胆南星、乌梅、生姜、木瓜、防己、萆薢。

2. 痰瘀痹阻

主症：关节肿胀刺痛，屈伸不利，肢体麻痹或重着，或关节僵硬变形，多在关节附近形成黄白色、大小不一的皮下结节，初起质软，渐硬如石，常使表皮菲薄而破溃，眼睑水肿，或胸闷痰多，舌质淡或暗，有瘀斑，脉弦涩或细涩。

治法：活血祛瘀，化痰通络。

方药：双合汤。药用当归、白芍、川芎、生地黄、陈皮、姜半夏、茯苓、桃仁、红花、白芥子、甘草。

瘀重者加乌梢蛇、穿山甲；关节肌肉酸楚可加丝瓜络；皮下结节者加胆南星、竹茹；关节不温者加细辛；局部发热者加银花藤；活动障碍可加伸筋草、络石藤、鸡血藤；一旦痛风石形成，如肾结石等，加用金钱草、鸡内金、车前子；痛风结节溃破加法半夏、猫爪草、海藻、山慈菇等祛痰软坚，散结通络之品。

3. 瘀血阻滞

主症：关节疼痛呈针刺、刀割样，固定不移，压痛明显，局部皮色紫暗，肌肤甲错，关节及其附近可能触到瘀结，日久者关节畸形，僵硬，舌质紫暗，有瘀斑，脉弦涩。

治法：活血化瘀，通络除痹。

方药：化瘀通痹汤（《痹证治验》）。药用当归、丹参、鸡血藤、制乳香、制没药、元胡、香附、透骨草。

偏寒者加桂枝、制川乌、制草乌、细辛；偏热者加败酱草、牡丹皮；气虚者加黄芪；久痹关节畸形者加穿山甲、乌梢蛇、地龙、蜈蚣、全蝎、制马钱子。

4. 瘀热阻滞

主症：关节红肿刺痛，局部肿胀变形，屈伸不利，肌肤色紫暗，按之稍硬，病灶周围或有块瘰硬结，肌肤干燥，皮色暗黧，舌质紫暗或有瘀斑，苔薄黄，脉细涩或沉弦。

治法：清热散结，通络止痛。

方药：杖藤汤，药用桑枝、忍冬藤、牛膝、生地黄、牡丹皮、白芍、乳香、没药、红花等；或选桃红四物汤加减，方用当归、川芎、赤芍、桃仁、茵陈、威灵仙、海风藤、猪苓、茯苓、金钱草、土茯苓、萆薢。

5. 浊毒滞留

主症：关节疼痛，局部无明显红肿及灼热，或有关节畸形，屈伸不利，得温则舒，或有痛风石形成。伴四肢不温，肢端暗紫，精神疲惫，食欲不振。舌淡暗，苔白腻，脉沉或弦细。

治法：健脾补肾，除湿化浊。

方药：六味地黄丸合二陈汤。熟地黄、山药、茯苓、牡丹皮、泽泻、山茱萸、半夏、陈皮、甘草。

关节漫肿、疼痛、畸形者，加南星、白芥子、炙山甲；关节冷痛，得温则舒者加桂枝、当归、细辛、制附片；有痛风石形成者，可加贝母、昆布、山慈菇（注意：半夏、贝母反乌头、附子，不可同用）；关节剧痛，局部色暗，舌质有瘀斑者，加泽兰、制乳没；郁久化热，局部皮温高者，加秦艽、萆薢、晚蚕砂、炒黄柏；有骨质破坏者，加补骨脂、骨碎补、自然铜。

6. 脾肾亏虚

主症：关节隐痛，或屈伸不利，腰膝酸软，神疲乏力，大便溏薄。舌质淡，苔白，脉沉细。

治法：补肾健脾。

方药：大补元煎加减。药用人参、山药、黄芪、熟地黄、杜仲、枸杞子、山茱萸、黄精等。

脾肾阳虚者，用附子、巴戟天、五加皮、淫羊藿等；关节痛甚者，加全蝎、蜈蚣；关节畸形者，加伸筋草、木瓜；水湿泛滥，下肢肿甚者，加猪苓、大腹皮；心脉痹阻、胸闷心悸者，加丹参、红花。

7. 肝肾亏虚

主症：关节疼痛，或肿胀，变形，屈伸不利，时缓时急，昼轻夜重，腰膝酸软，或痛不能任地，头晕耳鸣，神疲乏力。舌质暗或红，苔薄黄，脉弦或沉细涩。

治法：补益肝肾，活血通络。

方药：独活寄生汤加减。药用独活、桑寄生、怀牛膝、川续断、骨碎补、补骨脂、炒杜仲、当归、桃仁、红花、生地黄、威灵仙、青风藤、浙贝母、穿山甲、炒薏苡仁、苍术、白术。

活动障碍可加伸筋草、络石藤、鸡血藤；有痛风石者，加用金钱草、鸡内金、山慈菇等；血尿酸高者加萆薢、荷叶。

8. 肝肾阴虚

主症：病久屡发，关节痛如被杖，关节变形，昼轻夜重，肌肤麻木不仁，步履艰难，筋脉拘急，屈伸不利，头晕耳鸣，颧红舌干。舌红少苔，脉弦细或细数。

治法：滋肝补肾。

方药：六味地黄丸加减。药用山药、吴茱萸、熟地黄、牡丹皮、黄柏、知母、枸杞子、女贞子、牛膝、苍术等。

偏于肾阴不足、潮热盗汗者，加龟甲；偏于肝阴不足，肌肤麻木不仁者，加木瓜、白芍。

9. 气血两虚

主症：倦怠乏力，短气自汗，食少便溏，多痰或饭后腹胀，面色苍白，指甲、目眦色淡，头晕心悸，舌淡，苔根部厚腻，脉细弱。

治法：行气养血。

方药：圣愈汤加减。药用黄芪、党参、熟地黄、当归、山药、白术、川芎、白芍。

夹风湿者，可酌加羌活、防风、豨莶草、桑枝之类，但不可纯作风治；夹湿热者，加酒炒黄柏；夹痰浊者，加制南星、姜汁；病久肾阴不足者，加龟甲、肉苁蓉、怀牛膝。

【其他治法】

一、中成药

1. 四妙丸

四妙丸具有清热利湿、祛风通络、舒筋利痹之功效。用于湿热下注，关节红肿热痛明显，湿热痹阻型痛风的治疗。

2. 银花痛风颗粒

银花痛风颗粒具有清热解毒、消肿止痛的作用。用于湿热蕴结型痛风性关节炎，关节红肿明显，热象重者。

3. 如意珍宝丸

如意珍宝丸具有清热祛湿、通络止痛的功效。用于关节红肿热痛，口干口苦等湿热瘀阻型痛风。

4. 复方伸筋胶囊

复方伸筋胶囊具有清热除湿、活血通络的功效。用于湿热瘀阻型痛风。

5. 护肾痛风泰颗粒

护肾痛风泰颗粒具有利湿化浊、祛瘀止痛的功效。治疗痰瘀痹阻型慢性痛风。

6. 茵连痛风颗粒

茵连痛风颗粒具有清热利湿、通络的作用。用于治疗间歇期痛风性关节炎。

7. 正清风痛宁

正清风痛宁具有祛风除湿、活血通络、消肿止痛的功效。用于风寒湿型或寒湿痹阻型痛风。

8. 痛风定胶囊

痛风定胶囊具有清热祛风除湿、活血通络定痛之功。用于湿热蕴结型痛风。

9. 复方痛风胶囊

复方痛风胶囊具有抗炎、镇痛、活血、消肿和降低血尿酸的作用。用于治疗急性期及慢性期痛风。

10. 酸脂清胶囊

酸脂清胶囊具有清热利湿，化瘀祛浊的作用。用于治疗湿热瘀阻型痛风。

11. 痛风合剂

痛风合剂具有清热利湿解毒，活血化瘀止痛的作用。用于治疗急性期及慢性期痛风。

12. 虎杖痛风颗粒

虎杖痛风颗粒具有清热利湿解毒的作用。用于湿热蕴结型痛风。

二、单方验方

1. 车前草晒干，水煎服或代茶饮，每次 40~100g，每日 2 次。

2. 土茯苓 20g，薏苡仁 30g，秦艽 15g。煎水服或开水泡服，每日 1 剂。

3. 萆薢 30~60g，土茯苓 60~120g，每日 1 剂，水煎服。

4. 单味滑石 40g（布包），加水 500mL，浸泡 30 分钟后煮沸，频服代茶饮，每日 1 剂。

三、中医外治法

1. 中药外敷

金黄膏（大黄、黄柏、姜黄、白芷、天南星、天花粉、陈皮、苍术、厚朴、甘草等以凡士林作为赋形剂混合制成）冷敷治疗，每日 1 次，1 周为 1 个疗程。

三黄散（大黄、黄芩、黄柏按 3：2：2 的比例粉碎研末制成粉剂）外敷患处，每日换药 1 次。

消肿定痛膏（大黄、泽兰、黄芩、熟石膏、红花、黄柏、薄荷、山栀子、芙蓉叶、冰片、樟脑等）加仙人掌局部外敷。

双柏散蜜（成分：生大黄 2 份、侧柏叶 2 份、泽兰 1 份、薄荷 1 份）。按比例配成后打粉，用时取适量药粉，开水调成膏状，最后加入适当蜜糖调匀，外敷患处，纱布包裹，4 小时后去除，2 次/日，7 天为 1 个疗程。用于治疗急性痛风。

2. 中药外洗

大黄甘草汤加味（组成：大黄、甘草、马鞭草、威灵仙、皂角刺、透骨草、乳香、没药、防己、络石藤）局部先熏后洗，泡洗半小时，以微微汗出为度，或浓煎取汁，以纱布蘸药汁温敷患处。

苦参黄柏汤（苦参、土茯苓各 30g，紫草、鸡血藤各 50g，刺蒺藜、虎杖、海风藤、海桐皮、五加皮、川芎、桃仁、红花、知母、黄柏、薏苡仁、枯矾各 20g，冰片 10g），加水至 1L，煎煮约 1 小时，倒入瓷盆中，先熏洗患侧踝关节，并遮盖浴巾，药液温度降至不烫皮肤时，则将踝关节置入药液中浸泡 30 分钟，浸泡过程中用布块予以按摩。泡洗 3 次/天，连续治疗 7 天。

四、针灸治疗

1. 毫针刺法

曲池（双）、足三里（双）、大椎、肾俞（双）、膀胱俞（双）、阴陵泉（双）、患处阿是穴及经穴，留针 30 分钟，每隔 10 分钟捻针 1 次，1 次/天。

选穴：隐白、行间、内庭、三阴交、阴陵泉、太溪，得气后采用泻法，留针 30 分钟，起针后，局部阿是穴用粗毫针散刺使微渗血。

主穴：申脉、照海、悬钟、三阴交、昆仑、阿是穴等，取配穴足三里、阳陵泉、阴陵泉、太冲、血海、委中等。用1～1.5寸毫针进针后行捻转或提插泻法，得气后，再针所选配穴，进针后行平补平泻法，均留针30分钟。

主穴：三阴交、阴陵泉、曲池。随症配穴：趾关节疼痛加大都、太冲；踝关节疼痛加丘墟、照海；膝关节疼痛加足三里、犊鼻、血海；上肢疼痛加肩髃、尺泽、外关、合谷。进针后对三阴交、阴陵泉施捻转提插补法，曲池施捻转提插泻法，留针30分钟。

2. 火针放血治疗

选择关节肿胀最高点阿是穴，先用复合碘伏棉棒在穴位处轻点0.4mm大小色斑，施术者持火针，置于酒精灯外焰烧灼，待针尖红中发亮后，快速刺入穴位，速进速出，点刺3下，以污血出尽为度，1次/日，连续治疗3天。

湿热蕴结配内庭、太冲、陷谷、地五会等；瘀热阻滞配行间、血海、三阴交；痰浊阻滞配丰隆、阴陵泉、足三里。火针烧至通红变为白亮时，对准穴位迅刺疾出，深度为10～25mm，每穴1～3针，关节局部肿胀明显处，可散刺3～5针，每次总出血量控制在30～50mL，2日1次。

3. 电针治疗

选取三阴交、阴陵泉、三焦俞、太冲和行间，疏密波刺激，1次/日，每次治疗30分钟，连续10天为1个疗程。

4. 穴位注射

抽取复方当归注射液2mL，配以0.9%氯化钠4mL（祖师麻注射液、倍他米松注射液）注射至足三里和三阴交穴。

五、药膳疗法

1. 车前冬瓜

功用：利尿排酸，通淋下气，适用于痛风小便不利者。

配料：车前子20g，冬瓜100g，菜油、盐、酱油、姜、葱、味精适量。

制法：①将车前子浸泡20分钟后捞起，冬瓜洗净切成小块备用。②把铁锅烧红入菜油烧至八成熟时，倒下冬瓜块煎，炒红，五成熟时，入车前子，并加适量水、盐和酱油煎煮熟，起锅时沥上姜葱末和味精即可。

服食：当膳食用，1次/日，每10～20天为一疗程。

2. 当归炒苦瓜

功用：通气活络，消肿止痛，适用于痛风肿痛的患者。

配料：当归20g，甘草10g，苦瓜100g，菜油、细盐、酱油、味精、姜、葱末适量。

制法：①将当归、甘草和苦瓜洗净切成薄片，用温水浸泡20分钟。②将菜油入铁锅内烧至八成熟时下切好的当归、甘草和苦瓜，快速炒至五成熟时，加盐、酱油和生姜葱末，起锅时加味精即成。

服食：当膳食用，吃苦瓜，1 次/日，每 10~20 天为一疗程。

3. 苡仁新米粥

功用：清热利湿、通气通淋、健脾补肺。适用于痛风结石者。

配料：苡仁 50g，新米 50g。

制法：上二味加水煮成稀粥即可。

服食：每日早晚服，每次 1 小碗，每 2 周为一疗程。

4. 独活山药汤

功用：活血散瘀，祛风止痛，补脾和胃。适用于痛风肿痛者。

配料：独活 10g，山药 100g，甘草 10g，细盐、味精、姜末适量。

制法：加水煮成汤，起锅时入盐和佐料即成。

服食：当膳用，每日早晚服，每次 1 小碗，每 2~3 周为一疗程。

5. 车前冰梨

功用：清淋解毒，滋阴降火，利尿通便。适用于尿酸、血脂过高的痛风患者。

配料：车前子 5g，大梨 1 个。

制法：车前子洗净置碗内和洗净的大梨入冰箱 1 天。

服食：大梨去皮，和车前子同服，每天早晚各一次，每 10~30 天为一疗程。

6. 黑豆木瓜茶

功用：解气活络，清热通淋，适用于痛风伴小便不利者。

配料：黑豆 5g，木瓜 10g，细盐适量。

制法：沸水冲泡 10~30 分钟即成。

服食：代茶饮，3 次/日，每次 1 小碗，每 2 周为一疗程。

7. 冬瓜肉桂茶

功用：通淋下气，祛风除湿。适用于痛风慢性期。

配料：生冬瓜 100g，肉桂 10g。

制法：将冬瓜连皮切碎加肉桂一起用沸水冲泡 30 分钟即成。

服食：代茶饮服，3 次/日，200mL/次，每 10~20 天为一疗程。

8. 一子二活三生茶

功用：通气活血，通淋利尿，消肿止痛。适用于痛风急性期。

配料：车前子 10g，独活 20g，生地黄 30g。

制法：将上味切成碎末，用沸水冲泡 30 分钟即成。

服食：当茶饮，3~5 次/日，200mL/次，每 10~20 天为一疗程。

【预防调护】

一、饮食

1. 总体原则

应基于个体化原则，建立合理的饮食习惯及良好的生活方式，限制高嘌呤动物性食物，控制能量及营养素供能比例，保持健康体重，配合规律降尿酸药物治疗，并定期监测随诊。

2. 建议避免的食物

应避免食用肝脏和肾脏等动物内脏、贝类、牡蛎和龙虾等带甲壳的海产品及浓肉汤和肉汁等。对于急性痛风发作、药物控制不佳或慢性痛风石性关节炎的患者，还应禁用含酒精饮料。

3. 建议限制食用的食物

（1）高嘌呤含量的动物性食品，如牛肉、羊肉、猪肉等。

（2）鱼类食品。

（3）含较多果糖和蔗糖的食品。

（4）各种含酒精饮料，尤其是啤酒和蒸馏酒（白酒）。总体饮酒量男性不宜超过 2 个酒精单位/日，女性不宜超过 1 个酒精单位/日（1 个酒精单位约合 14g 纯酒精）。1 个酒精单位相当于酒精含量 12% 的红葡萄酒 145mL、酒精含量 3.5% 的啤酒 497mL 或酒精含量 40% 的蒸馏酒 43mL。

4. 建议选择的食物

（1）脱脂或低脂乳类及其制品，每日 300mL。

（2）蛋类，鸡蛋每日 1 个。

（3）足量的新鲜蔬菜，每日应达到 500g 或更多。

（4）鼓励摄入低血糖生成指数（GI）的谷类食物。

（5）充足饮水（包括茶水和咖啡等），每日至少 2000mL。

5. 体重管理

超重或肥胖的患者应缓慢减重达到并维持正常体重。

6. 饮食习惯

建立良好的饮食习惯。进食要定时定量或少食多餐，不要暴饮暴食或一餐中进食大量肉类。少用刺激性调味料。海产品、肉类及高嘌呤植物性食物煮后弃汤可减少嘌呤量。

二、护理

1. 急性发作期根据病情轻重，监测体温、血压、心率、呼吸等生命体征，定期检查血常规、血尿酸、尿尿酸、肝功能、血脂、血糖、血沉、C 反应蛋白等指标，根据病情调整用药。

2. 急性发作期应卧床休息，抬高患肢，可用冰敷患处，或中药外敷患处，减少疼痛，疼痛缓解后可恢复活动，2 周后可开始运动。居室应凉爽、通风、干燥，有利于病情恢复。

3. 慢性缓解期应加强降尿酸治疗，避免诱因，低嘌呤饮食，防止受凉潮湿，防止过度疲劳、晚睡、睡眠不足等，防止关节损伤，多饮水，慎用影响尿酸排泄的药物等。

4. 痛风的辨证施护。

（1）风湿热证：病室环境宜通风，偏凉，卧床休息，抬高患肢，痛不可触者可将患处暴露，减少碰撞。发热时予物理降温，多饮水，饮食宜清淡。

（2）风寒湿证/寒湿痹阻证：病室环境宜温暖、避风，避潮湿，不宜在寒冷季节或阴雨潮湿天气户外运动，鼓励多晒太阳，适当运动。注意保暖，可于疼痛部位加护套，避免生冷饮食及海鲜。

（3）湿热蕴结证：卧床休息、抬高患肢、关节制动，使用支架避免关节局部受压，尽量保护受累部位免受损伤。不宜采用针灸、理疗及按摩，避免局部疼痛加重。加强皮肤护理，应穿宽松柔软的鞋袜，防止足部损伤及破溃造成感染。待关节疼痛缓解 72 小时后才开始活动，活动量应逐渐增加，促进筋脉疏通，气血运行通畅。居室宜偏凉，禁汗当风，多饮水，避免辛辣刺激食物摄入。

（4）痰浊阻滞证/痰瘀互结证：病室环境宜通风，安静。注意患肢保温，给患肢进行适当按摩，防止肢体痉挛。此证患者多有关节畸形或关节功能障碍，建议运动应从小活动量开始，循序渐进，以散步、游泳、打太极拳、打羽毛球等有氧运动为宜，以不出汗为度。避免生冷及肥甘厚味。

（5）瘀热阻滞证：卧床休息，抬高患肢，关节制动，尽量保护受累部位免受损伤，以免破溃造成感染。环境通风，温度适宜，定期病房消毒，局部远红外治疗仪照射。饮食宜清淡。

（6）肝郁脾虚证：避免情绪激动及言语刺激，注意调节情志，及时安抚不良情绪，积极进行沟通，使患者以积极的心态配合治疗。避免油炸、刺激及辛辣之品。

（7）脾肾亏虚证/脾虚湿阻证：病室宜温暖干燥，阴雨潮湿气候要提高室温。长期卧床者应注意经常更换体位，将患肢保持在功能位置，建议多晒太阳，鼓励适当运动或关节活动。关节活动受限者，可予按摩或理疗。避免劳累、受冷，宜食温补之品，避免生冷、海鲜。

（8）肝肾亏虚证/肝肾阴虚证：患者久病不愈，关节严重畸形，肌肉瘦削，易发生骨折，活动时要予以搀扶，避免跌倒。注意保暖，病室宜温暖干燥，若遇阴雨潮湿气候要提高室温。头晕目眩者卧床休息，防止晕厥跌仆。鼓励患者适当运动或进行关节活动。宜食补益肝肾之品，如黑芝麻、银耳、枸杞子、鸡蛋等，避免肥甘厚味。

【病案参考】

病案一

患者，男，43 岁。2015 年 12 月 15 日初诊。

主诉：右足跖趾关节疼痛 1 年，加重 1 周。1 年前患者饮酒后出现右足跖趾关节红肿热痛，自行服用双氯芬酸钠胶囊后症状缓解，未予系统治疗。近 1 周劳累后再次出现右足跖趾关节疼痛，红肿不甚。当地医院检查：血尿酸 525μmol/L，空腹血糖 6.23mmol/L，甘油三酯 2.50mmol/L。刻诊：右足跖趾关节局部胀痛，纳差，脘腹痞闷，小便黄，大便黏滞，舌质淡胖、舌边齿痕、苔白腻，脉弦细。中医诊断：浊瘀痹，证属痰湿内盛、浊瘀痹阻。处方：麸炒白术 15g，麸炒苍术 15g，土鳖虫 10g，露蜂房 10g，土茯苓 30g，萆薢 20g，威灵仙 15g，泽兰 15g，泽泻 15g，川牛膝 15g，薏苡仁 30g，制天南星 30g，法半夏 15g，路路通 15g，络石藤 30g，丝瓜络 30g。5 剂，每日 1 剂，水煎服。

2015 年 12 月 21 日二诊：右足跖趾关节局部胀痛稍减，大便仍黏滞，胃部已无明显痞闷，舌淡胖、苔白腻，脉细。处方以初诊方加黄柏 10g，秦艽 15g。5 剂，每日 1 剂，水煎服。

2015 年 12 月 27 日三诊：关节疼痛明显缓解，大便通畅，舌质淡胖、苔薄腻，脉细。在二诊方基础上减法半夏、制天南星。5 剂，每日 1 剂，水煎服。

2016 年 1 月 4 日四诊：关节已无明显不适，复查血尿酸降至正常，症状消失，嘱其适当运动，清淡饮食，1 个月后复查血尿酸水平正常，未再复发。

按语：朱丹溪《格致余论》云："彼痛风者，大率因血受热，已自沸腾……污浊凝涩，所以作痛，夜则痛甚，行于阴也。"酒为湿热之品，患者饮酒后出现右足跖趾关节疼痛，症见局部胀痛，红肿不甚，纳差，痞闷，舌质淡胖、边齿痕、苔白腻等脾胃虚弱、浊瘀痹阻的表现，以及小便黄、大便黏滞等湿热下注之症。综合来看，为虚实夹杂、正虚邪恋之象，辨证为痰湿内盛、浊瘀痹组，遂以痛风汤为基础加减。方以麸炒白术、麸炒苍术、薏苡仁、制天南星、法半夏健脾燥湿，土茯苓、萆薢、川牛膝、泽兰、泽泻泄化湿浊，另配以土鳖虫、露蜂房、威灵仙、路路通、络石藤、丝瓜络活血行气、蠲痹通络。诸药标本兼治，共收泄化浊瘀、蠲痹通络之效。患者服上药 5 剂后疼痛即缓解，胃部已无不适。二诊时患者大便仍黏滞不爽，在上方基础上加黄柏清热燥湿，加秦艽增强祛风通络作用。三诊时患者大便通畅，舌苔变薄，说明湿邪渐去，因惧燥药过用有损阴液，遂减法半夏、制天南星二药。四诊时诸症消失，嘱其适当运动，清淡饮食，定期复查，以防复发。

（国医大师朱良春教授病案）

病案二

患者，男，29 岁，某公司程序员。2003 年 5 月 31 日初诊。

主诉：周身关节疼痛，反复发作3年，加重3天。

病史：患者自3年前左足踝关节突发肿痛，夜痛甚，需服芬必得、百服宁止痛。此后足踝、肘、膝关节游走性疼痛反复发作，时感周身重滞不舒，与气候变化无明显关系。常于劳累、饮食不慎时发作。3天前左膝关节肿痛，色红，皮温高，不能行走。查体见面部及前胸有散在性暗红色皮下结节。食欲尚佳，但时有腹胀、大便溏薄，因关节肿痛而夜眠不安。舌质暗，苔薄黄而腻，脉沉涩。

中医诊断：痛风；西医诊断：痛风性关节炎。中医辨证：脾虚湿胜，郁久化热，湿热阻滞。立法：健脾祛湿，清热助阳化气。处方：苏叶10g，藿荷梗10g，炒苍术15g，炒薏苡仁30g，炒杏仁10g，厚朴12g，土茯苓18g，泽泻12g，山慈菇10g，益母草10g，防风己各12g，萆薢15g，豨莶草15g，益智仁9g，砂仁6g，7剂。

二诊：服药后关节疼痛明显缓解，红肿已消，胸背疼痛症状减轻，现仍感关节乏力，僵涩，纳谷尚馨，脘闷腹胀，睡眠尚安，大便溏薄，小便短黄。舌质暗红，苔薄黄，根腻，脉沉细而涩。治宗上法，稍事加减：去苏叶、豨莶草、益母草、益智仁、藿梗，以免祛风过而伤正，加大腹皮12g，姜半夏10g，炒枳实15g，车前子（布包）15g，苏荷梗（后下）各10g，以增行气祛湿之力，继服14剂。同时给予中药局部外洗，处方：防风己各15g，当归12g，炙乳没各6g，山甲珠10g，络石藤10g，地肤子20g，忍冬藤15g，14剂。

三诊：药后膝关节红肿疼痛已除，唯站立久则肢体酸软，纳可，大便时溏。舌体胖，舌尖红，苔薄白，脉沉滑。证属湿热渐去，而正虚日显。治宜健脾扶正，祛湿通络。处方：太子参15g，炒苍术12g，炒薏苡仁20g，炒杏仁10g，厚朴花12g，姜半夏10g，土茯苓20g，砂仁（后下）6g，萆薢15g，防风、防己各12g，山慈菇10g，青风藤15g，何首乌藤15g，益母草15g，虎杖15g，牡丹皮10g。12剂。

此后，时因工作紧张，痛风复发，左膝关节活动不利，微红肿，夜间疼痛为甚，发热，汗出，伴乏力。饮食可，夜寐差，多梦，腹胀，大便溏，小便黄。舌苔薄黄，尖边红，有齿痕，脉沉滑小数。则治守前法、方剂，重在清热利湿，通络止痛，加用黄柏10g，松节15g，地龙12g等，并辅以茶饮方以增强疗效，则可很快缓解。茶饮处方：太子参10g，炒薏苡仁30g，赤小豆30g，厚朴花12g，玫瑰花20g，玉米须40g，10剂。

药后关节肿痛已消，唯站立久，无力而紧缩感，胃脘不适已除，纳可，大便日晨起一行。舌胖暗有齿痕，苔薄黄且腻。属湿热清而寒湿之象显露，治宜益气健脾，疏风利湿通络。处方：生黄芪20g，茯苓18g，炒薏苡仁20g，泽泻10g，炒苍白术各10g，青风藤15g，络石藤15g，萆薢15g，桃、杏仁各10g，鹿含草12g，松节15g，防己12g，忍冬藤15g，车前草15g，砂仁后下6g，全蝎4g。20剂。药后病情平稳。大便日1~2次，偶不成形。舌质淡，尖红，苔薄白根微腻，脉沉滑。即见效机，治宗前法，守方增减再进14剂。并嘱注意饮食宜忌，调理巩固之。至今尿酸、血脂正常，未再复发。

按语：本案患者形体丰腴，痰湿素盛之质，平素嗜食生冷，损伤脾肾，纳化失健，肾气不足，分清泌浊失职，且工作紧张，常加夜班，缺乏运动，则湿浊内停，日久蕴热，加之肥人多气虚，风湿之邪又乘虚而入。风为阳喜动，湿为阴邪重浊，内外相合酿成湿热，痹阻经脉关节，蓄于骨节之间，故见肘、膝、足踝关节游走性疼痛，周身重滞不舒。湿热下注膀胱，气化不利，则见小便短黄；湿热阻滞大肠则致便溏，或黏滞不爽。其治采取中药内服与外洗，以及茶饮和适度功能锻炼等综合疗法。内服以芳化、畅中、淡渗三法为主，仿三仁汤、藿朴夏苓汤之意加减以调理脾肾功能，而药物外洗可直接作用于局部，以提高疗效，故痛风缓解明显，红肿消退快速。而标证稍缓之后，气虚等他经之象显露，故加重黄芪、苍术、白术、砂仁益气健脾温中之力。治疗中主要以益气疏风、健脾祛湿、活血通络为大法。盖取前人治风先治血，血行风自灭之意，先后迭治九诊，三年之痛风，得以缓解和控制。

（国医大师路志正教授病案）

第二十一节　骨关节炎

【概述】

骨关节炎（Osteo arthritis，OA）是一种最常见的关节疾病，是以关节软骨的变性、破坏及骨质增生为特征的慢性关节病。本病的发生与衰老、肥胖、炎症、创伤、关节过度使用、代谢障碍及遗传等因素有关，在中年以后多发，女性多于男性，男女发病比例约 1：8。按病因分为原发性 OA 和继发性 OA。前者是指原因不明的 OA，与遗传和体质因素有一定关系，多见于中老年人；后者是指继发于关节外伤、先天性或遗传性疾病、内分泌及代谢病、炎性关节病、地方性关节病及其他骨关节病等的 OA。根据国内流行病学调查数据显示，OA 的总患病率约为 15%，患病率随年龄增长而逐渐升高，40 岁以上的患病率则为 10%～17%，60 岁以上达 50%，而在 75 岁以上人群则高达 80%，且近年来研究显示其发病率呈年轻化趋势。OA 的病因尚不明确，反复发作导致症状加重，晚期关节畸形、致残。由于 OA 缺乏疗效显著的药物，故治疗较为困难，重在早期预防。

骨关节炎（OA）在中医古籍文献中常被描述为"骨痹""肾痹""颈痹""腰腿痛""膝痹"等，现代中医多以"骨痹"为诊断。骨痹属于五体痹之一。凡由体虚不足，复被六淫之邪侵扰机体筋骨关节，闭阻经脉气血，导致肢体沉重、关节剧痛，甚至发生肢体拘挛屈曲，或强直畸形者谓之骨痹。如果出现关节剧痛、肢节拘挛屈曲、强直畸形者均可列入本病范畴。

【源流】

对骨痹记载和论述最早的医学典籍首推《黄帝内经》。《素问·痹论》："风寒湿三气杂至，合而为痹也……以冬遇此者为骨痹……痹在于骨则重""五脏皆有合，病久而不去者，内舍于其合也。故骨痹不已，复感于邪，内舍于肾……其入脏者死，其留连筋骨间者疼久，其留连皮肤间者易已"。《素问·长刺节论》言："病在骨，骨重不可举，骨髓酸痛，寒气至，名曰骨痹。"此外《灵枢·阴阳二十五人》指出："血气皆少……感于寒湿则善痹，骨痛爪枯。"又曰："血气皆少……善痿厥足痹。"《素问·气穴论》曰："积寒留舍，荣卫不居，卷肉缩筋，肋肘不得伸，内为骨痹，外为不仁，命曰不足，大寒留于溪谷也。"《素问·至真要大论》言："太阴司天，湿淫所胜，则沉阴且布，雨变枯槁。胕肿骨痛阴痹，阴痹者按之不得，腰脊头项痛、时眩、大便难，阴气不用，饥不欲食，咳唾则有血，心如悬，病本于肾。"《灵枢·寒热病》言："骨痹，举节不用而痛，汗注烦心，取三阴之经补之。"

《黄帝内经》作为我国最早的医学经典，对骨痹的病名、病因病机、主症、治法、转归及预后等进行了论述，指出骨痹之病因病机以气血、肾阳或肾气亏虚为本，感受寒湿之邪为标，痹阻经络关节，不通则痛，而发痹证。其主症"骨重不可举，骨髓酸痛"，与 OA 临床表现吻合；治则初步提出补三阴之经；预后"其入脏者死，其留连筋骨间者痛久，其留连皮肤间者易已"。后世医家虽有所发挥，但多不离《黄帝内经》之旨。

秦汉时期，华佗《中藏经·论骨痹》云："骨痹者，乃嗜欲不节，伤于肾也。肾气内消则不能关禁，不能关禁则中上俱乱，中上俱乱则三焦之气痞而不通，三焦痞而饮食不糟粕，饮食不糟粕则精气日衰，精气日衰则邪气妄入，邪气妄入则上冲心舌，上冲心舌则为不语，中犯脾胃则为不充，下流腰膝则为不遂，傍攻四肢则为不仁。"其提出了"入于肾则名骨痹"，其本是"嗜欲伤肾"，预后"入脏则病深难治"。阐述了骨痹的病因病机及预后与肾脏密切相关。

张仲景《伤寒杂病论》言："伤寒八九日，风湿相抟，身体疼烦，不能自转侧，不呕，不渴，脉浮虚而涩者，桂枝附子汤主之。若其人大便鞕，小便自利者，去桂加白术汤主之""风湿相抟，骨节疼烦，掣痛不得屈伸，近之则痛剧，汗出短气，小便不利，恶风不欲去衣，或身微肿者，甘草附子汤主之""少阴病，身体痛，手足寒，骨节痛，脉沉者，附子汤主之"。其对骨节痛进行了辨证论治，并提出了相应的治法方药，如桂枝附子汤、去桂加白术汤、甘草附子汤、附子汤等温阳散寒、除湿通络，沿用至今。

《金匮要略·中风历节病脉证并治》言："味酸则伤筋，筋伤则缓，名曰泄；咸则伤骨，骨伤则痿，名曰枯。枯泄相搏，名曰断泄。荣气不通，卫不独行，荣卫俱微，三焦无所御，四属断绝，身体羸瘦，独足肿大，黄汗出，胫冷。假令发热，便为历节也""盛人脉涩小，短气自汗出，历节疼不可屈伸""少阴脉浮而弱……即疼痛如掣"。这些证候与骨痹证候相似。"诸肢节疼痛，身体魁羸，脚肿如脱，头眩短气，温温欲吐，桂枝芍药知母汤主之""病历节，不可屈伸，疼痛，乌头汤主之"。其所创桂枝芍药知母汤、乌头汤等方，至今仍应用于临床，颇有效验。桂枝芍药知母汤偏于风湿热痹，治以祛风除湿，温经散寒，滋阴清热。乌头汤偏于风寒湿痹，治以温经祛寒，除湿解痛。

唐宋时期，唐代孙思邈《备急千金要方》曰："风痹、湿痹、周痹、筋痹、脉痹、肌痹、皮痹、骨痹、胞痹，各有证候。形如风状，得脉别也，脉微涩，其证身体不仁""夫历节风着人，久不治者，令人骨节蹉跌"。其把"痹"和"历节"皆纳入"风"病门进行论述。"诸痹风胜者则易愈，在皮间亦易愈，在筋骨则难瘥也。久痹入深，令营卫涩，经络时疏则不知痛""骨极者，主肾也。肾应骨，骨与肾合"。其认为骨痹可发展为"骨极"，指出肾与骨的关系密切，并对痹病的预后进行了论述，指出痹病日久，会累及脏腑而预后不良。"治腰背痛，独活寄生汤。腰背痛者，皆是肾气虚弱，卧冷湿地当风得之，不时速治，喜流入脚膝，或为偏枯冷痹缓弱疼重。若有腰痛挛，脚重痹急，宜服之。"其创立了独活寄生汤治腰背痛，该方治疗骨痹沿用至今，纵观全方，以祛风寒湿邪为主，辅以补肝肾、益气血之品，邪正兼顾，祛邪不伤正，扶正不留邪。主治痹病日久，肝肾两虚，气血不足证。症见腰膝疼痛、痿软，肢节屈伸不利，或麻木不仁，畏寒喜温，心悸气短，舌淡苔白，脉细弱等骨痹症状。同时孙思邈对痹病的外治法进行了大量的研究，如《备急千金要方》中说："大理赵卿患脚不随，不能跪起行，上骨一穴、环跳一穴、阳陵泉一穴、巨虚下廉一穴，即得跪。"对于"历节风著人，服诸汤犹胜不治"的患者，可据病情施以针、灸、熨、敷、导引、贴敷等法进行治疗。

王焘《外台秘要》记载："病源劳伤肾气，经络既虚，或因卧湿当风，而风湿乘虚搏于肾，肾经与血气相击而腰痛，故云风湿腰痛"，指出骨痹的主要病因病机为气血及肾气亏虚，风湿搏于经络，内伤于肾，与《黄帝内经》所述骨痹一脉相承。

宋代《太平圣惠方·治风痹诸方》言："夫痹者，为风寒湿三气，共合而成痹也。其状，肌肉顽浓，或则疼痛。此由人体虚，腠理开，故受风邪也。病在阳曰风，在阴曰痹；阴阳俱病，曰风痹……冬遇痹者为骨痹，骨重不可举，不遂而痛。骨痹不已，又遇邪者，则移入于肾，其状喜胀。诊其脉大涩者为痹，脉来急者为痹，脉涩而紧者为痹也。"其不仅对季节感邪后所致各种痹病进行了论述，还对筋痹、脉痹、肌痹、皮痹、骨痹等各种痹病的不同症状进行了论述。同时本书还记载了大量含有虫类药治疗痹病的方剂，出现了完全由虫类药组成的方剂——原蚕蛾散（原蚕蛾、僵蚕、蝉蜕、地龙）。《圣济总录》言："历节风者，由血气衰弱，为风寒所侵，血气凝涩，不得流通关节，诸筋无以滋养，真邪相搏。所历之节，悉皆疼痛，故谓历节风也。痛甚则使人短气汗出，肢节不可屈伸""治历节风，身体骨节疼痛，不可屈伸，举动不遂，羌活汤方""治历节风疼痛，日夜不可忍，附子汤方""治历节风疼痛不可忍，紫桂汤方"等。其列出骨痹的治法、证候和方药，认为骨痹发病原因是"肾不荣"而"骨寒"，列出骨痹可使用方药羌活汤方、附子汤方、紫桂汤方等。

到了明清时期，痹病的诊治得到了进一步发展。明代喻嘉言《医门法律·中风门》中指出，"凡治痹病，不明其理，以风门诸通受湿浸着者，医之罪也"，强调痹病日久、关节变形、僵硬者应该"未可先治其痹，而应先养血气"的治法，为老年痹病提出了治疗方案。李时珍《本草纲目·诸水有毒》云："汗后入冷水，成骨痹。"《医学入门》记载："大抵痹之为病，在骨则重而不举"，对各种痹病外在表现及其所属进行了论述。李士材曰："骨痹属肾，痛苦切心，四肢挛急，关节浮肿。鹤膝风者，即三气之痹于膝者也。如膝骨日大，上下左右日枯细者，且未可治其湿，先养气。"他提出"鹤膝风"是风寒湿三气之痹于膝，日渐枯细，应先予治疗风寒湿三气。

清代陈士铎《辨证录》言："此等之病，虽三邪相合，而寒为甚，盖夹北方寒水之势，侵入骨髓，乃至阴之寒，非至阳之热，不能胜之也。然而至阳之热，又虑过于暴虐，恐至寒之邪未及去，而至阴之水已熬干。真水涸而邪水必然泛滥，邪水盛而寒风助之，何以愈痹哉！"其认为寒湿型骨痹的诊治必须大补真火，非大热无以祛大寒。张璐《张氏医通》曰："骨痹者，即寒痹、痛痹也，其证痛苦攻心，四肢挛急，关节浮肿"，指出骨痹疼痛为主，可伴四肢挛急、关节肿胀等。程钟龄《医学心悟》谓："痹者，痛也。风寒湿三气杂至，合而为痹也。其风气胜者为行痹，游走不定也。寒气胜者为痛痹，筋骨挛痛也。湿气胜者为着痹，浮肿重坠也。然即曰胜，则受病有偏重矣。治行痹者，散风为主，而以除寒祛湿佐之，大抵参以补血之剂，所谓治风先治血，血行风自灭也。治痛痹者，散寒为主，而以疏风燥湿佐之，大抵参以补火之剂，所谓热则流通，寒则凝塞，通则不痛，痛则不通也。治着痹者，燥湿为主，而以祛风散寒佐之，大抵参以补脾之剂，盖土旺则能胜湿，而气足自无顽麻也。通用蠲痹汤加减主之，痛甚者，佐以松枝酒。复有患痹日久，腿足枯细，膝头大，名曰鹤膝风。此三阴本亏，寒邪袭于经络，遂成斯症，宜服虎骨胶丸，外贴普救万全膏，则渐次可愈。失此不治，则成痼疾，而为废人矣。"黄元御《四圣心源·杂病解下》记载："历节者，风寒湿之邪，伤于筋骨者也。膝踝乃众水之溪壑，诸筋之节凑，寒则凝冱于溪谷之中，湿则淫泆于关节之内，故历节病焉""足之三阴，起于足下，内循踝膝，而上胸中。而少厥水木之升，随乎太阴之土，土湿而不升，则水木俱陷，于是癸水之寒生，乙木之风起。肉主于脾，骨属于肾，筋司于肝，湿淫则肉伤，寒淫则骨伤，风淫则筋伤。筋骨疼痛而肌肉壅肿者，风寒湿之邪，合伤于足三阴之经也""其病成则内因于主气，其病作则外因于客邪。汗孔开张，临风入水，水湿内传，风寒外闭，经热郁发，肿痛如折。虽原于客邪之侵凌，实由于主气之感召，久而壅肿蜷屈，跛蹇疲癃"。其说明骨痹是由肾虚骨弱、风寒湿等外邪痹阻引起。王清任《医林改错》言："凡肩痛、臂痛、腰疼、腿疼，或周身疼痛，总名曰痹证。明知受风寒，用温热发散药不愈；明知有湿热，用利湿降火药无功。久而肌肉消瘦，议论阴亏，遂用滋阴药，又不效。至此便云病在皮脉，易于为功；病在筋骨，实难见效。因不思风寒湿热入皮肤，何处作痛。入于气管，痛必流走；入于血管，痛不移处。如论虚弱，是因病而致虚，非因虚而致病。总滋阴，外受之邪，归于何处？总逐风寒、祛湿热，已凝之血，更不能活。如水遇风寒，凝结成冰，冰成风寒已散。明此义，治痹证何难？古方颇多，如古方治之不效，用身痛逐瘀汤。"其提出了"痹病有瘀说"，瘀血致痹，创制了一系列理气活血逐瘀方剂，进一步为痹病的辨证论治进行了补充，也契合了骨痹的发病机制。

到了当代，中医风湿病名家医家在总结前人经验的基础上，痹病学科得到了创新与发展，也推动了骨痹诊治的进展。国内有影响的中医风湿病专家国医大师路志正、焦树德、王承德等著有《痹病论治学》《实用中医风湿病学》，娄多峰、娄玉钤等著有《中国风湿病学》等专著，都将骨痹作为一个独立的疾病论述，对其病因病机及治疗原则进行了较为系统的阐述，并载有其临床的独到见解。

综上所述，骨痹之名始于《黄帝内经》，发展于唐宋明清时期。历代医家对骨痹的认识基本一致，并且不断完善补充，形成了骨痹完整的理法方药体系。其病在骨，症见肢体关节沉重、僵硬、疼痛，甚则畸形、拘挛屈曲。病因病机以气血、阳气及肝肾亏虚为本，感受风寒湿热痰瘀，痹阻经络关节，不通则痛，而发痹病。辨证当分清虚实、表里、寒热。在治疗上将痹病区分为病初和病久，病势缓而不急者皆从本治；若疾病日久，气血亏虚，正气不足，复感外邪后出现急性发作期症状，则需根据急则治标的原则，先以祛风散寒等祛邪之法解其表邪，待其发作期症状缓解后，再予补气养血、培补阳气及补益肝肾等法扶正以治之。

【病因病机】

OA 属于中医痹证范畴，《灵枢·刺节真邪》："虚邪之中人也……内抟于骨，则为骨痹。"OA 临床多表现为关节酸痛、肿胀、麻木、屈伸不利等，痹之形成，先天禀赋不足、年老肝肾亏虚、劳逸过度等为 OA 发病的内在基础，外感风寒湿热等邪气为其发病外在因素。

肾主骨、肝主筋，人至中年，肝肾渐亏，筋骨失养，则"不荣则痛"；长期劳损、跌仆损伤、血瘀气滞，外加风寒湿热邪气乘虚侵袭，滞留关节，痹阻经络，血行不畅则"不通则痛"。故其发病机制为肝肾亏虚，筋骨失养，风寒湿热等邪痹阻筋脉，其病理性质多属本虚标实。肝肾亏虚、气血不足为本；风寒湿热之邪、痰浊、瘀血为标。其病因病机主要概括为以下几个方面：

外感六淫。《素问·痹论》曰："所谓痹者，各以其时重感于风寒湿之气。"《中藏经》首次明确了风寒暑湿为痹证的病因，提出"痹者闭也，五脏六腑感于邪气，乱于真气，闭而不仁，故曰痹""痹者，风寒暑湿之气中于人，则使之然也"。《灵枢·百病始生》谓："风雨寒热不得虚，邪不能独伤人。"《素问·痹论》曰："不与风寒湿气合，故不为痹。"《灵枢·刺节真邪》也有："邪气者……其中人也深，不能自去。"这些都概括地说明风、寒、湿、热等邪气是痹病发生发展的外在条件，且以风、寒、湿三邪为主。

肝肾亏虚，筋骨失养，肾阳不足，致骨痹，最早见于《黄帝内经》。《素问·逆调论》认为太阳气衰，寒甚至骨。宋代《圣济总录·骨痹》记载："病名曰骨痹，是人当挛节也。夫骨者肾之余，髓者精之所充也。肾水流行，则髓满而骨强。迨夫天癸亏而凝涩，则肾脂不长；肾脂不长，则髓涸而气不行，骨乃痹。而其证内寒也，虽寒不为冻栗，则以肝心二气为阳火，一水不能胜之，特为骨寒而已，外证当挛节，则以髓少而筋燥，故挛缩而急也。"另外"髓者精之所充也"，肾精亏无以充养骨髓，筋骨得不到濡养则"挛缩而急也"。《素问·五脏生成》说："肝受血而能视，足受血而能步，掌受血而能握，指受血而能摄。"若肝血不足，不能濡养于筋，则筋脉拘急，肢体麻木，屈伸不利等。

脾胃虚弱，生化乏源。《素问·气交变论大论》曰："其脏脾，其病内舍心腹，外在肌肉四肢。"《素问·太阴阳明论》曰："四肢皆禀气于胃，而不得至经，必因于脾，乃得禀也。今脾病不能为胃行其津液，四肢不得禀水谷气，气日以衰，脉道不利，筋骨肌肉皆无气以生，故不用焉。"故《脾胃论》云："胃之一腑病，则十二经元气皆不足也。气少则津液不行，津液不行则血亏，故筋、骨、皮、肉、血、脉皆弱。"脾主运化水湿，脾气虚，脾的运化水湿功能减退会致湿邪困脾，中州痞塞。湿为阴邪，必伤营血，营伤则卫气不通，血伤则阳气不行，邪气流注于骨，则骨重不举。脾胃为后天之本，四肢关节的运动有赖于脾胃功能的正常。脾胃虚弱，则清阳不升，四肢肌肉不用，血脉筋骨皆弱，是骨痹发生的重要原因。

营卫失和，内外合邪。风寒湿邪夹杂，侵袭机体，壅闭经络，闭阻气血而成为痹证。《素问·痹论》曰："荣者，水谷之精气也，和调于五脏，洒陈于六府，乃能入于脉也，故循脉上下，贯五脏，络六腑也。卫者，水谷之悍气也，其气慓疾滑利，不能入于脉也，故循皮肤之中，分肉之间，熏于肓膜，散于胸腹，逆其气则病，从其气则愈，不与风寒湿气合，故不为痹。"营卫之气和合，则五脏六腑调和，经络贯通，各行其道，不与邪气相争，则痹不成。《金匮要略·中风历节病脉证并治》曰："少阴脉浮而弱，弱则血不足，浮则为风，风血相搏，即疼痛如掣。盛人脉涩小，短气自汗出，历节疼不可屈伸。"其指出风寒湿邪侵袭机体，营卫之气的逆调与否和痹病的发生有着密切的关系。《类证治裁·痹证》曰："诸痹，良由营卫先虚，腠理不密，风寒湿乘虚内袭，正气为邪气所阻，不能宣行，因而留滞，气血凝涩，久而成痹。"营卫不和，风与气血相搏，阻痹经络关节，不通则痛，而为痹。

气血亏虚，卫外不固，血气调和，阴阳平衡是使筋骨强盛、关节滑利的重要因素。《灵枢·本脏》云："是故血和则经脉流行，营复阴阳，筋骨劲强，关节清利矣。"《金匮要略·中风历节病脉证并治》谓："荣气不通，卫不独行，荣卫俱微，三焦无所御，四属断绝，身体羸瘦，独足肿大，黄汗出，胫冷。假令发热，便为历节也。"隋代巢元方《诸病源候论·风病诸候》曰："由血气虚，则受风湿，而成此病。"

骨痹是由气血亏虚，筋骨失养，加之外邪入侵，痹阻经络，气血衰少，正虚邪恋，四肢百骸失养，而致关节肌肉酸痛无力，或肢体麻木、筋惕肉瞤、肌肉萎缩等症状。

痰、瘀、毒论。《医宗必读》论曰："有寒湿，有瘀血，有痰积，皆标也"，说明本病与瘀血、痰阻有关。《素问·阴阳应象大论》曰："气伤痛，形伤肿。"气血运行不畅，脉道瘀阻，不通则痛，气滞血瘀则现肌肉关节刺痛，痛处固定、拒按，局部硬结、瘀斑等症。痰浊瘀血互结，留阻筋骨经络，关节肿胀、刺痛，固定不移，屈伸不利。

脾主运化水液，脾失健运，运化失常则水湿内停，外来寒湿入侵，阻于脉络，聚而成痰，瘀血停滞，久而化痰，气化失职、水液聚积成痰，痰湿阻滞，气血运行不畅，则气滞血瘀，湿邪困脾，运化失常，则痰瘀互结，痹阻筋络。痹病日久，五脏气机紊乱，升降无序，则气血痰浊交阻，痰瘀乃成。痰瘀既成，则胶着于骨骱、痹阻于经络，痹阻日久筋骨失养，而发痹病。

瘀毒的化生，是由于机体正气亏虚，病邪入侵，气机郁滞则血行不畅，血滞为瘀，与邪胶结，日久蕴结变为瘀毒。瘀毒痹阻筋脉，损伤关节。毒邪具有依附特性，毒邪是以瘀血为载体致病，因此瘀毒具备血瘀的致病特点，且其病程比之更加久长，程度更加深重。清代沈金鳌认为，"且非有毒，何至筋骨胀急，肌肉疼痛乎"的致痛机理，唐宗海在《血证论》中阐述，谓"瘀血在经络、脏腑之间，则周身作痛，以其堵塞气之往来，故滞碍而痛，所谓痛则不通也"。

饮食失调，邪气内生。《三因极一病证方论》认为："夫风寒湿三气杂至，合而为痹，虽曰合痹其用自殊……三气袭人经络，入于筋脉、皮肉、肌骨，久而不已，则入五脏……又六腑各有俞，风寒湿中其俞，而食饮应之，故循俞而入，各舍其腑……大抵痹之为病，寒多则痛，风多则行，湿多则着。在骨则重而不举，在脉则血凝不流，在筋则屈而不伸，在肉则不仁，在皮则寒。"抑或饮食偏嗜，而致筋损骨伤，正如"多食甘，则骨痛而发落"。《金匮要略·中风历节病脉证并治》曰："味酸则伤筋，筋伤则缓，名曰泄；咸则伤骨，骨伤则痿，名曰枯；枯泄相搏，名曰断泄。"这说明饮食的偏嗜可致肝肾亏虚，筋骨损伤，导致痹病发生。饮食不节，或饮食不洁，脾之运化失权，水湿不化，蕴久化热，闭阻经络，湿热之邪流注肢体关节而发为痹病。

久劳成损，筋损骨伤。筋骨因劳累或外部损伤而引起气血逆乱，筋损骨伤，络脉痹阻，并引起关节结构的损伤，失去滋养，久而久之，则出现退行性病变。长期劳损或外伤直接损伤筋骨，血瘀气滞不通，经脉痹阻，不通则痛，形成本病。正如《素问·宣明五气》曰："久视伤血，久卧伤气，久坐伤肉，久立伤骨，久行伤筋。"跌仆闪挫可致局部血脉受损，离经之血阻于脉络，气血不畅，不能周荣，筋骨失养，亦为骨痹发生的重要病因病机。

近代医家提出"本痿标痹"为 OA 的核心病机。《素问·痿论》曰："肾气热，则腰脊不举，骨枯而髓减，发为骨痿。"《医宗金鉴》提出"痿多虚，痹多实。"《医学入门》提出："痹久亦能成痿。"骨痹是机体衰老，脏腑功能减退，气血虚弱引起的退变，故可概括为"本痿标痹"。在疾病的不同阶段，痹与痿可以并存、相互转化。在骨痹的后期，虽仍有骨节疼痛症状，但致肢体弱而不任身、骨节僵而不可用的"痿蹙"表现更甚。故"本痿标痹"为骨痹重要病机。

【临证思路】

一、识症

疼痛性质辨识：骨关节炎所致关节疼痛辨证应注意辨别新久虚实、病邪性质。新病初期多为实证，痹病日久反复发作多为属虚证；风邪偏胜者，四肢关节疼痛，游走不定，以上肢肩背为主；寒邪偏胜者，关节痛势剧烈，痛处固定不移，遇寒加重，得温则缓；湿邪偏胜者，关节疼痛重着伴酸麻，患处肿胀，或肢体困重；热邪偏胜，关节肿胀灼热，痛不可近，得冷则舒，或伴发热、口渴心烦；湿热蕴结者，关节肌肉疼痛，其痛不休，局部红肿，时有潮热；痰瘀痹阻者，反复发作，经久不愈，关节漫肿疼痛，痛如针刺，肢体困重；气血亏虚者，关节冷痛麻胀，神疲乏力，气短自汗；肝肾不足者，关节疼痛，腰膝酸软，喜揉喜按。

病变部位辨识：骨关节炎主要症状为关节疼痛，常发生于晨间，活动后疼痛可减轻，但活动过度，又会导致疼痛加重，或伴有关节僵冷，常出现在晨起时或关节长时间静止不动后。关节疼痛主要好发部位为手指关节、颈部、肩臂、腰椎、髋部、膝关节、足跟，可伴有四肢麻木、腰酸、腰重、转筋等症状，还可有关节酸软疼痛，面色萎黄，身体疲倦，无力，头晕目眩等症状，临床当辨别病变部位，采取相应治法。如《素问·太阴阳明论》记载："伤于风者，上先受之；伤于湿者，下先受之。"病在上者，多兼风邪、热邪等阳邪为主；病在下者，多兼湿邪等阴邪。

二、审机

肝肾脾虚骨痹辨识：肾为先天之本，肾虚则先天之本不固，百病滋生。肾主骨，肝主筋，肝肾同源，肾虚则不能濡养肝木，则见关节筋骨酸软疼痛，屈伸不利；伴见腰膝酸软，夜尿频多；肾阳虚则乏力，面色苍白，形体畏寒喜温，口淡不渴，小便清长，或夜尿频多，舌淡或淡嫩胖大，苔白，脉细或细弱；肝肾阴虚则面色潮红、烦热失眠或潮热汗出，口干、头晕、目干涩、急躁易怒或烦躁焦虑，尿少而黄，大便干，舌红苔少，脉细数；脾为后天之本，脾居中焦，主四肢肌肉，主运化，脾虚则肾精肝血不补，筋骨血脉失养，湿浊内生，流注四肢关节，引起关节疼痛肿胀僵硬。脾虚为主见精神疲倦萎靡，畏寒肢冷，头面或形体浮肿，面色苍白，口淡不渴，食欲减退，舌淡胖或边有齿痕，苔白滑，脉细或细弱。

外感邪气骨痹辨识：风寒湿杂至，合而为痹。痹者闭也，三气杂至，壅闭经络，血气不行，故而为痹。风借寒之肃杀之力，寒借风之疏泄之能，湿得风寒之助，掺揉其中，得以侵犯机体。初犯经络，继入筋骨，波及血脉，流注关节。经气不畅，络血不行，阳气不达，则邪气肆虐，而生疼痛。风寒湿邪为主则见关节冷痛、重着，阴雨天加重，关节得热痛减，遇寒痛甚，变色苍白，舌淡或淡嫩、苔白腻或白滑，脉弦缓或濡细。湿热为主则见关节红肿灼痛，痛而拒按，局部皮温高，遇热痛甚，口干口苦，午后潮热汗出，舌红或暗红，苔黄腻，脉滑数或弦滑。

痰瘀骨痹辨识：痰浊是水液输布障碍，水湿停聚，居久生痰，痰湿阻滞经脉，气血运行受抑；痹久至血脉不通，瘀血阻络，瘀血痰浊痹阻经络，出现关节疼痛肿胀僵硬。临证见关节肿大畸形、刺痛，头身困重或头晕不适，身疲困倦嗜睡，食欲减退，脘腹痞闷，恶心或呕吐，渴不多饮或喜热饮。

血虚骨痹辨识：风寒湿邪侵袭，久则营卫失调，气血亏虚，筋脉骨骼失于濡养，导致痹病发生。临证见关节疼痛僵硬，腰背酸软疼痛，面色萎黄，身体疲倦，少力，头晕目眩，少气懒言，食欲减退，腹胀便溏，舌淡苔白，脉弱。

三、定治

骨痹遵循"急则治其标、缓则治其本"之原则，脾气虚、中气不足、气血失和、肝血肾精渐亏、筋骨失养是骨痹发生的内在基础；感受外邪，或长期劳损是其发生的外在条件。临床诊治急性期骨关节炎当以寒热为纲，祛邪为主；慢性期或缓解期以调补气血，补益肝肾为本。本病治疗要点在于分清虚实寒热、病程长短和病位，确定治疗原则。骨痹早期，病多实证，但有寒热之分。寒证肢冷恶寒，得热痛减，舌淡苔白，脉弦紧；热证则关节红肿热痛，汗出心烦，舌红苔黄，脉滑数或细数。治疗病初以祛邪为主；病在腰背者，多见于年老体弱者，起病急，当以肝肾不足、气血亏虚为本，治以补益肝肾、益气活血通络为主；病在四肢者，多见于中壮年，其病机多以邪实为主，当分清寒热论治。

有热则清；有风则去；有寒则散；有湿则除；内寒外热，则寒热分消；上热下寒，则清上温下；气血不足，则调理气血。医法圆通，因证施治，随症加减，攻补并用。

四、用药

肝肾亏虚证用药：独活、桑寄生、杜仲、牛膝、细辛、秦艽、茯苓、防风、川芎、人参、甘草、当归、芍药、干地黄、山药、牡丹皮、炙山茱萸。

肾阳虚用药：桂枝、制附子、肉桂、乌梢蛇、土鳖虫、威灵仙、杜仲、巴戟天、淫羊藿、鹿角霜。

风寒湿证用药：蜂房、乌梢蛇、土鳖虫、威灵仙、羌活、防风、秦艽、豨莶草、青风藤、当归、白芷、桑枝、川芎、制川草乌、麻黄、芍药、甘草、黄芪、薏苡仁、苍术。如以风邪为主，当以疏风为主，赤、白芍同用，与当归相伍，做到"疏风勿燥血"；如以寒邪为主，则散寒为主，大便偏干者，加生熟地黄，防乌头、麻黄之燥；小便黄或舌尖红者，加黄柏，防温热药化火，做到温散不助火。以湿邪为主者，则主以祛湿。

湿热证用药：苍术、牛膝、黄柏、薏苡仁、乌梢蛇、土鳖虫、威灵仙、羌活、防风、秦艽、当归。如兼表证，加桂枝、麻黄、生姜、石膏；兼里实热证，加石膏、知母。

痰瘀证用药：半夏、橘红、白茯苓、甘草、秦艽、川芎、桃仁、红花、甘草、羌活、没药、当归、灵脂、香附、牛膝、地龙。

气血亏虚证用药：人参、白术、白茯苓、当归、川芎、白芍药、熟地黄、甘草、乌梢蛇、土鳖虫、威灵仙、羌活。关节肿大变形者，加松节、地龙。

【辨证论治】

一、膝骨关节炎

1. 寒湿痹阻
主要症状：活动期多见。肢体、关节酸痛，局部畏寒，皮色不红，触之不热，得热痛减，遇寒痛增，关节屈伸不利，活动时疼痛加重；舌苔薄白或白滑，脉弦紧或弦缓。

治疗方法：温经散寒，除湿通络。乌头汤：制川乌（先煎）、麻黄、白芍、黄芪、甘草；或桂枝附子汤：制川乌（先煎）、制附子（先煎）、黄芪、桂枝、白芍、细辛、川芎、防风、秦艽、海桐皮、海风藤、独活、怀牛膝、生姜、大枣、甘草。

痛在上肢者加羌活。

2. 湿热阻络
主要症状：活动期多见。关节红肿热痛，局部触之发热，活动不利，发热，口渴不欲饮，烦闷不安；舌质红，苔黄腻，脉濡数或滑数。

治疗方法：清热利湿，活络通络。四妙丸加减：黄柏、苍术、薏苡仁、牛膝、知母、忍冬藤、络石藤、豨莶草、透骨草、大枣、甘草。

湿热症状较轻者，可用竹叶石膏汤加减：淡竹叶、生石膏、知母、沙参、麦冬、法半夏、海桐皮、海风藤、透骨草、淫羊藿、薏苡仁、独活、甘草。

痛在上肢者加秦艽、桑枝；痛在下肢者加独活、怀牛膝；湿胜者加萆薢；热甚者加防己、连翘、忍冬藤；表证甚者，加桂枝、杭芍，或改用白虎桂枝汤加减。

3. 痰瘀互结
主要症状：慢性期多见。痹痛日久，患处刺痛、掣痛；或疼痛较剧，入夜尤甚，痛有定处或痛而麻木，不可屈伸，反复发作，骨关节僵硬变形，关节及周围可见瘀色；舌质紫暗或有瘀点、瘀斑，苔白腻或黄腻，脉细涩。

治疗方法：益气活血，化痰通络。身痛逐瘀汤合二陈汤加减：桃仁、红花、川芎、秦艽、羌活、没药、当归、五灵脂、怀牛膝、地龙、陈皮、法半夏、茯苓、甘草。

偏气虚血瘀者，可用补阳还五汤加减：黄芪、桃仁、红花、当归、川芎、赤芍、桂枝、细辛、怀牛膝。

腰腿痛甚者，加乌梢蛇、独活；腰以上痛甚者，去牛膝加姜黄；痰湿甚者，合二陈汤加减。

4. 气血两虚

主要症状：慢性期多见。关节酸沉，隐隐作痛，屈伸不利，肢体麻木，四肢乏力；或形体虚弱，面色无华，汗出畏寒，时感心悸，纳呆，尿多便溏；舌淡，苔薄白，脉沉细或沉虚而缓。

治疗方法：益气养血，舒筋和络。补中桂枝汤加减：黄芪、党参、白术、陈皮、炙升麻、柴胡、当归、桂枝、白芍、细辛、川芎、独活、透骨草、淫羊藿、怀牛膝、巴戟天、大枣、甘草；或黄芪桂枝五物汤加减：黄芪、桂枝、白芍、生姜、大枣、甘草。

头晕目眩者，加刺蒺藜、天麻、旋覆花；关节痛甚者，加鸡血藤、乳香、没药、络石藤；关节肌肉萎缩者，加倍生黄芪，加蜂房、蕲蛇。

5. 肝肾亏虚

主要症状：多见于慢性期。关节疼痛、肿胀，时轻时重，屈伸不利，或伴关节弹响，腰膝酸软，腰腿不利，屈伸运动时疼痛加剧；或关节变形，肌肉萎缩，形寒肢冷；或五心烦热、午后潮热；舌淡，或有瘀点、瘀斑，苔白或白腻，脉沉细或沉细涩。

治疗方法：补益肝肾，强筋健骨。独活寄生方加减：独活、桑寄生、骨碎补、淫羊藿、怀牛膝、杜仲、狗脊、鸡血藤、党参、秦艽、川芎、桂枝、细辛、大枣、甘草；或骨痹方加减：党参、独活、桑寄生、骨碎补、淫洋藿、怀牛膝、杜仲、狗脊、鸡血藤、秦艽、川芎、杭芍、桂枝、细辛、大枣、甘草。

阳虚甚者，加附片；阴虚甚者，加知母、黄柏。

二、颈椎骨关节炎

1. 经输不利

主要症状：头、颈、肩、背部拘紧疼痛，颈部活动不利，伴有上肢疼痛或肌肤麻木，恶寒，头痛，出汗或无汗，周身不适等症状。舌质淡红，苔薄白或白腻，脉浮或浮紧或弦紧。

治疗方法：疏风散寒，调和营卫。桂枝加葛根汤加减：桂枝、白芍、炙甘草、生姜、大枣、葛根、姜黄、桑枝、羌活。

颈项部拘急疼痛明显者，可重用葛根至 30～60g 以增强解肌止痛之力；兼有阳虚寒重者，可加附子、细辛等药温阳散寒止痛；兼有气虚者，加黄芪、党参、白术等药以益气。

2. 经络痹阻

主要症状：头、颈、肩、背部及上肢疼痛，颈部僵硬伴活动受限，上肢麻木、无力或沉重，或手指麻胀，甚则肌肉萎缩，舌质淡红或暗红，苔薄白或白腻，脉沉弦或迟。

治疗方法：祛风散寒，舒经通络。阳和汤加减：熟地黄、鹿角胶、肉桂、麻黄、白芥子、甘草、生姜、细辛、葛根、白芍、白芷。

颈肩痛甚者，重用葛根至 30～50g 以增强解肌止痛之力；疼痛甚者，可加全蝎、蜈蚣以温经通络止痛；寒甚者，可加制附子以温阳散寒；兼有湿邪者，加苍术、羌活以祛风胜湿；上肢痛甚者，加羌活、姜黄以祛湿化瘀，引药上行。

3. 气滞血瘀

主要症状：头、颈、肩、背部及上肢疼痛、麻木，痛处固定，以刺痛为主，或胀痛，且痛而拒按，昼轻夜重，久则肌肉萎缩，时有头晕、耳鸣、烦躁不安、胸痛、四肢周身拘急不利、面色无华等症，舌质暗红或有瘀斑，脉弦细涩或细涩。

治疗方法：活血祛瘀，通络止痛。血府逐瘀汤加减：当归、桃仁、红花、赤芍、川芎、牛膝、生地黄、柴胡、全蝎、地龙、细辛。

气滞甚者，酌加乌药、木香以行气止痛；兼见气虚者，加黄芪、党参以益气；瘀血明显者，可加三七、乳香、没药以增加活血化瘀之力；寒甚者，可加桂枝、制附子以温阳散寒，通脉止痛；痛甚者，加延胡索理气活血止痛。

4. 痰瘀交阻

主要症状：头、颈、肩、背部疼痛，痛处固定，以刺痛为主，伴见头重、眩晕、恶心或呕吐，胃脘满闷，纳呆，严重者可致猝倒，或大便溏泄，肢体困重乏力或麻木。舌质紫暗或有瘀斑、瘀点，苔白或腻或黄腻，脉弦滑或弦细涩。

治疗方法：祛湿化痰通络。身痛逐瘀汤合二陈汤加减。陈皮、半夏、茯苓、甘草、竹茹、桃仁、红花、川芎、秦艽、羌活、没药、当归、五灵脂、怀牛膝、地龙。

痰盛者，可加胆南星以祛痰；瘀血明显者，可加三七、全蝎以活血通络止痛；兼见气虚者，可加黄芪、党参、白术以益气。

5. 肝肾亏虚

主要症状：颈、肩、背部不适或疼痛，肢体麻木乏力，头空脑涨，耳鸣耳聋，腰酸乏力，失眠多梦，颧红盗汗，烦躁易怒，或小便淋沥、失禁，或大便无力、便秘或失禁，或阳痿。舌体瘦，舌质红绛，少苔或无苔，脉弦细，细涩或细数。

治疗方法：滋养肝肾，益气养血。健步壮骨丸加减。黄柏、知母、熟地黄、龟甲、白芍、陈皮、干姜、杜仲、山茱萸、木瓜。

血虚者，可加阿胶、鸡血藤、当归、桑寄生以养血；气虚者，加黄芪、党参、白术以益气；夜寐不安加夜交藤、菖蒲、远志以安神；偏于阴虚加女贞子、枸杞子以滋补肝肾之阴；兼阳虚加补骨脂、肉桂、杜仲以温阳。

6. 气血两虚

主要症状：颈、肩、背部隐痛不适，肢体麻木、乏力，关节酸沉，屈伸不利；常伴少气懒言，面色苍白，形寒肢冷，小便清长，大便稀溏等症；舌淡，苔薄白，脉沉细或弱。

治疗方法：益气养血，舒筋活络。补中桂枝汤加减。黄芪、党参、白术、陈皮、炙升麻、柴胡、桂枝、白芍、细辛、淫羊藿、巴戟天、甘草等。

气血两虚甚者，亦可用八珍汤加减。

三、腰椎骨关节炎

1. 寒湿痹阻

主要症状：腰背部冷痛、重着，转侧不利，遇寒触湿则剧，静卧无明显缓解，或伴周围关节肿胀，舌体胖质淡，苔白腻，脉沉而迟缓或沉紧。

治疗方法：散寒除湿，温经通络。甘姜苓术汤加味。干姜、茯苓、白术、甘草、防己、薏苡仁、炮附子、狗脊。

若寒邪较甚，腰部冷痛明显者可选用附子汤：附子、白术、茯苓、人参、芍药。

兼有肾虚者，可加杜仲、生续断补肾壮腰；若疼痛向下肢放射窜痛者，可加独活、青风藤以祛风散寒除湿止痛。

2. 湿热痹阻

主要症状：腰部灼热胀痛、重着，口干渴不欲饮，夏季或阴雨天加重，活动后稍减轻，小便短赤，舌质红苔黄腻，脉濡数或滑数。

治疗方法：清热利湿，通络止痛。四妙丸加味。炒苍术、炒黄柏、川牛膝、炒薏苡仁、木瓜、川萆薢、苦参、防己。

上肢痛甚者，可加秦艽、桑枝；下肢痛者，可加独活、怀牛膝；湿胜者，可加苍术、萆薢；热甚者，可加连翘、忍冬藤；兼表证者，可加桂枝、杭芍，或改用白虎桂枝汤加减。

3. 气滞血瘀

主要症状：腰部刺痛，痛有定处，或向下肢窜痛，时轻时重；痛重时腰不能转侧，痛处拒按，舌质暗或有瘀斑，苔薄白或薄黄，脉沉涩或沉弦。

治疗方法：行气活血，化瘀通络。身痛逐瘀汤加减。桃仁、红花、当归、川芎、没药、五灵脂、怀牛膝、地龙、羌活、秦艽、生续断、香附、甘草。

兼肝肾亏虚者，可加杜仲、狗脊、熟地黄以补益肝肾；久病气血亏损者，加生黄芪、白参、白术益气；寒甚者，加桂枝、炮附子以散寒温经；痛甚不解者，多为瘀血作祟，久病入络，可加山甲、制川乌、蜈蚣以增加化瘀止痛之力；若局部有硬结者，多为痰瘀互结，可加天南星、炒白芥子、制半夏以祛痰散结。

4. 气血两虚，风寒痹阻

主要症状：腰背部冷痛，遇寒痛甚，伴四肢关节游走性疼痛，或屈伸不利，恶风畏寒，神疲乏力，面白少华，劳累后加剧，舌淡嫩苔薄白，脉沉缓或沉紧无力。

治疗方法：益气养血，祛风散寒。独活寄生汤加减。桑寄生、杜仲、怀牛膝、熟地黄、川芎、当归、白芍、党参、茯苓、炙甘草、独活、细辛、桂枝、秦艽、防风。

若气血亏虚为主者，亦可用八珍汤加减：人参、茯苓、白术、熟地黄、白芍、当归、川芎、杜仲、续断、桂枝、细辛、防风、炙甘草。

寒邪偏胜者加制川乌（先煎）、炮附子（先煎）以散寒通络止痛；夹湿者，加术、防己以除湿通络；痛甚夹瘀血者，加桃仁、丹参。

5. 肝肾阴虚

主要症状：腰部酸软疼痛，痛处恶热、喜按，遇劳加剧，伴双下肢酸痛、拘急、屈伸不利，心烦失眠，夜梦纷纭，手足心热，形消体瘦，或见男子遗精、女子月经量少，舌质红体瘦或有裂纹，苔少，脉沉细或细数。

治疗方法：滋补肝肾。左归丸加减。地黄、枸杞子、山茱萸、龟甲胶（烊化）、鹿角胶（烊化）、菟丝子、怀牛膝、狗脊、桑寄生、当归。

若病程较长，反复治疗仍腰痛不止者，多夹瘀阻络，可酌加乌梢蛇、丹参、地龙；出现关节疼痛、重着者，多夹风湿之邪，可加防己、秦艽、威灵仙；夹湿热者，加炒薏苡仁、土茯苓、木瓜清利湿热，通络止痛；阴虚内热甚者，加生地黄、女贞子、旱莲草。

6. 肾阳不足

主要症状：腰部疼痛经久不愈，畏寒肢冷，伴筋脉拘急，屈伸不利，甚则出现强直，或背偻弯曲，形体消瘦，腰膝酸软，步履艰难，畏寒怕冷，头晕耳鸣，舌淡红或有齿痕，苔薄白或少苔，脉沉细无力或沉涩。

治疗方法：温阳补肾，通络止痛。右归丸加减。鹿角胶（烊化）、龟甲胶（烊化）、补骨脂、杜仲、巴戟天、制附子、桂枝、山茱萸、熟地黄、生黄芪、赤芍、没药、皂角刺、炒山甲、怀牛膝。

兼气虚者，重用黄芪以补气通阳；气滞不行者，加香附、青皮理气解郁；阴虚内热较重者，加炒黄柏、炒知母。

四、手骨关节炎

1. 肾阳不足

主要症状：关节隐痛或酸痛，腰膝酸软乏力，面色苍白，形体畏寒喜温，口淡不渴，小便清长，或夜尿频多，舌淡或淡嫩胖大，苔白，脉细或细弱。

治疗方法：温补肾阳，通络止痛。济生肾气丸加减。地黄、山药、炙山茱萸、茯苓、牡丹皮、泽泻、桂枝、制附子、牛膝、车前子、乌梢蛇、土鳖虫、威灵仙、羌活。

2. 肝肾阴虚

主要症状：关节隐痛或酸痛，腰膝酸软，面色潮红、烦热失眠或潮热汗出，口干、头晕、目干涩、急躁易怒或烦躁焦虑，尿少而黄，大便干，舌红苔少，脉细数。

治疗方法：补益肝肾，强筋健骨。独活寄生汤加减。独活、桑寄生、杜仲、牛膝、细辛、秦艽、茯苓、肉桂、防风、川芎、人参、甘草、当归、白芍、干地黄。

3. 瘀血阻络

主要症状：关节刺痛、固定痛，关节局部皮色暗红或有瘀斑，关节肿大畸形，面色黧黑，渴不多饮，尿少而黄，舌淡暗、有瘀点，脉弦、细，或弦细。

治疗方法：活血化瘀，通络止痛。身痛逐瘀汤加减。秦艽、川芎、桃仁、红花、甘草、羌活、没药、当归、灵脂、香附、牛膝、地龙。

4. 风寒湿阻

主要症状：关节冷痛，重着，阴雨天加重，关节得热痛减，遇寒痛甚，面色苍白，舌淡或淡嫩、苔白腻或白滑，脉弦缓或濡细。

治疗方法：散寒除湿，温经活络。乌头汤合桂枝附子汤加减。附子、黄芪、桂枝、白芍、细辛、川芎、炙麻黄、羌活、秦艽、白术、独活、怀牛膝。

5. 脾肾阳虚

主要症状：关节冷痛或酸痛乏力，腰膝酸软无力，精神疲倦萎靡，畏寒肢冷，头面或形体浮肿，面色苍白，口淡不渴，食欲减退，便溏或五更泄，小便清长、夜尿频多或遗尿，舌淡胖或边有齿痕，苔白滑，脉细或细弱。

治疗方法：温肾健脾，舒筋活络。真武汤合附子理中汤：附子、白芍、白术、干姜、茯苓、桂枝、党参、炙甘草、当归、川芎、乌梢蛇、土鳖虫、威灵仙、羌活。

6. 痰湿阻络

主要症状：关节肿大畸形，形体肥胖，头身困重或头晕不适，身疲困倦嗜睡、食欲减退、脘腹痞闷，恶心或呕吐，渴喜热饮，便溏，苔白润滑或白腻，脉滑或弦滑。

治疗方法：化痰除湿，化瘀通络。二陈汤加减。半夏、橘红、白茯苓、甘草、秦艽、白术、白茯苓、当归、川芎、乌梢蛇、土鳖虫、威灵仙、羌活。

7. 肾精亏损

主要症状：关节疼痛，腰膝背酸痛无力，发早白，发脱齿松，耳鸣耳聋或健忘，精神萎靡，身疲困倦，动作迟缓，舌淡苔白脉细弱。

治疗方法：补肾填精，强健筋骨。左归丸加减。熟地黄、山药、山茱萸、茯苓、枸杞子、杜仲、菟丝子、牛膝、当归、鹿角胶（烊化冲服）、龟甲胶（烊化冲服）、肉苁蓉。

8. 脾虚血亏证

主要症状：关节疼痛僵硬，腰背酸软疼痛，面色萎黄，身体疲倦，疲乏少力，头晕目眩，少气懒言，食欲减退，腹胀便溏，舌淡苔白，脉弱。

治疗方法：健脾养血，舒筋通络。八珍汤加减。人参、白术、白茯苓、当归、川芎、白芍药、熟地黄、甘草、乌梢蛇、土鳖虫、威灵仙、羌活。

9. 湿热痹阻

主要症状：关节红肿灼痛，痛而拒按，局部皮温高，遇热痛甚，口干口苦，午后潮热汗出，舌红或暗红，苔黄腻，脉滑数或弦滑。

治疗方法：清热除湿，通络止痛。四妙丸加减。苍术、牛膝、黄柏、薏苡仁、乌梢蛇、土鳖虫、威灵仙、羌活、防风、秦艽、当归。

【其他治法】

一、针灸疗法

1. 体针

肩部：肩髃、肩髎、臑俞。

肘部：曲池、天井、尺泽、少海、小海。

腕部：阳池、外关、阳溪、腕骨。

脊背：大椎、身柱、腰阳关、夹脊。

髀部：环跳、居髎、秩边。

股部：伏兔、殷门、承扶、风市、阳陵泉。

膝部：膝眼、梁丘、阳陵泉、膝阳关。

踝部：申脉、照海、昆仑、丘墟、太溪。

证型加减：行痹加风池、曲池、孔最等穴位以疏风；痛痹加肾俞、关元温补阳气、驱寒外出；着痹加阴陵泉、足三里健脾除湿；热痹加大椎、曲池清泻热毒；气血亏虚则加足三里、血海健脾养血；兼痰湿则加足三里、丰隆健脾化痰；兼瘀血则加膈俞、血海活血调血。各部位均可加阿是穴。

2. 耳针

取相应压痛点、交感、神门、肝、脾、肾诸穴，以针刺或耳穴压豆等治疗。每日或隔日一次。

3. 灸法

灸法可借助灸火的热力及药物的作用，激发经气，达到防治疾病目的。灸法具有温经散寒、扶阳固脱、消瘀散结、防病保健的作用，对体质虚弱和风、寒、湿、瘀为重的骨关节炎患者尤为适宜。

艾灸疗法种类很多，常用的有隔物灸、悬灸两大类。现在临床上常用温灸盒。取穴可参考体针之取穴，以局部压痛点为主。

二、拔罐疗法

古代又称"角法"，拔罐法是以罐为工具，借助热力排除罐内空气，造成负压，使之吸附于腧穴或相应部位的肌肤上，使局部皮肤充血、瘀血，以达到防治疾病的目的。适用于各种证型的骨痹患者，可以根据患者不同证候在适宜的穴位上拔罐以调整经气，具体选穴参照针刺穴位加减选穴，以肌肉隆盛处为佳，若患者兼有热象，可予刺络拔罐以泄热。

三、推拿疗法

中医认为推拿治疗可达到疏通经络，行气活血、调整脏腑、理筋散结的效果。现代医学研究发现，在患病关节局部推拿具有松解粘连、缓解肌肉痉挛、改变局部病变微环境等作用。结合骨关节炎病变部位及患者个体特点，推拿手法多样，骨关节炎的治疗主要以患病关节的松解类手法为主，适当使用整复类手法，切勿暴力按压、拔伸。

四、中药外用

中药外用主要有贴敷及熏洗两种。根据"通则不痛"的原则，一般选用辛窜温热，具有温通经络、补肝肾、强筋骨、祛风除湿之功效的药物，煎水熏洗患部或加工后热熨、敷贴于患处，使药力直达病所，以改善局部循环，促进病理渗出物吸收，消炎止痛。外治法所使用的药物与内治方药一致，针对所患病证辨证用药，多选气味俱厚之品，有时甚至选用力猛有毒的药物，如川乌、草乌、马钱子、川芎、防风、伸筋草、透骨草、鸡血藤、羌活、独活等。补法可用血肉有情之品，在此基础上适当伍用通经走窜、芳香开窍、活血通络之品，以促进药物吸收，如冰片、麝香、沉香、丁香、檀香、菖蒲、川椒、白芥子、姜、肉桂等。制备时选择适当溶剂如姜汁、酒、米醋等调和贴敷药物或熬膏，以达药力专、吸收快、收效速的目的，避免药物对人体产生不必要的反应，外用而不伤肠胃。膝骨关节炎可选血海、鹤顶、内外膝眼等穴位。

五、蜡疗

主要适用于寒湿瘀血阻络类的骨关节炎患者，红肿热痛症状明显的患者不宜应用。蜡疗通过提升皮肤局部温度，增进血液循环，提高细胞膜的透通性，进一步起到镇痛与解痉作用，温度范围选择 40~50℃。

【病案参考】

病案一

修某，男，56 岁。1999 年 11 月 12 日初诊。

有关节痛之宿疾，近一月来，因妻子住院，日夜陪伴，睡卧过道，不慎受寒，两腕、肘、膝关节肿胀、疼痛难忍，手腕活动受限，两膝行走困难，怯冷倍于常人。

实验室检查：血沉 70mm/h，类风胶乳试验（-），ASO＜500U，白细胞 $4.2×10^9$/L。舌苔薄白根腻，脉细濡。

此风寒湿痹痛也。既有宿根，更为顽缠。故予温经散寒，逐湿通络。

处方：鹿衔草、鸡血藤各 30g，当归、地鳖虫、炙蜂房、乌梢蛇、炙僵蚕、制川乌、制草乌各 10g，蜈蚣 2 条，六轴子 2g。5 剂。

11 月 20 日二诊：关节疼痛减轻，关节肿胀、舌脉如前。已见小效，前法继进，上方加白芥子 10g，5 剂，水煎服，每日 1 剂。

11 月 27 日三诊：药后已能行走，关节肿胀渐退，但疼痛尚未悉止，入暮为甚，续当补肾助阳、温经散寒、蠲痹通络。处方：鹿衔草、鸡血藤、青风藤各 30g，炒延胡 20g，淫羊藿、熟地黄各 15g，乌梢蛇、地鳖虫、川续断、骨碎补、补骨脂、全当归、炙蜂房各 10g，甘草 5g。5 剂。腕关节疼痛明显减轻、肿胀亦退，肢体渐舒，全身活动轻便，继以益肾蠲痹丸（浓缩型，每服 4g），日 2 次，服中药 3 个月。随访一年多未见复发。

（摘自：叶义远，蒋怡，马璇卿. 朱良春教授辨治痹证的经验. 上海中医药杂志，2003）

病案二

刘某，女，45 岁。2015 年 11 月 15 日初诊。

诉右膝、右腕关节痛 1 个月。当地医院 X 片示右膝关节骨质退行性改变。现症见：右膝关节肿胀疼痛，右腕关节疼痛，爬楼及下蹲时右膝痛甚，遇冷疼痛明显，右膝关节屈伸时有骨擦音，胃脘无不适，纳寐可，二便调。舌淡红，苔薄白，脉沉细。

西医诊断：右膝骨关节炎。

中医诊断：骨痹（风寒湿痹证）。

治以祛风散寒、除湿止痛。外用寒痹散外敷右膝，内服黄芪防己汤加减。药用：黄芪 30g，附片 30g，白术 15g，茯苓 15g，川芎 15g，防己 10g，桂枝 10g，羌活 10g，独活 10g，秦艽 10g，牛膝 10g，海风藤 10g，细辛 6g，甘草 6g。

半月后复诊：关节疼痛已缓解，上下楼梯及下蹲时仍有不适，右膝不肿，余无特殊，舌脉同前。患者症状缓解，处以玉屏风桂枝汤加减以善后。

按语：据患者右膝肿胀疼痛 1 个月，右膝屈伸有骨擦音，检查及年龄等特征西医诊断为 OA，上症及遇冷加重、脉沉细等中医可诊断为骨痹（风寒湿痹证）。以寒痹散外敷患处，使药力直达病所，以迅速缓解局部症状；处黄芪防己汤加减以祛风散寒、除湿止痛。方中黄芪防己汤重用黄芪以益气固卫，健脾利水，加附片、细辛、桂枝以温阳散寒通络，独活、秦艽、牛膝等以除湿通络止痛，如是则风寒湿邪得解，筋络通调而痛止，且黄芪、茯苓、防己有利水之效，则肿胀得消。正如《金匮要略》云："诸有水者，腰以下肿，当利小便。"复诊时疼痛缓解，则重在顾护卫气，调和营卫，以防外来邪气侵犯，即《黄帝内经》所谓："风雨寒热不得虚，邪不能独伤人"之意。

（摘自：肖勇洪，毕翊鹏，阮莹艺. 彭江云辨治骨关节炎经验总结. 辽宁中医杂志，2017）

第二十二节　骨质疏松症

【概述】

骨质疏松症，又称骨质疏松，是由各种原因引起骨微结构破坏，导致骨密度和骨质量下降而骨脆性增加，易发生骨折的全身性骨病。临床表现为以腰背或周身酸痛等为主的疼痛；以身高缩短或驼背等为主的脊柱变形；以胸、腰椎，髋部，桡、尺骨远端和肱骨近端等为主的脆性骨折。根据其临床表现，可归属为传统医学"骨痿"范畴。骨质疏松是一种与增龄相关的骨骼疾病。随着人口结构的老龄化，骨质疏松患病率逐年上升，其骨折患病概率高于正常人，导致病死率、致残率增加，如今已成为全球范围内越来越严重的健康问题。

然而，骨质疏松是可防、可治的，需加强对危险人群的早期筛查与识别，即使已经发生过脆性骨折的患者，经过适当的治疗，也可有效降低再次骨折的风险。1998年世界卫生组织将世界骨质疏松日定为每年10月20日，其宗旨是为那些对骨质疏松防治缺乏足够重视的政府和人民大众进行普及教育和信息传递提供一个非常重要的焦点信息。

【源流】

骨质疏松属于中医"痹证""骨痿""骨枯""骨缩""骨痹""腰痛"等范畴，综合古代医家论述，目前多认为与"骨痿"最为接近。

先秦、秦、汉时期对骨质疏松病名、病因病机有了初步认识。马王堆汉墓帛书《天下致道谈》说："凡彼治身，务在积精……虚实有常，慎用勿忘，勿困勿穷、筋骨凌强"，强调筋骨的强弱与精气有关，精盛则筋骨强健。《黄帝内经》中，提出了"骨痹""骨痿""骨枯"等病名。《素问·长刺节论》曰："病在骨，骨重不可举，骨髓酸痛，寒气至，名曰骨痹。"《素问·痿论》曰："有所远行劳倦，逢大热而渴，渴则阳气内伐，内伐则热舍于肾，肾者水脏也，今水不胜火，则骨枯而髓虚，故足不任身，发为骨痿。"《灵枢·经脉》亦提出："足少阴气绝则骨枯。"骨质疏松为增龄性疾病，《素问·宣明五气》提出"肾主骨"，《素问·上古天真论》曰："女子七岁，肾气盛，齿更发长；二七而天癸至，任脉通……四七，筋骨坚……七七，任脉虚，太冲脉衰少，天癸竭，地道不通，故形坏而无子也。丈夫八岁，肾气实……二八，肾气盛，天癸至……四八，筋骨隆盛……七八，肝气衰，筋不能动。八八，天癸竭，精少，肾脏衰，形体皆极……令五脏皆衰，筋骨解堕，天癸尽矣"。其伴随着肾气的充盛至衰竭，从人的生长壮老已论述了骨的生长发育规律。《素问·痿论》曰："肾气热，则腰脊不举，骨枯而髓减，发为骨痿"，指出"肾气热"，即肾阴虚肾精枯涸为"骨痿"病机，肾虚为骨质疏松的核心病机。《素问·上古天真论》曰："肝气衰，筋不能动。"《灵枢·决气》曰："谷入气满，淖泽注于骨。"《素问·五脏生成》曰："肾之合骨也，其荣发也，其主脾也。"《灵枢·本神》曰："脾气虚则四肢不用。"《素问·太阴阳明论》曰："今脾病不能为胃行其津液，四肢不得禀水谷气，气日以衰，脉道不利，筋骨肌肉皆无气以生，故不用焉。"《黄帝内经》认识到骨质疏松与肾、肝、脾关系密切，是骨质疏松发病的重要病理基础，提示肾肝脾与骨的生长及功能密切相关。《素问·痹论》云："骨痹不已，复感于邪，内舍于肾"，提示外邪导致骨病。《黄帝内经》奠定了"肾主骨"的基础理论，认为骨质疏松的发生与肾肝脾及外邪侵袭相关。华佗在《中藏经·论痹》中曰："大凡风寒暑湿之邪……入于肾则名骨痹。"《中藏经·论骨痹》中曰："骨痹者乃嗜欲不节，伤于肾也。"这些均提示外邪和嗜欲不节可导致骨质疏松。汉代张仲景《金匮要略·中风历节病脉证并治》曰："咸则伤骨，骨伤则痿"，说明饮食偏嗜可致骨质疏松。综上，先秦、秦、汉时期提出"骨痹""骨痿""骨枯"等病名与骨质疏松相近，病机以肾虚为核心，与肝脾及外邪侵袭相关，另外嗜欲不节及饮食偏嗜可致骨质疏松。

晋、隋、唐时期系统论述骨质疏松的病因病机，以肾虚为其发病根本原因，感受外邪、瘀血为其重要致病因素。隋代巢元方《诸病源候论·腰背病诸候》曰："肾主腰脚，肾经虚损，风冷乘之，故腰痛也""凡腰痛病有五：一曰少阴，少阴肾也，十月万物阳气伤，是以腰痛。二曰风，风寒着腰，是以痛。三曰肾虚，役用伤肾，是以痛。四曰肾腰，坠堕伤腰，是以痛。五曰寝卧湿地，是以痛"。其认为腰痛是由于肾气虚弱或肾经虚损，然后邪气乘虚而入，致腰部"不荣"和"不通"则痛，并强调论述肾虚是腰痛发生的根本原因，在此基础上，或风冷，或风邪，或风与血，或积水，或风水等，正气不能抵御外邪，则邪气乘虚而入致腰部，则发生疼痛。《诸病源候论·腰背病诸候》曰："腰者谓卒然伤损于腰而致痛也，此由损血搏于背脊所为，久不已，令人气息乏少，面无颜色，损肾故也"，提示腰部气血运行失常，以致气滞血瘀，壅滞经络，凝涩血脉，不通而痛。《备急千金要方·骨极》曰："骨极者，主肾也，肾应骨，骨与肾合……若肾病则骨极，牙齿苦痛，手足疼，不能久立，屈伸不利。"《诸病源候论·腰背病诸候》曰："肾主腰脚。肾经虚损，风冷乘之，故腰痛也。又，邪客于足太阴之络，令人腰痛引少腹，不可以仰息。"晋、隋、唐时期"骨极"病名与骨质疏松相近，系统论述了病机以肾虚为发病基础，与外邪相关。

宋金元时期认识到增龄为骨质疏松病因，提出预防方法；强调五脏虚弱，特别是肾虚及脾胃虚弱可导致骨质疏松。宋代陈直《养老奉亲书·春时摄养》曰："缘老人气弱、骨疏，怯风冷，易伤肌体。"《养老奉亲书·冬时摄养》曰："高年阳气发泄，骨肉疏薄，易于伤动，多感外疾，唯早眠晚起，以避霜威。"其提示"骨肉疏薄"与增龄相关，与现代对骨质疏松的认识相似，并提出骨质疏松预防方法。宋代王贶《全生指迷方》曰："沉而微，五脏气衰，骨痿不能起"，认为五脏气衰而致"骨痿"。宋代窦材《扁鹊心书·骨缩病》曰："此由肾气虚惫，肾主骨，肾水既涸则诸骨皆枯，渐至短缩"，说明肾气虚衰、肾水渐涸所致骨骼逐渐出现短缩与骨质疏松中身高变矮的现象一致。《脾胃论》曰："大抵脾胃虚弱，阳气不能生长……则骨乏无力，是为骨蚀，令人骨髓空虚，足不能履地"，提示脾胃虚弱亦为骨质疏松的病因。综上，宋金元时期提出"骨肉疏薄"病名与现代骨质疏松较为接近，其是增龄性疾病，与肾脾胃密切相关，提出"唯早眠晚起，以避霜威"的养生保健方法。

明清时期系统阐释骨质疏松为本虚标实之证，强调肾虚为本，治宜滋肾护肾，提出中药治疗方剂。明代张介宾《景岳全书》曰："腰痛证，凡悠悠戚戚，屡发不已者，肾之虚也……予见房室劳伤肾气，腰脊兼痛，久则髓减骨枯，发为骨痿者有矣，岂直腰痛已哉，养生君子不可以不慎于斯也。"肾虚导致的腰痛症状及"久则髓减骨枯，发为骨痿"与骨质疏松极为相似，提出养生保健需要重视补肾护肾。明代徐用诚《玉机微义》载牛膝丸："治肾肝损骨痿不能起于床，宜益精，筋缓不能自收持，宜缓中"，载有三因加味四斤丸治"肾热肝虚，热淫于内，致筋骨痿弱，自不胜持"，旨在说明补益肝肾、缓中益精在骨质疏松治疗中的重要意义。明代吴崑在《医方考》中云："肾者水脏，无水则火独治，故令肾热。肾主督脉，督脉者，行于脊里，肾坏则督脉虚，故令腰脊不举。骨枯髓减者，枯涸之极也。肾主骨，故曰骨痿。是方也，熟地黄、山茱萸，味浓而能生阴。黄柏、知母，苦寒而能泻火。泽泻、牡丹皮，能祛坎中之热。茯苓、山药，能制肾间之邪。王冰曰：壮水之主，以制阳光。"其提出督脉亏虚，肾精骨髓不足导致骨痿的发生，并提出治疗方法。清代张璐在《张氏医通》提出："言肾经腰痛者，内伤房劳也，假令肾脏真气布护，六气焉能为害，唯肾脏虚伤，膀胱之府安能独足，又有膏粱之人，久服热剂，醉以入房，损其真气，则肾脏热，腰脊痛，久则髓减骨枯，发为骨痿，此为本病。其有风寒湿热、闪挫瘀血、滞气痰积，皆为标病。而肾虚则其本也。"其阐述了骨质疏松为本虚标实之病，肾虚为本；治疗分寒热主治"属阳虚火衰，肾气丸加肉苁蓉、补骨脂、巴戟、鹿茸之类……属阴虚火炎，六味丸加龟甲、当归、杜仲、续断之类"。清代程国彭《医学心悟》言："腰痛，有风、有寒、有湿、有热、有瘀血、有气滞、有痰饮，皆标也，肾虚其本也……若脉细数无力，便结溺赤，虚火时炎，此肾气热，髓减骨枯，恐成骨痿，斯为阴虚，须补先天之水，则用六味丸，合补阴丸之类。"其提出骨质疏松以肾虚为核心，为本虚标实之证，治疗重视滋肾阴。综上，明清时期强调肾虚为本，提出三因加味四斤丸及六味丸等中药方剂以滋肾护肾，对于指导骨质疏松的治疗具有重要意义。

【病因病机】

骨质疏松是各种原因引起肾虚、骨髓失养而致，肾虚为其发病的核心，与肝、脾关系密切，亦与外邪及痰瘀相关。

一、肾虚为骨质疏松发病的核心

骨质疏松主要是由于肾虚而致。肾主骨和髓的生长发育，肾藏精，精生骨髓，骨髓充实，骨骼强壮，运动捷健。肾的精气盛衰，直接影响骨骼的生长、营养、功能等。肾精亏虚、肾阴虚、肾阳虚、肾气虚可导致骨质疏松。

肾精亏虚：多因禀赋薄弱，先天不足，早婚多育，房事不节，劳欲伤肾或年高体弱，久病失养等致肾精亏损，无以生髓，髓海空虚，骨骼失充所致。腰为肾之府，肾精亏虚，腰府失养，故腰膝酸软。《素问·上古天真论》中说男不过八八，女不过七七，而天地之精气皆竭矣，表明随年岁增长，肾中精气发生盛衰改变。女子"天癸"含量与年龄关系密切，肾中精气由充盛转而逐渐衰败，性腺功能亦随之渐渐衰退。特别是妇女绝经后肾气更加衰弱，肾精空虚则骨髓化源不足，骨骼失养而致骨质疏松。

肾阴虚：久病伤肾，肾脏阴液耗损；先天禀赋不足，肾脏阴液不足；房事过度，耗精伤阴；过服温燥劫阴之品，耗伤阴液。肾藏精、主骨，骨主髓，腰为肾之府，肾阴不足，髓减骨弱，骨骼失养，故骨质疏松，表现为腰膝酸痛。

肾阳虚：素体阳虚，累及肾脏阳气虚衰；年高肾亏，肾脏阳气虚衰；久病伤肾，肾脏阳气虚衰；房劳过度，耗伤肾阳。肾主骨，骨主髓，腰为肾之府，肾阳虚衰不能温养腰府及骨骼，则骨质疏松，表现为腰膝酸软、腰背冷痛。

肾气虚：年高肾气亏虚；年幼肾气未充；房事过度，耗精伤气；久病伤肾或素体阳虚；久病咳喘，肺虚及肾，耗伤肾气，肾气虚衰，气不归元。由此导致肾气亏虚，摄纳无权。肾主骨，腰为肾之府，肾气亏虚，骨骼失其所养，则腰膝酸软无力。《临证指南医案》曰："肾藏精，精血相生，精虚则不能灌溉诸末，血虚则不能营养筋骨。"若先天不足，素体虚弱或久病失养，年高体弱渐致肾中气虚，无以生髓养骨，骨骼因缺乏骨髓的滋养而不能维持其正常的结构和功能，就会出现腰背酸软，疼痛无力，脆弱易折而导致骨质疏松的发生。

二、肝脾失调是骨质疏松发病的重要因素

情志不遂，气郁化火；温热病后期、脾虚生化不足、各种出血性疾病、肝脏疾病或久病，耗伤肝阴肝血；肾阴不足，水不涵木。脾气虚、脾阳虚、肝阴虚、肝血虚、肝气郁滞可导致骨质疏松。

脾气虚：饮食不节，劳累过度，久病耗伤脾气致脾气虚。若先天禀赋不足，或素体脾胃虚弱；或后天失于调养，或饮食不节，饥饱失常，或劳倦过度，忧思日久，损伤脾胃；或年老体衰，或大病、久病之后，元气未复，失于调养，均可使脾气亏虚，运化功能失常，导致气血生化乏源，形成脾气虚证。脾主四肢肌肉，脾气不足，气血生化不足，肢体失养，故骨质疏松，表现为肢体倦怠。

脾阳虚：饮食不节，过食生冷或过用寒凉药物，或久病失养，或命门火衰，火不生土等，致脾阳亏虚。其病位在脾，属虚证、里寒证。脾为后天之本，主百骸，先天之精有赖其运化充养。脾阳虚，形骸失于温煦，则骨质疏松，表现为形寒气怯，四肢不温。

肝阴虚：一是情志不遂，气郁化火。肝属木，主疏泄，主调畅气机和情志，协调气升降出入的有序运动和气血运行。若肝失疏泄可以致肝气亢奋或肝气郁结；反之，若情志不遂，抑郁或恼怒亦可导致肝疏泄失常，气血不调，恼怒抑郁日久化火，灼伤阴液即可导致肝阴不足，筋骨失养而致骨质疏松。二是温热病后期，耗伤肝阴。温热病，如风热、暑热、燥热等病证。温热者，均为阳邪，易灼伤阴液。热邪炽盛，高热不退时，阴液损伤尤甚，筋骨失养而致骨质疏松。三是肾阴不足，水不涵木。中医讲"肝肾同源"，又称"乙癸同源""精血同源"，即肝藏血，肾藏精，精能生血，血能化精。肾精与肝血，荣则同荣，衰则同衰。肝属木，肾属水，肾水可以滋养肝木，加之肾阴为一身阴液之根本，故肾阴不足，水不涵木，则导致肝阴不足，从而导致肝阴亏虚。肝阴虚，络脉失养，虚火内灼则筋骨失养而致骨质疏松，表现为胁肋隐隐灼痛。

肝血虚：脾肾亏虚，生化之源不足，或久病耗伤肝血，或失血过多所致肝血濡养功能减退或失常。肝血来源于脾胃腐熟、运化的水谷精微，同时又化生于肾精。若脾胃虚弱，饮食减少，运化失常，生血之源不足；肝主藏血，肝肾同源，肾精不足，导致精不化血，从而导致肝血不足；或肝脏有病，耗伤肝血，以及各种出血性疾病，均可损伤肝血，导致肝血不足。肝血虚，筋骨失血濡养而致骨质疏松，表现为项背强急，肢体麻木不仁，关节屈伸不利。

肝郁气滞：多由情志抑郁，气机阻滞所致。肝有疏泄的功能，喜升发舒畅，如因情志不遂，或突然受到精神刺激，或因病邪侵扰，阻遏肝脉，致使肝气失于疏泄条达，影响气机升发和疏泄，就会引起肝郁的病证。肝主疏泄，性喜条达，其经脉布胁肋循少腹。若情志不遂，木失条达，则致肝气郁结，经气不利，筋骨失养而致骨质疏松，表现为胁肋疼痛。情志抑郁或暴怒伤肝，或外邪阻滞致，肝气郁结，气机不畅，若影响于脾则脾失健运，气血化生不足而不能濡养筋骨，而致骨质疏松；若影响于肾，则致精藏失职，肾精亏虚而不能充养亦致骨痿，发生骨质疏松。

三、瘀血既是骨质疏松的重要致病因素，又是其常见病理产物

王清任《医林改错》指出，凡肩痛、臂痛、腰疼、腿疼，或周身疼痛，总名曰痹症……人于血管，痛不移处，定有瘀血。骨质疏松的疼痛主要表现为痛处相对固定不移，呈慢性隐痛，故多属于血瘀证范畴。王清任在《医林改错》中又云："元气既虚，必不能达于血管，血管无气，必停留而瘀。"血瘀是骨质疏松发生的加重因素。《灵枢·营卫生会》曰："壮者之气血盛，其肌肉滑，气道通，荣卫之行不失其常，故昼精而夜暝。老者之气血衰，其肌肉枯，气道涩，五脏之气相搏，其营气衰少而卫气内

伐，故昼不精，夜不瞑。""气道涩"，指血脉运行不畅，提示潜在的血瘀是老年期生理状态的一种特质，由于老年人体质多趋虚衰，脏腑功能低下，久病入络，久病必瘀。老年人冲任虚，天癸竭，精血亏，肾精不足，脏腑气血生化无源，元气虚而无以运血，血行缓慢，滞而成瘀；或肾阳衰，温煦失职，阴寒凝滞，血行不畅，留而成瘀；或肾阴不足，虚火灼津，津液凝聚，脉道不通而成血瘀。再则脾虚气血无以化生，气血虚不足以推动血液运行致瘀；或脾虚统摄失职，血不循经，妄行脉外成瘀。气候骤冷，久居寒冷地区，寒邪侵袭人体，经脉蜷缩拘急，血液凝滞，即寒凝血瘀。肝主疏泄喜条达，若情绪长期抑郁，肝失疏泄，气机瘀滞，"气行则血行"，气滞则血瘀；或恼怒过度，肝郁化火，血热互结，或血热煎熬成瘀。"心主血脉""脾统血"，思虑过度，劳伤心神，易致心失所养，脾失统摄，血液运行不畅或血溢脉外不能消散而成血瘀。久病入络，血脉瘀阻，血行不畅；久病正气亏损，"气不摄血"，血行脉外不能消散而成血瘀。瘀血作为致病因素又会加重脏腑的虚衰而导致精微不布，而致"骨不坚"。传统中医学认为，气血对骨骼的滋养是骨骼维持正常形态和功能的关键，而一旦瘀血阻滞，脉络不通，骨失气血滋养，必发为"骨痿"，导致骨质疏松。

四、感受外邪是骨质疏松发病的外在条件

一方面风寒湿邪为患，《济生方》说："皆因体虚，腠理空疏，受风寒湿气而成痹也。"正气不足，无力驱邪外出，病邪稽留而致病。外感风寒湿邪，多因居处潮湿，涉水冒雨，或睡卧当风，或冒雾露，气候变化，冷热交错等原因。正如《素问·痹论》说："风寒湿三气杂至，合而为痹也。"风、寒、湿之邪往往相互为虐，方能成病。风为阳邪开发腠理，又具穿透之力，寒借此力内犯，风又借寒凝之积，使邪附病位，而成伤人致病之基。湿邪借风邪的疏泄之力，寒邪的收引之能，而入侵筋骨肌肉，风寒又借湿邪之性，黏着、胶固于肢体而不去。风、寒、湿病邪留注肌肉、筋骨、关节，造成经络壅塞，气血运行不畅，肢体筋脉拘急、失养而致骨质疏松。另一方面热痹的发生，《证治准绳》说："热痹者，脏腑移热，复遇外邪客搏经络，留而不行，阳遭其阴，故痹，熻然而闷，肌肉热极，体上如鼠走之状，唇口反裂，皮肤色变。"此多因直接感受火热之邪；亦可由脏腑功能失调，如阳热体质、内有蕴热，或阴血亏耗、阴虚阳亢之体，感受外邪侵袭，邪气入里化热，流注经络关节；或风寒湿邪日久缠绵不愈，邪留经脉，郁久化热，气血痹阻而致骨质疏松；也可出现寒热错杂之证，其发生与个人的体质因素和感邪情况有关。若素体阳热偏盛，而感邪偏寒，或素体阴盛，而感邪偏热皆可产生寒热错杂证。湿郁化热而寒邪未除，或因机体感受风寒湿邪日久郁而化热。

骨质疏松以肾虚为本，可涉及感受外邪，可涉及肝、脾不调，气血运行失调，可出现痰浊停滞。寒、痰、湿可阻滞气机，使血行不畅而瘀血内生，或外因跌仆损伤，而使血溢脉外而成瘀。痰瘀皆为有形实邪，留滞于关节、肌肉，阻滞血脉，局部失

养，而致骨质疏松，表现为关节漫肿，僵硬变形，屈伸受限，痛有定处。入夜，阳入于阴，血行缓慢，脉络瘀滞更为明显，故疼痛昼轻夜重。痰瘀互结，留滞肌肤，闭阻经脉，故肌肉关节刺痛，固定不移；痰浊瘀血与外邪相合，阻闭经络，深入骨骼，导致关节肿胀、僵硬、变形。

【临床诊断】

一、临床表现

1. 疼痛

以腰背部疼痛最多见，疼痛范围是以脊柱为中心向两侧扩散，体位改变可减轻或加重疼痛。如仰卧或短时的坐位可以减轻疼痛，久坐、久立、久卧、扭转身体、前屈和后伸时会加重疼痛。其他部位也可出现疼痛，如骨盆、髋、臀、骶尾、膝踝、足跖等部位的疼痛或顽固性的足跟痛，较重的患者可出现全身疼痛。初起时疼痛为随人体的动静状态变化而出现的间歇性疼痛，以后随着骨质疏松的发展表现为持续性疼痛，有昼轻夜重的特点。以酸痛、胀痛、钝痛、深部痛为主，当出现骨折时可引起急性剧痛，而椎体压缩骨折时约半数患者感到疼痛或疼痛加重。如肌肉痉挛，多发生在小腿、足底、腹部、肋部或手部，其次是肢体麻木、乏力、失眠、精神焦虑或恐惧感等，也有少数伴随肋间神经痛或腹痛。

2. 身长缩短、驼背

由松质骨和皮质骨组成的骨骼中，松质骨更易发生骨质疏松改变。特别是脊椎椎体前部，几乎全部是松质骨，而且支撑体重，负重量大，若已发生胸椎和腰椎的压缩变形，则出现身长缩短，甚至形成驼背。

3. 骨折

脆性骨折，即受轻微的外力就易发生骨折，常发生在扭转身体、持物、开窗等室内日常活动时，甚至咳嗽、打喷嚏等时不经意间发生骨折。骨折部位常见于股骨颈、桡骨远端和椎体。椎体骨折好发于胸腰段，多为单发，但多个椎体骨折也不少见，疼痛局限在骨折部位，活动或咳嗽时加重，有的伴有肋间神经痛或坐骨神经痛。男性骨质疏松多发生髋部骨折，其发生率高于脊椎骨折和腕部骨折，包括股骨颈骨折和粗隆间骨折。髋关节骨折是骨质疏松病理性骨折危害最严重、病死率最高的骨折，骨折发生可以造成患者残废，甚至有的患者将永久面临病残或生活无法自理。

4. 呼吸功能障碍

骨质疏松，脊柱压缩性骨折导致脊柱后弯、胸廓畸形，可引起多处脏器的功能变化，以呼吸系统障碍尤为突出。由于骨质疏松导致后凸畸形加大，肋骨活动度减小，同时呼吸时胸廓侧方及垂直方向上扩张度减小，进而发生限制性呼吸功能障碍。

5. 其他

骨质疏松是脊椎退行性病变的促发因素。当椎体压缩变形后可加重椎间盘病变和骨赘形成而伴发胸痛、下腰部疼痛、下肢放射痛或间歇性跛行，如果马尾神经受压还会出现大小便异常等症状。

二、诊断要点

1. 基于骨密度测定的诊断

双能 X 线吸收检测法（DXA）测量的骨密度是目前通用的骨质疏松诊断指标。对于绝经后女性、50 岁及以上男性，建议参照 WHO 推荐的诊断标准，基于 DXA 测量结果（见下表）：骨密度值低于同性别、同种族健康成人的骨峰值 1 个标准差及以内属正常；降低 1~2.5 个标准差为骨量低下（或低骨量）；降低等于和超过 2.5 个标准差为骨质疏松；骨密度降低程度符合骨质疏松诊断标准，同时伴有一处或多处脆性骨折为严重骨质疏松。骨密度通常用 T-值（T-Score）表示，T-值 =（实测值-同种族同性别正常青年人峰值骨密度）/同种族同性别正常青年人峰值骨密度标准差。基于 DXA 测量的中轴骨（腰椎 1~4、股骨颈或全髋）骨密度或桡骨远端 1/3 骨密度对骨质疏松的诊断标准是 T-值 ≤ -2.5。

基于 DXA 测定骨密度分类标准

分类	T-值
正常	T-值 ≥ -1.0
低骨量	-2.5 < T-值 < -1.0
骨质疏松	T-值 ≤ -2.5
严重骨质疏松	T-值 ≤ -2.5 + 脆性骨折

注：T-值 =（实测值-同种族同性别正常青年人峰值骨密度）/同种族同性别正常青年人峰值骨密度标准差；DXA = 双能 X 线吸收检测法。

对于儿童、绝经前女性和 50 岁以下男性，其骨密度水平的判断建议用同种族的 Z 值表示，Z-值 =（骨密度测定值-同种族同性别同龄人骨密度均值）/同种族同性别同龄人骨密度标准差。将 Z-值 ≤ -2.0 视为"低于同年龄段预期范围"或低骨量。

2. 基于脆性骨折的诊断

脆性骨折是指受到轻微创伤或日常活动中即发生的骨折。如髋部或椎体发生脆性骨折，不依赖于骨密度测定，临床上即可诊断骨质疏松。而在肱骨近端、骨盆或前臂远端发生的脆性骨折，即使骨密度测定显示低骨量（-2.5 < T-值 < -1.0），也可诊断骨质疏松。骨质疏松的诊断标准见下表。

骨质疏松诊断标准

骨质疏松的诊断标准（符合以下三条中之一者）
·髋部或椎体脆性骨折
·DXA 测量的中轴骨骨密度或桡骨远端 1/3 骨密度的 T-值≤-2.5
·骨密度测量符合低骨量（-2.5<T-值<-1.0）+肱骨近端、骨盆或前臂远端脆性骨折

【临证思路】

一、识症

1. 疼痛

（1）胀痛：即疼痛而且发胀。多属于肝气郁滞所致。

（2）刺痛：疼痛犹如针刺之状，固定不移，夜间痛甚。多属于瘀血内停所致。

（3）冷痛：疼痛且有冷感，得温痛减。多由于寒邪阻络或阳虚失温所致。

（4）隐痛：疼痛轻微，时发时止。多因阴血不足，机体失养，或阳气亏虚，机体失温所致。

（5）酸痛：疼痛而有酸软感。多由于肝肾不足，筋骨失养所致。

2. 腰膝酸软

腰为肾之府，肾精亏虚，腰府失养，故腰膝酸软。

3. 身长缩短、驼背

肝主筋，肾主骨，筋骨相连。肝虚阴血不足，筋失所养，肢体屈伸不利，筋骨拘急。由松质骨和皮质骨组成的骨骼中，松质骨更易发生骨质疏松改变。特别是脊椎椎体前部，几乎全部是松质骨，而且支撑体重，负重量大，若已发生胸椎和腰椎的压缩变形，则出现身长缩短，甚至形成驼背。这是由于肾精不足，不能濡养骨髓，骨髓空虚而致。

4. 骨折

肾藏精，主骨生髓，肾精充足，则骨髓的生化有源，骨骼才能得到骨髓的充分滋养而坚固有力；若肾精虚少，骨髓的生源不足，不能濡养骨骼，便会出现骨骼脆弱乏力，受轻微的外力就易发生骨折。骨折常发生在扭转身体、持物、开窗等室内日常活动时，甚至咳嗽、打喷嚏等没有较大的外力作用，不经意间亦会发生骨折。此由于瘀血阻滞所致，既是病因病机，亦是结果。

二、审机

骨质疏松为本虚标实之证，虚证需辨别肾虚、脾虚及肝虚；实证需辨别肝郁、血瘀、外邪等因素。

虚证：腰为肾之府，肾虚，腰府失养，故腰膝酸软；肾阳虚衰不能温养腰府及骨骼，而表现腰背冷痛。阳虚不能温煦肌肤，则畏寒肢冷，下肢为甚。肾开窍于耳，脑为髓海，肾虚，耳窍失于充养，故见耳鸣、耳聋，无以充髓实脑，则健忘恍惚，甚至神情呆钝。《素问·上古天真论》中说男不过八八，女不过七七，而天地之精气皆竭矣，表明随年岁增长，肾中精气发生盛衰。女子"天癸"含量与年龄关系密切，肾中精气由充盛转而逐渐衰败，性腺功能亦随之渐渐衰退。特别是妇女绝经后肾气更加衰弱，肾精空虚则骨髓化源不足，骨骼失养而致骨质疏松。《临证指南医案》曰："肾藏精，精血相生，精虚则不能灌溉诸末，血虚则不能营养筋骨。"若先天不足，素体虚弱或久病失养，年高体弱渐致肾中气虚，无以生髓养骨，骨骼因缺乏骨髓的滋养而不能维持其正常的结构和功能，就会出现腰背酸软，疼痛无力，脆弱易折而导致骨质疏松的发生。

脾为后天之本，主百骸，先天之精有赖其运化充养。脾气不足，气血生化不足，肢体失养，故肢体倦怠。脾阳虚，形骸失于温煦，而致骨质疏松，表现为形寒气怯、四肢不温。

肝阴虚，络脉失养，虚火内灼而致骨质疏松，表现为胁肋隐隐灼痛；肝血虚，筋脉、爪甲、两目、肌肤等失血濡养而致骨质疏松，表现为项背强急，肢体麻木不仁，关节屈伸不利，手足震颤。肝虚阴血不足，筋失所养，肢体屈伸不利，肾精亏损，髓枯筋燥，痿废不起，则肝虚骨痿。

实证：肝主疏泄，性喜条达，其经脉布胁肋循少腹。若情志不遂，木失条达，则致肝气郁结，经气不利，肢节失于濡养而致骨质疏松，故见胁肋疼痛。

瘀血停积，脉络不通，气机阻滞，不通则痛，故疼痛剧烈，如针刺刀割，部位固定不移；因按压使气机更加阻滞，疼痛加剧而拒按；夜间阴气盛，阴血凝滞而更加疼痛。舌质紫暗，或见瘀斑瘀点，脉象细涩为血瘀之象。血瘀是骨质疏松发生的加重因素，瘀血阻络亦是骨质疏松发生的一个不可忽视的因素。由于老年人体质多趋虚衰，脏腑功能低下，久病入络，久病必瘀。痰浊阻于肢节，则关节肿大变形或有结节。

外邪致病，疼痛游走为风邪，疼痛较剧而固定且遇寒痛增、得热痛减为寒邪，酸重肿麻而阴雨天加重为湿邪，红肿灼热而痛不可触为热邪。

三、定治

治疗以"肾主骨生髓"为指导，从肾论治为主，以阴阳为纲，补肾壮骨贯穿始终。注重肾、肝、脾三脏同调，补虚为重，补肾以壮骨，精血并补，健脾补肝，同时关注活血通络祛邪，祛风除湿等治法。

补肾的方法与措施包括：补肾填精壮骨；滋阴补肾，填精益髓；温补肾阳，填精益髓；补肾益气。补脾的方法与措施包括：补中益气；温中祛寒，益气健脾。调肝的方法与措施包括：滋阴疏肝；养肝补血；疏肝解郁。血瘀阻骨的方法与措施包括：活血行气，通痹止痛。若肝肾阴虚，则滋补肝肾；脾肾阳虚，则补虚回阳，温中散寒；气血亏虚，则益气补血；气滞血瘀，则活血祛瘀，行气止痛；痰瘀痹阻，则化痰行瘀，蠲痹通络；风寒湿痹，则祛风散寒除湿，蠲痹通络止痛；风湿热痹，则清热祛邪，宣痹止痛；寒热错杂，则温经散寒，清热除湿。

骨质疏松分为前期（骨量正常或骨量减少）、骨质疏松、骨质疏松伴骨折 3 个阶段。基于"治未病"思想，骨质疏松前期（骨量正常或骨量减少），未病先防，包括饮食调护、功能锻炼、中药西药预防等治疗；骨质疏松尚未发生骨折，既病防变，包括中医西医药物、运动及物理治疗等；骨质疏松已发生骨折，既病防变，复位、固定、功能锻炼和抗骨质疏松中药西药等治疗，根据骨折三期辨证理论，早期活血化瘀、止痛行气，中期强筋壮骨、养血通络，后期填精益髓、疏经通络。

四、用药

肾虚：肾虚为骨质疏松病机核心，症见腰背酸痛等，治宜补肾。肾精亏虚，药用熟地黄、制何首乌、胡桃肉、黄精等；肾阴虚，药用枸杞子、山茱萸肉、石斛等；肾阳虚，药用菟丝子、杜仲、补骨脂、巴戟天、肉苁蓉、淫羊藿、仙茅等；肾气虚，药用七味都气丸加参附龙牡等；髓空骨枯日久，药用鹿角、龟甲等血肉有情之品。

脾虚：脾虚为骨质疏松重要因素之一，症见乏力，治宜益气健脾。脾气虚，药用黄芪、党参、白术、炙甘草、陈皮、炒山药等；脾阳虚，药用人参、干姜、白术、蜀椒等，阳虚较甚，药用附子；脾虚兼有气滞，药用木香等。

肝虚肝郁：肝功能失调亦为骨质疏松发病重要因素，症见胁肋疼痛，治宜补肝疏肝。肝阴虚，药用生地黄、枸杞子、北沙参、白芍、麦冬等；肝血虚，药用熟地黄、白芍、制何首乌、阿胶等，加黄芪、白术健脾益气而生血；肝郁气滞，药用柴胡、香附、枳壳等；肝郁化火，药用山栀、黄芩、川楝子等。

血瘀：瘀血为骨质疏松致病因素，亦为其病理产物，症见疼痛，治宜活血通络止痛，药用桃仁、红花、当归、川芎、没药、丹参等；病程久而痰瘀痹阻，药用蜈蚣、地龙等虫类之品。

另外骨质疏松病久，痰浊阻滞，症见关节肿大变形，治宜化痰，药用白芥子、半夏、陈皮等化痰，配合白术、黄芪等益气健脾以助化痰。外邪需辨别风寒湿热之邪，予祛风、散寒、除湿、清热之中药。

【辨证论治】

1. 肾精亏虚

主要症状：腰膝酸软，耳鸣、耳聋，健忘恍惚，神情呆钝，发脱，齿摇，性功能减退，男子精少，女子"天癸"早竭。青年常出现眩晕、虚劳、耳鸣耳聋、不孕、不育、滑泄、阳痿等。中老年人则主要表现为较同龄人早老，或患有严重的体虚衰羸等，症见齿摇松动、耳鸣耳聋、健忘痴呆。舌淡，少苔，脉沉细。

治疗方法：补肾填精壮骨。

临证处理：青娥丸加减。

若出现腰膝酸软、眩晕、耳鸣、须发早白，属肝肾精血亏虚，予熟地黄、制何首乌、菟丝子、枸杞子配伍，养血滋阴，补精益髓。伴倦怠乏力，加太子参、白术益气健脾，以滋补脾肾为主，使肾精充足，骨髓生化有源，骨骼得以滋养而强健有力。若髓空骨枯日久，加鹿角、龟甲血肉有情之品，使肾精得助，骨髓生化有源，精髓充盈，骨得以养，另加山萸肉涩精固脱，防精液之遗失。

2. 肾阴虚

主要症状：腰膝酸痛，头晕耳鸣，失眠多梦，咽干颧红，五心烦热，潮热盗汗，溲黄便干。男子兼见阳强易举、遗精早泄，女子见经少或经闭等肾阴虚证。舌红少津无苔，脉细数。

治疗方法：滋阴补肾，填精益髓。

临证处理：左归丸加减。

由于肾阴虚，虚火内生，临床可以加黄柏、知母滋肾水，降虚火，泻火坚阴；亦可以加石斛，《神农本草经》中记载其"主伤中、除痹、下气、补五脏虚劳羸瘦、强阴，久服厚肠胃"，《本草纲目》中评价其"强阴益精，厚肠胃，补内绝不足，平胃气，长肌肉，益智除惊，轻身延年"。伴有咳嗽喘逆者，加麦冬、五味子；燥火刑金，干咳多痰者，加百合；伴有眼睛干涩，视物不明者，加白菊花；肢倦乏力气虚者，加白术、太子参；腰背疼痛剧甚者，加续断、白芍、甘草；腰膝酸痛加杜仲（盐水炒）；阴虚火旺者，去枸杞子、鹿角胶，加女贞子、麦门冬；阴虚火不旺，去龟甲胶，加补骨脂、莲子肉（去心）、胡桃肉；血虚加当归；夜热骨蒸，加地骨皮。

3. 肾阳虚

主要症状：腰膝酸软，腰背冷痛，畏寒肢冷，下肢为甚，精神萎靡，面色白或面色黧黑无泽，头目眩晕，浮肿，腰以下为甚，久泻不止，完谷不化，五更泄泻，小便频数，清长，夜尿多，男子阳痿早泄，女子宫寒不孕，舌淡胖苔白，脉沉弱而迟。

治疗方法：温补肾阳，填精益髓。

临证处理：右归丸加减。

气虚加人参；阳虚便溏，加补骨脂（酒炒）；五更肾泄加五味子、煨肉豆蔻；胃寒腹痛加干姜（炒黄）、炒吴茱萸；腰膝酸痛加胡桃肉；阴虚阳痿加巴戟天、肉苁蓉。临床肾虚泄泻，则温肾止泻，加用四神丸；肾虚水泛，则温肾利水，可以配合真武汤加减。酌情应用海龙、鹿茸、淫羊藿、肉苁蓉、阳起石、锁阳、韭菜子、巴戟天、狗脊、仙茅等具有温肾阳、益阳精（阴精中之阳精）作用中药。

4. 肾气虚

主要症状：腰膝酸软无力，面色淡白，神疲乏力；或伴有小便频数清长，或余沥不尽、夜尿多、遗尿；或男子遗精早泄，女子带下清稀量多；或月经淋漓不尽或胎动不安，滑胎者；或伴有久病咳喘，呼多吸少，气短，动则喘甚者。舌淡白，脉细弱或沉弱。

治疗方法：补肾益气。

临证处理：肾气丸加减。

伴小便频数清长，或余沥不尽、夜尿多、遗尿，或男子遗精早泄，属肾气不固，治以补肾固涩之法，予合用金锁固精丸或缩泉丸加减；伴见久病咳喘，呼多吸少，气短，动则喘甚者，属肾不纳气，治以补肾纳气之法，予七味都气丸加参附龙牡等。

5. 脾气虚

主要症状：肢体倦怠，精神不振，少气懒言，纳少腹胀，便溏或伴有气陷临床表现，如久泻、脱肛、子宫脱垂、脐腹重坠等；或伴有慢性出血临床表现，如月经过多、崩漏、便血、尿血、肌衄（皮下出血）、齿衄、鼻衄等。舌苔淡白。

治疗方法：补中益气，升阳举陷。

临证处理：补中益气汤加减。

临床见大便时溏时泻，迁延反复，完谷不化，饮食减少，食后脘闷不舒，稍进油腻食物则大便次数增多，面色萎黄，神疲倦怠，舌淡苔白，其脉多虚濡或沉缓、细弱。由于脾虚失运，湿注肠道所致，治宜健脾渗湿止泻，临床可以应用参苓白术散化裁；由脾气虚，或病后过服寒凉所致，治以温运健脾为主，可以选用理中汤、附子理中丸、参苓白术散、四君子汤等方；因脾虚所致之身肿，症见身肿，腰以下为甚，按之凹陷不易恢复，脘腹胀闷，食纳减少，面色不华，神疲肢冷，小便短少，舌质淡，苔白滑，脉沉缓，为脾虚水停，泛溢肌肤所致，治宜温脾利水消肿，可以选用实脾饮加减；脾气虚弱，血失统摄而致出血，治宜健脾益气摄血，可以选用归脾汤加减；脾虚饮食难以运化，中气痞塞而引致之腹胀，治宜健脾消胀，可以选用五味异功散、参苓白术散、香砂枳术丸等方加减。

临床出现全身骨节酸痛，除容易骨折外，常伴有疲乏气短、心悸健忘，面色㿠白、食欲不振，大便溏薄，舌淡，苔白，脉濡细，符合脾胃气虚辨证，可以应用健脾和胃益气、养血通络止痛的膏方。方药组成：黄芪 300g，党参 200g，白术 150g，茯苓 150g，神曲 150g，陈皮 150g，山楂 150g，当归 150g，川芎 100g，生地黄 150g，熟地黄 150g，炙甘草 100g，鸡血藤 150g，何首乌 150g，枸杞子 150g，女贞子 150g，桑寄生 150g，续断 150g，骨碎补 150g，威灵仙 150g，五加皮 100g，胡桃肉 150g，阿胶 150g，龟甲胶 150g，鹿角胶 150g，羌活 90g，独活 90g，防风 90g，三七 100g，赤芍 100g。如食欲不振、大便溏薄者，加莲子 100g，山药 150g，薏苡仁 150g。如骨节刺痛、痛处固定者，加桃仁 100g，红花 100g。

6. 脾阳虚

主要症状：肢体困重，四肢不温，形寒气怯，大便溏稀，纳少腹胀，腹痛绵绵，喜温喜按，小便不利，或见白带多质稀。舌质淡胖，苔白滑，脉沉迟无力。

治疗方法：温中祛寒，益气健脾。

临证处理：理中丸加减。

临床出现脘腹冷痛，手足不温者，加蜀椒、广木香以温中散寒、行气化湿；兼有气滞者，可加木香行气止痛。如果中阳不足之痰饮见胸胁支满，目眩心悸，短气而咳，可以应用苓桂术甘汤温阳化饮，健脾利湿；如果出现周身浮肿，腰以下尤甚，按之凹陷不易恢复，小便短少，伴气短乏力者，可以予实脾饮加黄芪、党参益气、温运脾阳，以利水湿；脘腹疼痛，下利清谷，或霍乱吐利转筋等，证属中焦虚寒，阳虚较甚，加用大辛大热的附子，配合理中丸，脾肾双补，补火生土，其温中散寒之力更强，且能温肾。

7. 肝阴虚

主要症状：胸脘胁痛，或胁肋隐隐灼痛，头晕耳鸣，两目干涩，视力减退，面部烘热或颧红，口燥咽干，五心烦热，潮热盗汗等症。舌红少津，脉弦细数。

治疗方法：滋阴疏肝。

临证处理：一贯煎加减。

大便秘结，临床可以加用瓜蒌仁滋阴润肠通便；虚热或汗多，加地骨皮滋阴清热。

8. 肝血虚

主要症状：项背强急，肢体麻木不仁，关节屈伸不利，手足震颤，头晕耳鸣，目涩眼花，甚或夜盲，面白无华，爪甲干枯脆薄，夜寐多梦，或月经量少、色淡，甚则闭经，皮肤瘙痒，舌淡，苔白，脉弦细。

治疗方法：养肝补血。

临证处理：四物汤加减。

出现血结加桃仁、红花，血闭加大黄、芒硝，血寒加桂附，血热加芩连，欲行血去芍，欲止血去芎，随所利而行之，则又不必拘于四物；阴虚内热，手足心烦者，加白薇、青蒿、黄连、淡竹叶；抽动不安，心烦失眠者，加山栀子、夜交藤、炒枣仁、生龙骨、生牡蛎；出现肝血虚之头痛眩晕，治以"益气养血，补脾生血"，用八珍汤或归脾汤加味。

9. 肝郁气滞

主要症状：胁肋疼痛，胸闷，脘腹胀满，情志抑郁，善太息，或见咽部异物感，胃脘痛，呕逆，吐酸水。妇女可见乳房胀痛，月经不调，痛经。舌苔，薄白，脉弦。

治疗方法：疏肝解郁。

临证处理：柴胡疏肝散加减。

肝郁化火者，加用山栀、黄芩、川楝子以清热泻火。

10. 瘀血痹阻

主要症状：疼痛如针刺刀割，痛有定处而拒按，常在夜间加剧。妇女常见经闭。

舌质紫暗，或见瘀斑瘀点，脉象细涩。

治疗方法：活血行气，祛风除湿，通痹止痛。

临证处理：身痛逐瘀汤加减。

如果瘀阻于肺，出现胸痛咳嗽，气促，甚者喘息不能平卧，胸闷如塞，心悸不宁，舌质紫暗或瘀斑、瘀点，脉弦涩，治以"活血理气，行瘀通络"之法，予桃仁红花煎加减；如果瘀阻于心出现胸闷疼痛，痛引肩背，心悸，口唇青紫，舌质青紫或瘀斑、瘀点，脉涩或结代，治以"活血理气通脉"之法，予血府逐瘀汤加减；瘀阻脑窍而出现眩晕，头痛经久不愈，兼见健忘，失眠，心悸，耳鸣耳聋，舌质紫暗或瘀斑、瘀点，脉弦涩，治以"祛瘀生新，活血通窍"之法，予通窍活血汤加减。

11. 肝肾阴虚

主要症状：腰膝酸软，胁肋胀痛，头晕目眩，耳鸣健忘，视物不清，失眠多梦，咽干口燥，五心烦热，颧红盗汗，男子遗精，女子经少或闭经，舌红，少苔，脉细数。

治疗方法：滋补肝肾。

临证处理：六味地黄丸加减。

如果兼有咳嗽气促者，加入五味子、麦冬；如果阴虚较重者，可加天门冬、麦门冬以润燥养阴；如果出现阴虚盗汗者，可加地骨皮以退热除蒸；如果患者腰膝疼痛，为感受风寒湿邪，日久不愈，累及肝肾，耗伤气血所致痹证，可以予独活寄生汤加减；如果肝肾阴虚，真阴不足出现腰酸腿软，头晕眼花，耳聋失眠，遗精滑泄，自汗盗汗，口燥舌干，舌红少苔，脉细者，治以滋阴补肾，填精益髓之法，予左归丸加减。

如果肝肾阴虚，阴虚火旺出现骨蒸潮热，盗汗遗精，咳嗽咳血，心烦易怒，足膝疼热，或消渴易饥，舌红少苔，尺脉数而有力者，治以滋阴降火之法，予大补阴丸加减。临床出现腰背酸痛，容易骨折，伴有下肢痿软，头晕眼花，耳鸣耳聋，精神疲惫，苔薄，脉沉细，符合肝肾不足辨证，可以应用滋补肝肾壮骨、活血通络止痛的膏方治疗。方药组成：熟地黄 200g，山药 200g，山茱萸 150g，菟丝子 150g，枸杞子 150g，牛膝 150g，杜仲 150g，续断 150g，桑寄生 150g，何首乌 200g，千年健 150g，狗脊 150g，骨碎补 150g，川芎 100g，当归 100g，胡桃肉 150g，阿胶 150g，龟甲胶 150g，鹿角胶 150g，神曲 100g，陈皮 90g，山楂 90g，黄芪 150g，羌活 90g，独活 90g，防风 90g，三七 100g，赤芍 100g。如腰背冷痛、喜暖喜按压者，加制附子 60g，淫羊藿 150g，桂枝 50g。如潮热盗汗、烦热口干者，去鹿角胶、骨碎补，加炒黄柏 100g，炒知母 100g。

12. 脾肾阳虚

主要症状：腰膝酸软，形寒肢冷，腹中冷痛，腹胀腹泻，或五更泄泻，小便不利，或夜尿频多。舌淡胖或边有齿痕，舌苔白滑，脉沉细无力。

治疗方法：补虚回阳，温中散寒。

临证处理：附子理中汤加减。

13. 气血亏虚

主要症状：四肢倦怠，面色苍白或萎黄，头晕目眩，气短懒言，心悸怔忡，饮食减少，舌淡苔薄白，脉细弱或虚大无力。

治疗方法：益气补血。

临证处理：八珍汤加减。

若以血虚为主，眩晕心悸明显者，可加大地、芍用量，加黄芪以益气；如果出现心悸不寐加远志、炒枣仁；如果出现大便稀薄，加扁豆、肉豆蔻；如果出现水肿，加桂枝、补骨脂。临床可以应用健脾和胃、益气生血、补肾生血、祛瘀生血、解毒生血药物。

14. 气滞血瘀

主要症状：周身骨节疼痛，腰背膝痛有定处，疼痛拒按，卧床转身疼痛，日轻夜重，甚则驼背，腰椎、桡骨远端、髋关节骨折，胸胁胀闷，走窜疼痛，急躁易怒，妇女可见月经闭止，或痛经，经色紫暗有块，舌质紫暗或见瘀斑，脉涩。

治疗方法：活血祛瘀，行气止痛。

临证处理：血府逐瘀汤加减。

15. 痰瘀痹阻

主要症状：肌肉关节刺痛，疼痛昼轻夜重，固定不移，关节疼痛反复发作，关节肿大，重者强直畸形，或肌肤紫暗，舌质紫暗或有瘀斑，舌苔白腻，脉弦涩。

治疗方法：化痰行瘀，蠲痹通络。

临证处理：双合汤加减。

16. 风寒湿痹

主要症状：肢体关节、肌肉酸痛，上下左右关节游走不定，但以上肢为多见，以寒痛为多，亦可轻微热痛，或见汗出、恶风、发热、头痛，舌苔薄白或薄腻，脉多浮或浮紧；或肢体关节疼痛较剧，甚至关节不可屈伸，遇冷痛甚，得热则减，痛处多固定，皮色不红，触之不热，舌质淡红，苔薄白，脉弦紧；或肢体关节疼痛重着、酸楚，或有肿胀，痛有定处，肌肤麻木，手足困重，活动不便，或小便不利，舌质淡红，舌苔腻，脉濡缓。

治疗方法：祛风散寒除湿，蠲痹通络止痛。

临证处理：蠲痹汤加减。

偏湿胜者，可加防己、苡仁、苍术；如果痛在上肢者，可加桂枝、姜黄；如果痛在下肢者，可加牛膝。

17. 风湿热痹

主要症状：热邪致痹可单一出现，以关节疼痛，局部灼热、红肿、痛不可触，不能屈伸，得冷则舒为特点。舌红，苔黄或燥，脉滑数。

治疗方法：清热除湿，宣痹止痛。

临证处理：白虎加桂枝汤加减。

燥湿药用量过多容易伤阴，对素体阴虚的患者尤应注意。湿热痹诸药治疗效果不明显者，均可试用滋阴清热法或在原方中适当加入养阴药物。若患者已出现阴虚表现，则采用甘寒养阴清热、活血通络法治疗。

18. 寒热错杂

主要症状：肢体肌肉关节红肿热痛，但局部畏寒，或自觉发热而触之不热；或肢体关节屈伸不利，得温则舒，甚则关节僵硬、变形，但发热恶寒、咽痛明显，小便黄，大便干，舌红、苔白或舌淡苔黄，脉弦数或弦紧。

治疗方法：温经散寒，清热除湿。

临证处理：桂枝芍药知母汤加减。

如果热重，可加生石膏、黄芩、忍冬藤以清热；如果寒盛，可加羌活、川芎、细辛以温经通络；如果关节疼痛明显，可加用全蝎、蜈蚣等虫类药以通络止痛。

【病案参考】

病案一

患者，女，67岁。因腰背酸痛3年加重1个月就诊。患者略有驼背，倦怠乏力，食欲不振，腰背酸痛，不耐久站立，大便溏，舌淡苔薄，脉沉细。骨密度检查：$L_1 \sim L_4$骨密度（BMD）0.771g/cm^2（T-值-2.7）。胸椎摄片见多个椎体呈压缩性骨折后改变。既往无面部红斑、关节红肿、口咽干燥表现。辨证属脾肾亏虚。治拟健脾补肾，养血活血。初诊方药：生黄芪30g，炒白术12g，山萸肉9g，生地黄15g，菟丝子15g，桑螵蛸15g，芡实15g，薏苡仁15g，金樱子12g，续断12g，丹参20g。水煎服，日1剂。

二诊：服药28剂后，患者腰背酸痛好转，大便转实，舌淡红苔薄，脉沉。方药：前方加淫羊藿12g，巴戟肉12g，熟地黄15g，赤芍15g。

三诊：续服28剂后，患者腰背酸痛明显减轻，能耐久站立，故嘱患者服用右归丸巩固，并多晒太阳，适当负重运动固其疗效。患者一年后复查骨密度，骨量未进一步流失，较初诊时同部位骨密度（BMD）增加5.8%。

按语：陈湘君认为，该患者为原发性骨质疏松，治疗上应以补肾为主，但患者除肾虚所致腰酸背痛之外，多见脾气亏虚之乏力倦怠、纳呆便溏之象，舌脉也是气血俱不足之象，故初诊时以健脾为先，兼以平补肾之精血，敛益肾之精气。二诊时患者大便已实，脾虚得扶，再加温肾养血之品，并注重选用温润补阳之淫羊藿、巴戟肉以少火生气，阳中求阴，则肾气得复，骨髓得养而痹痛得减，所谓不止痛而荣养通痹也。

（摘自：陈晓云，顾军花. 陈湘君治疗骨质疏松症经验. 山东中医杂志，2015）

病案二

患者，王某，女，50岁。2014年5月15日初诊。RA病史20余年，四肢多关节肿痛加重2月入院。刻下：患者感腰背疼痛，活动受限，左侧髋部酸痛、胀麻，夜重昼轻，腰膝酸软无力，畏寒肢冷，面色苍白，神疲倦怠，纳差，小便清长，舌淡有瘀点，苔白，脉沉细弱。骨密度仪测定：腰椎$L_1 \sim L_4$平均值T-2.84SD，股骨颈平均值T-2.55SD。血尿常规、肝肾功能、血钙、血磷正常。ESR 33mm/h，CRP 18mg/L。抗CCP抗体1220RU/mL，IgM-RF 438U/mL。诊断为类风湿关节炎继发骨质疏松。辨证属肾阳不足，瘀血阻络证。治以温补肾阳，强筋壮骨，益气健脾，活血通络为法。西药予强的松3mg，口服，一日2次；甲氨蝶呤（MTX）10mg，每周1次，口服；青霉胺0.125g，每日3次，口服，控制RA病情。再给予阿法骨化醇0.25μg，每日1次，口服，钙片促进钙吸收基础治疗。拟方：制附子10g，仙茅30g，巴戟天15g，淫羊藿12g，菟丝子15g，黄芪15g，白术10g，当归10g，全蝎5g，鸡血藤15g，香附10g，煅龙骨30g，煅牡蛎30g，五味子10g。每日1剂，煎服。

二诊：3个月后腰背部疼痛减轻，活动度较前好转，髋部酸痛胀麻减轻，手足温，纳食增加，周身较前有力。原方仙茅减量至15g，强的松减量至2mg，每日1次，口服。

三诊：2014年10月25日复诊，腰背疼痛症状较前明显减轻，床上自如翻身，日常活动基本不受影响，饮食正常，睡眠正常。守方续服。

按：何东仪认为，类风湿关节炎继发骨质疏松的发病责于肾虚，而脾虚血亏、瘀血、外感风寒湿邪是发病的重要原因。因此，辨证应属本虚标实，本病病位在肾，脾肾阳虚为本，血瘀为标。治疗应以温补肾阳为主，兼顾肝脾，辅以活血祛瘀为原则。方中以仙茅功能温肾壮阳、强筋骨、祛风湿，制附子温阳止痛，两药合用以温补肾阳，强壮筋骨为君药。菟丝子、巴戟天、淫羊藿补肝肾，益精血，强筋骨，为臣药。佐以黄芪、白术益气健脾，当归活血补血，全蝎、鸡血藤活血通络，香附理气止痛，煅龙骨牡蛎收敛固涩。其中五味子滋补肾阴、收敛固涩，为阴中求阳之品。诸药合用，共奏温补肾阳，强筋壮骨，益气健脾，活血通络之功。

（摘自：汪荣盛，何东仪.何东仪辨治类风湿关节炎继发骨质疏松症的经验.

中医文献杂志，2016）

第二十三节　纤维肌痛综合征

【概述】

纤维肌痛综合征（fibromyalgia syndrome），也称纤维肌痛症（fibromyalgia），是一种特发性的非关节性风湿病，以全身弥漫性疼痛、特定部位压痛为主要特征。欧美国家患病率为2%～8%，在风湿性疾病中排名第二，仅次于骨关节炎。亚洲地区中，韩国人群患病率为 2%，香港地区人群患病率为 1%，我国台湾和大陆地区尚无流行病学资料的报道。本病多见于女性，采用 1990 年美国风湿病协会发布的分类标准，则患病女性明显多于男性，比例大约为 7∶1，而如采用 2010/2011 版诊断标准，女性与男性比例大约为 2∶1。随年龄增长，本病患病率升高，50～60 岁女性患病率为 8%。本病也常继发于类风湿关节炎、强直性脊柱炎、系统性红斑狼疮等风湿性疾病，以及甲状腺功能低下和恶性肿瘤等非风湿性疾病患者。目前本病发病机制仍然不清，有遗传、免疫紊乱等多种机制导致患者痛阈下降、痛觉过敏的假说。

本病除了全身弥漫性关节肌肉疼痛症状外，常伴有多种非特异性症状，导致患者躯体功能、生活质量的明显下降。常见症状包括睡眠障碍、疲劳、外周压痛点、尿频急、抑郁症状、认知障碍、头痛、晨僵、寒冷不耐受、肠易激惹症状、膀胱易激惹症状和心悸胸痛。相较于类风湿关节炎等风湿性疾病，本病患者的生活质量明显减低。据国外报道，有近 1/4 患者不能参加工作，需申请社会救济。

因其临床表现复杂，患者主诉较多、个体差异较大，依据其临床表现，本病可分属中医学中的痹病、头痛、不寐、虚劳、郁证等病的范畴。

【源流】

纤维肌痛综合征在中医学中无相应病名记载。由于慢性弥漫性疼痛是本病的核心症状，因此，本病应归属于中医痹病的范畴，结合纤维肌痛综合征躯体疼痛部位与中医"筋"的概念相符，考虑将"筋痹"作为本病的二级病名。筋痹病位在筋，属于五体痹，主要临床表现为筋挛节痛。《素问·长刺节论》中记载："病在筋，筋挛节痛，不可以行，名曰筋痹。"肝痹由筋痹发展而来，临床症状肝痹与筋痹往往共存，肝血不足，肝失疏泄，气机不畅则变生百症，导致众多非特异症状，与纤维肌痛症的众多非特异症状相符。故本病源流可参照"筋痹""肝痹"。

【病因病机】

筋痹的致病原因较为复杂，其外因大多为严冬涉水，久居湿地，负重远行，致风寒湿热之邪侵袭筋脉，其内因为禀赋不足，久病体弱，情志不调，或其他痹病日久，迁延不愈，导致正气不足，致使气血运行受阻、筋脉阻滞，或气血亏虚、筋脉不利，而成筋痹。其主要病机不外乎不通和不荣两方面，基本病理特点是筋脉痹阻，筋膜失养。本病起病多慢，若遇风寒湿热诸邪侵袭而兼夹表现者，也可急性发作。

郁怒伤肝、气机郁滞或风寒湿热邪气入侵客于筋，不通则痛而引起本病。《灵枢·刺节真邪》载曰："虚邪之中人也，洒淅动形，起毫毛而发腠理，其入深……抟于筋，则为筋挛。"《中藏经·论筋痹》云："筋痹者，由怒叫无时，行步奔急，淫邪伤肝，肝失其气，因而寒热所客，久而不去，流入筋会，则使人筋急而不能行步舒缓也，故曰筋痹。"筋为肝所主，肝藏血，筋痹的另一主要病因病机即为不荣则痛。喻嘉言《医门法律》指出"筋痹，必因血不荣养""厥阴肝脏，所生者血也，所藏者魂也，血痹不行，其魂自乱"，致"肝痹气逆，筋脉挛急"等证。

筋痹不已，复感外邪，发为肝痹，肝失疏泄，气机不畅则变生百症，导致众多非特异症状。《古今医统大全·郁证门》曰："郁为七情不舒，遂成郁结，即郁日久，变病多端。"肝血不足、筋失所养见筋纵疲乏，肝气郁滞、不达四末见畏寒肢冷，肝阴不足、肝阳上亢见头痛；而肝与五脏关系密切，血不养心、心神不育或肝胆郁热见睡眠障碍，肝郁克脾见腹痛等脾胃症状，肝虚及肾、髓窍失养见认知功能障碍等。肝在志为怒，喜条达恶抑郁，纤维肌痛综合征的情绪抑郁症状最与肝痹相关，表现为或情志抑郁，或心烦易怒，或胸胁胀满等症状。

【临床诊断】

一、临床表现

1. 特征性症状

全身弥漫性疼痛是纤维肌痛综合征患者最具特征的临床症状。疼痛常以颈肩、腰背、髋跨等处多见，且常呈对称性；疼痛的性质常呈胀痛、酸痛或刺痛。本病患者的周身疼痛症状常因失眠、情志刺激、寒冷等诱因而加重。

2. 常见症状

除全身弥漫性疼痛外，本病90%的患者可以见到睡眠障碍，80%的患者出现疲劳，60%的患者出现尿频尿急，30%～50%的患者出现肠易激惹症状，20%～40%的患者出现抑郁症状，12%的患者出现膀胱易激惹症状，认知障碍（思维或记忆问题）、头痛、晨僵、寒冷不耐受和心悸胸痛均为本病常见症状。另外，外周软组织出现多个压痛点也是本病常见症状，往往呈对称性分布，这些压痛点位于肌腱、肌肉、关节等部位。

3. 其他症状

临床上还观察到许多纤维肌痛综合征患者除有上述症状外，还可出现麻木、头晕、口腔溃疡、食欲丧失、烧心、恶心/呕吐、便秘、憋气、视物不清、口干、皮肤瘙痒、风团、气喘、雷诺现象、耳鸣、听力障碍、味觉改变、眼干、皮疹、光过敏、易出现瘀斑、脱发等症状，少数患者还可以出现低热。

二、诊断要点

采用1990年美国风湿病学会（ACR）关于纤维肌痛症的分类标准及2016年美国风湿病学会修订的2010/2011版纤维肌痛症的诊断标准。

1. 美国风湿病学会（ACR）1990年关于纤维肌痛症的分类标准。

（1）持续3个月以上的全身性疼痛［全身性疼痛，即分布于躯体两侧、腰的上下部及中轴（颈椎、前胸、胸椎或下背部）等部位的广泛性疼痛]。

（2）用拇指按压（按压力约为 4kg/cm² ，使得检查者拇指指甲变白，恒定压力几秒钟，同时使用相同方法按压前额中部、前臂中部、手指中节指骨、膝关节内外侧等部位，排除"伪痛"），18 个压痛点中至少有 11 个部位疼痛。这 18 个（9 对）压痛点的部位是：枕骨下肌肉附着点处两侧；两侧斜方肌上缘中点；第 5～7 颈椎横突间隙前面的两侧；两侧肩胛棘上方近内侧缘的起始部；两侧肱骨外上髁远端 2cm 处；两侧第 2 肋骨与软骨交界处的外上缘；两侧臀部外上象限，臀肌前皱襞处；两侧大转子后方；两侧膝内侧脂肪垫关节皱褶线的内侧。

同时满足以上两个条件者，可诊断为纤维肌痛症。

如继发于各种风湿病（如骨关节炎、类风湿关节炎、系统性红斑狼疮等）及非风湿病（如甲状腺功能低下、恶性肿瘤）等，诊断为继发性纤维肌痛症，否则诊断为原发性纤维肌痛症。

2. 美国风湿病学会 2016 年修订的 2010/2011 版纤维肌痛症的诊断标准。

项目	说明
标准	如满足以下 3 条标准即可诊断。 （1）弥漫性疼痛指数（Widespread Pain Index，WPI）≥7 及症状严重程度（Symptom Severity Score，SSS）评分≥5 或 WPI 为 4～6 且 SSS 评分≥9。 （2）全身性疼痛，5 个区域内至少 4 个区域出现疼痛，其中颌部、胸部、腹部的疼痛不包括在全身疼痛范围内。 （3）弥漫性症状至少持续了 3 个月。 （4）纤维肌痛症的诊断与其他疾病的诊断无关，并不排斥其他临床重要疾病的存在
标准解释	（1）WPI：患者在过去 1 周内出现疼痛的 5 个区域及 19 个部位，每个部位得 1 分，最高分 19 分。这些区域及部位包括：左上区域：左颌部*，左肩胛带区，左上臂，左前臂；右上区域：右颌部*，右肩胛带区，右上臂，右前臂；左下区域：左髋部（臀区，大转子），左大腿，左小腿；右下区域：右髋部（臀区，大转子），右大腿，右小腿；中部区域：颈，背部，腰部，胸部*，腹部*。 （2）SSS 评分：包括三大症状评分（疲劳，睡醒后仍觉困乏，认知症状）和简化的躯体症状评分两部分评分，总得分最高 12 分。 a. 三大症状评分：疲劳，睡醒后仍觉困乏，认知症状。 参照以下分值分别标注您过去一周中以上三种症状的严重程度：0＝无；1＝通常轻微或间歇出现；2＝中度，经常出现并（或）在中等程度；3＝严重，普遍的，连续的，影响生活。最高 9 分。 b. 简化的躯体症状评分：头痛、下腹部疼痛或绞痛、心情压抑和（或）忧郁。 参照以下分值分别标注您过去六个月中以上症状的总分值：0＝无症状，1＝有症状。最高 3 分

＊：不包括在全身疼痛范围内。

【临证思路】

一、识症

全身弥漫性疼痛：全身弥漫性疼痛总因邪淫筋脉，痹阻不通或精伤血少，不荣则痛。外感时邪，邪之所客，经络闭阻，气血壅滞，脉络绌急。风甚者，痛无定处；湿甚者，肢体酸痛重着，麻木不仁；寒甚者，肢体拘急冷痛，遇寒痛甚，得温则舒；热甚者，局部肿痛，触之热感；素体脾虚或内伤饮食，损伤脾胃，脾失健运，水湿内生，湿聚为痰，阻滞气机，筋脉气血运行不利，则见肢体重着、疼痛；湿郁化热，湿热内蕴，气机不畅，除肢体沉重、疼痛外，还可见胸闷憋气、口干不欲饮，或小便不利；气机不畅致血行缓慢，瘀血内生，则肢体疼痛，痛有定处，夜间加重。

不论外来之热邪，抑或脏腑功能失衡，导致内生之热邪，热盛伤津，津液不足，津血同源，均可导致津亏血虚；或损伤脾胃后，气血化生乏源，或年老肝肾阴虚，则津亏、血虚、阴虚不能养筋，筋脉失于滋润和濡养，无以为荣，则见筋脉肢体疼痛、肌肉蠕动等。

此外，素体性情急躁，或七情刺激，或年老肝血不足，失其柔顺舒畅之性，都可导致肝失疏泄，气机郁结，则周身疼痛。

睡眠障碍：筋痹中见睡眠障碍，当辨虚实。若素体肝旺，急躁易怒，气余化火，火烁灼阴，肝血渐亏，心失所养为虚，可见虽能入睡，但睡间易醒，醒后不易再睡；若为热邪炼液为痰，痰热内生或少阳有余，肝胆郁热，邪热扰心，心神不安，可见心烦易怒，不寐多梦。

疲乏：年老肝血不足，血不藏于肝，无以养肝，肝失其柔顺舒畅之性，并且血虚筋失所养，可见疲劳。正如《证治汇补》云："若举动即痛者，是无血以养筋，名曰筋枯不治。"

泌尿系症状：外感湿热蕴结膀胱或饮食不节，湿热内生，下注膀胱，膀胱气化不利，下迫尿道，则尿频尿急、尿道灼痛；若累及肾脏，可见腰腹牵引而痛。

消化道症状：素体性情急躁，或七情刺激，或年老肝血不足，失其柔顺舒畅之性，都可导致肝失疏泄，气机郁结。若肝木过旺，横逆乘脾犯胃，脾运无力，胃腑失和，脾胃的升降失常，气机不畅，可见腹痛。若土虚木乘，肝脾不和，脾运失常，可见腹痛即泻，泻后痛缓。

抑郁症状：情志不遂，郁怒伤肝，肝失疏泄，经气不利，可见胸胁、少腹胀满疼痛；肝气不疏，情志失调，则情志抑郁，善太息。

认知障碍：情志内伤，或温病日久耗伤肝肾之阴，肝肾阴虚，水不涵木，肝阳偏亢，上扰清窍，可见头晕目眩；肾精不足，不能濡养清窍，髓海失养，可见耳鸣健忘。

二、审机

病在筋：筋痹病位关键在筋，邪淫筋脉，痹阻不通，或精伤血少，筋失所养。筋痹的致病因素，其外因大多为风寒湿热之邪侵袭筋脉。其内因为禀赋不足体弱；或少阳肝胆有热，热邪煎熬筋脉，血枯筋泣，致筋脉拘急疼痛；或因肝血亏虚，不能濡养，致筋脉拘挛；或郁怒气滞，或痰浊瘀血阻滞等，致使气血运行受阻，筋脉不利，而成筋痹。

病在肝：筋痹的脏腑病位关键责之于肝。肝气郁结，气郁化火，症见胸胁灼痛、急躁易怒、烦热口苦；肝气郁结，横逆犯胃，胃失和降，症见脘胁胀痛、嗳气、吞酸；肝血亏虚，可致心血不足，症见心悸、失眠多梦、面白舌淡等心血不足的症状和两目干涩、视物模糊、筋脉拘急、爪甲不荣等肝血亏虚的症状；情志内伤，肝的疏泄失常，横逆犯脾，致肝脾不调，症见胁肋胀痛、急躁易怒，或情志抑郁、食少腹胀、便溏症状；肝血不足，子病及母，肝肾精血亏虚，症见耳鸣耳聋、视物昏花；肝阴不足，下及肾阴，肝肾阴虚，阴虚阳亢，症见头胀头痛、眩晕耳鸣、颧红、腰膝酸软、潮热盗汗等。

三、定治

治疗总则以祛邪通络、疏肝理气、养肝柔筋为主，佐理兼证。久病应注意既病防变，调补心肝脾肾之法，扶正固本利于疾病康复。

祛除外邪的方法：风寒湿热常杂合为病，根据病邪的偏胜，驱散风寒、清热除湿之法各有侧重。如以风邪为主，常用祛风通络止痛；以寒邪为主，常用祛风散寒、通络止痛；以湿邪为主，祛风除湿、通络止痛；以热邪为主，以疏风清热、通络止痛。

调理脏腑的方法：内伤筋痹，根据正邪虚实之异，注重辨别气滞痰浊血瘀之病理产物的寒热性质，以及肺脾肝肾脏腑之功能失常轻重，其中，尤应侧重气机之通畅。如痰湿痹阻筋脉之证，脾脏喜燥恶湿，痰湿内停，不仅影响筋脉气机运行，也影响脾之运化功能，故在除湿化痰之中又须加健脾运脾之品，以安生痰之源。再如年老之肝气郁结筋痹，气机不畅，疏泄失调，见周身肢体筋脉疼痛、胀痛，气滞常常引起血瘀，治疗时可少佐化瘀之品，如果兼见易疲劳或精力不足，应注意配合扶正，以养肝血、强筋骨。

因本病以气机调畅最为要紧，故宜结合导引、推拿、针灸等中医非药物疗法，或中药穴位贴敷、药浴（熏洗）、离子导入等中医外治疗法进行治疗，以疏通经络、调和脏腑，达到形神合一、阴阳平衡，使自身气机变得协调。

四、用药

祛除外邪：筋脉拘挛疼痛等，治宜祛风、散寒、清热、除湿。祛风，药用防风、秦艽等；散寒，药用麻黄、附子、细辛等；清热，药用秦艽、桑枝、地龙等；除湿，药用防己、木瓜、茯苓、五加皮等。

调理脏腑：内生之邪用药。脾失健运生湿，湿聚成痰，痰滞气机，气血运行不利，症见肢体重着、疼痛，治宜健脾运脾、除湿化痰。健脾运脾，药用苍术、白术、茯苓等；除湿化痰，药用半夏、陈皮、白芥子等。湿郁化热，湿热内蕴，气机不畅，症见肢体沉重疼痛，胸闷憋气、口干不欲饮，或小便不利，治宜清化湿热，药用薏苡仁、知母、黄柏、忍冬藤、海桐皮等。日久，瘀血内生，症见肢体疼痛、痛有定处、夜间加重，治宜活血通络，活血通络，药用桃仁、红花、川芎等。

肝失疏泄，气机郁结，症见周身疼痛，焦虑，喜叹息，治宜疏肝理气、活血化瘀。疏肝理气药用柴胡、香附、枳壳、陈皮等；活血化瘀药用郁金、川芎、鸡血藤等。

肝木过旺，横逆乘脾犯胃，脾运无力，胃腑失和，脾胃升降失常，气机不畅，症见肌肉骨骼疼痛，胸胁胀闷，纳呆嗳气，治宜疏肝抑肝、运脾健脾。疏肝抑肝药用石决明、龙骨、牡蛎、柴胡、香附等；运脾健脾药用苍术、白术、茯苓等。

【辨证论治】

1. 寒湿痹阻

主要症状：肌肉酸胀、疼痛、僵硬，四肢萎弱无力，每遇寒肢端发凉变色疼痛，无汗，或面浮肢肿，大便稀溏，小便不利，舌淡苔白腻，或舌有齿痕，脉沉细或濡缓。

治疗方法：散寒除湿，解肌通络。

临证处理：蠲痹汤加减。附子、当归、黄芪、炙草、肉桂、羌活、防风、桂枝、生姜、大枣等。

风邪偏胜，痛无定处，加荆芥；寒邪偏盛，疼痛固定，拘急冷痛者，加麻黄、细辛、川乌；湿邪偏盛，关节肿胀重着者，加防己、萆薢；热邪偏胜，肢体灼热汗出，加金银花、连翘、薄荷。

2. 肝郁气滞

主要症状：肌肉疼痛，焦虑易怒，胸胁胀闷，寐差多梦，每因抑郁恼怒，或情绪紧张之时加重，或纳呆嗳气或腹痛腹泻，疲乏无力，便溏，或疼痛夜甚，胸胁刺痛，月经不调，或痛经，经色紫暗有块，舌质暗淡，舌苔白或腻，脉弦细。

治疗方法：养血柔肝，疏肝理气。

临证处理：逍遥散或柴胡桂枝汤加减。柴胡、桂枝、人参、当归、白芍、白术、茯苓、半夏、黄芩、防风、元胡、威灵仙、大枣、生姜、甘草等。

兼气滞血瘀，则酌情增加桃仁、红花、乳香、没药等活血之品；气郁化火，胁肋掣痛，口干口苦，烦躁易怒者，加山栀、牡丹皮、夏枯草；肝血不足者，加枸杞子；肝郁化火伤津，胁肋隐痛不休者，加北沙参、菊花。

3. 痰热内扰

主要症状：肌肉疼痛、沉重，头重身困，胸脘痞闷，惊悸不安，口苦心烦，头痛失眠，食欲减退，渴喜冷饮，性情急躁，反复梦魇，腹胀或者便溏，舌质红，苔黄腻，脉弦滑或弦滑数。

治疗方法：清热化痰，宁心安神。

临证处理：龙牡温胆汤加减。半夏、竹茹、枳实、橘皮、茯苓、远志、延胡索、黄芩、生龙骨、生牡蛎、炙甘草、生姜。

饮食停滞，胃中不和，嗳腐吞酸，脘腹胀痛者，加神曲、焦山楂、莱菔子；痰热盛，痰火上扰心神，彻夜不寐者，可用礞石滚痰丸以泻火逐痰。

4. 肝肾不足

主要症状：肌肉疼痛、无力，四肢怠惰，筋缩，手足不遂，畏寒肢冷，或肢体麻木，或面色萎黄，或面色㿠白，身体消瘦，失眠健忘，妇女见月经量少，舌淡苔白，脉沉或弱。

治疗方法：补益肝肾，养肝柔筋。

临证处理：偏于肝肾阴虚者，治以左归丸加减。熟地黄、龟甲、鹿角胶、枸杞子、牛膝、山药、山萸肉、菟丝子、白芍。偏于肝肾阳虚者，治以右归丸加减。熟地黄、山药、山茱萸、杜仲、菟丝子、鹿角胶、当归、制附子、肉桂。

肾气虚，腰膝酸软，加制黄精、续断、狗脊；骨节疼痛，乏力较著，加千年健、骨碎补。

肝郁气滞、瘀血阻络是本病的重要病机，贯穿疾病始终，故纤维肌痛综合征之不同证型和不同病机阶段，均应配合理气解郁、活血通络之品。此外，可根据患者病情辨证选用具有同等功效的中成药（包括中药注射剂）进行治疗。

【其他治法】

1. 中医养生功法锻炼

养生气功是一种我国传统的保健、养生、祛病方法，是将身心锻炼相结合，通过温和缓慢动作、呼吸吐纳、心理调节，以疏通经络、调和脏腑，达到形神合一、阴阳平衡，使自身气机变得协调，适合弥漫性肌肉疼痛的纤维肌痛症患者。正确的锻炼可以改善患者睡眠、减轻疼痛、缓解疲劳，对于改善患者的关节功能状态、精神状态具有重要的作用。根据养生功法难易程度和患者喜好，具体的养生功法可选择八段锦、太极拳、易筋经、五禽戏等，每次 15～20 分钟，每日 1 次。

2. 穴位贴敷疗法

根据天人相应及中医的整体理念，选用特定穴位，进行三伏贴、三九贴或春秋分贴敷。常用药物：白芥子、荜茇等作为基本处方，粉碎研末后加姜汁调匀置于专用贴敷膜上。取穴：肝、脾、肾、命门等穴位。操作：患者取坐位，穴位局部常规消毒后，取药贴于相应穴位，一般贴敷 4～6 小时可取下，注意关注皮肤反应，出现皮肤过敏者需及时取下，必要时请皮肤科医生协助处理。

3. 针灸治疗

根据疼痛的部位，可辨证选用针灸治疗。按部位取穴，局部选用阿是穴等。如肩部：肩髎、肩髃、臑俞；肘部：曲池、天井、外关；腕部：阳池、阳溪、腕骨；脊背：身柱、腰阳关；髋部：环跳、居髎；股部：秩边、承扶；膝部：犊鼻、梁丘、膝阳关、阳陵泉；踝部：申脉、照海、昆仑、解溪。按病性取穴。如风气甚者，加合谷、血海、风池、膈俞；寒气甚者，加合谷、足三里、关元、腰阳关；湿气甚者，加足三里、阴陵泉、丰隆；热气甚者，加大椎、曲池、委中、阴陵泉。根据病机，可结合病性及根据疼痛部位进行选穴。针刺方法：寒湿偏重者，以针为主，针灸并用。痰热偏盛者，则应浅刺、疾刺或刺络放血。久病脾肾亏虚者，使用补法。针具选择，可选择普通针刺、电针、浮针、揿针等，也可以根据病情结合穴位埋线或针刀疗法治疗。

4. 中药药浴（熏洗）疗法

根据辨证论治原则，选取适当的中草药，经加工制成中药浴液，进行全身、半身沐浴或局部浸浴（如坐浴、足浴等），以达到预防和治疗疾病的目的。一般先用药液蒸汽熏，待药液温时再洗，可应用药浴桶或腿浴治疗器。注意水温宜不超过 42℃，时间每次不超过 30 分钟，防止皮肤烫伤。

5. 中药离子导入

酌情选用散寒除湿、温经通络类方药，制成导入剂，通过专门的离子导入设备，用衬垫法将电极置于痛处，加直流电导入，每次导入电强度 5～10mA，使导入药物温度控制在 37℃左右，导电时间 15～20 分钟，每日 1 次。

【病案参考】

病案一

患者，张某，女，41 岁。因"周身疼痛 3 年，加重 1 个月"于 2018 年 1 月 3 日来院就诊。患者 3 年前无明显诱因出现周身疼痛，不影响生活，未曾诊治。近 1 个月周身肌肉疼痛无明显诱因加重，于外院查 ANA 阴性，RF 阴性，ESR、CRP 和补体未见异常，予 NSAIDs 药物治疗，无明显效果。刻下：周身肌肉关节疼痛，性质酸痛，无关节肿痛，左侧肢体尤甚，痛甚时常常合并头痛，呈偏头痛，性质胀痛；畏寒、疲乏；爱生闷气，情绪低落、焦虑、易悲伤、易急躁，入睡困难、夜间周身自觉寒冷，梦多；纳可，二便调。查体：纤维肌痛综合征 18 个压痛点均为阳性。既往因子宫肌瘤于 2016 年行子宫摘除手术，后绝经。舌体适中，舌质暗红，舌苔薄白腻，脉沉弦紧。综合患者四诊所见，西医诊断为纤维肌痛综合征，中医诊断痹证，辨证为外有寒湿痹阻、内有肝郁气滞之证，治宜散寒除湿、疏肝理气。药用：制附片 10g，当归 15g，炒白芍 15g，茯苓 15g，制川乌 6g，蜜麻黄 6g，羌活 10g，威灵仙 10g，防风 10g，延胡索 15g，柴胡 12g，川楝子 9g，大枣 2 枚、生姜 2 片。水煎服，一日 2 次，治疗 3 周后，患者临床症状明显减轻。

按语：凡是具有寒冷、凝滞、收引等特点的六淫邪气，称之为寒邪，寒为阴邪，其性凝滞收引，客于肌表，使经络气血凝滞，经脉闭阻不通，从而发生痹痛。故《素问·举痛论》曰："寒气入经而稽迟，泣而不行，客于脉外则血少，客于脉中则气不通，故卒然而痛。"此患者周身肌痛明显，怕冷、无汗，为寒湿之邪阻滞筋脉之象。治之万不可抛开扶正而单独局限于祛邪，如单纯考虑祛邪，恐正气耗伤。故治以制附片扶助阳气，当归、炒白芍养血柔筋，茯苓健脾渗湿，共奏助阳养血健脾之功，再以制川乌、蜜麻黄辛温散寒，羌活、威灵仙、防风祛风除湿，延胡索、柴胡、川楝子疏肝理气，大枣、生姜调和营卫。综上，祛邪必得助阳益气、养血生精，方可有源以祛邪，使扶正与祛邪相合，使正复邪去、气血流畅，痹病自无进展之地。

病案二

患者，李某，女，40 岁。2006 年 4 月 20 日初诊。以全身多处疼痛半年，加重 1 个月为主诉来诊。半年前患者无明显原因出现全身多处关节肌肉酸痛、乏力，伴心烦、失眠，曾用消炎镇痛类药物及祛风散寒除湿中药治疗效果不理想。近 1 个月来症状加重，并头痛、纳呆，月经量少色黑。查四肢关节肌肉无红肿，枕骨下肌肉、斜方肌上缘中点、冈上肌起始部、肩胛棘上方内侧肌肉、肱骨外髁远端肌肉、臀外上象限肌肉、大转子后方及膝关节内侧肌肉压痛明显，呈对称性。舌质红、苔薄黄，脉弦细。实验室检查：血常规、尿常规、血沉、类风湿因子、抗核抗体谱、X 线检查均未见异常。综合患者四诊所见，西医诊断为纤维肌痛综合征，中医诊断痹证，辨证为肝郁气滞，荣卫不行，拟以疏肝理郁，行气止痛之法，以丹栀逍遥散加减。处方：牡丹皮 10g，栀子 10g，柴胡 10g，当归 10g，白芍 15g，白术 15g，茯苓 15g，薄荷 6g，生甘草 6g，醋香附 10g，合欢皮 10g，酸枣仁 20g，延胡索 15g，生姜 5 片，大枣 5 枚。7 剂后，身痛减轻，头痛、烦躁、乏力、失眠等诸症好转。效不更方，先后又继服 14 剂，诸症消失。随访 1 年未复发。

按语：肝藏血，《素问·五脏生成》曰："人卧血归于肝，肝受血而能视，足受血而能步，掌受血而能握，指受血而能摄。""肝主身之筋膜"，筋膜乃为联络关节、肌肉，专司运动的组织，治肝宜从疏肝、理气、解郁、养血、柔筋、止痛等法。患者肝气郁滞，筋脉痹阻不通，不通则痛，故而患者全身多处关节肌肉酸痛，气机郁滞化火，火扰心神，故见心烦、失眠。结合舌脉，舌质红、苔薄黄，脉弦细。四诊合参，当属于肝郁化火之证，方选丹栀逍遥散。方中柴胡疏肝解郁，为君药。当归养血和血，白芍养血敛阴，柔肝缓急，归、芍与柴胡同用，补肝体而助肝用，使血和则肝和，血充则肝柔。白术、茯苓、甘草健脾益气。加薄荷疏散郁遏之气。合欢皮、酸枣仁养血安神。生姜、大枣据为佐药，调和营卫。全方肝脾同调，疏肝为主，气血兼顾。

（摘自：王海申，赵继红. 从肝论治纤维肌痛综合征. 陕西中医，2009）

第二十四节　自身免疫性肝病

自身免疫性肝病是以肝脏为相对特异性免疫病理损伤器官的一类自身免疫性疾病，主要包括：自身免疫性肝炎（AIH）、原发性胆汁性肝硬化（PBC）和原发性硬化性胆管炎（PSC），以及这三种疾病中任何两者之间的重叠综合征，常同时合并肝外免疫性疾病。其诊断主要依据特异性生化异常、自身抗体及肝脏组织学特征。随着认识及诊断水平的提高，国内外报道自身免疫性肝病患病率逐年升高，因而越来越受到重视和关注。

自身免疫性肝炎

【概述】

自身免疫性肝炎（Autoimmune hepatitis，AIH）是一类原因不明、自身持续存在的肝实质损害性疾病，多见于女性。疾病早期一般表现为疲劳、上腹不适、瘙痒、食欲不振、肝区疼痛等，晚期患者可出现肝硬化，可有腹水、肝性脑病、食管静脉曲张破裂出血等并发症，查体发现肝脾大、黄疸、蜘蛛痣等表现。

本病起病缓慢，自然病程较长，常呈进行性发展，如治疗不及时，可最终导致肝硬化、肝功能衰竭。现代医学尚无特异性治疗方法，常常采用激素及免疫抑制剂治疗，但长期应用有一定的副作用，且停药后复发率高。近年由于相关免疫性检查方法的改善，以及对该病认识的不断深入，越来越多的 AIH 患者得以确诊，国内相关文献的报道也在逐年增加。

【源流】

AIH 在中医学中没有相应的病名。该病病程较长，渐进加重，临床表现复杂，在病程的不同阶段，可归属于"虚劳""胁痛""痞满""黄疸""积聚""鼓胀""血证"等中医疾病范畴，但主要见于"胁痛""黄疸""鼓胀"等疾病中。AIH 女性多发，病情缠绵，常兼见眼睛干涩、低热、关节酸痛、面部鼻翼两侧出现蝶形对称红斑等，因此又具有中医"燥证""痹证""脏躁"等特点。

AIH 常出现胁痛症状。《素问·脏气法时论》曰："肝病者，两胁下痛引少腹，令人善怒。"《灵枢·五邪》曰："邪在肝，则两胁中痛。"《金匮翼·胁痛统论》曰："肝郁胁痛者，悲哀恼怒，郁伤肝气。"《医学入门》曰："胁痛本是肝家病，宜分左右审虚实。"《杂病源流犀烛·肝病源流》曰："气郁，由大怒气逆，或谋虑不决，皆令肝火动甚，以致胁肋痛。"《医学津梁·胁痛》曰："内伤乎血，积于肝分，则胁痛作矣。"《临证指南医案》对胁痛之属久痛入络者，善于辛香通络、甘缓理虚、辛泄宣瘀等法，对后世医家颇有影响。

《黄帝内经》最早命名了黄疸，并论述了黄疸的症状、病机。黄疸之名，首见于《素问·平人气象论》："溺黄赤安卧者，黄疸……目黄者曰黄疸。"《金匮要略·黄疸病脉证并治》有"黄家所得，从湿得之"的记载。《灵枢·经脉》提到"脾所生病者……溏瘕泄，水闭，黄疸""肾所生病者……黄疸，肠澼"。汉代张仲景《伤寒论·辨阳明病脉证并治》指出："阳明病……此为瘀热在里，身必发黄，茵陈蒿汤主之。"他还提到了黄疸的消退时间和预后："黄疸之病，当以十八日为期，治之十日以上瘥；反剧，为难治。"明代张景岳《景岳全书·黄疸》曰："黄疸一证，古人多言为湿热，及有五疸之分者，皆未足以尽之。而不知黄之大要有四，曰阳黄，曰阴黄，曰表邪发黄，曰胆黄也。知此四者，则黄疸之证无余义矣。"其同时提出："阴黄证，则全非湿热，而总由气血之败""盖胆伤则胆气败而胆液泄，故为此证"。张景岳对黄疸的病因、分类、病机有了进一步认识，并认识到黄疸的发生与胆汁外泄有关。清代程钟龄的《医学心悟》有"瘀血发黄，亦湿热所致，瘀血与积热熏蒸，故见黄色也"，认识到湿热瘀血相搏而致黄疸。

鼓胀病名最早见于《灵枢·水胀》。其曰："鼓胀何如？岐伯曰：腹胀，身皆大，大与肤胀等也，色苍黄，腹筋起，此其候也"，较详细地描述了鼓胀的特征。有关本病的病因病机，《素问·阴阳应象大论》认为是"浊气在上"。《金匮要略》之肝水、脾水、肾水，均以腹大胀满为主要表现，亦与鼓胀类似。隋代巢元方《诸病源候论》认为本病发病与感受"水毒"有关，将"水毒气结于内，令腹渐大，动摇有声"者，称为"水蛊"，并提出鼓胀的病机是"经络否涩，水气停聚，在于腹内"。晋代葛洪《肘后备急方·治卒大腹水病方》曰："唯腹大，动摇水声，皮肤黑，名曰水蛊。"元代朱丹溪《丹溪心法》指出："七情内伤，六淫外侵，饮食不节，房劳致虚……清浊相混，隧道壅塞，郁而为热，热留为湿，湿热相生，遂成胀满。"明代李中梓《医宗必读》说："在病名有鼓胀与蛊胀之殊。鼓胀者，中空无物，腹皮绷急，多属于气也。蛊胀者，中实有物，腹形充大，非虫即血也。"明代戴思恭称本病为"蛊胀""膨脖""蜘蛛蛊"。《证治要诀》曰："盖蛊与鼓同，以言其急实如鼓……俗称之为膨脖，又谓之蜘蛛病。"明代张景岳将鼓胀又称为"单腹胀"，他认为鼓胀的形成，与情志、劳欲、饮食等有关，指出"少年纵酒无节，多成水鼓"，并提出"治胀当辨虚实"。明代李梴《医学入门》提出本病的治疗法则："凡胀初起是气，久则成水……治胀必补中行湿，兼以消积，更断盐酱。"清代喻嘉言《医门法律》认识到癥积日久可致鼓胀，"凡有癥瘕、积块、痞块，即是胀病之根"。清代唐容川《血证论》认为"血臌"的发病与接触河中疫水，感染"水毒"有关。

【病因病机】

AIH 病位主要在肝、胆、脾、肾，其病因病机主要为素体禀赋不足或后天饮食不节，情志抑郁、肝气不舒、克伐脾胃，脾胃运化失常，湿邪内生，湿从热化，湿热蕴结，累及肝胆，熏蒸胆汁，外溢皮肤入血则身目发黄而致黄疸；阻滞气机则胁肋疼痛；迫血妄行则齿衄、蜘蛛痣；结为积块则肝脾肿大；久病及肾，阴虚火旺则低热不退。黄疸积聚久治失治，气滞痰凝、湿聚水停而成鼓胀。《医门法律·胀病论》说："凡有癥瘕、积块、痞块，即是胀病之根，日积月累，腹大如箕，腹大如瓮，是名单腹胀。"

由此可见 AIH 多本虚标实或虚实夹杂，病机错杂多变，初则素体亏虚，饮食不节，情志不畅，肝郁脾虚，蕴结湿热，熏蒸肝胆，迁延难愈，湿热留滞，郁火内生，侵入血分，灼阴耗气伤阳，瘀阻肝络，发为诸证。AIH 有别于病毒性肝炎，感受外来湿热而致或疫毒而致黄疸者少见，而以脾胃虚损、肝肾不足导致的内伤黄疸为主。病程常常缠绵难愈。

【临床诊断】

一、临床表现

本病女性多发，男女之比为 1：4，15～35 岁及绝经期为女性发病高峰年龄。男性及儿童也可发病。大多数患者起病隐匿，部分患者早期无任何症状，仅因体检发现肝功异常而就诊。约 50% 的患者就诊时伴有黄疸，常见乏力、疲劳、食欲减退、恶心、体重下降、肝区不适、右上腹疼痛、瘙痒和关节痛等症状。约 20% 的患者无黄疸经过。闭经期前妇女见闭经、鼻出血、和皮下紫癜。约有 20% 患者伴有低热，30% 的患者就诊时即出现肝硬化。8% 患者因呕血和（或）黑便等失代偿期肝硬化的表现而就诊。部分 AIH 患者表现为急性发作甚至暴发性起病（约占 26%），常伴有明显黄疸，组织学表现为明显炎症活动，同时伴有一定程度的纤维化，这类患者常常进展迅速，过程凶险，可能为慢性过程中急性加重，有可能进展为亚急性肝功能衰竭，必须进行早期识别并及时治疗。

AIH 患者常伴发其他肝外自身免疫性疾病，如甲状腺炎、溃疡性结肠炎、1 型糖尿病、类风湿关节炎等。常表现为游走性反复发作性关节炎、低热、皮疹、多毛、闭经、内分泌失调等。

二、诊断要点

症状体征：乏力、疲劳倦怠、食欲减退、腹胀、恶心，或见肌肉痛、关节痛、闭经等，查体可见黄疸、蜘蛛痣、皮疹、肝脾大等。

实验室检查：肝功能 ALT、AST、TBIL 升高，ALP 正常或轻度升高。γ-球蛋白升高，IgG 升高，铜蓝蛋白、血清铜和抗胰蛋白酶水平在正常范围。自身免疫指标 ANA 或 SMA 或抗 LKM1 和（或）其他相关的自身抗体阳性，抗线粒体抗体（AMA）阴性。病毒性肝炎标志物阴性。

合并疾病：常并发甲状腺炎、类风湿关节炎、糖尿病或其他免疫性疾病。

肝活检：主要表现为中度或重度界面性肝炎、小叶性肝炎或中央区-汇管区桥接坏死，不伴明显胆管病变或明确的肉芽肿或其他提示不同病因的病变。

可参考自身免疫性肝炎评分表（2010 年美国肝病学会自身免疫性肝炎诊疗指南）。

【临证思路】

一、识症

1. 性别年龄

年轻女性及闭经期妇女常见。

2. 病史

无使用肝毒性药物史、无饮酒史、无病毒性肝炎病史。

3. 症状检查

早期患者约 10%无任何症状，仅因体检发现肝功能异常而就诊。20%的患者无黄疸经过。常以乏力、疲劳倦怠、食欲减退、腹胀、恶心为主诉，常合并其他自身免疫性疾病。实验室检查提示肝功能及自身免疫指标异常。

二、审机

1. 疾病早期

素体禀赋不足、体质薄弱、气血亏虚；或后天饮食不节，情志抑郁、肝气不舒，克犯脾胃，脾失健运，胃失受纳，而表现为乏力、疲劳、倦怠、饮食减少、恶心、体重下降、肝区不适甚至隐痛等症状。

2. 黄疸期

脾胃运化失常，湿邪内生，湿从热化，湿热蕴结，累及肝胆，熏蒸胆汁外溢皮肤目窍，则身目发黄，下流于膀胱而小便发黄，而致黄疸。

3. 鼓胀期

黄疸多由湿热蕴积所致，久治失治，湿热伤脾，中气亏耗，水湿停滞，气机阻滞、湿聚水停、脉络瘀阻而成鼓胀。

4. 虚劳变证百出期

久病必虚，虚极必成劳。临床表现复杂多变。久病及肾，阴虚火旺则低热不退；迫血妄行则见齿衄、蜘蛛痣。若血虚失荣，可见经少闭经；血不养肝则见眼干、视力减退；血虚生燥而皮肤瘙痒等。

三、定治

治疗总以补虚祛实。补虚以补益气血、滋阴健脾为主，祛实以疏泄肝气、清利湿热、化瘀通络为主。若进展至鼓胀，则可选用行气、利水、消瘀、化积之法。

四、用药

1. 疾病早期

常因素体亏虚，情志不畅，脾失健运出现乏力、疲劳、倦怠、饮食减少、恶心等症，肝气不舒，肝络不畅而致肝区疼痛等症状。疏肝理气止痛，药用柴胡、香附、佛手、川楝子、木香等；补气健脾和胃，药用白术、黄芪、茯苓、山药、扁豆、焦三仙、莱菔子等。

2. 黄疸期

湿热熏蒸肝胆，胆汁外溢皮肤目窍则身目发黄，下注膀胱而小便发黄。清热利湿退黄，药用茵陈蒿、金钱草等；淡渗健脾利湿，药用猪苓、茯苓、泽泻、薏苡仁等；芳香化湿，药用藿香、佩兰、砂仁、苍术、蔻仁等。

3. 鼓胀期

黄疸久治失治，湿热伤脾，中气亏耗，水湿停滞，气机阻滞，湿聚水停，脉络瘀阻而成鼓胀。行气利水，药用白术、青皮、广木香、沉香、泽泻、茯苓、猪苓等；活血化瘀，药用丹参、当归、桃仁、红花、赤芍、牡丹皮等；化积除癥，药用穿山甲、牡蛎、鳖甲等。

4. 虚劳变证百出期

阴虚火旺则低热不退，退虚热，药用白薇、青蒿、地骨皮、银柴胡等；滋阴，药用地黄、龟甲、天冬、麦冬、女贞子、玉竹、枸杞子、沙苑子等。迫血妄行则齿衄、鼻衄，药用茜草根、仙鹤草、藕节、白及等。若血虚生燥而皮肤瘙痒，药用白蒺藜、地肤子、凌霄花、白僵蚕等。

【辨证论治】

1. 肝郁脾虚

主要症状：胁肋胀满疼痛，走窜不定，胸闷，善太息，精神抑郁或性情急躁，纳食减少，脘腹痞闷，大便时干时溏，神疲乏力，面色萎黄。舌质淡有齿痕，苔白，脉沉弦。

治疗方法：疏肝解郁，健脾益气。

临证处理：

（1）推荐方药：逍遥散加减。柴胡、当归、白芍、白术、茯苓、薄荷、甘草等。

（2）中成药：舒肝片等。脾虚明显者选用黄芪注射液静脉滴注。

2. 肝胆湿热

主要症状：身目发黄而色泽鲜明，尿黄，口黏口苦，胁胀脘闷，恶心厌油腻，纳呆，口渴欲饮或饮而不多，大便黏滞臭秽或先干后溏，倦怠乏力。舌质红，舌苔黄腻，脉象弦数或弦滑数。

治疗方法：清利湿热，利胆退黄。

临证处理：

（1）茵陈蒿汤合小柴胡汤加减：茵陈、栀子、大黄、车前子、柴胡、黄芩、半夏、虎杖、牡丹皮、茯苓、蒲公英、白花蛇舌草。

（2）中成药：茵连清肝合剂、茵栀黄颗粒、八宝丹胶囊等。

3. 瘀血阻络

主要症状：面色晦暗，肝区刺痛，或见赤缕红丝，肝脾肿大，质地较硬，蜘蛛痣，肝掌，口干不欲饮水，女子经行腹痛，经水色暗有块或闭经。舌暗或有瘀斑，脉沉细涩。

治疗方法：活血化瘀，软坚通络。

临证处理：

（1）血府逐瘀汤合三甲汤加减：当归、川芎、赤芍、桃仁、红花、柴胡、枳壳、牛膝、牡丹皮、丹参、香附、五灵脂、茜草、炙鳖甲、生牡蛎、炙甘草。乏力加生黄芪、女贞子等。

（2）膈下逐瘀汤加减：柴胡、枳壳、白芍、当归、桃仁、红花、乌药、川芎、香附、牡丹皮、丹参等。

（3）中成药：鳖甲煎丸、大黄䗪虫丸、安络化纤丸、扶正化瘀胶囊等口服，丹参注射液静脉滴注。

4. 肝肾阴虚

主要症状：劳累尤甚，或有灼热感，潮热或五心烦热，头晕耳鸣健忘，两目干涩，口燥咽干，失眠多梦，腰膝酸软，鼻齿衄。舌体瘦质红少津，或有裂纹，苔少，脉细数无力。

治疗方法：柔肝滋肾，养阴清热。

临证处理：

（1）一贯煎加减或六味地黄丸加减：生地黄、沙参、麦冬、当归、枸杞子、川楝子、牡丹皮、五味子、女贞子、酸枣仁等，或生地黄、山萸肉、山药、丹皮、茯苓、泽泻等。

（2）中成药：六味五灵片、护肝片等口服。生脉注射液等静脉滴注。

【病案参考】

以下病案均为全国名中医、首都国医名师钱英教授医案。

病案一

李某，女，58 岁，自身免疫性肝炎 3 年。

2014 年 3 月 17 日一诊：乏力、腿沉、口干眼干；舌质暗红基本无苔，舌下脉络分叉，脉沉涩。辨证属于阴虚血瘀；治宜滋阴柔肝、化瘀通络。方以一贯煎合四物汤加减：北沙参 15g，麦冬 15g，知母 12g，桃仁 10g，莪术 8g，水红花子 5g，牡丹皮 15g，金雀根 40g，水牛角浓缩粉 2g（冲服）。18 剂，水煎服，2 日 1 剂。

2014 年 4 月 23 日二诊：口干、心烦，大便每日一次，偏干，舌质暗红基本无苔，舌下脉络分叉，脉沉涩。辨证如前。上方合栀子柏皮汤以清内热。整方如下：生地黄 25g，玄参 20g，赤白芍各 20g，当归 15g，丹参 30g，沙参 15g，麦冬 15g，炒栀子 10g，元明粉 6g（冲服），桃仁 10g，莪术 8g，水红花子 5g，牡丹皮 15g，金雀根 40g，水牛角浓缩粉 2g（冲服），生熟军各 10g。15 剂，2 日 1 剂。

2014 年 5 月 26 日三诊：后背痒、小腿痒、口干，晨起黄痰，大便 1～2 次/日，舌质老、暗红，舌苔根部剥脱，少津，舌下络脉正常。2014 年 4 月 23 日方中含用增液汤，此次以痒为主，血虚生风，去掉上方中燥的药物，去掉莪术、金雀根；痒为血虚生风，加凌霄花 15g 以养血息风止痒。去沙参，改为石斛 20g 滋阴力更强。整方如下：生地黄 25g，赤芍 20g，白芍 20g，当归尾 15g，丹参 30g，麦冬 15g，苦参 20g，桃仁 10g，水红花子 5g，石斛 20g，牡丹皮 15g，熟军 6g，大黄 6g，炒栀子 10g，元明粉 3g（单包），凌霄花 15g，水牛角浓缩粉 2g（冲服）。20 剂，水煎服，日 1 剂。

按语：中医对 AIH 的治疗，主要依据辨证与辨病相结合，脏腑辨证主要基于肝脏辨证，同时涉及脾、肾等。钱英教授治疗 AIH 遵循扶正祛邪的治疗原则，扶正以滋阴养血柔养肝体为主，祛邪以活血化瘀通络为主，而不建议应用利湿解毒之品，同时重用调节免疫、抑制免疫的药物。扶正方面，滋阴养血多选用一贯煎、四物汤、益胃汤等方剂。益气养阴常用北沙参、麦冬、五味子、玄参、生地黄、石斛、天花粉、楮实子等药物。活血化瘀通络常用桃仁、红花、赤芍、水红花子、鬼箭羽等药物。止痒多用秦艽、凌霄花等药物。

病案二

杨某，女，74 岁。自身免疫性肝炎 4 年，肝硬化、腹水、脾大、胆囊结石。现在使用优思弗、呋塞米、螺内酯、易善复治疗。

2013 年 9 月 20 日一诊：饭后胃胀，疲乏，无力，目干涩。脉沉细弦，舌质干红、无苔，舌下静脉延长、增粗。2013 年 9 月 16 日：GGT 111U/L，TBIL 23.3μmol/L。B 超：腹水，肝前 0.8cm，肝后 2.2cm，脾厚 5.5cm，结石 0.6cm×1.8cm。碱性磷酸酶 248U/L，TBA 56.8μmol/L，血糖 9.43mmol/L，甲胎蛋白正常，肾功能正常。中医诊断：鼓胀。辨证：阴虚血瘀。治法：滋阴柔肝通络。处方：玄参 30g，鬼箭羽 30g，生地黄 25g，麦冬 15g，知母 12g，石斛 20g，天花粉 15g，生甘草 10g，寒水石 20g，桃仁 10g，郁李仁 15g，柏子仁 15g，水红花子 6g，益母草 20g，赤芍 15g，金雀根 20g。

14 剂，水煎服，日 1 剂。

2013 年 10 月 20 日二诊：腹胀好转，目干涩好转，仍食欲差，大便 2 天一次。脉沉细弦。舌质红少津液，舌下脉络增粗。诊断辨证如前。处方：楮实子 30g，猪苓 20g，阿胶珠 12g，生地黄 25g，麦冬 15g，玄参 30g，鬼箭羽 30g，石斛 20g，天花粉 10g，粉甘草 10g，桃仁 10g，郁李仁 15g，水红花子 6g，益母草 20g，火麻仁 15g，绿萼梅 10g，败龟甲 12g（先煎），制鳖甲 12g（先煎），鹿角镑 10g（先煎）。14 剂，2 天 1 剂。

按语：钱英教授治疗 AIH 多采用益气养阴、和血柔肝通络的治疗方法，但同时又侧重抑制免疫，滋补肝肾。

抑制免疫尤其喜用金雀根，其用量一般为 30~60g，金雀根味辛苦性平，功能清肺益脾，保肝利胆，活血通脉等。《开宝本草》记载：清肺益脾。治头晕、咳嗽，哮喘，五劳七伤，衄血。其药理作用为抗炎、抑制免疫、降压、平喘等，对急慢性肝炎、肝硬化、脂肪肝、代谢中毒性肝损伤、胆石症、胆管炎及肝胆管周围炎等肝胆疾病均有较好疗效，可使肝脏病患者自觉症状和某些生化指标，如血清胆红素、白蛋白、球蛋白、凝血项、谷丙转氨酶等指标迅速改善。现代药理研究证实，金雀根具有抑制免疫作用，本品对 T 细胞及 B 细胞均有显著的抑制作用，可明显抑制小鼠脾脏 B 细胞溶血素抗体的生成和血清凝集素抗体的生成，同时具有抗炎、降压、降低血液黏稠度和平喘的作用。

原发性胆汁性胆管炎

【概述】

原发性胆汁性胆管炎（Primary biliary cholangitis，PBC）又名原发性胆汁性肝硬化（Primary biliary cirrhosis，PBC），是一种病因未明，由自身免疫机制介导的慢性肝内胆汁淤积性疾病。病理学上表现为进行性、非化脓性、破坏性胆管炎，最终发展为肝硬化和肝功能衰竭。

PBC 常隐匿起病，自然病程呈渐进发展，逐渐加重，从无症状发展至肝硬化一般经历 15~20 年。PBC 临床症状差异较大，高达 25% 的患者无临床症状，常在体检时被发现 AMA 阳性，经过数月至数年才出现肝功能异常及临床证候。有学者把它分为临床前期、无症状期、临床期和失代偿期。起病之初常见乏力、皮肤瘙痒、食欲下降，继之可见肝区不适或胀痛、黄疸等，最终发展为肝硬化，表现为腹胀大、下肢水肿、呕血和黑便等。

【源流】

PBC 疾病过程漫长，临床表现复杂，转归预后不同，难以归属于单一的中医疾病范畴。根据 PBC 不同病程阶段的症状表现，临床前期、无症状期可以按"虚劳"辨治；临床期主要表现为黄疸，可按"黄疸"论之；及至失代偿期常以"鼓胀"进行辨证论治。

虚劳是以脏腑元气亏虚，精血不足为主要病机的慢性虚衰性病证的总称。多因禀赋不足、饮食劳倦等原因导致脏腑功能衰退，气血阴阳亏损，可见于不同疾病的过程中。PBC 患者的虚劳病证以气阴不足为主。《素问·生气通天论》云："阴者，藏精而起亟。"《素问·阴阳应象大论》云："北方生寒，寒生水，水生咸，咸生肾，肾生骨髓，髓生肝。"《景岳全书·传忠录》亦云："五脏之阴气，非此不能滋。"清代陈士铎《石室秘录》云："肝为木脏，木生于水，其源从癸。"肝属东方甲乙木，为阴中之阳；肾属北方壬癸水，为阴中之阴。清代张璐《张氏医通》云："气不耗，归精于肾而为精；精不泄，归精于肝而化清血。"《素问·通评虚实论》曰："精气夺则虚。"

关于"黄疸""鼓胀"之源流参见"自身免疫性肝炎"。

【病因病机】

PBC 病位主要在肝胆、脾胃、肾。其病因病机复杂，总属本虚标实或虚实夹杂。首先为素体不足，正气亏虚为本。《素问·上古天真论》中记载："女子……七七，任脉虚，太冲脉衰少，天癸竭，地道不通，故形坏而无子也。"可见，此年龄段的女性存在任脉虚，而任脉为"阴脉之海"，总司一身之阴经、调节阴经气血，任脉亏虚，则肝肾不足，肝阴血不足而失柔，肾阴不足而失濡，成为疾病发病的基础。

饮食不节、劳累过度、情志抑郁等损伤脾胃，脾失健运，运化水湿无权，湿浊内生，蕴而化热，湿热内生，或湿热之外邪入侵人体，均可内阻中焦，熏蒸肝胆而发黄，胆汁外溢，浸渍肌肤，下流膀胱，而致面目、肌肤、小便俱黄。《金匮要略·黄疸病脉证并治》认为："黄家所得，从湿得之。"可见"湿"为黄疸发生的重要病理因素。

肝为刚脏，以血为本，以气为用。清代叶天士首倡"久病入络"。他认为"初病湿热在经，久则瘀热入血""其初在经在气，其久在络在血"。《伤寒论》亦有记载"瘀热在里，身必发黄"。黄疸的发生，亦会由经入络，由气及血，最终瘀阻血络，变生诸证。

概而言之，素体不足，正气亏虚为 PBC 发病的基础，感受湿热之邪或湿热内生是疾病发生的重要病机，瘀阻血络为疾病的最终环节。病机特点是本虚标实，虚实夹杂。

【临床诊断】

一、临床表现

本病好发于中老年女性，年龄以 50～60 岁居多，男女比例约为 1：10，极少有年轻患者。临床前期仅表现为抗线粒体抗体阳性，无症状期主要表现生物化学指标异常，但患者无明显临床症状。及至临床期，患者可出现乏力倦怠、皮肤瘙痒、食欲减退、黄疸、口干眼干、肝区痛等临床症状；失代偿期还可出现黑便、呕血、腹胀腹水、肝性脑病等临床表现。

二、诊断要点

病史症状体征：乏力倦怠、皮肤瘙痒、食欲减退、黄疸、口干眼干、肝区痛、骨痛等临床症状；严重者还可出现黑便、呕血、腹胀腹水、肝性脑病等临床表现。查体可见黄疸、蜘蛛痣、脾大等。

实验室检查：

符合下列三个标准中的两项，则诊断可以建立：

（1）存在胆汁淤积的生化学证据，ALP、GGT 水平升高。

（2）抗线粒体抗体（AMA）和（或）AMA-M2 阳性。

（3）肝脏组织病理提示非化脓性胆管炎及小或者中等大小的胆管损毁。

（参照 2009 年美国肝病学会原发性胆汁性肝硬化指南）

【临证思路】

一、识证

1. 性别年龄

中老年女性多见。偶见男性及年轻女性。

2. 病史

无使用肝毒性药物史、无饮酒史、无病毒性肝炎病史。

3. 症状检查

早期患者常无任何症状，体检仅仅发现肝功能异常而就诊。50%的患者出现黄疸经过。65%～80%的患者出现不同程度的瘙痒。常以乏力、疲劳倦怠、食欲减退、腹胀为主诉，常合并其他自身免疫性疾病。化验提示肝功能胆汁淤积指标 ALP、GGT 水平升高及自身免疫指标抗线粒体抗体和（或）AMA-M2 阳性。

二、审机

1. 早期（包括临床前期和无症状期）

素体亏虚，禀赋不足，正邪相安或虽正虚而邪未犯，患者常常无明显自觉症状，或仅感乏力，倦怠，饮食减少，肝区不适等轻微症状。

2. 中期（临床期）

外感湿热之邪，或饮食不节、劳累过度、情志抑郁等损伤脾胃，脾失健运，运化水湿无权，湿热内生，熏蒸肝胆，胆汁外溢发为黄疸。脾失健运，气血乏源而乏力倦怠；阴血不足、失于濡养而皮肤瘙痒、口干眼干、肝区隐痛；脾失健运、胃失受纳而食欲减退。

3. 晚期（失代偿期）

湿热灼伤阴津，转化为气阴两伤，或肝肾阴虚；疾病日久，久病入络，脉络瘀阻，气机阻滞，水湿停聚，发为腹胀、肢肿、脉络瘀阻，瘀血离经而呕血和黑便，甚至神志改变。

三、定治

早期主要以肝郁脾虚或脾胃气虚为主，治疗以疏肝健脾为主；中期脾虚健运无权，湿浊内生，久则化热，湿热蕴结中焦，熏蒸肝胆，治法以清热利湿退黄为主，佐以疏肝健脾；及至晚期湿热灼伤阴津，转化为气阴两伤，或肝肾阴虚，气机阻滞，血液运行不畅，成瘀血阻络之证。水湿内停，终成气、血、水互结之鼓胀，则可选用行气、利水、消瘀、化积之法，辅以滋阴养血以扶正。

四、用药

1. 早期

情志抑郁，肝气不舒，肝木犯脾或饮食不节、劳累过度等损伤脾胃，脾胃气虚，症见乏力倦怠，喜太息，饮食减少，脘腹痞胀，胸胁不舒，痞塞胀满，大便稀溏等。

治宜疏肝解郁，健脾和胃为主。疏肝解郁用柴胡、枳壳、香附、川芎；若胁痛甚，药用延胡索、青皮等理气止痛；若见便溏腹泻、腹胀者，药用茯苓、白术；若见胃失和降、恶心呕吐者，可加姜半夏、姜竹茹、生姜、砂仁等。

2. 中期

脾虚健运无权，湿浊内生，久则化热，湿热蕴结中焦，熏蒸肝胆，治法以清热利湿退黄为主，佐以疏肝健脾；清热利湿退黄，药用茵陈。热重于湿者，配栀子、生大黄清热泄下；呕逆重者，加黄连、竹茹清热降逆止呕；发热口渴者，加黄芩、生石膏、知母、芦根清热生津。湿重于热者，配五苓散以利湿退黄；口黏苔腻不欲食者，加佩兰、砂仁、薏苡仁理气化湿；呕逆重者，加藿香、生姜汁、白豆蔻和胃降逆；大便黏滞而臭者，加黄连、苍术解毒燥湿。

3. 晚期

湿热灼伤阴津，转化为气阴两伤，或肝肾阴虚，治法宜益气养阴；气机阻滞，血液运行不畅，瘀血阻络，水湿内停，终成气、血、水互结之鼓胀，则可选用行气、利水、消瘀、化积之法。益气养阴，药用党参、麦冬、五味子、太子参、生黄芪；腰膝酸软重者，加女贞子、旱莲草滋补肝肾；午后低热者，加银柴胡、地骨皮、知母清虚热；两目干涩重者，加枸杞子、石斛滋阴养肝；大便干结，加火麻仁、肉苁蓉润肠通便；齿鼻衄血，加紫草、茜草、仙鹤草、鲜茅根凉血止血。活血化瘀，药用当归、川芎、赤芍；莪术、延胡索、大黄以散气破血；葶苈子、瞿麦、槟榔、桑白皮、大腹皮以行气利水；面色暗黑，胁下肿块坚硬者，加鳖甲、生牡蛎软坚散结。

【辨证论治】

1. 肝郁脾虚

主要症状：乏力，喜太息，饮食减少，脘腹痞胀，肝区疼痛不适，大便溏薄，舌质淡，舌体胖大，边有齿痕，苔白或白腻，脉弦细。

治疗方法：疏肝健脾，理气解郁。

临证处理：柴胡疏肝散合四君子汤加减。柴胡、枳壳、香附、川芎、白芍、茯苓、白术等。

若胁肋胀痛，可加青皮、延胡索；若腹泻便溏、腹胀者，可酌加泽泻；若恶心呕吐者，可加姜半夏、姜竹茹、生姜等。

中成药：逍遥丸等。

2. 脾胃气虚

主要症状：气短乏力，倦怠懒言，胸脘不舒，痞塞胀满，大便稀溏，舌质淡，苔白，脉沉细或虚大无力。

治疗方法：补气健脾，升清降浊。

临证处理：补中益气汤加减。黄芪、白术、陈皮、升麻、柴胡、人参、甘草、当归。

若湿胜便溏加茯苓、泽泻；若胃呆纳差加砂仁、神曲；若腹胀气滞加木香。

中成药：香砂养胃丸等。

3. 肝胆湿热

主要症状：身目尿俱黄，色泽鲜明，纳呆呕恶，厌食油腻，乏力。湿重者，兼见头身困重懒动，腹胀脘闷，口淡不渴，大便黏滞，苔厚腻微黄，脉濡数或弦滑。热重者，兼见口干口苦口渴，尿少，大便秘结，苔黄腻，脉弦数。

治疗方法：清热利湿。

临证处理：热重于湿者，茵陈蒿汤加味。茵陈、栀子、生大黄。可以酌加茯苓、猪苓、滑石等渗湿之品。湿重于热者，茵陈五苓散合甘露消毒丹加减。茵陈、茯苓、猪苓、白术、泽泻、黄芩、木通、滑石、藿香、蔻仁等。

若呕恶纳呆，加姜汁、竹茹、藿香、佩兰；若脘腹胀满者，加枳实、厚朴行气除胀；若兼伤气阴者，加太子参、麦冬、生地黄益气养阴；若黄疸消退缓慢者，可加大赤芍用量，并加用扁蓄、白茅根清热利小便；若齿鼻衄血者，加生地黄、紫草、槐花凉血止血；若皮肤瘙痒者，加紫草、地肤子、白蒺藜、苦参凉血燥湿。

中成药：口服双虎清肝颗粒、茵连清肝合剂、茵栀黄颗粒、熊胆胶囊等，或静脉注射苦黄注射液。

4. 瘀血阻络

主要症状：胁肋刺痛，痛有定处，痛处拒按，入夜痛甚，或腹部胀大，下肢水肿，或胁肋下或见癥块，面色晦暗黧黑，或有血痣赤缕，口渴不欲饮，舌质紫暗或有瘀斑瘀点，脉象沉涩。

治疗方法：祛瘀通络。

临证处理：膈下逐瘀汤加减。五灵脂、当归、川芎、桃仁、牡丹皮、赤芍、乌药、延胡索、香附、红花、枳壳等。

若右胁疼痛明显，可加佛手等活血行气止痛；面色黧黑，若正气未衰者，可酌加三棱、莪术、泽兰等以破瘀散结消坚、活血利水；若腹胀肢肿，可加瞿麦、槟榔、葶苈子、桑白皮等行气利水。

中成药：口服鳖甲煎丸、大黄䗪虫丸、安络化纤丸等，或静脉注射复方丹参注射液。

肝病治疗仪：基于我国传统中医经络学理论，应用生物信息反馈技术发出与人体心率同步的脉动红外线刺激人体的穴位点，激发脏腑经络气机，达到运化气血、调和脏腑、疏肝利胆、活血化瘀的作用，有效改善肝脏微循环，恢复病理损伤，抗肝纤维化。适用于原发性胆汁性胆管炎胁痛不适者。可期门、章门穴位照射，每天 1～2 次，每次 15～20 分钟，疗程 7 天。

5. 肝肾阴虚

主要症状：黄色晦暗，腹部胀满，肝区隐痛，口干眼干，五心烦热，齿鼻衄血，头晕腰酸，皮肤瘙痒，入夜尤甚，舌质红，舌体瘦或有裂纹、少苔，脉弦细数。

治疗方法：滋阴补肾。

临证处理：滋水清肝饮加减。山药、山茱萸、牡丹皮、泽泻、茯苓、柴胡、栀子、当归、茵陈、赤芍、生地黄等。

若腰膝酸软重者，加女贞子、旱莲草滋补肝肾；若胁肋隐痛者，加白芍、水红花子养阴柔肝通络；若午后低热者，加银柴胡、地骨皮、知母清虚热；若两目干涩重者，加枸杞子、石斛滋阴养肝；若神疲乏力者，加太子参、黄芪健脾益气；若大便干结，加火麻仁、肉苁蓉润肠通便；若齿鼻衄血，加紫草、茜草凉血止血；若心烦不寐者，加酸枣仁、柏子仁、夜交藤安神定志。

中成药：知柏地黄丸等。

止痒方（白鲜皮 10g、白蒺藜 15g、石菖蒲 10g、地肤子 10g、甘草 6g、赤芍 15g、白僵蚕 10g、牡丹皮 15g）。功效：祛风凉血止痒。水煎服，1 日 2 服，也可外用熏洗，每日 1 次。

6. 气阴两虚

主要症状：神疲乏力，面目肌肤发黄，无光泽，食少腹胀纳呆，口干咽燥，排便无力或大便秘结，舌淡或暗红，苔少或光剥无苔，脉濡细。

治疗方法：益气养阴。

推荐方药：生脉饮加减。党参、麦冬、女贞子、旱莲草、太子参、生黄芪、白术、猪苓、山药、葛根等。

若食少腹胀纳呆，加神曲、谷芽、麦芽、莱菔子、厚朴等健脾消食、行气消胀；若口干咽燥者，加石斛、天花粉、玉竹清热生津；若大便干结者，加麻仁、瓜蒌仁润肠通便；若兼气虚发热者，加升麻、柴胡、黄芪升提中气，或用补中益气汤加减以甘温除热。

中成药：贞芪扶正颗粒等。

【病案参考】

以下病案均为全国名中医、首都国医名钱英教授医案。

病案一

黎某，女，56 岁。原发性胆汁性肝硬化病史 3 年。2013 年 9 月 3 日初诊。面色黄晦暗，消瘦，腹胀轻微。舌脉：舌质紫暗有瘀斑，右脉弦细数，左脉沉取无脉，舌有裂纹，舌下脉络延长、分叉。中医诊断为鼓胀，辨证肝肾阴虚，瘀血阻络。治宜补肝肾之阴，兼和血通络。方以一贯煎合养血柔肝丸加减：干地黄 20g，枸杞子 15g，当归 15g，麦冬 15g，沙参 15g，佛手 10g，玉竹 20g，水红花子 6g，郁金 10g，莪术 6g，石斛 20g，赤白芍各 15g，玄参 15g，秦艽 15g。15 剂，水煎服，日 1 剂。西洋参 3g 代茶饮用。

2013 年 9 月 19 日复诊：面色黄晦暗，消瘦，腹胀减轻，大便稍干。舌质紫暗有瘀斑，右脉弦细数，左脉沉取无脉，舌有裂纹，舌下脉络延长、分叉。辨证为肝肾阴虚，瘀血阻络。继守前法。方药：上方加元明粉 3g 冲服以通便。7 剂，水煎服，日 1 剂。

按语：肝硬化腹水属于中医"鼓胀"范畴，病位在肝脾肾，基本病机为气滞、血瘀、水停。证属于本虚标实，常以疏肝健脾、温阳益气、滋补肝肾等法，兼以行气、活血、利水。肝硬化水晚期常因利水太过，疾病日久，阴液受损，而出现腹大消瘦、面色晦暗、口干咽燥、小便短少，甚至鼻衄、肌衄、齿衄等症，舌质红绛少津，舌下静脉增粗、色黑，脉弦细数等症。同时由于瘀血阻络，出现青筋暴露、肌肤甲错、舌质暗有瘀斑等症。继而出现肝肾阴虚、瘀血阻络之证。钱英教授常采取滋补肝肾之阴，兼和血通络之法，方用一贯煎合养血柔肝丸加减。一贯煎为清代魏之琇《柳州医话》中所载之方。以生地黄为君滋阴养血、补益肝肾，鳖甲为君软坚散结、柔肝消积，以北沙参、麦冬、当归身、枸杞子为臣滋阴养血，辅助君药以濡养肝体。原方中用川楝子疏肝理气，因川楝子有一定肝毒性，钱英教授常用绿萼梅代替川楝子作为佐使药。绿萼梅能升清阳之气而生津涤烦、开胃散邪。

病案二

杨某，女，74 岁。原发性胆汁性肝硬化病史 3 年，AMA－M2 阳性，肝功能基本正常，口服优思弗、呋塞米、螺内酯、易善复治疗。腹部 B 超：腹水，肝前 0.8cm，肝后 2.2cm，脾厚 5.5cm。

2013 年 5 月 16 日初诊：饭后胃胀，乏力，目干涩。脉沉弦细，舌质干无苔、舌下静脉延长增粗。中医诊断为鼓胀，辨证属于阴虚气滞。治法：滋阴柔肝通络。处方：玄参 30g，鬼箭羽 30g，生地黄 25g，麦冬 15g，知母 12g，石斛 20g，天花粉 15g，生甘草 10g，寒水石 20g，桃仁 10g，郁李仁 15g，柏子仁 15g，水红花子 6g，益母草 20g，赤芍 15g。14 剂，水煎服，日 1 剂。

2013 年 6 月 20 日二诊：腹胀，食欲差，大便一天 2 次。脉沉弦细，舌质红少津，舌下脉络粗。辨证属于阴虚血瘀。治法：滋阴利水，活血化瘀。处方：楮实子 30g，猪苓 20g，阿胶珠 12g，生地黄 25g，麦冬 15g，玄参 30g，鬼箭羽 30g，石斛 20g，天花粉 10g，生甘草 10g，桃仁 10g，郁李仁 15g，水红花子 6g，益母草 20g，火麻仁 15g，绿萼梅 10g，败龟甲 12g（先煎），制鳖甲 12g（先煎），鹿角镑 10g（先煎）。14 剂，2 天 1 剂。

按语：钱英教授滋阴利水擅长应用楮实子，该药补肾清肝，明目，利尿。用于腰膝酸软、虚劳骨蒸、砂晕目昏、目生翳膜、水肿胀满。《别录》："味甘，寒，无毒。"《本草通玄》："甘，平。"入肝、脾、肾经。《药性通考》："楮实子，阴痿能强，水肿可退，充肌肤，助腰膝，益气力，补虚劳，悦颜色，壮筋骨，明目。久服滑肠。补阴妙品，益髓神膏。世人弃而不用者，因久服滑肠之语也，楮实滑肠者，因其润泽之故，非嫌其下行之速也，防其滑而以茯苓、薏仁、山药同施，何惧其滑乎？"研读文献，发现楮实子实能补虚劳、滋阴、利水、壮筋骨、明目等。

原发性硬化性胆管炎

【概述】

原发性硬化性胆管炎（Primary sclerosing cholangitis，PSC）是一种少见的、原因不明的慢性进行性胆汁淤积性肝病。其病理特征为胆管的进行性炎症、纤维化和部分胆管丧失，致胆管节段性狭窄和扩张，胆管造影呈串珠状改变。病情呈进行性发展，最终可导致肝衰竭和胆管癌。临床上多通过逆行胰胆管造影 ERCP 或外科手术加以确诊。其临床表现无特异性，临床症状以黄疸为主，兼见右上腹痛，可伴有皮肤瘙痒、纳食减少、发热、乏力等。本病属于中医学"黄疸""胁痛"范畴，主要属于"黄疸"范畴。

【源流】

关于"黄疸"之源流参见"自身免疫性肝炎"。

PSC 常出现胁痛症状。《黄帝内经》明确指出胁痛的发生主要是由于肝胆病变。《灵枢·五邪》说："邪在肝，则两胁中痛。"《素问·脏气法时论》："肝病者，两胁下痛引少腹，令人善怒。"《素问·缪刺论》："邪客于足少阳之络，令人胁痛不得息。"

胁痛的病因，《黄帝内经》认为有寒、热、瘀等方面。《素问·举痛论》："寒气客于厥阴之脉，厥阴之脉者，络阴器系于肝，寒气客于脉中，则血泣脉急，故胁肋与少腹相引痛矣。"《素问·刺热》："肝热病者，小便先黄，腹痛多卧，身热。热争则狂言及惊，胁满痛，手足躁，不得安卧。"《灵枢·五邪》："邪在肝，则两胁中痛，……恶血在内。"

《景岳全书·胁痛》将胁痛病因分为外感和内伤两大类，并提出以内伤者为多见。"胁痛有内伤外感之辨……有寒热表证者方是外感，如无表证悉属内伤。但内伤胁痛者十居八九，外感胁痛则间有之耳。"

胁痛的发生与情志因素相关。《金匮翼·胁痛统论》曰："肝郁胁痛者，悲哀恼怒，郁伤肝气。"《杂病源流犀烛·肝病源流》曰："气郁，由大怒气逆，或谋虑不决，皆令肝火动甚，以致肤胁肋痛。"

胁痛的发生与脾失健运，湿热内生有关。《张氏医通·胁痛》曰："饮食劳动之伤，皆足以致痰凝气聚……然必因脾气衰而致。"

胁痛的发生与瘀血有关。《医学津梁·胁痛》曰："内伤乎血，积于肝分，则胁痛作矣。"《类证治裁·胁痛》曰："血瘀者，跌仆闪挫，恶血停留，按之痛甚。"

胁痛的发生与房劳过度，肝肾精血虚有关。《景岳全书·胁痛》曰："凡房劳过度，肾虚赢弱之人，多有胸胁间隐隐作痛，此肝肾精虚。"《金匮翼·胁痛统论·肝虚胁痛》曰："肝虚者，肝阴虚也。阴虚则脉拙急，肝之脉贯膈布胁肋，阴血燥则经脉失养而痛。"

胁痛的治疗，应辨证施治，还应注意久病入络。《医学入门》曰："胁痛本是肝家病，宜分左右审虚实。"《临证指南医案·胁痛》曰："久病在络，气血皆窒。"对胁痛之属久痛入络者，善于辛香通络、甘缓理虚、辛泄宣瘀等法，对后世医家颇有影响。

【病因病机】

PSC 病变部位主要在肝胆，涉及脾胃。主要由于外感湿热之邪，蕴结中焦；或情志抑郁、饮食劳倦，损伤脾胃，脾失健运，水湿内停，蕴而化热，湿热交蒸于肝胆，肝失疏泄，且胆液不循常道，浸淫肌肤目窍，下溢小便而致黄疸。《金匮要略·黄疸病脉证并治》："谷气不消，胃中苦浊，浊气下流，小便不通……身体尽黄。"

《圣济总录·黄疸门》："大率多因酒食过度，水谷相并，积于脾胃，复为风湿所搏，热气郁蒸，所以发为黄疸。"如若素体脾胃阳虚，湿从寒化，寒湿阻滞中焦，胆液被阻，溢出于肌肤而发黄。肝胆受损之后气机不利，肝气郁结，气滞则行血不畅，血瘀肝胆络脉，不通则痛而出现胁痛。血行瘀阻，肌肤失养，而皮肤瘙痒，如经曰：

诸痒为虚，血不荣肌腠，所以痒也。

【临床诊断】

一、临床表现

以身目发黄、小便黄为主要症状，兼见右上腹痛，可伴有倦怠乏力、皮肤瘙痒、口干、口苦、纳食减少、体重减轻，脘腹痞满、发热等症状。

二、诊断要点

1. 患者存在胆汁淤积的临床表现及生物化学改变。
2. 胆道成像具备原发性硬化性胆管炎典型的影像学特征。
3. 除外其他因素引起胆汁淤积。若胆道成像未见明显异常发现，但其他原因不能解释的原发性硬化性胆管炎疑似患者，需肝活组织检查进一步确诊或除外小胆管型原发性硬化性胆管炎。

【临证思路】

一、识症

黄疸：PSC 患者早期常无明显临床症状，可以有非特异性证候，如乏力、食欲减退、体重下降等，及至疾病中期出现慢性淤胆，则会出现黄疸，表现为身目小便发黄，且黄疸呈现波动性、反复发作的特征。

右上腹痛：PSC 患者常出现反复发作的右上腹疼痛，可以伴有低热、高热或寒战，酷似胆石症和胆道感染。

皮肤瘙痒：PSC 患者常出现皮肤瘙痒，间歇性发作，夜间加重，抓挠皮肤通常不能缓解，严重者可导致失眠、抑郁，甚至自杀倾向。

二、审机

早期：情志抑郁或饮食劳倦，损伤脾胃，脾失健运，气血乏源而乏力倦怠，胃失受纳而纳食减少；气血乏源，肌肤失于濡养而皮肤瘙痒。

中期：疾病迁延，脾失健运，水湿内停，蕴而化热，湿热交蒸于肝胆，肝失疏泄，且胆液不循常道，浸淫肌肤目窍，下溢小便而致黄疸；或素体脾胃阳虚，湿从寒化，寒湿阻滞中焦，胆液被阻，溢于肌肤小便亦可发黄。肝气郁结或湿热阻滞，均致血行不畅，血瘀络脉，不通则痛，而出现胁痛。

晚期：疾病日久，正虚邪实或正虚邪恋，气虚血瘀，或脾肾阳虚，可出现身黄晦暗，消瘦、浮肿、肢冷，甚至腹胀、腹水、昏迷、出血等危候，多属于虚证。

三、定治

治疗以利胆退黄为总则。早期应当疏肝健脾、和胃化湿为主，中期应当化瘀通络、化湿健脾为主，后期以健脾补肾、和血利水为主。

四、用药

利胆退黄常用方剂为茵陈蒿汤、大柴胡汤等。茵陈、栀子、生大黄清热利湿退黄；可酌加金钱草、海金沙、郁金等利胆退黄。

早期：情志抑郁或饮食劳倦，损伤脾胃，脾失健运，胃失受纳，治宜疏肝健脾、和胃化湿。疏肝解郁常用方剂如柴胡疏肝散、逍遥散等。柴胡善于条达肝气而疏肝解郁；香附、枳壳、川芎长于疏肝理气，行气活血止痛；当归、白芍养血柔肝；白术、茯苓健脾祛湿；理气降逆可加陈皮、半夏；和胃止吐可加生姜、砂仁、竹茹。

中期：疾病迁延，水湿内停，蕴而化热，湿热内蕴中焦，或素体脾胃阳虚，湿从寒化，寒湿阻滞中焦；肝气郁结或湿热阻滞，均致血行不畅，瘀血阻络。治宜化瘀通络，化湿健脾为主。化瘀通络常用方剂膈下逐瘀汤、鳖甲煎丸、血府逐瘀汤等。当归、川芎、桃仁、红花、赤芍、五灵脂、牡丹皮、元胡活血化瘀；三棱、莪术、鳖甲软坚散结。化湿健脾常用方剂实脾饮、五苓散、参苓白术散等。白术、茯苓健脾化湿；猪苓、泽泻化湿利小便；大腹皮、厚朴行气利水；砂仁、草果和胃宽中。

晚期：疾病日久，正虚邪实或正虚邪恋，可出现身黄晦暗，消瘦、浮肿，肢冷，甚至腹胀、腹水、昏迷、出血等危候，治宜健脾补肾、和血利水。脾肾阳虚常用方剂附子理中丸、济生肾气丸、金匮肾气丸等。党参、白术、干姜健脾益气，肉桂、附子补肾壮阳，若齿衄、鼻衄加仙鹤草、茜草炭、犀角等凉血止血，若腹胀腹水加槟榔、厚朴、泽泻、车前子、大腹皮以行气利水。

【辨证论治】

1. 肝郁脾虚

主要症状：右胁胀痛，食欲不振，肢体倦怠乏力，心悸气短，食少腹胀，皮肤瘙痒，黄疸轻微或无黄疸，舌淡苔黄，脉弦。

治疗方法：疏肝健脾。

临证处理：逍遥散加减。柴胡、白芍、当归、赤芍、茯苓、白术、茵陈、木香、甘草等。

2. 湿热兼表

主要症状：面目俱黄，发热恶寒，胸胁闷痛，口渴而不欲饮，小便黄赤，大便干结，泛泛欲呕，胁肋作痛，苔白腻，脉弦浮数。

治疗方法：解表清热利湿。

临证处理：麻黄连翘赤小豆汤。麻黄、连翘、赤小豆、桑白皮、杏仁、甘草、生姜、大枣。若湿重者加猪苓、茯苓、泽泻、白术、白鲜皮等。

若热留未退，乃因湿热未得透泄，可加用栀子柏皮汤（栀子、甘草、黄柏）以增强泄热利湿作用。若兼见阳明热盛，灼伤津液，大便不通，宜用大黄硝石汤泄热祛实，急下存阴。

3. 肝胆湿热

主要症状：身目发黄，胁肋胀痛或灼热疼痛，口苦、口黏，胸闷纳呆，恶心呕吐，小便黄赤，大便不爽或秘结。舌红，苔黄腻，脉弦滑数。

治疗方法：疏肝利胆，清热化湿。

临证处理：热重于湿者，茵陈蒿汤加减。茵陈、栀子、生大黄、蒲公英、赤芍、郁金、葛根等。湿重于热者，温胆汤加减。陈皮、清半夏、茯苓、竹茹、枳实、厚朴、茵陈、甘草等。湿热并重者，茵陈蒿汤合茵陈五苓散加减。茵陈、栀子、生大黄、茯苓、猪苓、白术、泽泻、郁金、益母草等。

口服中成药：茵栀黄胶囊或茵栀黄颗粒、茵连清肝合剂、八宝丹等。

中药灌肠。药物组成：生地黄、蒲公英、大黄、枳实、厚朴等。灌肠方法：中药浓煎取汁 150mL。患者取侧卧屈膝位，臀部抬高 10cm，使用石蜡油润滑灌肠管及肛周皮肤，将灌肠管从肛门轻轻插入直肠，深度 15～20cm，治疗药物温度以 37～40℃ 为宜，液面距肛门 40～60cm，将药液缓慢灌入，在肠道内保留 1～2 小时。

4. 寒湿阻滞

主要症状：黄疸晦暗，皮肤瘙痒，或右胁不适，或神疲乏力，食少脘痞，小便黄而清冷，大便色浅或灰白，舌体胖，舌质暗淡，苔白滑，脉濡缓或沉迟。

治疗方法：温化寒湿。

临证处理：茵陈术附汤加减。茵陈、制附子、白术、干姜、茯苓、泽泻、丹参、郁金、川芎、甘草等。

若症见脘腹作胀、胁肋隐痛、大便时秘时溏，脉弦细，可合逍遥散疏肝扶脾。

5. 气虚血瘀

主要症状：黄疸较深，肤色暗黄，神疲乏力，皮肤瘙痒，右胁刺痛，或见胁下癥块，口咽干燥，小便深黄，女子或见月事不调，舌质暗紫或有瘀斑，脉弦细。

治疗方法：益气化瘀，化浊软坚。

临证处理：四君子汤合鳖甲煎丸加减。党参、白术、茯苓、鳖甲、大黄、桃仁、䗪虫、厚朴、柴胡、当归、白芍等。

气虚明显者，加黄芪。

6. 脾肾阳虚

主要症状：黄疸晦暗无泽，脘闷腹胀，食欲减退，神疲畏寒，倦怠乏力，四肢不温，大便溏薄，舌淡苔白，脉濡细或沉迟。

治疗方法：温肾健脾。

临证处理：茵陈四逆汤合金匮肾气丸加减。茵陈、制附子、肉桂、干姜、山药、山茱萸、牡丹皮、肉豆蔻、泽泻、茯苓、熟地黄等。

中药灌肠。药物组成：白术、肉豆蔻、补骨脂、巴戟天等。灌肠方法：中药浓煎取汁150mL。患者取侧卧屈膝位，臀部抬高10cm，使用石蜡油润滑灌肠管及肛周皮肤，将灌肠管从肛门轻轻插入直肠，深度15～20cm，治疗药物温度以37～40℃为宜，液面距肛门40～60cm，将药液缓慢灌入，在肠道内保留1～2小时。

【病案参考】

张某，男，38岁，工人。主因间断乏力、尿黄2个月，加重4周入院。入院时，乏力，尿黄，身目黄染，伴皮肤瘙痒，食欲下降，进食后恶心，胃脘胀满，口干口苦，大便秘结，舌红苔黄腻，脉弦。查体：体温36.6℃，脉搏79次/分，呼吸20次/分，血压110/70mmHg。形体消瘦，皮肤巩膜轻度黄染。未见肝掌及蜘蛛痣。腹部平坦，腹软，全腹未及明显压痛及反跳痛、肌紧张。辅助检查，肝功能：ALT 64.4U/L，TBIL 62.58μmol/L，DBIL 58.5μmol/L，FER 312.1ng/mL。肝炎病毒指标均阴性，风湿病抗体均阴性，血、尿常规均正常。上腹部彩超：肝内胆管壁异常回声改变。考虑为原发性硬化性胆管炎（肝内型）。中医诊断：黄疸（阳黄），痰湿瘀结。西医诊断：原发性硬化性胆管炎。治以利湿化痰行瘀。选方茵陈蒿汤加减。处方：茵陈30g，栀子10g，大黄6g（后下），丹参15g，柴胡10g，枳壳10g，赤芍10g，莪术15g，桃仁10g，红花15g，郁金15g，生甘草10g。水煎服，分次服用，2次/天。嘱注意休息，清淡饮食，忌油腻及刺激性饮食。

上方服用7天后，乏力、尿黄、皮肤巩膜黄染、皮肤瘙痒渐轻，但仍有纳差，食后恶心欲吐，口干口苦等症状，舌红苔黄腻，脉弦。复查肝功能ALT 35.7U/L，TBIL 36.37μmol/L，DBIL 34.97μmol/L。效不更方，守原方加减：茵陈30g，栀子10g，丹参15g，柴胡10g，枳壳10g，赤芍10g，郁金15g，生甘草10g，苍术10g，厚朴10g，莱菔子15g，旋覆花10g，代赭石15g。上方服用10剂后，黄疸明显减轻，食量增加，未诉恶心及腹部不适，二便调，舌淡红苔薄黄，脉弦。复查肝功能ALT 30.4U/L，TBIL 24.50μmo/L，DBIL 19.74μmoL/L，FER 201.1ng/mL。症状好转，未诉其他明显不适。

按语：PSC临床证候见黄疸、皮肤瘙痒，渐进性加重的乏力，伴食欲减退、恶心，少数患者可畏寒和发热。《金匮要略·黄疸病脉证并治》指出："黄家所得，从湿得之。"湿邪蕴阻中焦，脾胃失健，肝气郁滞，疏泄不利，致胆汁疏泄失常，胆液不循常道，外溢肌肤，下注膀胱，而发为目黄、肤黄、小便黄之病证。该例患者属疾病初期，属阳黄。因湿热熏蒸，困遏脾胃日久，痰湿瘀结，肝胆络脉阻滞而发。方以茵陈蒿汤为主方，茵陈配栀子、大黄可使湿热从大小便而去，从而使黄疸消退。正如《伤寒论》原方后注云："小便当利，尿如皂荚汁状，色正赤，一宿腹减，黄从小便去也。"研究表明，茵陈能够保护肝细胞膜、防止肝细胞坏死，促进肝细胞再生及改善肝脏微循环，抑制葡萄糖醛酸酶活性，增强肝脏解毒功能。配以柴胡、郁金疏肝理气。现代药理研究证明，大黄、茵陈、柴胡、郁金对实验性肝损伤均有不同程度的保护作用。《金匮要略浅注补正》云："瘀热以行，一个瘀字，便见黄皆发于血分。"因此，治疗黄疸病酌情加入凉血活血药物，方中配以赤芍、丹参、桃仁、红花、莪术清热凉血、活血化瘀。研究表明，丹参不单纯是改善肝脏微循环，供给肝脏有益因子，更重要的是可以增强网状内皮系统功能和调理活性素，使肝脏免受损伤，最终起到保护肝细胞和促进肝细胞再生的作用，同时可降低血栓素 B_2、6-酮-前列腺素 $F1\alpha$，并调整其比例，达到消退黄疸的目的。甘草养肝柔肝，枳壳、苍术、厚朴、莱菔子化痰散结，加用旋覆花、代赭石以和胃止呕。诸药合用，肝胆脾胃兼顾，湿热痰瘀并除，故获良效。

（摘自：王庆艳，刘文全．中医药治疗原发性硬化性胆管炎1例．长春中医药大学学报，2012）

第二十五节　复发性多软骨炎

【概述】

复发性多软骨炎（relapsing polychondritis，RP）是一病因未明的罕见疾病，本病以自身免疫性软骨炎进行性反复发作为特征，常累及耳、鼻、喉、气管、眼、关节软骨、心脏瓣膜等组织。本病及时诊断，早期治疗，预后尚可。喉气管受累、瓣膜和主动脉病变是预后不良的主要原因。

复发性多软骨炎在中医古籍中无相似病名记载，依据其症状表现为耳郭红肿热痛应属于中医"断耳疮"范畴，若其病变累及四肢软骨，则属于中医"骨痹"范畴，也有学者认为其局部表现为皮肤的红肿疼痛，属中医"丹毒"范畴。

【源流】

复发性多软骨炎在中医古籍中无相似病名记载，依据其症状表现为耳郭红肿热痛应属于中医"断耳疮"范畴，断耳疮是指耳壳红肿溃疡疼痛，甚至断落而言。"断耳疮"首见于《诸病源候论》，其曰："断耳疮，生于耳边，久不瘥，耳乃取断，此疮是风湿搏于血气所生，以其断耳，因以为名也。"多认为本病病因病机为邪毒与气血相互搏结犯耳，或热毒炽盛，灼腐耳郭。后世医家又有"耳发疽"等别称。

有人认为其累及软骨，宜归属"骨痹"。骨痹之名始见于《黄帝内经》，在《素问·痹论》中曰："风寒湿三气杂至，合而为痹……以冬遇此者为骨痹"。《中藏经》曰："大凡风寒暑湿之邪……入于肾，则名骨痹。"严用和《济生方》曰："骨痹之为病，应乎肾，其状骨重不可举，不遂而痛且胀。"

中医对"丹毒"早有认识，《黄帝内经》中已有"丹胗""丹熛"等病名。《诸病源候论》指出："丹毒，人身体忽然焮赤，如丹涂之状，故谓之丹。或发手足，或发腹上，如手掌大。"由于其发病部位及临床表现有异，中医文献中又有不同的名称。发于头面者称"抱头火丹"或大头瘟；发于小腿足部者，《外科大成》名腿游风，《疡医大全》称流火；发生于新生儿或小儿的丹毒，依形状又有"鸡冠丹""茱萸丹"等多种病名。自古以来，中医药治疗丹毒均取得了显著疗效，尤其是中医外治法在丹毒治疗过程中有着举足轻重的地位。

【病因病机】

本病病因复杂，一般多认为本病的病性属于本虚标实，标实为主，以热毒、瘀阻、痰湿为标，气血虚弱、肝肾阴虚为本，病机主要有外受风热疫毒之邪，内蕴湿热，素体血热，加之外来湿邪，湿热相合。其产生多由于食肥甘厚味、情绪激动或肝火亢盛、外感寒湿、失治误治等因素。

素体肥胖，喜食肥甘，多生痰湿，痰湿内蕴日久则成腐，加之外感风寒之邪，内外相搏，郁闭气血，化腐生热生火，火热久而化为"热毒"。热毒蕴结体内，沿经络循行，上窜至诸窍，弥漫三焦及全身，肝胆经络循行于耳、双目，痰湿瘀热互结，则发为耳郭红肿热痛、双目发红发痒等症状。肺经循行经过咽部、气管等，若热毒之邪郁闭于肺，阻塞气血，则出现声音嘶哑、呼吸困难等症状。胃经起于鼻，若热毒沿胃经上炎至鼻，则出现鼻堵、鞍鼻等症状。若热毒客于肌肤关节则出现关节红肿热痛等关节炎的症状。故病机根本上属于"热毒蕴结"，治疗应以"清热解毒"为法。

【临床诊断】

一、临床表现

本病临床表现呈多样化。据统计受累部位中外耳占 90%，内耳 50%，鼻 60%，眼 50%，关节 76%，喉、气管、支气管 70%，心脏 24%，皮肤 35%，发热 80%，还可累及肝、肾、脑等部位。

1. 组织器官畸形

本病累及耳、鼻、肋软骨，表现为患耳剧痛、肿，反复发作致菜花样耳畸形。鼻软骨炎可致鼻梁塌陷呈鞍鼻畸形。

2. 听力障碍

前庭听力累及表现为突发耳聋、耳鸣，伴或不伴眩晕。

3. 呼吸系统症状

患者中约一半出现气道狭窄，大部分患者在病程中出现声嘶哑、咳嗽、呼吸困难、喘息、喉及气管软骨前区压痛等症状，提示喉部气管累及，摄片、断层扫描、支气管镜检查有助于诊断。

4. 眼部炎症

眼部炎症包括结膜炎、角膜炎、巩膜炎及视网膜炎、葡萄膜炎等，可反复发作。

5. 关节炎症

关节软骨侵犯的典型表现为血清阴性、非侵蚀性、非对称性，不累及足跖关节，常累及中央胸关节（胸锁关节、肋关节、胸骨角、胸肋关节）。当眼部症状与关节炎并存时，需与赖特（Reiter）综合征、白塞综合征、类风湿关节炎等鉴别，巩膜炎的出现为病变程度严重的标志。

6. 心血管病变

约30%的患者可累及心血管系统，主要表现为主动脉瓣、二尖瓣功能不全，心包炎及主动脉瘤。心脏听诊、超声心动图检查等有利于早期诊断。

二、诊断要点

迄今，RP无特异性检查手段，诊断主要依赖于疾病的临床表现。1975年McAdam等提出的诊断标准被同行视为公认标准，内容如下：

McAdom征：①双侧耳郭复发性软骨炎。②非侵蚀性、血清阴性、炎症性多关节炎。③鼻软骨炎。④眼部炎症（结膜炎、角膜炎、巩膜炎/巩膜外层炎、葡萄膜炎）。⑤呼吸道软骨炎［喉和（或）气管软骨］。⑥耳蜗或前庭损害，出现耳鸣、耳聋及眩晕。具备上述3个或3个以上标准，无须组织病理证实亦可确诊。

基于早期诊断、早期治疗控制病程进展的目的，1979年Damiani提出了扩大的McAdom诊断标准，只要有下述中任何一条即可诊断：①1条以上的McAdom征，加上组织病理证实。②病变累及2个或2个以上的解剖部位，对激素或氨苯砜治疗有效。

1987年国内学者李龙芸认为，不明原因气管及支气管广泛狭窄，软骨环显示不清或有管壁塌陷，实验室检查有尿酸性黏多糖含量增加及Ⅱ型胶原抗体存在者，也应考虑RP的诊断。但由于RP的临床表现及首发症状各异，临床表现不典型，易造成本病的误诊，延误诊断的时间从首发症状至确诊时间数月至数十年不等。

早期诊断对预后至关重要。凡有以下特征者均应疑及本病：①原因不明的外耳软骨炎、畸形。②原因不明的鞍鼻，排除韦格肉芽肿。

【临证思路】

一、识症

1. 双侧耳郭复发性软骨炎

耳蜗或前庭损害，出现耳鸣、耳聋及眩晕，为先天禀赋不足，加之后天调护不足，脏腑功能失调，内生之热毒、痰湿，腐而生热，循肝胆经上行于耳所致。邪毒与气血相互搏结犯耳，或热毒炽盛，灼腐耳郭。

2. 鼻软骨炎

胃经起于鼻，若热毒沿胃经上炎至鼻，则出现鼻堵、鞍鼻等症状。

3. 眼部炎症

结膜炎、角膜炎、巩膜炎/巩膜外层炎，葡萄膜炎。

4. 呼吸道软骨炎［喉和（或）气管软骨］

呼吸道受累是 RP 病情严重的信号，也是主要死亡原因。早期的干预治疗可延迟和预防出现鞍鼻、气管软化、气道狭窄塌陷等不可逆损害，故明确疾病分期、尽早评估 RP 的呼吸道受累情况、恰当治疗是抑制气道软骨等不可逆损害的唯一途径。

5. 非侵蚀性、血清阴性、炎症性多关节炎

若热毒客于肌肤关节则出现关节红肿热痛等关节炎的症状。

二、审机

其病位在肝（胆）、脾（胃）、心经，病机为先天禀赋不足，加之后天调护不足，脏腑功能失调，内生之热毒、痰湿，腐而生热，循肝胆经上行于耳。本病发作时耳郭红肿热痛，严重者渗液、溃脓、坏死，符合热毒的发病特点。因此"热毒伤络"是本病的病机关键，故以清热解毒为治疗大法，临床多用四妙勇安汤、四神煎加减治疗。方中以金银花清热解毒、疏散风热；当归活血养血；玄参清热滋阴；黄芪、石斛、川牛膝益气养阴，补其本之虚；远志可搜剔络脉、骨骺之痰浊。两方虽配伍简单，但清热、滋阴、解毒、活血、化痰，用药虽少而多面顾及，可谓思虑周全。

三、定治

本病以清热解毒为治疗大法，前期若湿热蕴结，佐以清热利湿之法，若痰瘀阻络，佐以祛痰活血通络之法，后期若肝肾阴虚，佐以滋补肝肾之法，若伤及气血，导致气血不足，佐以气血双补之法。

四、用药

前期：清热解毒、凉血消肿为法。中药：银花、连翘、菊花、赤芍、牡丹皮、黄芩各10g，蒲公英、紫地丁、土茯苓各30g，柴胡、生甘草各6g。7剂，每日1剂，水煎，早晚送服。若有脓肿，切开引流，刮除坏死组织及肉芽。

后期：活血化瘀、补气养血为法。中药：桃仁、红花、郁金、茯苓、白术、白芍、丹参、当归尾、川芎各10g，生黄芪、太子参各30g，甘草6g。每日1剂，水煎，早晚服，痊愈为止。

【辨证论治】

1. 热毒炽盛

主要症状：多见于疾病初期，症见发热，耳郭、鼻梁红肿、灼热、疼痛，痛不可触，局部色鲜红，或瘙痒，或伴有渗出，或表皮剥脱；或咽喉疼痛、嘶哑；或双眼充血发红；或见关节红肿、疼痛，口渴引饮，烦躁，便秘溲黄，舌质红绛，苔黄，脉滑数或弦数。

治疗方法：清热解毒，泻火消肿。

临证处理：四妙勇安汤合仙方活命饮加减。药用金银花、玄参、当归、甘草、生黄芪、茯苓、赤芍、忍冬藤、苍术、赤小豆等。

热盛加蒲公英、紫花地丁；咽喉疼痛加牛蒡子、马勃；目赤加菊花、石决明。

2. 湿热蕴结

主要症状：关节红肿，局部扪之有热感，不能屈伸，耳郭、鼻梁红肿、疼痛，或局部有结节，甚者溃烂渗出，或伴见听力减退，或目赤眼红，或皮肤结节红斑，胃脘痞满，不思饮食，周身倦怠，口渴不欲饮，小便黄赤，或有低热，舌苔黄腻，脉濡数或滑数。

治疗方法：清热利湿，宣痹止痛。

临证处理：四妙散加减。药用黄柏、苍术、牛膝、汉防己、土茯苓、忍冬藤、车前子、白术、当归、玄参、赤小豆等。

热甚加栀子、连翘；湿胜加茵陈、薏苡仁；痛甚加郁金、延胡索。

3. 痰瘀阻络

主要症状：耳郭、鼻梁红肿、色暗、疼痛，有结节或瘀斑，关节疼痛，屈伸不利，一般昼轻夜重，或胸闷咳嗽，或肌肤甲错，或吞咽不利，或心悸怔忡，或目赤，舌暗苔腻，脉沉涩或沉滑。

治疗方法：祛痰活血通络。

临证处理：导痰汤合桃红四物汤加减。药用制半夏、陈皮、茯苓、枳实、白术、鸡血藤、穿山甲、皂角刺、当归、红花、桃仁、桂枝、莪术等。

痰浊盛加白芥子、僵蚕；气虚者加黄芪、党参；血瘀甚加三棱、土鳖虫；心悸怔忡加薤白、瓜蒌；关节疼痛加穿山龙、徐长卿；胸闷咳嗽加浙贝母、紫菀等。

4. 肝肾阴虚

主要症状：多见于疾病后期，症见耳郭、鼻梁萎缩、变形，眩晕耳鸣，口干目涩，声音嘶哑，视物模糊，失眠盗汗，腰膝酸软，五心烦热，咳嗽少痰，肢体麻木，筋脉拘急，舌红、少苔或无苔，脉沉弦或细数。

治疗方法：滋补肝肾，养阴生津。

临证处理：杞菊地黄丸加减。药用枸杞子、菊花、生地黄、牡丹皮、山药、土茯苓、泽泻、蒲公英、墨旱莲、女贞子等。

虚火内盛加知母、黄柏；眼干涩，视物模糊，加石斛、茺蔚子；烦热少痰加竹沥、胆南星；失眠不安加酸枣仁、夜交藤等。

5. 气血两虚

主要症状：多见于疾病后期，耳郭、鼻梁萎缩、变形，或局部溃烂久不愈合，或局部皮肤干燥、脱屑，听力减退，视物模糊，四肢酸楚疼痛，倦怠无力，畏寒肢冷，心悸气短，头晕目眩，咳嗽无力，舌质淡、苔白，脉微细或沉。

治疗方法：益气养血，荣筋通络。

临证处理：八珍汤加减。药用生黄芪、炒白术、茯苓、当归、赤芍、白芍、熟地黄、川芎、何首乌、桂枝、鹿角胶等。

形寒肢冷加淡附子、细辛；关节疼痛加穿山龙、徐长卿。如溃疡久不愈合可配合外敷生肌解毒之品如生肌玉红膏等。

【病案参考】

病案一

张某，女，52 岁。2012 年 9 月 21 日初诊。

患者反复咳喘、喉中痰鸣 3 年未愈。起病之初无明显诱因突发外耳轮疼痛、肿胀发红，后渐出现慢性咳嗽、咳痰，鼻梁渐塌陷，声音嘶哑，活动后胸闷、气短、呼吸困难。血常规、抗核抗体、ENA 多肽抗体均阴性。电子喉镜及 CT 检查示气管上端下喉区管腔狭窄，软组织增厚。外院诊断为复发性多软骨炎。患者间断服用激素，拒绝行气管切开或支架置入等手术治疗，转求中医治疗。刻下：形体消瘦，声音嘶哑，面色晦滞，咳喘频作，呼吸声如风箱，吸气困难，喘息抬肩，唇舌紫暗，活动加重，喉中痰鸣，咳吐黄白相间黏痰，偶有血丝，舌暗红、苔黄，脉滑数。

中医诊断：断耳疮、喘证（热毒蕴结）。

治则：清热通络，宣肺化痰。

予四神煎加减，处方：

生黄芪 30g，石斛 30g，银花 30g，远志 10g，川牛膝 15g，鱼腥草 15g，黄芩 10g，石韦 20g，辛夷 8g，炙麻黄 6g，胆南星 10g，桑白皮 15g。30 剂。

2012 年 10 月 21 日二诊：痰热减少，经常鼻塞，活动后喘憋，咳嗽有黄黏痰，苔根白腻，脉弦滑。

辨证属痰热蕴肺。

治疗：宣肺平喘，清肺化痰。

予泻白散、麻杏石甘汤加减，处方：

桑白皮 15g，地骨皮 15g，黄芩 12g，生甘草 10g，石韦 20g，青黛 4g，浙贝母 10g，葛根 30g，麻黄 5g，杏仁 10g，生石膏 40g，夏枯草 15g，蛇皮 6g。14 剂。

2012 年 11 月 3 日三诊：服药初期痰喘明显缓解，近期外感后咳喘加重，吸气困难，气急感，有白痰，耳郭胀痛，口角糜烂，舌红、苔白，脉数。

辨证属热毒蕴结，肺气失宣。

治以清热解毒，宣肺平喘。

予四神煎、四妙勇安汤、黛蛤散加减，处方：

生黄芪30g，银花30g，当归20g，生甘草10g，玄参20g，石斛30g，远志10g，石韦20g，川牛膝15g，蝉衣10g，芦根30g，瓜子仁15g，胆南星10g，青黛4g，海蛤壳10g。7剂。

2012年11月11日四诊：耳郭胀痛、咳喘、吸气困难减轻，咳嗽，有清痰。后患者每半个月就诊1次，咳喘、咳痰、吸气困难等症状时有发作，但程度较前减轻。后续治疗均在上方基础上，根据出现的兼夹症状，加减调理。咳喘、吸气困难症状明显改善，耳郭胀痛未发作，体重增加10余斤，目前患者病情稳定。

按语：患者的特点为气道狭窄严重，表现为喉中痰鸣、喘促、吸气困难。房师认为是病久内舍于肺，肺气不宣，痰浊阻肺则见咳喘、吸气困难。针对本患痰浊阻肺明显的特点，在治疗主病的基础上加用麻杏石甘汤、黛蛤散、泻白散。麻黄开达肺气，重用石膏急清肺热以存阴，杏仁宣降肺气，共奏清肺化痰平喘之功。青黛清肺、肝之热，凉血解毒，蛤壳清泻肺热、化稠痰，两药合用为成方黛蛤散，是治痰热咳嗽的名方。桑白皮清泻肺热，平喘止咳，地骨皮降肺中伏火。现代药理研究表明，麻杏石甘汤有调节免疫、解热、平喘、镇咳等作用。黛蛤散对炭疽杆菌、志贺痢疾杆菌、金黄色葡萄球菌等均有抑制作用。

（摘自：潘峥，房定亚．房定亚辨病治疗复发性多软骨炎伴气道狭窄2例．

江苏中医药，2014）

病案二

患者，女，53岁。2015年10月24日初诊。患者于2014年4月受凉感冒后出现双侧耳郭肿胀疼痛反复发作，后全身多关节疼痛，不规律服用激素未显效。2014年6月就诊于某西医院，双侧耳郭红肿热痛，自觉听力下降，胸锁关节压痛（+），鼻部压痛（-），诊断考虑为"复发性多软骨炎"，予醋酸泼尼松片55mg，口服，1次/天，病情好转，逐渐减量至10mg，2014年8月加用雷公藤多苷片20mg，口服，3次/天。2015年6月曾高热、胸闷、憋气，于某西医院诊断间质性肺炎，"抗感染"治疗后好转。2015年8月，患者再次出现右侧耳郭红肿疼痛较剧烈，肌注复方倍他米松注射液7mg，耳郭红肿明显好转。10月初患者右耳耳郭肿胀疼痛持续存在且间断加重，出现低热1天，"抗感染"治疗10天。胸部CT：肺部阴影较2015年6月无明显变化，肺间质纤维化可能性大，于某部队医院就诊，建议予乙酰半胱氨酸胶囊0.6g，口服，3次/天。患者为求中西医结合系统治疗，遂来本科就诊。症见：右侧耳郭红肿热痛，听力尚可，满月脸，未发热，无咳嗽咳痰，偶有头晕、心慌，纳食可，夜眠多梦，二便调。舌暗红，苔白腻，脉细数。查体：向心性肥胖，双肺呼吸音略粗，未闻及干湿啰音，右侧耳轮及耳舟红肿热痛，局部色素沉着，耳松软，无红斑结节，无耳郭塌陷畸形，鼻部压痛（-），胸锁关节压痛（-），双下肢可凹性水肿。辅助检查：血沉10mm/h（正常值0～20mm/h）、C反应蛋白4.5mg/L（正常值0～5mg/L）。

中医诊断：断耳疮。

辨证：热毒蕴结。

治疗以清热解毒为法。

方选五味消毒饮加减。处方：金银花20g，天葵子15g，野菊花15g，紫花地丁10g，蒲公英20g，生石膏30g，知母10g，生甘草10g，赤芍20g，芦根30g，冬瓜皮30g，猪苓15g，百合30g，酸枣仁30g，炒栀子10g，竹茹10g。14剂，日1剂，早晚2次，饭后温服。配合西药方案：雷公藤多苷片20mg，口服，3次/天；醋酸泼尼松片10mg，口服，1次/天；乙酰半胱氨酸胶囊0.6g，口服，3次/天。

2015年11月7日复诊：患者右侧耳郭肿痛稍减轻，无低热、无咳嗽咳痰，偶有头晕，无心慌，纳差，偶有反酸，睡眠仍多梦，二便调，舌红，苔黄腻，脉沉细。查体：双下肢仍有可凹性水肿。

辨证：热毒内蕴，水湿不化。

治疗以清热解毒、利水消肿为法。

方选五味消毒饮合乌贝散加减。

处方：金银花20g，天葵子15g，野菊花15g，紫花地丁10g，蒲公英20g，知母10g，生甘草10g，赤芍20g，海螵蛸15g，芦根30g，冬瓜皮30g，猪苓15g，百合30g，酸枣仁30g，浙贝母10g，白及10g，防己20g，车前子30g，黄芩15g。21剂，日1剂，早晚2次饭后温服。西药方案不变。

2015年11月28日三诊：患者右侧耳郭红肿较前明显减轻，无低热、无咳嗽咳痰，偶有头晕，无心慌，无反酸，睡眠较前明显改善，小便调，腹泻，舌红，苔白腻，脉细。查体：双下肢不肿。

辨证：热毒蕴结，脾虚湿阻。

治疗以清热解毒、健脾利湿为法。

方选五味消毒饮加减。上方去车前子、海螵蛸、白及，加用山慈菇9g，丹参30g，山药20g，炒白术10g。21剂，日1剂，早晚2次，饭后温服。西药方案：醋酸泼尼松片10mg与7.5mg隔日交替口服，余不变。

截至2016年7月患者规律门诊随诊，以上方为基础加减，右侧耳郭红肿未再发作，病情稳定，醋酸泼尼松目前减量至5mg与2.5mg隔日交替口服，雷公藤多苷片原量续服。

按语：患者初诊时兼有肺间质纤维化，加用竹茹、芦根以清肺热，如《玉楸药解》所云"清降肺胃，消荡郁烦"。此外患者还有下肢的可凹性水肿、面部浮肿，患者素体肥胖，热毒蕴结体内，而致水湿不化，阻滞于经络关节则下肢水肿，留滞于面部，则出现面部浮肿，加用猪苓、冬瓜皮等利水渗湿消肿而不伤津。二诊时患者兼有反酸，热毒易损伤胃经，出现胃部的反酸烧心，且长期服用激素，加用乌贝散以护胃、抑酸。现代药理研究显示，乌贝散有减少胃酸分泌且抑制胃蛋白酶活性的作用，从而防治胃溃疡。耳郭红肿基本消退时加山药、炒白术平补脾胃，调和气血；服用激素后容易出现心烦、多梦，加用百合、酸枣仁清心安神养阴，对抗激素的副作用。

（摘自：李亚慧，周彩云.清热解毒法治疗复发性多软骨炎一例.环球中医药，2017）

第二十六节　IgG4 相关性疾病

【概述】

IgG4 相关性疾病（IgG4-related disease，IgG4-RD）是一种以血清 IgG4 水平升高并伴有 IgG4 阳性浆细胞浸润组织和器官为特征的免疫介导的纤维炎症性疾病，可以影响多个器官，并致其增生肿大、组织破坏，甚至功能衰竭。该病可导致多个脏器同时或相继受累，也可以只累及一个脏器，T、B 淋巴细胞及嗜酸性粒细胞在 IgG4-RD 的发病机制中起重要作用。2003 年 Kamisawa 等首次引入 IgG4 相关性疾病概念，本病常累及胰腺、唾液腺和泪腺、胆道、肾脏、甲状腺和肺。本病发病率低，日本是研究该病较早的国家，最新研究显示男女比例是 $1:0.77$，平均发病年龄 58 岁；日本患病比例为 0.8/10 万，多见于中老年，男性居多。近几年，我国也开始逐渐认识和研究 IgG4-RD。

IgG4-RD 是最年轻的风湿免疫病，对它的认识和命名是自 20 世纪 90 年代才开始的。1991 年日本的 Kawaguchi K 等报告了在诊断的胰腺癌切除组织中，并无异形细胞，而见到以浆细胞浸润为显著特征的纤维性硬化。1995 年，Yoshida（吉田）提出自身免疫性胰腺炎概念，认为其发病机制与自身免疫有关。Hamano 等于 2001 年报道了自身免疫性胰腺炎患者血清 IgG4 水平异常增高，同时发生腹膜后纤维化。国际医学界于 2012 年将这类疾病统一命名为 IgG4-RD。目前关于 IgG4-RD 的流行病学数据大多来自日本。

【源流】

临床上本病可出现一系列症状，是一组疾病的表现，如米库利兹（Mikulicz）病、腹膜后纤维化、自身免疫性胰腺炎、间质性肺炎或肾炎、硬化性胆管炎、慢性甲状腺炎、自身免疫垂体炎、炎性假瘤等，部分单独出现或同时出现。因此，中医病名的归属方面，目前尚无统一的中医诊断；病名诊断因证候的异同而不同。IgG4-RD 临床特征：常出现增生肿大的包块，依据肿块的部位、形态及本病对脏腑功能损害的不同，可分别归入中医学内科、外科、眼科、皮科、耳鼻咽喉科等不同学科的病名范畴。以下列举以肿物包块为主的病证与中医病名的对应：

1. 涎腺肿大——"发颐"

"发颐"又名腮颔发、颐发、汗毒，以颐颔部肿胀疼痛，张口受限，伴高热为特征，多为外感或手术后，汗出不畅，余邪热毒未能外达，结聚于颐颔之间的急性化脓性疾病。发颐出自《证治准绳·疡医》："患伤寒或温病发汗未尽或疹形未透，以致余毒壅积于颐颔之间而成。初起身发寒热，颐颔之间一侧肿如结核，微热微痛，渐肿延及患侧耳之前后，疼痛日增。"IgG4-RD临床常以单发或对称性腮腺、颌下腺肿大为特点，还可出现浅表淋巴结肿大，虽然起病并非一定在热病之后，肿块局部也并非均出现化脓破溃，但肿物多由风热邪毒蕴于少阳经脉，循经上攻颐颔，使气血凝滞而发生局部肿胀疼痛、肿块硬而拒按。《外科正宗》记载："伤寒发颐亦名汗毒。此因原受风寒，用药发散未尽，日久传化为热不散，以致项之前后，结肿疼痛。"初起身热口渴者，用柴胡葛根汤以清热解毒散邪；患处红色热甚者，如意金黄散敷之。初起身凉不渴者，牛蒡甘桔汤散之；患处微热不红疼痛者，冲和膏和之；肿深不退欲作脓者，托里消毒散。《时病论》曰："连翘败毒散治时毒发颐。连翘、天花粉、牛蒡子、柴胡、荆芥、防风、升麻、桔梗、羌活、独活、红花、苏木、川芎、当归尾、甘草，水煎服。如两颐连面皆肿，加白芷、漏芦；坚肿不消，加皂刺、穿山甲；大便燥结，加酒炒大黄。"

2. 泪腺肿大——"眼胞痰核"

"眼胞痰核"指因痰湿凝集胞睑皮下生核状硬结，皮色如常、不红不痛，推之能移的眼病。临床常见病霰粒肿即归于本眼病范畴。IgG4-RD发生泪腺炎、眼眶炎性假瘤时，眼睑皮下可触及核状硬结、按之不痛且可推移，部分红肿疼痛，虽未发生眼睑破溃或未排出脓性分泌物及胶样物，但病证特点与"眼胞痰核"相符合，因此中医诊断可归入其中。此病名始见于清代《眼科易知》。早在金元时期，朱丹溪在《丹溪心法》中即提出"痰注作核"，曰："结核或在项、在颈、在臂、在身皮里膜外，不红不肿，不硬不痛，多是痰注作核不散""人身上中下有块者，皆痰也"。清代《目经大成·痰核》记载："睑廓内生一核，大如芡实，按之坚而不痛，只外观不雅。"明代傅仁宇《审视瑶函·脾生痰核证》记载："凡是脾生痰核，痰火结滞所成，皮外觉肿如豆，脾内坚实有形，或有不治自愈，或有壅结为瘿……"阐明本眼病的发病机理为脾虚失运，湿痰内聚，或脾胃蕴结湿热，灼湿生痰，痰热相结阻滞脉络，壅于胞睑之间而成。《医宗金鉴》记载："眼胞痰核湿气聚，核结如枣如豆形，皮里肉外推之动，皮色如常硬不疼""此证结于上下眼胞，皮里肉外，其形大者如枣，小者如豆，推之移动，皮色如常，硬肿不疼，由湿痰气郁而成。宜服化坚二陈丸"。

以上古籍均描述了眼胞痰核的特点，并从痰湿内滞等发病机制上进行了阐述，治法多选用消法、清法。如化痰散结法自秦汉以来广泛应用，至清末已具有丰富的学术内涵。《疡医大全》中四海舒郁丸，方中青木香、陈皮理气化痰；海蛤粉、海带、海藻、昆布清热化痰，软坚散结；海螵蛸破血消瘿；合用共奏行气化痰，软坚消瘿之效。黄药子凉血降火，消瘿解毒，煮酒内服，能治瘿瘤结气。引申到当今临床，此方法可辨证治疗人体"痰核"之病。IgG4-RD 出现目胞肿胀或炎性假瘤时，依据眼睑肿物的病程、质地、颜色、寒热及舌脉等证候，中医辨证常属于肝胆风热、痰湿阻络、痰热搏结等证型，可选用上述治法、方药治疗。

3. 胰腺肿大、腹膜后肿物——"癥积"

IgG4-RD 常累及腹腔器官，最常见的为发生胰腺病变，出现胰腺囊肿、胆道梗阻、肾脏肿大、腹膜后肿物等。患者腹胀不适、腹痛、腹部包块的特征与中医学"癥积"特点相符，可作为 IgG4-RD 病名诊断之一。"癥"之病名始见于《金匮要略·疟病脉证并治》。"癥"为有形肿物，质地坚硬，按之应手，以不动者，名曰癥。"积"最早见于《黄帝内经》，也指腹腔内有形的结块，其块固定不移，痛有定处。有关癥积的记载可追溯至秦汉时期张仲景《金匮要略》中的疟病脉证并治篇及妇人三篇。隋代巢元方所著《诸病源候论·积聚候》阐释："积聚者，由阴阳不和，腑脏虚弱，受于风邪，搏于腑脏之气所为也……诸脏受邪，初未能为积聚，留滞不去，乃成积聚。"元代罗天益《卫生宝鉴》曰："凡人脾胃虚弱，饮食不节或生冷过度，不能克化，致积聚结块。"明代汪机《医学原理》曰："癥积之为病，不越痰、血、饮、食、气、水六者，停蓄不散所致……怯者著而成病也"，治以"攻补兼施，调养正气为主"。临床 IgG4-RD 的部分胰腺病变随病情进展，腹腔肿物局部发生对周围器官的挤压影响，患者还可伴发中医"黄疸""水肿"病证，甚至日久出现器官功能衰竭。患者正气虚损、脏腑精气耗竭，形体羸瘦，神疲体倦，心悸气短，面容憔悴等，中医病名则可归入"虚劳"。

4. 副鼻窦炎——"鼻渊"

IgG4-RD 可以发生副鼻窦炎，即鼻腔炎性纤维化增生样病变，造成鼻腔肿物、鼻塞、黄涕、鼻衄等，与中医学"鼻渊"特点相符。鼻渊最早见于《黄帝内经》。《素问·气厥论》曰："胆移热于脑，则辛頞鼻渊""鼻渊者，浊涕下不止也"。《素问玄机原病式》曰："涕唾稠浊者，火热极甚，销烁致之然"，说明胆热与热邪袭肺都是导致鼻渊的病因。中焦痰热，热邪夹痰，上扰清窍，壅塞鼻窦，清窍不利则发生副鼻窦炎。明代龚廷贤《寿世保元》曰："夫鼻者，肺之候，时常和则吸饮香臭矣。若七情内郁、六淫外伤、饮食劳逸之过，则鼻气不能宣调，清道壅塞，即为病也……此皆脏腑不调，邪气郁于鼻而清道壅塞也。寒则温之，热则清之，塞则通之，壅则散之可也。"《医醇賸义》曰："阳邪外烁，肝火内蕃，鼻窍半通，时流黄水，此火伤之脑漏也"，总结了肝胆火热也是导致鼻渊的重要原因。临床上本病患者若鼻腔发生内膜下肿物，局部病变蔓延，出现鼻腔出血，属于中医学"血证""鼻衄"的范畴。

【病因病机】

IgG4-RD 临床症状多样，涉及范围广泛，病因病机难以统一归纳，结合本病多以发生局部痰核或腹腔内有形的坚硬结块为主要特点，本章针对以包块肿物为主要特征病变的病因病机进行分析。若患者脏腑功能进一步损伤，发展为腹痛、喘证、黄疸、水肿、虚劳、血证等病证，其病因病机可参考相应病证的内容。

中医学认为 IgG4-RD 发病主要与感受外来邪毒、寒温失节、饮食内伤、情志不遂、正气虚损等病因有关，归纳要素为"寒、热、毒、痰（湿）、瘀、虚"。总体病机演变过程为外邪热毒炽盛、湿热酿生、痰瘀互结、正虚邪存。病初以实证为主，随病情进展，病性多为虚实夹杂，后期发展为正虚邪滞之证。

1. 热毒炽盛

发病之初，患者感受外邪侵袭，邪客卫表，伤及阳位，正邪相搏，邪毒积热内生，病证多以热毒为主。患者症状多发生在头面部、体表或躯体上部。邪热上炎，耗伤津气，热毒壅聚，甚至损蚀血肉。患者出现目胞红肿热痛、白睛红赤疼痛、腮腺部位肿胀疼痛甚至化脓等证候。另外，初期也可发生寒邪客犯人体，寒凝经脉，受邪病所可在体表或直达脏腑，使气血和阳气运行受阻，发为气滞寒凝，可出现无痛性甲状腺或颌下腺肿大、淋巴结肿大，日久也可导致寒邪郁而化热为毒。若素体痰湿壅盛，湿为阴邪，痰湿遇寒从寒、遇热从热，外感寒热之邪后可进一步导致湿热阻滞或寒湿化热之证。

2. 湿热酿生

经云"饮食自倍，肠胃乃伤"。患者酒食无度，久嗜厚味肥甘，脾胃损伤，运化失司；水谷不化，酿生湿热。病位多在中焦，常见发生肝胆之病变。中焦气机枢纽升降失常，痰气湿浊胶着，发为痰核肿物。《太平圣惠方·治食癥诸方》有言："夫人饮食不节，生冷过度……与脏气相搏，结聚成块，日渐生长，盘牢不移。"另外，病初热毒之邪进一步损伤脏腑，使脏腑阴阳气血失调，水液代谢失常，湿聚成痰，日久化热，随之酿生湿热。湿热若以热为主，则循经上炎，伤及头目；若湿热并重，则蕴积中焦，脾胃肝胆可皆受邪犯；若湿重于热，则下注肠道、腰腹、膀胱等，邪留之处，痰凝湿聚。

3. 痰瘀互结

此证是 IgG4-RD 最常见和多发的病机演变。人体脏腑功能失调，水液运化代谢失常，湿热痰浊阻遏气机，气行不畅，气滞则血行涩缓成瘀，加之热邪伤阴又导致血黏生瘀，痰浊瘀血交结凝滞、聚而成积、稽留人体发展为痰瘀互结证。再或，患者若情志不遂、肝失疏泄，导致肝气郁滞；气滞日久，血运不畅，气滞血涩，瘀血内停，脉络受阻，结而成块，发为癥积。如《灵枢·百病始生》曰："内伤于忧怒，则气上逆，气上逆则六输不通，温气不行，凝血蕴里而不散……而积皆成矣。"《济生方·积聚论治》曰："忧、思、喜、怒之气……过则伤于五脏……留结而为五积。"此证以实为主，患者可发为黄疸、积聚等。

4. 正虚邪存

《中藏经》曰："积聚癥瘕杂虫者，皆五脏六腑真气失而邪气并，遂乃生焉。"患者素体禀赋虚弱、年老衰弱或他病迁延，正气必渐亏虚、精血耗伤；或本病病程日久，真精气血不足，无以濡养脏腑，正虚不能驱邪外出。邪毒、湿热、痰瘀等病理产物稽留，邪存机体，发为癥积、水肿、虚劳等证。如金代张洁古云，壮人无积，唯虚人则有之，皆由脾胃怯弱，气血两衰，四气有感，皆能成积。

【临床诊断】

1. 临床表现

IgG4-RD 多见于老年男性，发生泪腺、唾液腺、胰腺、肝胆、腹膜后等处的全身脏器肿大、结节或肥厚性病变等；病变部位有淋巴细胞及 IgG4 阳性的浆细胞显著浸润和纤维化，肿大及结节会造成压迫和闭塞症状。细胞浸润和纤维化造成的脏器功能不全等，有时呈现严重病变，属于原因不明的特异性疾病群。本病早期起病隐匿，缺乏特异性，症状特点以发病部位不同而有所差异。

报告受累的脏器有泪腺/唾液腺（米库利兹病）、甲状腺、呼吸道、胰腺、胆管、肝脏、消化道、肾、中枢神经系统、前列腺、腹膜后、淋巴结、动脉、皮肤、乳腺等，具观下表。临床表现因不同脏器受累而异，如患者可出现腹痛、黄疸、胰头局部肿大、胰体呈"腊肠样"、胰周呈"包鞘样"改变，病变累及胆管则发生胆管节段性狭窄伴梗阻。淋巴结可单独发病或伴发于其他器官 IgG4-RD，颈部、纵隔、腹腔内均可出现。头面部病变在眼眶可导致炎性假瘤，泪腺、唾液腺也是易受累的器官，表现为对称性泪腺、唾液腺肿胀，腺体无痛性肿大、口眼干燥，称为米库利兹病。腹膜后受累可导致腹膜后纤维化，压迫输尿管导致肾积水。肺部表现为间质性肺炎，肾部表现为间质性肾炎肾功能不全，IgG4 相关性主动脉炎可引起主动脉瘤或夹层。自身免疫性胰腺炎、硬化性胆管炎、腹膜后纤维化等主要问题是严重纤维化导致的脏器损害，但淋巴结及泪腺是肿大性病变，几乎无纤维化。

IgG4-RD 在不同器官的表现

部位	名称	常见临床表现
唾液腺和泪腺	IgG4 相关性涎腺炎和泪腺炎	米库利兹病（Mikulicz 病）、Küttner 肿瘤/慢性硬化性涎腺炎，眼睑肿胀、眼干；口干较常见
眶周组织	IgG4 相关眼病	眼球突出、眼眶假瘤、巩膜炎、葡萄膜炎等
鼻腔/咽喉	嗜酸细胞性血管中心性纤维化	鼻腔及喉头多见的炎症性纤维化
淋巴结	IgG4 相关淋巴结肿大	无痛性局限性或弥漫性淋巴结肿大
甲状腺	IgG4 相关甲状腺疾病	Riedel 甲状腺肿（可出现甲减或亚临床甲减）、水肿

续表

部位	名称	常见临床表现
主动脉	IgG4 相关主动脉炎	主动脉炎、动脉瘤
乳腺	炎性假瘤	乳腺肿物
肺	IgG4 相关肺病	间质性肺炎，呼吸困难、气短喘息、咳嗽等，或无临床症状
胰腺	自身免疫性胰腺炎	上腹部疼痛、无痛梗阻性黄疸、内分泌异常（糖尿病）等
胆道	IgG4 相关硬化性胆管炎	黄疸、消瘦、腹痛等
肾脏	IgG4 相关肾病	间质性肾炎，弥漫性肾肿大、肾盂积水，肾功能不全、低补体血症、蛋白尿等
前列腺	硬化性前列腺炎	尿频，尿急
腹膜后间隙	IgG4 相关腹膜后纤维化	腹膜后纤维化，下腹痛，梗阻性黄疸；腰痛、输尿管梗阻、肾积水、肾功能不全等
脑膜	IgG4 相关脑膜炎	头痛、神经麻痹、脊髓脊神经病等
垂体	自身免疫性垂体炎	头痛，视野缺损

2. 体格检查

本病累及呼吸、消化、泌尿、神经等系统则出现相应的病变和体征；如间质性肺炎体征、腹部压痛、黄疸、水肿，早期多隐匿而难以发现。值得临床医生及患者关注的特征性体征为触及增大的腮腺、颌下腺、舌下腺肿物及上眼睑肿物，外观表现可俗称"金鱼眼""青蛙下颌"。其他皮肤黄染、浅表淋巴结肿大、甲状腺肿大、肺部呼吸音改变、腹部触及包块、肢体水肿等不是本病的特征性体征。

3. 实验室检查

常规血液检查一般对 IgG4-RD 诊断意义不大，只有病变累及器官进而出现功能损伤时有提示作用；只有部分患者外周血嗜酸性粒细胞增多、血沉和 C 反应蛋白水平会升高。诊断 IgG4-RD 主要参考免疫学检测结果，即血清 IgG4 水平升高提示本病的可能，受累器官越多，血清 IgG4 浓度越高，诊断阳性率则高。患者若出现多克隆高丙种球蛋白（IgG）升高，或存在抗核抗体、类风湿因子等特异性自身抗体，诊断时应考虑合并其他疾病。

4. 影像学检查

对可疑 IgG4-RD 的患者进行胸腹 CT 扫描、头部及躯干部位 MRI 等检查可一定程度上协助本病的初步诊断，但目前仅自身免疫性胰腺炎的 CT 影像学表现（即胰腺周围出现包壳状低密度或晕征）比较有特征性，结合本病经常出现多器官受累，PET/CT 可有效地评估疾病的轻重程度，并协助评估病情，但检查费用偏高，基层医院设备受限，广泛开展有一定困难。常规的体表肿物、淋巴结超声也有助于了解器官组织的肿胀程度及形态，超声内镜是对腹腔深处增生结节样病变行组织活检的协助方式。

【疾病特点】

1. 部位广泛，症状多样

本病累及的器官可发生在人体全部脏器中的数个，因脏器不同而呈现复杂的临床表现；症状体征在人体"自上而下""由内到外""由浅入深"，均可出现。

2. 隐匿发展，诊断特异

临床上 30% 的 IgG4-RD 患者因偶然发现"包块"而确诊。由于本病累及器官不同，且发病率低，患者就诊时会反复周折于不同科室，除风湿科、消化科、肝胆外科医生对诊断过程比较熟悉外，其他专科医师易发生漏诊、误诊、延迟诊断。如患者因眼眶内占位在眼科治疗、因颌下腺肿物在口腔科治疗、因呼吸困难在呼吸科就诊、因腹部不适在消化科就诊，直至发现免疫指标异常，进一步化验血清 IgG4 升高继而确诊。一些有诊治经验的医生临床发现患者存在眼睑、颌下腺肿大等多发肿物的特征性表现时会有"警惕性"，则能很快完成诊断。

3. 预后各异，部分严重

本病的病理学表现为存在大量 IgG4 阳性淋巴细胞浸润，可出现局部阻塞、压迫症状，或器官萎缩，也可因细胞浸润或纤维化导致器官功能衰竭。患者如发生缓慢进展的米库利兹病、慢性甲状腺炎、无痛性局限性淋巴结肿大等预后良好；而在疾病终末期或器官功能衰竭期发生肝硬化失代偿、蜂窝肺、梗阻性黄疸、腹膜后纤维化压迫输尿管导致肾积水、急性肾损害等则临床治疗非常棘手，部分需手术以快速缓解症状。

【分类标准】

2011 年日本公布的标准应用广泛：

（1）单一或多个器官弥漫性或特征性结节、肿块、肿大等表现。

（2）血清 IgG4 水平 ≥1350mg/L。

（3）组织病理学：①明显淋巴细胞、浆细胞浸润及纤维化及硬化性改变。②IgG4 阳性浆细胞浸润：IgG4/IgG 阳性比>40%，且 IgG4+浆细胞>10/HPF。

满足以上标准，可确诊为 IgG4-RD，但需排除 Castleman 病、Wegener 肉芽肿、结节病、恶性肿瘤等；若患者诊断符合但激素治疗无效，需再诊断。（1）至（3）均满足可以诊断本病；满足（1）+（3）则拟诊本病，满足（1）+（2）疑诊本病，病理诊断是金标准。

临床医师需关注，对多个器官出现占位性病变，如血清学、影像学不支持肿瘤，需警惕有无 IgG4-RD 的可能。对 IgG4 升高者，应仔细查找有无多器官受累表现。若结合临床高度怀疑该病者，可行受累浅表器官活检或激素试验性治疗。诊断方面强烈推荐进行组织活检，以确诊并排除恶性病变和其他与 IgG4-RD 类似的疾病。取得浅表受累器官如腮腺、皮肤或淋巴结活检的病理较容易操作,深部组织器官活检病理较难获取,可通过细针穿刺活检,必要时行手术病理活检。

【西医治疗】

大部分 IgG4-RD 患者对糖皮质激素治疗反应良好,2~4 周受累器官或组织肿胀明显减轻,血清 IgG4 水平明显降低,影像学改变需数周到数月。激素治疗不佳者可考虑加用硫唑嘌呤、环磷酰胺、甲氨蝶呤等免疫抑制剂。该病是一个跨学科的系统性疾病,需要各专科医务人员共同关注,提高对该病的认识水平,及时进行血清 IgG4 和组织病理学检查,减少患者不必要的手术,减少漏诊误诊。

【临证思路】

由于 IgG4-RD 症状具有多样性、广泛性特点,因此依据表现不同,归属于不同的中医疾病。如部分患者符合中医学头痛、喘证、腹痛、黄疸、腰痛、水肿、虚劳等的病名诊断范畴,临床按照中医内科疾病的常规诊疗方案治疗即可。本节针对 IgG4-RD 的特征性表现进行分析,整理中医治疗的辨证思路。

一、识症

1. 辨"痰核"与"积聚"

本病在全部病程中均可发生不同程度的多器官增生样肿物,符合中医"痰"证的特点。明代杨清叟《仙传外科集验方》曰:"人身有痰,润滑一身,犹鱼之有涎。痰居胃中,不动则无病,动则百病生……其常道,则自胃脘达肺脘而出;其失道,自胃脘而流散于肌肉皮毛之间。"宿痰失道,结于颈部为"颈生痰核",结于舌上为"舌生痰核",结于眼睑为"胞生痰核",结于乳房为"乳生痰核"。"痰核"的临床表现多在体表、头面部;"癥积"多发生在人体腹腔深入的内部,如肺部和胰腺肿物、腹膜后肿物、肾脏肿物等。

2. 辨证候特点

辨病位:本病肿物、包块的部位可涉及头面部、颈胸、腰腹等,如《杂病源流犀烛》所云:"痰之为物,流动不测,故其为害,上至颠顶,下至涌泉,随气升降,周身内外皆到,五脏六腑俱有。"临床首先需辨清病变部位的广泛程度,协助循经辨证及脏腑定位。如眼胞痰核与脾胃二经蕴热、湿痰蕴积均相关;十二正经与奇经八脉气血的充盛通利与眼部疾病也密切相关。

辨病性:本病肿物病性的辨证依据部位、质地、温度、颜色、疼痛程度、溃脓表现的不同,辨证有虚实、寒热、表里之分,同时与感受外邪侵袭的异同也密切相关。痰核肿物在体表、肤色如常、质地柔软光滑、边缘清楚可活动、无热胀疼痛者,不伴全身发热等表现,多为表证、寒证、虚证。若肿物在人体内部,或表面红热疼痛甚至溃脓、质地坚韧或坚硬，或伴全身发热烦渴、便秘黄疸等，则属于里证、热证、实证；热证加剧还可进展为热毒血热之证。

辨缓急：本病发生痰核肿物的过程分缓急差异。病史长、隐匿起病、形态变化缓慢、病变局限、质地软、活动度好者为缓证轻证；若起病急、病史短、形态变化迅速、病变范围广、包块质韧或硬，伴局部疼痛或全身脏腑功能失调表现者，属于急证重证。

二、审机

IgG4-RD 的病因要素有"寒、热、毒、痰（湿）、瘀、虚"。《圣济总录·积聚统论》有言："然又有癥瘕癖结者，积聚之异名也……然有得之于食，有得之于水，有得之于风寒。"病证的形成发展非单因素能概括病机全貌，体质内因、外邪性质、正气盛衰之间相互影响而共同致病。"痰核"与"癥积"的发病有相同的病机基础而又存在差异，患者无论体表痰核或脏腑内部的肿块，均为有形之邪，为气滞痰凝、血瘀交结致病的病因，同时也成为病理产物。十二经脉气血循行于全身，脏腑气血的充盛与畅达有赖于经络气机之顺利循行。"痰"凝病程日久，加之寒温失时，饮食失节，情志不调，以致脏腑气弱，气滞血涩，聚结积久而成，故癥积为痰核病情之渐进发展。如《金匮翼·积聚统论》所云："积聚之病非独痰、食、气、血，即外感风寒亦能成之。"此外，癥积形成与正气不足密切相关，所谓"勇者气行则已，怯者著而成病"。

三、定治

本病的治疗采用中西医结合的方法有一定优势。中医辨证施治需根据患者是否已接受激素或免疫抑制剂治疗，辨清应用西药治疗的时间，结合性别、年龄，辨清激素继发感染与原发病合并感染的区别；辨清肿胀包块的变化及人体经过激素等治疗后出现的证候演变。明代李士材曰："按积之成也，正气不足，而后邪气踞之，然攻之太急，正气转伤，初、中、末之三法……太急则伤正气，正伤则不能运化，而邪反固矣。"对于病证发展为"癥积"者，正气耗伤体质，痰瘀交结，气行无力以逐痰化瘀，邪恋脏腑，加剧功能虚衰，治疗宜固本扶正，防止邪气侵袭多个脏腑。

四、用药

1. 治疗痰核

朱丹溪曰："痰之源头不一，有因痰而生热者，有因热而生痰者，有因气而生者，有因风而生者，有多食而成者……有脾虚而成者，有嗜酒而成者。"《张氏医通》有记载，治痰之法可分祛除、消导、涤荡、清化、涌吐、理脾、降火、行气之法；后人归纳治"痰"之法有实脾、燥湿、降火、行气。本病发生"痰核"因以形成肿物包块为特点，故治疗以"化痰散结"为主。具体分为理气化痰散结、清热化痰散结、温阳化痰散结、燥湿化痰散结、逐瘀化痰散结。代表方剂有二陈丸、海藻玉壶汤、橘核丸、阳和汤、小金丹、五积散、桂枝茯苓丸、海藻溃坚丸、活血散瘀汤、散肿溃坚汤、大黄䗪虫丸、复元活血汤、鳖甲煎丸等。

2. 治疗癥积

癥积的治疗需明确致病要素"气""痰""瘀""虚"的偏重关系及病程发展的不同阶段。明代李士材指出,初者病邪初起,正气尚强,邪气尚浅,则任受攻;中者受病渐久,邪气较深,正气较弱,任受且攻且补;末者病根经久,邪气侵凌,正气消残,则任受补。以上明确提出了本病发为"癥积"的分期治疗及正邪兼顾的治疗原则。气滞者可选大七气汤、四逆散、柴胡疏肝散等,气滞而致血郁者可配伍陈皮、青皮、香附、山楂、桔梗、延胡索;痰浊结滞者可选二陈汤、海藏五饮汤、温胆汤、苍附导痰汤等,可配伍皂角、山楂、白芥子、莱菔子、贝母、瓜蒌、山栀、川芎等;脾胃气虚日久者宜选四君子汤及神曲、麦芽、山楂、砂仁等药;瘀血阻滞气机者可选桃红四物汤、活络效灵丹、血府逐瘀汤等,可配伍三棱、莪术、石见穿、苏木、桃仁、红花、五灵脂、香附等。

【辨证论治】

1. 热毒炽盛

主证:肿物初起,局部红肿炽热焮痛,如腮腺肿痛、目胞红肿、淋巴结肿痛,甚至包块破溃流脓,伴发热寒战,咽喉不利,口舌干燥烦渴,舌红苔黄,脉浮数有力。

治法:清热解毒,散结消肿。

处方:普济消毒饮、黄连解毒汤、仙方活命饮、升降散、五味消毒饮、凉膈散等。

配伍:山慈菇、夏枯草、玄参、土贝母、露蜂房、龙葵、石见穿、皂角刺、桔梗、大黄、炙鳖甲、生牡蛎。

2. 湿热蕴积

主证:腹部肿物、脘腹胀满或疼痛不适,身黄、目黄、小便黄赤,头身重痛,倦怠乏力,不思饮食,伴有恶寒发热,舌红或红暗,苔黄腻,脉浮弦或弦数。

治法:清热利湿,散瘀退黄。

处方:甘露消毒丹、茵陈蒿汤、四妙丸、己椒苈黄汤、中满分消丸等。

配伍:热邪偏重,可加生石膏、黄连、连翘之类清泄热毒;血热毒盛,加赤芍、牡丹皮、生地黄、水牛角粉等,以凉血解毒;人体胸腹腔积液量多、炎症包块大者,加败酱草、红藤、双花、蒲公英等;腹痛甚者,加赤芍、牡丹皮、红花、乳香、没药、石见穿;有尿频、尿痛、尿急症状者,加滑石、金钱草、车前子、薏苡仁、栀子、通草等。

3. 痰瘀互结,肝郁气滞

主证:泪腺肿大、涎腺肿大或浅表淋巴结肿大,或胰腺肿大、乳腺或甲状腺或盆腔肿物，伴胸闷憋气，善太息，乏力，舌暗红或紫暗，苔薄白或白腻，脉细滑或弦滑。

治法：疏肝理气，化痰活血，软坚散结。

处方：双合汤、小柴胡汤、柴胡疏肝散、逍遥散、四逆散合当归芍药散，配合软坚散结药物。

配伍：甲状腺肿大配伍夏枯草、土贝母、山慈菇、白僵蚕；乳腺肿物配伍王不留行、皂角刺、元胡、玄参、山慈菇；腹腔肿物配合木香、石见穿、丹参、莪术、马鞭草、姜黄、红花、土鳖虫、蜈蚣或全蝎、鬼箭羽、白芥子、煅牡蛎等。咳喘痰多、头晕呕恶者加竹茹、胆南星、瓜蒌、半夏、薏苡仁等。合并鼻窦炎者，可选千金苇茎汤配伍蒲公英、连翘、半夏、皂角刺、桔梗、路路通、露蜂房、鱼腥草等。

中成药：少腹逐瘀颗粒、小金胶囊、加味逍遥丸、夏枯草颗粒、西黄丸、散结镇痛胶囊等。

4. 肝肾阴虚，痰瘀互结

主证：泪腺肿大、涎腺肿大或浅表淋巴结肿大，伴口眼干燥、头晕目眩、腰酸耳鸣、燥热便秘、五心烦热，舌红暗无苔，脉沉细。

治法：滋补肝肾，化痰活血，软坚散结。

处方：增液汤、甘露饮、知柏地黄丸加味，配合软坚散结药物。

配伍：若患者接受激素治疗，出现阴虚火旺表现，加青蒿、地骨皮、知母、银柴胡、生甘草等；软坚散结药可配伍白僵蚕、山慈菇、夏枯草、玄参、土贝母、皂角刺、片姜黄。

5. 正虚邪存

主证：病程日久，癥积包块留滞体内，质地坚硬不移，伴或不伴疼痛；乏力消瘦，面色萎黄或黧黑，精神羸弱，纳差，舌质色淡或紫，舌苔灰白或舌光无苔，脉弦细或细数。

治法：补益气血，化瘀消积。

方药：八珍汤加化积丸。

配伍：气虚甚者，可加黄芪、山药、苡仁益气健脾。根据五脏气虚之差别，酌情配合升陷汤、人参健脾丸、金匮肾气丸等；舌质光红无苔、脉象细数者，为阴液大伤，可加生地黄、玄参、麦冬、玉竹、山萸肉等养阴生津；瘀血重者，加石见穿、莪术、三棱、红花、川芎、丹参、鳖甲等。

【病案参考】

患者，梁某，64 岁。

一诊：2015 年 6 月 24 日。

主诉：间断中上腹痛 10 月余。

病史：2014 年 9 月因中上腹部疼痛，化验胰功"升高"，诊为"急性胰腺炎"，当时经治疗病情缓解。2015 年 5 月因再发腹部隐痛，复查胰功：脂肪酶 1178U/L，淀粉酶 395U/L。患者无其他不适，近 2 年体重下降 5kg。

既往史：多囊肾、多囊肝 20 余年；血糖升高 6 个月；有多囊肾家族史。

查体：双侧颌下腺及泪腺肿大，舌暗红，舌有少量齿痕，苔薄黄，脉弦。

实验室检查：GGT 152U/L，ALP 161U/L，Glu 7.2mmol/L，CRP 6.02mg/L；抗 ENA 抗体、ANA 均阴性。血清 IgG 29.39g/L；血清 IgG4 34200mg/L。

胸部 CT：双肺纹理厚；双侧腋窝、两肺门及纵隔多发淋巴结影。

腹部 B 超：肝多囊样改变；胆囊内胆泥形成；胆总管中上段扩张伴管壁增厚，胰头增大；胰腺内多发点状强回声，胰尾区多发囊性包块；双肾多囊样改变。

腹部盆腔增强 CT+胰腺薄扫+三维重建：胰腺肿胀，胰体前后径 3.18cm。胰腺多发大小不等囊性密度影，未见强化，较大者位于胰体部，凸向背侧，大小约 4.9cm×3.9cm，胰腺边缘尚可。肝胃之间、腹膜后、肠系膜上、脾门区、盆腔、双腋窝多发增大淋巴结。

眼科检查：符合干燥性角结膜炎。

口腔科检查：不支持干燥综合征（SS）。

左颌下腺肿物活检病理：涎腺组织显重度慢性炎伴较多浆细胞浸润，腺泡广泛萎缩，部分导管扩张。结合免疫组化考虑为 IgG4 相关性涎腺炎（IgG4/IgG>40%，IgG4 阳性细胞>50/HP）。

诊断：IgG4 相关性疾病；多囊胰、多囊肝、多囊肾、糖尿病。

风湿免疫科会诊：暂不用激素和免疫抑制剂，建议中医治疗；同时应用胰岛素控制糖尿病。

中医诊断：癥积、消渴病。

辨证：肝郁脾虚，痰瘀互结。

治法：疏肝健脾，活血消癥。

处方：四逆散合当归芍药散加减。柴胡 10g，枳实 10g，白芍 10g，当归 10g，川芎 10g，茯苓 30g，白术 15g，泽泻 15g，莪术 10g，皂角刺 10g，山慈菇 10g，生薏苡仁 30g，白僵蚕 10g，浙贝母 10g，炙甘草 6g。每日 1 剂，水煎服。

二诊：2015 年 10 月：患者未再反复腹部隐痛不适，泪腺、颌下腺肿大减轻；舌脉如前。复查血清 IgG 30.74g/L，IgG4 45100mg/L，hsCRP 15.39mg/L；肝功、脂肪酶、淀粉酶正常。

中医辨证同前，配伍清热解毒散结药，调整如下：

处方：柴胡 10g，黄芩 10g，白僵蚕 10g，蝉蜕 10g，片姜黄 10g，露蜂房 5g，山慈菇 10g，土贝母 10g，莪术 10g，皂角刺 10g，当归 10g，白芍 10g，川芎 10g，白术 15g，茯苓 30g，泽泻 20g，生薏苡仁 30g，炙甘草 6g。每日 1 剂，水煎服。

三诊：2016 年 7 月：患者无明显不适，偶有腹泻，每日排大便 2～3 次。化验：血沉 60mm/h，IgG 29.63g/L，IgG4 47300mg/L，脂肪酶 780U/L，淀粉酶 192U/L。证治同前。用药兼顾健脾助运、化痰。

处方：七味白术散合当归芍药散加减。党参 10g，白术 15g，茯苓 30g，葛根 15g，木香 10g，藿香 10g，当归 10g，川芎 10g，泽泻 15g，莪术 10g，皂角刺 10g，山慈菇 10g，生薏苡仁 30g，马鞭草 15g，生牡蛎 30g，白芥子 10g，炙甘草 10g。每日 1 剂，水煎服。

四诊：2016 年 11 月 4 日。患者病情稳定，无明显不适。化验血沉 48mm/h，IgG 28.38g/L，IgG4 40500mg/L，脂肪酶 449U/L，淀粉酶 141U/L。复查腹部盆腔增强 CT +胰腺薄扫+三维重建：胰腺肿胀，胰体部前后径 2.60cm。胰腺多发大小不等囊性密度影，未见强化，较大者位于胰体部，凸向背侧，大小约 3.7cm×3.4cm，胰腺边缘尚可。胰头部及胰尾见多发高密度影。肝胃之间、腹膜后、肠系膜上、脾门区、双腋窝多发增大淋巴结。与 2015 年 7 月 2 日相比，胰腺肿胀较前减轻。胰体部大囊肿较前缩小。余大致同前。随诊至今，病情稳定。

按语：本患者病变范围广泛，同时存在腹腔胰腺肿物、泪腺肿大、颌下腺肿大、淋巴结肿大，化验胰功、血清 IgG4 水平明显升高，虽未行胰腺部位穿刺取病理，但临床考虑 IgG4-RD 成立。在单用中药治疗的情况下，患者病情稳定，腹痛症状缓解、腹腔肿物变小、胰功和肝功恢复正常；虽然血清 IgG4 水平未下降，但影像学检查明确提示胰腺肿物变小，临床治疗有效。本患者病变特点符合中医癥积、腹痛、眼胞痰核的诊断，病位以肝为主，与脾有关；辨证为肝郁气滞、气血失和、气滞血瘀；而脾虚则运化失权，水湿停聚，蕴积成痰；气滞、痰凝、血瘀相互搏结，聚为癥积痰核；湿邪血瘀聚为囊肿；临床治疗以疏肝健脾、行气化瘀、祛湿软坚化痰为主。首诊即选用四逆散合当归芍药散加减，疏肝行气活血；肝气舒达则不克犯脾土，脾自升降调和，痰湿结块则清散通利，达到腹腔包块减小的目的。

第二十七节　SAPHO 综合征

【概述】

SAPHO 综合征是 1987 年由法国学者 Chamot 等提出的一组特殊的症候群：滑膜炎、痤疮、脓疱病、骨肥厚、骨炎（synovitis acne pustulosis hyperostosis osteitis，SAPHO），SAPHO 综合征命名即取此 5 个英文缩写字母而成。本病主要是累及骨关节和（或）伴有皮肤损害的慢性无菌性炎症，病因未明，属于罕见病，至 2012 年全球文献报道 1000 余例。因血清类风湿因子阴性、相对高发的中轴关节和骶髂关节受累，多数学者将其归纳在血清阴性脊柱关节病的范围。

【源流】

SAPHO 综合征主要为骨关节和皮肤病变。

骨关节病变表现为受累骨关节处肿痛、压痛及活动受限。最常见的是对称性前上胸壁肿痛，病情严重者可因局部骨肥厚压迫邻近神经血管结构，引起上胸壁及上肢的疼痛和水肿。其次为脊柱受累，表现为相邻两椎体融合，以胸椎最多见，腰椎、颈椎亦可累及。根据这些特点，可归属于中医痹证中"骨痹"的范畴。

骨痹之名始见于《素问·痹论》。其曰："风寒湿三气杂至，合而为痹……以冬遇此者为骨痹。"又曰："痹在于骨则重。"《素问·长刺节论》指出："病在骨，骨重不可举，骨髓酸痛，寒气至，名曰骨痹。"由此可见骨痹常见骨节疼痛，四肢沉重难举，有麻冷感。至其证痛苦切心，四肢挛急，关节浮肿等。华佗《中藏经》曰："大凡风寒暑湿之邪……入于肾，则名骨痹。"巢元方《诸病源候论》曰："冬遇痹者为骨痹，则骨重不可举，不随而痛"，指出骨痹是由于感受风寒暑湿之邪入于肾导致，多见于冬季，后世多宗其说。

宋代王衮的《博济方》提出用骨碎补丸治疗"遍身筋骨疼痛"。《太平惠民和剂局方》治疗骨痹也用骨碎补丸"治肝肾风虚，上攻下疰，筋脉拘挛，骨节疼痛"。其又曰："诸风骨节疼痛……可与乳香趁痛散、追风应痛丸、活络丹、乳香丸、没药丸，太岳活血丹，皆可服。"其后如《三因极一病证方论》用三黄丸治骨痹实热；《济生方》用玄参汤、鹿角丸治骨痹；朱震亨《丹溪心法》用虎潜丸"治肝肾不足，筋骨痿软"等各有发挥。

明代《医学入门》等强调骨痹："初入皮肤血脉，邪轻易治；留连筋骨，久而不痛不仁者，难治。"龚廷贤《万病回春》用神应膏"治骨节疼痛"。《医宗必读》云："骨痹……五积散主之。"其后《医学举要》等从之。《证治汇补》则用加减五积散治疗骨痹。清代吴谦的《医宗金鉴》将骨痹分为虚实辨治：痹虚骨痹用加减小续命汤加虎骨或狗脊；痹实骨痹，用增味五痹汤，以虎骨为主。《类证治裁》以安肾丸、羚羊角散为主治疗骨痹，并用透经解挛汤治疗"骨痛筋挛"，如手"伸而不能屈者，病在骨，白术附子汤"，极大丰富了中医治疗骨痹的方法。

SAPHO 综合征的皮肤病变以对称性掌跖脓疱病和痤疮最为多见。掌跖脓疱病类似于中医古籍的"蜗疮"。蜗疮最早记载于《肘后方·治卒得蜗癣疥疮方》，"蜗疮常对在两脚"，认为是病位在脚的皮肤病，病因为"有虫食之"。其后《诸病源候论·蜗疮候》曰："蜗疮者……多著手足，间递相对，如新生茱萸子。痛痒抓搔成疮，黄汁出，浸淫生长，坼裂时瘥时剧，变化生虫，故名蜗疮"指出蜗疮的病位、病因病机及临床表现。特别描述其为手足对生，像吴茱萸子，流黄汁，坼裂时瘥时剧，非常近似于现代的掌跖脓疱病。此外，《诸病源候论》中将其又分为湿、燥、久三候，湿蜗疮与燥蜗疮在临床表现上，前者"其疮痛痒，搔之汁出"，后者"其蜗则干燥但痒，搔之白屑出，干枯拆痛"。在病因病机上，前者"风气少，湿气多""虫毒气深在于肌肉内故也"，后者"湿气少，风气多""虫毒气潜在皮肤"。而久疕疮则是"疕疮积久不瘥者"，常常反复发作。清代《医宗金鉴·外科心法要诀》亦载疕疮"生于指掌之中，形如茱萸，两手相对而生。亦有成攒者，起黄色白脓疱，痒痛无时，破津黄汁水，时好时发，极其疲顽，由风湿客于肌腠而成。"痤疮中医称为肺风粉刺，《医宗金鉴·外科心法要诀》认为由肺经血热而成。其"每发于面鼻，起碎疙瘩，形如黍屑，色赤肿痛，破出白粉汁，日久皆成白屑，形如黍米白屑。"书中对本病有较完备之外用方药：疕疮初起责之风湿客于肤腠，治以润肌膏擦之，祛风除湿；若日久不愈，其痒倍增，责之虫淫，治以杀虫为主，用藜芦膏擦之甚效。

中医对痤疮的认识历史悠久，如有皶、面疱、酒皶、粉刺、面粉渣、肺风粉刺等众多病名。《素问·生气通天论》云："汗出见湿，乃生痤痱……劳汗当风，寒薄为皶，郁乃痤。"其中"皶"即为痤疮的最早记载。后世《肘后备急方》中治疗痤疮的方剂名提及"粉刺""酒皶""皰疮"等。隋代《诸病源候论·面体病诸候》中，据病因病机的不同专列了"面疱候""酒皶候""嗣面候"，亦云："饮酒热未解，以冷水洗面，令人面发疮，轻者皶疱"。宋代《三因极一病证方论》提出用粉黄膏"治肺热，鼻发赤瘰，俗谓酒皶"。明清时期，除了沿用先前的病名外，如《外科启玄》云："妇女面生窠瘘作痒，名曰粉化疮"，将痤疮命为"粉化疮"。清代顾世澄《疡医大全》认为"粉刺即粉疵"。此后众多医学著作中基本以"粉刺"或"肺风粉刺"为痤疮的命名。《医宗金鉴·外科心法要诀》认为此由肺经血热而成。在治疗上提出"宜内服枇杷清肺饮，外敷颠倒散，缓缓自收功也"。总之，痤疮好发于青年人，病位涉及肺、脾，表现于皮肤，病理主要有风、寒、热、湿、瘀等。辨证需分虚实，但以实热为主。

【病因病机】

SAPHO 综合征多因脏腑功能失调，感受湿热邪气所致。《灵枢·五变》云："粗理而肉不坚者，善病痹。"《类证治裁》记载："诸痹……由营卫先虚，腠理不密"导致"风、湿、寒乘虚内袭"，即本病主要是在禀赋不足、情志失调、劳倦内伤、饮食不节基础上感受风寒湿热诸邪，蕴热成毒导致。实证以湿热痹阻、瘀血阻络多见；虚证以肝肾不足、血虚风燥为主。

1. 肝胆气郁，营卫不和

本病骨关节损害所累及的前上胸壁、颈背、脊柱和骶髂关节等部位均为太阳经和少阳经循行之处。风寒湿热毒邪乘虚侵袭人体，痹阻于经络，导致营卫气血功能失调，太阳、少阳经气不利，运行不畅，不通则痛，故而循行之处疼痛反复发作，缠绵不愈。长期少阳枢机不利、营卫不和、气血失调，三焦气化失常，津液敷布障碍而致湿热蕴结，内不得通利，则脾失健运而便溏；湿热下注，则男性阴囊潮湿或妇女白带量多；外不得宣泄，蕴郁成毒，阻于肌表而生掌跖脓疱病或痤疮。此即《灵枢·玉版》所云："阴阳不通，两热相抟，乃化为脓。"

2. 气血失和，湿热蕴结

气血失和，脾胃气虚，或过食膏粱厚味，损伤脾胃，湿热内生，复感暑热火毒，外客肌肤，与内湿相会，湿热相搏，化为毒火，化腐成脓。湿热毒邪阻痹筋脉、肌肉、骨节，而致营卫行涩，气血凝滞，不通则痛；或因气血失和，导致湿热毒邪内生，浸淫肌肤，发为脓疱疮；流注关节，导致关节肿。《类证治裁》云："风寒湿合而成痹，蕴邪化热蒸于经络，四肢痹痛，筋骨不舒""初因风寒湿郁闭阴分，久则化热攻痛"。湿性黏腻，与热胶结，因此病情反复，缠绵难愈。

3. 肝肾亏虚，痰瘀互结

《金匮要略》云："寸口脉沉而弱，沉即主骨，弱即主筋，沉即为肾，弱即为肝。"素体肝肾不足，肾为腰之府，主骨生髓，肝主筋，肝肾亏虚则筋骨失养，可见腰骶部及关节疼痛、屈伸不利。肝肾不足，气血亏虚，运行无力，日久瘀血内生，不通则痛，加重关节疼痛。瘀血阻滞气机运行，气滞不能布津，津液聚而成痰，痰瘀互阻，屈伸不利，进一步加重疼痛的病情。

【临床诊断】

一、临床表现

本病好发于成人，男性多于女性，平均发病年龄 40～60 岁。主要为骨关节病变和皮肤病变。患者就诊时常以骨、关节病变处及相关部位肌肉牵拉处不明原因僵硬疼痛为主诉，或者以伴有反复发生的掌跖脓疱疹多见。骨关节主要表现为骨炎和骨肥厚，病变的骨、关节处肿胀疼痛，活动受限。典型的皮肤病变包括掌跖脓疱病和痤疮。

骨关节病变以前上胸壁（包括胸骨和锁骨及胸锁关节），肋骨受累最为多见，发病率约 90%；其次为骶髂关节、脊柱、下颌骨、趾骨联合处受累。病程迁延可导致病变部位骨肥厚甚至融合变形，变形后可压迫周围神经、血管引起疼痛、水肿。部分患者会出现骶髂关节炎，但与血清性脊椎关节病不同的是，患者常单侧发病。

皮肤损害中，女性以掌跖脓疱为主，表现为手掌和（或）脚掌部皮肤出现黄色无菌脓疱，还可以表现为脓疱性银屑病，但相对较少见。男性以严重痤疮多见，可表现为聚合性痤疮、暴发性痤疮、化脓性汗腺炎等。

皮肤损害和骨关节病变可同时出现，也可相距几月到数年不等，甚至有些患者无皮肤病变，给诊断带来一定的难度。本病可伴发炎症性肠病，以克罗恩病多见，也可有复发性口腔溃疡。本病病程迁延，且反复发作，具有间断发作和自行缓解的特点，而全身症状少见。

二、诊断要点

1. 临床出现胸锁关节肿痛、压痛，或腰骶疼痛伴有晨僵，如伴有掌跖脓疱或痤疮者，高度疑诊本病。

2. 核素全身骨扫描能早期发现骨损害，特征可表现为前上胸壁异常放射性浓聚灶，典型的图像为"牛头"征，但精细度相对较差。最好在骨扫描确定病变范围后逐一选择相对应的影像学检查。

3. CT、MRI 等影像学检查对骨损害形态确定较准确。主要表现为骨质增生和骨炎形成，慢性骨膜反应、皮质增生所引起的骨肥厚。

4. 定期监测 CRP、ESR，可以判断炎症的活动性。

目前主要采用 2012 年 Nguyen MT 在 Semin Arthritis Rheum 中提出的 4 点诊断标准：

（1）骨关节表现+聚合性痤疮或爆发性痤疮或化脓性汗腺炎。

（2）骨关节表现+掌跖脓疱病。

（3）骨肥厚（上胸壁、肢端骨、脊柱）伴或不伴皮肤损害。

（4）慢性多灶性复发性骨髓炎（CMRO）包含中轴或外周骨，伴或不伴皮肤损害。

满足以上 4 个条件之一即可诊断为 SAPHO 综合征。

【临证思路】

一、识症

骨痛：早期病程短，多为风寒湿热邪气外侵，痹阻经络，蕴结成毒，腐蚀骨骼与皮肤；晚期病程长、反复发作者多为肝肾不足，气血失和，湿热蕴结，久而成毒，痹阻经络。如以胸锁关节肿痛为主，局部压痛，兼见颈项肩背疼痛，胁肋疼痛，恶风寒，手足脓疱疹者，多为肝胆气郁，营卫不和，风湿阻络之证。以腰骶关节疼痛明显，僵硬不适，夜间翻身困难，兼见腰膝酸软，畏寒肢冷，多属肝肾不足，痰瘀互结之证。

皮肤损害：皮色焮红，粉刺疔肿，或红斑脓包，水疱，甚则溃烂，灼热疼痛，口干便秘，舌红苔黄，脉滑数，系血热蕴结所致；皮肤水疱密集，甚则渗出，或脓疱糜烂，脓水淋漓，瘙痒较重，伴关节肿痛，便溏尿黄，舌质红，舌苔黄腻，脉弦滑，多为湿毒之证；皮肤干燥，甚则干裂，皮色焮红脱屑，瘙痒明显，口干目涩，手足心热，舌红无苔，脉沉细，乃血燥阴伤之证；皮肤结节或囊肿，粉刺出脓不畅，或瘢痕凸起，颜色暗黑，舌红暗，苔白腻，脉细滑，则属痰瘀互结或气滞血瘀之证。

二、审机

风寒湿邪痹阻，太阳少阳经气不利，肝胆气郁，营卫不和则胸骨、颈背、腰骶肿痛，活动受限，胸胁疼痛。

脾胃气虚，运化失常，湿郁化热，热盛成毒，蕴于皮肤则手足脓疱疹反复发作。发于皮肤则头面、胸背痤疮、粉刺聚集成簇，严重者脓头、疖肿反复发作。

肝肾不足，筋骨失养，复感寒湿侵袭关节肌肉筋膜，阻滞经络，不通则痛，则腰骶、腰背疼痛，严重者骨质疏松和骨质破坏。此即《素问·生气通天论》所云："因而强力，肾气乃伤，高骨乃坏。"

营血亏虚，血热内蕴，化燥生风，肌肤失养，则见皮肤干燥，或肥厚粗糙，红斑鳞屑，瘙痒无度；如气血两虚，则见乏力气短，不耐劳累，纳差食少，失眠心慌。

三、定治

治法总以疏风散寒、调和营卫、清热利湿、清热解毒、活血通络、补益肝肾为主。因为风寒湿三气杂至合而为痹，风、寒、湿三者之间既有区别，又有联系，治疗要根据风、寒、湿邪气伤人之侧重有所不同。寒湿为重者以散寒除湿，兼予活血通络治疗；寒湿蕴而化热成湿热阻络者，以清利湿热，兼予活血通络治疗；湿热蕴而成毒者，以清热解毒，兼予凉血利湿治疗。

湿热阻络证治以清利湿热法：湿重于热者以辛热散湿、苦温燥湿、芳香化湿为主，兼予健脾祛湿，苦寒燥湿。热重于湿者以清热利湿、苦寒燥湿为主，兼予健脾化湿、淡渗利湿。湿热并重者苦温燥湿、苦寒燥湿与清热利湿并用，兼予健脾利湿。以上诸症均宜配伍通络止痛法。

肝主筋，肾主骨，肝肾亏损，湿热阻络，气血凝滞，营卫不和，治疗应以补益肝肾、调和营卫为主，佐以清利湿热、活血通络。补益肝肾可分为强筋壮骨法与滋补肝肾法。前者常用续断、杜仲、桑寄生、菟丝子、牛膝、狗脊、巴戟天、骨碎补、补骨脂、鹿衔草等；后者常用熟地黄、枸杞子、女贞子、旱莲草、山萸肉、五味子、鳖甲胶、龟甲胶等。

血虚风燥证治疗以养血润燥法为主，因久病易兼瘀血，兼见皮肤增厚、粗糙、脱屑者，可以加活血化瘀、软坚散结之品。"诸痛痒疮，皆属于心"，如因瘙痒明显，心烦不安，急躁失眠者，可以加养心安神之品。

活血通络法的选择可以分为三类：一类为活血化瘀，如当归、桃仁、丹参、苏木、刘寄奴、鬼箭羽、皂角刺等；其次为藤枝类，如鸡血藤、海风藤、青风藤、络石藤、钩藤、银花藤、丝瓜络、桑枝、油松节、路路通等以络达肢，通络止痛；其三是虫蚁类，如乌梢蛇、全蝎、大蜈蚣、露蜂房、地龙、地鳖虫等搜风剔络，蠲痹通络。

四、用药

如风寒湿邪痹阻经络，气血不和，肝胆气郁，营卫失调，湿热蕴结，症见胸锁关节肿痛，胁肋疼痛，按之痛剧，手足脓疱疹，治宜调和气血营卫，疏利肝胆，清热祛湿。调和气血营卫用生黄芪、当归、桂枝、白芍、桑枝、片姜黄、防风等；疏利肝胆用柴胡、黄芩、半夏、郁金、香附、延胡索等；祛风除湿、散寒通络常用秦艽、荆芥、防风、蝉蜕、羌活、独活、威灵仙等；清热祛湿用苍术、黄柏、苦参、白鲜皮、土茯苓、生薏苡仁、赤小豆等。

如风寒湿邪郁而化热，热盛成毒，蕴于皮肤，症见手足脓疱疹、痤疮反复发作，治宜清热祛湿，凉血解毒。清热解毒用金银花、连翘、野菊花、地丁、蒲公英、白花蛇舌草、肿节风、草河车、生甘草等；清热燥湿用黄芩、黄连、黄柏、炒栀子、苦参等；凉血解毒用牡丹皮、赤芍、水牛角、大青叶、紫草、生槐花、白茅根等。

如痰瘀互结，湿毒蕴肤，症见痤疮之结节坚实，或粉刺囊肿久不透出，坚硬疼痛，治宜解毒透脓、软坚散结。常用金银花、连翘、野菊花、地丁、蒲公英、黄芩、白芷、皂角刺、鬼箭羽、露蜂房、鹿角霜、土贝母、白芥子等。

如肝肾不足，瘀血阻络，症见腰骶疼痛，或颈背疼痛，恶风怕冷，活动受限，乏力神疲，舌淡苔薄白，脉沉细无力。补益肝肾用熟地黄、山萸肉、桑寄生、炒杜仲、怀牛膝、骨碎补、狗脊、巴戟天、淫羊藿等；活血通络用当归、川芎、赤芍、红花、桂枝、丹参、鸡血藤、石见穿、路路通、刘寄奴等。

如气血两虚，血不润肤，症见皮肤干燥，瘙痒脱屑，肢体瘦弱，乏力头晕，不耐劳累，舌淡胖，脉沉细，治宜益气补血，滋阴润燥。常用生黄芪、党参、白术、当归、黄精、熟地黄、阿胶、女贞子、北沙参等。

如脾虚湿胜，湿热蕴肤，症见手足脓疱疹，色淡渗出，瘙痒无度，乏力纳差，大便不成形，舌淡胖，脉沉濡。治宜健脾燥湿。健脾用党参、白术、茯苓、莲子肉、泽泻、白扁豆、山药等；燥湿用苍术、生薏苡仁、赤小豆、土茯苓、白鲜皮、车前子、地肤子等。

【辨证论治】

1. 肝胆气郁，营卫不和，湿热蕴毒

主证：前上胸壁或胸锁关节、胸肋关节肿痛，按之痛剧，或兼有胁肋部疼痛，口干口苦，胸胁闷胀，关节酸痛，手足掌脓疱疹反复发作。舌淡暗，脉弦细。

治法：疏肝理气，调和营卫，清热利湿解毒。

方药：柴胡桂枝汤合验方三两三加减。

柴胡、黄芩、法半夏、党参、桂枝、白芍、生黄芪、当归、金银花、生甘草、土茯苓、延胡索、片姜黄。

加减：痤疮明显加苦参、牡丹皮；皮疹严重加野菊花、赤小豆；腰骶部疼痛加补骨脂、续断。

按：柴胡桂枝汤出自《伤寒论》第 146 条："伤寒六七日，发热，微恶寒，支节烦疼，微呕，心下支结，外证未去者，柴胡桂枝汤主之。"有学者认为其中"支节烦

疼"一症,《说文解字》曰:"烦,犹剧也",所谓烦疼,是言疼痛之剧烈。患者四肢关节疼痛难忍以致烦躁,绝非一般太阳病身疼痛所能比拟的,实因邪气已由少阳"气分"进入少阳"血分",气血痹阻致"支节烦疼"。SAPHO 综合征骨关节病变最常见的是前上胸壁肿痛,特别是胸锁关节、上部胸肋关节、肋骨肋软骨联合、胸骨体柄联合。上胸壁和胸锁关节的部位相当于中医的缺盆穴(缺盆穴位于人体的锁骨上窝中央,距前正中线 4 寸),属于少阳经循行部位。骨关节病变其次是脊柱受累,胸椎、腰椎、颈椎均可累及,又属于足太阳膀胱经和督脉循行之处。柴胡桂枝汤所治太少并病,其中小柴胡汤和解枢机,疏散邪热,清利肝胆是少阳病主方;桂枝汤调和营卫,通利气血,通络止痛,是太阳病主方。二方合用,从经络循行而言,可以直达病所。验方三两三加减治疗 SAPHO 综合征的皮肤损害乃房定亚教授之经验。本方由生黄芪 1 两,当归 1 两,金银花 1 两,生甘草 3 钱,蜈蚣 1 条组成。以生黄芪、金银花补气托毒,是疮家圣药,既能生肌敛疮,又有通络开痹之功。当归为血中气药,既可补血,又可活血。甘草功善解毒,主治疮疡肿毒,愈溃疡。几药合用,调和气血,托里解毒,治疗 SAPHO 综合征所致掌跖脓疱病疗效显著。

2. 肝肾不足,痰瘀阻络,湿热蕴结

主证:腰骶部或髋部关节疼痛,屈伸活动困难,腰部僵硬,夜间加重,翻身及俯仰受限,时有腰部畏冷。手足掌脓疱疹,反复发作,严重时破溃流水,大便不成形,妇女白带量多。舌淡红,苔白腻,脉沉细。

治法:补益肝肾,活血通络,清利湿热。

方药:独活寄生汤合三妙丸加减。

加减:腰骶疼痛明显加骨碎补、狗脊;腰腿剧痛,舌质紫暗加丹参、鸡血藤;关节肿痛明显加肿节风、白芥子。

3. 血虚风燥,湿热蕴毒

主证:胸锁关节、胁肋部疼痛,多关节肿痛,手足掌脓疱疹。手足心热,口干舌燥,皮肤干燥灼热,或泛发片状红斑,表面白屑脱落,伴有瘙痒。尿黄,妇女白带量多发黄。舌红少津,苔黄厚腻。

治法:养血润燥,祛湿解毒。

方药:滋燥养营汤合当归拈痛汤加减。

加减:关节肿痛明显加肿节风、石见穿;脓疱疹明显加金银花、蒲公英,脓疱疹渗出加萆薢、通草;皮疹鲜红加白茅根、紫草。

4. 血热郁滞,热毒炽盛

主证:胸锁关节或胁肋部疼痛,颜面下颌皮肤痤疮疹,疹色鲜红或痒痛,可见粉刺、丘疹、脓疱等;或以红色或暗红色结节、囊肿为主,皮肤油腻;反复发作,日久则伴瘢痕或色素沉着。颜面潮红,口干心烦,大便不畅,尿黄。舌红或暗红有瘀点,苔黄腻,脉滑数。

治法：凉血清热，化瘀解毒。

方药：温清饮合五味消毒饮加减。

加减：粉刺脓出不畅加桔梗、皂角刺；瘢痕结节加丹参、露蜂房；皮肤瘙痒加白蒺藜、地肤子；大便干燥加熟大黄、玄明粉。

【病案参考】

病案一

郭某，女，33 岁。就诊时间：2011 年 6 月 17 日。主诉：双手、足掌脓疱疹反复发作两年半，对称性肩、颈部及腰部疼痛 2 年，加重半年。患者于两年半前无诱因出现双手掌、足跖脓疱疹，其后感右肩部疼痛，逐渐发展至双肩、颈腰部，晨起加重，活动后减轻。2010 年 11 月右锁骨处肿痛，活动受限，某医院诊断为"右锁骨及第一肋骨慢性骨髓炎"，并行骨移植手术。术后 1 个月双肩、颈、腰部疼痛加重，双手、左下肢及右肩部手术切口处出现脓疱。2011 年初住某三甲医院风湿免疫病房，化验 ESR 11mm/h，CRP 5.56mg/L（正常 0～8mg/L），RF（-），HLA-B27（-）。骶髂关节 CT：双侧骶髂关节骨质结构完整，未见明显骨质破坏。左髂骨骨岛（左侧髂骨类圆形钙化，边界清晰）。全身骨显像检查：右侧胸锁关节及右侧第二前肋见异常放射性摄取增高，右侧锁骨较对侧异常放射性摄取增高。诊断为 SAPHO 综合征，予 NSAIDs 类药物、柳氮磺吡啶（SASP）等治疗 1 周，疼痛好转出院，来中医求诊。

现症：双手掌及双足脓疱疹，双肩、颈部、腰部疼痛，右胸锁骨处压痛，时有胸闷憋气。近两年每于月经前外阴出现无痛性皮下硬肿块。白带量多，大便不成形。舌淡红苔黄厚腻，脉沉细。

辨证立法：肝胆气郁，湿热痹阻。治以疏肝利胆，清利湿热。方用柴胡桂枝汤合二妙散加减：柴胡 15g，黄芩 10g，法半夏 10g，党参 10g，桂枝 10g，白芍 10g，秦艽 10g，片姜黄 10g，海桐皮 10g，苍术 10g，黄柏 10g，穿山龙 30g，金雀根 30g，威灵仙 15g，炙甘草 6g。每日 1 剂，水煎服。

二诊：2011 年 7 月 15 日。服药 1 月，双手掌及双跖脓疱消失，无胸闷憋气，颈腰痛减轻。双肩颈部仍感麻木，白带量多，外阴、肛门有皮下硬肿块，大便不成形。守方去秦艽、片姜黄、海桐皮，加苦参、车前子、皂角刺各 10g，葛根 15g。每日 1 剂，水煎服。

三诊：2011 年 7 月 29 日。再服 14 剂。颈肩、腰痛均好转，掌跖有极少散在脓疱，外阴经前无痛性硬肿块减轻，白带减少，大便成形。舌苔白腻，脉细滑。证治同前。

处方：柴胡 15g，黄芩 10g，法半夏 10g，党参 10g，桂枝 10g，白芍 10g，苍术 10g，黄柏 10g，车前子 10g，穿山龙 30g，金雀根 30g，威灵仙 15g，皂角刺 10g，白芷 10g，炒薏苡仁 30g，炙甘草 6g。每日 1 剂，水煎服。

四诊：2012年2月24日。加减服药半年，手跖掌脓疱疹未再发生，颈肩关节稍感疼痛，活动自如。守方去金雀根、威灵仙、车前子，加赤小豆15g，葛根20g，继续服用。以上方加减治疗至2014年1月，复查血常规、ESR、CRP均正常，诸症告愈。随诊多年，未再复发。

按语：本案以反复发作的掌跖脓疱，肩、颈、腰部疼痛为主，并出现右锁骨处肿痛和压痛，行骨移植术后疼痛改善不明显。因其肝郁气滞，气机不畅，湿热瘀阻而见胸锁关节肿痛、胸闷憋气；少阳枢机不利则湿热蕴结，内不得通利，困阻于脾，则脾失健运，湿热下注，则便溏、白带量多；外不得宣泄，阻于肌表而生手足脓疱。故随证加苍术、黄柏、苦参、车前子清热利湿，俾少阳疏达，营卫和谐，气机得以升降，湿热得以蠲除，终使反复发作的病情趋于稳定。

病案二

常某，女，66岁。就诊时间：2007年10月9日。主诉：反复腰骶疼痛28年，胸肋部疼痛20年，加重1月。患者1979年劳累后出现腰骶部疼痛、发僵，严重时不能久坐、弯腰受限，影响睡眠。1981年疼痛加重，伴午后低热、盗汗。化验ESR 34mm/h。腰椎X相：L_5前缘及以下骨质破坏，$L_5 \sim S_1$椎间隙变窄，诊断为"腰椎结核"，抗结核治疗3年，腰骶部疼痛逐渐缓解，可打球、踢毽和外出旅游。1984年间断出现胸锁关节和胸肋关节灼痛，手提重物时加重。1988年复查骶髂关节相发现"耻骨联合及右骶髂关节间隙狭窄"，曾到多家医院就诊未能确诊。2000年后背出现片状有鳞屑皮疹，外用皮质激素好转。2003年6月劳累后再次发生胸部疼痛，且较前加重，化验ESR 29mm/h，PPD（+），CT示胸骨柄、锁骨骨质破坏，腰骶椎体及附近多处骨质增生硬化吸收区；双骶髂关节面模糊，边缘增生硬化，关节间隙模糊、变窄；骶髂关节面下小囊变区。同位素骨显像：L_4、双侧骶髂关节、双侧胸锁关节、胸骨、多处肋骨见多发放射性浓聚区。因胸痛、肋痛反复发作，遂于2004年9月住本院风湿免疫科病房，认为骶髂关节骨质破坏及硬化明确，结合胸锁关节表现和皮损，诊断为SAPHO综合征。给予柳氮磺吡啶和沙利度胺治疗2年，症状好转，但因出现皮疹而停药。近1月因高血脂服用立普妥后出现全身疼痛，胸骨后疼痛加重，自服NSAIDs药略有缓解。化验ESR 47mm/h。CRP 8.28mg/L。全身骨显像：胸骨下段相当于第6、8、10胸椎，第4腰椎，左侧骶髂关节及右侧坐骨可见异常放射性增高及浓聚区，性质待定。给予口服阿仑膦酸钠D_3片70mg/W，氨基葡萄糖2片，日3次治疗，并就诊于中医。

现症：全身疼痛，以胸肋、腰骶、后背明显，躺卧后翻身受限。行走困难，持杖而行。畏寒肢冷，胸闷憋气，心烦易怒，口干汗出，脱发多，大便干燥，每日1行。舌红暗，苔薄白，脉沉细。

辨证立法：肝肾不足，肝郁气滞，营卫失和。治以补益肝肾，疏肝理气，调和营卫。方用独活寄生汤合四逆散加减。

处方：羌独活各 10g，桑寄生 20g，当归 10g，生地黄 30g，川芎 10g，白芍 15g，桂枝 10g，细辛 3g，秦艽 10g，防风 10g，柴胡 10g，枳壳 10g，生白术 15g，续断 15g，女贞子 10g，补骨脂 10g，炙甘草 6g。14 剂，水煎服。

二诊：2007 年 10 月 23 日。药后身痛减轻，怕冷感缓解，大便仍干燥不畅。舌红暗，苔白，脉沉细。证治同前。守方加肉苁蓉 20g，黑芝麻 15g。14 剂，水煎服。

三诊：2007 年 11 月 13 日。腰骶部和两胁疼痛为重，平卧时已经无疼痛，活动或转换体位时疼痛，既往每到冬天均易发热咽痛。舌红暗，苔白腻，脉细滑。证治同前。

处方：羌独活各 10g，桑寄生 20g，当归 15g，生地黄 30g，川芎 10g，赤白芍各 15g，桂枝 10g，细辛 3g，牛膝 15g，生白术 15g，党参 10g，生黄芪 30g，秦艽 10g，柴胡 10g，续断 15g，补骨脂 10g，白花蛇舌草 30g，鬼箭羽 15g，桔梗 10g，炙甘草 6g。14 剂，水煎服。

四诊：2008 年 1 月 8 日。全身疼痛减轻，活动不再受限，由持杖行走可以自己步履，翻身可，但起床仍费力，口干，大便不畅。证治同前。

处方：羌独活各 10g，桑寄生 20g，当归 15g，生地黄 30g，川芎 10g，赤白芍各 15g，桂枝 10g，细辛 3g，防风 10g，牛膝 15g，生白术 15g，生黄芪 30g，穿山龙 30g，柴胡 10g，枳壳 10g，补骨脂 10g，白花蛇舌草 30g，鬼箭羽 15g，桔梗 10g，炙甘草 6g。14 剂，水煎服。

五诊：2008 年 2 月 14 日。全身关节肌肉疼痛明显好转，不再怕冷，仍感僵硬不适，以胸胁为主，口干，舌淡红，苔薄白，脉沉细。证治同前。

处方：羌独活各 10g，桑寄生 20g，当归 15g，生地黄 30g，川芎 10g，赤白芍各 15g，桂枝 10g，细辛 3g，防风 10g，牛膝 15g，生白术 15g，穿山龙 30g，柴胡 10g，枳壳 10g，补骨脂 10g，郁金 10g，片姜黄 10g，丹参 15g，鬼箭羽 15g，金雀根 30g，炙甘草 6g。14 剂，水煎服。

六诊：2008 年 4 月 3 日。1 月前住本院内分泌病房，诊断为 SAPHO 综合征、骨质疏松症、2 型糖尿病、高血压，用复方倍他米松注射液肌注后骨痛缓解。2 周前感冒，现感寒热往来，咽痛、流涕、汗出、恶风、腹胀、大便不畅。舌暗，苔白腻，脉细弦。证属少阳郁热，营卫不和，夹有湿热。方用柴胡桂枝汤合平胃散加减。

处方：柴胡 12g，黄芩 12g，法半夏 10g，桂枝 15g，白芍 15g，炙甘草 5g，苍术 10g，厚朴 10g，生薏仁 30g，枳壳 10g，菖蒲 10g，郁金 10g，银花 30g，连翘 10g，白僵蚕 10g，蝉蜕 10g。14 剂，水煎服。

七诊：2008 年 5 月 22 日。药后未再发热，身痛不明显，可翻身，仍感背痛。双眼干涩，分泌物较多，证治同前。方用小柴胡汤加减。

处方：柴胡 15g，黄芩 12g，法半夏 10g，生熟地黄各 10g，天麦冬各 10g，茵陈 15g，炙甘草 5g，石斛 15g，牡丹皮 10g，枳壳 10g，当归 10g，连翘 10g，赤小豆 15g，威灵仙 15g，白蒺藜 10g，蝉蜕 10g。每日 1 剂，水煎服。

八诊：2008 年 6 月 26 日。后背及两胁疼痛，活动后减轻，化验 ESR 42mm/h，CRP 4.43mg/L（正常 0～8mg/L）。守方去连翘、赤小豆、白蒺藜、蝉蜕，加穿山龙 30g，防风 10g，秦艽 10g。每日 1 剂，水煎服。

九诊：2008 年 10 月 27 日。加减服用 1 月，可步行 4000 余米。再服 2 月，周身紧束僵硬感明显好转。化验 ESR 41mm/h，CRP 4.7mg/L（正常 0～8mg/L）。近 2 周因气候变冷，又有周身疼痛，前胸后背紧束感。咽痛口干，大便不成形。舌红暗，苔薄白，脉沉细。辨证属肝肾不足，寒湿阻络，外感风热。方用独活寄生汤加减。

处方：羌独活各 10g，桑寄生 20g，当归 10g，生熟地黄各 10g，川芎 10g，白芍 15g，桂枝 10g，细辛 3g，秦艽 10g，枳壳 10g，白术 10g，补骨脂 10g，银花 30g，板蓝根 15g，白花蛇舌草 30g，桔梗 10g，鬼箭羽 15g，金雀根 30g，穿山龙 30g，炙甘草 6g。每日 1 剂，水煎服。

十诊：2008 年 12 月 29 日。间断以前方加减服药 2 月。疼痛不明显，生活自理，正常行走。随诊多年，病情稳定。

按语：SAPHO 综合征的骨关节病变以前上胸壁、肋骨受累最为多见，其次为骶髂关节、脊柱、趾骨联合处等，常单侧发病。本案初治时手足脓疱疹不明显，而以后背、腰骶部疼痛剧烈，活动受限为主诉，乃病程日久，累及肝肾、筋骨，故用独活寄生汤补肝肾、强腰脊、除风湿；其后因外感湿热毒邪，少阳、太阳经气郁滞不通，复以柴胡桂枝汤合平胃散加减两解太少，燥湿清热解毒，坚持守法守方，终使病情趋于缓解和稳定。

病案三

王某，男，17 岁，中学生。就诊时间：2017 年 2 月 17 日。主诉：颜面、背部痤疮 1 年半，胸骨柄疼痛 1 年。患者 2015 年 5 月颜面、背部皮肤出现密集的痤疮疹，伴脓头，破溃后流脓，当地皮肤科按痤疮治疗无效。半年后出现胸骨柄肿痛，当地某三甲医院风湿科就诊，化验 ESR 34mm/h，CRP 10.1mg/L，HLA-B27 阳性，RF 阴性。骶髂关节 MRI 未见异常。SPECT-PET/CT：胸骨局灶样放射性分布异常浓聚，提示胸骨体骨质局部破坏，骨皮质连续性中断，局部成骨反应异常活跃征。诊断为 SAPHO 综合征。给予类克 0.2，静脉注射，共 3 次，口服止痛药。胸骨疼痛减轻，ESR、CRP 下降，但皮肤痤疮加重，毛囊炎和头皮、胸前、后背银屑病样皮损，故停用类克，给予口服米诺环素 4 个月，痤疮略有好转，但停药则加重。

现症：胸骨右侧疼痛，活动明显，休息后减轻。头皮、前额、两颊、颌下、前胸可见密集红色痤疮疹，局部散在脓头，挤压后出血。右侧颈部淋巴结肿大，手足不温，大便偏干。舌红苔黄，脉弦滑。化验 ESR、CRP 正常。辨证为血热郁滞，热毒蕴结。治以清热解毒，凉血化瘀。嘱停用米诺环素。方用温清饮合枇杷清肺饮加减。

处方：黄芩 10g，黄连 6g，生地黄 15g，当归 10g，白芍 10g，川芎 10g，黄柏 10g，炒栀子 10g，苦参 10g，生侧柏叶 15g，牡丹皮 10g，丹参 30g，枇杷叶 10g，桑白皮 15g，皂角刺 10g，肿节风 30g，白芷 10g，蒲公英 30g，桔梗 10g，生甘草 6g。每日 1 剂，水煎服。

二诊：2017 年 3 月 14 日。服用 1 月，颜面、胸背痤疮明显好转，未再出现脓头。偶有胸骨疼痛。治疗加重清热解毒之力，守方去枇杷叶、桑白皮、肿节风，加苍术 10g，金银花、野菊花、苦地丁各 30g。每日 1 剂，水煎服。

三诊：2017 年 5 月 26 日。偶有少量痤疮，胸骨痛消失。舌淡红，苔薄白，脉细滑。

处方：生黄芪 30g，金银花 30g，当归 30g，生甘草 10g，黄芩 10g，黄连 6g，黄柏 10g，炒栀子 10g，牡丹皮 10g，赤芍 15g，生地黄 10g，苦参 10g，野菊花 30g，地丁 30g，蒲公英 30g，皂角刺 10g，鬼箭羽 10g，蜂房 5g，大蜈蚣 1 条。每日 1 剂，水煎服。

四诊：2017 年 8 月 25 日。颜面、胸背痤疮未再新发，左下颌皮肤仍有局部痤疮出现。

处方：金银花 30g，野菊花 30g，地丁 30g，蒲公英 30g，连翘 10g，黄芩 10g，桔梗 10g，皂角刺 10g，露蜂房 6g，白芥子 3g，丹参 30g，牡丹皮 10g，桑白皮 15g，生侧柏叶 10g，生甘草 10g。每日 1 剂，水煎服。

五诊：2017 年 12 月 12 日。颜面、胸部痤疮基本痊愈，遗有浅表瘢痕。复查血常规、ESR、CRP 正常。守方加白芷 10g，白鲜皮 10g，夏枯草 10g，再服 30 剂。

随诊至 2018 年 8 月，诸症告愈。告知已被南京某大学录取。复查 SPECT-PET/CT：胸骨局灶样放射性分布轻度浓聚，提示胸骨体局部骨反应活跃，较 2015 年 10 月活跃程度减低。将原方加工配制水丸，每次 6g，每日 2 次，巩固疗效。

按语：本案为青年男性，病变以胸骨体骨质破坏伴反复发作的严重聚合性痤疮为主，虽经生物制剂和米诺环素等西医治疗 2 年疗效不明显。中医辨证为血热蕴结，湿热蕴肤，基本以温清饮合五味消毒饮为主凉血清热，解毒化瘀，散结止痛，加减治疗 1 年余，不仅胸骨疼痛缓解，痤疮完全告愈，而且复查 SPECT-PET/CT，发现胸骨部位的骨质炎症也有控制，疗效满意。

第二十八节　急性风湿热与链球菌感染后关节炎

【概述】

急性风湿热（Acute rheumatic fever，ARF）是 A 组乙型溶血性链球菌感染后引起的全身结缔组织免疫性炎性疾病，主要侵犯心脏、关节，其他器官如皮肤、浆膜、中枢神经系统及肺、肾等内脏亦可受累，但以心脏为本病唯一留有后遗症的器官。

急性风湿热常犯及儿童及青少年，初次发作多在 5～15 岁，男女罹患疾病的机会大致相等。复发多在初发后 3~5 年内。慢性风湿性心脏病以 20~40 岁最常见，女性稍多于男性。发病率农村人口高于城市人口。

中医虽无风湿热的病名，但历代医著有关本病的理论认识与临床治疗经验内容极为丰富，大致以关节炎症状为主者，可归属为风湿病中的"行痹""热痹"范畴。

【源流】

中医古典医籍中并没有"急性风湿热"的名称，但根据其临床表现，当属中医"痹证"中的"行痹""热痹"等范畴。

《素问·痹论》说："其风气胜者为行痹。"《杂病证治准绳》曰："风痹者，游行上下，随其虚邪与血气相搏，聚于关节，筋脉弛纵而不收。"《症因脉治》卷三曰："风痹之症，走注疼痛，上下左右，行而不定，故名行痹。"这些均指出行痹之症与急性风湿热关节游走性疼痛的临床表现一致，而风邪为其病因。

《圣济总录》描述热痹"肌肉热极，体上如鼠走，唇口反坏，皮肤色变"，亦与风湿热临床表现相合。《素问·痹论》曰："其热者，阳气多，阴气少，病气胜，阳遭阴，故为痹热。"《素问·四时刺逆从论》则指出："厥阴有余病阴痹，不足病生热痹。"痹热犹言热痹，多认为热痹乃或因腑脏壅热，或因厥阴不足，复遇风寒湿三气而致。外邪入侵后可因阳热之体、阴虚之躯，素有内热，复感风寒湿邪，邪从热化，而为热痹；亦可因风寒湿郁久化热，而成热痹。如清代顾松园在《顾氏医镜》中提出除了感受湿热之邪可致热痹外，风寒湿痹"邪气郁病久，风变为热，湿变为痛"，亦可形成热痹。尤怡的《金匮翼·热痹》则曰："热痹者，闭热于内也……腑脏经络，先有蓄热，而复遇风寒湿气客之，热为寒郁，气不得通，久之寒亦化热。"李中梓在《证治汇补》中云："风流走不定，久则变成风毒，痛入骨髓，不移其处，或痛处肿热，或浑身壮热。"

风邪善行数变，风为阳邪，易袭阳位，故本病属于温邪的一种。叶天士在《温热论》中指出："温邪上受，首先犯肺，逆传心包""肺主气属卫，心主血属营""营分受热，则血液受劫，心神不安，夜甚无寐，或斑点隐隐"。邪入气分，热极生风，故本病患者可伴有舞蹈病的表现。热入血分，血热相搏，酿而成毒，郁积肌肤，可见皮肤红斑、皮下结节。

至明清时期，人们对痹证的认识加深，指出痰瘀阻滞在本病发生发展中的重要性。清代刘一仁《医学传心录·痹证寒湿与风乘》曰："风寒湿气侵入肌肤，流注经络，则津液为之不清，或变痰饮，或成瘀血，闭塞隧道，故作痛走注，或麻木不仁。"清代何梦瑶《医碥·杂症》中言："寒能滞气涩血，湿能停痰聚液，热盛亦生湿成痰……则亦不通而痹矣。"清代喻昌《医门法律·中风》曰："风寒湿三气之邪，每借人胸中痰为相援。"清代林珮琴《类证治裁·痹证》曰："痹者，必有湿痰败血瘀滞经络。"故除了祛风清热凉血之外，其亦强调了化痰祛瘀在本病治疗中的重要性。

【病因病机】

急性风湿热的病因为外感风寒湿之邪从阳化热，或外感热邪，邪气痹阻经络关节，痰瘀内生，迁延反复。其病机及发病机理有四个方面：

风热痹证：本病由外感邪气引起，符合温病卫气营血辨证规律。风为百病之长，初期风与热相合客于卫分，痹阻关节，出现正邪相争，发热恶寒，风与热相合劫阴伤津，出现咽干口燥；若病势不减，则邪气渐入阳明气分，阳明多气多血，气血愈旺，正邪交争愈烈，发热进一步加重，津液进一步消亡，此为风热痹的变证。

湿热痹证：患者素来体力劳动过重则阳气旺，思虑过重则阴气不足，若在暑湿、长夏季节或居住环境阴暗潮湿则容易感受湿邪而成湿热。患者复感风热，引动内在的湿热之邪，则导致湿热困阻经脉、肢体，阻碍正常气血运行。

寒湿热痹证：外感风寒湿不解，久则气机不畅，郁而化热；或外感风寒湿邪传变入里化热，导致表里同病。两种情况皆为外寒内热，寒热错杂。

痰瘀痹证：素有饮食不节，脾胃虚弱；肝气不舒，横逆犯脾；肾气不足，命门火衰，导致痰浊内生。每因感受外邪，风与痰相合，引起风痰流窜，泛溢肌肤，流注关节；风寒湿邪引起津液代谢异常，变为痰饮，阻滞气血运行，引起经脉瘀阻，经脉失养。

营热心痹证：急性期正邪交争激烈，邪气逆传心包，痹阻心脉；慢性期外感六淫传变入里，正气渐消，正虚邪恋；经脉痹阻，败血瘀阻脉内，新血难生，经脉失养；血虚则阴虚，阴虚火旺，扰乱心神；心主神，血不养心则神怯；阴血亏虚，阴损及阳，则出现阴阳两虚，心脉耗伤。

【临床诊断】

一、临床表现

1. 心脏炎

心肌炎为急性风湿热临床最重要的表现，可为局限性心肌炎或弥漫性心肌炎，有心前区不适或疼痛、心悸及充血性心力衰竭的症状；心内膜炎极为常见，凡有心肌受累者几乎都有可能侵犯瓣膜，引起器质性二尖瓣关闭不全。心包炎常与心肌炎同时存在，是一种纤维素性或浆液纤维素性炎症。

2. 关节炎

关节炎典型的表现是游走性、多发性、对称性，累及四肢大关节，局部呈红、肿、热、痛的炎症表现。若不给予抗感染治疗，超过一半的患者会出现多关节炎。典型的关节炎症状只持续几天，最多为 1 周，不遗留功能障碍。急性炎症消退后，不遗留关节强直和畸形，但常易反复发作。

3. 环形红斑

环形红斑为淡红色环状红晕，边缘略隆起圆形皮疹。红斑常呈环形或半月形而中央清晰、大小不等，可几个红斑融合。主要见于四肢内侧和躯干，时隐时现，为一过性，不痒不硬，压之退色，历时可达数日之久。

4. 皮下结节

皮下结节常位于肘膝、枕部、前额、棘突等骨质隆起或肌腱附着处，与皮肤无粘连。结节存在少则数日，多至数月不等，亦可隐而复现。

5. 舞蹈病

舞蹈病多可单独存在，也可在关节炎发生数月后发生。两者均可出现心脏杂音，多发生于5~12岁的儿童，尤其女童，系风湿热炎症侵犯中枢神经系统基底节的表现，为不自主的无意识动作。面部表现为挤眉眨眼、摇头转颈、撅嘴伸舌等动作；肢体表现为伸直和屈曲、内收和外展、旋前和旋后等无节律的交替动作，上肢较下肢为重，远端较近端明显。兴奋、激动时常使症状加剧，睡眠时消失。患者表现为不连贯的、无目的的、不自主的运动，以及肌肉发力和情绪不稳定，入睡后不自主运动消失，但可在休息时发生，并干扰随意运动，也可累及所有自主肌，手和面部最为明显，可被制止，通常表现为做鬼脸，不分场合地笑，书写迟钝，言语不清楚。

6. 发热与其他表现

几乎所有患者均有体温升高，在38.4~40℃，不用退热药约1周体温可逐渐下降，低热状态再持续1~2周，总热程很少超过3~4周。患者呈不规则的轻度或中度发热，亦有呈弛张型高热或持续性低热者。此外尚可有腹痛、鼻衄、大量出汗、面色苍白等，偶可累及其他部位而造成风湿性肺炎、风湿性胸膜炎、腹膜炎、腱鞘炎、肾炎或脉管炎等。

二、诊断要点

主要表现：环形红斑、皮下结节及以下三种典型症状：

（1）主要累及全身大关节的游走性关节炎。

（2）心脏炎和瓣膜炎的临床及实验室特征。

（3）中枢神经系统损伤及Sydenham舞蹈病。疾病发作呈自限性，但累及瓣膜后呈慢性进行性发展，最终可导致心功能失代偿甚至死亡。

起初常表现为急性发热、关节痛，既往风湿热病史；血沉增快、CRP阳性、P-R间期延长。

链球菌感染证据：近期猩红热病史；咽拭子培养阳性；快速链球菌抗原试验阳性；抗链球菌抗体滴度升高。

【临证思路】

一、识症

发热：微恶风寒，咽喉疼痛，口渴，舌边尖红，苔薄黄，脉浮数为风热犯卫；壮热不退，面赤口渴，多汗心烦，或见关节红肿疼痛，舌质红，苔黄燥，脉洪大或滑数有力为气分热炽；身热不扬，发热或轻或重，汗出热不解，病程缠绵，肢节沉重，渴不欲饮，舌红苔黄厚腻，脉滑数为湿热痹阻；发热重或壮热不退，身热夜盛，躁扰不宁，皮肤斑疹，口干不欲饮，舌质红绛苔少，脉细数为热入营血；身热不退，午后潮热，五心烦热，盗汗口干，舌红苔少，脉细数为阴虚发热。风与热两阳相合，热从火化，或湿与热合，蕴酿成毒，还可出现火热毒盛。如寒郁每可化热，而素体阳盛者易从化。如经络蓄热而客寒外加，寒湿久痹而外受客热，均可呈现寒热错杂之如关节灼热肿痛而又遇寒加重，恶风怕冷，苔白黄，或关节冷痛喜温，而又口干口苦、尿黄等。

皮肤红斑：风邪犯卫红斑多呈环形，皮肤红斑持续时间短，或时隐时现，消失后不留痕迹，关节疼痛，痛无定处，发热，咽痛，口渴，汗出，舌红，苔黄，脉数；热邪入营为皮肤红斑，或呈蝶形红斑，多形性红斑，身热较重或夜甚，心烦不寐，舌质红绛，脉数；热郁血脉为皮肤红斑，多见结节性红斑，红斑按之硬，有压痛，边缘清楚，皮肤颜色转暗，常反复发作，亦多年不愈，常兼关节疼痛、发热、乏力等症，舌质红，脉数。

关节疼痛：风为百病之长，关节呈游走性疼痛，风夹热则关节烦热、局部肿胀，风夹湿则关节酸痛；若人体感受热邪，邪热入里，或素体阳盛，寒邪化热，阻滞经脉，关节肌肉疼痛，局部红热，或自觉局部发热，触之疼痛较重，甚则剧烈；若邪热伤阴，虚热内郁，则低热持续，骨节疼痛时有消长，口干，舌红；若寒湿伤阳，则久延不已，自觉寒从骨髓中来，骨节挛拘。

皮下结节：湿热痹阻，湿热互结，郁结皮下，或伴关节疼痛、肿胀而热，或全身发热，口渴，汗出；寒湿痹阻，寒湿互结，形成结节，伴关节冷痛，遇寒加重，遇热减轻，肢冷恶寒；湿热或寒湿等邪气痹阻日久，气血、津液运行被阻，瘀血痰浊形成皮下结节，皮肤少泽或色暗，关节隐痛。

肢体抽搐：抽搐有力，兼有恶寒发热，舌质红，苔黄腻，脉滑数，为外邪与体内素盛之痰热相合，引动肝风；邪热入里，热邪炽盛，伴有壮热，汗多，口渴，为热盛动风；疾病迁延不愈，正虚邪恋，耗伤肾精，水不涵木，虚风内动。

二、审机

1. 风热侵袭辨识

风湿热病多发生于早春及秋冬之际，此时风胜气燥，风热之邪猖獗，外袭人体，首犯阳位，病在上在表，故见发热，咽部肿痛，口干口渴，舌尖红，苔薄黄，脉浮数等外感风热邪气的早期表现。风与热邪皆为阳邪，风热相结，化火化毒，毒热之邪首犯咽喉。若失治误治渐侵肌肉、关节，形成热毒痹阻经络，气血不行，而见关节灼热疼痛、筋脉拘急、壮热烦渴等症。

2. 湿热蕴结辨识

因感受暑热湿邪，或湿热素盛内伏复感外邪，或久居湿地，湿邪郁久化热，致湿热之邪蕴结留滞肌肉关节，而见发热、身热不扬，午后为甚，关节红肿热痛，伴见乏力倦怠及胸腹胀满等症。

3. 寒湿热辨识

风湿侵袭入体，风为阳邪，善行数变，与湿邪相台，缠绵胶着日久不去，留着肌肉关节，经气不通而痹阻，化热伤及关节肌肤，而见身热、皮肤红斑、关节肿痛。

4. 痰瘀热结辨识

患者热邪久留，热炼津浓为痰，或素有痰瘀宿疾，复感热邪，邪热痰瘀互结，闭阻经络，致关节红肿热痛。血瘀、痰浊等病理产物滞涩于经络关节，致痹痛反复发作，经久难愈。

5. 营热心痹证辨识

气血两虚，正气损伤，卫外不固。风、寒、湿、热、燥邪可单独侵袭，亦可相结合杂至伤人，阻于经络，留注关节，累及内脏，脏腑功能失调，或发生器质性病变，甚则脏腑功能衰竭。

三、定治

本病总的治法为清热利湿，凉血通络。关节疼痛以风重为主的，祛风兼以补血，血行风自灭；痛重为主，散寒参以益火，辛温解凝寒；湿重为主的，利湿参以补脾补气，土强可胜湿；热重为主的，清热兼以凉血利湿。发热要有外感和内伤之分，外感初期多为感受风热病邪，温毒上受，多属中医"温病"范畴，治当疏风清热、解毒利咽；若病邪入里化热，需清解气分实热；入营分则透热转气，凉血散血；湿热中阻，令湿不与热相结。治湿可分为淡渗利湿、苦温燥湿，佐以健脾、宣肺、温肾等。内伤为正气亏虚，阴液不足，治当滋阴清热，避免温燥，久病阴阳两虚则平补阴阳，调和气血，防生他变。热盛动风则泻热平肝，肝风内动则在滋阴凉血的基础上，酌情加养肝、柔肝、敛肝、潜肝之品。若热邪耗伤津液，炼液成痰，痰瘀互结，则治以清热化痰，辅以凉血散瘀，行气通络。久病入络，当用辛温走窜、血肉有情之品。注重分清标本缓急，急则治标，缓则治本，疾病急性发作期慎用补益药物，往往待病情稳定之后方补益正气、固本培元。

四、用药

1. 湿热用药

若湿热偏于湿者可选用白通草、滑石、薏苡仁、赤小豆、防己、萆薢、泽泻、白豆蔻、蚕砂、木瓜、白术、苍术、猪苓、茯苓；热邪偏重者可选用石膏、栀子、虎杖、蚤休、知母、秦艽、山慈菇、地龙、黄柏、茵陈、蒲公英、龙胆草、豨莶草等清热之品；若热入营分，舌质红绛者，则可加用生地黄、玄参、水牛角、牡丹皮、赤芍等清营之品；病久，热与痰浊瘀血相结，则可选用忍冬藤、白花蛇舌草、桑枝等清热通络之剂；热毒客咽，选用金银花、玄参、牛蒡子、夏枯草、连翘、天花粉、岗梅根、板蓝根。

2. 痰瘀阻络用药

痰凝阻滞，治疗上以豁痰通络为主，选用半夏、制南星、陈皮、茯苓、贝母、蜈蚣、全蝎、僵蚕、地鳖虫、白芥子、穿山甲、蛴螂、地龙、皂角刺、蜂房、白附子、竹沥等；活血祛瘀之药，如当归、川芎、丹参、泽兰、鸡血藤、乳香、没药、延胡索、桃仁、红花、赤芍、牡丹皮、大黄、茜草等；破血行气药如三棱、莪术、水蛭；风寒湿入络，桑枝、桂枝、当归、秦艽为重点通络药物；治疗湿热入络，桑枝、桂枝、秦艽、萆薢为重点通络药物；治疗痰浊入络证，桂枝、橘络、秦艽、丝瓜络为重点通络药物；治疗络热证，羚羊角、桑枝、丝瓜络、秦艽为重点通络药物；治疗营络亏虚型，羚羊角、白蒺藜、钩藤为重点通络药物；治疗阳明络虚证，桑枝、桂枝为重点通络药物；治疗肝肾络虚证，桂枝、小茴香为重点通络药物。

3. 正气亏虚用药

如气血亏虚者，在治疗上除通络除痹外，须选用益气养血之品，如党参、黄芪、茯苓、白术、当归、生地黄、熟地黄、鸡血藤等。肝肾阴虚者，应注意加用滋补肝肾之品，如生地黄、阿胶、枸杞子、牛膝、龟甲、鳖甲胶、黄精、沙参、麦冬、石斛、芍药、知母、茅根、玉竹、仙鹤草、女贞子、旱莲草等。脾肾阳虚者，需加用温补脾肾之品，如肉桂、附子、巴戟天、补骨脂、杜仲、淫羊藿、骨碎补、菟丝子、续断、狗脊、紫河车、鹿角之类。

4. 关节疼痛用药

痛在上肢者，多以风邪为主，宜选用羌活、防风、桂枝、姜黄、桑枝、羌活、秦艽、威灵仙或藤类药以祛风湿、通经络；痛在下肢为主者，多以湿邪为主，归肝肾经，宜选用独活、牛膝、木瓜、汉防己、海桐皮、五加皮、伸筋草之类；痛在颈项者，多伴僵硬，常可选用葛根、川芎、蔓荆子、白蒺藜、羌活、藁本、白芷等药性上行、活血舒筋、祛风止痛之品；痛在肩臂者，多为风寒夹痰滞阻为患，根据其归经所属常可选用威灵仙、香附、黄芩、白芷、姜黄、陈皮、半夏、白术、茯苓、苍术、生姜等祛风散寒，除湿化痰之品；腰部疼痛者，多选归肾经之药，如独活、续断、狗脊、杜仲、桑寄生等补肝肾、祛风湿之品；小腿酸痛者多选用归肝经之药，如木瓜、赤芍、白芍等；足跟部疼痛者，多属肾虚夹湿热，可随症选用熟地黄、肉苁蓉、川牛膝、菟丝子、木瓜、苍术、黄柏等；而症见下焦湿热者则可酌情加用黄柏、知母、防己、薏苡仁以清热利湿。

【辨证论治】

1. 风热痹

症状：风热侵袭，温邪上受，发病多急骤易变。初期多见发热、咽喉肿痛、口干口渴等风热上攻症状；继而出现肌肉关节游走性疼痛，局部呈现红、肿、热、痛及伴见全身发热或湿热蒸腾胶着之象。其热偏盛者，关节红肿疼痛、灼热感明显、发热亦甚，皮肤可见红斑，舌质红，苔黄干，脉滑数。其风偏盛者，肌肉关节游走性疼痛，或汗出恶风，舌尖红，苔薄黄，脉浮数或滑数。

治疗方法：清热解毒，疏风通络。

临证处理：

（1）体针疗法：曲池、大椎、风池、列缺、尺泽、翳风、中渚、侠溪、内庭、三阴交、阴陵泉。针用泻法，每日1次。

（2）汤剂：银翘散加减。银花、连翘、薄荷、牛蒡子、板蓝根、芦根。咽喉肿痛重者加浙贝母、射干、杏仁、僵蚕。发热重者加葛根、柴胡、黄芩等，重用石膏。关节红肿疼痛明显者，用白虎桂枝汤加减：生石膏、知母、桂枝、白芍、忍冬藤、炒桑枝、牡丹皮、晚蚕砂、老鹤草等。热毒炽盛者，酌选清瘟败毒饮或化斑汤加减，兼湿邪者，可酌加用藿朴夏苓汤。风邪偏盛者，加用防风、秦艽、豨莶草、威灵仙等。

2. 湿热痹

症状：身热不扬，周身困重、肢节烦痛或红肿疼痛，或风湿结节，皮下硬痛，或红疹融合成不规则斑块，或有身肿，小便黄赤，大便黏滞，舌质红，苔黄厚腻，脉滑数。

治疗方法：化湿清热，宣通经络。

临证处理：

（1）体针疗法：阴陵泉、丰隆、地机、足三里、三阴交、内庭、中脘、天枢、内关、风池、曲池、曲泽、肺俞、脾俞、膈俞。针用泻法，每日1次。

（2）汤剂：宣痹汤、二妙散、三仁汤加减化裁。苍术、黄柏、防己、杏仁、薏苡仁、滑石、茵陈、川牛膝、茯苓、川草薢、泽泻。关节肿胀明显且疼痛者，可加用活血药，如鸡血藤、当归等，取血行水利之意，同时可用地锦草、马鞭草、桑枝水煎局部浴洗。

3. 寒湿热痹

症状：体内蕴热，复感风寒湿邪，致热痹兼夹寒湿，关节局部红肿热痛，兼见有恶风畏冷，得温则舒，关节僵硬，活动后减轻。舌质红、苔白或黄白相间，脉弦紧或滑数。

治疗方法：化湿清热，祛风散寒。

临证处理：

（1）体针疗法：合谷、列缺、内庭、中渚、足三里、中脘、内关、梁丘、犊鼻、阳陵泉、膝阳关。针用泻法，每日 1 次。

（2）汤剂：桂枝芍药知母汤合麻黄杏仁薏苡甘草汤化裁。桂枝、炮附子、麻黄、防风、杏仁、白术、薏苡仁、白芍、知母、鸡血藤、忍冬藤。寒痛甚加川乌、草乌，热重加生石膏、牡丹皮，虚者加黄芪防己汤。

4. 痰瘀热痹

症状：关节肿胀疼痛，肌肤发热，经久不愈或关节变形，活动不利或皮下结节，红斑色紫暗，舌质色暗，有齿痕，苔白厚或黄白相间而黏腻，脉多弦滑数。

治疗方法：化痰清热，祛瘀通络。

临证处理：

（1）体针疗法：足三里、内关、中脘、丰隆、膈俞、合谷、太冲、曲池、列缺、三阴交、梁丘、犊鼻、阳陵泉、膝阳关。针用泻法，每日 1 次。

（2）汤剂：痰瘀痹痛汤加减。桂枝、茯苓、制南星、浙贝母、当归、炮山甲、地鳖虫、片姜黄、马鞭草、忍冬藤、鹿衔草。湿重加苍术、防己、薏苡仁；热重加牡丹皮、赤芍、知母；痛甚加制乳香、制没药，或加用制马钱子粉 1g 冲服，或用大黑蚂蚁粉 3g 冲服；气虚加黄芪、党参。

5. 营热心痹

症状：持续低热或中度发热，昼轻夜重、身热早凉、汗多、心悸、心前区不适、闷痛或灼痛，皮肤红斑，皮下结节，或有眼巩膜充血及鼻腔出血，甚或苍白，呼吸困难、浮肿等症。舌质红或暗红，苔白厚或黄白相间，脉滑数或细数或疾或结代。

治疗方法：清营解毒，救心开痹。

临证处理：

（1）体针疗法：人中、合谷、太冲、印堂、承浆、涌泉、内关、十宣。针用泻法，每日 1 次。

（2）汤剂：参珠救心丹加减。西洋参、丹参、苦参、珍珠、蚤休、麦冬、五味子、生地黄、玄参、牡丹皮、菖蒲、郁金、天竺黄。风湿热心肌炎或心内膜炎出现急性心衰时改用参附龙牡汤，并中西医结合救治。

【病案参考】

病案一

陈某，女，20 岁，学生。初诊日期 1979 年 7 月 14 日。

全身关节疼痛已两个多月。去年曾患风湿性关节炎，并且并发风湿性心肌炎，当时血沉快（52mm/h），心电图不正常。经在我院服中药治疗数月，关节炎及心肌炎症状均消失，血沉及心电图均正常而恢复学习。近两个月来，天多阴雨，全身关节均感疼痛，两膝怕冷，疼痛加重，走路吃力，肩部发沉，纳差。舌质略红，舌苔白腻，脉象沉弦细。据其全身关节疼痛，遇寒加重，两肩发沉，舌苔白腻，脉象弦。知为风寒湿三气杂至而致之痹证。宜祛风、散寒、利湿，佐以和中。处方：治痹汤加减。

桂枝 9g，制附片 8g，白术 5g，甘草 4g，丹参 15g，威灵仙 12g，羌独活各 9g，千年健 15g，寻骨风 15g，防风 10g，黄柏 12g，生熟薏米各 15g，藿香 10g，佩兰 10g。

复诊（8 月 16 日）：上方有效，共服用 22 剂，关节及膝腿均已不痛。但于 8 月 13 日感到咽喉痛。舌苔略黄，脉数。据此脉证，知为化热之象。改投清热活络之法。

玄参 15g，生地黄 15g，桔梗 6g，天麦冬各 9g，生甘草 5g，黄芩 9g，板蓝根 10g，桑枝 30g，威灵仙 12g，锦灯笼 5g，生石膏 30g（先煎）。水煎服，6 剂。

末诊（9 月 18 日）：守方稍有出入，共进 20 剂。关节一直未痛，咽痛亦全除。舌苔根微黄，脉象数而略滑。病邪已退，即改投丸剂，缓治除根。

桂枝 50g，桑枝 100g，白术 25g，千年健 120g，制附片 80g，寻骨风 120g，羌活 60g，威灵仙 70g，炒黄柏 50g，炙甘草 20g，桑寄生 120g，续断 100g，玄参 80g，生熟地黄各 50g，川芎 30g，板蓝根 60g，焦四仙各 40g，远志 50g，珍珠母 120g，红花 50g，生石膏 100g。共为细末，蜜丸，每丸 9g，一日 2 次，每次 1～2 丸，温开水送服。

1981 年 1 月追访：关节一直未痛，身体健康，现已参加机场工作。

按语：本病为"急性风湿热"恢复后余邪留恋，值天气变化时，风寒湿杂至为病。周身疼痛为风胜，遇寒加重为寒胜，肩部发沉、纳差、舌苔白腻为湿胜，兼有湿阻中焦之象。治以祛风、散寒、利湿，佐以和中之法。方中桂枝、羌活、独活、寻骨风、防风、威灵仙祛风，制附片散寒，千年健、薏苡、白术祛湿，藿香、佩兰和中，甘草缓中，黄柏、丹参苦寒坚阴，防止辛温、淡渗药物伤及阴液。二诊关节疼痛已除，咽喉疼痛、舌黄脉数知为化热毒蕴之象，有病情复发的趋势，故案中一改前法，遵《黄帝内经》"急则治其标"之意，以清热养阴、泻火解毒为法加减出入。末诊诸症向愈，病邪已退，知其正气不足，邪气易凑，当图其本。中药研末炼蜜丸，久久服之以增强正气，预防疾病复发。因"急性风湿热"这类疾病有化热之象，故在方中少佐苦寒、甘寒之品清热育阴。

（摘自：焦树德. 当代名医临证精华·痹症专辑. 北京：中医古籍出版社，1988）

病案二

张某，男，32 岁，农民。

初诊：周身关节肿痛，疼痛如掣。皮肤薄泽，恶寒壮热，汗出如雨，汗多而寒热不解，烦渴引饮，干哕欲吐，已经第五日，检查确诊为急性风湿性关节炎，转请中医诊治。脉弦而数，苔薄白腻，舌红。拟诊湿热痹证。桂枝白虎汤合桂枝芍药知母汤主之。

桂枝尖 10g，整麻黄（不去根节）10g，石膏 60g（先煎），知母 15g，芍药 15g，甘草 5g，制附块 15g，白术 10g，茯苓 10g，防己 10g，薏苡仁 30g，生姜皮 10g，粳米一撮。3 帖，两日服完。

二诊：关节肿痛见轻，恶寒发热亦减，但汗出尚多，原方去麻黄，加黄柏 10g。3 帖，两日服完。

三诊：肿痛大减，热退汗亦少，唯尚烦渴，大便数日未解。脉见弦细，舌红欠润，转为顾阴。原方去石膏、附块、白术、姜皮，加秦艽 10g，细生地黄 10g，赤芍 10g。3 帖。

四诊：关节痛几平，但肿未全退。得大便，热亦除。欲得食，并能起床活动。唯时感头晕。湿热已退，阴气未复，再为养阴廓清。

生地黄 10g，黄柏 10g，赤白芍各 15g，知母 10g，甘草 5g，麦冬 10g，桂枝 10g，秦艽 10g，苡仁 15g，白术 10g，淡竹茹 10g，连皮茯苓 15g。5 帖。后调理数日即安。

按语：本病为"急性风湿热"初起，以壮热、大汗、烦渴引饮等白虎证为主，故以白虎汤为底方加减化裁，因关节为湿热痹阻，故用桂枝、麻黄通利关节、疏散外邪，配合石膏、知母、芍药防止化热之弊，又以茯苓、薏苡、防己、白术、生姜皮祛湿，制附片通行十二经，同时制约石膏、知母之寒凉，甘草、粳米和中。二诊，表证渐除而汗多未减，故去麻黄以减轻发散动汗，加黄柏苦寒坚阴。三诊肿痛减轻，热退汗少，原方去石膏、附块、白术、姜皮，因尚有烦渴，大便数日未解，推测患者湿热之邪渐退而阴液未复，故加秦艽、细生地黄、赤芍清虚热、养营阴。四诊诸症大减，湿热已退，阴气未复，故仍以养阴之法善后，调理数日而病瘥。

（摘自：丁光迪. 当代名医临证精华·痹症专辑. 北京：中医古籍出版社，1988）

第二十九节　莱姆病

【概述】

莱姆病（Lyme disease，LD）是一种自然疫源性疾病，是由媒介蜱叮咬后感染伯氏疏螺旋体引起的，可累及多系统脏器的人兽共患性感染性疾病。临床表现呈异质性，可累及皮肤、骨骼肌肉、神经系统、心肌等多组织脏器，表现为慢性皮肤游走性红斑（ECM）、心肌炎、房室传导阻滞、脑膜炎、神经根炎、关节炎等，严重者可致残疾甚至死亡，危害极大。

中医古代文献未见明确有关此病的描述，根据莱姆病患者在不同病期临床表现侧重点的不同，与"痹病""丹毒""湿温""虚劳""眩晕""心悸""健忘""头痛"等疾病的病因病机及症状表现相类似，临床诊治时可引以参考。

【病因病机】

该病发病多有明显的季节性，一般发生在 5～8 月，多由湿热温毒之邪经疫虫叮咬自皮毛而入为病。外邪侵入人体后能否发病及发病的轻重缓急、病程长短，主要取决于人体正气的强弱及正邪力量斗争的对比。

在夏秋季节疫虫叮咬皮肤后，湿热温毒之邪入侵，致使人体正邪相争，营卫失和，故表现恶寒发热、汗出体倦、头身重痛；湿热温毒之邪侵入血分，迫血妄行可致皮肤红斑；邪气乘虚侵袭停滞于经络，导致气血阻滞，影响脏腑气机，可导致神经系统症状；邪气流注关节，留滞关节局部经络气血，使气血痹阻而成关节炎，出现关节的红、肿、热、痛；同时湿热之邪易伤及脾胃，使气血化源不足，遂成疲劳乏力、心悸头晕、失眠健忘等症；若病久不愈，气血瘀阻，伤及脾肾之精气，再加之余邪未尽，可致虚实夹杂的晚期复杂证候。此病在发病过程中虽然可出现不同的证候，但外感湿热温毒之邪为主要病因，正虚邪实的基本病机贯穿全过程。

【临床诊断】

一、临床表现

由于伯氏疏螺旋体有较强的穿透能力，侵犯人体后可引起螺旋体血症弥漫全身，引起多系统多器官的损害，主要累及皮肤、关节、心脏和神经系统，临床表现复杂多样且无特异性，一般分为早期、中期和晚期，但早期或中期可出现重叠，也可呈典型三个期经过。早期以慢性游走性红斑为特征，中期以神经系统损害（15%）和心脏传导障碍（8%）为特征，晚期以慢性关节炎（60%）为特征并继发慢性萎缩性皮炎，部分患者有精神异常的表现，严重者可致残甚至死亡，危害人类的健康及生活质量。

1. 症状

本病具有潜伏期，为 3～32 天，平均 7 天左右。发病后临床症状可分三期。

第一期：主要表现为皮肤的慢性游走性红斑，见于大多数病例。病初常伴有乏力、畏寒发热、头痛、恶心、呕吐、关节和肌肉疼痛等症状，亦可出现脑膜刺激征。局部和全身淋巴结可肿大。偶有脾大、肝炎、咽炎、结膜炎、虹膜炎或睾丸肿胀。

第二期：发病后数周或数月，15% 和 8% 的患者分别出现明显的神经系统症状和心脏受累的征象。

第三期：感染后数周至 2 年内，约 60% 的患者出现程度各异的关节症状，例如关节疼痛、关节炎或慢性侵袭性滑膜炎。以膝、肘、髋等大关节多发为主，小关节周围组织亦可受累。主要症状为关节疼痛及肿胀，膝关节可有少量积液，常反复发作。

2. 体征

（1）皮肤病变：皮肤是莱姆病最常受累的部位，莱姆病皮肤的损害通常表现有三种：慢性游走性红斑、莱姆淋巴细胞瘤和慢性萎缩性肢端皮炎（ACA），这些症状见于80%的莱姆病患者。

慢性游走性红斑是莱姆病早期最常见的临床症状，同时也是莱姆病一种可靠的临床诊断标准。特征性表现：经3～30天潜伏期，在叮咬部位出现一个或数个移行性红斑（ECM），初起为红色斑疹或丘疹，随后逐渐向四周呈环形扩大，外缘有鲜红边界，中央呈退行性变，似枪形，多发于人体躯干、大腿、腹股沟、腋下等处。

莱姆淋巴细胞瘤是由于B淋巴细胞受损而出现的一种比较罕见的皮肤症状，莱姆淋巴瘤在儿童中多见于耳部，成年妇女多见于乳晕，阴囊和腋窝处较少见，常出现在游走性红斑之前或伴随游走性红斑，在欧洲国家多见。

慢性萎缩性肢皮炎是莱姆病晚期一种罕见的皮肤损害表现，皮损为紫癜样皮疹，逐渐融合成片状损害，又有萎缩，呈瓷白色。好发于下肢末端，原因不明，多见于中年妇女，但近年来研究发现该病正在年轻化，儿童也偶有病例报告。

（2）神经系统病变：10%～15%的莱姆病患者在皮疹同时或皮疹消退后1～6周会出现神经系统损害症状（也可发生在无皮疹史者），常见的临床表现包括淋巴细胞性脑膜（脑）炎、颅神经炎、疼痛性神经根炎，晚期患者会出现神经系统的并发症，如脊髓炎、末梢神经炎、舞蹈症、小脑共济失调或大脑假性肿瘤（良性颅内压增高）、痴呆及人格障碍等，这些表现可单独或联合出现。

（3）心脏病变：4%～10%未经治疗的成年莱姆病患者，发病几周后可能出现急性心脏病变，以房室传导阻滞最常见，约50%的患者会发展成完全性房室传导阻滞。

（4）关节病变：在蜱虫叮咬几个月后，60%未经治疗的莱姆病患者可出现关节病变，发展为莱姆关节炎。莱姆关节炎是莱姆病晚期最常见且最严重的临床表现，危害也最大。常表现为间歇性关节肿胀和疼痛，但很少出现发红，有水波感，不对称，反复发作，可有少量积液，严重者可引起肌肉炎、肌腱炎等。部分患者可出现持续性关节炎，伴有软骨和骨组织的破坏，少数病例可发生骨髓炎、脂膜炎或肌炎，主要累及膝、肘、髋等大关节，小关节周围组织也可受累。

（5）其他表现：发热、乏力、肌痛、恶心、呕吐、结膜炎、虹膜炎、淋巴结及肝脾大等。

二、诊断要点

1. 在流行区，游走性红斑（孤立性红斑的直径必须≥5cm，并且由医师检查后确定）或至少一个及以上器官系统受累，并且直接检测到B.b或抗B.b抗体滴度≥1∶256。

2. 在非流行区，满足以下3条中2条即可确诊：①游走性红斑。②抗B.b抗体滴度≥1∶256。③至少一个及以上器官系统受累。符合以上条件的任何1条者可诊断为莱姆病。

【临证思路】

一、识症

游走性红斑：发病早期在疫虫叮咬的躯干、大腿、腹股沟等处皮肤部位出现一个或多个红色斑疹或丘疹，系疫虫叮咬导致湿热温毒邪气侵入机体，邪入血分而发，也是莱姆病早期最常见的临床症状。

神经系统症状：在早期游走性红斑之后，患者可出现剧烈头痛、发热、呕吐、眩晕、精神萎靡、感觉异常、颈项强直、肌痛等神经系统症状，系正气不足，风热外邪乘虚侵袭人体经络，导致气血阻滞、脏腑功能失调而发。

关节炎症状：晚期可见关节肿胀、疼痛等关节炎症状，系风湿热邪由外入侵，流注经络关节，气血痹阻而成。

二、审机

邪气初感早期：初感湿热温毒之邪，邪犯肌表，正邪相争，以邪实为主，多见卫分证。若素体正虚，正不胜邪，邪毒直入于营血分；若湿热疫毒交织，阻滞经络，则见痛证；若素体多虚，可兼见气虚之证。

虚实夹杂中期：正气受损，邪气滞留，导致虚实夹杂，邪实多见湿热之证候，或并见气滞血瘀之象。若脏腑受累，可表现为心脾两虚之证，或见肾阴亏虚之象。

正虚邪恋晚期：正虚邪恋，正虚为主。由于病情轻重不同，体质强弱有别，可见气血阴阳亏虚、脏腑亏虚等不同表现。

三、定治

对于本病的治疗应采用治病求本，始终坚持攻补兼施为原则。早期以祛邪为主，扶正为辅；中期扶正祛邪并重；晚期以扶正为主，兼顾祛邪。祛邪应主要针对病因，多选择具有清热解毒功效之方药。

四、用药

邪气初感早期：外邪侵入肌表，症见畏寒、发热、头痛等卫分症状，宜疏风解表之防风、桂枝、藁本、薄荷、牛蒡子、羌活、白芷等；正气不足，邪毒入于血分，症见红斑或丘疹等症，宜清热祛湿解毒之石膏、知母，与凉血活血之生地黄、牡丹皮、栀子、地肤子、白鲜皮等。

虚实夹杂中期：邪气侵入人体经络阻滞，症见头痛、眩晕、感觉异常、颈项强直、肌痛等，宜舒筋通络、宣痹止痛之羌活、独活、威灵仙、秦艽、葛根、海桐皮、豨莶草等；正气不足，影响脾胃气机升降，症见恶心、呕吐、精神萎靡、心悸头晕等，宜补益正气、调理脾胃气机升降之白术、香附、陈皮、砂仁、木香、枳实等。

正虚邪恋晚期：正气亏虚日久，邪气留恋，症见疲劳、乏力、精神不振、失眠、健忘等，宜补益气血、健脾益肾之茯苓、当归、牛膝、杜仲、桑寄生、巴戟天、金毛狗脊、女贞子、熟地黄等；日久湿热温毒邪气留滞关节，症见关节红肿热痛等，宜清热祛湿、解毒通络之金银花、连翘、萆薢等。

【辨证论治】

1. 邪犯卫表

主要症状：皮肤的慢性游走性红斑，初起常见于被蜱叮咬部位出现红斑或丘疹，逐渐扩大，形成环状，中心稍变硬，外周红色边界不清。病变为一处或多处不等。多见于大腿、腹股沟和腋窝等部位。局部可有灼热及痒感。病初常伴有乏力、畏寒发热、头痛、恶心、呕吐、关节和肌肉疼痛等；或关节、肌肉及骨骼的游走性疼痛，以晨起显著，活动后减轻，但通常无关节肿胀。舌质淡红，或舌边尖红，苔薄白，脉浮或浮数。

治疗方法：清热化湿，疏风解毒。

临证处理：

（1）体针疗法：取血斑局部、大椎、委中、曲池、血海、合谷等穴。风热重者加风池、外关。恶寒加列缺、风门。肢体痛、头痛，以循经辨证为指导，采用局部或远端对侧循经取穴。皮损部常规消毒后，取三棱针用攒刺法直刺皮损红斑中心，进针1～2mm，行震颤法，使针刺周围产生热胀，持续不超过1分钟拔针。其他穴均用毫针行泻法。

（2）汤剂：湿热重者以白虎汤合茵陈蒿汤加减。常用药物为石膏、知母、黄芩、板蓝根、大青叶、贯众、紫花地丁、金银花、连翘壳、薏苡仁、茵陈、粳米、甘草。风热重者以消风导赤汤加减，常用药物为黄连、甘草、竹叶、山慈菇、紫草、牛蒡子、知母、秦艽、半边莲、蝉蜕、栀子、大黄、茯苓、生地黄。恶寒加薄荷、荆芥；孕妇加沙参、山药、桑寄生；肢体痛、头痛，加苍术、黄柏、川牛膝、防己、白芷。热盛，加龙胆草、栀子、忍冬藤；湿偏盛，加薏苡仁、土茯苓；脚痛，加毛冬青、水牛角、土元、土茯苓；湿热伤阴者，加生地黄、玄参；结肿溃破或畸形僵硬者，加田七、乳香、没药、白芥子、僵蚕、乌蛇、大青叶、土茯苓等，局部及周围用紫金锭醋拌外擦。

2. 湿热瘀阻

主要症状：单个或多个关节疼痛，关节红肿、发热，伴见低热、乏力，或可见皮肤红色斑丘疹；或膝关节可有少量积液，常反复发作，伴见精神萎靡不振，头痛，头晕，胸闷心慌，嗜睡，易劳累，纳差，便溏，小便少，舌质淡红边有瘀点，脉细涩或舌红苔黄腻，脉滑数。

治疗方法：清热除湿，健脾益气，活血通络。

临证处理：

（1）体针疗法：取大椎、合谷、足三里、三阴交、内庭、阴陵泉、膈俞、委中、曲池、血海等穴。肢体关节痹痛以循经辨证为指导，采用局部或远端对侧循经取穴。用毫针平补平泻法。

（2）汤剂：四妙丸加味或黄芪桂枝五物汤合解毒活血汤加减。常用药物有黄柏、苍术、牛膝、薏苡仁、桑枝、威灵仙、独活、金银花、忍冬藤、黄芪、桂枝、细辛、当归、赤芍、丹参、地鳖虫、土茯苓、连翘、银花、野菊花、生甘草、制附子。病程长、顽固，加千年健、海风藤、天仙藤、虎杖、木瓜、防风、防己、萆薢；痛甚者，加山慈菇、秦艽、元胡、鬼针草、雷公藤；肾阴虚，加金樱子、龟甲胶、鸡血藤、骨碎补。

3. 气血亏虚

主要症状：病程长，反复关节疼痛，或关节肌肉酸痛无力，活动后加剧，少气乏力，自汗心悸，头晕眩，面黄少华，纳食减少，形体瘦弱，或伴见低热。舌淡苔白，脉虚缓或细弱。

治疗方法：健脾益气养血，祛邪通络宣痹。

临证处理：

（1）体针疗法：取大椎、气海、关元、内关、足三里、三阴交、膈俞、脾俞、肾俞等穴。肢体关节痹痛以循经辨证为指导，采用局部或远端对侧循经取穴。阴虚内热者可加用然谷、太溪。穴用毫针平补平泻法，可于大椎、关元行灸法。

（2）汤剂：补中益气汤加减。常用药物有黄芪、党参、当归、陈皮、升麻、柴胡、白术、茯苓、桑枝、独活、牛膝、秦艽。

（3）蜂针：取阿是穴及循经取穴，上肢取肩髃、曲池、手三里、外关、阳溪，下肢取环跳、血海、犊鼻、阴陵泉、足三里、解溪、太冲。

（4）熏洗法：伸筋草、透骨草、防风、艾叶、红花、地龙、威灵仙、苍术、黄柏、桂枝、牛膝各75g，蜈蚣5条，全蝎5条。水煎成5000mL，并熏洗患处。

根据病变部位加减药物：肩臂痛，加乳香、薏苡仁、片姜黄；关节游走性剧痛，加白花蛇；关节畸形较重、活动恢复迟缓，加山药、赤芍、桃仁；腰部痛，加杜仲、白术；膝部痛，加薏苡仁；化湿退肿，加黄芪、薏苡仁、土茯苓、赤芍、防己、炒苍术、泽泻、天仙藤、甘草。

【病案参考】

病案一

Stella，女，63岁。患者莱姆病后1年。现症见：乏力，心悸，畏寒，精神萎靡，心情抑郁，食欲减退，肢体酸痛，舌红少苔，脉沉细结代。该患者曾口服抗生素多西环素 4 周，发热症状消失后遗留乏力，心悸，肢体酸痛，后逐渐出现心悸，乏力加重，纳差，心情抑郁。后又间断服用抗生素均无效，故寻求中医治疗。

针灸取穴：中脘、关元、足三里、三阴交、阴陵泉、内关、至阳。每周 3 次，每次 30 分钟。中药选用炙甘草加附子汤加减治疗。

处方：炙甘草 12g，炮附子 10g，桂枝 10g，党参 30g，生地黄 30g，阿胶 10g，麦冬 10g，麻仁 10g，大枣 10g，生姜 10g。每天 1 剂。

2 周后患者自觉乏力心悸明显减轻，肢体仍略酸痛，舌转淡红，脉略有力，结代减缓。经治疗 1 个月，患者静息时无心悸，活动后偶发作，肢体已无酸痛，但仍有乏力。嘱其继续服用中药，原方加黄芪 15g。2 个月后随访，患者诉诸症消失，活动自如，情绪舒畅。

（摘自：李雪梅，张秀国. 针药并用治疗莱姆病后综合征验案 1 则. 湖南中医杂志，2015）

病案二

李某，男，35 岁，伐木工人。初诊日期：1992 年 10 月 8 日。主诉：头晕、胸闷 2 月余，伴手足冷凉 1 个月。病人 2 个月前在林区伐木期间被蜱虫咬伤臀部后，当时未予注意，第 2 天自觉周身如有蚁爬行感，第 3 天自觉头昏乏力胸闷，自服感冒药无效，第 4 天头晕加重，并伴心慌气短，曾昏迷 1 次，约 10 分钟。就诊于当地医院，怀疑为莱姆病，给予大剂量青霉素静滴 2000 万单位/日，15 日 1 个疗程。连用 3 个疗程后，上述症状显著减轻，但仍感轻度头晕、头痛，时有胸闷，为进一步明确诊断，先后在某研究所及某总院检查，诊断为莱姆病，服中药治疗。刻下症见精神萎靡不振，头痛，头晕，胸闷心慌，嗜睡，易劳累，关节呈游走性疼痛，四肢远端上举时明显苍白，下垂时暗红，畏寒怕冷不敢着凉，纳差，便溏，小便少，舌质淡红边有瘀点，苔薄白、根部白腻，脉沉弦细。综观脉症，病属虫毒所伤，邪毒内侵，伤及血脉，气血运行阻滞，且病程较长，正气愈虚，而现气血阴阳皆不足，尤以阳虚为主的虚损之象。故治以益气温阳通经，解毒化瘀通络。方选黄芪桂枝五物汤合解毒活血汤化裁：生黄芪 60g，当归 15g，桂枝 15g，生甘草 10g，赤芍 15g，细辛 3g，土茯苓 30g，野菊花 30g，银花 30g，连翘 15g，地鳖虫 10g，丹参 20g。5 剂，水煎日 2 次服。

二诊：服药后上述症状稍有减轻，但仍感肢体冷甚。继服上方加制附子 10g。5 剂。再诊时手脚冷凉感略减，其他症状明显减轻，饮食二便趋于正常，上方出入化裁，制附子量渐增至 30g，共服药 3 月余，诸症消失。

按语：从莱姆病所涉及的多系统多脏器损害来看，与中医学中的不内外因中虫兽所伤所致的虚劳证相似。例如：患者在虫咬伤后遂即出现的症状，主要表现为全身气血阴阳诸不足，而尤以阳虚为甚，症见头痛，头晕，心慌胸闷，手足冷凉，畏寒怕冷，手足远端抬高时苍白，下垂时暗红，为虫毒炽盛伤及脉络气血而致。同时，治疗初期西医大剂量抗生素已应用 3 个疗程，全身炎症性反应基本得以控制，但神经系统和心血管系统症状仍存在，故服中药治疗。据其症状舌脉象变化，辨为虫毒所伤，邪毒内侵，伤及血脉，气血运行阻滞。现病程迁延二月，邪气留恋，正气暗耗而现全身虚损之象，根据患者临床表现当辨证以阳虚为主，故治以扶正祛邪，立益气温阳通经、解毒活血通络之法。方选黄芪桂枝五物汤与解毒活血汤化裁，方中以黄芪、桂枝、细辛益气温阳通经，当归、赤芍、丹参、地鳖虫和血活血通络，土茯苓、连翘、银花、野菊花、生甘草解毒杀虫，全方共奏益气温阳、通经、解毒活血通络之功。制附子渐加至30g，使全身阳气振奋，驱邪外出，气血调和，虫毒消解，病体康复。由此提示莱姆病早中期，邪毒较盛，伤及正气较速，病性多为虚实夹杂，故治疗务必祛邪扶正兼顾，方可阻断病情，邪去正复，以获痊愈。

（摘自：任自实，张维广，李晓剑．中医药治疗莱姆病1例报告．中医杂志，1994）

第三十节　结节性红斑

【概述】

结节性红斑（Erythema nodosum，EN）是一种累及真皮血管和脂膜组织的非特异性炎性疾病。临床特征性皮损为突然发生对称性分布的红色结节，略高出皮面，常伴烧灼样痛感，压痛明显，好发于小腿伸侧，尤其是胫前部位，偶见于大腿下段和臀部，并可伴有乏力、低热、关节肌肉酸痛等前驱症状。结节有着典型的颜色变化，早期多呈鲜红色，后逐渐转变成暗红色或淡紫色，消退后患处皮肤遗留色素沉着，不发生破溃、萎缩和瘢痕。

本病好发于春秋两季，中青年女性多见，其发病率为（1～5）/10万，男女比例约为1∶6，发病高峰在20～30岁。目前多将结节性红斑归于中医古籍中"瓜藤缠""湿毒流注"等疾病的范畴。

【源流】

中医古书籍中无"结节性红斑"这一病名，根据结节性红斑的临床表现及症状，类似于古籍中的"三里发""瓜藤缠""湿毒流注""肾气游风""腿游风"等疾病。目前多将结节性红斑归于"瓜藤缠"疾病的范畴，明清时期对本病的病因病机、治法方药等认识相对较全面。

晋末刘涓子《鬼遗方》云："三里两处起痈疽名三里发。初发如牛眼睛，青黑五七日，破穴出黑血汁脓，肿攻膀肚连腿里，拘急冷痛，此因伤筋气劳力所成，宜用汤药注射，其外毒自平息矣"，记载了三里发的发病部位、症状、病因病机、治法。清代吴谦《医宗金鉴·外科心法要诀·胫部》认为"三里发"初肿形如牛眼，拘急冷疼，由劳力伤筋，胃热凝结而成；渐增肿痛，其色青黑，溃出紫血，次出稀脓；内外治法，俱按痈疽肿疡、溃疡门。

明代王肯堂《证治准绳·疡医》云："或问：足股生核数枚，肿痛久之，溃烂不已何如？曰：此名瓜藤缠"，吴谦《医宗金鉴·瓜藤缠》云："此证生于腿胫，流行不定，或发一二处，疮顶形似牛眼，根脚漫肿……若绕胫而发，即名瓜藤缠"，详细描述了本病的病位及临床特点。《证治准绳》认为"瓜藤缠"发病的部位"属足太阳经，由脏腑湿热、流注下部所致，用防风通圣散加槟榔、牛膝、防己主之"，病后期多沿用王肯堂的治疗原则。《医宗金鉴》在继承前人学术理论的基础上行多方探讨，按初期、后期进行辨证治疗，整理出一套较为完整的瓜藤缠内外治法。

王肯堂《证治准绳·疡医》云："足胫之间生疮，状如牛眼，或紫或黑，脓水淋漓，止处即溃烂，久而不敛何如？曰：此名湿毒流注，暴风疾雨，寒湿暑气侵入腠理而成。宜服防风通圣散加木瓜、牛膝、防己之类，或当归拈痛汤加牛膝"详细阐述了湿毒流注的病因及治法。

宋代窦汉卿《疮疡经验全书》卷六载"肾气游风"治宜清热疏风、泻火解毒，内服可选双解通圣散，或黄连解毒汤；外用金黄散调敷。《医宗金鉴·外科心法要诀·胫部》认为"肾气游风"多生于肾虚之人。腿肚红肿，形如云片，游走不定，痛如火烘，由肾火内蕴，外受风邪，膀胱气滞而成也。初服紫苏流气饮，次服槟榔丸；外用豆腐研调黄柏末，贴敷之甚效。清代郑玉坛《彤园医书·外科病证》曰："腿胫红肿，形如云片，游走不定，痛如火燎"，肾气游风具有游走不定、烧灼痛的临床特点，其游走不定与结节性红斑可以自行消退的表现一致。清代赵濂《医门补要·肾气游风》中描述为"脾肾两虚，气血错乱，湿邪内扰，每临暑湿之令，外湿激动内湿，使足胫皮肤红肿坠痛，为肾气游风。用针刺出湿水，将黄柏末、豆腐和敷，内服防己汤"，可见外感病邪主要是风、寒、暑、湿、火，内伤主要是肝、脾、肾受损湿毒内生。

《医宗金鉴·外科心法要诀·腿游风》谓："此证两腿内外，忽生赤肿，形如堆云，焮热疼痛，由荣卫风热相搏结滞而成……凡遇此证，先施砭石，放出恶血，随服双解通圣散，次以当归拈痛汤清解治之；外贴牛肉片，以拔风毒甚效。"此与结节性红斑的临床表现相类似，并提出了内外合治之法。

亦有人认为结节性红斑与中医学之"梅核丹""梅核火丹""室火丹"等相似，将色红漫肿者称为"梅核丹""梅核火丹"，焮红肿胀者称为"室火丹"，但目前多认为结节性红斑与"瓜藤缠""湿毒流注"最为相似，且常混淆为同一种疾病。

【病因病机】

中医认为本病多为热毒、血瘀、痰湿及风邪等实邪阻于经络所致，而下肢实邪产生，除邪气本身之外，往往还与机体正气不足密切相关。如《医宗金鉴》云："由暴风疾雨，寒湿暑火，侵在腠理，而肌肉为病也。"《证治准绳》云："此名湿毒流注，暴风疾雨，寒湿暑气侵入腠理而成。"气滞血瘀贯穿本病始终，既是病因，也是病果。

风寒湿热等邪入侵，机体正气与之抗争而发病；若正不胜邪，加之机体脾胃湿热，湿热之邪蔓延，流入经脉，胫前属足阳明胃经，故发于下肢，经络郁结而发病；或湿毒循经流注肌肤，阻隔经络，致气滞血瘀；或外感湿热、瘀阻发斑；或病久瘀血入络，气机不畅，水液内停，聚而为痰，痰气、痰瘀互结而发病。若机体正气胜邪，可见全身症状较多或无症状，多数日后便邪退疹消，机体痊愈；若机体正气不足，为阴证，多迁延不愈，且易反复，伴随全身症状，此为邪进犯及脏腑。本病初期多实证，日久多由实转虚，或虚中夹实。

【临床诊断】

一、临床表现

结节性红斑常见于小腿伸侧，早期多呈鲜红色，1～2周后逐渐转变成暗红色或淡紫色，结节消退后患处皮肤遗留色素沉着。本病中青年女性多见，病程有自限性，易于复发。发病前有感染史或服药史，皮损突然发生，常为群集或散在，为对称分布的皮下结节，自蚕豆至核桃大小不等，数目达十个或更多，自觉疼痛或压痛，中等硬度。

皮损好发于胫前，也可见于大腿、上臂伸侧及颈部，少见于面部。早期皮色淡红，表面光滑，轻微隆起，几天后，皮色转暗红或青红，表面变平。3～4周后结节逐渐消退，留暂时色素沉着，结节始终不发生溃疡。部分患者结节可持续数年不消，反复发作，经久缠绵不愈。

二、诊断要点

1. 部分患者发病前1～2周有上呼吸道感染史。患者往往有周身不适、乏力、发热、咽痛、关节及肌肉酸痛等前驱症状，下肢出现多个痛性皮下结节。

2. 结节主要发生于小腿伸侧，对称分布，大腿下段及臀部亦可波及，但上肢及颜面部通常不受侵犯。其皮肤表现为鲜红色、疏散分布、高出皮面的结节，花生米至樱桃大小，有压痛，压力下结节颜色不变，数目可至十到数十个，不易破溃。消退后可留有皮肤色素沉着，但不会破溃及遗留瘢痕。

3. 查白细胞计数一般正常或轻度升高，淋巴细胞增多；有时抗 "O" 可增高，血沉中度增快；结核菌素试验部分患者阳性；胸部 X 线或 CT 检查明确是否有结核感染；若为慢性复发性病例，常有其他疾病，并可有相应疾病的实验室改变。

4. 结节主要病理改变发生于皮下脂肪小叶间隔。在早期急性炎症反应阶段，主要为中性粒细胞浸润，伴有少量淋巴细胞、嗜酸性粒细胞和少量红细胞外渗；随着病情发展，中性粒细胞很快消失，而代之以淋巴细胞、浆细胞和组织细胞浸润。在脂肪小叶间隔中，可出现巨细胞和肉芽肿改变。血管和脂肪小叶损伤不明显。

【临证思路】

一、识症

本病主要症状以结节性红斑为主，通过观察其形态、色泽、分布及相关的一些症状等进行辨证分析，也可帮助判断预后的好坏。结节性红斑形态松浮洋溢，如洒于皮表，多为邪热外达的顺证；若紧束有根，如履透针，如矢贯的，为热毒痼结的逆证，预后多不良。红斑色鲜红属阳，色淡红或紫暗属阴。其中红活荣润为顺，是气血流畅、邪热外达的征象；色红疼痛，关节沉重酸痛，下肢微肿者多为湿热下注；色鲜红如胭脂，灼热疼痛，口渴烦躁，关节肿痛为血热内蕴；结节紫滞，遇寒加重，伴关节刺痛，入夜尤甚者多为气滞血瘀；晦暗枯槁则为邪气深入，气血郁滞，正气衰退的危象。另外，结节发出量少，稀疏均匀，为热毒较轻，邪热有外达之机，预后较好；若发出的数量过多，甚至彼此融合则表明邪热过盛，病情深重，预后不良。

二、审机

本病多实证，亦有因虚致实者，大多归结于湿热、血瘀阻滞脉络。

急性期：外感寒湿之邪，客于肌肤，阻塞腠理经络；或素体阳虚，无力推动精血津液的循行和输布，水聚而成湿，则见皮损色暗红，病情反复，缠绵不愈，或伴肢冷、关节疼痛，遇寒加重。若病初即感受湿热外邪；或脾虚失运，水湿内生，湿郁化热；或素体血分有热，外感湿邪，湿与热结，湿热瘀阻经络，局部气血凝结，则见鲜红色结节成批出现，稍高出皮面，红肿热痛，头痛、咽痛、关节痛或体温升高。

缓解期：脾虚运化失司，痰浊内生，阻碍气机运行；或久治不愈、失治误治，瘀血入络，气机不畅，痰瘀互结，气血郁滞，结节色暗红或黑紫，有压痛，周围皮肤色暗，疼痛隐隐。

三、定治

治疗总则以活血化瘀与清热祛湿为主。在急性期以祛邪为主兼扶正，缓解期以扶正祛邪并重或扶正兼祛邪。

活血化瘀的方法与措施：一为活血祛瘀法，用活血化瘀之品来行血、散瘀、通络、消肿；二为行气活血法，用疏通气机、促进血行、消除瘀滞之品来行气、活血；三为凉血散血法，用苦寒合凉血散瘀之品清解血热、散瘀宁络。

清热祛湿的方法与措施：一为疏通表里气机、透化湿邪之宣气化湿法，二为疏通中焦气机、祛除湿热邪气之燥湿泄热法，三为清热渗湿使湿从小便出之分利湿热法。三法作用和适用证各有偏重，宣气化湿法偏于"宣上"，燥湿泄热法偏于"畅中"，分利湿热法偏于"渗下"，临床用药须谨守病机，以利于湿热的上下分消。

另外，在治疗过程中应重视顾护脾胃。脾胃为气机升降枢纽、气血生化之源，适当佐以健脾益气、除湿和胃之品，往往可取事半功倍之效。

四、用药

用药时要做到扶正不碍邪，祛邪不伤正。

急性期：外感寒湿之邪，客于肌肤，阻塞腠理经络；或素体阳虚，无力推动精血津液的循行和输布，水聚而成湿，症见皮损色淡或暗红，病情反复，缠绵不愈，或伴肢冷、关节疼痛，遇寒加重，治宜温经散寒、除湿通络。温经散寒，药用桂枝、麻黄、细辛、干姜等；除湿通络，药用白术、茯苓等；活血化瘀，药用当归、川芎等。感受湿热之邪，或脾虚失运，水湿内生，湿郁化热，湿热下注，症见皮下结节，略高出皮肤，疹色鲜红，灼热肿胀，伴口渴不欲饮，脘痞困倦，治宜清热利湿、通络止痛，药用萆薢、茵陈、赤小豆、连翘、苦参、黄柏、玄参、赤芍等。素体血分有热，外感湿邪，湿与热结，湿热瘀阻经络，局部气血凝结，症见鲜红色结节成批出现，稍高出皮面，红肿热痛，关节痛，发热，治宜清热利湿、活血通络。清热利湿，药用蒲公英、黄柏、土茯苓、牡丹皮、赤芍、忍冬藤等；活血通络，药用桃仁、红花等。

缓解期：脾虚运化失司，痰浊内生，阻碍气机运行，瘀血入络，痰瘀互结，气血郁滞，症见结节色暗红或黑紫，轻压痛，夜间痛甚，周围皮肤色暗，疼痛隐隐，治当行气活血，消肿散结。行气活血，药用川芎、延胡索、姜黄等；化痰散结，药用白芥子、半夏、夏枯草等。

【辨证论治】

1. 寒湿阻络

主要症状：结节色淡或暗红，缠绵不愈，遇寒加重，伴面色白、关节痛、手足逆冷，舌淡红，苔白腻，脉沉细无力。

治疗方法：温经散寒，除湿通络。

临证处理：当归四逆汤加减。当归、桂枝、细辛、芍药、甘草、黄芪、鸡血藤、牛膝、甘草。寒甚者加吴茱萸、干姜温中散寒；湿甚者加白术、木瓜消肿祛湿；瘀滞甚者加丹参、川芎活血化瘀。

2. 湿热下注

主要症状：红斑及结节鲜红灼热，绕胫而发，时有疼痛，伴口渴不欲饮，胸闷脘痞，困倦嗜卧，关节沉重酸痛，小便黄，舌质红，苔厚腻，脉滑数。

治疗方法：清热利湿，活血通络。

临证处理：四妙散加减。苍术、黄柏、川牛膝、薏苡仁、生地黄、汉防己、泽泻、赤芍、玄参、土茯苓、忍冬藤。下肢浮肿者加茯苓、白术化湿消肿；结节肿大者加夏枯草、生牡蛎散结止痛。

3. 血热内蕴

主要症状：结节大小不一，颜色鲜红，压痛明显，或灼热疼痛伴有发热，口渴烦躁，关节肿痛，大便秘结，小便短赤，舌红少苔，脉弦数。

治疗方法：清热凉血，化瘀通络。

临证处理：通络方加减。生地黄、牡丹皮、赤芍、王不留行、泽兰、当归、红花、桃仁、川牛膝、白花蛇舌草、土茯苓、忍冬藤、生甘草。血热甚者加紫草、玄参清热凉血；瘀滞甚者加三棱、莪术活血化瘀；痛甚者加乳香、没药活血止痛。

4. 气滞血瘀

主要症状：病情缓慢，反复发作，皮损略红，稍高出皮面，疼痛拒按，舌质暗或有瘀斑，脉沉涩。

治疗方法：活血化瘀，软坚散结。

临证处理：桃红四物汤加味。桃仁、红花、生地黄、当归、川芎、赤芍、党参、枳壳、丹参、鸡血藤、甘草。气滞甚者，加香附、延胡索行气止痛；结节大者加夏枯草、生牡蛎散结消肿；痒者加苦参、白鲜皮清热燥湿止痒；痛甚加延胡索通络止痛。

5. 痰瘀互结

主要症状：结节坚硬，顽固难消，久治不愈，皮损色暗红，疼痛隐隐，下肢沉重，畏寒肢冷，舌有瘀点、瘀斑，苔白滑，脉沉细弦滑。

治疗方法：温阳补血，化痰通络。

临证处理：阳和汤加减。熟地黄、麻黄、肉桂、白芥子、桃仁、红花、赤芍、川芎、半夏、鸡血藤、地龙、当归、白术、甘草。气虚不足，加党参、黄芪等甘温补气；阴寒重者，加附子温阳散寒。

【其他治法】

1. 单方验方

（1）清络通脉片：每次6片，每日3次，口服。

（2）通塞脉片：每次6片，每日3次，口服。

（3）新癀片：每次4片，每日3次，饭后口服；并将3～4片新癀片研末后醋调外用于皮疹处，每天2次。

（4）昆明山海棠片：每次3～5片，每日3次，口服。

（5）二妙丸：每次6g，每日2次，口服。

（6）四青片：每次4片，每日3次，口服。

（7）鸡血藤浸膏片：每次5片，每日3次，口服。

（8）丹参酮胶囊：每次4粒，每日3次，口服。

2. 外用药

（1）罗浮山百草油：外用，擦拭结节部位，每日3～6次。

（2）青鹏软膏：外用，适量，每日 2 次。

（3）金黄如意散：适量，用茶汁同蜜混合调匀如糊状，敷于患处，每日早、晚各 1 次。

（4）二味拔毒散：适量，用茶汁同蜜混合调匀如糊状，敷于患处，每日早、晚各 1 次。

（5）龙珠软膏：外用。取适量膏药涂抹患处或摊于纱布上贴患处，每日 1 次，溃前涂药宜厚，溃后涂药宜薄。

（6）益黄膏：益母草、黄柏、大黄、苍术、厚朴、陈皮等，将益母草 500g 研粗粉，余药研细粉，加水 5000mL 煎煮 2 小时成稀薄糨糊状，加入黄柏、大黄等细粉各 100g，搅拌成水制膏剂外敷于结节处，厚度为 3～5mm，敷药范围超过结节区域 1cm，每日换药 1 次（换药前要清洗皮肤）。

3. 熏洗药

（1）威灵仙 30g，苦参 30g，生地黄 60g，红藤 60g，煎药汁湿敷外洗，每日 2 次。

（2）泽兰、当归、红花、苏叶、川草乌、桂枝、朴硝、冰片等外用药直达病所，趁热熏洗患处，或用毛巾蘸药汁乘热湿敷患处，冷却时更换，每次 30～60 分钟，每日 2～3 次，每剂可用 3 日。

4. 针刺

针刺主穴取合谷、足三里、三阴交、阳陵泉、悬钟、解溪、阿是穴。配穴：湿热证配大椎、曲池、血海、阴陵泉；寒湿证配丰隆、商丘，加灸关元、神阙。每日 1 次。

5. 穴位注射

取脾、胃二经位于两侧下肢的穴位：一侧取足三里、血海；另一侧取丰隆、阴陵泉。两侧穴位每日交换使用，每穴注射丹参注射液 1mL，每日 1 次。

6. 光量子疗法

光量子疗法又称紫外线照射充氧自血回输疗法，每次抽取患者静脉血 300～400mL，经紫外线照射充氧处理后，迅速回输给患者。开始每日治疗 1 次，5 天后改为隔日治疗 1 次。

【预防调护】

1. 充分告知患者该病病程较短，病情较轻，一般不留后遗症，切勿情绪紧张。

2. 春秋季节注意下肢保暖防寒，避免寒冷刺激。

3. 饮食宜进清淡、易于消化之品，切忌膏粱厚味、鱼腥发物和辛辣刺激性食物。

4. 减少剧烈运动，避免过度劳累，不要久立、久行。

5. 患病后应注意卧床休息，减少活动，抬高患肢，有利疾病恢复。

【病案参考】

病案一

何某，女，24岁。2007年8月2日初诊。反复双小腿起红斑结节，疼痛4～5年。曾经用地塞米松、消炎痛、芬必得等治疗，效不显。近1个月双小腿结节又增多，病情加重，经人介绍来诊。初诊：血沉65mm/h，抗链"O"307U/mL，C反应蛋白14mg/L。双小腿起10余个樱桃至核桃大小红色皮下结节、疼痛，伴有膝关节疼痛，该部位皮损颜色暗红，边界明显，触之微热感。口渴不欲饮，小便色黄，舌质淡红苔薄白腻，脉细数。诊为结节性红斑。证属湿热下注，蕴结肌肤，伤及血脉，离经之血，积于皮下。治以清热解毒，凉血利湿通络。药方：当归10g，赤小豆10g，川牛膝9g，青蒿30g，赤芍20g，牡丹皮12g，生甘草12g，生地黄15g，黄柏9g，苍术12g，积雪草10g，露蜂房10g，威灵仙30g，七叶一枝花10g，红枣15g，佛手片10g。水煎服，每天1剂。嘱其忌食辛辣之品，注意休息。服上药14剂。

二诊：红色结节大多数消退，膝关节已不痛，自感乏力。血沉、抗链"O"、C反应蛋白都有改善，舌质淡红，苔薄，脉细。上方去露蜂房、威灵仙，加黄芪18g，续服14剂。

三诊：下肢结节性红斑稳定，舌质淡红，苔薄，脉细，上方去七叶一枝花，加连翘12g，金银花15g。续服14服。

四诊：红色结节未作，血沉21mm/h，抗链"O"307U/mL，C反应蛋白3mg/L。舌质暗红，苔薄，脉弦。上方去金银花，加独活12g，白花蛇舌草15g，黄芪加至20g，赤芍加至30g，续服14剂，病情基本稳定。后随访半年未再复发。

按语：本例主因是湿热内蕴，脉络灼伤，以致暗红色结节疼痛。治用清热利湿，凉血解毒通络。初诊用当归、赤小豆、青蒿、黄柏、苍术祛湿热解郁毒，用赤芍、牡丹皮、生地黄、生甘草、七叶一枝花、积雪草清热凉血解毒，牛膝活血通经解瘀兼引药下行，因久病入络，所以加露蜂房、威灵仙辛通走络，用红枣、佛手片固护胃气，切中结节性红斑病机，服药后症状改善显著。二诊因自感乏力，去露蜂房、威灵仙两味辛散破气之药，加黄芪补气，又可以托斑外出，服药后诸症稳定，红斑基本已消。三诊减七叶一枝花以防寒凉太过，稍加连翘、金银花清宣之品，以增透发通络之力，巩固疗效。四诊虽症平稳，但舌质暗红，表明瘀毒还没消净，所以加黄芪鼓动气血，加赤芍为30g以加强凉血散血，复加白花蛇舌草以解血中之蕴毒，加独活者因其能行下焦，可搜血中毒风，又促进血之运行，使血行不为寒凉所滞。因辨证用方准确，所以疗效显著。

（摘自：罗勇．范永生教授治疗结节性红斑经验．光明中医，2010）

病案二

患者，女，39岁。2011年9月12日初诊。主诉：双下肢反复红斑结节、疼痛2

年，加重 1 月。患者曾服用"布洛芬缓释胶囊""复方丹参片"治疗，效果不显。小腿伸侧经常反复出现红斑结节、硬而痛。近 1 月来，双下肢结节增多，灼热疼痛明显，久立后加重，纳可，二便如常。查体：双下肢小腿伸侧面散在大小不等的结节红斑，色鲜红，部分为暗红色，结节稍隆起，界限清楚，压痛明显，肤温高，舌质红，苔薄黄，脉滑数。检查：红细胞沉降率 48mm/h，C 反应蛋白 0.46μg/dL，结核菌素试验（－）。证属湿热毒注、瘀阻经络。治以清利湿热、解毒通络、活血化瘀。方以仙方活命饮合四妙散加减：金银花 15g，当归 15g，赤芍 10g，牡丹皮 10g，川芎 10g，陈皮 10g，防风 15g，白芷 15g，浙贝母 15g，天花粉 15g，白花蛇舌草 15g，苍术 15g，黄柏 10g，牛膝 15g，薏苡仁 30g，生石膏 15g，知母 10g。7 剂，每日 1 剂，水煎服，早晚各 150mL。同时予金黄膏外用，3 次/日。

2011 年 9 月 18 日二诊：服上方后，红斑部分消退、疼痛较前减轻，热势不甚，上方去石膏、知母，加炒白术 15g，丹参 15g。继服 7 剂。

2011 年 9 月 25 日三诊：结节红斑大部分消退、留有色素沉着，疼痛已不明显，效不更方，守方续服，并予八宝丹内服。1 月后，结节完全消失，临床痊愈。

按语：本例患者因湿热毒邪内蕴肌肤、阻塞经络，气滞血瘀而成，治应清利湿热、解毒通络、活血化瘀。初期灼热疼痛明显，加石膏、知母以增强祛湿清热之功，热势减轻后去上药以防冰伏湿邪，加白术、丹参健脾除湿、养营通络。配合金黄膏外用清热解毒、消肿溃坚。诸药合用，共奏清热解毒、活血止痛、利湿通络之功。

（摘自：吴晶金，刘维. 刘维治疗结节性红斑经验介绍. 中国中医药信息杂志，2013）

第三十一节　筋膜炎

【概述】

筋膜炎，又称肌筋膜纤维织炎、肌筋膜疼痛综合征，属于中医"痹病""肌痹""筋痹"范畴，可发生于全身各个部位，多见于腰部、髂骨后嵴及肩胛区域，有些下腰痛患者在骶棘肌的表面或在髂嵴肌肉附着处可扪及小结节或条索（筋结点），伴有疼痛及压痛，有时也可以在臀部发现。这种筋结节点可能刺激周围神经末梢而产生局部肌痉挛和疼痛。多见于中年以上，尤其是长期缺少肌肉锻炼和经常遭受潮湿寒冷影响者。

【源流】

筋膜炎，属于中医"痹病""肌痹""筋痹"范畴。有关筋痹、肌痹的论述最早见于《黄帝内经》，在此书中对本病的病因、病机、病位及症状有颇为详细的论述。《素问·痹论》中曰："风寒湿三气杂至，合而为痹……以春遇此者为筋痹……以至阴遇此者为肌痹。"又曰:"痹……在于筋则屈不伸,在于肉则不仁。"《素问·长刺节论》曰:"病在筋,筋挛节痛,不可以行,名曰筋痹……病在肌肤,肌肤尽痛,名曰肌痹。"后世医家在《黄帝内经》基础上进一步论述痹病。《中藏经》认为"大凡风寒暑湿之邪入于肝,则名筋痹,入于脾,则名肉痹",并详论其病机及治法。隋代巢元方《诸病源候论》曰:"其以春遇痹为筋痹,则筋屈,长夏遇痹者为肌痹,在肉则不仁。"唐代孙思邈《备急千金要方》曰:"以春遇病为筋痹,筋痹不已,复感于邪,内舍于肝;至阴遇病为肌痹,肌痹不已,复感于邪,内舍于脾。"此书中将五体痹归于"六极"门下,强调了痹病由"痹"到"极",由实到虚的演变发展过程,其所论"筋极"与筋痹相似,"肉极"与肌痹相似,并将二者一起论述。曰:"凡筋极者,主肝也,肝应筋,筋与肝合,肝有病从筋生;凡肉极者,主脾也,脾应肉,肉与脾合,若脾病则肉变色。"宋代《圣济总录》曰:"筋痹,其状拘急屈而不伸是也;肌痹,其状皮肤弗营,肌肉瘾厚而不仁是也"且首次对肌痹、筋痹的理法方药系统论述。其后对二者论述的文献逐渐丰富,但多不出《黄帝内经》之说。张从正《儒门事亲》认为脉痹可传变为筋痹,肉痹可传变为脉痹,提出新的传变观点。李东垣《脾胃论》论述了上热下寒的病机,出现"膝下筋急"等症。明清时期对肌痹、筋痹的认识有所发展,出现一病多名,风痹、肝痹、走注、流火等皆指筋痹,肉痿、着痹、湿痹、麻木等皆指肌痹。近代周学海《读医随笔》曰:"湿,久则化热,不急攘除,则热气内烁,伤液而大筋缩短矣;湿气外淫,而小筋弛长矣""大筋缩短,则屈伸不能;小筋弛长,则操纵无力,而合病为痿矣"。张锡纯《医学衷中参西录》曰:"盖筋属于肝,独宗筋属胃,此证因胃腑素有燥热,致津液短少,不能荣养宗筋。夫宗筋为筋之主,故宗筋拘挛,而周身牵引作疼也。"丁光迪认为:"痹而肉顽,久痹多见。"中华人民共和国国家标准"中医临床诊疗术语"收有筋痹、肌痹病名。

【病因病机】

《素问·痹论》中提到外因致痹说:"风寒湿三气杂至,合而为痹也。"此篇提出:"荣卫之气亦令人痹乎? 岐伯曰:荣者,水谷之精气也,和调于五脏,洒陈于六腑……逆其气则病,从其气则愈,不与风寒湿气合,故不为痹",认为营卫逆乱,风寒湿邪气侵袭就可产生痹。《灵枢·刺节真邪》曰:"虚邪之中人也,洒淅动形,起毫毛而发腠理,其入深……抟于肉,与卫气相抟,阳胜者则为热,阴胜者则为寒……留而不去,则痹……卫气不行,则为不仁。"《灵枢·本脏》曰:"卫气者,所以温分肉,充皮肤,肥腠理,司开阖者也……卫气和则分肉解利,皮肤调柔,腠理致密矣。"若营卫不调,则致分肉腠理开多阖少,藩篱不固,外邪见开而入,著而不除,进而发为肌痹。《中藏经》曰:"大凡风寒暑湿之邪,入于脾,则名肉痹,入于肝,则名筋痹。肉痹者,饮食不节,膏粱肥美之所为也。脾者肉之本,脾气已失,则肉不荣;肉不荣,则肌肤不滑泽;肌肉不滑泽,则腠理疏,则风寒暑湿之邪易为入。故久不治则为肉痹也。淫邪伤肝，肝失其气，因而寒热所客，久而不去，流入筋会，则使人筋急而不能行步舒缓也，故曰筋痹。"汉代张仲景《伤寒论》曰："寸口脉微而涩，微者卫气不行，涩者荣气不逮，营卫不能相将，三焦无所仰，身体痹不仁。"陈言《三因极一病证方论》曰："三气袭人经络，入于筋脉、皮肉、肌肤。"张从正《儒门事亲》曰："湿胜则筋脉皮肉受之，故其痹着而不去，肌肉削而著骨。"尤怡《金匮翼》曰："风寒湿三气，袭人经络，入于肉则不仁，入于筋则屈而不伸。"沈金鳌《杂病源流犀烛》曰："风寒湿三气犯其经络之阴而成痹也，入于筋，则屈而不伸为筋痹，入于肉，则肌肉不仁为肉痹。"明代马莳说："五痹之生，不外于风寒湿之气也，肝气衰则三气入筋，故名之曰筋痹；脾气衰则三气入肌，故名之曰肌痹。"叶天士在《临证指南医案》曰："痹者，风寒湿三气得以乘虚外袭，留滞于内，以致湿痰、浊血流注凝涩而得之。"董西园《医级》曰："痹非三气，患在瘀痰""更有湿热火痰，郁气死血，留滞经络形层内外，以麻木痛痒者，不可不知"。林珮琴《类证治裁》曰："诸痹，正气为邪所阻，不能宣行，因而留滞，气血凝滞，久而成痹。"

综上，本病伊始，外因风寒湿邪侵袭，内因脏腑功能失调，正气不足，内外合邪而致病。病位在筋，为筋痹；病位在肌肉，为肌痹。筋痹者，以四肢腰背多见，并可涉及肝肾等。其基本病机为筋脉痹阻，筋膜失养。筋痹初起属实，病位表浅，表现为肢体关节屈伸不利，拘挛疼痛，腰背强直，局部压痛或肿胀，疼痛较剧；病久多虚，表现为疼痛隐隐，步履艰难，唇甲无华，病性多虚实兼夹。筋由肝所主，筋痹日久可发为肝痹。肌痹者，可涉及脾、肺、肾等脏腑。基本病机是邪痹肌肤，不通则痛；脾胃虚弱，气血不足，肌腠失养，不荣则痛。初病多实证，六淫或热毒邪盛，以湿邪为主，多表现为肌肉疼痛、重着；日久多虚证，多表现为肌肉无力、痿软等。病久气血亏虚，脾虚失运，聚湿生痰，痰瘀始生，虚、痰、瘀互见，形成虚实夹杂之证。病性多为本虚标实，本虚多为脾胃虚弱，营卫不和；标实者因风寒湿或热毒之邪；病久则虚实夹杂。肌痹日久不已，复感外邪，内舍于脾，发为脾痹。此外，饮食不节，损伤脾胃；或素体亏虚，年高体弱，肝血渐亏，肾精不足，肌肉筋脉失养；或情志刺激，肝气不舒，气血运行失畅，气滞血瘀；或因外伤筋脉，经络不通，痹阻气血，皆可发生本病。总之，"虚邪瘀"是本病发生之关键。

【临床诊断】

一、临床表现

本病主要表现为受累部位的弥漫性钝痛，颈肩腰背部常易受累，严重者可出现上述部位的剧痛，或伴有不同程度的活动障碍。疼痛的严重程度常随天气变化而改变，晨起或天气变化及受凉后症状加重，得温及活动后疼痛缓解，活动过度也可诱发疼痛，常反复发作。

查体见局部肌肉无红肿征象，触诊肌肉紧张痉挛，板滞沉着，局部有明显压痛，并伴有弥漫性疼痛，可触及条索状物和结节。颈肩部压痛点常出现在肩胛提肌、斜方肌、胸锁乳突肌等部位；腰背部压痛点多在骶髂关节面、竖脊肌、腰椎横突等部位。

二、诊断要点

1. 发病前多有外感风寒湿邪、劳损或外伤后未愈等病史。

2. 逐渐出现颈肩部或腰背部的酸胀、疼痛，得温及活动后疼痛缓解明显，功能活动大多正常；查体可见受累肌肉紧张痉挛，局部有明显压痛，甚者可触及条索状物和结节。

3. 实验室及影像学检查一般多无明显异常，除少数患者有颈腰椎椎体先天畸形或椎体骨质增生。

【临证思路】

一、识症

疼痛：肝肾亏虚，气滞血瘀，风寒湿邪及外伤失治或治疗不当，均使脉络受阻，筋肌失荣而致不通则痛。酸胀沉重，抬举困难，遇阴雨天加重，得暖则舒，为风寒湿邪阻络而致。肢体沿经脉走行方向掣痛、胀痛或灼痛，遇热痛甚系湿热蕴结，肢体疼痛如锥刺，固定不移，痛不可按，多为瘀血阻滞；日久不愈，反复发作，隐隐作痛，筋脉屈伸不利，步履艰难，肌肉消瘦，肢体无力多为肝肾亏虚。

功能障碍：凡痹之类，"逢寒则急，逢热则纵"，由于肢体筋脉感受寒热不同的邪气，出现的症状就有拘急和纵缓之异，经筋主束骨而利机关，肌肉收缩牵拉关节而运动，正气不足，邪气入侵，损害关节周围的经筋，使其经脉闭阻，气血不畅，不通则痛。长期反复的经筋损伤致气血痹阻，导致筋脉肢体粘连，从而出现肢体运动受限，功能障碍。

二、审机

其病机主要为外邪侵袭肢体，经络痹阻不通，不通则痛。风寒湿热外邪肝肾亏虚，气滞血瘀，寒湿搏阻，多属本虚标实证，急性期以实为主，总之肝肾亏虚，气滞血瘀是其内因，风寒湿邪及风湿热邪是其外因，患者不论虚实，皆因脉络受阻，筋脉肌肉失荣而致不通则痛。

三、定治

其发病以风、寒、湿、热、瘀痹阻经络气血为基本病机，治疗以祛邪通络为基本原则，根据邪气的偏盛，分别予以温经散寒、清利湿热、活血化瘀，兼以舒筋活络。

久病正虚者，以益气养血、培补肝肾为法。虚实夹杂者治宜标本兼顾。

宣通经络的方法与措施，一为辛香通络、引经报使，常选辛散之汗法、芳香之理气法以及活血法、祛湿法，二为虫类走窜、入络搜剔之品。临证常用及舒筋活络、通络止痛之法。

因本病病位在肢体经络，《灵枢·刺节真邪》曰："一经上实下虚而不通者，此必有横络盛加于大经，令之不通，视而泻之，此所谓解结也。"经筋疾病的内因是横络盛加于大经之上，横络是疾病的主要致病因素，所以治疗就要解结，即所谓的"横络解结法"。故本病宜结合外治法进行治疗，外治法可直达病所，辅内服药物之所不及，特别是小针刀疗法，有解筋结、松解粘连之效。

四、用药

中医学认为筋膜炎的病机多为风寒湿邪等侵袭机体，或脾肾虚衰、气血瘀滞等引起筋脉失养、气血运行不畅所致，治宜祛风活血、温阳理气、散寒通络。对于寒湿阻滞者，可用羌活、独活、防己、麻黄、桂枝、干姜、细辛、木瓜、伸筋草、桑枝、草乌、川乌、附子、肉桂等以温经散寒，祛湿舒筋通络；寒湿之邪郁久化热，或湿聚成痰，阻滞筋脉，湿热蕴结，灼伤筋脉，筋脉失濡者，可清热利湿，舒筋活络，药用防己、杏仁、滑石、知母、连翘、栀子、泽泻、猪苓、茵陈、苦参、薏苡仁、半夏、蚕砂、赤小豆等，热甚者可加用黄柏、黄芩、苍术、豨莶草、车前子；对于气血瘀滞所导致的肢体疼痛如锥刺，固定不移，局部寒热不明显，面色晦滞，舌质紫暗或有瘀点瘀斑，苔白，脉涩者，可用桃仁、红花、当归、川芎、五灵脂、丹参、乳香、没药、赤芍、蒲黄、牛膝、香附、延胡索、枳壳、地龙、三棱、莪术等理气活血化瘀之品；素体亏虚，或年高体弱，风寒湿痹阻日久，脾肾渐虚导致肌肉关节疼痛日久不愈，反复发作，隐隐作痛，筋脉屈伸不利，步履艰难，肢体无力，伴见腰膝酸软，头晕耳鸣，腹胀便溏，食少纳呆，舌淡苔少，脉细无力者，治宜补益脾肾，舒筋活络，药用何首乌、熟地黄、桑寄生、杜仲、独活、狗脊、当归、川牛膝、续断、淫羊藿、淫羊藿、菟丝子、山茱萸、山药、枸杞子、附子、肉桂、鹿角胶、党参、白术、茯苓、黄芪、陈皮、生姜等。

【辨证论治】

1. 寒湿阻滞

主要症状：患肢抽掣疼痛，酸胀沉重，抬举困难遇阴雨天加重，得暖则舒，舌淡苔白腻，脉沉细或弦。本证以患肢抽掣疼痛，酸胀沉困，抬举困难为诊断要点。

治疗方法：温经散寒，祛湿舒筋通络。

临证处理：独活散加减。羌活、独活、防己、木瓜、薏苡仁、川乌、草乌、桂枝、麻黄、五加皮、伸筋草、桑枝、炙甘草。

加减：患肢拘挛不伸加赤芍；疼痛难忍，舌质淡紫加乳香、没药、土鳖虫。

2. 湿热蕴结

主要症状：肢体沿经脉走行方向掣痛、胀痛或灼痛，遇热痛甚，伴见胸胁苦满、口苦咽干、面色灰垢或萎黄，舌红，苔黄厚腻，脉濡数。本证以肢体掣痛、胀痛或灼痛，遇热痛甚，伴见胸胁苦满、口苦咽干为诊断要点。

治疗方法：清热利湿，舒筋活络。

临证处理：宣痹汤加减。防己、杏仁、滑石、连翘、山栀、薏苡仁、半夏、蚕砂、赤小豆、伸筋草、甘草。

3. 瘀血阻滞

主要症状：肢体疼痛如锥刺，固定不移，痛不可按，局部寒热不明显，面色晦滞，舌质紫暗或有瘀点，舌苔白，脉沉涩或弦细。以肢体刺痛拒按、固定不移，面色晦滞为本证诊断要点。

治疗方法：活血化瘀，舒筋通络。

临证处理：桃红四物汤加减。桃仁、红花、当归、生地黄、川芎、乳香、没药、元胡、地龙。

加减：如病久瘀甚，可加虫类药如白花蛇、水蛭；如损伤而致筋脉粘连，拘急不伸，活动受限严重者，可加透骨草、伸筋草、木瓜等以舒筋通络止痛，同时配合其他方法，始能奏效。

4. 肝肾亏虚

主要症状：筋痹日久不愈，反复发作，隐隐作痛，筋脉屈伸不利，步履艰难，肌肉消瘦，肢体无力，伴见腰膝酸软，头晕耳鸣，舌淡苔少，脉沉细无力。以肢体屈伸无力、隐隐作痛、消瘦无力、头晕耳鸣为本证诊断要点。

治疗方法：补益肝肾，舒筋通络。

临证处理：独活寄生汤加减。独活、桑寄生、杜仲、牛膝、细辛、秦艽、茯苓、肉桂心、防风、川芎、人参、甘草、当归、芍药、干地黄。

加减：上肢拘紧痛加桑枝；下肢肿五加皮。

【病案参考】

病案一

王某，男，44岁。腰痛反复发作6年，加剧3天。平素畏寒肢冷，腰膝酸软，乏力，遇寒、过劳时腰痛发作，纳呆，便溏，小便清长，夜尿多。3天前因搬重物后出现腰痛加剧，行走困难，坐立不安，腰活动受限。中医诊断：痹证，证属肝肾亏虚、气滞血瘀；西医诊断：腰椎骨性关节炎，腰背肌筋膜炎，急性腰扭伤。治疗：嘱卧床休息，脊椎旁梅花针叩击放血，痛点留罐15分钟，隔天1次。内服汤药治以凉血活血、行气消肿止痛。用桃红四物汤加怀牛膝20g，防风15g，木通10g。3剂，水煎服，每日 1 剂。复诊：腰痛减轻，可下床活动，舌脉前，守上方 4 剂。三诊：腰痛明显减轻，活动不利，自觉僵硬，隐痛，舌质淡，苔少薄白，脉细弱，拟六味地黄丸加杜仲30g，丹参 20g，怀牛膝 20g，当归 10g，北黄芪 20g。慢火水煎服，每日 1 剂，嘱进行腰部适度活动锻炼。服上方 7 剂后腰痛基本消失，活动如常。病情稳定，指导腰背肌锻炼，嘱用猪尾或猪脊骨加北黄芪 30g、杜仲 30g，花生适量慢火煮汤饮食调摄，随访3 个月无复发。

按语：本病例患者平素肝肾亏虚、气虚血瘀，为其本，急性损伤致气滞血瘀，为其标，急则治其标，缓则治其本。故首诊治以凉血活血、行气消肿止痛，外治法选脊椎旁梅花针叩击放血，痛点留罐 15min 祛瘀，使邪有出路，开门逐寇。方药选桃红四物汤加防风 15g，木通 10g 以消肿止痛；怀牛膝 20g 引药下行兼顾补益肝肾，免受寒凉之品所伤。二诊病情好转，依症状舌脉仍有留瘀之象，恐闭寇留邪，继服 4 剂，果见功效。三诊辨证为肝肾亏虚、气虚血瘀，治以补益肝肾、补气养血、祛瘀止痛。方药选六味地黄丸加重用杜仲 30g，意在温经散寒祛瘀，正所谓"善于补阳者，阴中求阳"之意；合补血汤意在补气养血，符合"治病求本"之说；加丹参 20g 意在固祛瘀止痛之功，怀牛膝 20g 可引药下行。病情稳定后，需调摄饮食以巩固疗效。

（摘自：郑晓辉. 陈基长教授治疗颈胸腰背肌筋膜炎经验. 现代中医临床，2006）

病案二

叶某，女，68 岁，农民。2005 年 3 月 26 日初诊。自诉去年 4 月左脚出现跟骨痛，不久即出现右手肩腕关节阵发性掣痛。初始发作时，服用芬必得等止痛药可缓解，后即无效，且疼痛进行性加重并延及右肘和肩关节。曾就诊多家医院，效果不好。西医生化检查：类风湿因子阳性，余无异常。红外热象检查：颈腰骶椎退行性病变、颈及右肩背、肩臂肌筋膜炎。刻诊：右肩、腕、手关节僵肿掣痛，夜间尤剧，痛甚如刀割虫咬，彻夜难眠，痛缓时皮下有蚁行感；怕热，右手背及前臂皮肤干皱甲错，右手掌部肌肉瘪陷，犹以大拇指根部甚且触痛，手腕关节活动不利，指、肘关节屈曲难伸，右肩关节伸展困难，肩臂无法抬举，乏力，纳可，大便微干结，每日 1 次，小便短黄，舌质暗红，苔白厚中部有积粉状，脉细弦。辨证属湿热痹，为风、湿、热邪蕴蒸，痹阻经络关节。处方以桂芍知母汤合二妙散加减治疗：桂枝 6g，白芍 15g，知母10g，甘草 6g，黄柏 10g，苡米 25g，炒苍术 10g，忍冬 20g，淫羊藿 10g，石膏 30g，生地黄 30g，防风 10g，秦艽 10g，熟附子 5g，白术 10g，麻黄 4g。7 剂。嘱停服一切西药，忌食辛辣食品。

复诊：4 月 2 日，患者灼热减轻，但肩痛依旧，小便黄热，大便通畅。舌苔较前转薄，脉弦浮。仍遵前法，加入虫类药疏络通痹，佐以凉血化瘀。处方：桂枝 10g，白芍 15g，知母 10g，甘草 6g，石膏 30g，生地黄 30g，牡丹皮 10g，黄柏 10g，炒苍术10g，忍冬藤 20g，防风 10g，秦艽 10g，羌活 10g，全蝎 4g，乌梢蛇 10g，蜈蚣 1 条。

三诊：4 月 23 日，上方先后服用 15 剂，右上肢疼痛已明显减轻，且部位已不固定，右手背脱皮，色泽较前正常，舌红，苔薄白，脉细涩。此时患者湿热渐清，现治疗应以活血化瘀为主，佐以行气通络之品。以桃红四物汤加减：牡丹皮10g，生地黄30g，当归10g，川芎10g，赤芍10g，红花6g，桃仁10g，全蝎4g，蜈蚣1条，地龙10g，秦艽10g，忍冬20g，炙乳香、炙没药各10g，炒香附10g，炒苍术10g，黄柏10g。

四诊：5月7日，痹痛已极轻微，手指端仍时有灼热感，皮屑渐无而发痒，肤色基本恢复正常，轻微蚁行感消失，右手臂活动自如，舌红，苔淡黄，脉沉涩。续以活血化瘀，搜风通络，兼以益气养血，扶正固本。方用：黄芪30g，秦艽10g，羌活10g，防风10g，当归12g，川芎10g，赤芍10g，生地黄30g，甘草6g，桂枝6g，乌梢蛇12g，蜈蚣1条，鸡血藤15g，忍冬藤20g，炒枳壳10g，炙乳香、炙没药各10g。

（摘自：卢芳，袁长津．袁长津教授治疗肌筋膜炎经验．湖南中医杂志，2005）

第三十二节　骨坏死

【概述】

骨坏死，也称无菌性坏死或缺血性坏死。在传统中医学被归为"骨蚀""骨痿""骨痹""历节风"等范畴。在进行全髋关节置换术的患者中，骨坏死者约占10%，其中男性占绝大多数（男女比8∶1），平均发病年龄不超过40岁。多种疾病或因素及某些治疗药物可以致病。据统计，90%以上的病例为使用皮质激素和酗酒所致。其余10%左右的病因主要包括：外伤、各类免疫病及减压病等。具体的发病机制尚未完全阐明，可以肯定的是，骨的血供减少引起骨和细胞的梗死，最后导致骨的力学结构破坏。

【源流】

骨坏死，中医学归为"骨蚀""骨痿""骨痹""历节风"等范畴。中医根据其症状、体征和发病机制归纳为以下几种认识。《灵枢·刺节真邪》曰："虚邪之入于身也深，寒与热相抟，久留而内著，寒胜其热，则骨疼肉枯，热胜其寒，则烂肉腐肌为脓，内伤骨，为骨蚀"，认为此病属"骨蚀"。《素问·痿论》曰："肾气热，则腰脊不举，骨枯而髓减，发为骨痿"，认为属"骨痿"。《素问·长刺节论》曰："病在骨，骨重不可举，骨髓酸痛，寒气至，名曰骨痹"，认为属"骨痹"。到了隋代，《诸病源候论》中提到"血气隔绝，不能周荣"，风寒湿邪乘虚而入，稽留关节而致病，认为该病应属"痹证"范畴。宋代《圣济总录》中所述的"肾脂不长则髓涸，而气不行，骨内痹，其证寒也"，也认为该病属"骨痹"。到了明代《医学入门·痹风》中提到此病："属风寒湿三气侵入而成，然外邪而非气血虚不入"，总结此病乃是正气虚弱导致的外邪浸淫。

【病因病机】

中医古籍对骨坏死没有专门的论述，但由于其病因病机及临床表现等方面与中医"骨蚀""骨痿""骨痹"等病证有相似之处，经整理将其病因病机归为以下几个方面：

肝肾虚损：《素问·痿论》云："足不任身，发为骨痿""肾气热，则腰脊不举，骨枯而髓减，发为骨痿"。肝肾虚衰，筋骨失养，是导致本病的重要内因。

创伤劳损：《素问·宣明五气》曰："久立伤骨，久行伤筋。"《素问·生气通天论》载："因而强力，肾气乃伤，高骨乃坏。"骨质负重增加，长此以往骨的耐受性降低，也是引发本病的重要因素。

饮酒过度：喻嘉言说："久饮者环跳受伤。"汪昂云："过饮则相火昌炎……肾因火而精枯。"《任应秋论医集》认为："酒之热入于胆经，其寒性之质，纳诸膀胱……膀胱经与胆经交于环跳则寒热搏结。"饮酒过度，影响脏腑，气血功能，久则会导致功能失调从而引发本病。

感受外邪：外邪侵犯人体，久则气耗血竭，骨失血养，枯萎坏死。如《灵枢·刺节真邪》曰："虚邪之入于身也深，寒与热相持，久留则内著。寒胜其热，则骨疼肉枯……内伤骨为骨蚀。"

总之，中医认为骨坏死的发病机制主要是肾气不足、气血两虚、骨失濡养；痰瘀凝滞、脉络瘀滞。发病关键在于瘀血阻滞而引发"骨缺血"。《黄帝素问宣明论方》曰："夫痛者，经脉流行不止，环周不休，寒气入经而稽迟，血泣凝而不行……或卒然骨痛，死不知人，而少间复生。"缺血是导致骨坏死的直接原因。

【临床诊断】

一、临床表现

缺血性骨坏死的最常见部位是髋关节，其次是肱骨头，也可发生于股骨髁、胫骨近端、椎骨和手、腕、足、踝骨。

疼痛是骨坏死的最常见症状。股骨头坏死最常见腹股沟区疼痛，其次是大腿和臀区疼痛。患者会采取防痛步态，提臀跛行或是减少动作幅度，特别是在屈、外展、内旋时。屈曲外展的髋关节在外旋时会发出"咔嗒"声，特别是由坐位站起行走时明显。

有些患者表现为突发性疼痛，患者甚至能记住首次发作的日期和具体时间，此时可能是血管阻塞但尚未发生骨萎缩。然而，大多数会发展为股骨头（或其他受累骨）塌陷萎缩，产生机械性疼痛，常因站立、行走、移动、咳嗽或者某些机械刺激而触发，休息能使疼痛程度大大缓解。约 2/3 的患者出现静息痛，1/3 的患者可出现夜间痛，少数情况下，出现多部位疼痛，提示多处骨坏死。

因为肩关节不是负重关节，肱骨头缺血性坏死可隐匿多时，症状多为暂时性或较轻微。疼痛放射到肱骨三角肌粗隆，随病情发展出现主动运动受限，被动运动尚可。仅局限于肱骨头而无其他关节受累的缺血性坏死较少见。

膝关节的缺血性坏死在老年人中较多见，表现为突发性、持续性膝关节疼痛，伴股骨内侧髁紧张感，1/3 的患者有轻至中度关节积液。

本病也有少数患者无疼痛症状，其诊断纯属偶然。有时，有症状的一侧病变也可伴另一侧无症状发病。

二、诊断要点

患者上述臀部及膝、肩、踝、腕等关节疼痛即是早期诊断的有力指征。但是这些临床表现并无特异性，尚需要结合相应的影像学病变支持，同时排除其他原因。

骨坏死的影像学分期：

1 期：病变局限于骨髓，骨小梁尚无侵犯。此期 X 线平片和 CT 均正常，骨扫描和 MRI 可有阳性发现，根据病变范围又细分为 A、B 或 C 三级，分别代表损伤量 < 15%，15%～30%，以及 > 30%。

2 期：X 线可出现新月征，但股骨头（肱骨头）轮廓尚未塌陷，根据受累范围也可分为 A、B 或 C 三级（同 1 期）。

3 期：股骨头顶部早期变扁，随病情进展出现骨坏死的各种并发症，如骨折、骨碎片、骨塌陷和骨溶解，此时关节间隙仍可正常。

4 期：在股骨头变扁的基础上出现关节间隙狭窄和早期骨关节炎的表现。

【临床思路】

一、识症

疼痛：骨坏死早期可没有临床症状，而是在摄片时发现。早期出现的症状为关节疼痛。疼痛可为持续性或间歇性，逐渐或突然出现关节刺痛、钝痛或酸胀不适等。常向腹股沟区、后臀后侧或外侧，或膝内侧放射，该区有麻木感，或因感受外邪或因瘀血内停所致。

关节僵硬与活动不利：早期患者髋关节活动正常或轻微丧失，慢慢发展为向某一方向活动障碍，特别是内旋。应在平卧伸髋及屈髋 90° 位进行屈伸、内收、内旋、外展检查，双侧对比，才能发现。随病情发展活动范围逐渐缩小，晚期由于关节囊肥厚挛缩，髋关节向各个方向活动严重受限，髋关节融合，出现髋关节僵直。

跛行：早期患者由于股骨头内压增高，可有间歇性跛行，休息后好转，晚期患者由于股骨头塌陷及髋关节半脱位可有持续性跛行。

二、审机

就本病的病机辨证而言，主要是针对脏腑辨证和气血津液辨证。

脏腑辨证：探讨疾病发生演变过程中脏腑功能失调所引起的病理变化，若需要确切辨明疾病的性质和部位，并指导疾病的治疗，就需落实到相应脏腑上，就本病而言，与肝脾肾三脏的关系尤为密切。三脏相互协调，则气血充足，痰无以聚，瘀无以生，经脉畅通，筋骨得养，骨节流利。反之，则痰湿内阻，郁而成瘀，痰瘀阻滞，加之气血不足，致髓精空虚，骨失所养，发为本病。

气血津液辨证：气血津液是脏腑经络和组织器官之间进行活动的物质基础，各脏腑和组织之间，在气血津液环周运行下形成了有机的整体。然而，气血津液在构成脏腑功能活动的物质基础的同时，其生成及运行又依赖于脏腑的功能活动。气血津液辨证就是运用脏腑学说中有关气血津液的理论。本病的气血津液辨证可分为为气血和津液两个方面，而气血辨证主要是气血两虚和气滞血瘀两证候。气为血帅，血为气母，生理情况下气促进血的生成并推动和固摄它的运行，而血承载并营养着气，二者相互依存，相互资生，相互为用，气血充盈，统摄有权，则气血运行畅通，精髓得以充，筋骨得以养。气滞血瘀多为感受外邪或外伤致气机郁滞，血行瘀阻所出现的证候，气血运行不畅，离经之血流于体内，或血行不畅壅遏于经脉之内，凝结为瘀，致脉络不畅，筋骨失养。津液部分主要是湿痰饮为病，以上三种物质一源三歧，均为津液不归正化而形成的病理产物。

三、定治

治疗骨坏死的原则应是：整体辨证，内外兼治，筋骨并重，动静结合。

整体辨证：人是一个整体，牵一发而动全身。首先，外伤侵及人体某一局部，必然影响全身气血经络，造成气机紊乱，医者必须从患者的整体出发，调理气机、经络，才能收到良好效果。其次，外伤侵及人体，除直接损伤外，往往兼有内脏与经脉的间接损伤和潜在损伤，不可只看表面与局部表现，而忽略、遗漏内伤与全身症状。第三，疾病的发生与治疗是一个动态的过程，医者应根据疾病不同时期的病理变化，全面分析，分清轻重缓急、辨证施治，才能奏效。

内外兼治：包括两种含义。其一指外伤与内损兼治。筋骨损伤，势必连及气血脏腑，轻则局部肿痛，重则筋断骨折，气滞血瘀，或者脏腑功能失调，甚至内脏损伤，所以应辨明伤病，内外兼顾，辨证施治，既治外形之伤，又治内伤之损。其二是指一方面内服药物与外敷药物同用；另一方面，既用药物辨证施治，又注重以手法理筋，缓解局部经脉拘挛。

筋骨并重：人体筋与骨是相互依赖、相互为用的。《灵枢·经脉》提出："骨为干，脉为营，筋为刚，肉为墙，皮肤坚。"一方面，骨骼是人体的支架，靠筋的连接才成为一体，发挥其支架作用。骨为筋提供了附着点和着力点，筋则为骨提供了连接与动力。筋有了骨的支撑作用才能固定与收缩，发挥其功能；而骨有了筋的附着和收缩，才能显示其骨架和关节活动的作用。另一方面，骨居于里，筋附其外，外力侵及人体，轻则伤筋，亦名软伤；重则过筋中骨，又名硬伤。骨伤必有筋伤，筋伤必影响骨的生理功能，故在治疗时应筋骨并重，才能促进伤病的痊愈。

动静结合：骨坏死治疗过程中应根据患者的具体情况，尽可能地进行和坚持有利于气血通畅的各种运动疗法，包括局部的和全身的活动；把必要的暂时制动，限制在最小范围和最短时间内；把无限的适当的活动，贯穿于整个治疗过程之中。总之，根据病情，以固定制动，限制和防止不利的活动，同时鼓励适当的、适时的、有利的活动，以促进气血循行，做到形动精流以加速愈合。加强患肢肌力训练也可保持患肢功能，预防失用性骨质疏松。

四、用药

骨坏死与肝肾精气亏损有密切关系，中医学认为，肝主筋、肾主骨。故肝肾不足，气血不能正常周行于全身，筋骨、关节失去气血滋养而缺血、变性，甚至坏死。《灵枢·刺节真邪》说："虚邪之入于身也深，寒与热相抟，久留而内著，热胜其寒……内伤骨为骨蚀。"同时，气滞血瘀也是本病发病的关键因素，气血运行不畅，瘀阻不通，瘀血不去，新血不生，筋骨失养，最终导致坏死。所以，在治疗本病上，应循《灵枢·本脏》"血和则经脉流行，营复阴阳，筋骨颈强，关节清利矣"，以补益肝肾、行气活血为治则，常用的基本方为补阳还五汤合左归丸，药物多以补益药和活血药为主，如熟地黄、黄芪、牛膝、续断、当归、川芎、丹参、鸡血藤等。

在临床上，各医家根据不同的患者和证型，加用一些壮筋续骨的药物，如龟甲、补骨脂、狗脊等。现代药理研究证明，这些药物能够增加血流量，改善局部缺血，改善外周血循环，提高痛阈，增加垂体细胞及甲状腺细胞，促进骨细胞生长，使骺板无机焦磷酸活性增强，细胞层数增多，促进骨的钙化。骨坏死是目前公认的难治之症，但中医药治疗本病，有利于血运恢复、死骨吸收及新骨形成，有着明显的治疗效果。

【辨证论治】

1. 气滞血瘀

主要症状：髋部胀痛或刺痛，痛处固定不移，久坐久卧后疼痛加重，适当活动后疼痛减轻，劳累后疼痛明显。舌质略暗，脉沉弦。

治疗方法：活血通络，行气止痛。

临证处理：桃红四物汤加减。常用药物：活血祛瘀常用桃仁、红花、怀牛膝等；行气止痛常用五灵脂、木香、独活等。

加减：若胃肠有热，加用黄连、山栀子等，以泻热通便，促使气血运行。

中成药：三七口服液、血藤当归胶囊（四川省骨科医院院内制剂）。

外治法：中药熏药治疗，敷贴疗法，针灸、手法推拿及运动疗法。

2. 肝肾亏虚

主要症状：髋部疼痛较轻，时轻时重，活动后加重，休息后减轻，自汗盗汗，健忘失眠，五心烦热，患肢肌肉萎缩、乏力。舌质淡，苔薄白，脉细涩。

治疗方法：滋补肝肾，强壮筋骨。

临证处理：大补阴丸加减。常用药物：熟地黄、龟甲、菟丝子、枸杞子等；强筋壮骨常用牛膝、桑寄生、杜仲、五加皮等。

加减：若有五心烦热，加地骨皮益阴退虚热。

中成药：抗骨质疏松胶囊、牛杞地黄丸（四川省骨科医院院内制剂）。

外治法：中药熏药治疗，敷贴疗法，针灸、手法推拿及运动疗法。

3. 湿热痰火

主要症状：髋关节疼痛，烦躁，下肢沉重，舌质红，苔黄厚，脉弦滑数。

治疗方法：清热和中化痰。

临证处理：保中汤加减。常用药物：合中常用山楂、神曲、莱菔子等；化痰常用茯苓、陈皮、半夏等。

加减：若下肢沉重者，加重牛膝引药下行，若患髋刺痛，重用延胡索行气止痛。

外治法：中药熏药治疗，敷贴疗法，针灸、手法推拿及运动疗法。

4. 肝火留筋

主要症状：口干口苦，髋部疼痛，小便数，舌红苔黄，脉弦数。

治疗方法：清肝利胆。

临证处理：龙胆泻肝汤加减。常用药物：龙胆草、黄芩、山栀子等。通络常用丝瓜络、威灵仙、地龙等。

加减：若大便秘结，加大黄以攻下通便。

【外治法】

1. 中药熏药治疗

根据中医理论及骨坏死的特点，运用中药熏蒸疗法将药物通过皮毛由表及里渗透到肌肉、韧带和骨骼，以疏通机制，开放毛窍，药物通过经络的分布，到达病处，达到温经祛邪、通经活络、活血化瘀、调养气血、改善功能和营养全身的作用。

活血散瘀洗药（四川省骨科医院院内制剂）主治与功效：活血散瘀，通络止痛。用法：每日熏蒸1次，1个月为1个疗程。

祛风寒湿洗药（四川省骨科医院院内制剂）主治与功效：温经通络，祛风除湿。用法：每日熏蒸1次，1个月为1疗程。

2. 中药贴敷治疗

运用外用药物蜜调贴敷患处，每日 1 次，1 次 2～4 小时。

3. 针灸治疗

（1）选择合适的腧穴进行针灸治疗能通畅经络，促进全身气血运行，改善骨的微循环，促进死骨吸收和新骨形成，采用整体与局部治疗相结合。

（2）针刀治疗对局部具有切开、分离、松解、减压、刺激的特点，从而降低关节囊内压，改善局部血液循环，起到止痛、促进骨质修复的作用。

（3）针对气滞血瘀或肝肾亏虚患者还可选用内热针治疗，温补肝肾、通络止痛。

4. 手法推拿治疗

手法推拿治疗可以分筋、通络、活血、止痛。推拿手法通化力强，能够疏通筋脉，活血化瘀。

5. 运动疗法

针对骨坏死的部位进行运动疗法处方。

（1）股骨头坏死：可选用针对髋关节运动的疗法，如四方位抬腿、空蹬自行车等。

（2）手腕骨坏死：可选用手腕运动疗法，如拜佛手法等。

（3）足踝骨坏死：可选用踝关节运动疗法，如踝泵、足趾抓毛巾等。

（4）膝部骨坏死：可选用膝关节不负重运动疗法，如内收夹球、股四头肌肌力训练等。

【病案参考】

病案一

某男，40 岁。1985 年 12 月提重物时扭伤右髋，以后间断发作性疼痛，活动时加重，休息时减轻，自服止痛药。1 年后因右髋关节疼痛不减，局部封闭强的松龙 2 次，拍片检查。后逐渐出现活动功能受限、跛行。入院前半个月 X 线片检查诊断：右股骨头缺血性坏死，建议手术未同意。1988 年 12 月 15 日入院。患者有大量饮酒史 20 余年，每日饮酒 500mL 以上。

患者右髋关节疼痛、沉重，遇热不适，易急躁，活动功能障碍，跛行，右腿轻度肌肉萎缩，不能下蹲，"4"字试验阳性。舌红苔，脉弦滑。

诊断：右股骨头缺血性坏死Ⅲ期。

辨证：湿热型。

治法：清热利湿，活血通络。

治疗：首先忌酒。口服马氏骨片 2 号，中药浴，中药熏洗，体疗 1～2 次/日。另加中药处方：黄柏 10g，赤芍 15g，薏苡仁 30g，木瓜 15g，当归 10g，苍术 10g，怀牛膝 12g，蔻仁 10g。水煎服，1 日 1 剂。

结果：治疗 1 个月后，患者右髋部沉重感消失，疼痛缓解，停服中药煎剂。连续治疗 1 年后疼痛基本消失，可以下蹲，带药出院回家继续治疗。2 年后追访已上班轻工作。

（摘自：马在山. 马氏中医治疗股骨头坏死. 北京：人民卫生出版社）

病案二

林某，男，52 岁。1980 年 12 月 11 日摔伤后致左股骨颈骨折，行三翼钉固定治疗，1982 年 11 月左髋疼痛，站立困难，用双拐。1983 年 5 月 3 日来诊。X 线片：骨折不愈合，有死骨吸收带变形。

诊断：左股骨头缺血性坏死Ⅳ期。

辨证：气滞血瘀，肝肾亏损。

治疗：口服中药生骨丸 2 号、4 号，5 个月后恢复工作。1984 年 11 月 8 日拍片死骨有新生骨修复。用药 2 年，3 年后复查去拐上班，7 年复查见骨坏死区消失，步态正常。

（摘自：邵光湘，杨淮沄. 股骨头缺血性坏死. 石家庄：河北科学技术出版社，1999）

第三十三节　幼年特发性关节炎

幼年特发性关节炎是儿童时期以慢性关节肿胀、疼痛，常伴发热，也可伴有皮疹、内脏损害为主要特征的一组风湿性疾病，其为一种异质性疾病，在起病方式、病程和转归各不相同，病因也不相同。1994 年国际抗风湿病联盟提出将 16 岁以下不明原因，持续 6 周以上的关节肿胀，除外其他疾病的，命名为幼年特发性关节炎，以此取代幼年类风湿关节炎和幼年慢性关节炎的诊断名称，诊断定义为关节肿胀，或关节活动受限伴疼痛或压痛，关节表现需持续 6 周以上，没有机械损伤或其他相同原因。同时应注意除外感染、肿瘤等其他引起关节炎的因素。本病临床表现多样，在中医"痹证""风湿""鹤膝风""厉节""内伤发热""血证""虚劳"等病证中有相似的论述。

【源流】

有关痹证的论述在《黄帝内经》中就有丰富的记载。如《素问·痹论》曰："风寒湿三气杂至，合而为痹也""其风气胜者为行痹，寒气胜者为痛痹，湿气胜者为着痹也"。其指出痹证的病因有外邪侵袭。"逆其气则病，从其气则愈，不与风寒湿气合，故不为痹"，说明外邪的侵袭是否致病取决于人体的营卫盛衰。其根据病位的深浅分为了五体痹、五脏痹，对痹证痛与不痛等症状的病机亦进行了论述，如"痛者寒气多也，有寒故痛也""痹在于骨则重；在于脉则血凝而不流；在于筋则屈不伸；在于肉则不仁；在于皮则寒。故具此五者，则不痛也""凡痹之类，逢寒则虫，逢热则纵"。

至汉代，张仲景在《金匮要略》的痉湿暍篇、中风厉节篇及血痹虚劳篇中对痹证的症状、病因病机、治法方药等进行了较为具体的论述，为本病辨证治疗思路提供了基本依据。后世医家在此理论的基础上又进行了充实和提高，如隋代巢元方等编著的《诸病源候论》中，论述了有关"历节风候"，指出历节风的症状主要是短气、自汗出、历节疼痛不可忍、屈伸不得，与现在关节炎症状吻合。唐代医学家孙思邈在《备急千金要方》与《千金翼方》中论述历节病的病因病机时，提出了"风毒"的概念，在描述其临床表现时提出了"骨节蹉跌"的证候特征，与慢性关节炎晚期错位表现一致。宋代《太平圣惠方》等记载了虫类药在痹证中的应用。至金元朱丹溪在《丹溪心法》中提出"肢节肿痛，脉涩数者，此为瘀血"的观点。明清时期对痹证的病因病机及治疗的认识更加完善。明代徐用诚《玉机微义》曰："三气侵入经脉，久而不已，则入五脏，或入六腑。"清代林珮琴《类证治裁》曰："诸痹，良由营卫先虚，腠理不密，风寒湿乘虚内袭，正气为邪所阻，不能宣行，因而留滞，久而成痹。"这些都明确了痹证乃营卫不和，外邪引发，久则内虚，损伤脏腑的发病规律。在治疗方面王清任在《医林改错》中创身痛逐瘀方等，强调益气活血逐瘀在痹证治疗中的作用。温病学派总结暑湿痹、湿热痹、湿痹的辨证论治经验，对痹证的辨治理论更加全面、完善。如叶天士的"久病入络"说，认为"风寒湿三气合而为痹，经年累月，外邪留着，气血俱伤，其化为败瘀痰，混处经络，须用虫类搜剔，以动药使用权血无凝著，气可宣通"。其在《临床指南医案》中，指出对顽痹、久痹用虫类搜剔，常用药物如：全蝎、地龙、蜈蚣、穿山甲、蜂房、蛴螬等。吴鞠通在《温病条辨》中指出，痹之因于寒者固多，痹之兼乎热者，亦复砂，宣痹汤、加减木防己汤亦为现代医者所采纳。

记载小儿痹证的文献不多，多分布于幼科或杂病类，宋代《小儿卫生总微论方》"手足拳挛论"中论述小儿有手脚拳挛者，由本气不强，筋骨力弱，血气不荣，而为风邪所乘，搏于经络，则筋脉缩急。治疗提出用薏苡仁丸加麝香荆芥汤化下，以清热化湿，散风活血通络，或用海桐皮散以祛风凉血，益肾健骨。元代曹世荣《活幼心书·惊瘫鹤膝》云："风湿流传骨节间，痛兼心悸是惊瘫，若于腕胫多疼痛，凝结成团鹤膝者。"此记载了儿童关节炎晚期呈鹤膝风的描述。张子和《儒门事亲》中说，"小儿风寒湿三气合而为痹，及手足麻痹不仁，《内经》曰荣虚卫实，皮肤不仁，痹而不知痒痛，可用郁金汤吐之，次服导水丸轻寒之药泄之，泄讫，次以辛温之剂发散，汗出后，常服当归芍药乌附乳没行经和血之药则愈矣"，指出小儿病因为荣虚卫实，治疗需先散卫实，后补荣虚。明代秦景明《幼科折衷》提出小儿惊瘫治疗不当则生鹤膝候，"若治之稍迟，至臂腕膝胫骨节之间，流结顽核，或膝大而肿，肉消骨露如鹤之膝状，或为痛为节，此名鹤膝候，以上形症并宜发汗为先，使腠理开通，则气热可除，有湿亦去，用百解散和五苓散倍加麻黄，微得汗为度，次祛风散及独活汤加桑寄生投服，使风不生，痰不作，愈矣！"其提出早期治疗首宜发汗祛风除湿得当的重要性。《幼科金针》云："双膝酸痛筋不支，步行平地若高低，湿痹良由肝受病，当归拈痛不虚题"，认为小儿湿痹"内因肝血不充，外被寒湿所中"，提出"初用舒筋活血之品服之，后用药渣煎汤熏洗，令其汗出，俟少减，即进当归拈痛汤，燥脾行血必愈"内外兼治的治疗方法。《证治准绳·幼科》记载祛风除湿大防风汤治疗小儿鹤膝风，肿痛不消。明代薛铠《保婴撮要》指出鹤膝风为"禀肾经不足，外邪所乘而患之"，如肿硬色白而不作脓者难治，治疗"初起者用大防风汤为主，佐以益气养荣汤，成者用补中益气汤为主，佐以大防风汤，切勿用十宣、流气等药，若不溃不敛，或发热等证者，须调补脾胃为善，否则必变败证矣"，强调了先天肾亏是慢性关节炎的基础，治疗中调补气血、脾胃具有重要作用。《幼科类萃》记载钱氏六味地黄丸加鹿茸、酥炙牛膝各三钱治疗鹤节证，亦突出了小儿慢性关节炎补益肝肾的重要性。清代陈复正《幼幼集成·鹤膝诊治》亦强调慢性关节炎治疗属外因者，十全大补汤加苍术、黄芩、防己，属本性者，以六味地黄丸加鹿茸，补其精血，仍需调补脾胃，以助生化之源，突出了小儿慢性关节炎补益的重要性。清代周士祢《婴儿论》中记载了多种小儿痹证证型的治法，"南方多湿，瘴气所袭，致脚痹者，名曰缓风也……风湿，身肿脉洪，小便涩而脚弱者，宜越婢加术汤主之，脚胫软弱顽痹，若转筋，胸满短息者，宜大槟榔汤……发热恶寒手脚关节彻痛，名白虎历节风，风毒鼓击所致，脚肿疼痛若痿痹，脉洪数，小便如血，宜白虎加桂枝汤主之。直接疼痛，身体羸瘦，脚肿如脱，头晕短气，温温欲吐，桂枝芍药知母汤主之……寒湿疼痛，脚胫挛拘热肿，若瘦削，是属鹤膝风也，宽筋凉血汤主之……"其认为本病治疗不可大补亦不可大泻，多由气实而死，气虚者亦难治。综上所述，多数医家认为小儿慢性关节炎为先天肾虚，气血不足，营卫失和，感受外邪，治疗不当，久则损伤脏腑，迁延不愈，成败坏之证。治疗早期需采用祛风除湿、清热散寒等清除外邪治法兼以调理气血，后期则需以调补气血肝肾为主，佐以祛邪通络，调补脾胃应贯穿疾病治疗的始终，并可配合外治以提高疗效。

【病因病机】

一、外因

风寒湿邪闭阻经络：如小儿久卧湿地，触冒风雨，或久居空调冷风之室，冷暖失调，致使腠理空疏，风寒湿邪侵入肌表，搏结于肌肉、筋骨，致气血经络闭阻，留着关节筋骨，导致关节肌肉酸楚疼痛、肿胀，痰瘀结于皮下，久则关节屈伸不能，变生畸形。

风寒湿邪，郁久化热：小儿腠理不密，感受风寒湿邪，郁于肌肤筋骨之间不得宣化，小儿为纯阳之体，郁久寒渐化热，湿郁化热，如《类证治裁》所云"初因风寒湿邪郁闭阴分，久者则化热攻痛"之证。

风湿热邪注络成痹：小儿阳常有余，调护不当，饮食失节致脏腑积热或食积内热，感受风湿热邪，内热与外邪相合，游走于脉络，致气血运行不畅，流注关节而成热痹，出现关节红肿热痛，久则耗气伤阴，损伤脏腑。

二、内因

肾元亏虚，阴寒成痹：小儿禀赋不足，肝肾亏虚或病后损及肝肾，导致气血不足，卫阳不固，腠理失密，风寒湿邪乘虚而入，流注关节筋骨，气血虚弱，不能驱邪外出，反遭邪气凝滞，经络不通，不通则痛，经络闭阻，失于濡养，致关节麻木、变形。

营卫失和，郁热闭阻：小儿阴常不足，调护不周，导致营阴受损，卫气不固，腠理开泄，汗出当风，感受风湿热邪，正邪交争，发热，邪滞经络关节，阻滞气血，致关节疼痛，热烁营阴，耗津成痰，痰湿交阻，关节肿胀，气滞血瘀，经脉阻滞不畅，关节失养则麻木、变形。

综上所述，小儿先天正气亏虚，后天调护不当，外邪侵袭，壅阻血脉经络，络道不通，气血不畅，邪气痰湿瘀血流注关节而成本病。本病的病理演变，要根据邪气的偏重不同，而表现各异，若风邪胜则成行痹，表现为关节游走性疼痛，多在疾病早期，若阴寒凝滞，则关节疼痛，但皮温不高，若湿邪盛，则关节肿胀、沉重，麻木明显，若热邪重则关节红肿热痛，皮温偏高，或伴发热等证，若邪入骨骼，则关节变形，形成骨痹顽疾，出现鹤膝、鼓槌，甚至尻以代踵，脊以代头的尪痹。同时病变传变也要依赖于脏腑气血的盛衰，故《黄帝内经》有"病久而不去者，内舍于其合也。"关节病变迁延不愈，常波及脏腑，引起五脏痹，导致气血亏虚，虚实夹杂，病情复杂难治，预后不良。

【临床诊断】

一、临床表现

1. 关节炎

关节炎是本病的必要条件，表现为关节肿胀，或关节活动受限伴疼痛或压痛，关节炎为固定性，非游走性，持续时间至少6周以上，并需除外机械损伤或其他相同原因。可伴有晨僵，但患儿对晨僵多表述不清，但往往有晨重暮轻，或活动后减轻等描述。各关节均可受累，以腕、肘、膝、踝最为常见，手足指趾关节受累以多关节炎型多见，颞颌关节受累表现为张口受限和关节疼痛，影像学检查可见关节侵蚀，囊性变或骨质疏松，可见脊柱关节受累，如颈、胸、腰、骶，但需注意除外感染、占位、畸形等其他因素，以免造成误诊。寰枢椎关节炎可导致半脱位，应注意早期发现，及时颈托防护，防治猝死等不良事件的发生。腘窝部可见腘窝囊肿、髌上囊肿等。全身型关节症状个体之间差异较大，大小关节均可受累，可见关节疼痛、肿胀，活动受限，病初以关节疼痛伴轻度肿胀多见，随发热关节症状较重，热退后有缓解，受累关节以膝、腕、踝多见，随着疾病的进展逐渐从少关节到多关节，病情反复发作亦可累及颈椎、颞颌、手小关节和髋关节，造成关节强直畸形，预后不良。

2. 发热

全身型幼年特发性关节炎（JIA）发热为其主要表现，发热特点为弛张高热，体温高峰每日或隔日高达 39℃ 以上，甚至可达 41℃，然后可降至正常，发热时多伴皮疹、畏寒、肌肉酸痛、关节肿痛加重，热退后精神状态好转，可玩耍如常。发热症状抗感染治疗无效，至少持续 2 周以上，才符合诊断标准。

除全身型外的其他分型亦可见发热，以不规则热多见，常为低热或中度发热。

3. 皮肤病变

全身型患儿多伴有皮疹，皮疹多是分散分布，为 2～5mm 的红色麻疹样斑丘疹不伴痒感，皮疹常见于躯干和肢体的近端，亦可见荨麻疹样、多形红斑样皮疹，皮疹与发热有密切关系，表现为热出疹出，热退疹退。

类风湿结节在 JIA 中发生率低，仅见于多关节炎类风湿因子阳性的患儿，表现为单发或多发的皮下硬结，可移动，无触痛，结节表面可有红斑，结节多发生于关节伸侧，常对程分布，可与其下的关节囊相连，侵入骨膜形成溃疡。

4. 眼部病变

20%～50% 的少关节炎型可出现虹膜睫状体炎，即葡萄膜炎，以慢性葡萄膜炎多见，病变常从眼前房起病，发病隐秘，需裂隙灯检查发现。严重者可表现为眼红、疼痛、畏光、流泪等症状，2/3 为双侧受累，有患儿以葡萄膜炎为首发症状，反复发作可引起结膜上皮钙质沉着，角膜病变，白内障继发青光眼，严重可造成失明，抗核抗体阳性患儿眼部受累发病率高。与附着点相关的关节炎型，葡萄膜炎发生率为 15%～20%，表现为急性虹膜睫状体炎，通常建议每 3 个月进行一次裂隙灯检查。多关节炎型约 5% 的患儿出现葡萄膜炎，如无临床表现每 6 个月进行眼裂隙灯检查，全身型很少出现，1 年 1 次眼部检查。后葡萄膜即脉络膜受累较少见，另外干燥性角膜炎、巩膜炎、视神经乳头炎及黄斑水肿等眼部病变亦有报道。

5. 淋巴结、肝脾病变

全身型中全身淋巴结、肝脾肿大可单独存在，也可同时出现，具有诊断意义，淋巴结肿大，病理表现为反应性增生，以颈部、腋下、腹股沟等浅表淋巴结为主，呈对称性、质软，大小不一，有轻度压痛，不伴皮温增高，无波动感，无融合，偶可见坏死。腹腔肠系膜淋巴结肿大可出现腹痛、腹胀。

肝肿大一般为轻到中度，可伴有肝功能的异常，部分患儿出现黄疸，甚至急性肝坏死，肝功能衰竭致死亡。20%～25% 患儿出现脾肿大，多为轻中度，不伴有脾亢的表现。

6. 其他系统表现

（1）呼吸系统：肺部受损多见于全身型，其他分型相关报道少见，全身型患儿可出现弥漫性肺间实质浸润，表现为阵发性咳嗽、咳痰、咯血、胸闷、喘憋，可伴胸腔积液、胸膜炎、胸膜增厚，病情反复控制不佳可导致肺纤维化，肺功能异常，纤维支气管镜灌洗液检查可见肺含铁血黄素细胞，部分患者可发展为肺动脉高压。

（2）心血管系统：心脏受损以心肌炎、心包炎多见。心包受累为 3%～9%，最常见心包积液，可无症状，心脏彩超得以发现。全身型心包炎可为首发症状，临床表现为胸闷、喘憋、呼吸困难，或心前区胸背疼痛，查体表现心音减低，心率增快，心脏扩大，可闻及心包摩擦音。全身型急性期伴随发热可出现急性心包填塞。心肌炎亦较为隐秘，严重可引起心脏扩大、心功能衰竭、心瓣膜关闭不全等。

（3）血液系统：贫血是 JIA 最常见的血液系统损害，多为轻中度，以小细胞低色素及正细胞性贫血多见，造成的原因为多方面的铁缺乏、铁利用障碍及骨髓增生异常，外周红细胞破坏增加及部分肺或消化道出血等多种因素相关。

全身型白细胞变化明显，表现为白细胞明显增高，可达 3～5 万以上，以多形核白细胞为主，随着炎症反应的控制，白细胞逐渐恢复正常，如白细胞降低应注意合并巨噬细胞活化综合征，本合并症 7%～15% 的患儿可出现，为一个危及生命的严重并发症，常发生于疾病的活动期，但也可见于静止期，表现为发热、肝脾淋巴结肿大，严重肝损害，全血细胞下降，凝血功能障碍，神经系统病变。该病起病急，进展快，可造成多器官衰竭甚至死亡，如诊断不及时死亡率可达 30%～50%。在非全身型患儿也有报道发生巨噬细胞活化，但发生率明显低于全身型。

血小板在疾病活动期常表现为升高，血小板高达 $1000×10^9/L$，常为疾病恶化的征兆，全身型急性期如血小板降至 $262×10^9/L$ 为巨噬细胞活化的表现，需积极治疗。

（4）神经系统损害：仅有少部分患儿表现神经系统损害，多见于全身型，可表现为头痛、惊厥发作、神经精神症状等表现。

（5）消化系统改变：有腹痛、腹泻、腹胀等消化道症状，亦有假性肠梗阻、腹膜炎等报道，但需注意除外药物因素所致的胃肠道症状。

（6）肾脏损害：肾脏损害表现为蛋白尿，多发生于反复发作的多关节炎或全身型，出现淀粉样变的患儿。

二、实验室检查

1. 外周血常规

表现为白细胞增高，以中性粒细胞增高为主，全身型表现尤为突出，白细胞计数可达（20～50）$×10^9/L$，伴核左移。贫血多为正细胞低色素性，血红蛋白一般在 70～100g/L。血小板升高与疾病活动性相关，计数高达 $1000×10^9$，常为疾病恶化的征兆，血小板在急性期突然下降提示巨噬细胞活化可能。

2. 炎症指标

红细胞沉降率（ESR）、C 反应蛋白是监测炎症或疾病活动的指标，与疾病活动情况呈正相关。但在合并巨噬细胞活化时血沉可突然降至正常。

全身型活动期可出现高球蛋白血症及血清铁蛋白明显升高，部分可达 10000ng/mL，随疾病缓解而逐渐下降。

3. 自身抗体

类风湿因子作为关节炎特异性 IgG 抗体，在 JIA 中阳性率仅有 3%～7%，出现在多关节炎型，关节软骨破坏较重的患儿，其在 JIA 中无诊断意义。高滴度的类风湿因子需注意除外干燥综合征等其他结缔组织病和肿瘤。抗瓜氨酸抗体在 JIA 中阳性率也极低，其阳性提示多关节病变。

抗核抗体在 JIA 中阳性率约 40%，为轻到中度增高，荧光染色表现为均质型和颗粒型，抗核抗体在少关节炎中出现提示合并葡萄膜炎风险增高，但与关节炎严重程度及活动性无关。

4. 关节液改变

关节滑膜外观黄色浑浊，白细胞计数升高，可达（5～80）×10^9/L，以多形核细胞为主，蛋白含量增高，糖含量低于血糖（50mg/dL 以下）。

三、影像学检查

1. X 线

早期，受累关节表现仅为关节肿胀、渗出，X 线平片很难分辨。晚期典型表现：软组织肿胀；骨膜炎，常见于指骨、掌骨和跖骨近端；骨质疏松，包括由关节炎症充血所致关节骨质疏松和因患肢活动减少或类固醇药物治疗所致的全身骨质疏松；关节间隙变窄、不规则；骨侵蚀；关节强直；局部生长障碍，表现为继发于炎症诱导的慢性充血和生长因子释放所致的骨骼发育提前或骨骺增大、骺板提前闭合所致的肢体变短及由于生长部位受到异常牵拉或继发于肌肉挛缩和关节周围纤维化所致的局部骨骼塑形异常；关节对位异常。X 线对评价骨骼成熟度和双上肢长度差异具有优势，有助于排除其他病因；但儿童骨骼发育尚不成熟，X 线不能显示软骨结构和 JIA 早期滑膜增生、关节积液等改变，具有很大局限性。

2. 受累关节的超声表现

关节积液：关节腔内低回声或无回声区（偶见等回声或高回声）；滑膜增厚：滑膜增厚呈不规则或结节状的高回声（相对关节积液），可检出多普勒信号；关节软骨变薄和破坏：软骨表面不光滑，慢性病程可见骨侵蚀；腱鞘炎：腱鞘表现为至少两个垂直平面上增厚的低回声或无回声区，内部可探及多普勒信号；彩色多普勒和 3D 超声技术有助于显示滑膜血管增多和炎症。超声的优势在于显示关节积液、滑膜增生和滑膜囊肿比 X 线和临床检查更为敏感，可准确发现亚临床滑膜炎，对关节内疗法的疗效进行评估；对于 JIA 患儿，在可探及范围，超声对骨皮质缺损的显示与 X 线平片相当，甚至优于平片；其不足之处在于显示大关节和复杂关节欠佳，而幼儿配合程度及探头声窗可能影响检查结果。

3. MRI 可全面评估患儿的关节病变

主要表现。关节积液：T1W1 低信号，T2W1 高信号；滑膜炎：滑膜增厚，增强后可见强化；骨髓水肿：骨小梁区域内边界不清、含水量增多信号；骨侵蚀：骨骼表面至少两个层面可见边界清晰的液性区或滑膜信号区；软骨损伤：软骨变薄，边缘不规则或缺失；腱鞘炎：腱鞘呈渗出信号，增强扫描可见强化；附着点炎：肌腱附着部位的炎症信号，常见于附着点炎相关型 JIA。MRI 敏感度高，对于尚未发育成熟的软骨成分更具有重要意义，但具体研究方法尚未统一。对比剂增强后的压脂 T1W 序列是显示滑膜炎症的最佳方法，炎性滑膜明显强化，可鉴别滑膜增生和关节积液。MRI是唯一能显示骨髓水肿的影像学检查方法，而骨髓水肿评估患儿预后可能具有重要意义。但 MRI 检查时间较长，噪音较大，对患儿的准备要求较高。

不同受累部位的影像学表现也不尽相同。颈椎 X 线检查发现的颈椎炎症改变占全部 JIA 的 21%～70%，主要表现为颈部疼痛、僵直和活动受限，X 线表现主要为小关节强直，多同时累及多个椎体，寰枢关节受累常见，其中多关节型和早发型 JIA 是累及颈椎的危险因素，少关节型罕见。颞下颌关节发病率约占 JIA 总体的 38%，其中30%～40%为单侧受累；受累关节越多，颞下颌关节越易受累，MRI 提高早期诊断，颞下颌关节炎症可能导致明显的下颌功能障碍和面部畸形。腕关节是除与附着点相关型外各种类型 JIA 均常受累的关节，其中受累最严重的关节是腕骨间关节，桡腕关节和第 2、3 腕掌关节。30%～50%的 JIA 患儿伴髋关节受累，X 线晚期可见关节间隙变窄，骨侵蚀和髋臼硬化，股骨头缺血坏死和生长障碍少见。膝关节是 JIA 最常见受累关节，影像学可显示软骨和骨侵蚀、滑膜炎症、关节渗出及韧带和半月板受累情况，以及腘窝淋巴结和软组织肿胀。踝关节受累的特别之处在于关节肿胀最常见继发于腱鞘炎，其次才是关节滑膜炎。

四、诊断要点

1. 全身型诊断要点

出现下列临床表现及实验室检查者，应疑诊幼年特发性关节炎全身型。

（1）发热为弛张高热，抗感染治疗无效。

（2）皮疹于躯干四肢多见，表现为红色斑疹或斑丘疹，常与发热伴随出现，热出疹出，热退疹退。

（3）关节痛和（或）关节炎，早期可关节炎不典型，或呈游走性，多为少关节，后期可发展为多关节。

（4）外周血象白细胞增高明显，以中性为主，血小板升高，血沉、C 反应蛋白增高，血清铁蛋白增高，血培养阴性。

（5）类风湿因子、抗核抗体及 HLA-B27 阴性。

（6）抗感染治疗无效，除外感染、肿瘤及其他结缔组织病，糖皮质激素治疗有效。

2. 关节型诊断要点

（1）持续 6 周以上固定关节肿胀疼痛，活动受限伴有晨僵。

（2）有类风湿或强直性脊柱炎家族史或家族史中一级亲属有银屑病。

（3）骨筋膜、关节囊、肌腱或肌腱接头处压痛。

（4）关节炎伴指趾炎，或指甲凹陷或指甲脱离。

（5）眼部出现前色素膜炎伴关节炎。

（6）类风湿因子、抗角蛋白抗体、抗环瓜氨酸肽抗体、抗核抗体、HLA－B27阳性。

（7）关节影像出现炎症改变。

（8）关节病变除外感染、肿瘤及其他疾病（如遗传代谢、自身炎症性疾病、其他结缔组织病）。

3. 诊断标准

国际风湿病学协会联盟（ILAR）幼年特发性关节炎分类标准

幼年特发性关节炎

指 16 岁以下儿童的持续 6 周以上的不明原因关节肿胀，除外其他疾病。根据发病特点分为七型。

1. 全身型

一个或以上的关节炎，同时或之前发热至少 2 周以上，其中连续弛张发热时间至少 3 天以上，伴随以下一项或更多症状。

（1）短暂的、非固定的红斑样皮疹。

（2）全身淋巴结肿大。

（3）肝脾肿大。

（4）浆膜炎。

应除外下列情况：a、b、c、d。

2. 少关节型（持续性与扩展性）

发病最初 6 个月≤4 个关节受累，有两个亚型。

（1）持续性少关节型 JIA，整个疾病过程中关节受累数≤4 个。

（2）扩展性关节型 JIA，病程 6 个月后关节受累数≥5 个。

应除外下列情况：a、b、c、d、e。

3. 多关节炎型（RF 阴性）

发病最初的 6 个月≥5 个关节受累，类风湿因子阴性。

应除外下列情况：a、b、c、d、e。

4. 多关节炎型（RF 阳性）

发病最初 6 个月≥5 个关节受累，并且在最初 6 个月中伴最少间隔 3 个月以上且 2 次以上的类风湿因子阳性。

应除外下列情况：a、b、c、e。

5. 银屑病性关节炎

1 个或更多的关节炎合并银屑病，或关节炎合并以下最少任何 2 项：

（1）指（趾）炎。

幼年特发性关节炎

（2）指甲凹陷或指甲脱离。

（3）家族史中一级亲属有银屑病。

应除外下列情况 b、c、d、e。

6. 与附着点炎症相关的关节炎

关节炎合并附着点炎症，或关节炎或附着点炎症，伴有下列情况中至少 2 项：

（1）有骶髂关节压痛和（或）炎症性腰骶部疼痛（目前表现或病史）。

（2）HLA-B27 阳性。

（3）6 岁以上发病的男性患儿。

（4）急性或症状性前色素膜炎。

（5）家族史中一级亲属有强直性脊柱炎，与附着点炎症相关的关节炎或骶髂关节炎、炎症性肠病性关节炎、Reiter's 综合征、急性前色素膜炎。

应除外下列情况 a、d、e。

7. 未分化的幼年特发性关节炎

不符合上述任何一项或符合上述两项以上类别的关节炎。

除外标准：

这一标准适用于所有类型的 JIA。每一型的可能除外原则如下：

a. 银屑病或一级亲属患银屑病。

b. 男孩 6 岁以上发病的关节炎，HLA-B27 阳性。

c. 强直性脊柱炎、肌腱附着点炎症、炎症性肠病性关节炎、Reiter's 综合征、急性前色素膜炎，或一级亲属患以上任意一种疾病。

d. 类风湿因子 IgM 间隔 3 个月以上 2 次阳性。

e. 患者有全身型 JIA 表现

※词汇定义：①指趾炎：一个以上指趾肿，多为不对称分布，超过关节边缘。②肌腱附着点炎：骨筋膜、关节囊、肌腱或肌腱接头处压痛。③炎症性腰骶痛：休息时腰骶痛合并晨僵，活动后好转。④指甲凹陷：任何时间一个以上指甲有两处以上的凹陷。⑤受累关节数：能在临床上被独立评价的关节分开计算。⑥RF 阳性的实验室检查：乳胶凝集法类风湿因子 IgM 间隔 3 个月以上两次阳性。⑦银屑病：内科医生诊断，不必须是皮科医生。⑧弛张热：每天最高温度≥39℃，低温降至 37℃以下。⑨浆膜炎：包括心包炎、胸膜炎、腹膜炎。⑩骶髂关节炎：骶髂关节压痛。⑪脊柱关节病：肌腱和脊柱关节的炎症。⑫色素膜炎：慢性的前色素膜炎，由眼科医生诊断。

美国幼年类风湿关节炎分类标准

1. 发病年龄在 16 岁以下。

2. 关节炎：一个或更多关节有炎症表现，如肿胀或积液，并伴有至少两项以下体征：

活动受限、触痛、活动时疼痛及局部皮温增高。

3. 病程 6 周以上。

4. 根据病程最初 6 个月发病方式：

（1）多关节炎型：受累关节≥5 个。

（2）少关节炎型：受累关节≤4个。

（3）全身型：除关节炎外有特征性发热、皮疹、肝脾淋巴结肿大和浆膜炎。

5. 除外其他幼年型关节炎

【临证思路】

一、识症

1. 关节炎

（1）疼痛：若起病急骤，关节灼痛，痛不可触，屈伸不利，得冷稍舒，以热邪为主。若疼痛固定不移，疼痛较剧，遇寒加重，得热痛减，昼轻夜重，痛处不红，触之不热，则以寒邪多见。若关节游走性疼痛，或上或下，或痛或止，则以风邪为主。若疼痛固定伴重着、沉重，天气阴雨加重，多以湿邪为患，若病程日久，反复不愈，关节疼痛，时轻时重，关节不痛或酸痛，活动后减轻以虚证多见。

（2）肿胀：关节肿胀常责之于湿邪，如肿胀疼痛，喜温喜热，多为寒湿所致；若为红肿热痛，则为湿热之状；若关节肿胀日久不消，疼痛夜间明显则为痰湿内停，瘀血阻络。

（3）重浊：湿为阴邪，其性黏腻重着，湿胜则关节、肌肉有沉重感；若肢体困重，苔白腻，脉濡滑，则属寒湿之象；若关节肌肉重着，局部红肿热痛明显，舌质红苔黄厚腻，则属湿热之象。

（4）麻木："气虚则麻，血虚则木"，麻木为局部气血亏虚、关节经络失养之象，如伴疼痛多有邪气闭阻经络并存，常虚实夹杂，如不痛以虚证多见。

（5）关节变形：邪气旺盛，直侵骨骱，常关节肿胀疼痛明显，伴发热等湿热证候；疾病日久损及肝肾，筋骨失养者，多关节变形而不伴红肿，疼痛不明显。

（6）发热：若反复发热恶寒，全身疼痛，关节疼痛游走不定，则多为风热闭阻；如烦躁，壮热不退，面赤口渴，伴关节肿痛，舌质红苔黄燥，脉洪数则为热炽气分；如身热夜甚，心烦，皮肤斑疹隐隐，口干不欲饮，舌绛红苔少，脉数细，则为热入营血；如高热难退，身热不扬，汗出热不解，肢体困重，头晕呕恶，渴不欲饮，则为湿热内蕴；如反复高热，热前寒战，口苦恶心，皮疹鲜红，舌质红，苔黄厚腻，脉弦数，为湿热痹阻少阳，枢机不利；如发热日久，午后潮热，五心烦热，口干多汗，舌红少苔，脉细数，为阴虚潮热。

（7）皮疹：若皮肤红斑，斑色鲜红，发热即起，热退疹退，多为热邪内盛，气营两燔；如发热，身热夜甚，皮疹鲜红或暗红，高出于皮肤，则多为营血郁热；若皮肤斑疹伴肿胀，发热胸闷，肢体沉重，多为湿热内蕴；若皮下结节，分布于关节周围，多由邪气闭阻经络，气血流通不畅，痰浊瘀阻所致。

（8）自汗：自汗伴湿热之证，则为湿热熏蒸；病久，恶风，反复感冒，则多为阳虚营卫不调、阳虚不固。

二、审机

热邪内蕴：小儿为纯阳之体，感受风寒湿邪，易郁而化热，或饮食不节，素有食积郁久化热，热为阳邪，热盛化火，火热炽盛，可见持续高热，热灼伤阴津，血泣而不走，血脉壅滞不通，不通则痛，故见肢体关节焮热，疼痛剧烈，痛不可触，屈伸不利；邪热循卫气营血内传，或郁热内闭不能外达则见高热不退，热盛伤津，则口渴喜冷饮，热入营耗血，则见烦躁不安，甚则谵语，肌肤斑疹，邪热下注则尿赤，邪郁阳明则便秘，舌红苔黄，脉洪数为热邪壅盛之象。

湿热痹阻：小儿阳常有余，外邪内侵易从阳化热；脾常不足，脾胃虚弱，致湿邪不宜化解，如外感风湿热邪，或感受风寒湿邪郁久化为湿热，或喜食肥甘厚味，湿热内生，均可见湿热病证，湿热交阻，导致气血运行不畅，痹阻经脉，流注关节，可见关节肿胀、疼痛；湿遏热伏，经脉不通，故见肢体关节肌肉热痛、重着；湿性黏滞趋下，多下肢肿痛为主，并伴肢体困顿乏力；热为阳邪，阳盛则热，湿为阴邪，重着黏腻，湿热交结，阻碍气机，则见身热不扬，胸闷纳呆；湿邪困脾，则见食欲下降，腹胀便溏。湿热日久损阳耗阴，伤及脏腑，则病证缠绵。舌质红苔腻、脉濡滑而数为湿热之象。

寒湿阻滞：感冒风雪寒湿之邪或素体阳虚，湿从寒化，寒主收引凝滞，寒湿互结，闭阻经脉，气血凝滞关节经络不行，则关节剧痛，屈伸不利，得温痛减，遇寒加重；阴寒凝滞，阳气不行则骨节寒冷，关节皮温湿冷。舌质淡暗苔白腻，脉沉濡为寒湿之象。

肝肾阴虚：肝主筋，肾主骨，先天肾元亏虚，或痹证日久，损及肝肾，导致肝血肾精亏虚，筋骨失养，症见筋脉拘急，关节烦痛变形，屈伸不利，腰为肾之府，肾虚则腰酸疼痛，四肢发软，肝血不足，则见头晕眼涩，肾主水，肾阳不足，膀胱气化不利，则遗尿、夜尿增多，舌红苔少、脉细弱为肝肾亏虚之象。

阴虚内热：素体阴虚，或痹久阴伤，或风湿热毒邪伤阴，或过用温热药物伤及阴津，均可见阴虚内热之象，阴精亏虚，筋骨失养，则见筋脉拘挛，关节变形，屈伸不利；阴虚则生内热，热邪久居筋骨，则关节疼痛，肿胀微热；阴伤则津液亏损，虚火留恋，症见肢体消瘦，五心烦热，口干咽渴，小便短少；舌红少苔、脉细数为阴虚内热之象。

痰瘀互结：痹证日久耗伤气血，损阴劫津，致使痰浊内生，或湿热邪留恋日久，脾阳受损，导致水湿不化，聚湿成痰，痰湿交阻，气血运行不畅，血滞成瘀，痰瘀互结，留滞经脉，闭阻经络，留滞关节，可见关节疼痛固定，或刺痛，入夜加重，关节局部肿大僵硬，屈伸不利，甚则畸形；痰瘀互结于皮下，则见皮色晦暗，可伴有结节；瘀血阻滞，肌肤失养，则见肌肤干燥，甚或甲错；舌质暗红，边尖可见瘀点、瘀斑，苔白，脉细涩，为痰瘀互结之象。

三、定治

治疗总则：小儿痹证，初病多为实邪，治以散邪为急，久病常虚实夹杂，治以扶正为要。祛邪要依据外邪性质及偏胜来定治疗总则，常采用祛风、散寒、利湿、清热四法。扶正：一方面本病患儿多肾气不足，加之久病及肾，因肾主骨生髓，肝藏血主筋，同属下焦，筋骨既需肝血滋养，又需肾阳温煦。肝肾亏虚，则筋骨失养，骨质受损，关节变形。故在疾病的稳定期，应注重补益肝肾，调补气血，使营卫调达和谐。另一方面，因小儿脏腑娇嫩，形气未充，常肺脾气虚，故尚需补肺气，固藩篱，减少反复感染；顾护脾胃，保护气血生化之源，减少食积湿邪的产生，促进机体的恢复。同时，正如《医宗必读》所言："治行痹者散风为主，御寒利湿乃不可废，大抵治痛痹者，散寒为主，疏风燥湿乃不可缺，大抵参以补火之剂，非大辛大温不能释其凝寒也，着痹者，利湿为主，祛风散寒也不可缺，大抵参以补脾行气之剂，盖土强可以盛湿，而气足自灭顽麻也。"

本病邪阻经络，郁久化热，常伴痰浊瘀血等病理产物出现，故治疗本病还需应用化痰行气，活血化瘀，通经活络之法使药达病所，邪去正复。严重者常加用虫类搜风剔邪，化痰散结，推陈出新，化瘀通络。

总之，本病为慢性病变，需根据疾病的寒热虚实的变化，调整祛邪扶正的关系，以达到长期缓解、避免或减少复发的治疗效果。治痹还需注意新病外邪偏重，忌治用温补，久病常脾胃脏腑气血亏虚，忌以苦寒伤胃。

四、用药

热邪内蕴：体内素有脏腑积热，复感时邪，或外感病邪从阳化热，热邪循卫气营血内传，侵犯经络、关节，症见高热、寒战、斑疹隐隐，伴随体温时隐时现，关节疼痛或伴红肿，面赤喜饮，咽痛烦躁，溲黄便干。治宜清热降火，凉血通络。清热降火，药用生石膏为主，配以知母、竹叶；活血通络止痛，药用桂枝、赤芍；凉血消肿，药用牡丹皮、紫草、生地黄；如关节肿胀明显，可加强清热利湿，活络止痛的作用，药用薏苡仁、威灵仙、桑枝；如小便短赤为热移小肠，可清热通淋，药用滑石、通草。若大便干结证属阳明热盛，可清热通便，药用大黄、瓜蒌。如出现口渴多饮，为水不化气，热伤津液，需滋阴清热，药用葛根，天花粉；症见肢体关节夜间疼痛加重为热邪耗血，需加强凉血活血，药用水牛角、生地黄、牡丹皮等。痹证日久，痰浊瘀阻明显，症见关节疼痛，屈伸不利，可加虫类药以搜剔络道，药用穿山甲（现用代用品）、地龙、白花蛇等。

湿热痹阻：小儿脾胃虚弱，湿邪不化，与外感风湿热邪相合致病，湿热交阻，阻碍气机，导致气血瘀滞，痹阻经脉，流注关节，病证缠绵，进一步损阳耗阴，伤及脏腑。症见发热汗出而热不解，身热不扬，关节重着肿胀，屈伸不利，皮温偏高，伴有疼痛，口渴不欲饮，纳呆呕恶，肢体乏力重着。治宜清热化湿，宣痹通络。清热燥湿，药用苍术、黄柏。风湿热邪流注，症见关节肿痛，时轻时重，治以祛风胜湿，舒筋通络，药用海桐皮、防己、蚕砂；湿热偏重，关节肿胀疼痛明显，以清热渗湿，活血通络，药用薏苡仁、赤小豆、滑石；湿热阻络，关节疼痛，屈伸不利，治宜宣痹通络，药用丝瓜络、地龙、忍冬藤。心经热盛，症见咽痛，烦躁，口舌生疮，需清心泻火，药用连翘、炒栀子；湿热困脾，大便稀溏，需行气宽中，厚肠止泻，药用木香、黄连。

寒湿阻滞：小儿脏腑娇嫩，形气未充，易感外邪，寒湿为阴邪，气血受寒，则凝而留聚，经脉不通，寒湿凝滞，阻碍气机，损伤阳气，导致气血闭阻，症见关节疼痛剧烈，痛有定处，屈伸不利，昼轻夜重，得热痛减，遇寒加重。治疗宜温经散寒，祛风除湿。乌头大辛大热，直入关节深处，以温经散寒，为祛寒要药，但其有毒，故小儿用量宜减量，多用3～6g，或采用外治更为安全。恶寒肢冷，阳郁不得外达，治以辛温解表，导寒外出，药用麻黄、葛根、细辛。寒凝血络，关节疼痛剧烈，需温经通络活血止痛，药用乳香、没药；寒湿损伤阳气，见畏寒，肢体关节冷痛不已，治宜益气缓急止痛，药用黄芪、甘草；寒湿阻滞，卫阳不固，症见汗出恶风，治宜温阳祛风通络，药用桂枝、防风。寒湿闭阻经络，症见关节强直，腰膝重着者，治宜温经通络，药用姜黄、海桐皮。

肝肾阴虚：小儿先天禀赋不足，肾元亏虚，或痹证日久损及肝肾，导致肝血肾精亏虚，肝主筋，肾主骨，肝肾不足，筋骨失养，血虚精亏，脏腑失养。症见关节烦疼，筋脉拘急。治宜补益肝肾，壮骨通络。补肝肾，益气血，祛风冷，壮肾健骨，药用桑寄生、杜仲、牛膝；少阴肾虚，外邪留滞经络，症见脊柱关节冷痛，恶风，可加引经之品，直入少阴，祛寒通络，药用独活、细辛。肝血亏虚，血脉不行，症见肢体消瘦，肢体关节麻木，治宜养血益阴、活血通络，药用当归、芍药、地黄、川芎、鸡血藤。脾胃为气血生化之源，肝肾不足，需后天滋补，益气助阳药用人参、桂枝、茯苓、甘草；肾元亏虚明显，出现腰痛肢软，头晕耳鸣，治宜加强滋补肾阴肾阳，药用锁阳、肉桂、熟地黄、牛膝、淫羊藿、鹿角胶。

阴虚内热：热痹日久伤阴，或素体阴虚，脏腑积热，耗精伤阴，导致阴虚内热，出现气血不足，经脉失养，虚火留恋之相。症见关节疼痛，肿胀微热，伴屈伸不利，甚则畸形。治宜养阴清热，利湿宣痹。滋阴清热凉血，药用地骨皮、白薇；热盛伤阴，症见形体消瘦，咽干口燥，口舌生疮，治宜养阴清热生津，药用生地黄、天花粉、生石膏、麦冬；虚热伤络，湿邪内停，关节肿胀微热，治宜清热祛风，除湿止痛，药用秦艽、威灵仙、松节；热耗阴津，阴虚生风，见关节疼痛拘急，治宜清热祛风通络，药用丝瓜络、忍冬藤、地龙清热祛风通络；夜间发热，低热，烦躁，为阴虚内热，治宜滋阴凉血退热，药用玄参、牡丹皮、生地黄；小便短少，虚热下注膀胱，治宜清热利尿，药用竹叶、通草；阴液不足，大肠失于润泽，便干难解，治宜润肠通便，药用郁李仁、火麻仁。

痰瘀互结：痹证日久，气血津液耗伤，津亏血虚，脾胃虚弱，水湿内停，聚湿成痰，痰湿阻滞，气血不畅，血滞成瘀，痰瘀互结，留阻经脉关节。症见关节疼痛固定，剧烈，夜间为主。治宜行气化痰，活血化瘀，舒筋通络。理气燥湿化痰，药用茯苓、陈皮、半夏；养血活血，化瘀通络，药用当归、川芎、桃仁、红花、没药；清热舒筋，通络止痛，药用秦艽、羌活、地龙；皮色晦暗可伴有结节，为痰核留滞，治宜利气豁痰，药用胆南星、白芥子；局部肿胀按之较硬，治宜理气活血，祛瘀通络，药用香附、五灵脂；如多汗，神疲乏力，为久病气虚，治宜益气固表，药用黄芪、炒白术、防风；畏寒肢冷，宜温经通痹，药用桂枝、细辛，如痰瘀日久，治宜搜风散结，药用蜈蚣、土鳖虫；痰瘀化热，治以清热通络，药用忍冬藤、豨莶草、海风藤。

治疗顽痹虫类搜剔药物可加强疗效，如全虫、蜈蚣走窜力最强，能搜风镇痉，活血通络，白花蛇性温有毒，可搜风通络，乌梢蛇无毒，祛湿力强，穿山甲善走窜攻坚，可搜风通络消肿，蜣螂性温走窜脉络，通阳散结，可根据病情，加减应用。但小儿行而未成，成而未健，故治疗用药需顾护正气，用药不宜过偏，虫类药物需慎用，注意避免过敏等不良反应的发生。

【辨证论治】

1. 热邪内蕴

主要症状：关节红肿疼痛，热感明显，皮温增高，皮肤可见红色斑疹，与发热相伴，发热恶风，口干喜饮，大便秘结，小便黄赤，舌质红苔黄厚，脉滑数。

治疗方法：清热泻火，活血通络。

临证处理：

（1）汤剂：白虎加桂枝汤加减。生石膏、知母、粳米、甘草、桂枝、赤芍、白芍。热盛加银花、连翘、地骨皮、白薇；通络加忍冬藤、威灵仙、秦艽、桑枝；小便黄加滑石、通草；大便干加熟大黄、瓜蒌；口渴加花粉、葛根。

（2）中成药：正清风痛宁片。药物组成：盐酸青藤碱；功能主治：祛风除湿，活血通络，消肿止痛；用法用量：常释片1～4片/次、一日3次，缓释片1～2片/次、一日2次，控释片1片/次、一日1次。注意事项：①需从小剂量开始服用。②两周后慢慢加量，以避免毒副作用。③有皮疹及白细胞减少需停药。

（3）主动经皮给药：采用中药超声电导仪，通过大椎穴，经皮给药，治疗脊柱关节炎及上肢关节炎，采用透皮较好具有通经止痛抗炎作用的中药（如炒白芥子、姜黄、独活等）。

2. 湿热痹阻

主要症状：关节肿胀疼痛，伴有重着感，触之皮温高，活动受限，可伴有恶寒发热，有汗不解，心烦口渴，口渴不欲饮，肌肉疼痛重着，舌质红苔黄腻，脉滑数。

治疗方法：清热除湿，宣痹通络。

临证处理：

（1）汤剂：四妙丸加减。苍术、黄柏、防己、滑石、生薏苡仁、牛膝、忍冬藤、青风藤、威灵仙、桑枝、丝瓜络。

（2）中成药：湿热痹颗粒。药物组成：黄柏、苍术、粉萆薢、薏苡仁、汉防己、连翘、川牛膝、地龙、防风、威灵仙、忍冬藤、桑枝。功能主治：清热除湿，消肿通络，祛风止痛。用法用量：口服，3～6岁每次1/2袋，>6岁每次1袋，一日2～3次。

热重于湿：白虎加桂枝汤。

热重于湿，出现皮疹：三仁汤化裁。

内有湿热，关节肿冷：宣痹汤（清热宣痹兼清寒湿）加桂枝附子汤。

湿热化燥伤阴：丁氏清络饮。

日久加强搜络之功：穿山甲、地龙。

（3）体针法：取足三里、三阴交、阴陵泉、阳陵泉等穴。

（4）中药泡洗：治疗下肢关节炎，采用泡洗桶对下肢关节进行中药泡洗，泡洗时间15～20分钟，日1～2次。药物：麻黄10g，细辛10g，忍冬藤30g，青风藤30g，海风藤30g，生石膏30g，知母10g，茯苓20g，泽泻20g等。

3. 寒湿阻滞

主要症状：发病缓慢，畏寒肢冷，关节强痛，遇冷加重，或关节肿胀痛，屈伸不利，舌质淡，苔白，脉细弱。

治疗方法：温阳散寒，祛风除湿。

临证处理：

（1）汤剂：乌头汤合黄芪益气汤。制川乌、麻黄、黄芪、甘草。

疼痛重：细辛、乳香、没药。

恶风、汗出：桂枝、赤白芍。

益肾祛风，除湿通络：生续断、青风藤、寻骨风、白芥子、威灵仙、鸡血藤、全虫、丹参、川芎、豨莶草；加强搜络之功可加白花蛇、蜣螂。

（2）敷贴疗法：生艾叶15g，生川乌9g，生草乌9g，白芷9g，羌活9g。上药共为粗末，分为两份，各装入布口袋，封口放入水中煎煮，煎时加鲜大葱4～5根，生姜1片，均捣碎，老酒1杯，煎20分钟，取出1袋，乘热敷贴痛处，两口袋轮流使用，每次15分钟，每日2次。

（3）中药泡洗：治疗下肢关节炎，采用泡洗桶对下肢关节进行中药泡洗，泡洗时间15～20分钟，日1～2次。药物：艾叶30g，制川乌15g，草乌20g，川芎15g，苍术 15g，白芷 20g，羌活 15g 等。

4. 肝肾阴虚

主要症状：腰酸痛、肢体软弱无力，病久关节肿胀畸形，局部关节灼热疼痛，筋脉拘急，屈伸不利，形瘦骨立，伴头晕，耳鸣，盗汗，失眠等症，舌质红苔少，脉象细弱。

治疗方法：滋补肝肾，佐以通经络。

临证处理：

（1）汤剂：健步虎潜丸。知母、黄柏、熟地黄、龟甲、陈皮、白芍、干姜、锁阳、虎骨（现用代用品）、牛膝、当归。

尪痹：四神煎，药用黄芪、石斛、牛膝、远志、银花。

病久：六味地黄丸、资生丸加减。

（2）中成药：尪痹颗粒。药物组成：生地黄、熟地黄、续断、骨碎补、狗脊、羊骨、附子（制）、淫羊藿、独活、桂枝、防风、威灵仙、红花、皂刺、伸筋草、知母、白芍。功能主治：补肝肾，强筋骨，祛风湿，通经络。用法用量：口服，>6 岁每次 0.5 - 1 袋，一日 2 次。

5. 阴虚内热

主要症状：关节疼痛，或有肿胀热感，甚则轻度变形，常有低热，五心烦热，肢体消瘦，口干咽燥，大便干结，小便短少，舌质红少苔，脉细数。

治疗方法：养阴清热，利湿宣痹。

临证处理：

（1）汤剂：丁氏清络饮加减。生地黄、金银藤、牡丹皮、石斛、青蒿、白薇、赤芍、秦艽、牛膝、威灵仙、丝瓜络、地龙。口渴加天花粉、麦冬、生石膏；夜热盛加玄参、牡丹皮；小便黄加通草、炒栀子；大便干加瓜蒌、熟大黄。

（2）体针疗法：足三里、三阴交、太溪穴。

6. 痰瘀互结

主要症状：此证多见于寒湿凝滞或痰热伤阴，迁延久病，导致气血不足，血行不畅，瘀血内停，经脉失养痹阻不通，表现为关节漫肿日久，僵硬变形，屈伸受限，疼痛固定，痛如锥刺，昼轻夜重，口干不欲饮，肌肤干燥甚或甲错，舌质暗红，尖边可见瘀点，瘀斑，苔薄白，脉细涩。

治疗方法：行气化痰，活血化瘀，舒筋通络。

临证处理：

（1）汤剂：身痛逐瘀汤合二陈汤加减。当归、川芎、赤白芍、桃仁、红花、乳香、白芷、香附、地龙、牛膝、甘草、茯苓、威灵仙。兼寒加桂枝、姜黄；气虚加黄芪、炙甘草。

（2）中药泡洗：药物组成为桃仁 20g，红花 20g，白芥子 20g，半夏 10g，皂角刺

20g，乳香 20g，没药 20g，威灵仙 15g。上药放入水中煎煮 30 分钟，煎取 1000mL，放入泡洗桶对下肢关节进行中药泡洗，泡洗时间 15～20 分钟，日 1～2 次。

（3）中成药：瘀血痹胶囊。药物组成：乳香（制）、没药（制）、红花、威灵仙、川牛膝、香附（制）、姜黄、当归、丹参、川芎、炙黄芪。功能主治：活血化瘀，通络止痛。用法用量：口服，大于 6 岁 3 粒/次，一日 3 次。女童行经期慎用。

【病案参考】

病案一

刘某，男，7 岁。2010 年 1 月 8 日初诊。

患者因"确诊特发性类风湿关节炎 2 年余，巨噬细胞活化综合征 1 个月余"就诊。

2 年多前患者因"高热、皮疹"在某医院就诊，确诊为幼年特发性类风湿关节炎，予甲基强的松龙 250mg 及丙种球蛋白冲击治疗并辅以尼美舒利抗炎治疗，病情稳定出院。出院后强的松、尼美舒利逐渐减量，病情稳定。3 个月前患者无明显诱因出现发热，当地医院查血常规白细胞 32.7×10^9/L，中性粒细胞 0.93%，予以抗感染治疗后，体温仍有波动，并出现咳嗽、胸闷、气急。诊断为特发性关节炎复发，伴大量浆膜腔积液，心肌损害，脑电图轻度至中度改变。予甲基强的松龙 250mg 及丙种球蛋白冲击治疗，体温逐渐正常，浆膜积液逐渐消失。甲基强的松龙减量后，患儿再次出现发热。2 个月前起再次甲基强的松龙冲击治疗，体温降至正常。病程中查门冬氨酸氨基转移酶 67U/L、血小板 221×10^9/L，骨髓见嗜血细胞，诊断为巨噬细胞活化综合征。继续给予甲基强的松龙加环孢素 A 治疗。患儿病情渐好转，改美卓乐（甲泼尼龙）口服，并减量。刻下：患儿出现间断高血压伴头晕、枕后不适、行走不稳，予以卡托普利等降压治疗后血压平稳，无头晕。行头颅 MRI 提示两侧大脑中动脉、两侧椎动脉颅内段及基底动脉管壁毛糙，管腔多发狭窄。

西医诊断：幼年特发性类风湿关节炎。

中医诊断：痹证。

辨证：阴虚内热，痰瘀交阻。

治法：滋阴清热，化痰祛瘀。

处方：生地黄 30g，黄芩 15g，石膏 15g，忍冬藤 15g，金雀根 15g，羊蹄根 15g，水牛角 30g，郁金 12g，莪术 12g，牡丹皮 12g，陈皮 6g，佛手 6g，天麻 9g，藿香 9g，甘草 3g，蒺藜 30g。每日 1 剂，水煎，早晚分服。

口服美卓乐每日 48mg。

2 月 2 日复诊：直线行走（−），指鼻试验（−），单腿站立（＋），双侧巴宾斯基征（−）。同时服用美卓乐每天 36mg。予原方加胆南星 30g，半夏 30g。

3 月 30 日三诊：直线行走（−），指鼻试验（−），单腿站立（±），双侧巴宾斯基征（−）。美卓乐减为每天 24mg，症状较前缓解，大便稀，每日 8～10 次。

上方去胆南星、半夏、忍冬藤、藿香，加葶苈子 30g，白芥子 12g。

上方随症加减治疗两个半月后，患者直线行走（-），指鼻试验（-），单腿站立（-），活动自如，大便次数减少，每日 6～8 次，成形。美卓乐减至每天 7.5mg。MRI 诊断：头颅动脉增强，余未见明显异常。随诊至 2010 年 8 月 17 日，病情稳定。

按语：患儿幼年特发性关节炎全身型合并巨噬细胞活化综合征，西医给予激素冲击、丙球冲击及环孢素治疗后虽病情有所缓解，但并发神经系统损害，就诊于沈老门诊。患儿以发热，咳嗽，胸闷，头晕，头痛为主要表现，沈老认为其为热痹，证属阴虚内热，痰瘀互结，上扰清窍。故给予水牛角、生地黄、牡丹皮、黄芩、生石膏、忍冬藤滋阴清热，凉血通络；金雀根、羊蹄根、郁金、莪术活血化瘀；藿香芳香化湿；蒺藜、天麻疏风活血，平肝息风；陈皮、佛手行气化痰，顾护脾胃。二诊加胆南星、半夏，以加强化痰祛湿的作用。三诊针对其关节腔积液减祛风化痰药物，加用利水化痰药以加强消肿化饮，改变滑膜血管通透性，促使积液重吸收的作用。本例患儿幼年特发性关节炎全身型急性期，治疗以祛邪为主，通过清热、祛风、化痰、利水、活血等方法祛除风、热、湿、痰、瘀诸邪，以达邪清正得的效果。沈老采用甘寒清热注意保护久热所致的阴血，做到祛邪而不伤正，同时加用顾护脾胃之品，保护气血生化之源，以期正气的恢复。

（摘自：吕祥，凌昌全，沈丕安. 沈丕安治疗幼年特发性类风湿关节炎经验. 中医杂志，2011）

病案二

崔某，男，10 岁。2010 年 1 月 18 日初诊。

主诉：双膝关节疼痛半年，咳嗽两旬余。

半年前出现膝关节肿胀疼痛，"B 超"检查示右膝关节髌上囊积液，滑膜增厚。骶髂关节 CT 检查示右侧骶骨囊变，扫及双侧髋臼关节而下骨质密度不均，双侧髋关节炎可能。血 HLA-B27 阳性。上海仁济医院诊断为幼年特发性关节炎（附着点相关性炎症型）。经益赛普、来氟米特、西替利嗪、怡美力、强的松等治疗，病情趋于稳定。20 天前不慎感冒，见咳嗽，痰黄，膝关节时感疼痛，稍肿胀，二便正常，舌淡红、苔薄白，脉细弦。血沉 5mm/h。辨证属肾督亏虚，调摄失宜，寒湿痹阻，又风热袭肺，肺失宣降。治宜益肾壮督，蠲痹通络，佐以清肺化痰。处方：穿山龙 30g，补骨脂 12g，鹿衔草 15g，生熟地黄各 12g，蜂房 6g，青风藤 12g，鸡血藤 15g，乌梢蛇 6g，金荞麦 20g，生甘草 3g。14 剂，1 日 1 剂，水煎服。

2 月 1 日二诊：查抗肺支原体抗体阳性，药后膝关节疼痛减轻，唯偶尔鼻咽部不适，鼻衄，痰黄不多，舌红、苔薄白，脉细。络脉渐利，气血渐畅，肺热未清，热伤窍络。前法治之，兼顾利窍。上方加金沸草 12g，僵蚕 8g。21 剂。

2 月 22 日三诊：稍感两膝关节疼痛，不咳，痰不多，二便正常，舌淡红、苔薄白，脉细。症情平稳，益肾蠲痹法治之。处方：穿山龙 30g，金荞麦 20g，蜂房 6g，僵蚕 8g，乌梢蛇 8g，鸡血藤 20g，豨莶草 15g，青风藤 15g，金沸草 12g，生甘草 4g。21 剂。

3 月 15 日四诊：强的松减至 10mg，药后症情稳定，无明显不适，舌淡红、苔薄白，脉细。前法加大益气补肾之力。上方加炙黄芪 20g，枸杞子 12g，淫羊藿 8g。30 剂。

4 月 12 日五诊：CRP、血沉正常，症情稳定，喉间多痰，稍咳，左膝酸痛，苔薄，脉细弦。前法续治。处方：穿山龙 30g，金荞麦 15g，金沸草 10g，蜂房 10g，僵蚕 6g，鸡血藤 15g，炙黄芪 15g，炙甘草 6g。20 剂。

5 月 17 日六诊：血沉 4mm/h，尿常规正常，X 线提示左膝窝肿形成可能，与前片比较左膝关节腔积液基本消失，症情稳定，仍感左膝酸痛，稍咳，舌质红、苔薄白，脉细弦。从肾虚络痹论治，上方加生熟地黄各 10g，生薏苡仁 20g。14 剂。

6 月 14 日七诊：偶尔左膝发麻，余症尚可，舌偏红、苔薄，脉细。膝络不畅，守前法治之。处方：穿山龙 20g，生熟地黄各 15g，全当归 8g，淫羊藿 10g，蜂房 6g，僵蚕 6g，鸡血藤 15g，青风藤 15g，生黄芪 20g，炙甘草 4g。30 剂。

7 月 19 日至 9 月 6 日 3 次来诊，症情平稳，此前 6 月 26 日上海仁济医院查 CRP、血沉、ACTH 正常，皮质醇 224.4nmol/L，关节症状已不明显，纳可，便调，苔薄，脉细。复查血沉 2mm/h。强的松减至 2.5mg。基本以前方加减调治。

2011 年 3 月 14 日十二诊：强的松已停用 2 月，症情稳定，目前无明显不适，舌淡红、苔薄，脉细。上方去浮小麦，加川石斛 10g，30 剂。

按语：笔者认为本病发作期病机多责之于肾虚兼湿热痹阻或风湿热痹或寒湿痹阻。本例以膝关节疼痛为主症，先以西药治疗，症状好转。然仍存膝关节疼痛，就诊时又有咳嗽咳痰之症，辨属肾督亏虚，精血不足，寒湿痹阻关节，络脉不利，复又外邪袭肺，痰热内蕴，肺失宣降。治疗益肾壮督，蠲痹通络，清肺化痰。方以穿山龙活血舒筋，通经络，祛痰止咳；金荞麦清肺化痰止咳；青风藤、鸡血藤祛风湿，通经络；乌梢蛇、蜂房虫类搜剔通络消肿，善行走窜；生熟地黄益肾壮督，补益精血；补骨脂补肾助阳；鹿衔草补虚益肾，祛风除湿，强壮筋骨；甘草调和诸药。二诊络脉渐利，膝痛缓解，鼻咽部不适，鼻衄，痰黄不多为肺窍不利，加僵蚕、金沸草散风热、化痰利窍，利用鹿衔草止血作用未再加用止血药物。三诊 CRP、血沉正常，症情稳定，喉间多痰，稍咳，左膝酸痛，以益肾蠲痹化痰法调治。六诊血沉 4mm/h，检查左膝关节腔积液基本消失，湿浊渐去。此后治疗一直以益肾蠲痹法为主，适当调整。朱老指出临床注意在使用激素药减量时，可加淫羊藿、生地黄补肾阳，滋肾阴，减轻激素类副作用。坚持治疗，终于西药激素减量至停用而病情平稳。笔者采用益肾蠲痹、补气通络基本法则调治，随症加减协助减停激素，取得一定疗效。

（摘自：吴坚，蒋熙，姜丹，等. 国医大师朱良春幼年特发性关节炎辨治实录及经验撷著.

江苏中医药，2014）

第三十四节　儿童系统性红斑狼疮

【概述】

儿童系统性红斑狼疮是一种侵犯多系统和多脏器的全身结缔组织的自身免疫性疾病。患儿体内存在多种自身抗体和其他免疫学改变。本病临床表现多样，主要表现为发热、皮疹、脱发、关节痛或关节炎、肾炎、浆膜炎、溶血性贫血、白细胞减少、血小板减少及中枢神经系统损害等。我国古代没有这一病名，根据临床症状，现代医家将其归属于"痹症""阴阳毒""蝶疮流注""葡萄疫""虚劳"等。本病可有家族史，儿童系统性红斑狼疮脏器受累较成人更高，病情发展快，其预后远比成人差。

儿童系统性红斑狼疮的患病率尚不清楚，国外资料显示 15 岁以前本病的患病率为（0.53～0.6）/10 万，目前尚无我国大陆地区儿童 SLE 发病率或患病率的报道，但小样本的病例显示男女患病比例为 1∶（3.9～5.93）。15%～20% 的 SLE 在儿童时期起病。我国近年来由于实验室检测技术的发展和临床诊断水平的提高，本病的发病人数增多，仅次于幼年特发性关节炎，居小儿风湿性疾病中的第二位，早期诊断和综合治疗可使其预后明显改善。

【源流】

在我国古代没有系统性红斑狼疮这一病名，但历代医书对于系统性红斑狼疮的临床表现均有阐述。如《素问·痹论》曰："故骨痹不已，复感于邪，内舍于肾。筋痹不已，复感于邪，内舍于肝。脉痹不已，复感于邪，内舍于心。肌痹不已，复感于邪，内舍于脾。皮痹不已，复感于邪，内舍于肺……凡痹之客五脏者，肺痹者，烦满喘而呕。心痹者，脉不通，烦则心下鼓，暴上气而喘，嗌干善噫，厥气上则恐。肝痹者，夜卧则惊，多饮数小便，上为引如怀。肾痹者，善胀，尻以代踵，脊以代头。脾痹者，四肢解堕，发咳呕汁，上为大塞。"五脏痹的表现与系统性红斑狼疮的多系统损害相类似。

汉代张仲景《金匮要略·百合狐惑阴阳毒病证治》云："阳毒之为病，面赤斑斑如锦纹……阴毒之为病，面目青，身痛如被杖。"其症状类似系统性红斑狼疮的皮肤红斑、盘状红斑、冻疮样皮损、面部赤斑及彩色的花纹斑等。隋代巢元方的《诸病源候论》及元代朱丹溪的《丹溪心法》对阴阳毒进行了补充，认为阴阳毒伴有发热、手足指趾冷等症状，其更接近了红斑狼疮的临床表现。

明代陈实功《外科正宗》有："葡萄疫其患……郁于皮肤不散，结成大小青紫斑点，色若葡萄，发在遍体头面。"此与系统性红斑狼疮皮下、双手出现点片状或带状鲜红、暗红、青紫斑片症状非常相似。

《景岳全书·虚损》说："肾水亏，则肝水失所滋而血燥生；肾水亏，则水不归源而脾痰起；肾水亏，则心肾不交而神色败；肾水亏，则盗伤肺气而喘嗽频……故曰：虚邪之至，害必归肾；五脏之伤，穷必归肾。""虚劳"症状亦与系统性红斑狼疮多脏器损害症状类似。

儿童系统性红斑狼疮常伴有较多证候，且临床80%患者有发热症状。正如《素问·痹论》所云："其热者，阳气多，阴气少，病气胜，阳遭阴，故为痹热。"《素问·四时刺逆从论》也云："厥阴有余病阴痹，不足病生热痹。"此说明儿童系统性红斑狼疮发病是多因素造成的，其病情错综复杂，常累及皮肤、关节、内脏，病变由外而内，进行性加重。此即"诸痹不已，亦益内也"。近代医家根据其全身证候多，多将本病归于中医的"痹证"。

【病因病机】

儿童系统性红斑狼疮多属先天禀赋不足，阴阳失调，肾阴亏虚，兼外感六淫邪毒而致经脉痹阻，外伤肤络，内蚀脏腑成病。

一、禀赋不足，肾阴本亏

大多数学者认为先天禀赋不足是儿童系统性红斑狼疮发病的基础。现代大量研究也表明儿童系统性红斑狼疮属于多基因疾病，遗传因素起着决定作用。正如《灵枢·经脉》云："人始生，先成精，精成而脑髓生，骨为干，脉为营，筋为刚，肉为墙，皮肤坚而毛发长。"肾居下焦，为阴中之阴脏，具有封藏、贮存精气的作用。《素问·上古天真论》曰："肾者主水，受五脏六腑之精而藏之。"肾所藏之精，既包括先天之精，又包括后天之精。肾所藏的先天之精是人体先天的基础，它禀受于父母，充实于后天。若先天禀赋不足，肾精亏虚，则形体虚衰，易于为病。儿童系统性红斑狼疮肾脏损害多见亦与先天禀赋不足有关。

二、外感六淫，痹阻经络

小儿处于生长发育过程中，正如《温病条辨》中说："脏腑薄，藩篱疏，易于传变；肌肤嫩，神气怯，易于感触。"故儿童对于外邪的抵御能力较成人更差，感邪后若未能得到正确及时的治疗护理则易于传变。《素问·痹论》说："风寒湿三气杂至，合而为痹也……五脏皆有合，病久而不去者，内舍于其合也。故骨痹不已，复感于邪，内舍于肾。筋痹不已，复感于邪，内舍于肝。脉痹不已，复感于邪，内舍于心。肌痹不已，复感于邪，内舍于脾。皮痹不已，复感于邪，内舍于肺。所谓痹者，各以其时重感于风寒湿之气也。"邪气久留不去，化热生毒，痹阻经络，导致气血运行不畅而血脉瘀滞。外则伤肤损络，内传损及脏腑，久则五脏虚损，六腑为患。小儿因"五脏六腑，成而未全，全而未壮"，其生理机能的特殊性较成人更易感邪，感邪后更易传变入内，影响脏腑。因此，儿童系统性红斑狼疮的预后较成人严重。

三、脾虚湿胜，化热生毒

脾为后天之本，主运化水谷精微，为气血生化之源。小儿"脾常不足"，脾胃虚弱则气血生化乏源而致血亏精少。脾虚后天之精匮乏，不能补益先天之精，则肾精愈亏。脾主运化水湿，脾胃虚弱则水湿停滞，加重气血瘀滞，日久生毒。儿童具有"阳常有余，阴常不足"的生理特点，正如《陈氏幼科秘诀》中说："小儿禀赋纯阳，血气热，易生热。"外感六淫之邪，则易从阳化热，化热生毒，毒热内犯五脏，外蚀筋骨，而致病重难疗。

【诊断要点】

一、临床表现

本病可见于小儿的各个年龄时期，5 岁以前发病患儿很少，青春期儿童多见。其主要临床表现为多系统损害，表现多种多样，首发症状也不同。早期可表现为非特异的全身症状，如发热、全身不适、乏力、体重减轻等；也可表现为某一系统或某一器官的征象，如皮疹、雷诺现象、口腔溃疡、脱发、淋巴结肿大、贫血、黄疸、抽搐等；也可能表现为某一项或几项实验室指标异常，如蛋白尿或血尿，血小板减少，不明原因血沉增快，肝功能异常，心电图异常等。上述某一特殊表现可以单独存在，持续数月至数年，而其他系统表现并不出现。

1. 全身症状

大多数患儿有发热表现，可表现为不同热型，还可有全身不适、食欲下降、乏力、体重下降、淋巴结肿大等表现。

2. 皮肤黏膜症状

50%的患儿可见典型的蝶形红斑，皮疹为位于面颊部、横跨鼻梁的鲜红色红斑，边缘清晰，伴轻度浮肿，很少累及上眼睑，可伴有毛细血管扩张、脱屑，一般消退后不留瘢痕。手掌、足掌和指趾末端常有红斑，口腔及鼻黏膜可见红斑和溃疡，还可出现脱发、雷诺现象、指（趾）坏疽。儿童常有日光过敏，小儿盘状狼疮较成人少见。10%～20%病例在整个病程中不出现皮疹。

3. 肌肉骨骼症状

患儿多表现为关节炎和关节痛。多为游走性，也可呈持续性，一般很少引起关节破坏和畸形。部分患儿可出现肌痛和肌无力。

4. 循环系统症状

心包、心肌、心内膜均可受累，以心包炎多见，一般积液量不多，严重者可有大量心包积液。心内膜炎常与心包炎同时存在。本病易累及小血管、小动脉和小静脉，可以因广泛急性血管炎而导致狼疮危象。

5. 泌尿系统症状

儿童较成人更易发生肾损害。临床出现肾脏受累者有 50%～80%，其中约 22% 患儿发展为肾功能衰竭。狼疮肾炎的临床表现可以为血尿、蛋白尿、肾功能减退和高血压。狼疮肾炎是引起儿童系统性红斑狼疮死亡的主要原因之一。

6. 神经系统症状

儿童系统性红斑狼疮神经系统损害的发生率为 20%～50%。其临床表现多种多样，可表现为意识障碍、智能减退、记忆减退、行为异常、癫痫、视物模糊、头痛、眩晕、嗜睡、偏瘫、失语等。患儿脑脊液、脑电图可有异常表现，颅脑 CT 和磁共振可检查出局灶病变、梗死、萎缩、颅内出血等异常改变，核磁较 CT 更敏感。

7. 呼吸系统症状

最常见为胸膜炎伴积液。本病肺损害可为轻度无症状的肺浸润，也可为急性狼疮肺炎导致患儿迅速死亡。

8. 消化系统症状

可有腹痛、腹泻、恶心、呕吐等。少数患儿可出现无菌性腹膜炎，表现为腹痛和腹水。约 75% 患儿可有肝肿大，半数有肝功能异常，部分可伴有黄疸。约 25% 的患儿有脾肿大。

9. 血液系统症状

多数患儿有不同程度的贫血，约 50% 患儿白细胞减少，15%～30% 患儿出现血小板减少。

二、实验室检查

1. 血液检查

（1）可见白细胞减少、血小板减少，并可找到相应的抗体。

（2）血红蛋白降低，网织红细胞可增高。

（3）活动期血沉可增快，C 反应蛋白阳性。

2. 尿液常规检查

肾脏损害可见蛋白尿、红细胞。

3. 生化检查

部分患儿可有肝功能异常。

4. 免疫功能检查

（1）免疫球蛋白增高、补体降低、免疫复合物阳性。

（2）自身抗体阳性，其中抗 ds-DNA 抗体及抗 Sm 抗体被认为是 SLE 的标志性抗体。

（3）淋巴细胞亚群异常，淋巴细胞计数减少。

三、诊断标准

参照 1997 年美国风湿病协会关于 SLE 分类诊断标准，11 项指标中有 4 项符合即可诊断为 SLE。

1. 颊部红斑

2. 盘状皮疹

3. 日光过敏

4. 口腔溃疡

5. 关节炎

6. 浆膜炎

胸膜炎或心包炎。

7. 肾脏改变

（1）持续性尿蛋白>0.5g/d 或+++。

（2）可见细胞管型。

8. 神经病变

除外药物或已知代谢紊乱导致的癫痫发作或精神病。

9. 血液学改变

（1）溶血性贫血，伴网织红细胞增多。

（2）白细胞减少，$<4×10^9/L$。

（3）淋巴细胞减少，$<1.5×10^9/L$。

（4）血小板减少，$<100×10^9/L$（除外药物因素）。

10. 免疫学改变

（1）抗 ds-DNA 抗体阳性。

（2）抗 Sm 抗体阳性。

（3）抗磷脂抗体阳性。包括血清 IgG 或 IgM 型抗心磷脂抗体水平异常；或标准方法检测狼疮抗凝物阳性；或至少持续 6 个月的梅毒血清实验假阳性。

11. 抗核抗体

滴度异常。

【临证思路】

一、识症

1. 面部红斑

面部红斑系六淫之邪痹阻经络，血脉不通，气血运行不畅而致伤肤损络所致。红斑颜色鲜红，多为热毒炽盛损伤肤络所致。红斑颜色紫暗或伴有脱屑，多为阳气不足，风寒湿邪痹阻经络，气血不荣肌表，邪毒留恋或日久血瘀所致。

2. 发热

早期发热多为感受六淫之邪，或热毒炽盛所致。可见热度较高，同时伴有恶寒、恶热、大便秘结、小便短赤、烦躁、咽痛、口腔溃疡等表现。后期发热多为余邪未清，气血不足，肾阴亏损所致。热度多为低热，或午后潮热。触感时令邪气也可见高热，常常伴有多汗、乏力、脱发、腰酸、纳差等表现。

3. 关节症状

感邪后导致四肢脉络痹阻，气血瘀滞于关节则可以出现关节的肿胀、疼痛、活动不利。

4. 脏腑受累症状

《素问·痹论》云："凡痹之客五脏者，肺痹者，烦满喘而呕。心痹者，脉不通，烦则心下鼓，暴上气而喘，嗌干善噫，厥气上则恐。肝痹者，夜卧则惊，多饮数小便，上为引如怀。肾痹者，善胀，尻以代踵，脊以代头。脾痹者，四支解堕，发咳呕汁，上为大塞。肠痹者，数饮而出不得，中气喘争，时发飧泄。胞痹者，少腹膀胱按之内痛，若沃以汤，涩于小便，上为清涕。"本病初病在表，日久由表入里，由四肢脉络入内而损及脏腑脉络。邪气伤心则见心悸不宁，突然作喘，甚至胸痛引背，兼有腹胀不能饮食的症状。邪气伤肝则见夜卧则惊、多饮数小便、腹胀、胁痛、呕吐、易倦乏力等症状。邪气伤脾则见四肢懈惰、肌肉消瘦、胸膈痞满、呕吐清水等症状。邪气伤肺则见喘息、咳嗽、胸闷心烦等呼吸系统症状。邪气伤肾则见小腹胀、遗尿、浮肿等肾气痹阻的表现。若表里上下多脏同病，则为重症。肾阴不能涵木则内风妄动，肾水不足则心火不降，风火相助为虐则毒热上入颠脑，最为危重。正如《素问·评热病论》中云："邪之所凑，其气必虚。"儿童先天之本不足，则最易侵犯肾脏，因此儿童狼疮肾炎的发病较成人多见。

二、审机

1. 活动期

此期多见于疾病初起或因劳倦感受外邪等而致病情复发。患儿素体内热，外感六淫之邪，外邪引发热毒，正邪交争而毒热炽盛，邪热外伤肌表则出现皮疹、面部红斑、日光过敏；闭塞经络，导致气血运行受阻，出现手足雷诺综合征、皮肤瘀点瘀斑。正邪交争则表现为长期发热、恶寒、恶热或寒热往来。若邪毒深入侵害脏腑则出现脏腑损害。邪毒犯肺则见咳嗽、喘憋、呼吸困难等症状；邪毒犯脾则见腹胀腹痛、恶心呕吐、腹泻等症状；邪毒犯心则见心慌胸闷、心悸气短等症状；邪毒犯肝则见夜卧不安、胁痛等症状；邪毒犯肾则见浮肿、少尿等症状。若肾水虚甚，不能涵木则肝风内动，水不制火则心火上炎，外内合邪则毒热上入颠脑，轻则头痛、头晕，严重者甚至出现偏瘫抽搐等症状。

2. 缓解期

缓解初期多见余邪未清，虚实夹杂，经络痹阻。患儿皮疹及关节症状虽有明显缓解，但仍有长期低热、口干潮热、头晕目眩、舌苔黄腻等症状，尿检仍有大量蛋白尿。后期则以气阴两虚、脾肾气虚或脾肾阳虚、肝肾阴虚为主。除脏腑虚弱之象外，患儿多还兼有瘀血、热毒。此时表现为面部隐约红斑或色素沉着，伴有脱发、乏力、面色不华、腰酸等表现。此期若调护不当或感受时令邪气，则易再度进入活动期。

三、定治

治疗总则以祛邪扶正、调理阴阳、宣通经络为主。活动期以祛邪为主，注意辨清寒热，是否夹杂有痰饮食积瘀血。在祛邪基础上辅以疏通经络、祛风除湿消导之法。同时注意祛邪不伤正气，注意顾护肾脏脾胃先天后天之本，以免影响儿童的生机。若伴有五脏受累，可根据五脏特性进行用药调理，使五脏功能趋于正常以发挥患儿自身排邪功能。缓解期以扶正为主，缓消余邪，疏风通络。注意补虚不留邪，补消兼顾，时时注意患儿脾胃功能，从而使邪气除，经络畅，五脏阴阳调和。

四、用药

1. 活动期

六淫之邪由外侵入，经络闭塞，脏气不利，正邪交争，毒热炽盛。症见高热、红斑、口腔溃疡、面部充血、浮肿、乏力、关节酸痛等，治宜祛邪扶正、宣通经络。祛风邪药用银花、连翘、防风、白芷等；祛寒邪药用麻黄、桂枝、附子、生姜、细辛等；祛湿邪药用羌活、独活、苍术、秦艽、薏苡仁等；除热邪药用葛根、柴胡、黄芩、黄连、黄柏、苦参、生石膏等；若伴有热毒可予以白花蛇舌草、半枝莲、青黛、紫草、蒲公英、紫花地丁等清热解毒；伴有经络瘀滞，气血不通畅可药用川芎、当归、乳香、没药、忍冬藤、鸡血藤等通经活络；伴有食积可药用山楂、神曲、炒谷稻芽、陈皮等；伴有痰湿可药用半夏、生姜、陈皮、竹茹、瓜蒌等；伴有水饮可药用大腹皮、赤小豆、茯苓皮、泽泻、猪苓等；伴有瘀血可药用红花、赤芍、桃仁、小蓟、三七粉、血余炭、蒲黄炭等。若合并脏腑损害则可根据脏腑特性加用相应的药物治疗。如合并心脏病变多因久病致心阳虚衰、血脉运行失畅所致。治宜益气温阳、活血利水，可予以瓜蒌、薤白、丹参等药物。瓜蒌苦寒滑利，豁痰下气，宽畅胸膈；薤白辛温，通阳散结以止痹痛，有"心病宜食薤"之说。丹参饮活血祛瘀，行气止痛。有心包积液者，加汉防己、茯苓等利水。合并自身免疫性肝病多因久病肝气郁结，肝失疏泄，或湿热蕴结肝胆所致。治疗以清利湿热，疏肝理气，可加用茵陈、柴胡、当归、白芍、薄荷等疏肝养血。茵陈苦泄下降，功专除湿清热退黄；柴胡疏肝解郁；当归养血和血；白芍敛阴柔肝；薄荷透肝经郁热。合并消化道并发症的病机多因儿童先天脾胃不足，喂养不当或 SLE 病情迁延，长期用激素或免疫抑制剂使胃肠道受累。脾胃气虚，后天之本失调，气血生化乏源，日久致人体气血亏虚。治疗可加用人参、白术、茯苓、山药、莲子、白扁豆、薏苡仁、砂仁等。人参、白术、茯苓益气健脾渗湿；山药、莲子健脾益气，兼能止泻；白扁豆、薏苡仁助白术、茯苓以健脾渗湿；砂仁醒脾和胃，行气化滞。诸药合用促进脾胃受纳与健运功能的恢复。合并间质性肺炎的病机多因肺阴亏耗，肺失宣降，每因复感外邪，痰瘀交阻所致。其临床表现为发热、咳嗽、气急、胸痛等。治疗可加用芦根、薏苡仁、冬瓜子、麻黄、杏仁等药物。芦根清肺泄热，薏苡仁利湿化痰，冬瓜子清热滑痰，麻黄宣肺平喘，杏仁润肺止咳，使肺气恢复正常。狼疮肾炎为儿童系统性红斑狼疮最常见的合并症，临床表现为水肿、小便不利、蛋白尿等。其病机多因脾肾阳虚，水液气化失常，因虚致实，导致湿停、热郁、瘀阻。治疗以温阳利水为主，兼顾活血祛瘀、益气固摄，可加用附子、金樱子、芡实、白茅根等。附子温肾阳，金樱子、芡实补肾固摄，白茅根止血，以促进肾藏精功能的恢复。

2. 恢复期

此时往往正虚邪恋、经络不通、气血两虚、脾肾不足。症见面部可见隐约红斑或色素沉着、偶见皮疹、午后潮热、脱发、乏力、面色不华、食欲不振、腰酸、怕冷怕热、头晕等表现，治宜扶正祛邪、宣通经络。气不足可药用黄芪、人参、炙甘草、山药等；血不足可药用当归、酸枣仁、枸杞子、大枣等；阳不足可药用炮姜、肉桂、菟丝子、覆盆子等；阴不足可药用沙参、生熟地黄、麦冬、五味子、女贞子、旱莲草等。伴有经络瘀滞可予以川芎、赤芍、香附、乌药、藕节、三七等行气活血；伴有余邪未清可予以黄柏、土茯苓、白花蛇舌草等解毒散邪。同时可以根据五脏虚损情况调整用药。对于久病患儿可加用生龙骨、生牡蛎、生海蛤等滋阴潜阳。

【辨证论治】

1. 邪热炽盛，瘀热痹阻

主要症状：面部红斑明显，可见口腔溃疡，身热汗出，能食溲黄，大便干燥，心烦易怒，手足可见红斑，舌质红、苔黄，脉数。

治疗方法：清热祛邪，通络化瘀。

临证处理：清瘟败毒散加减。生地黄、黄连、黄芩、牡丹皮、栀子、竹叶、玄参、犀角、连翘、芍药、生石膏、知母、甘草。面部红斑明显，加青黛、紫草、白鲜皮、地肤子等；手足瘀斑明显、手足凉，加川芎、乳香、没药；口腔溃疡明显，加干姜。

2. 气血两虚，经脉不利

主要症状：面色不华，乏力，怕冷怕热，头发稀少，手足不温，舌淡，苔少或中剥，脉细弱。

治疗方法：益气补血，宣通经络。

临证处理：六君子汤加减。党参、白术、茯苓、炙甘草、陈皮、川芎、白芍、肉桂、黄芪。手足不温者，加桂枝、赤芍、生姜；头发稀少，加山药、芡实。

3. 脾肾两虚，水湿泛滥

主要症状：周身高度浮肿，面色㿠白，纳呆神倦，尿少便溏，舌质胖大，或有齿痕，苔白厚，脉沉缓。

治疗方法：补肾益脾，宣肺利水。

临证处理：麻黄连翘赤小豆汤加减。生麻黄（或浮萍）、连翘、赤小豆、姜皮、茯苓皮、大腹、五加皮、桑白皮、车前子、神曲、草蔻、砂仁、肉桂。伴有血尿者，加鲜茅根、大小蓟、莲须、三七粉等。

4. 肾阴亏虚，下焦余邪

主要症状：自觉腰酸、困乏，皮疹暗淡或可见色素沉着，尿检仍有轻度异常，舌质偏红、苔薄白，脉细数。

治疗方法：滋阴潜阳，清除余邪。

临证处理：五子衍宗丸加减。枸杞子、金樱子、菟丝子、覆盆子、五味子、生熟地黄、紫河车、牛海蛤、山萸肉、女贞子、生牡蛎、知母、黄柏。血尿日久，加血余炭、蒲黄炭。

5. 毒扰心肝，肝风内动

主要症状：头晕头痛，烦躁不安，甚者颈项强直，角弓反张，抽搐频剧，气促发绀，或痰涎壅盛，舌质红绛，脉弦。

治疗方法：清肝宁心，解痉止搐。

临证处理：天麻钩藤饮加减。石决明、白蒺藜、僵蚕、钩藤、菖蒲、郁金、菊花、枸杞子、天麻、竹茹、莲心、全蝎、半夏、羚羊角。喉中痰涎壅盛，加杏仁、鲜竹沥液；大便秘结，加瓜蒌、军炭；高热、抽搐频繁，加服紫雪。

6. 邪毒入肺，肺闭咳喘

主要症状：咳嗽频作，喘促屏气，痰涎壅盛，舌红苔腻，脉数。

治疗方法：宣通经络，祛邪化痰。

临证处理：麻杏甘石汤加减。生麻黄、甘草、生石膏、杏仁、枇杷叶、瓜蒌、炙百部、钩藤、浙贝。痰涎壅盛、喘促屏气，加菖蒲、远志、鲜竹沥、苏子、葶苈子；干咳无痰，加麦冬、沙参、五味子。

【病案参考】

病案一

陈某，女，14岁，学生。2011年12月11日初诊。患者以"皮疹伴发热1年余"为主诉。患者1年前出现发热、皮疹、脱发，曾在北京某医院治疗，2006年起尿蛋白、尿隐血明显。刻诊：易疲劳，时有发热，口腔溃疡，皮疹，苔薄白，舌红，脉细。检查：WBC<$3×10^9$/L，ANA 1：1000，ds-DNA（+），C_3下降，A/G=31.7/19.6 =1.61，ESR 33mm/h，尿蛋白（+++），尿隐血（+++），TG 2.82mmol/L，24h 尿蛋白 2.52g，B超显示双肾体积大。四诊合参，病机总属：外感风寒湿气，日久化火成毒伤阴，热毒深入营血。治拟清热化毒，凉血滋肾。方药：生地黄、熟地黄各 10g，菟丝子 25g，山茱萸 8g，牡丹皮 10g，六月雪 15g，石韦 20g，白花蛇舌草 20g，半枝莲 15g，青蒿 15g，益母草 10g，莲须 10g，金樱子 20g，蛇莓 10g，大枣 5 枚。前方加减用药半年后，患者无明显症状，检查尿蛋白弱阳性，尿隐血（++），血常规正常，肝功、肾功正常，ESR 14mm/h，ds-DNA 0.25，ANA 1：1000。服药调治至今，病情尚稳定。

按：系统性红斑狼疮是一种多因素参与的特异性的自身免疫病，本病以肾虚阴亏为发病之本，瘀毒内蕴为致病之标，肾虚瘀毒为病机关键，临床表现多样。金教授根据系统性红斑狼疮肾虚阴亏、瘀毒内蕴的基本病机，制定了补肾化毒的治疗大法，由生地黄、熟地黄、山茱萸、菟丝子、牡丹皮、青蒿、白花蛇舌草、半枝莲等中药组成狼疮方，全方具有补肾滋阴、凉血解毒、化瘀通络之功，并能补虚泻实，标本兼顾。

（摘自：纪伟，韩善夯，钟灵毓. 金实教授治疗内科疑难杂症验案举隅.

吉林中医药，2013）

病案二

王某，女，16 岁。2010 年 5 月 27 日初诊。主诉：既往双手雷诺现象病史 2 年，现发热，体温 39.0℃左右，面部红斑，关节肌肉疼痛，口腔溃疡，咽痛口干，睡眠障碍，大便干结，小便短赤，舌红苔黄，脉滑数。血常规：白细胞 $2.3×10^9$/L，红细胞 $3.0×10^{12}$/L，血红蛋白 91g/L，血小板 $120×10^9$/L；尿常规正常；X 线胸片未见异常；免疫学检查：抗核抗体（ANA）1：1000，抗 ds-DNA 抗体 30%（放免法），补体 C_3 0.4g，$C_4$0.06g，抗 Sm 抗体（+），抗 RNP（+），SSA（+），血沉（ESR）41mm/h。西医诊断：系统性红斑狼疮，血液系统损害。中医诊断：蝴蝶丹。证为热毒炽盛、燔灼营血，治以清热凉血、解毒化斑。方药：水牛角 30g，生地黄 30g，牡丹皮 10g，玄参 20g，赤芍 25g，白鲜皮 20g，紫草 30g，漏芦 15g，青黛 10g，黄芩 10g。西药：静点甲强龙 40mg/d。1 周后，患者体温恢复正常。血常规：白细胞及红细胞、血红蛋白均恢复正常水平，面部红斑略隐退，口腔溃疡好转，咽痛口干症状缓解，关节肌肉酸痛减轻，大便通畅，舌红苔薄黄，脉细数。激素改为美卓乐口服，32mg/d，加免疫抑制剂硫酸羟基氯喹 0.2g 每次，每日 2 次，口服。中药处方：生地黄 30g，知母 15g，黄柏 10g，苍术 15g，天南星 15g，鸡血藤 20g，紫草 25g，漏芦 15g，土茯苓 25g，薏苡仁 25g，青黛 10g，苦参 15g，蝉蜕 10g。15 剂。三诊：患者服药后面部红斑消退，留有散在色素沉着斑，神疲乏力，自汗出，气短，手足心热，腰酸膝软，脱发，月经量减少，舌淡苔少，脉细数。激素减量为美卓乐 24mg/d，硫酸羟基氯喹继续。处方：黄芪 50g，人参 20g，女贞子 20g，旱莲草 20g，升麻 15g，地肤子 20g，荆芥 20g，防风 15g，地骨皮 15g，土茯苓 30g，蝉蜕 15g，苦参 20g，秦艽 15g，白鲜皮 15g，刺蒺藜 15g。美卓乐按常规减量。守方调理 3 个月，症状基本消失，无不良主诉。患者坚持服激素和硫酸羟基氯喹联合中药 2 年，病情稳定。

按：此例病史长，虚实夹杂。张凤山教授从病因病机辨证，注意正邪相争的趋势，在急性期以邪实为主，表现为毒热炽盛，故其治疗以清热解毒为主，佐以凉血护阴，用犀角地黄汤加减。二诊表现为阴虚火旺征象，故使用滋阴降火剂，选用百合地黄汤加减。同时注意患儿久病脉络瘀滞，予以鸡血藤、漏芦等化瘀通经。三诊患儿呈现正虚邪恋的症状，则以黄芪、人参、女贞子、旱莲草等补气养阴以治本，佐以升麻、荆芥、防风、蝉蜕等祛邪，土茯苓、苦参、白鲜皮等清热解毒以治标。在治疗过程中，处方注意随症灵活变化，从而使祛邪不伤正，补虚不留邪，患儿病情趋于平稳。

（摘自：于慧敏，王晓东．张凤山教授治疗系统性红斑狼疮经验总结．中医药信息，2012)

第三十五节　幼年型皮肌炎

【概述】

幼年皮肌炎（Juvenile dermato myositis，JDM）是儿童期发生的一种慢性自身免疫性炎性肌病，以横纹肌和皮肤非化脓性炎症为主要特征，临床表现为近端肌无力和各种皮疹，可伴不同程度的肌萎缩。本病可累及多个系统和器官。在疾病早期表现为不同严重程度的免疫复合物性血管炎。国内目前尚无完整的流行病学资料，国外报告发病率为（2～4）人/百万儿童，女童略多于男童。起病年龄多在 5～14 岁。中医文献中无皮肌炎的病名，现代多数医家认为其与"肌痹""痿证""阳毒""皮痹"等相类似。

【源流】

皮肌炎中医称为"肌痹"，根据其临床表现及病机，其早期类似痹证，后期类似痿证。中医文献对肌痹的记载最早见于《黄帝内经》。《素问·长刺节论》曰："病在肌肤，肌肤尽痛，名曰肌痹，伤于寒湿。"《素问·痹论》曰："肌痹不已，复感于邪，内舍于脾""脾痹者，四肢解堕，发咳呕汁，上为大塞"。其认为肌痹的基本特征是全身的皮肤肌肉疼痛，肌痹不愈，又感受了邪气，病邪就会侵犯脾脏，引起四肢倦怠无力、咳嗽、呕吐涎汁、胸膈上塞满感。《诸病源候论》认为痹证的病因病机是："痹者，风寒湿三气杂至，合而成痹……人腠理虚者，则由风湿气伤之。搏于血气，血气不行，则不宣，真邪相击，在于肌肉之间，故其肌肤尽痛。然诸阳之经，宣行阳气，通于身体，风温之气，客在肌肤，初始为痹。若伤诸阳之经，阳气行则迟缓，而机关弛纵，筋脉不收摄，故风湿痹而复身体手足不随也。"其认为风寒湿三邪侵袭人体是痹证的主要病因，人体腠理虚弱则易被邪气所伤，邪气与血气相搏于肌肉之间，血气阻滞不得宣通，肌肤尽痛；若伤于诸阳之经，阳气运行迟缓，则身体手足不能活动。小儿属稚阴稚阳之体，肝常有余，脾常不足，感受病邪，易于热化，风热毒邪，内传营血，热毒炽盛，蕴郁肌肤，痹阻经络，而致"肌痹""痿证"。《素问·痿论》云："肺热叶焦，则皮毛虚弱急薄，著则生痿躄也……脾气热，则胃干而渴，肌肉不仁，发为肉痿。"《诸病源候论》云："此由血气虚弱，若受风寒湿毒，气血并行肌腠，邪气盛，正气少，故血气涩，涩则痹，虚则弱，故令痹弱也。"其强调了脏虚致痿的病因病机。

【病因病机】

本病主要病因病机为正气虚损为本，外邪侵袭为标，呈现虚实夹杂的病理过程。内外合邪，内因责之肝肺脾肾不足，在此基础上复感寒湿、风热、湿热等之邪，化火化毒，生湿生痰生瘀，蕴结而成。后期则以肺脾肾虚为主。

一、感受外邪

小儿乃稚阴稚阳之体，其脏腑娇嫩，形气未充，表卫不固，易为外邪乘袭而致病。感受外邪后极易化热化火，风热毒邪侵袭，内传营血，热毒炽盛，气血两燔而引起急性发作。故见皮疹鲜红，颜面水肿，触之灼热。风寒等邪侵袭，经络筋脉阻滞，肌肉关节失养，而致痿痹；或久处湿地，或涉水淋雨，外感湿邪，渐积不去，郁而生热，浸淫筋络，以致关节肿痛，日久筋脉缓迟不用，成为痿痹。正如《素问·生气通天论》中说："因于湿，首如裹，湿热不攘，大筋软短，小筋弛长，软短为拘，弛长为痿。"

二、湿热内蕴

李梴《医学入门》曰："痹属风寒湿三气侵入而成，然外邪非气血虚则不入，此所以痹久亦能成痿。"吴崑《医方考》曰："湿气着于肌肉，则营卫之气不荣，令人痹而不仁，即为肉痿，肉痿即肉痹耳。"小儿"脾常不足"，脾虚生湿，湿热合邪，蕴郁肌肤，痹阻经络，郁而化热，而致肌肉疼痛，毒热内传于脾，脾气受损则四肢肌肉无力。

三、正气虚损

小儿先天禀赋不足，或后天失养，脾胃虚弱，毒邪入侵，迁延日久，耗伤气血阴液，气血亏虚，无以濡养筋脉、关节、肌肉，日久导致关节疼痛、肌肉萎缩并见，发为痿痹；久病导致肝肾亏虚，复感外邪，而发为痹病；肝肾亏虚，筋骨失于濡养，筋伤则筋纵不能自收持，骨伤则骨痿不能起于床，发为本病。《素问·痿论》曰："有所远行劳倦，逢大热而渴，渴则阳气内伐，内伐则热舍于肾，肾者水脏也，今水不胜火，则骨枯而髓虚，故足不任身，发为骨痿。"又曰："腰脊不举，骨枯而髓减，发为骨痿""大经空虚，发为肌痹，传为脉痿"。

【临床诊断】

一、临床表现

本病起病隐匿，大多数发展缓慢，全身表现有低热、肌痛、肌无力、肌萎缩，皮肌炎可见特征性皮疹。其他表现包括肺、心脏、消化道及肾损害，可伴关节炎，少数可见肌肉萎缩和皮下钙质沉着。

1. 肌肉症状

本病通常累及横纹肌，受累肌肉有时出现水肿和硬结。任何部位肌肉均可受累，肢带肌、四肢近端及颈前屈肌多先受累，是 JDM 主要临床表现之一，儿童因肌颈部肌肉无力更显著。表现为对称性肌无力、疼痛和压痛。病初患儿可表现为上楼困难、不能蹲下、穿衣困难等，进而发展为坐、立、行动和翻身困难。颈前屈肌无力时表现为平卧时不能将颈部前屈，呈"滴状征"阳性。涉及眼、舌、软腭时可致眼睑下垂、斜视、吞咽困难、呛咳等。肋间肌和膈肌、腹肌受累时，可引起呼吸困难进而危及生命。晚期肌肉萎缩，可致关节屈曲挛缩。

2. 皮疹

皮疹可与肌无力同时出现，或发生在肌肉症状出现后数周，也有以皮疹为首发症状的病例。典型的皮肤改变为上眼睑或上下眼睑紫红色斑疹伴轻度浮肿。皮疹可逐渐蔓延及前额、鼻梁、上颌骨部位，内眦及眼睑部位可见毛细血管扩张。颈部和上胸部"V"字区、躯干、胃肠道及四肢伸侧等处可出现弥漫性或局限性暗红色斑疹。部分皮疹消退后可留有色素沉着。

其他非特异性改变包括受累肢体的皮肤变薄和外表很光滑，慢性病例可出现局部皮肤和皮下组织萎缩。严重和迁延不愈的皮肌炎患儿常发生皮肤溃疡，眼角部、腋窝、肘部或受压部位出现血管炎性溃疡是严重的并发症，特别是当它们继发感染后治疗困难。

3. 戈特隆征

本病的另一类特征性皮肤改变是高春征（Gottron sign）。此类皮疹见于掌指关节和指间关节伸面及跖趾关节和趾关节伸面，亦可出现于肘、膝和踝关节伸侧。皮疹呈红色或紫红色，黄豆大小，部分可融合成块状，可伴细小鳞屑。随着时间进展局部出现皮肤萎缩及色素减退，可呈蜡样光泽。约 46% 患儿在甲根皱襞可见僵直的毛细血管扩张或见瘀点，这一改变也为皮肌炎的特征性改变。部分患儿可以出现"机工手"，表现为手指末端皮肤粗糙、皲裂，有小血栓形成。少见的皮肤改变可有斑秃，这一改变并非皮肌炎特有，在系统性红斑狼疮的患儿也可以出现。

4. 钙质沉着

钙质沉着是 JDM 严重的并发症之一。有报道称尽管治疗水平明显提高，但仍有约40%的患儿在疾病后期发生钙质沉着，钙质沉着是小儿皮肌炎的特殊表现。最早可发生于病后 6 个月，也可发生于起病后 10～20 年。可发生于皮肤和皮下组织或较深层的筋膜，低热、肌肉表现为出现皮下小硬块或结节、关节附近呈团块状沉着、肌肉筋膜片状钙化等，可引起肢体酸痛、关节挛缩和功能障碍。钙化区常形成溃疡，并渗出白色石灰样物质。钙沉着部位也可发生继发感染。广泛钙化最常发生于未治疗或未充分治疗而病程迁延或进展的患儿。

5. 其他系统症状

食管和胃肠道是最常受累的器官，可因肌肉病变导致食管运动异常。有时 X 线检查已有异常表现而临床可无症状。心脏方面可见心脏增大、心电图异常，严重者可因心肌炎、心律失常、心功能不全而死亡。少数患儿出现肺间质浸润、肺纤维化，偶有肺出血、胸膜炎和自发性气胸。眼部症状可出现视网膜绒毛状渗出、色素沉着、视乳头萎缩、水肿出血或视神经纤维变性。部分患者还可并发脂肪代谢障碍，表现为局限性或广泛性皮下脂肪消失。

二、实验室检查

1. 一般检查

血沉、CRP 可升高。病情活动时，24h 尿肌酸>200mg，尿肌酸/肌酐比值升高。抗核抗体（ANA）可阳性，多为斑点型，滴度较低，少数患儿可测到抗 Jo-1 抗体。

2. 血清肌酶

肌酶活性增高是皮肌炎的特征之一，肌酶包括肌酸激酶（CK）、肌酸磷酸肌酶（CPK）、醛缩酶（ALD）、乳酸脱氢酶（LDH）、草酰乙酸转氨酶（GOT）等。一般认为 CK、CPK 最为敏感，其次为 GOT、丙氨酸转氨酶（GPT）和 ALD 增高。肌酶升高反映肌纤维的活动性损伤或肌细胞膜通透性增加，并与肌炎的病情变化相平行。肌酶改变常出现于病情改变前数周，晚期肌萎缩后不再有 CPK 的释放，故 CPK 可以正常。

3. 肌电图

肌电图异常提示肌源性损害，即肌肉松弛时出现纤颤波、正锐波、插入激惹及高频放电；轻微收缩时出现短时限低电压多项运动电位；最大收缩时可出现干扰相等。

4. 肌肉活检

肌肉病理变化可以是肌肉广泛性或局灶性炎性损伤。炎症浸润为本病的特征性表现，间质、血管外周围有炎症细胞浸润（淋巴细胞、巨噬细胞及浆细胞为主）及血管炎表现，血管壁水肿坏死、内膜增厚、管腔狭窄甚至栓塞。肌纤维的损伤和萎缩集中在肌束周围，横断面可见肌束边缘的肌纤维粗细不一。电镜检查可见肌纤维变性，细胞质呈团块状，肌原纤维结构破坏，毛细血管基底膜增厚，线粒体异常及空泡形成等。

5. MRI 检查

这是诊断肌炎的一种新的无创性检查手段，肌炎明显时，四肢出现对称性的高密度异常 T2 像，提示该处肌肉水肿和炎性改变。

三、诊断要点

诊断标准：国际上目前仍沿用 Bohan 和 Peter 于 1975 年提出的诊断标准。

1. 特征性皮疹

面部上达眼睑的紫红色斑和以眶周为中心的弥漫性紫红色斑，手背、掌指、指关节伸面鳞状红斑（Gottron 征）。

2. 肌肉症状

横纹肌受累表现为肌肉疼痛和无力，肢带肌和颈前屈肌对称性软弱无力伴疼痛和压痛，并可侵犯咽喉肌、呼吸肌、眼肌产生相应症状。

3. 血清肌酶谱升高

肌酸磷酸激酶升高明显，其次为醛缩酶、草酰乙酸转氨酶、丙氨酸转氨酶和乳酸脱氢酶。

4. 肌电图示肌源性损害

典型的三联征见于 40% 的患者。①时限短、小型的多相运动电位。②纤颤电位，正弦波。③插入性激惹和异常的高频放电。

5. 肌活检示肌间血管炎和慢性炎症

表现为间质或血管周围单核细胞浸润，伴肌细胞变性、坏死和再生，肌束周围萎缩。

确诊皮肌炎第 1 项为必备条件，同时具有其余 4 项中 3 项或以上；若缺乏第 1 项，具有其余 4 项中 3 项或以上可诊断为多发性肌炎。

病情活动性判断标准：

（1）病情活动的判定标准：肌无力、皮疹进行性加重或治疗后无缓解；毛细血管扩张明显，甚至出现局部破溃、创面形成；钙质沉着明显；全身非特异性临床表现重，如乏力、贫血、发热、肌肉酸痛等；炎性指标、血清肌酶升高，肌电图异常。

（2）病情缓解的判定标准：全身症状及一般情况好转，肌无力症状减轻，皮肤毛细血管炎及特征性皮疹减轻或消退，炎性指标及肌酶下降。

【临证思路】

一、识症

1. 肌无力

肌无力尤其是四肢进行性肌无力，几乎为所有患者共有症状。早期表现肢软无力，困倦，抬举不能，上楼困难，重者蹲下后起立不稳，步履蹒跚，甚至出现吞咽困难或呼吸障碍。后期可见关节挛缩，运动受阻，肌肉硬结，皮下结节及皮下钙化。

一旦确诊皮肌炎，及时治疗，特别是配合激素的应用，大部分患儿病情都能得到有效控制，主要表现为肌无力症状的改善，相比较皮疹症状恢复得快一些。故早期诊断、早期治疗对皮肌炎的预后尤为重要。

2. 皮疹

急性活动期主要表现面部鲜红水肿性斑片或紫红色斑片，触之灼热，多属热毒炽盛。缓解期红斑水肿减轻，但面部仍见红赤，眼睑紫红，且时轻时重，易于反复，舌质红，苔白腻，脉弦细而濡。恢复期皮疹色暗，或粉红，时隐时现，皮肤萎缩，表现为气阴两虚甚或阴阳两虚。

3. 钙质沉着

钙质沉着是小儿皮肌炎的特殊表现。皮下结节，肢体酸痛、关节挛缩和功能障碍，表明病情迁延，治疗不当。

二、审机

活动期：本病早期，多以风热表证为主，外感风热之邪，化为热毒，热毒炽盛，充斥血脉，侵蚀肌肤，故见四肢躯干风团样皮疹；风为阳邪其性主动，风热毒邪上攻，故颜面、颈项、胸前部紫红色水肿，痒甚；热毒炽盛，深入气营故壮热，烦躁不宁，口渴；热毒炽盛，伤及筋肉故四肢痿软无力；热毒上攻，肺胃受损故咽痛，饮食呛咳；热伤阴液故尿黄或赤，大便干；舌质红绛，苔黄，脉滑数为热毒炽盛之征象。

缓解期：病程缠绵，湿热蕴结，熏蒸于外，侵蚀肌肤筋脉故肢体软弱无力；湿热痹阻于肌肤故酸胀肿痛；湿热蕴蒸故面色萎黄；湿热瘀阻故皮肤暗红发斑；脾虚湿胜，湿阻中焦故出现食欲不振，胸脘痞满；舌体胖大，舌苔黄腻，脉象滑数为脾虚湿胜，湿郁化热，湿热蕴蒸之象。

正虚邪恋期：病程日久，湿热蕴结或外感风热邪气或热毒之邪，伤阴耗气，余毒未尽故斑色浮红而时轻时重；日久肝肾阴虚，筋脉失养故日见瘦弱，甚则不用；余邪痹阻故关节肌肉隐隐作痛；肝肾阴虚，髓海不充故头昏目眩；腰为肾之府，肝肾阴虚，腰府失其濡养故腰膝酸软；肝肾阴虚，阴虚火旺故午后身热；肌肤失润故干涩无华；舌红少苔，脉细数为阴虚之征象。

三、定治

治疗总的原则是清热解毒，健脾祛湿，活血化瘀，益气养阴。早期以风热表证为主，但热毒炽盛有入里之势，表现为皮疹鲜红伴水肿，四肢痿软无力，发热烦躁等，治宜清泻毒热，凉血解毒。

大量临床研究表明，幼年皮肌炎急性活动期以湿热蕴毒最为多见，表现为肌无力进行性加重，面部、关节伸侧紫红色皮疹，治法应以清热祛湿，解毒消斑为主。缓解期主要表现为病情迁延，缠绵反复，此乃湿热痹阻于肌肤、经络，脾虚生湿，湿浊阻络致皮肤暗红发斑，肢体痿软无力。治宜清利湿热，健脾通络。

病程日久，或由于活动期热毒灼伤津液，或大剂量激素的应用，患者常表现为气阴两虚甚或阴阳两虚。皮疹色暗或色素沉着，肌肉酸痛，肌肉萎缩，皮下钙化结节，自汗盗汗。此乃病久入络，伤及肝肾，而致肝肾阴亏，气血不足之象。

小儿"脾常不足"，在应用清热祛湿药的同时要注意顾护脾胃，慎用寒凉药，治宜健脾化湿。

四、用药

1. 活动期

主要表现为肌无力、皮疹。

（1）热毒炽盛：治宜清热解毒、凉血养阴，方用清营汤或清瘟败毒饮；疏散风热、凉血消斑用于外感风热证，可予银翘散加减。

（2）湿热外感：治宜宣畅气机，清利湿热，方用三仁汤加减。生地黄滋阴凉血；知母滋阴降火；鳖甲咸寒直入阴分，滋阴退虚热，入络搜邪；牡丹皮外透伏阴之邪，内清血分之伏热。

（3）湿热蕴毒：治以清热祛湿，凉血解毒。可予生薏苡仁、败酱草、黄芩清热祛湿；钩藤、莲心、青黛、紫草清热凉血消斑。四肢无力明显，湿热经络重者加威灵仙、秦艽加强祛湿通经络；红斑热重者加牡丹皮、土茯苓、白花蛇舌草加强凉血解毒；大便干不爽，予瓜蒌清肺胃，润肠通便。

2. 缓解期

治以扶正为主兼以祛邪，采用健脾滋肾、解毒祛瘀之法，方用四君子汤加减。可根据临床表现的不同随症加减。如疼痛者可加威灵仙、独活、羌活等散寒止痛；伴有食欲不振加焦三仙。

3. 正虚邪恋期

表现为气阴两虚证，治宜益气养阴，方用一贯煎加减；气虚血瘀证治宜益气养血，活血化瘀，方用补阳还五汤加减。重用黄芪以补中益气；白术、茯苓健脾祛湿；甘草通利经脉、利血气、调和诸药。在激素减量阶段，患者常表现为气阴两虚甚或阴阳两虚，采用滋阴益气温阳之法，药用女贞子、山茱萸、黄芪、菟丝子、淫羊藿等，以利于激素撤减。

【辨证论治】

1. 风热犯肺

主要症状：发热恶寒，面部红赤，眼睑紫红，肢软无力。口微渴，少汗。舌脉：

舌质红，苔薄白，脉浮数无力。

治疗方法：疏散风热，凉血消斑。

临证处理：

汤剂：银翘散加减。银花、连翘、薄荷、竹叶、青黛、紫草。咽痛者加板蓝根、牛蒡子；咳嗽者加桔梗、甘草、芦根。

中成药：银翘解毒片。功效：辛凉解表，清热解毒。服法：一次1片，一天2~3片。

2. 湿热外感

主要症状：恶寒少汗，身热不扬，午后热甚，头痛、面部红赤，眼睑紫红，肢软无力困倦，胸闷不饥，口不渴。舌脉：舌质红，苔白腻，脉弦细而濡。

治疗方法：宣畅气机，清利湿热。

临证处理：

汤剂：三仁汤加减。杏仁、滑石、通草、白蔻、竹叶、厚朴、生薏苡仁、半夏。面部皮疹重者加青黛、紫草；卫分症状重者加藿香、香薷；寒热往来者加青蒿、草果。

3. 热毒炽盛

主要症状：数日内眼睑、面颊及上胸背部皮肤迅速出现大片鲜红水肿性斑片或紫红色斑片，触之灼热，四肢近端肌肉无力，发热，口渴喜饮，便结溲赤。舌脉：舌红绛或紫暗，黄燥而干，脉弦滑数或洪数。

治疗方法：清热解毒，清营凉血。

临证处理：

汤剂：清瘟败毒饮合复方青黛丸加减。石膏、生地黄、水牛角、黄连、栀子、黄芩、知母、赤芍、玄参、连翘、甘草、牡丹皮、竹叶、青黛、紫草、土茯苓、蒲公英、白鲜皮。有吞咽困难、声嘶哑者加射干、牛蒡子；高热不退者加羚羊角粉冲服。

4. 湿热蕴毒

主要症状：肌肉无力酸楚，散在红斑，色多紫红或伴肿痛，食欲不振，汗出黏滞；身热不扬，大便黏腻。舌脉：舌红，苔白腻或黄腻，脉数或滑数。

治疗方法：清热祛湿，凉血解毒。

临证处理：

汤剂：甘露消毒丹合复方青黛丸加减。滑石、黄芩、茵陈、菖蒲、川贝母、通草、藿香、蔻仁、薄荷、青黛、紫草、败酱草、生薏苡仁。咽痛者加连翘、射干；四肢无力加威灵仙、秦艽。

中成药：四妙丸。功效：清热利湿。服法：一次1袋，一天2次。

5. 气虚血瘀

主要症状：皮疹色暗，皮肤干涩少泽，肌痛、肌无力或伴麻木，舌暗淡，苔白，脉缓。

治疗方法：益气养血，活血化瘀。

临证处理：

汤剂：补阳还五汤加减。黄芪、当归、赤芍、地龙、川芎、红花、桃仁。肢体沉重者加秦艽、羌活；伴皮肤潮红者加青黛、紫草、牡丹皮。

6. 肝肾阴虚

主要症状：皮疹色暗或留有色素沉着或皮肤干涩少泽，肌肉酸痛隐隐，肌肉萎缩。五心烦热、头晕目糊、耳鸣健忘、失眠盗汗。舌红少苔或中剥有裂纹，脉细数。

治疗方法：滋补肝肾，养阴和营。

临证处理：

汤剂：一贯煎合左归丸加减。沙参、麦冬、当归、生地黄、熟地黄、枸杞子、川楝子、川芎、白芍、菟丝子、龟甲。小便不利者加茯苓；大便燥结者去菟丝子，加肉苁蓉；伴气虚者加党参、黄芪。

【病案参考】

病案一

男童 8 岁，发热一年余，面部皮肤红斑，因有肌肉疼痛，双腿登高困难，下蹲起立无力，经某医院确诊为皮肌炎，西药治疗少效，且患者家境困难，不能承受西药费用。

现病史：四肢肌肉压痛，双下肢肌肉轻度萎缩，低热缠绵，舌红嫩，苔白少津，脉细稍数。证属气阴两虚，毒热郁结肌肤、经络。治以养阴透热，健脾益气，扶正培本。

处方：参苓白术散合三甲散加减。药用：太子参 30g，川石斛、茯苓、生白术各 10g，怀山药、青蒿、地骨皮各 12g，鳖甲、生牡蛎（均先煎）各 20g，僵蚕、蝉衣、桔梗、生甘草各 6g。日 1 剂，水煎服。嘱守方服药 1 个月后，诸证好转，体温正常，再服 1 个月，面部红斑消失，下肢肌肉萎缩复长，体重增加，肌痛消失，行走下蹲较前灵活，原方去生牡蛎、蝉衣、僵蚕，续服 1 个月，一切正常，临床治愈。

本案患儿，虽发展到下肢肌肉萎缩，但因家境困难，没有长期用西药激素治疗，故恢复较快，是一幸事。小儿稚阴稚阳，易虚易实，用药要平和为主，此方益气、养阴、健脾、透邪、调和阴阳，使患儿正气大振，免疫功能快速增强，故达到治愈目的。

（摘自：邱志济，朱建平，马璇卿．朱良春治疗皮肌炎用药经验和特色选析．辽宁中医杂志，2003）

病案二

吴某，男，5 岁。2001 年 1 月 10 日初诊。

现病史：颜面、前胸紫红色斑伴四肢肌肉无力 8 个月。8 个月前眼睑四肢开始出现水肿性紫红色斑，逐渐向额、颧、上胸、上肢蔓延，伴四肢肌肉软弱无力，关节疼痛。在深圳某医院经检查血沉增快，肌酸磷酸激酶 1801U/L，尿肌酸 70mg/24h。诊断为皮肌炎，一直用激素治疗，症状未能控制。查体：T 38℃，面、颈、上胸、背部、上臂见对称性紫红色斑及丘疹，肿胀、压痛，上肢无力上举，行动困难，手指关节肿胀、屈伸无力，满月脸，神疲乏力，口干唇燥，舌红、苔白腻，脉细弦数。中医诊断：皮痹。西医诊断：皮肌炎。证属肝肾亏虚。治以补益肝肾，兼以清营凉血，活血止痛。

处方：熟地黄、山茱萸、山药、茯苓、泽泻、牡丹皮、鱼腥草各 10g，益母草 15g，柴胡、青蒿、甘草各 6g。水煎服，每天 1 剂，复渣再煎。服 20 剂后发热基本控制，面部、胸背、上肢紫红斑消退，未见新斑再现，关节疼痛缓解，但汗多，胃纳欠佳。上方去青蒿，加浮小麦、山楂各 15g，白术 10g，山药、茯苓各加至 15g。续服 1 个月，病情稳定，激素已从每天 30mg 减至每天 17.5mg，四肢肌力增强。经过 6 个月的治疗，症状与体征消除，复查肌酸磷酸激酶、尿肌酸均正常。嘱患儿每月服上方 5~7 剂，以巩固疗效，并定期复查。

皮肌炎是一种以皮肤和肌肉病变为主的结缔组织疾病，属中医皮痹范畴。痹病日久，肝肾不足，气血运行不畅，痹阻经脉，可见肌肉关节疼痛；阴虚则阳亢，水不制火而致发热。火旺的另一原因，则是激素的亢奋，药毒化热。治以六味地黄汤加减滋阴降火；加鱼腥草清解余毒除湿，益母草养血活血、化瘀通络；青蒿清热解毒以退热；柴胡疏散风热，并引诸药上达头面。诸药合用，共奏补肝益肾、清营凉血、活血止痛之功。应用六味地黄汤加味，以阴配阳，既减少激素的毒副作用，又稳定病情，增强体质。

（摘自：陈修漾，陈达灿．禤国维教授运用六味地黄汤治疗皮肤病经验介绍．
新中医，2002）

康复篇
KANG FU PIAN

第一节　概　论

一、中医康复的基本观点

中医康复作为中医学的重要组成部分，其理论与临床都贯穿着三个基本观点：一是整体康复观，二是辨证康复观，三是功能康复观。这三个基本观点是前人经过长期康复医疗实践，在朴素的唯物论和辩证法的思想指导下逐步总结出来的，对中医康复医疗的临床具有重要的指导作用。

1. 整体康复观

整体康复观是中医康复学理论体系的重要内容，是中医整体观念在中医康复学中的具体体现。中医学从整体观念出发认为人体是一个有机的整体，人体与自然环境及社会因素有着密切的关系，因而人体康复的主要途径是指导或帮助康复对象顺应自然，适应社会，使构成人体的各个组成部分之间协调统一，形体与精神协调统一。这种通过顺应自然、适应社会、整体调治，达到人体形神统一、整体康复的思想，称为整体康复观。

整体康复观主要包括人体各部分及形体与精神康复相统一、人体康复与自然环境相统一、人体康复与社会环境相统一等内容。

（1）人体各部分及形体与精神康复相统一：人体是由脏腑、经络、肢体等组织器官所构成的，脏腑之间、经络之间、脏腑经络与肢体之间都存在着生理功能或结构上的多种联系，是一个完整统一的有机体。人体各部分之间在病理上也往往相互影响，人体某一部分的病理变化，每与身体其他部分，甚至全身脏腑、气血、阴阳的盛衰有关。正是由于人体各部分之间在生理、病理上的这种相互联系等影响，决定了康复医疗对局部的问题也必须从整体出发。各种组织器官构成的形体，是生命存在的物质基础，而形体的来源则是由精所化生。精神是形体的产物，是依附于形体而存在的，形体与精神之间是相互联系相互依存的，健全的形体是精力充沛的物质保证，乐观舒畅的精神状态又是形体强健的根本条件，形体与精神之间这种相互统的关系是生命存在的重要保证。这种关系若被破坏，就会导致疾病，甚则危及生命。故《黄帝内经》强调"形体不敝，精神不散"（《素问·上古天真论》）；"精气弛坏，营泣卫除，故神去之而病不愈也"（《素问·汤液醪醴论》）；"失神者死，得神者生"（《灵枢·天年》）。《黄帝内经》的这些论述从正反两方面说明了形体与精神之间的统一关系。

一切病证所导致的人体不得康复，不外重在伤形体，或重在伤精神，或由形体伤及精神，或由精神伤及形体。其康复医疗的原则就是恢复形体与精神的协调统一关系，只有形体康复与精神康复相统一，才能使形体与精神协调平衡，促使人体恢复健康，益寿延年。正如《素问·上古天真论》所说："形与神俱，而尽终其天年。"

（2）人体康复与自然环境相统一：中医学的整体观念强调人的生理活动、病理变化均受自然环境的影响，如《灵枢·岁露》指出："人与天地相参也，与日月相应也"。因此，促使患者康复的重要途径是顺应自然环境的变化，包括顺应季节气候的变化及地理条件的差异等。

自然界气候变化对人体康复有较大影响，五脏的功能活动与四时阴阳相适应，如《素问·金匮真言论》说："五脏应四时，各有收受"。气血的运行，随季节气候的变化而有异，天气炎热则气血易于畅通运行，天气寒冷则气血易于瘀滞凝涩。如《素问·八正神明论》说："天温日明，则人血淖液而卫气浮，故血易泻，气易行；天寒日阴，则人血凝泣而卫气沉"。精神活动也与四时气候的影响有关，故《素问·阴阳应象大论》指出："天有四时五行，以生长收藏，以生寒暑燥湿风，人有五脏化五气，以生喜怒悲忧恐"。在康复医疗过程中，因时制宜是一个重要原则，要顺从四时气候的变化规律来调理脏腑，调畅气血，调摄精神，以适应自然界生、长、收、藏的变化，保持人体内外阴阳的相对平衡，从而达到康复的目的。

地域条件的差异往往也影响着人体的康复。五方地域的不同，地势高下的差异，其自然气候、水土人情、饮食起居、生活习惯等也各有所别，这些差异对人体生理体质、病理变化乃至寿命均有一定影响。如《素问·异法方宜论》指出："东方之域……故其民皆黑色疏理，其病皆为痈疡""西方者……其民华食而脂肥，故邪不能伤其形体，其病生于内"。《素问·五常政大论》说："高者其气寿，下者其气夭，地之小大异也，小者小异，大者大异。"可见，地域不同，人们的体质、证候等都各有其特殊性，因而康复医疗的措施也应随之而异，即使是同一种病证，由于患者所处地域的差异，需采取不同的康复医疗方法始能奏效。《素问·异法方宜论》所说"医之治病也，一病而治各不同，皆愈……地势使然也"也是指此而言的。

（3）人体康复与社会环境相统一：社会环境常给人们心理上和精神上以不同的刺激，影响着人体的生理功能及病理变化，良好的社会环境，有利于健康；不良的社会环境，则可成为致病因素。如《素问·疏五过论》所说："暴乐暴苦，始乐后苦，皆伤精气，精气竭绝，形体毁沮"即是其例。因此，康复医疗必须注意社会环境影响，使患者主动适应社会环境的变化，从而促进人体的康复。

社会环境包括个人在社会中的地位、职业、经济状况、文化程度、语言行为、与亲友或同事等的人际关系，以及整个社会能为康复医疗提供的条件和帮助等方面。个人地位的高下、经济状况的变化、个人欲望的满足与否，以及人际关系，都直接影响着人体精神活动，产生喜怒哀乐等情志变化，进而影响脏腑气血的生理功能及病理变化。因而，康复医疗必须注意这些因素的影响，要求患者淡泊名利，知足常乐，搞好人际关系，以便使其能有一个良好的精神状态，促进气血的调畅，脏腑功能的恢复，进而使机体渐趋康复。《素问·疏五过论》指出："圣人之治病也……从容人事，以明经道，贵贱贫富，各异品理"，《素问·著至教论》强调："而道上知天文，下知地理，中知人事"，都是要求医生在诊治患者时要注意观察其地位高下、家境贫富、人际关系变化等社会因素对人体的影响，这在康复医疗中尤应重视。

整体康复观的重要意义在于利用人体康复与自然环境相统一、人体康复与社会环境相统一、形体康复与精神康复相统一的关系，认识康复对象的病理变化，确定相应的康复医疗原则，指导康复医疗的临床。具体地说，人体康复与自然环境相统一，就要求医生在认识康复对象时注意自然环境，包括季节气候及地理条件对其病理变化的影响，在康复医疗时确定顺应自然的康复医疗原则。顺应自然有两层含义，一是适应自然，做到四时制宜、五方制宜，从而避免外邪的侵袭。如《黄帝内经》就强调"顺四时而适寒暑"（《灵枢·本神》）。一是人们在认识自然的基础上，能动地利用自然，从而为康复医疗服务。如近代名医秦伯未长于利用四时气候的正常转变来调养和治疗疾病，主张利用夏季阳气旺盛的时期以温药调养脾胃阳虚，痰饮凝聚之咳喘，利用冬季阴盛之时以滋补之品调养血虚肝旺之眩晕，临证每多良效。又如，可利用自然界的泥土、香花、泉水、日光、空气等，形成多种康复方法以促进人体康复。人体康复与社会环境相统一，就要求医生在康复医疗中重视社会环境对患者病理变化的影响，帮助其主动适应社会，从而得以早日康复。形体康复与精神康复相统一，实质是形神统一观在康复医学中的具体应用，它要求医生认识形体与精神之间相互联系、相互依存的关系，在肯定形体决定精神的同时，又重视精神意识对形体健康的反作用，临床既注意养形康复，又注意养神康复，以期达到形神共养、相得益彰的目的。

2. 辨证康复观

辨证康复观是中医学辨证论治特点在中医康复学中的具体体现。辨证是决定康复的前提和依据，康复则是根据辨证的结果，确定相应的康复原则和方法，辨证与康复是中医康复临床过程中相互联系不可分割的两个方面。这种根据临床辨证结果，确定相应的康复医疗原则，并选择适当的康复方法促使患者康复的思想，称之为辨证康复观。

辨证康复观主要包括病同证异，康复亦异；病异证同，康复亦同；辨证与辨病相结合指导康复医疗等内容。

辨证是从整体观出发，对病变本质的揭示。同一疾病，由于患者体质的差别，致病因素季节、地区的不同，以及疾病的不同阶段等因素，可产生不同的病机变化，从而出现不同的证候。临床就要辨别不同的证候，进而确定适当的康复原则，选择有效的康复方法。例如，同为痹证，有的表现为肝肾亏虚证，伴有腰酸腿软、耳鸣眩晕、舌红苔少、脉弦细等症，有的则表现为脾虚痰湿证，伴有形体肥胖、胸闷腹胀、食欲不振、倦怠乏力、大便溏薄、舌淡苔白腻、脉弦滑等症。在康复医疗中，前者应以补养肝肾、疏通经络为原则，当选用具有补肝肾通经络功用的康复方法，后者则宜取健脾化痰、疏通经络的原则，应选用具有健脾胃、化痰湿、通经络功用的康复方法，这就是病同证异，康复亦异。又有异病可以同证者，病虽不同，而病机变化则一，临床往往可出现相同的证候。例如，痹证和痿证是两种不同的疾病，但都可以出现肝肾亏虚证，至康复阶段只要证候表现相同，即可采用基本相同的原则和方法，这就是病异证同，康复亦同。

中医临床不仅重视辨证，也很重视辨病，主张辨证与辨病相结合，从而不仅从横的方面分清不同的证候类型，还从纵的方面辨别疾病不同阶段的病机变化及其临床表现。辨病不仅要辨中医的病，也要辨西医的病，同时还应结合辨别病史、病程及现代的理化检查。在康复阶段，往往辨病已较明确，临床应在此基础上进行辨证，从而正确把握患者内在的病机变化，选择正确的康复原则与康复方法。这对康复阶段临床症状多数已减轻或消失，单以辨证尚不能正确把握其内在本质的情况尤为重要。由于临床在辨证上具有决定性意义的症状和体征在一个证候中往往就不多，表现亦常不突出，在康复阶段尤其是如此，而大多数疾病都有其特定的发生原因、发病机理、发展过程及转归。因此在辨病明确的基础上进行辨证，更能做到心中有数，使康复阶段的辨证不致出现失误。

3. 功能康复观

功能康复观是建立在中医学恒动观基础之上的。中医恒动观认为，精气是构成生命的物质基础，人的四肢、五官九窍、内脏活动，以及精神意识、思维活动，都是以精气为源泉和动力的。精气流通则是生命活动的基本特征，人体精气有规律地流通畅行，正常地升降出入，生命活动才能得以正常。人体新陈代谢的过程，实际上是精气流通、升降出入的过程。若精气流通停止，新陈代谢的生理活动亦即停止，人体的生命活动也就中断。正如《素问·六微旨大论》所说："出入废则神机化灭，升降息则气立孤危。故非出入，则无以生、长、壮、老、已，非升降，则无以生、长、化、收、藏。"因而人体康复当注重功能训练，运动形体，促使精气流通，不仅使脏腑组织的生理功能得以协调正常，而且使患者最大限度地恢复适应个人生活、家庭和社会生活及职业工作的能力。这种注重功能训练，运动形体，促使精气流通，不仅使患者具体的脏腑组织恢复生理功能，更重视促使患者恢复日常生活、社会生活和职业工作能力的思想，称之为功能康复观。

功能康复观主要包括恢复脏腑组织生理功能和恢复生活及工作能力等内容。

（1）恢复脏腑组织生理功能：疾病过程中机体阴阳失去平衡，脏腑组织功能失调，经过临床治疗，扶助正气，祛除邪气，机体阴阳基本恢复平衡，脏腑组织功能失调的状况也初步得以改变。但在康复医疗阶段的患者，大多仍存在病后余邪未尽，正气尚虚，脏腑组织功能尚未完全恢复正常的情况。这就要求在康复医疗中，重视针对患者气血衰少、津液亏虚、脾肾不足、血瘀痰阻的病理特点，采取综合措施，促使脏腑组织功能尽快恢复正常。古今众多临床医家都十分重视病后调理，强调祛其余邪，复其正气，就是这个道理。如清代医学家黄凯钧就主张"治病虽愈，善后不可缺""大病久病愈后，必当随时调理，方为无弊"。

（2）恢复生活及工作能力：从康复医学的角度来看，所谓恢复功能，除上述脏腑组织的生理功能之外，更重要的是指患者在日常生活和职业工作中，为了达到一定目标而可以调控的行为或行动，也就是患者的日常生活能力和职业工作能力。由此可见，在康复医学范畴内的功能活动，并不是单指某脏腑器官的具体生理功能，更主要的是从总体上看，综合生理、心理、智能的因素，看适应个人生活、家庭和社会生活及职业劳动的能力如何。恢复日常生活能力主要是指通过多种功能训练恢复日常生活活动所必需的衣、食、住、行及个人卫生等基本动作和技巧；恢复职业工作能力则主要是指通过功能训练恢复职业工作所必需的体力技能、智能及心理等方面的条件。

二、风湿病与康复医学

风湿病是内科疾病中按系统、器官分类的一个专业分支。风湿病学研究的对象是风湿性疾病，包括所有不同原因，以及不明原因引起的骨关节疾病，不论其发病原因是感染性的如风湿性关节炎，免疫性的如类风湿关节炎，代谢性的如痛风，内分泌性的如甲状腺功能亢进，遗传性的如黏液多糖病，退化性的如骨关节炎，生态环境性的如大骨节病，新生物性的如多发性骨髓瘤等。实际上风湿性疾病影响所及不只是骨、关节、肌肉，而且包括与它们相关联的附件组织，诸如腱鞘、滑囊、筋膜、包囊、软骨等。风湿性疾病可以是局限的，如局限的关节周围炎、腱鞘炎、纤维织炎等；也可以是周身性的，如类风湿关节炎虽以关节炎为主要临床表现，但可涉及身体任何一个部位，实质上是一周身性疾病。

风湿性疾病甚为常见，对健康的影响不容忽视。近年来，随着医学的发展，风湿病学不再只是内科中的一个专业，而是与其他许多专业，如儿科、皮肤科、神经科、矫形科、放射科、理疗科、康复科、基础医学等相互交叉渗透的一门学科。康复医学也由于其牵涉范围广，发展出一些专科专病康复，例如神经康复、心血管康复、精神康复、小儿康复、老年康复、骨科康复等。风湿性疾病作为造成慢性残疾的原因之一，尤其是回顾风湿病的传统治疗，药物治疗以控制病情为主，忽略了早期康复治疗及早期预防功能障碍的内容。因此风湿病康复医学呼之欲出也就成为医学发展的必然。

第二节　康复评定

一、评定目的

康复评定是康复医学中非常重要的内容，可以说康复医学是"始于评定、止于评定"。康复评定是收集患者的有关资料，检查与测量障碍，对其结果进行比较、分析、解释并进行障碍诊断的过程。通过评定，才能够发现和确定患者当前存在的障碍点、障碍性质、障碍程度、障碍范围和患者潜在的康复能力，为进一步制定康复目标及治疗计划提供重要的依据。同时康复评定还可以在康复中期进行，与初期评定结果进行比较，就可以判断疗效及治疗方案是否合适，为下一步调整治疗方案提供依据。在康复的后期，评定可以帮助我们预测患者的恢复情况及预后。所以说，康复评定贯穿康复治疗的全过程，而且在各个时期都有着不同的重要意义。

二、评定内容

（一）中医评定

在中国古代，很早就有关于康复的医疗理论和实践。《素问·上古天真论》中云："形体不敝，精神不散""形与神俱，而尽终其天年"，指出形神一体的康复观。而且《黄帝内经》中还记载了很多关于饮食调理、情志调理的方法和规律，也一直为后世医家所遵循。中国古老养生功法"五禽戏"，直至今日都在康复治疗领域被广泛应用。现在有很多最新研究表明，这类古老的养生气功对肢体运动功能障碍、慢性疾病患者都有着很好的康复和保健作用。隋唐时期，《外台秘要》中对运动康复的方法和理论都有详细的论述。王焘认为，消渴病的康复要注意，"不欲饱食便卧，亦不宜终日久坐"，还在书中记录了冷疗、热疗、磁疗、光疗、灸法、水浴治疗等多种康复方法。到清代，我国传统中医康复医学已经基本成熟，医者不仅关注对疾病的临床治疗，同时更加重视对各种病证的康复治疗。俞根初在《通俗伤寒论》中阐述了病后的药食调理和生活起居调摄。

中医康复评定的方法，主要依赖于"四诊合参"找到患者目前存在的身心功能障碍的性质和程度，掌握功能障碍所造成的后果，为指定康复目标及治疗方案提供依据。

1. 望诊

望诊即医生运用视觉，对人体全身和局部的一切可见征象及排出物等进行有目的地观察，以了解疾病状态及功能障碍发生的部位、性质和程度等。中医康复医学的望诊内容主要包括：观察人的神、色、形、态、舌象、络脉、皮肤，以及排泄物、分泌物等。总体来说，可以分为整体望诊和局部望诊。在西医康复医学中，对形体、姿势的评定都属于中医的望诊部分。

（1）整体望诊：主要包括患者的神、色、形、态等，其主要目的是了解患者的精神、心理等情况及功能障碍对全身造成的影响。行走步态、身体姿势等望诊，对于评估强直性脊柱炎、类风湿关节炎等患者的功能受限情况是很有意义的。

（2）局部望诊：主要是对患者四肢、躯体、皮肤、五官等局部体征进行观察，其主要目的是更深入地了解功能障碍的情况，从而制定出具有针对性的康复方案。

2. 闻诊

闻诊即运用听觉和嗅觉的手段，通过对患者发出的声音和体内排泄物发出的各种气味的诊察来推断疾病及功能障碍的诊法。主要通过患者语言的流利程度、准确性、逻辑条理性，语音的高低等判断障碍情况。在西医康复医学中，言语评定及心肺评定很多都属于中医的闻诊部分。

3. 问诊

问诊是指中医采用对话方式，向患者及其知情者查询疾病及功能障碍的发生、发展情况等的方法。康复医学的问诊与临床医学不同，主要强调是对功能障碍史、生活史的问诊。

（1）障碍史：询问患者功能障碍的情况，是中医康复问诊的核心。主要包括对损伤部位，产生功能障碍的部位、时间、性质、程度，以及障碍情况的演变过程和接受治疗的情况。在询问障碍史中应特别注意以下几个问题：

1）障碍发生的时间及其演变过程对判别预后有着极其重要的意义。如果障碍发生的时间短或是功能正在恢复之中，则可达到较高水平的康复；如果障碍发生的时间较长或是障碍程度长时间地停滞在同一水平，则难以达到理想状态的功能恢复。有的患者继障碍之后又产生二次性损害，这对功能改善会产生不良影响。

2）障碍对患者日常生活活动的影响程度如何，也是询问障碍史中的主要内容之一。这些资料，对于制定个性化的康复治疗及训练计划有着重要的意义。

（2）疼痛：风湿病患者很多都有关节疼痛的症状，对于疼痛的部位、程度、诱因、加重及缓解原因等都要进行详细的问诊和记录，还可以借助一些量表进行量化评估，临床上最常用的就是 VAS，即视觉模拟评分法（Visual Analogue Scale/Score）。医生在纸上面划一条 10cm 的横线，横线的一端为 0，表示无痛；另一端为 10，表示剧痛；中间部分表示不同程度的疼痛。这种方法不需要用语言来表示，可以避免在评定中因测试者的主观偏向而可能出现的暗示，相对比较灵敏，有一定的准确性。

（3）晨僵：晨僵时间及程度的问诊对于评价风湿病患者的疾病活动程度及功能障碍情况都很有意义。

（4）生活史：询问患者的生活史，主要包括对个人生活史和社会生活史的问诊。个人生活史包括患者的性格、心态和行为表现，患者的生活规律、饮食习惯、居住条件、个人兴趣、业余爱好、文化程度、个人特长、职业特点、经济情况等。社会生活史包括患者的家庭和社区情况。例如，家庭的生活方式、经济负担，家庭对患者的接纳态度和关心帮助程度，患者在家庭中所承担的责任和今后仍需承担的责任，患者居住的小区是否有无障碍设施，患者是否参加社区和社团的活动、是否喜欢社交活动等。这些资料的收集和掌握，既有医学价值，又能帮助医生针对患者的个体化情况，制定出既有专业性，又富有趣味、实用性的康复治疗方案，更好地帮助患者恢复功能、提高生活质量、回归家庭、回归社会。

4. 切诊

切诊是医者运用手和指端的触觉，对患者体表的一定部位进行触摸按压，从而了解病情的一种诊断方法。切诊的主要内容除了切脉之外，还有触及、按压功能障碍的局部情况，如关节肿胀的情况，皮温的高低，肌肉、韧带及周围软组织的紧张程度等。

（二）关节功能评定

1. 身体形态评定

身体形态评定包括身体姿势、身高、体重、肢体长度及围度等方面，这对于评估风湿免疫疾病患者的关节总体功能很有意义。

（1）姿势：姿势是最直观反应患者身体总体情况的，这对于风湿病患者来说，也是评估其总体关节功能的方法之一。通过观察我们可以发现患者肌肉、关节的问题，从而更有针对性地进行康复训练。

对患者进行静态观察：正常姿势的维持有赖于肌肉、韧带、筋膜、关节、平衡功能的正常，以及良好的姿势习惯的形成。通过对姿势的观察，可以获得身体结构方面的相关信息，了解结构的发育情况。姿势的观察包括对头颈、肩胛骨、脊柱、骨盆、髋关节、膝关节、足等的观察。

评定人体姿势时，通常采用铅垂线进行观察或测量。所谓铅垂线，是将铅锤或其他重物悬挂于细线上，使它自然下垂，沿下垂方向的直线被称为铅垂线，它与水平面相垂直。姿势正常时，铅垂线与一系列或若干个标志点在同一条直线上。

1）后面观

正常所见：正常人跟骨底与跟腱在同一条与地面垂直的线上，双侧内踝在同一高度，胫骨无弯曲，双侧腘窝在同一水平线上，股骨大粗隆和臀纹同高，双侧骨盆同高，脊柱无侧弯，双侧肩峰、肩脚下角平行，头颈无侧倾或旋转。

检查方法：铅垂线通过的标志点枕骨粗隆–脊柱棘突–臀裂–双膝关节内侧中心–双踝关节侧中心。从足部观察开始，足有无内外翻畸形、扁平足；双侧胫骨是否同高，胫骨是否弯曲；膝关节有无内外翻，双侧腓骨头高度是否一致；双侧股骨大转子高度是否同高；骨盆、双侧髂嵴是否在同一个高度；脊柱有无侧弯；双侧肩胛骨是否与脊柱距离相等，是否同高，是否一侧呈翼状；头颈部有否侧偏、旋转或向前。

2）正面观

正常所见：双足内侧弓对称；髌骨位于正前面，双侧腓骨头、髂前上棘在同一高度。肋弓对称，肩峰等高，斜方肌发育对称，肩锁关节、锁骨和胸锁关节等高并对称。头颈直立，咬颌正常。

检查方法：从足部观察开始，有无足内翻、扁平足、足大趾外翻；胫骨有无弯曲；腓骨头、髌骨是否同高；是否有膝反张、膝内外翻；手放在双侧髂嵴上观察骨盆是否对称。如果脊柱侧弯，观察肋弓旋转的角度和侧方隆起；肩锁和胸锁关节是否等高；头颈部有无向前或倾斜等。

3）侧面观

正常所见：足纵弓正常，膝关节 0°～5°屈曲，髋关节为 0°，骨盆无旋转。从侧面观察，正常人脊柱有 4 个生理性弯曲，即颈椎前凸、胸椎后凸、腰椎有较明显的前凸、骶椎则有较大幅度的后凸。头、耳和肩峰在同一条与地面垂直的线上。

检查方法：铅垂线通过的标志点外耳孔-肩峰-股骨大转子-膝关节前面（髌骨后方）-外踝前约2cm。观察重点是足纵弓是否减小，踝关节有无足跖屈挛缩，膝关节是否过伸展。注意髂前上棘和髂后上棘的位置关系：若髂前上棘高，提示骨盆后倾或髋骨向后旋转；若髂后上棘高，则提示骨盆前倾或髋骨旋前；腰椎前凸是否增大，腹部是否凸出；胸椎弯曲是否增大；躯干是否向前或向后弯曲，背部是否变圆、变平或驼背；头是否向前伸。

（2）身高与体重：身高的测量可以反映身体发育的状态外，还可以根据身高来评价心肺功能等。对于强直性脊柱炎的患者，身高的评定也可以在一定程度上反映其脊柱变形情况。测量身高时因时间不同而有所差别，故一般定为上午10点左右测量为佳。测量时，应姿势端正，要保持头正、颈直、挺胸、收腹、双下肢伸直，还应注意裸足，足跟并拢在一条线上，足尖打开30°～40°。

体重的测量可以反映身体的发育、营养、萎缩、消耗状态。体重没有绝对的正常值，更有意义的是体重比。例如，BMI（Body Mass Index）指数。一般利用体重计在特定的时间进行测量，尽量简单着装，并且将着装情况和测量的时间记录在评定表格中。

（3）躯体周径的评定：躯体周径的评定对于风湿病患者很有意义，我们可以通过测量反映患者关节肿胀的情况、局部肌肉是否存在萎缩等。

1）胸围：胸围的测定及胸廓活动度评估对于评价强直性脊柱炎患者的胸椎活动度、心肺功能有着重要的临床意义。

患者取坐位或站立位，上肢在体侧自然下垂。医生用皮尺测量三个部位的周径，即腋窝高、乳头高、剑突高。正常成人胸围等于身高的一半。小儿胸围的测量点为平乳晕下缘与肩胛骨下角水平的胸部周径。胸廓活动度是指用软皮尺放于第四肋间隙水平（男性大概在正对乳头下，女性在乳房下缘），测到的深呼气和深吸气间的胸围差。一般来讲，胸廓活动度大于2.5cm为正常。

2）腹围：腹围的测量对于评估患者营养吸收的状态等有着重要临床意义。

患者取坐位或站立位，上肢在体侧自然下垂，测量第十二肋骨下端和髂前上棘的中点水平线，最细的部位。

3）臀围：臀围的测量对于评估患者臀部肌肉情况、全身营养情况等都有着重要的临床意义。

患者取站立位，双侧上肢在体侧自然下垂，测量大转子与髂前上棘连线中间臀部最粗的部分。

4）四肢及关节围度：四肢及关节围度的测量对于评估患者肌肉情况及关节肿胀情况有着重要的临床意义。

①上臂周径

肘伸展位：患者上肢在体侧自然下垂，肘关节伸展。测量者取上臂中部、肱二头肌最大膨隆部（肌腹），卷尺与上臂纵轴垂直，不可倾斜。

肘屈曲位：患者肘关节屈曲。测量方法同肘伸展位。

②前臂周径

前臂最大周径：患者前臂在体侧自然下垂。测量时，取前臂近侧端最大膨隆部位，卷尺与前臂纵轴垂直。

前臂最小周径：患者前臂在体侧自然下垂。测量时，取前臂远端最细的部位，卷尺与前臂纵轴垂直。

③大腿周径：测量时，患者下肢稍外展，膝关节伸展。一般测量臀横纹下的周径，大腿中央部周径或髌骨上缘上方 10cm 处。因此在测量时应注明测量的部位。

④小腿周径：小腿周径可分为最大和最小周径。测量时，患者下肢稍外展，膝关节伸展位。取小腿最粗的部位和内、外踝上方最细的部位。在测量时应注明测量的部位。在测量肢体周径时，应进行双侧相同部位的对比以保证测量结果可靠。

⑤关节围度：可取各个关节处，用卷尺进行测量。在测量时应注明测量的部位，做好体表定位，以便于下次测量时进行对比。比如膝关节肿胀明显的患者，取仰卧位，双膝关节伸直，肌肉放松，可以取髌骨正中、髌骨上端 10～15cm 处、髌骨下端 10～15cm 处用皮尺进行测量。

2. 关节活动范围测量

（1）测量工具：关节活动度（range of motion，ROM）是关节运动时所通过的运动弧或转动的角度。关节活动度分为主动关节活动度和被动关节活动度。主动关节活动度（active range of motion，AROM）是关节运动通过人体自身的主动随意运动而产生。被动关节活动度（passive range of motion，PROM）是关节运动时通过外力，如治疗师的帮助而产生的无随意肌肉运动。测量关节活动度使用的工具有普通量角器和电子量角器等。因为普通量角器操作简单，便于携带，广泛应用于临床。它是由金属或塑料制成的规格不等的测量尺。需要注意的是，为保证测量的准确性，医生应当根据所测关节的大小，选择适合大小的量角器。量角器由一个带有半圆形或圆形角度计的固定臂及一个普通长度尺（称为移动臂）组成的，两臂在半圆仪圆心位置用钉固定，称为轴心，固定臂与移动臂以轴心为轴，可自由转动，按照各关节测的具体要求，测出关节活动的范围。

（2）测量方法：为了保证测量的准确性，首先要在舒适、适当的体位进行测量；其次，应当根据所测关节的大小，选择适合大小的量角器；然后，在测量过程中应严格按照规定，一般情况下，固定臂与构成关节的近端骨长轴平行，移动臂与构成关节的近远端骨长轴平行，轴心与关节运动轴相一致。

在测量被动关节活动度时，还需要注意运动终末感的判断。关节被动活动时，医生要掌握施加外力的大小及被检查关节运动是否受到了限制。如果出现阻力，要能判断这种运动终末感是生理性还是病理性的。生理性运动终末感，可分为由于软组织间的接触而产生的软组织性抵抗，由于肌肉、关节囊、韧带的伸张而产生的结缔组织性抵抗和由于骨与骨的接触而产生的骨性抵抗。而病理性运动终末感，可分为由于软组织滑膜炎而产生的软组织性抵抗，由于肌紧张增加、关节囊和肌肉韧带的短缩而产生的结缔组织性抵抗，由于骨软化症、骨关节病、关节内游离体、骨化性肌炎、骨折而产生的骨性抵抗，以及由于疼痛、肿胀、骨折、心理反应而产生的虚性抵抗。

（3）注意事项：将解剖学立位时的肢位定为0°。测量前要对患者说明方法，以得到合作，防止出现错误的运动姿势和代偿运动，例如肩关节前屈角度不够时，通过利用肩胛带周围肌肉来上提肩胛骨，产生如同肩关节前屈的代偿动作。关节测量尺的轴心、固定臂和移动臂要严格按规定方法实施。关节测量尺与身体的接触要适度，不得影响关节的运动。被动运动关节时手法要柔和，速度要缓慢、均匀，尤其对伴有疼痛和痉挛的患者不能做快速运动。原则上角度尺应放在患者被测关节的外侧。对活动受限的关节，要测定被动运动和主动运动两项的活动范围并均要记录。对测定时所观察到的内容要记录在备注中，如关节变形、浮肿、疼痛、痉挛、挛缩及测定时患者的反应等。各个关节活动范围没有绝对的正常值，常常需要健患侧对比。

（4）具体关节活动范围的测量

1）肩关节

①屈曲

【体位】坐位、立位、仰卧位、侧卧位，肩关节无外展、内收、旋转，前臂中立位，手掌朝向体侧。

【固定臂】腋中线。

【移动臂】肱骨长轴。

【轴心】肩峰。

【运动方式】沿冠状轴在矢状面上肢向前上方移动。

【参考范围】0°～180°。

【注意事项】避免躯干伸展和肩关节外展。

②伸展

【体位】坐位、立位、仰卧位、侧卧位。

【固定臂】腋中线。

【移动臂】肱骨长轴。

【轴心】肩峰。

【运动方式】在矢状面上肢向后上方运动。

【参考范围】0°～50°。

【注意事项】避免肩胛骨前倾、上抬、外展，躯干前倾。

③外展

【体位】坐位，肩关节屈曲、伸展均为0°。

【固定臂】通过肩峰与地面垂直的线（前、后面）。

【移动臂】肱骨长轴。

【轴心】肩肱关节前方或后方。

【运动方式】沿矢状轴运动。

【参考范围】0°～180°。

【注意事项】避免肩关节上抬、外旋。

④内收

【体位】坐位，肩关节屈曲、伸展均为0°。

【固定臂】通过肩峰与地面垂直的线（前、后面）。

【移动臂】肱骨长轴。

【轴心】肩肱关节前方或后方。

【运动方式】沿矢状轴运动。如果肩关节处于20°～45°屈曲位时，上肢可从前方向内做内收动作，参考范围0°～45°。

【参考范围】0°。

⑤内旋

【体位】坐位、仰卧位、俯卧位。肩关节外展90°，肘关节屈曲90°，前臂旋前并与地面平行。

【固定臂】通过肘关节，与冠状面垂直的线。

【移动臂】尺骨。

【轴心】尺骨鹰嘴。

【运动方式】前臂在矢状面上向下肢的方向运动。

【参考范围】0°～90°。

【注意事项】避免肩胛骨上抬、外展，肘关节伸展，躯干屈曲。

⑥外旋

【体位】坐位、仰卧位、俯卧位。肩关节外展90°，肘关节屈曲90°，前臂旋前并与地面平行。

【固定臂】通过肘关节，与冠状面垂直的线。

【移动臂】尺骨。

【轴心】尺骨鹰嘴。

【运动方式】前臂在矢状面上沿冠状轴向头部方向运动。

【参考范围】0°～90°。

【注意事项】避免肩胛骨的下撤、内收。

2）肘关节

①屈曲

【体位】坐位、仰卧位。肘关节伸展，前臂为解剖中立位。

【固定臂】与肱骨纵轴平行，指向尺骨鹰嘴。

【移动臂】与桡骨纵轴平行，指向桡骨茎突。

【轴心】肱骨外上髁。

【运动方式】在矢状面上前臂沿冠状轴从前方做接近肱骨方向的运动。

【参考范围】0°～150°。

②伸展

【体位】坐位、仰卧位。肘关节伸展，前臂为解剖中立位。

【固定臂】与肱骨纵轴平行，指向尺骨鹰嘴。

【移动臂】与桡骨纵轴平行，指向桡骨茎突。

【轴心】肱骨外上髁。

【参考范围】0°。

3）前臂

①旋前

【体位】坐位，上臂紧靠躯干，肩关节无屈曲、外展、内收，肘关节屈曲90°，前臂呈中立位。

【固定臂】与地面垂直。

【移动臂】桡骨茎突与尺骨茎突的连线。

【轴心】尺骨茎突的外侧。

【运动方式】在水平面上，以垂直轴为轴进行拇指向内侧、手掌向下的运动。

【参考范围】0°～90°。

②旋后

【体位】坐位，上臂紧靠躯干，肩关节无屈曲、外展、内收，肘关节屈曲90°，前臂呈中立位。

【固定臂】与地面垂直。

【移动臂】桡骨茎突与尺骨茎突的连线。

【轴心】尺骨茎突的外侧。

【运动方式】拇指向外侧、手掌向上的运动。

【参考范围】0°～90°。

4）腕关节

①掌屈

【体位】坐位，肩关节外展90°，肘关节屈曲90°。

【固定臂】与尺骨长轴平行。

【移动臂】与第五掌骨长轴平行。

【轴心】尺骨茎突稍向远端，或桡骨茎突。

【运动方式】手掌在矢状面上沿冠状轴向前臂屈侧靠近。

【参考范围】0°～90°。

【注意事项】避免腕关节的尺偏或桡偏。

②背伸

【体位】坐位，肩关节外展 90°，肘关节屈曲 90°。

【固定臂】与尺骨长轴平行。

【移动臂】与第五掌骨长轴平行。

【轴心】尺骨茎突稍向远端或桡骨茎突。

【运动方式】在矢状面上，手掌向前臂伸侧靠近。

【参考范围】0°～70°。

③桡偏

【体位】坐位，肩关节外展 90°，肘关节屈曲 90°。

【固定臂】前臂背侧中线。

【移动臂】第三掌骨背侧纵轴线。

【轴心】腕关节背侧中点（第三掌骨基底部）。

【运动方式】冠状面运动。

【参考范围】0°～25°。

④尺偏

【体位】坐位，肩关节外展 90°，肘关节屈曲 90°。

【固定臂】前臂背侧中线。

【移动臂】第三掌骨背侧纵轴线。

【轴心】腕关节背侧中点（第三掌骨基底部）。

【运动方式】冠状面运动。

【参考范围】0°～60°。

5）手指

①掌指关节

a. 屈曲

【体位】坐位，腕关节中立位，前臂放在桌面上，被检手指无内收、外展。

【固定臂】掌骨背侧中线。

【移动臂】指骨背侧中线。

【轴心】掌指关节背侧。

【运动方式】在矢状面上以冠状铀为轴。检查者一手固定掌骨，维持腕关节的中立位，另一手固定手指及移动臂，进行手指向掌侧的运动。

【参考范围】0°～90°。

b. 伸展

【体位】坐位，腕关节中立位，前臂放在桌面上，被检手指无内收、外展。

【固定臂】掌骨背侧中线。

【移动臂】指骨背侧中线。

【轴心】掌指关节背侧。

【运动方式】矢状面上以冠状轴为轴进行运动。其余各指的掌指关节呈屈曲位，固定被检手指的掌骨，令手指完成向背侧的运动。

【参考范围】0°～45°。

c. 外展

【体位】坐位，腕关节中立位，前臂旋前，手掌放在桌面上，掌指关节无屈曲、伸展。

【固定臂】掌骨背侧中线。

【移动臂】指骨背侧中线。

【轴心】掌指关节背侧。

【运动方式】在冠状面上以矢状轴为轴，固定掌骨。

【参考范围】0°～20°。

【注意事项】防止腕关节运动，被检手指完成离开中指的运动。

d. 内收

【体位】坐位，腕关节中立位，前臂旋前，手掌放在桌面上，掌指关节无屈曲、伸展。

【固定臂】掌骨背侧中线。

【移动臂】指骨背侧中线。

【轴心】掌指关节背侧。

【运动方式】在冠状面上以矢状轴为轴，固定掌骨。

【参考范围】0°～20°。

【注意事项】防止腕关节运动，被检手指完成离开中指的运动。

②近端指间关节

a. 屈曲

【体位】坐位，腕关节中立位，掌指关节无屈曲、伸展、内收及外展，前臂放在桌面上。

【固定臂】近节指骨背侧中线。

【移动臂】中节指骨背侧中线。

【轴心】近端指间关节背侧。

【运动方式】在矢状面上以冠状轴为轴，固定近端指骨，完成手指向掌心方向的运动。

【参考范围】0°～100°。

b. 伸展

【体位】坐位，腕关节中立位，掌指关节无屈曲、伸展、内收及外展，前臂放在桌面上。

【固定臂】近节指骨背侧中线。

【移动臂】中节指骨背侧中线。

【轴心】近端指间关节背侧。

【运动方式】在矢状面上以冠状轴为轴，手指向背侧方向运动。

【参考范围】0°。

③远端指间关节

a. 屈曲

【体位】坐位，前臂和手置于桌面，前臂、腕关节均呈中立位，掌指关节无屈曲、伸展、内收、外展，近端指间关节屈曲 70°～90°。

【固定臂】中节指骨背侧中线。

【移动臂】远节指骨背侧中线。

【轴心】远端指间关节背侧面。

【运动方式】在矢状面上以冠状轴为轴进行运动。

【参考范围】0°～90°。

【注意事项】固定中节指骨，防止腕关节、掌指关节、近端指间关节出现屈曲和伸展，远节指骨向掌心方向运动。

b. 伸展

【体位】坐位，前臂和手置于桌面，前臂、腕关节均呈中立位，掌指关节无屈曲、伸展、内收、外展，近端指间关节屈曲 70°～90°。

【固定臂】中节指骨背侧中线。

【移动臂】远节指骨背侧中线。

【轴心】远端指间关节背侧面。

【运动方式】在矢状面上以冠状轴为轴进行运动。

【参考范围】0°～10°。

【注意事项】固定中节指骨，防止腕关节、掌指关节、近端指指关节伸展，远节指骨向手伸侧方向运动。

6）拇指

①腕掌关节

a. 屈曲

【体位】坐位，将前臂和手放在桌面上，前臂充分旋后，腕关节中立位，拇指腕掌关节无外展、内收，拇指的掌指关节、指间关节呈解剖 0°位。

【固定臂】桡骨的掌侧中线。

【移动臂】第一掌骨掌侧中线。

【轴心】拇指腕掌关节掌侧。

【运动方式】在冠状面以矢状轴为轴进行运动。

【参考范围】0°～15°

【注意事项】检查者左手固定被检者右手第一掌骨，向内侧牵引的同时使其屈曲，右手固定腕关节，防止尺偏和掌屈。

b. 伸展

【体位】坐位，将前臂和手放在桌面上，前臂充分旋后，腕关节中立位，拇指腕掌关节无外展、内收，拇指的掌指关节、指间关节呈解剖0°位。

【固定臂】桡骨的掌侧中线。

【移动臂】第一掌骨掌侧中线。

【轴心】拇指腕掌关节掌侧。

【运动方式】在冠状面以矢状轴为轴进行运动。

【参考范围】0°～20°。

【注意事项】检查者左手固定第一掌骨、向外侧牵引的同时，完成伸展。右手固定腕关节，以防出现桡偏和背伸。

c. 外展

【体位】坐位，前臂和手放在桌面上，前臂、腕关节均呈中立位，拇指腕掌关节、掌指关节、指间关节均呈解剖0°位。

【固定臂】第二掌骨的桡侧中线。

【移动臂】第一掌骨的桡侧中线。

【轴心】腕关节。

【运动方式】在矢状面上以冠状轴为轴进行运动。检查者用右手固定被检者的第二掌骨，用左手的拇指、食指捏住腕掌关节，在与掌面呈垂直的面上做与食指分离方向的运动。

【参考范围】0°～70°。

d. 对掌

【体位】坐位，前臂和手放在桌面上并充分旋后，腕关节中立位，拇指和小指的指间关节呈解剖0°位。

【测量】一般测量对掌不使用量角器，而用直尺测出拇指指尖与小指指尖（或小指的掌指关节）的距离。

【运动方式】运动为屈曲、外展、内旋的复合运动，检查者用右手固定第五掌骨，以防腕关节的代偿运动，并使小指的掌骨和第一节指骨保持对掌位，左手拇指按压第一掌骨的同时使其完成对掌运动。

【正常值】拇指末端与小指末端接触。

②掌指关节

a. 屈曲

【体位】坐位，前臂和手放在桌面上，前臂充分旋后。腕关节中立位。拇指的腕掌关节、拇指的指间关节呈解剖 0°位。

【固定臂】第一掌骨背侧中线。

【移动臂】近节指骨背侧中线。

【轴心】第一掌指关节背侧。

【运动方式】在冠状面上以矢状轴为轴进行运动。

【参考范围】0°～60°。

【注意事项】检查时应固定第一掌骨，防止出现腕关节、拇指腕掌关节屈曲和对掌运动。

b. 伸展

【体位】坐位，前臂和手放在桌面上，前臂充分旋后。腕关节中立位。拇指的腕掌关节、拇指的指间关节呈解剖 0°位。

【固定臂】第一掌骨背侧中线。

【移动臂】近节指骨背侧中线。

【轴心】第一掌指关节背侧。

【运动方式】在冠状面上以矢状轴为轴进行运动，完成掌指关节向背侧的运动。

【参考范围】0°～10°。

【注意事项】检查时应固定第一掌骨，防止出现腕关节、腕掌关节屈曲和对掌运动。

③指间关节

a. 屈曲

【体位】坐位，前臂和手放在桌面上，前臂充分旋后，腕关节中立位，拇指腕掌关节呈解剖 0°位，拇指掌指关节无屈曲、伸展。

【固定臂】近端指骨背侧中线。

【移动臂】末节指骨背侧中线。

【轴心】拇指指间关节背侧面。

【运动方式】在冠状面上以矢状轴为轴运动。固定近节指骨，防止出现腕掌关节的屈曲和伸展，完成远节指骨向掌侧的运动。

【参考范围】0°～80°。

b. 伸展

【体位】坐位，前臂和手放在桌面上，前臂充分旋后，腕关节中立位，拇指腕掌关节呈解剖 0°位，拇指掌指关节无屈曲、伸展。

【固定臂】近端指骨背侧中线。

【移动臂】末节指骨背侧中线。

【轴心】拇指指间关节背侧面。

【运动方式】除末节指骨完成向伸侧运动外，均与屈曲运动相同。

【参考范围】0°～10°。

7）髋关节

①屈曲

【体位】仰卧位，躯干无侧弯，髋关节无内收、外展、内旋、外旋。

【固定臂】通过大转子与躯干腋中线平行。

【移动臂】股骨纵轴。

【轴心】大转子。

【运动方式】沿冠状轴的矢状面运动。

【参考范围】0°～125°。

【注意事项】避免腰椎屈曲。

②伸展

【体位】俯卧位，躯干无侧弯，髋关节无内收、外展、内旋、外旋，膝关节伸展位。

【固定臂】通过大转子与躯干腋中线平行。

【移动臂】股骨纵轴。

【轴心】大转子。

【运动方式】矢状面运动。

【参考范围】0°～15°。

【注意事项】避免腰椎伸展。

③外展

【体位】仰卧位，髋关节无屈曲、伸展、旋转，膝关节伸展位。

【固定臂】两侧髂前上棘连线。

【移动臂】股骨纵轴（髂前上棘与髌骨中心连线）。

【轴心】髂前上棘。

【运动方式】沿矢状轴做冠状面运动。

【参考范围】0°～45°。

④内收

【体位】仰卧位，髋关节无屈曲、伸展、旋转，膝关节伸展位，对侧下肢呈外展位。

【固定臂】两侧髂前上棘连线。

【移动臂】股骨纵轴（髂前上棘与髌骨中心连线）。

【轴心】髂前上棘。

【运动方式】冠状面运动。

【参考范围】0°～45°。

⑤内旋

【体位】端坐位，髋关节屈曲90°，无外展内收，膝关节屈曲90°置于诊查床边缘，也可取仰卧位。

【固定臂】通过髌骨中心的垂线，与地面垂直。

【移动臂】胫骨纵轴。

【轴心】髌骨中心。

【运动方式】水平面运动。

【参考范围】0°～45°。

⑥外旋

【体位】端坐位，髋关节屈曲90°，无外展内收，膝关节屈曲90°置于诊查床边缘，也可取仰卧位。

【固定臂】通过髌骨中心的垂线与地面垂直。

【移动臂】胫骨纵轴。

【轴心】髌骨中心。

【运动方式】水平面运动。

【参考范围】0°～45°。

8）膝关节

①伸展

【体位】俯卧位，髋关节内收、外展、屈曲、伸展及旋转。

【固定臂】股骨纵轴。

【移动臂】腓骨小头与外踝连线。

【轴心】股骨外侧髁。

【运动方式】矢状面运动。

【参考范围】0°。

②屈曲

【体位】俯卧位，髋关节内收、外展、屈曲、伸展及旋转。

【固定臂】股骨纵轴。

【移动臂】腓骨小头与外踝连线。

【轴心】股骨外侧髁。

【运动方式】矢状面运动。

【参考范围】0°～150°。

9）踝关节

①背屈

【体位】仰卧位，踝关节无内翻及外翻。

【固定臂】腓骨小头与外踝的连线（腓骨外侧中线）。

【移动臂】第五趾骨长轴。

【轴心】第五趾骨与小腿纵轴延长线在足底的交点（外踝下方大约1.5cm处）。

【运动方式】沿冠状轴在矢状面上完成足尖从中立位向靠近小腿的方向的运动。

【参考范围】0°～20°。

②跖屈

【体位】仰卧位，踝关节无内翻及外翻。

【固定臂】腓骨小头与外踝的连线（腓骨外侧中线）。

【移动臂】第五趾骨长轴。

【轴心】第五趾骨与小腿纵轴延长线在足底的交点（外踝下方大约1.5cm处）。

【运动方式】在矢状面上完成向足底方向的运动。

【参考范围】0°～45°。

③内翻

【体位】仰卧位，髋关节无内收、外展及旋转。

【固定臂】与小腿纵轴一致。

【移动臂】足底面长轴。

【轴心】两臂交点。

【运动方式】冠状面运动。

【参考范围】0°～35°。

④外翻

【体位】仰卧位，髋关节无内收、外展及旋转。

【固定臂】与小腿纵轴一致。

【移动臂】足底面长轴。

【轴心】两臂交点。

【运动方式】冠状面运动。

【参考范围】0°～25°。

10）颈椎

①屈曲

【体位】坐位，胸腰椎紧靠在椅背上，颈椎无旋转及侧屈。

【固定臂】与地面垂直。

【移动臂】外耳道与鼻尖的连线。

【轴心】两臂交点。

【运动方式】矢状面运动。

【参考范围】0°～45°。

【注意事项】防止胸腰椎的屈曲。

②伸展

【体位】坐位，胸腰椎紧靠在椅背上，颈椎无旋转及侧屈。

【固定臂】与地面垂直。

【移动臂】外耳道与鼻尖的连线。

【轴心】两臂交点。

【运动方式】矢状面运动。

【参考范围】0°～45°。

【注意事项】防止出现伸展的代偿动作。

③侧屈

【体位】坐位，胸腰椎紧靠在椅背，颈椎无屈曲、伸展、旋转。

【固定臂】沿胸椎棘突与地面垂直。

【移动臂】以枕外粗隆为标志点与后头部中线一致。

【轴心】与第七颈椎棘突一致。

【运动方式】沿冠状面运动。

【参考范围】0°～45°。

【注意事项】固定被检查者肩胛骨，防止胸椎侧屈。

④旋转

【体位】坐位，胸腰椎紧靠在椅背，颈椎无屈曲、伸展、旋转。

【固定臂】与两侧肩峰连线平行。

【移动臂】头顶与鼻尖连线一致。

【轴心】头顶中心点。

【运动方式】在水平面上以垂直轴为轴进行运动。

【参考范围】0°～60°。

【注意事项】固定肩胛骨防止躯干旋转。

11）胸椎与腰椎

①屈曲

【体位】立位，胸、腰椎无屈曲及旋转。

【固定臂】通过第五腰椎棘突的垂直线。

【移动臂】第七颈椎棘突与第五腰椎棘突连线的平行线。

【轴心】第五腰椎棘突。

【运动方式】矢状面运动。

【参考范围】0°～80°。

②伸展

【体位】立位，胸、腰椎无屈曲及旋转。

【固定臂】通过第五腰椎棘突的垂直线。

【移动臂】第七颈椎棘突与第五腰椎棘突连线的平行线。

【轴心】第五腰椎棘突。

【运动方式】矢状面运动。

【参考范围】0°～25°。

【注意事项】避免代偿运动，防止骨盆后倾。

③侧屈

【体位】立位，颈椎、腰椎、胸椎无屈曲、伸展及旋转。

【固定臂】髂嵴连线中点的垂直线。

【移动臂】第七颈椎棘突与第五腰椎棘突连线。

【轴心】第五腰椎的棘突。

【运动方式】冠状面运动。

【参考范围】0°～35°。

【注意事项】避免代偿运动，防止骨盆侧倾。

④旋转

【体位】坐位，防止躯干旋转，不得使用带靠背的椅子。

【固定臂】双侧髂嵴上缘连线的平行线。

【移动臂】双侧肩峰连线的平行线。

【轴心】头顶部中点。

【运动方式】冠状面运动。

【参考范围】0°～45°。

【注意事项】避免代偿运动，防止骨盆旋转。

3. 肌力评定

肢体的运动是靠骨骼肌的协调收缩。肌肉力量是指肌肉工作时克服内外阻力的能力，分为静力性力量和爆发性力量。肌力评定是指徒手或运用器械对患者肌肉主动收缩功能进行评定。肌力评定是风湿病患者运动功能评定的重要内容之一，主要用来判断存在肌力下降及其下降的程度，为康复治疗方案的制定提供依据。

影响肌力的因素有很多，包括肌肉的横截面积、肌纤维类型、运动单位募集率和神经冲动发放频率、肌肉的初长度、肌肉收缩类型、年龄与性别等。

肌肉的横截面积越大，该肌肉的肌纤维数量越多、肌纤维越粗，肌肉收缩时产生的力量也就越大。骨骼肌纤维可分为白肌纤维、红肌纤维和中间肌纤维，肌肉中白肌纤维所占的比例越高，则该肌肉收缩时产生的肌力越大。运动单位募集率和神经冲动发放频率指在肌肉开始收缩时，需要募集一定量的运动单位，运动单位募集越多，肌力就越大，当肌力大到一定程度时，肌力的增加是通过增加神经中枢发放神经冲动的频率得以实现的，所以神经冲动发放频率越高，则肌力越大。肌肉在收缩前处于适宜的长度，收缩时产生的肌力越大；肌力与肌肉收缩类型也是密切相关的，一般来讲，离心收缩>等长收缩>向心收缩；肌力还与年龄与性别有关，这点很好理解。

根据肌肉收缩的类型，可分为等长收缩、等张收缩和等速收缩。等长收缩是指肌肉收缩时，肌肉起止点间的距离不变，即肌纤维长度基本不变也不发生关节运动，但肌张力明显增高。其主要作用是维持特定体位和姿势。这也是关节炎患者疾病活动期最常使用的训练方法之一，这种肌肉收缩不会引起关节运动，也就有效避免了关节疼痛和关节肿胀的加重。等张收缩是指肌肉收缩时，肌张力基本不变，但肌长度发生变化，产生关节运动。等张收缩分为向心性收缩和离心性收缩。向心性收缩是指肌肉收缩时，肌肉起点与止点之间距离缩短；离心性收缩是指肌肉收缩时，肌肉起点与止点之间距离逐渐加大。其主要作用是使动作的快慢或肢体落下的速度得到控制。这种收缩方式是在关节炎患者疾病稳定期常使用的训练方法之一，这种方法可以帮助患者增加肌肉力量、增加关节的稳定性。等速收缩是指肌肉收缩时，运动的角速度保持不变的肌肉收缩方式。等速收缩不是肌肉自然的收缩方式，需要借助器械进行，是肌力评定和训练的常用方法之一。

肌肉评定的方法有很多，可以通过机械进行评定，包括便携式的测力计，也可以使用大型仪器进行测试，比如等速测试及训练装置。其中最常使用的还是徒手肌力测试（manual muscle testing，MMT）。徒手肌力测试是通过被检查者自身重力和检查者用手施加阻力而产生的主动运动来评定肌肉或肌群的力量和功能的方法。具体的操作方法需要被检者在某些特殊的体位进行，检查者还需要固定被检肌肉的起点以防止出现代偿运动和假象运动。临床中，最常用的分级标准是 Lovett 分级法评定标准，具体如下表：

Lovett 分级法评定标准

分级	名称	评级标准	相当于正常肌力的百分比（%）
0	零（zero，Z）	未触及肌肉的收缩	0
1	微弱（trace，T）	可触及肌肉的收缩，但不能引起关节活动	10
2	差（poor，P）	解除重力的影响，能完成全关节活动范围的运动	25
3	尚可（fair，F）	能抗重力完成全关节活动范围的运动，但不能抗阻力	50
4	良好（good，G）	能抗重力及轻度阻力，完成全关节活动范围的运动	75
5	正常（normal，N）	能抗重力及最大阻力，完成全关节活动范围的运动	100

在以上基本分级基础上，通常还附加一个"加号"或"减号"来表示其被测肌力比某级稍强或稍弱，以补充分级不足。

1983 年美国医学研究委员会在 Lovett 分级法评定标准的基础上，根据运动幅度和施加阻力的程度，制定了 MRC 分级标准，具体如下：

MRC 分级法评定标准

级别	标准
5	能抗最大阻力，完成全关节活动范围的运动
5-	能对抗与 5 级相同的阻力，但活动范围为 50%～100%

续表

级别	标准
4+	在活动的初、中期能对抗的阻力与 4 级相同，但在末期能对抗 5 级阻力
4	能对抗阻力，且能完成全范围活动，但阻力达不到 5 级水平
4-	对抗的阻力与 4 级相同，但活动范围为 50%～100%
3+	情况与 3 级相仿，但在运动末期能对抗一定的阻力
3	能对抗重力，且能完成全范围活动，但不能抗任何阻力
3-	能对抗重力，但活动范围为 50%～100%
2+	能对抗重力，但活动范围在 50% 以下
2	解除重力的影响，可完成全关节活动范围的运动
2-	解除重力的影响，关节能活动，但活动范围为 50%～100%
1	触诊发现有肌肉收缩，但不引起任何关节活动
0	无肌肉收缩

在实际操作中，一般先检查患者是否可以克服肢体重力的影响，完成全关节活动范围的运动，此为三级肌力。如果达到三级肌力，可以施加阻力，根据阻力的大小，分别定为五级和四级。如果不能达到三级肌力，可进一步借助特殊体位或检查者的协助，以解除肢体重力的影响，观察患者是否能完成全关节活动范围的运动，从而进行分级。如果患者仍不能完成，则需要进一步观察是否有肌肉或肌腱的收缩，可触及收缩但无关节活动者为一级，无收缩者为零级。

徒手肌力检查有以下几点需要特别注意：首先，检查前要向患者详细说明，取得患者充分理解及积极配合；其次，要选择适合的测试时机，锻炼后、疲劳时或饱餐后不宜进行检查，会影响检查的准确性；再次，要采取正确的体位和姿势，避免代偿动作的产生；还有，采取正确的检查顺序，检查评定时一般应先进行 3 级检查，能够完成 3 级的动作，再进行 4 级及 5 级检查，不能达到 3 级则行 2 级检查，不能达到 2 级再逐级下降检查，不必所有级别均进行检查评定，以减少患者的体力消耗。另外，要正确施加阻力。在评定过程中，阻力应施加于肌肉附着的远端部位，阻力的方向应与肌肉牵拉力方向相反，阻力施加的大小应持续而平稳，同时密切观察患者有无不适反应，一旦发生不适反应，应立即中止检查。同时，测试时应注意两侧对比，肌力检查和关节活动度检查一样，没有绝对正常值，需要健患侧对比，如单侧肢体病变，应先检查健侧，后检查患侧，在施加阻力大小、完成运动情况等方面进行双侧比较。最后，要注意检查的相对和绝对禁忌证。生命体征不稳定者，严重的高血压、心脏病患者，骨折、关节活动受限明显、伤口未愈合者，关节急性炎症及关节疼痛、肿胀明显者，要根据患者情况，谨慎检查，必要时可以待患者情况稳定后，再进行检查。

4. 平衡评定

平衡是指人体无论处在何种位置，当重心偏离稳定位置时，自动地调整并维持所需姿势的过程。无论坐位、立位还是步行，首先要保持一定的姿势控制，并在此基础上保持平衡才能移动。当人体重心垂线偏离稳定基底时，应能立即通过主动或反射性的活动使重心垂线返回稳定基底内，这种能力称为平衡能力。充分的平衡对行走时完成的每个动作都至关重要，保持平衡的能力为所有的技巧性运动提供了条件。平衡能力的评定也是风湿科康复运动功能评定的重要组成部分。维持正常的平衡能力需要良好的肌力、肌张力、耐力、视觉、本体感觉、精细触觉（尤其是手、足）、前庭功能及神经系统不同水平的整合功能。

平衡功能的评定对于确定患者是否存在平衡障碍及其严重程度，并为进一步指定平衡训练方法提供依据，也能预测患者可能发生跌倒的风险，避免因跌倒而产生的"二次损伤"。

平衡能力分为静态平衡和动态平衡。目前临床上常用的平衡能力的评定方法有以下几种：简易评定法、量表评定法、平衡测试仪法。目前临床最常用的还是量表评定法。

简易评定法，包括 Romberg 检查法、睁闭眼坐、睁闭眼双足并拢直立、双足足跟碰足尖站立、单足交替支撑站立等静态平衡检查方法及坐、站立时的动态平衡检查方法。Romberg 检查法即闭目难立征，受检者双足并拢直立，双上肢向前平伸，先睁眼然后闭眼，维持时间为 30 秒，观察受检者有无站立不稳或倾倒。平衡功能正常者无倾倒，判为阴性；出现自发性倾倒，判为阳性。检查动态平衡时，让患者在不同条件下行走，如足跟碰足趾、足跟行走、足尖行走、走直线、走标记物、侧方走、倒退走、走圆圈等，根据患者完成的情况进行量化打分。评分标准为能完成活动是 4 分；能完成活动，但需较少的躯体接触才能保持平衡是 3 分；能完成活动，但需较多（中到最大）的躯体接触才能保持平衡是 2 分；不能完成活动是 1 分。

平衡测试仪法则是借助平衡仪器，通过高精度的传感器和电子计算机技术，精准测量不同状态下人体重心位置、移动面积及形态，对患者的静态平衡和动态平衡进行量化的评定。但因大型平衡评定的设备价钱高昂、操作复杂，并没有广泛在临床应用。

常用的量表有 Berg 平衡量表、Fugl-Meyer 平衡功能评定量表。Fugl-Meyer 平衡功能评定量表包括从坐位到站立的评定，内容比较全面，简单易操作。

Berg 平衡量表在临床运用最为广泛，它评价了多种功能性活动，包括在坐位或站立时进行各种作业活动，站起和坐下等。具体表格如下：

序号	评定内容
1	从坐位站起
2	无支持站立
3	无支持坐位

续表

序号	评定内容
4	从站立位坐下
5	转移
6	闭目站立
7	双脚并拢站立
8	上肢向前伸展并向前移动
9	从地面拾起物品
10	转身向后看
11	转身 360°
12	将一只脚放在凳子上
13	两脚一前一后站立
14	单腿站立

Berg 平衡量表将每评定项目均分为 0、1、2、3、4 五个功能等级予以记分。4 分表示能够正常完成所检查的动作，0 分则表示不能完成或需要中等或大量帮助才能完成，最低分为 0 分，最高分为 56 分。0～20 分，提示平衡功能差，患者需乘坐轮椅；21～40 分，提示有一定的平衡能力，患者可在辅助下步行；41～56 分者则说明平衡功能较好，患者可独立步行；<40 分提示有跌到的危险。

5. 协调评定

协调功能是指产生平滑、准确、有控制的运动能力，它要求有适当的速度、距离、方向、节奏和肌力。协调运动主要分为粗大运动和精细运动两大类，粗大运动是大肌群参与的身体姿势保持、平衡等粗大运动（如翻身、坐、站、行走），精细运动是小肌群实施的精细活动（如手指的灵巧性、控制细小物品的能力等）。对于以外周小关节受累为主的风湿病，我们更多关注精细运动的协调性；对于中轴受累为主的风湿病，我们则更多关注粗大运动的协调性。

协调障碍的相关因素有很多，比如肌力低下，肌肉不能有效收缩，常过度用力，不能产生姿势与运动的协调。关节活动范围减小，运动的自由度受限，肌张力异常，影响运动的效率与准确性，肌力低下收缩无力，肌张力高则运动阻抗增高，动作僵硬刻板，出现异常的姿势。感觉障碍，躯体运动觉/感觉障碍使患者不能维持肌肉收缩，运动发动缓慢，运动速度缓慢，肌肉不能协同收缩，运动的准确性与效率降低。适应性降低：不能控制精细运动，不能进行不同速度的协调运动。这些都是需要我们注意的。

协调评定方法最常用的就是观察法。协调功能正常的人群应具有以下特征：运动方式的多样性；具有良好的平衡反应能力；当固定身体的某一部位时，具有能使身体的其他部位完成平滑、顺畅运动的能力；观察受试者在各种体位和姿势下的启动和停止动作是否准确，运动是否平滑、顺畅，有无震颤。如让受试者从俯卧位翻身至仰卧位，或从俯卧位起身至侧坐位，然后进展至四点跪位、双膝跪位、单膝跪位、立位等。观察受试者的日常生活活动，并通过与健康人或患者患病前比较，判断受试者是否存在协调功能障碍。

协调功能评定时，需要先计时测速确定基线水平，然后对患者的协调功能进行检测，功能分级如下：1级——正常完成；2级——轻度残损：能完成活动，但较正常速度及技巧稍有差异；3级——中度残损：能完成活动，但动作慢、笨拙、非常不稳；4级——重度残损：仅能启动活动，不能完成；5级——不能活动。

协调试验评定分非平衡性与平衡性协调试验两类。非平衡性协调试验是评估身体不在直立位时的静止和运动成分，包括粗大运动和精细运动，属于一般协调功能障碍的神经学检查。平衡性协调试验是评估身体在直立位时的姿势、平衡，以及静和动的成分，主要是粗大运动。

非平衡性协调试验主要包括了指鼻试验、指指试验、交替指鼻、对指试验、粗大抓握、轮替试验、反弹试验、交替足跟至膝和足趾、跟膝胫试验、足趾触检查者手指、画线试验、振子试验。平衡性协调试验包括了立位保持与立位平衡和步行平衡协调的检查。立位保持与立位平衡检查又包含了双足站立：正常舒适位；双足站立：两足并拢站立；双足站立：足趾碰及另一足足跟站立；单足站立；站立位，上肢的位置交替放在身旁、头上方或腰部；在保护下，出其不意地使患者失去平衡；弯腰，返回直立位；身体侧弯；站立位睁眼和闭眼。步行平衡协调的检查主要是沿直线走，一足跟在另一足足趾之前；向侧方走和倒退走；正步走；变换速度走；突然停止后再走；环形走和变换方向走；足跟或足尖着地走。

类风湿关节炎患者以小关节疼痛、畸形、功能障碍为主。协调试验评定时，也要特别注意手的准确性检查。临床常用的是 Jebsen-Taylor 手功能检查，主要是检查手的粗大运动的协调性：①写一句话。②模仿翻书。③捡拾小件物品。④模仿进食。⑤堆叠积木。⑥拿起大而轻的物品。⑦拿起大而重的物品。Purdue pegboard 测试主要是检查手的精细动作的协调性：①左手插细铁柱。②右手插细铁柱。③双手同时插细铁柱。④装配。此外，还有上肢准确性测试，比如同心圆打点、缺口连线等方法。

在康复临床医学中，协调功能评定更多的是针对小脑功能不全、基底神经节功能不全、脊髓后索功能不全等神经系统疾病，但是由于肌力低下、关节活动度变小等原因，也会引起协调障碍，在临床工作中，我们要注意鉴别。评定准确后，才能有针对性地制定出协调功能康复锻炼方案。

6. 步态评定

步行是指通过双脚的交互动作移行机体的人类特征性活动。步态是人类步行的行为特征，涉及行为习惯、职业、教育、年龄及性别等因素，也受多种疾病的影响。步态分析是利用力学原理、人体解剖学和生理学知识对人类行走状态进行对比分析的一种研究方法。

步行是重要的日常生活活动能力之一。通过步态可以评估患者是否存在异常步态以及步态异常的性质和程度，为分析异常步态原因和矫正异常步态、制定治疗方案提供必要的依据，同时也能评定康复治疗的效果。

步态分析中常用的基本参数包括步长、步幅、步宽、步频、步速、步行周期、步行时相等，其中步长、步频和步速是步态分析中最常用的 3 大要素。步长是行走时一侧足跟着地到紧接着的对侧足跟着地所行进的距离，通常用 cm 表示。健康人平地行走时，一般步长为 50～80cm。个体步长的差异主要与腿长有关，腿长，步长也大。步幅是行走时，由一侧足跟着地到该侧足跟再次着地所进行的距离，又称复步长或跨步长，用 cm 表示，通常是步长的两倍。步宽是在行走中左、右两足间的距离，通常以足跟中点为测量参考点，通常用 cm 表示，健康人为 8±3.5cm。足角是在行走中前进的方向与足的长轴所形成的夹角称，通常用"°"表示，健全人约为 6.75°。行走中每分钟迈出的步数称为步频，又称步调，通常用 steps/min 表示。健全人通常步频为 95～125steps/min，东方男性的步频平均为 112.2±8.9steps/min，女性平均为 123.4±8.0steps/min。双人并肩行走时，一般是短腿者步频大于长腿者。行走时单位时间内在行进的方向上整体移动的直线距离称为步速，即行走速度，一般健全人通常行走的速度为 65～95m/min。步行时相是行走中每个步态周期都包含着一系列典型姿位的转移，通常把这种典型姿位变化划分出一系列时段。步态周期是在行走时一侧足跟着地到该侧足跟再次着地的过程，用秒（s）表示。一般成人的步态周期为 1～1.32s。传统法上，步态周期可分为支撑相和摆动相。RLA 分类法：站立相（开始着地、预承重期、支撑中期、支撑末期、摆动前期）和摆动相（摆动初期、中期、末期），如下图：

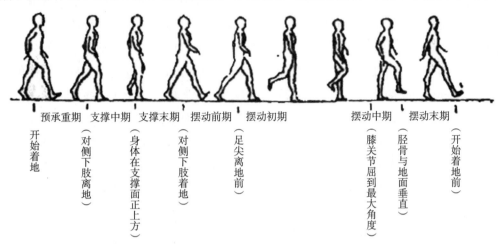

预承重期	支撑中期	支撑末期	摆动前期	摆动初期	摆动中期	摆动末期
（开始着地）	（对侧下肢离地）	（身体在支撑面正上方）	（对侧下肢着地）	（足尖离地前）	（膝关节屈到最大角度）	（胫骨与地面垂直）
						（开始着地前）

整个行走过程是个复杂的协调运动，全身多关节和肌肉都参与其中。参与的关节主要是骨盆、髋关节、膝关节、踝关节、上肢关节和头部等。参与的肌肉主要是臀大肌、腘绳肌、腓肠肌、比目鱼肌、髂腰肌、股内收肌、股四头肌、胫前肌等。

步行周期中同侧下肢各部位关节运动情况

步行周期	阶段	骨盆旋转	髋关节	膝关节	踝关节
站立相	首次着地	向前4°~5°	屈30°	完全伸直	中间位（足跟先）
	承重反应	向前4°~5°	屈30°	屈15°	跖屈15°
	站立中期	中间位	屈30°→0°	屈15°→0°	背屈→10°
	站立末期	向后4°~5°	过伸10°	完全伸直	中间位
	摆动前期	向后4°~5°	中间位	屈35°	跖屈20°
摆动相	摆动初期	向后4°~5°	屈20°	屈60°	跖屈10°
	摆动中期	中间位	屈20°→30°	屈60°→30°	中间位
	摆动末期	向前4°~5°	屈30°	屈30°→0°	中间位

正常步行周期中主要肌肉的作用时期

肌肉名称	在步行周期中起作用的时期
腓肠肌与比目鱼肌	支撑相中期至蹬离，首次触地
臀大肌	摆动相末期，首次触地至支撑相中期
腘绳肌	摆动相中期，首次触地至承重反应结束
髂腰肌和股内收肌	足离地至摆动相早期
股四头肌	摆动相末期，首次触地至支撑相中期，足离地至摆动相早期
前肌	首次触地至承重反应结束，足离地至再次首次触地

　　步态分析系统主要包括三部分，运动学、动力学和动态肌电图。运动学即观测人体运动时的组织器官空间位置变化，动力学即通过受力板或压力感受器测量行走时地板应力变化，动态肌电图即分析测试运动时肌电信号。通过对这三部分数据的收集及处理，可以观测到人体在行走中的步态，关节角度及肌肉的收缩活动。常用的分析方法是步态的定性分析和步态的定量分析。步态的定量分析是借助卷尺、秒表、量角器等测量工具，以及能留下足印的设备或电子角度计、肌电图、录像、高速摄影，甚至步态分析仪等设备，通过运动学参数、动力学参数、肌电活动参数及能量参数进行定量分析。但目前临床上定性分析仍然是最常用的评定手段。步态的定性分析是由康复医师或治疗师用肉眼观察患者行走过程，然后根据所得印象或按照一定的观察项目逐项评定的结果对步态做出结论。步态分析是在详细了解患者病史和全面体格检查的基础上进行的。由康复医师或治疗师通过目测，观察患者的行走过程，然后根据所得的印象或逐项评定的结果，做出步态分析的结果。步态分析的评定有以下几个注意事项：第一，观察场地。光线要充足，面积至少6m×8m，少穿衣服，以便清晰观察。第二，观察内容。主要关注运动对称性、协调性、步幅、步速、骨盆的运动、重心的转移、上下肢的摆动等，头、肩的位置，髋、膝、踝关节的稳定性，足跟着地、足尖离

地时足的状况，疼痛，疲劳，患者的鞋等。第三，观察程序。要嘱患者以自然姿势和速度在测试场地来回步行数次，检查者从前方、后方和侧方反复观察，分别观察支撑相和摆动相，注意两侧对比观察。可以借助"RLA 八分法"逐一进行观察和分析。RLA 观察顺序由远端至近端（即足、踝、膝、髋、骨盆、躯干），每一个部位按步行周期顺序仔细观察，先矢状面然后冠状面观察患者的行走特征。

造成步态异常的原因很多，比如关节活动度受限、活动或承重时疼痛、肌肉软弱或无力、感觉障碍和运动协调性丧失等。风湿科患者很多都伴随着疼痛、关节活动受限、肌肉软弱或无力等，下面列举几个风湿科常见的异常步态。

（1）短腿步态：短腿步态是由于骨关节疾病、运动损伤、手术等造成的躯干、骨盆、髋、膝、踝、足静态畸形和双下肢长度不等所致。患肢缩短达 2.5cm 以上者，该腿着地时同侧骨盆下降，引起同侧肩倾斜下沉，对侧摆动腿髋、膝过度屈曲，踝背伸加大，出现斜肩步。例如，缩短超过 4cm，则步态特点可以改变为患肢用足尖着地加以代偿。

（2）关节挛缩或强直步态：髋关节屈曲挛缩者，站立时有代偿性腰椎过伸、骨盆前倾、步幅缩短。膝关节屈曲挛缩者，如果挛缩小于 30°，仅在快速行走时呈现异常步态；但若挛缩超过 30°，则慢速行走亦不正常，表现同短腿步态。膝关节伸直强直者，由于患侧腿变得过长，该腿摆动时髋外展及同侧骨盆上提，以避免足部拖地。踝跖屈挛缩和马蹄足畸形患者，行走时患腿足跟始终不能着地，迈步相以髋、膝关节过度屈曲代偿踝背屈障碍，以防足趾拖地，形成跨阈步态，且患腿站立相因杠杆作用使小腿上端被动后摆、膝过伸，久之可引起膝反张畸形。

（3）关节不稳步态：关节不稳步态常见于先天性髋关节脱位，表现为站立时腰向前凸，跛行，行走时蹒跚摇摆如鸭步。

（4）疼痛步态：各种原因引起的腰部及下肢疼痛都可出现疼痛步态。疼痛步态的共同特点：步长缩短，步行速度下降，疼痛侧站立相时间缩短，常以手按压疼痛部位。因疼痛部位不同，表现有所差异。腰部疼痛者，躯干前屈，步幅变小，步速减慢，躯干侧屈（一侧痛）。髋关节疼痛者，正常侧下肢站立相延长，患肢承重时同侧肩下沉，躯干向侧方移动度增大，患肢摆动时采用稍屈曲与外旋位，以避免足跟击地。膝关节疼痛者，行走时膝稍屈曲，足趾着地，以避免足跟用力着地。

7. 感觉评定

感觉是指人脑对直接作用于感受器的客观事物的个别属性反映。通常将感觉分为特殊感觉和躯体感觉。特殊感觉包括视觉、听觉、嗅觉、味觉等；躯体感觉分为深感觉、浅感觉和复合感觉。但这些感觉的评定并不是风湿科患者感觉评定的重点，根据风湿免疫病的临床特点，感觉评定的重点在于疼痛和晨僵的评定。

疼痛往往是风湿病患者最常见的主诉之一，也是患者最大的困扰。管理疼痛是我们重要的工作之一。疼痛的评定也是康复医学的一个重要课题，疼痛的性质与程度是制定康复治疗方案的重要依据，也是评价康复治疗效果的重要指标。疼痛是一种主观感受，医生在评定前需向患者详细解释疼痛评估的表述方法，告诉患者准确地评估自己的疼痛是帮助医务人员了解其疼痛程度的关键，并采取相应措施以消除或减轻疼痛，以求得患者的配合，利于评估控制疼痛的效果。

疼痛的评定方法有很多种。总的来说，包括自述评估法、行为测评法和生理生化测评法。临床上常用的还是自述评估法。

自述评估法包括视觉模拟评分法、数字分级评分法、面部表情量表法、口述分级评分法、压力测痛、体表面积评分法和疼痛问卷表等。

视觉模拟评分法（visual analogues cale，VAS）是最常用的评定方法。国内临床上通常采用中华医学会疼痛医学会监制的 VAS 卡，在卡中心刻有数字的 10cm 长线上有可滑动的游标，两端分别表示"无痛"（0）和"最剧烈的疼痛"（10）。患者面对无刻度的一面，本人将游标放在当时最能代表疼痛程度的部位，医生面对有刻度的一面，疼痛评估时用直尺量出疼痛强度数值即为疼痛强度评分。

无痛		最剧烈的疼痛
0　10　20　30　40　50　60　70　80　90　100		

视觉模拟评分法（VAS）

数字分级评分法（numeric rating scale，NRS）是由 0～10 共 11 个数字组成，患者用 0～10 这 11 个数字描述疼痛强度，数字越大疼痛程度越严重，这个方法类似于 VAS 法。NRS 具有较高信度和效度，易于记录，但是 NRS 比较抽象，适用于文化程度相对较高的患者，使用时要向患者详细说明。NRS 如下：

NRS　0　1　2　3　4　5　6　7　8　9　10
无痛　　　　　　　　　　　　最剧烈的疼痛

面部表情量表法是用六种易于理解的表情来表达疼痛的程度，从微笑、悲伤至痛苦地哭泣，评估时要求患者选择一张最能表达其疼痛的表情，这种评估方法比较简单、直观，适用于 7 岁以上的人群，没有特定的文化背景要求。具体如下：

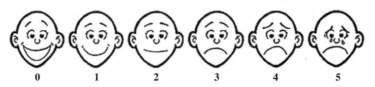

0　　　1　　　2　　　3　　　4　　　5

五点口述分级评分法（verbal rating scale，VRS-5）是加拿大 McGill 疼痛调查表的一部分，是根据疼痛对生活质量的影响程度而对疼痛的程度做出了具体的分级，分为 0 级、1 级、2 级、3 级、4 级、5 级六个等级，也非常易于理解。具体如下：

0 级	1 级	2 级	3 级	4 级	5 级
无痛	轻度疼痛能忍受、能正常生活和睡眠	中度疼痛稍影响睡眠，需止痛药	重度疼痛影响睡眠，需用麻醉止痛药	剧烈疼痛影响睡眠较重，伴有其他症状	无法忍受严重影响睡眠，伴有其他症状

四点口述分级评分法（VRS-4）将疼痛分为 0 级、1 级、2 级、3 级四个等级，分别代表无痛、轻度痛、中度痛、严重痛。VRS-4 与 NRS 相对应，疼痛分数 0 分为无痛，1～4 分为轻度痛，5～6 分为中度痛，7～10 分为严重痛。这种方法简单、易操作、容易理解，广泛应用于临床。

压力测痛是向疼痛区域施加外力，观察患者的反应，根据压力的强度和患者的反应程度来判断疼痛的程度。压力的强度可以通过压力测痛剂来检测。而体表面积评分法是将人体体表面积分为 45 个区域，让患者用不同颜色将疼痛的部位在相应的区域上标明，用不同的颜色表示不同的疼痛程度。疼痛问卷表是借助一些问卷表来评估患者的疼痛情况，临床常用的问卷表有 McGill 问卷表、简化的 McGill 疼痛问卷表、简明疼痛问卷表等。

评估疼痛的行为测评法和生理生化测评法，在临床中应用相对较少。行为测评法主要包括六点行为评分法和疼痛日记评分法。疼痛日记评分法不难理解，让患者或其家属详细记录每天各个时段与疼痛有关的活动、使用药物的情况、疼痛的强度等，这种方法在临床科研中应用比较广泛。六点行为评分法是将疼痛分为六级：1 级无疼痛；2 级有痛，但易被忽视；3 级有痛，无法忽视，但不影响日常生活；4 级有痛，无法忽视，干扰注意力；5 级有痛，无法忽视，所有日常生活均受影响，但能完成基本生理需求，如进食等；6 级存在剧烈疼痛，无法忽视，需要休息或卧床休息。

风湿病患者除了有疼痛的症状，还有常常有晨僵的感觉。晨僵的评定可以借鉴疼痛的评定，针对僵硬的持续时间、程度、部位进行评定。

（三）作业评定

作业疗法功能评定是一个获取患者作业能力信息、发现存在的问题、提出治疗目标和计划的过程。作业疗法评定的工作流程包括：收集、归纳分析资料，做出诊断和制定治疗计划。

作业评定可以反映机体的综合功能和作业能力、了解功能障碍的严重程度和对作业能力的影响、为制定治疗计划提供客观依据、动态观察功能障碍的发展变化和预后、解决患者的特殊需求、及时观察治疗效果和调整治疗方案、增加患者对自身状况的了解和认识、通过环境评定了解患者的作业潜能为治疗师提供帮助患者适应改造环境及简化活动的依据、促进学科发展和社会对残疾的重视。

作业评定的内容包括作业技能评定、作业能力评定和环境评定。作业技能评定包括运动能力评定，如关节活动度、肌力等，感觉能力评定，如浅感觉、本体感觉等，认知能力评定，如注意力、记忆力、学习能力等。作业能力评定包括日常生活活动能力评定、娱乐和兴趣评定、生活质量评定、职业能力评定等方面。环境评定包括家庭环境评定、社区环境评定和工作环境评定。

结合风湿科疾病的特点，作业评定中的手功能评定、环境评定和生活质量评定是最为重要的。

手是具有独特结构和功能的重要器官。手功能是手部康复的第一步，是对患者的情况进行检查与评价。通过检查与评价，让我们对患者的情况有一个全面的了解，从而设计一套完善的康复方案。

手功能的评定包括病史的采集和手部具体检查。手部具体检查又包括手部皮肤、手的姿势、手部畸形、疼痛程度、关节活动度测量、肌力检查、握力检查、感觉检查、水肿与肌肉萎缩的检查、手的协调性检查。手部皮肤包括手部皮肤的色泽、营养状况，以及有无缺失、伤口、瘢痕或变薄等。手的姿势包括手的休息位和功能位。在正常情况下，在不用任何力量时，手的内在肌和外在肌张力处于相对平衡状态。这种手的自然位置称"手的休息位"，即腕关节微背伸 10°～15°，并有轻度尺偏；手指的掌指关节及指间关节呈半屈曲状态，从食指到小指，越向尺侧屈曲越多，各指尖端指向舟骨结节；拇指轻度外展，指腹接近食指远端指间关节的桡侧。手的另一个重要姿势是手的"功能位"，手在这个位置上能够很快地做出不同的动作，如张开、握拳或捏物等，便于更好地发挥功能。我们了解功能位的原因是有些风湿免疫疾病，如类风湿关节炎，在疾病活动期炎症活动较重时，可能需要佩戴固定的手指夹板，根据固定的不同位置可以分为休息型夹板和功能型夹板。如果需要较长时间的固定时，我们应尽可能使手处于功能位，否则会影响手的功能恢复。手的功能位，即腕关节背伸 10°～30°；拇指处于对掌位，拇指掌指关节及指间关节微屈；其他手指略微分开，掌指关节及近端指间关节半屈曲，远端指间关节微屈曲。手的功能位是保持关节侧副韧带尽量拉长和紧张的位置，以避免挛缩以后限制关节活动。手部畸形对于风湿病患者来说并不少见。手部某种组织损伤，除造成手部功能障碍外，由于肌力平衡破坏或者由于直接损伤皮肤、骨、关节等，在外观上可造成手姿势的改变，出现某种畸形。造成手部畸形的原因是各种挛缩，如关节囊、韧带挛缩及肌肉挛缩，肌肉肌腱损伤等，常见的 RA 手部畸形有天鹅颈样畸形、纽扣花样畸形、掌指关节尺偏等。疼痛的评估，常用 VAS 等，详见感觉评定，这里不再赘述。关节活动度测量及肌力检查，在前面部分也有详细说明，不再赘述。握力检查比较常用的是握力计，握力指数>50 为正常，握力指数=握力（kg）/体重（kg）×100%，此外还有捏力计可以测量捏力的大小，捏力一般约为握力的 30%。感觉检查包括触觉、温度觉、震动觉、关节位置觉和两点分辨觉等。水肿与肌肉萎缩的检查主要通过观察，必要时也可以用排水法进行测量。测量时将手浸入容器中，容器中有停止杆使手进入容器中的一定位置，排出的水从排水口流出，用量杯测出排出水的体积，此即为手的体积，用此可以进行双手对比。手的协调性检查主要通过 Jebsen-Taylor 手功能测试、普度钉板测试（Purdue pegboard 测试）、生活能力来评价。Jebsen-Taylor 手功能测试包括：①书写。②翻折 3×5 英寸的卡片（类似翻书）。③捡起小物件。④模仿进食动作。⑤叠棋子。⑥捡起大而轻的物件。⑦捡起大而重的物件。Purdue pegboard 测试包括用右手、左手和两手分别把钉子插到孔中，把钉子、铜圈一起放在孔中，可以同时用两手。生活能力包括系解纽扣、使用筷子及刷牙、写字、织毛衣和系鞋带等。此外，日版手及上肢功能检查方法在临床上也比较常用，可以用来评价手的精细动作和协调性。

环境评定是对受检者将要使用和进行功能活动场所的安全性、可进出性，物件的可获得性，使用者在实际情形中的作业表现等方面进行评定和资料收集，并根据评定结果制定物理环境改造方案的过程。环境评定可以更好帮助患者回归家庭、回归社会、回归工作。环境评定包括家庭环境评定、社区环境评定和工作环境评定。常用的方法主要有借助一些标准化的评定工具，如康复环境和功能安全检查表，以及摄影或录像设备、绘图设备等。评定所关注的主要内容是家庭的出入口、楼梯、走廊、卫生间、餐厅、厨房、卧室、家具、取暖设备等，所住社区的人行道、路边镶边石、斜坡、扶手、可移动斜坡、台阶等无障碍设施的情况。工作环境评定就是对患者工作场所的安全性、可进出性、人体功效学和在实际情形中的工作表现等方面进行评审和资料收集的过程，来指导患者如何回归工作。

生活质量评定主要包括日常生活活动能力（ADL）评定和生活质量的评定。这些评定主要还是依靠一些量表，比较常用的评价 ADL 的是 FIM 量表，FIM 量表包括六个方面，十八项内容，其中十三项是关于运动性 ADL、五项认知性 ADL，具体如下：

项　目				评估日期		
运动功能	自理能力	1	进食			
		2	梳洗修饰			
		3	洗澡			
		4	穿裤子			
		5	穿上衣			
		6	上厕所			
	括约肌控制	7	膀胱管理			
		8	直肠管理			
	转移	9	床、椅、轮椅间			
		10	入厕			
		11	盆浴或淋浴			
	行走	12	步行/轮椅			
		13	上下楼梯			
运动功能评分						

续表

项　目				评估日期		
认知功能	交流	14	理解			
		15	表达			
	社会认知	16	社会交往			
		17	解决问题			
		18	记忆			
	认知功能评分					
	FIM 总分					
	评估人					

评分总原则：7 分可完全独立，6 分辅助独立，5 分监护或准备，4 分最低接触性帮助，3 分中等接触性帮助，2 分最大帮助，1 分完全依赖。FIM 的最高分为 126 分，最低 18 分。126 分＝完全独立；108～125 分＝基本独立；90～107 分＝有条件的独立或极轻度依赖；72～89 分＝轻度依赖；54～71 分＝中度依赖；36～53 分＝重度依赖；19～35 分＝极重度依赖；18 分＝完全依赖。

生活质量的评定常用 SF-36、WHO/QOL-26 世界卫生组织生活质量测定简表。

（四）心理评定

《灵枢·本神》曰："故智者之养生也，必顺四时而适寒暑，和喜怒而安居处，节阴阳而调刚柔，如是，则僻邪不至，长生久视。"我们祖先在很早的时候就指导我们要调整情志。生病不仅仅是局限在患者的身体结构，更会影响人的心理情绪。尤其是对于风湿病这类慢性病，多数患者伴有严重的关节疼痛，关节变形、畸形，从而导致活动受限，对患者的生活、工作、心理情绪都会有一定影响。患者容易出现自我否定、情绪抑郁，还有些患者可能出现情绪急躁、对医护人员不信任、对家庭社会充满抱怨。严重者可能出现自杀、厌世等。这就需要我们对患者的心理情况进行评估。这对于我们了解患者病情、帮助患者解决痛苦是十分重要的。

我们要帮助患者积极认识疾病，用乐观健康的心态去面对疾病，积极治疗，也要鼓励患者在病情稳定期，多做一些力所能及的事情。在这方面，积极的康复治疗，特别是作业治疗师、心理医师的指导，非常有利于患者重新认识自己的现状，更好地调整自己，适应环境，回归家庭和社会。

心理评定的主要方法有很多，有时候需要专业的心理医生来评估，这也体现了康复医学的交叉学科特点。临床常用的方法有个案史法、观察法、晤谈法、访问法、问卷调查法、心理测验法等。每种方法都有着各自的优缺点。比如观察法费事，有的不可操作；个案缺乏代表性；调查法受态度影响较大。在康复评定中要根据情况，进行选择，必要时可以综合运用。在临床中最简便的方法是用各种评价量表进行评估。

常用的评价量表有汉密尔顿抑郁量表、抑郁自评量表、汉密尔顿焦虑量表和焦虑自评量表。这些量表被广泛应用于临床实际工作和临床科研工作。

汉密尔顿抑郁量表（hamilton depression scale，HAMD）是汉密尔顿于 1960 年在《神经病、神经外科和精神病学杂志》上发表的，1967 年在美国《社会临床心理学》上又发表了它的发展版本。作为最标准的抑郁量表之一，新的抑郁量表在开发时往往以 HAMD 作平行效度检验的工具。

项目	分数	参考评分标准
1. 抑郁情绪	0	无
	1	只在问到时才诉述
	2	在访谈中自发地表达
	3	不用言语也可以从表情、姿势、声音或欲哭中流露出这种情绪
	4	患者的自发言语和非语言表达（表情、动作）几乎完全表现为这种情绪
2. 有罪感	0	无
	1	责备自己，感到自己已连累他人
	2	认为自己犯了罪，或反复思考以往的过失和错误
	3	认为目前的疾病是对自己错误的惩罚，或有罪恶妄想
	4	罪恶妄想伴有指责或威胁性幻想
3. 自杀	0	无
	1	觉得活着没有意义
	2	希望自己已经死去，或常想与死亡有关的事
	3	消极观念（自杀念头）
	4	有严重自杀行为
4. 入睡困难	0	无
	1	主诉入睡困难，上床半小时后仍不能入睡
	2	主诉每晚均有入睡困难
5. 睡眠不深	0	无
	1	睡眠浅多噩梦
	2	半夜（晚 12 点钟以前）曾醒来（不包括上厕所）
6. 早醒	0	无
	1	有早醒，比平时早醒 1 小时，但能重新入睡
	2	早醒后无法重新入睡
7. 工作和兴趣	0	无
	1	提问时才诉说

续表

项目	分数	参考评分标准
	2	自发地直接或间接表达对活动、工作或学习失去兴趣，如感到无精打采，犹豫不决，不能坚持或须强迫自己去工作或劳动
	3	活动时间减少或成效降低，住院患者每天参加病室劳动或娱乐不满 3 小时
	4	因疾病而停止工作，住院病者不参加任何活动或者没有他人帮助便不能完成病室日常事务
8. 迟缓		指思维和言语缓慢，注意力难以集中，主动性减退
	0	无
	1	精神检查中发现行动迟缓
	2	精神检查中发现明显迟缓
	3	精神检查进行困难
	4	完全不能回答问题（木僵）
9. 激越	0	无
	1	检查时有些心神不定
	2	明显心神不定或小动作多
	3	不能静坐，检查中曾起立
	4	搓手，咬手指、头发，咬嘴唇
10. 精神性焦虑	0	无
	1	问及时诉说
	2	自发地表达
	3	表情和言谈流露出明显焦虑
	4	明显惊恐
11. 躯体性焦虑		指焦虑的生理症状，包括口干、腹胀、腹泻、打嗝、腹绞痛、心悸、头痛、过度换气和叹息，以及尿频和出汗等
	0	无
	1	轻度
	2	中度，有肯定的上述症状
	3	重度，上述症状严重，影响生活需加处理
	4	严重影响生活和活动
12. 胃肠道症状	0	无
	1	食欲减退，但不需他人鼓励便自行进食
	2	进食需他人催促或请求和需要应用泻药或助消化药
13. 全身症状	0	无

项目	分数	参考评分标准
	1	四肢、背部或颈部沉重感，背痛、头痛、肌肉疼痛、全身乏力或疲倦
	2	症状明显
14. 性症状	0	无
	1	轻度
	2	重度
	3	不能肯定，或该项对被评者不适合（不计入总分）
15. 疑病	0	无
	1	对身体过分关注
	2	反复考虑健康问题
	3	有疑病妄想
	4	伴幻觉的疑病妄想
16. 体重减轻	0	无
	1	一周内体重减轻0.5kg以内
	2	一周内体重减轻超过1kg
17. 自知力	0	无
	1	知道自己有病，但归咎伙食太差、环境问题、工作过忙、病毒感染或需要休息等
	2	完全否认有病
18. 日夜变化		如果症状在早晨或傍晚加重，先指出是哪一种，然后按其变化程度评分（早上变化评早上，晚上变化评晚上）
	0	无
	1	轻度变化：晨1点，晚1点
	2	重度变化：晨2点，晚2点
19. 人格或现实解体	0	无
	1	问及时才诉述
	2	自然诉述
	3	有虚无妄想
	4	伴幻觉的虚无妄想
20. 偏执症状	0	无
	1	有猜疑
	2	有牵连观念
	3	有关系妄想或被害妄想

项目	分数	参考评分标准
	4	伴有幻觉的关系妄想或被害妄想
21. 强迫症状		指强迫思维和强迫行为
	0	无
	1	问及时才诉述
	2	自发诉述
22. 能力减退感	0	无
	1	仅于提问时方引出主观体验
	2	患者主动表示有能力减退感
	3	需鼓励、指导和安慰才能完成病室日常事务或个人卫生
	4	穿衣、梳洗、进食、铺床或个人卫生均需他人协助
23. 绝望感	0	无
	1	有时怀疑"情况是否会好转",但解释后能接受
	2	持续感到"没有希望",解释后能接受
	3	对未来感到灰心、悲观和失望,解释后不能解除
	4	自动地反复诉述"我的病好不了啦"之类的情况
24. 自卑感	0	无
	1	仅在询问时诉述有自卑感(我不如他人)
	2	自动地诉述有自卑感
	3	患者主动诉述"我一无是处"或"低人一等",与评 2 分者只是程度上的差别
	4	自卑感达妄想的程度,如"我是废物"或类似情况

评分标准:总分<8 分:正常;总分在 8～20 分:可能有抑郁症;总分在 20～35 分:肯定有抑郁症;总分>35 分:严重抑郁症。

抑郁自评量表(Self-rating depression scale,SDS)是 Zung 于 1965 年编制的,用于衡量抑郁状态的轻重程度及其在治疗中的变化。具体如下:

指导语:下面有 20 条文字,请仔细阅读每一条,把意思弄明白,然后根据您最近一星期的实际情况在适当的空格内划"√"(请在 10 分钟内完成)。

序号	内容	很少有	有时有	大部分时间有	绝大部分时间有
1	我觉得闷闷不乐,情绪低沉				
2	我觉得一天中早晨最好				
3	一阵阵哭出来或觉得想哭				
4	我晚上睡眠不好				

序号	内容	很少有	有时有	大部分时间有	绝大部分时间有
5	我吃得跟平常一样多				
6	我与异性密切接触时和以往一样感到愉快				
7	我发觉我的体重在下降				
8	我有便秘的苦恼				
9	心跳比平常快				
10	我无缘无故地感到疲乏				
11	我的头脑和平常一样清楚				
12	我觉得经常做的事情并没有困难				
13	我觉得不安而平静不下来				
14	我对未来抱有希望				
15	我比平常容易生气激动				
16	我觉得做出决定是容易的				
17	我觉得自己是个有用的人，有人需要我				
18	我的生活过得很有意思				
19	我认为如果我死了，别人会生活得更好				
20	平常感兴趣的事我仍然感兴趣				

按 1～4 级评分，20 个条目中有 10 项（2、5、6、11、12、14、16、17、18 和 20）是用正性词陈述的，为反序记分，根据出现症状的次数，由少到多分别计为 4、3、2、1 分；余 10 项用负性词陈述的，为正序记分，根据出现症状的次数，由少到多分别计为 1、2、3、4 分。把 20 个项目中的各项分数相加，即得总粗分，然后将粗分乘以 1.25 的积取其整数部分，就得标准分。SDS 标准分的分界值为 50 分，<50 分为无抑郁，50～59 分为轻度抑郁，60～69 分为中度抑郁，≥70 分为重度抑郁。

汉密尔顿焦虑量表（Hamilton anxiety scale，HAMA）是英国学者汉密尔顿于 1959 年提出的。它需要专业的医生对患者进行测试，它能很好地评价患者的焦虑程度，广泛应用于临床，具体如下：

项目	分数					说明
1. 焦虑心境	0	1	2	3	4	担心、担忧，感到有最坏的事情将要发生，容易被激惹
2. 紧张	0	1	2	3	4	紧张感、易疲劳、不能放松，情绪反应，易哭、颤抖、感到不安
3. 害怕	0	1	2	3	4	害怕黑暗、陌生人、一人独处、动物、乘车或旅行及人多的场合

续表

项目	分数					说明
4. 失眠	0	1	2	3	4	难以入睡、易醒、睡得不深、多梦、梦魇、夜惊、睡醒后感到疲倦
5. 认知功能	0	1	2	3	4	或称记忆力、注意力障碍。注意力不能集中，记忆力差
6. 抑郁心境	0	1	2	3	4	丧失兴趣、对以往爱好的事务缺乏快感、忧郁、早醒、昼重夜轻
7. 躯体性焦虑（肌肉系统症状）	0	1	2	3	4	肌肉酸痛、活动不灵活、肌肉经常抽动、肢体抽动、牙齿打战、声音发抖
8. 感觉系统症状	0	1	2	3	4	视物模糊、发冷发热、软弱无力感、浑身刺痛
9. 心血管系统症状	0	1	2	3	4	心动过速、心悸、胸痛、血管跳动感、昏倒感、心搏脱漏
10. 呼吸系统症状	0	1	2	3	4	时常感到胸闷、窒息感、叹息、呼吸困难
11. 胃肠消化道症状	0	1	2	3	4	吞咽困难、嗳气、食欲不佳、消化不良（进食后腹痛、胃部烧灼痛、腹胀、恶心、胃部饱胀感）、肠鸣、腹泻、体重减轻、便秘
12. 生殖、泌尿系统症状	0	1	2	3	4	尿意频繁、尿急、停经、性冷淡、过早射精、勃起不能、阳痿
13. 植物神经系统症状	0	1	2	3	4	口干、潮红、苍白、易出汗、易起"鸡皮疙瘩"、紧张性头痛、毛发竖起
14. 与人谈话时的行为表现	0	1	2	3	4	①一般表现：紧张、不能松弛、忐忑不安、咬手指、紧握拳、摸弄手帕、面肌抽动、不停顿足、手发抖、皱眉、表情僵硬、肌张力高、叹息样呼吸、面色苍白 ②生理表现：吞咽、频繁打嗝、安静时心率快、呼吸加快（20次/分以上）、腱反射亢进、震颤、瞳孔放大、眼睑跳动、易出汗、眼球突出
总分						

焦虑因子分析：HAMA 将焦虑因子分为躯体性和精神性两大类。躯体性焦虑：7~13项的得分比较高。精神性焦虑：1~6 和 14 项得分比较高。HAMA 总分能较好地反映焦虑症状的严重程度。总分可以用来评价焦虑和抑郁障碍患者焦虑症状的严重程度和对各种药物、心理干预效果的评估。按照我国量表协作组提供的资料：总分≥29分，可能为严重焦虑；≥21 分，肯定有明显焦虑；≥14 分，肯定有焦虑；超过 7 分，可能有焦虑；如小于 7 分，便没有焦虑症状。对 HAMA 躯体性和精神性两大类因子的分析，不仅可以具体反映病人的精神病理学特点，也可反映靶症状群的治疗效果。

焦虑自评量表（self-rating anxiety scale，SAS）是 1971 年编制的，是患者自评的量表，主要用于评定焦虑状态的严重程度，具体如下：

指导语：下面有 20 条文字，请仔细阅读每一条，把意思弄明白，然后根据您最近一星期的实际情况在适当的空格内划 "√"（请在 10 分钟内完成）。

序号	内容	很少有	有时有	大部分时间有	绝大部分时间有
1	我觉得比往常更加神经过敏和焦虑				
2	我无缘无故地感到担心				
3	我容易心烦意乱或感到恐慌				
4	我觉得我可能将要发疯				
5	我觉得事事都顺利，不会有倒霉的事情发生				
6	我的四肢抖动或震颤				
7	我因为头痛、颈痛和背痛而烦恼				
8	我感到无力且容易疲劳				
9	我感到很平静，能安静坐下来				
10	我感到我的心跳较快				
11	我因阵阵的眩晕而不舒服				
12	我有阵阵要昏倒的感觉				
13	我呼吸时进气和出气都不费力				
14	我的手指和脚趾感到麻木和刺痛				
15	我因胃痛和消化不良而苦恼				
16	我时常要小便				
17	我的手总是温暖而干燥				
18	我觉得脸发烧、发红				
19	我容易入睡，晚上休息很好				
20	我做噩梦				

按 1～4 级评分，20 个条目中有 5 项（5、9、13、17 和 19）是用正性词陈述的，为反序记分，根据出现症状的次数，由少到多分别计为 4、3、2、1 分；余 15 项用负性词陈述的，为正序记分，根据出现症状的次数，由少到多分别计为 1、2、3、4 分。把 20 个项目中的各项分数相加，即得总粗分，然后将粗分乘以 1.25 的积取其整数部分，就得标准分。粗分的分界值为 40 分，标准分的分界值为 50 分，得分越高，焦虑倾向越明显，其中 50～59 分为轻度焦虑，60～69 分为中度焦虑，≥70 分为重度焦虑。

（五）心肺功能评定

风湿病患者很多都有全身多系统损害，其中心功能和肺功能的损害是康复医学关注的重点，我们也可以通过一些康复治疗的干预，帮助患者增强心肺功能、提高生活质量。

心功能的评定常用方法有 6 分钟行走试验、递增负荷运动试验。行走试验要求受试者在平地尽全力快速行走并记录其 6 分钟所走的距离。在行走中途，允许患者在需要时停下来休息但不能延长总试验时间。在试验过程中，医生也可以给予患者口头鼓励。试验前和试验结束时应立即测量心率、血压、呼吸频率、呼吸困难的程度及血氧饱和度。递增负荷运动试验包括心电图负荷试验和气体代谢分析两部分。就是患者进行固定模式的运动，运动前后对于患者的心率、血压、心电图、通气量、呼吸频率、耗氧量、氧脉搏等各项指标予以测量和分析，从而评估心功能的方法。

肺功能的评定常用方法有肺功能和运动试验。肺功能检查包括检测肺通气和肺换气功能，包括潮气量、深吸气量、补吸气量、补呼气量、肺活量、功能残气量、残气量和肺总量。肺功能也包括静态肺容量的测定和动态肺容量的测定。运动试验包括递增负荷运动试验和平地行走试验。递增负荷运动试验除获得心功能指标外，通过测定气流及呼气中的 O_2 和 CO_2 的含量，还可以获得呼吸频率、每分通气量、最大通气量等通气指标和耗氧量、最大耗氧量、氧通气当量、二氧化碳通气当量、呼吸商、呼吸交换率等有关呼吸气体交换的慢性呼吸性疾病的重要指标。平地行走试验包括 12 分钟、6 分钟、100 米行走，用于评价慢性肺部疾病对运动耐受性的影响。

进行心肺功能评定时要特别注意，如出现呼吸急促、呼吸困难、胸闷、心绞痛、极度疲劳、身体摇晃、步态不稳、头晕、面色苍白、紫绀、出冷汗等，或者心电图有变化、血压异常要及时终止评估。

第三节　康复治疗技术

一、康复目标

康复的基本目标是改善身心、社会、职业功能，使残疾人能在某种意义上像正常人一样过着积极的工作性的生活。在可能的情况下，使残疾人能够生活自理，回归社会，劳动就业，经济自主。在残疾严重、残疾人高龄等不能达到上述目标的情况下，增进残疾人的自理程度，保持现有功能或延缓功能衰退。

在实施康复时，常通过评定患者的功能是否达到了短期目标和长期目标来验证康复的成效。

（1）短期目标：是指经过康复专业人员和患者的努力，可以很快达到的具体目标。短期目标的实现通常是几天或 1～2 周。例如，长期卧床患者的短期目标可能是由卧位到坐位的体位转变；颈椎或胸椎外伤致脊髓损伤患者的短期目标可能是重建膀胱功能或拔除尿管。

（2）长期目标：是短期内难以达到，需要经过一段时间的积极努力才有可能达到的具体目标。例如，脑卒中偏瘫患者的长期目标可能是恢复行走功能；外伤致截瘫患者的长期目标可能是在助行器的帮助下辅助行走，提高生活自理能力等。实现短期目标是实现长期目标的前提和基础，若干个短期目标构成了长期目标。

二、物理疗法

物理疗法（physical therapy，PT）是源自西方医学的一种非药物治疗方式，是根据人体对物理刺激所产生的生理反应及效果来达到治疗及康复的目的。物理治疗是建立在科学理论基础上的学科，并广泛应用于临床与健康领域，是恢复、促进、保持患者最佳的身体功能的医疗方法。

物理疗法的基本治疗方式是利用物理原理或透过媒介来达到治疗的效果。一般的物理治疗是利用电、光、磁、水、冷冻、加热、力及运动等物理因子来刺激人体的生理功能，达到改善血液循环，促进新陈代谢，加强心肺功能，强化肌肉力量及耐力，使关节柔韧，上下肢协调敏捷，患者疼痛缓解，克服功能障碍，身心舒展，恢复体能，以达到恢复患者正常活动功能，提高生存质量的目的。

一般在临床上把物理疗法分为两类。一类以力学因子及运动为主要手段的疗法称为运动疗法；另一类以其他物理因子为主要治疗手段的疗法称为理疗。

三、运动疗法

运动疗法是根据疾病的特点和患者的功能情况，由治疗师徒手或借助器械及患者自身的力量，通过主动或被动的活动使患者局部或整体功能改善，达到预防、治疗疾病和功能障碍的方法。

运动疗法是康复医学中主要的和基本的治疗措施之一，包括肌力训练、关节活动度训练、耐力训练、平衡训练、协调性步态训练、促进中枢神经系统损伤后运动功能恢复的技术、手法治疗、牵引技术等，这些治疗措施在促进患者康复方面发挥着重要作用。

（一）肌力增强训练

1. 概述

肌力是指骨骼肌肉收缩时产生的最大的力。根据收缩强度不同 Lovett 徒手检测法人为的将其划为六级，即：0、1、2、3、4 级和 5 级。5 级为正常肌力。其他几级都属肌力减弱，需进行增强肌力训练，以改善运动功能。当肌肉重复一定次数或维持一定时间收缩时，肌肉疲劳，通过超量恢复原理使肌肉纤维增强，肌力增大。肌力有瞬时肌力和较长时间保持的肌力之分，前者称为肌力，后者称为肌肉耐力，但二者密切相关。肌力是肌肉耐力的基础，肌力增强肌耐力也提高。

2. 方法

当肌力 3 级或以下时，可采用肌肉电刺激、辅助运动、免荷运动、主动运动增强肌力；当肌力9级或以上时，可采用抗阻运动增强肌力。根据骨骼肌肌丝滑行理论及生理学上肌纤维长度-张力关系，在肌纤维稍长于静息状态的长度时，肌肉收缩产生的张力最大，肌张力增加最易发展肌肉力量。因此，在肌肉收缩时给予阻力负荷以提高该肌肉的肌张力，是增强肌力的基本训练方式，即抗阻训练法（Resistance exercise）。阻力负荷大小要依训练肌群的现有肌力及具体情况而定。抗阻训练方式有：

（1）等长抗阻训练（Isometric resistance exercise）：指利用肌肉等长收缩进行的抗阻训练。肌肉等长收缩是指肌肉收缩时，肌肉长度不变，肌张力明显升高，肌力显著提高，但不产生关节活动的运动，等长抗阻训练又称静力练习（Static exercise）。

1）适应证：主要适用于关节损伤、疼痛、骨折、手术后制动等情况，可防止失用性肌萎缩发生，保持和促进肌力恢复，改善运动功能。

2）特点：①阻力负荷可以是物品，如墙壁、杠铃、沙袋或力量训练器等，也可以是有力量的其他肌群，如右侧肱二头肌可利用左侧手臂施加阻力，进行等长抗阻练习，或是他人施加阻力。②肌力的增加取决于运动处方的设计，如肌肉收缩次数、持续的时间、每周训练频度及运动强度等。③训练效果以静态肌力增加为主，对改善肌肉之间的协调性效果不如其他训练方式好。④肌力的增加表现为角度特异性，即仅在训练位置20°范围内肌力增加明显，而超过该角度时肌力增加不明显，因此若要提高全关节范围内肌力，可进行多角度等长抗阻训练，若要提高某一功能角度肌力，需仔细设计训练位置。

3）运动处方：常用tens法则，每次收缩持续10s，休息10s，重复10次为一组训练，每次训练做10组。

4）注意事项：等长抗阻训练时要自由呼吸，不要憋气，以免引起valsalva效应，影响心脏功能和血压，尤其在老年人、体弱或有心脏病者更要注意。

（2）等张抗阻训练：该种训练方法指当肌肉运动时，作用于肌肉上的阻力负荷就不再改变，张力也很少变化，关节产生运动，包括向心性运动和离心性运动，因此也称为动态性外阻力训练法（Dynamic constant-external resistance exercise）。

1）适应证：任何肌力在3级以上，无运动禁忌证的肌力减弱者。

2）特点：①肌力增加的同时，可使肌肉跨越关节运动，有利于关节功能活动的实现。②训练效果以等张测试时最明显，可以改善肌肉的协调性和关节的稳定性。③向心性抗阻训练或离心性抗阻训练取决于患者功能的需要，因为这两种收缩都是人们日常生活中的基本运动方式。④阻力负荷一般为器械如沙袋、拉力器、力量训练器等，也可利用自身体重。

3）运动处方：等张抗阻训练以渐进性抗阻训练（Progressive resistance exercise）为代表。根据肌力水平和训练目标设定阻力大小，确定运动强度，在抗阻训练中最多仅能充分完成10次运动的最大阻力称为10次最大重复量（10repetition maximum，10RM），是运动强度指标。用10RM的1/2运动强度运动，重复10次，间歇30s；再以 10RM 的 2/3 运动强度重复练习 10 次，间歇 30s；再进行 10RM 运动重复 10 次。每天重复 3～5 次，每周 3 次，持续 8 周以上，疗效巩固。

4）注意事项：①施加阻力大小要依患者情况而定，不一定完全按照推荐方法进行。如体衰、年老或其他冠心病高危人群训练负荷要小，少量重复，维持肌力即可。对体力好，冠心病低危人群以恢复肌力为主者则提倡大负荷少重复原则训练，以恢复肌肉耐力和关节活动度为主者则使用较小负荷，较多重复的训练方法。②10RM 数值是可变的，当肌力增加后 10RM 就大于肌力较弱时的 10RM。若要进一步增加肌力，可在新的 10RM 基础上，再设定新的运动强度。随肌力训练，10RM 不断增长，直至一稳定水平。此外，运动强度选择要根据功能需要设定，若以肌肉爆发力量为主，运动强度要较大，重复较少次数；若以肌肉耐力为主，则运动强度稍小，重复次数要增加。

（3）等速抗阻训练（Isokinetic exercise）也称等动抗阻训练。该训练是在专门的等速运动测定训练仪上进行的。首先将受训练肢体固定在等速肌力测定训练仪上，设定机器的角速度。肢体运动的全过程中运动的角速度不变，但遇到的阻力则随时变化，以使运动肢体肌肉的肌张力保持最佳状态，从而达到最好锻炼效果。因此，该训练法也称为变阻练习（Variable resistance exercise）。

1）适应证：①关节不稳或关节韧带损伤愈合早期不宜使关节韧带承受张力时，可用短弧无应力等速练习及早开始肌力训练，如膝关节屈曲 20°～60°时，对各种韧带均不产生应力。②各种关节活动度受限的肢体肌力增强训练。③肢体全关节活动范围内的肌力增强训练。

2）特点：①为动力性训练，可在一定关节活动范围内进行，也可在全关节活动范围内训练。②运动过程中关节活动的角速度恒定不变。③运动过程中运动肌肉所承受的阻力是可变的，且机器提供的阻力与肌肉运动的力矩相匹配，不断发生顺应性变化。在肢体运动的全过程中肌肉都可以承受到最适宜的阻力，使训练效果最佳。④可做往复运动，使一对拮抗肌都得到锻炼，利于肌力平衡发展，协调功能。⑤安全性好，不会使肌肉受损。⑥价格较昂贵，技术要求高。⑦速度特异性，指仅在稍低于或稍高于训练速度运动时，肌力增强效果才明显。

3）运动处方：运动速度是等速训练器的特殊指标，一般仪器范围为 0°/s～300°/s。速度越低，肌肉产生张力、肌腱韧带的应力越小。一般认为运动速度分三类：低速运动为≤60°/s，中速运动为 60°/s～180°/s，>180°/s 为高速运动。由于等速训练有速度特异性特点，所以速度谱康复方案被广为接受。主要内容是先以每隔 30°/s 的速度递增，由 60°/s 直至 180°/s，然后再以同样速度递减，由 180°/s 再降至 60°/s 的顺序各做一组训练，每组训练 10 次，每组间隔 30s，每完成一个 VSRP 需肢体运动 100 次。每周训练 3 次。训练效果以第 10 组峰力矩小于第 1 组峰力矩的 50% 表示。在训练后期，或对较轻的患者也可行非顺序性低速、高速运动交替训练，以适应患者功能需要，但要谨慎设计，密切观察。

运动强度以肌肉收缩强度占最大收缩时肌力的百分比计算，大于80%最大肌力强度为最大收缩训练（Maximal exercise），小于80%最大肌力强度为次极量收缩训练（Submaximal exercise）。仪器可显示这个指标，患者可根据能力随意控制运动强度，增强肌力或肌肉耐力。

运动幅度等速训练可根据需要调节运动幅度。一般肌力训练尽量在大幅度或全关节活动范围进行；肌肉、肌腱、韧带愈合早期或关节病变时则宜选择短弧低速练习。

4）注意事项：①注意运动速度设置要合理，不要太高或太低，以免影响肌力发展。②根据患者情况调节运动幅度，并随病情好转不断调整。

3. 适应证

（1）各种原因引起的肌萎缩、肌力减弱：①周围神经损伤后肌萎缩无力。②骨、关节疾病及手术后，颈、项、躯干及四肢肌萎缩无力。③肌病时肌肉萎缩无力。④功能性肌肉无力如腹肌、盆底肌无力。⑤中枢神经系统疾病引起的软瘫及肌力不平衡。

（2）健身性肌力训练。

4. 训练增强原则

（1）无痛范围内进行训练。康复医学中的重要原则就是要求任何训练应在无痛范围内进行。肌力训练也不例外，疼痛不仅可以增加患者不适，而且也不能达到预期训练效果。

（2）掌握适宜运动量、运动频度，并在训练过程中根据情况及时调整运动处方，不能一劳永逸。

（3）掌握训练方法的适应证、禁忌证，尤其对冠心病中高危人群，高龄、体弱者更要有专门人员指导训练，密切观察，严防意外。

（4）灵活运用各种不同训练方法，可分别应用，也可综合练习。常用的综合训练过程为多角度、次大强度等长练习；多角度、最大强度等长练习；短弧度、次大强度等速练习；短弧度、等张练习；短弧度、最大强度等速练习；全幅度、次大强度等速练习；全幅度、最大强度等速练习等。

（二）关节活动度训练

1. 概述

关节活动度有主动活动度与被动活动度之分，通常所说的关节活动度是指被动活动度，即在身体放松状态下，某关节可被移动的最大范围。受试者自己主动活动某关节可达到的最大范围为主动活动度。一般来讲被动活动度大于或等于主动活动度，但有时也表现为后者大于前者，可能为受试者主观努力，忍受关节疼痛所致。

关节活动度受许多因素影响，如关节及其相关组织结构、活动或制动情况、性别、年龄及关节局部组织温度等。关节周围肌肉、肌腱、韧带、结缔组织、关节囊、关节软骨等结构正常或平时活动多者，关节活动度较大；关节局部组织温度高，结缔组织松弛，关节活动度大；健康女性关节活动度大于男性；青年大于老年。上述诸因素的任何变化都可出现关节活动度的改变。当因器质性或功能性原因损害关节功能，使关节活动范围受限时，都可影响患者日常生活能力，甚至造成一系列继发损害形成功能障碍。因此，在疾病时应注意保持关节活动度，若已发生活动度受限，应积极进行关节活动训练，以便恢复关节活动功能。

2. 方法

（1）被动关节活动训练（Passive range of motion，PROM）：是根据关节运动学原理，利用机械、治疗师或患者的另一肢体作用所产生的外力，完成关节各个方向的活动，维持关节活动范围，预防关节挛缩的方法。

（2）肌肉牵拉法（Muscle stretching）：治疗师缓慢地使患者的某一关节被动活动到其活动范围的极限，然后固定关节的近端部分，牵拉关节的远端部分，使短缩的软组织拉长以增加关节活动范围，也可由患者自己依靠姿势主动进行牵拉。牵拉力应柔和、缓慢且持久，使软组织产生足够的张力又不引起疼痛。牵拉应持续 20～30s 以上，重复 3 次。目前认为，缓慢持续牵拉的机制在于长时间牵拉肌肉可使肌梭的兴奋性减低，牵张反射最小，从而降低静态肌张力，使肌腱松弛，关节活动度增加。功能位牵引法实际上是典型的静态持续牵拉训练方法。

（3）本体感觉神经肌肉易化技术（Proprioceptive neuromuscular facilitation，PNF）：该技术是通过刺激机体本体感觉器官而达到改善关节功能的目的。

在关节活动训练中常用的为收缩-放松技术（Contract-relax）和主缩肌放松技术（Agonist contract-relax）。收缩-放松技术操作：先被动牵拉关节肌肉，然后抗阻等长收缩 6～8s，再放松，然后再进一步被动牵拉该肌肉，使关节稍疼痛为宜，再重复进行上述操作。该过程反复进行 3～6 次，每周进行 3～5 次，关节活动度可逐渐扩大。该方法是通过兴奋肌腱上高尔基腱器官，抑制肌肉的牵张反射而实现增大关节活动度功能的。

主缩肌收缩-放松技术操作要点：牵拉限制关节活动的肌肉，同时与之拮抗的肌肉主动收缩，保持 20s，然后受牵拉肌肉收缩 6～8s，再放松，然后再进一步牵拉关节肌肉，再至下一收缩-放松循环，其工作机制是拮抗肌收缩交互抑制受牵拉的肌肉，使之放松，促进关节活动度增大。

（4）持续被动关节活动练习（Continuous passive motion，CPM）：是应用持续被动关节活动训练器被动活动四肢关节的一种练习方法，可根据情况先设定关节活动范围、运动速度、持续时间等指标，使关节活动在无痛范围内进行。

适用于各种关节骨折术后，关节炎症，关节挛缩松解术后，关节组织韧带术后，尤其是术后早期和炎症活动期，宜缓慢、小范围持续长时间被动活动关节。关节活动恢复以后或炎症缓解后，可逐渐增加运动速度，缩短运动时间，扩大运动范围。训练每日 1 次，持续 1~2 周。CPM 可在术后立即应用，国内多在术后第 2~3 天开始。

CPM 扩大关节活动度的机制为缓慢、持续、反复运动防止关节周围组织粘连、挛缩；通过关节面相对运动和关节腔内的加压与减压交替变化，保持关节软骨营养，防止退变；增加关节韧带修复能力；抑制疼痛。

（5）主动关节活动度训练：多借助器械进行，如滑轮、肩轮、肩梯、踝关节训练器、肋木、体操棒等，也可主动进行伸展练习。主动关节活动度训练与实际生活活动密切相关，因而有更大的功能意义。

（6）辅助关节活动度训练方法：由于较高温度可以增加关节 ROM，因此 ROM 练习常与一些有温热解痉效应的理疗结合使用，如超短波使深部组织的紧张度降低。使用消炎镇痛剂，如口服或局部外用以达到止痛消炎和肌肉放松的作用。这些方法可与牵拉等方法配合应用。

3. 适应证

关节活动度训练适合以下情况：①关节、软组织、骨骼损伤后疼痛。②骨科术后长期制动。③各种疾病所致肌力、肌张力异常。④关节周围软组织瘢痕、粘连、水肿。

4. 训练原则

①根据患者情况选择训练方法。②患者体位要舒适，并不妨碍 ROM 训练。③在无痛范围内进行训练。④肢体 ROM 训练，要注意稳定关节近端，然后再做训练。⑤数个关节活动度都需训练时，可依从远端向近端的顺序进行，每个关节活动 5~10 次。

（三）耐力训练

1. 概述

耐力是指人体持续进行工作的能力，包括力量耐力、速度耐力、专门耐力和有氧耐力四种，通常所说的耐力训练，一般是指有氧运动或有氧耐力训练。有氧耐力训练旨在提高机体心肺功能，调节代谢，改善运动时有氧供能能力，是以身体大肌群参与、较低强度、持续较长时间、有规律运动形式为主的训练方法。

2. 方法（运动处方）

（1）运动形式：大肌群参与的活动，如步行、慢跑、游泳、骑自行车、越野滑雪、滑冰、园艺、家务劳动等活动都是有氧耐力训练可选择的运动形式，但对年老体衰者，或有残疾妨碍从事上述活动者，力所能及的日常生活活动同样可产生有益的作用，如整理床铺、收拾房间、打扫卫生等。

（2）运动强度：有氧耐力训练的运动强度要根据患者的病情、年龄、心肺功能状况、过去运动习惯及要达到的康复目标，制定出适合患者情况的个体化运动强度。

表示有氧训练运动强度的常用指标有：

1）最大吸氧量的百分比（$\%V_{02,max}$）是国际公认的通用方法。最大吸氧量（Maximum oxygen consumption，$V_{02,max}$）是指单位时间里最大耗氧量，用 L/min 或 mL/（kg·min）表

示。该指标可由最大心排出量与最大动静脉氧差相乘计算出来，但通过症状限制性运动试验时收集代谢气体直接测得的结果更为准确，受年龄、性别、有氧运动水平、遗传和疾病的影响。为了提高有氧耐力，目前推荐以 $50\% \sim 85\% V_{02,\max}$ 强度为有氧耐力训练强度，但低于 $50\% V_{02,\max}$ 强度的运动更适合于心脏病病人及老年人。

2）最高心率的百分比（$\%HR_{\max}$）最高心率指机体运动至力竭时每分钟的心跳次数（Maximum heart rate，$HR_{\max}$）。该指标可在极量运动试验中直接测得，也可根据公式计算。年龄相关的最大心率等于220-年龄。目前推荐 $60\% \sim 90\%$ 的 $HR_{\max}$ 强度为有氧训练强度。此外也可利用公式计算运动中允许达到的靶心率为180-年龄或（年龄预计最大心率-安静心率）$60\% \sim 80\%$+安静心率。两种计算结果类似，对心脏病病人及老年人靶心率应适当降低。

3）代谢当量数（METs）代谢当量（Metabolic equivalence）是指单位时间内单位体重的耗氧量，以 mL／（kg·min）表示，$1MET = 3.5mL／（kg·min）$。因此与最大摄氧量有同等含义，是常用的运动强度指标。一般认为 $2 \sim 7METs$ 的运动强度适宜有氧耐力训练。WHO 已正式公布了日常生活活动及各项体育运动对应的 METs 值。

4）自我感知运动强度分级。Borg 建立的自我感知运动强度分级量表（Rating of perceived exertions，RPE）是受试者主观报告的疲劳程度，与前述客观检查和计算的各项指标有良好的相关关系。可用来表示有氧耐力训练的运动强度。RPE 分级量表中 11 级（有点累）和 15 级（累）分别相当于 $60\% \sim 90\% HR_{\max}$ 范围的运动。因此 RPE 量表中 11～15 级为推荐运动强度。

5）无氧阈是指机体运动过程中清除无氧代谢产物乳酸的能力不能满足机体运动的需要，使乳酸在血液中累积超过某一程度，达到酸中毒水平时的功率水平或需氧量。超过无氧阈，说明机体无氧代谢供能逐渐占优势，运动强度较大。所以有氧耐力训练要以低于无氧阈的水平进行。可通过测定呼吸商和血乳酸水平来确定无氧阈。

（3）运动持续时间：运动持续时间应结合运动强度、患者健康状况及体力适应情况而定。运动强度与运动持续时间的积为运动量，如果运动强度较高，运动可持续较短时间，反之运动强度低，可进行稍长时间的运动，这样才能产生运动效果。患者健康状况好，体力适应佳，可采用较长时间的活动，而体力衰弱、高龄、有病者可采用短时间、一日多次、累积运动时间的方式活动。美国疾病控制与预防中心及美国运动医学院向每个美国成年人推荐中等运动强度的运动，少量、多次、每天累计 30min。所谓中等强度的活动相当于每天消耗 837kJ（200kcal）能量的活动。

在运动前应做 5～10min 准备活动，运动结束后做 5～15min 整理活动。在开始运动训练的 4～8 周内运动持续时间可适当短些，之后，逐渐增量至目标时间。

（4）运动频率：取决于运动量大小。运动量若大，运动使机体产生的变化大，持续时间长，可达运动后 24～48h，每周训练 3 次即可达到理想效果。若运动量小，应增加每周运动次数，最好每天都活动，才能产生最佳训练效应。因此，目前一般推荐运动频度为每周 3～7 次。少于每周 2 次的训练不能提高机体有氧耐力。训练效果一般在 8 周以后出现，坚持训练 8 个月才能达到最佳效果。如果中断锻炼，有氧耐力会在 1～2 周内逐渐退化。因此，要保持机体良好的有氧做功能力，需坚持不懈地锻炼。

3. 适应证

①不同程度的心肺疾患。②各种代谢性疾病。③其他影响心肺功能的情况，如手术后恢复期、重病后恢复体力等。④维持健康体魄、增强体能、延缓衰老的情况。

4. 训练原则

（1）用规范的方法确定运动强度，如通常用标准踏车试验或平板运动试验测定 $V_{02,\max}$，如用卧位踏车测定时须注明，因为二者结果不同。

（2）有氧耐力训练前应进行身体检查，如未发现明显心肺、骨骼系统疾患者，尤其是青壮年，可自由选择自己习惯或喜爱的有氧运动锻炼。有各种慢性疾病，或男性大于 40 岁，女性大于 50 岁，有较大心肺、骨科疾病危险因素者，应在康复科医师监督指导下进行锻炼，根据情况随时调整运动方案，逐渐适应后，可进展到定期检查指导训练。

（3）注意循序渐进参加有氧耐力训练，需达到一定的运动量，长期坚持才能见效。训练进程有开始阶段、改善阶段和维持阶段，训练者要遵循这个规律，从小量开始逐渐适应后，再进一步按运动处方量进行锻炼。

（4）持之以恒。有氧耐力训练需长期坚持，才能对机体产生良性作用。如时断时续就不能达到锻炼的目的。若半途中断，训练效果会很快消退。

（5）注意季节变换对训练的影响。气候炎热时，人们锻炼可选择清晨或傍晚凉爽时，有条件者可选择有空调设施的室内进行，以免大量出汗，机体丢失水盐，影响身体健康。如果出汗较多，要及时补充并注意增加能量。在冬季进行耐力训练宜选择温暖之时或室内，以免造成肺损害。

（6）注意防止发生运动损伤。耐力运动很少发生严重运动损伤，主要可引起一些慢性劳损性肌腱炎。预防措施是在运动前做好充分的准备活动，使肌腱有充分的舒展性适应运动。

（7）针对不同疾病、不同人群、不同训练目的制定相应的运动处方，如健康人以提高心肺功能为主，宜选较大强度运动；若训练目的为防治代谢病，则中低强度运动可取得最佳效果；老年人、孕妇或高危疾病患者宜从事低强度、短时、多次累积的活动。

（四）平衡训练（Balance exercise）

1. 概述

平衡功能是机体运动功能的重要组成部分，与人体肌肉力量、肌张力、内外感受器及姿势反射活动有关。影响平衡的因素很多，如支撑面的软、硬、大、小；人体重心高、低；静态平衡或动态平衡。一般来讲，支撑面较硬、较大，有利于人体平衡；人体重心降低，利于机体保持平衡；静态平衡容易实现，稳定性较大；而动态平衡则使机体重心处在随时变化之中，机体需要不断调整，找平衡点，恢复起来相对较难，但一旦恢复，功能性活动能力就明显提高，有很大的实际意义。

2. 平衡训练方法

增强无力肌肉的肌力训练；降低痉挛肌肉的肌张力；增强感觉功能如本体感觉训练。

（1）静态平衡训练：通过持续躯体姿势的肌肉收缩，维持静态情形下的平衡。达到静态平衡可以是自己仔细调整的结果，也可以由他人协助摆放于平衡的位置。静态平衡训练由易到难依次为坐位平衡、跪位平衡、站位平衡和单腿平衡的训练。身体的支撑面由大到小，重心由低到高，机体维持平衡所动员的感觉系统、反射活动由简单到复杂。静态平衡训练是基本的平衡功能训练。

（2）动态平衡训练：患者在有功能需要或受到外力作用的情况下，有意识、无意识地通过姿势肌肉的调整，保持机体于平衡状态的能力训练。这种训练也可按静态平衡的训练顺序进行。训练方法有软地面行走、平衡板练习、步行、游戏、打球、太极拳等，步行可进行前行、左右侧移、后退等不同方向行走，也可在日常生活活动中练习。

常用的办法是治疗师施力于患者，诱发其平衡反应。然后，患者在矫正镜帮助下，自己调整平衡。利用平衡仪进行生物反馈训练也是很好的办法。患者可根据平衡仪显示的数据，不断调整自己的姿势，通过这种方法，患者不仅可了解自己的问题，更主要的是能看到自己的进步，有利于增强信心，促进平衡恢复。静态平衡的评价通常是以静态平衡的保持时间表示，能维持 $6\sim10s$ 为正常。动态平衡以平衡完成情况来判定。根据平衡仪来评价身体的摆动度是一种比较客观的评价方法。

3. 适应证

①肌无力、肌痉挛。②本体感觉缺失。③视、听觉损伤。④各种神经系统疾病与外伤引起的平衡功能障碍。

4. 训练原则

（1）先易后难，先低后高，先静后动，动静结合。动静态平衡训练在同一体位下交叉进行，动态训练有利于静态平衡的稳固，静态平衡训练在患者体验平衡感觉、促进动态平衡的恢复中发挥作用，从而使患者平衡能力提高。

（2）训练中注意防护，避免失衡摔伤。

（3）对严重平衡障碍，恢复较困难者，可使用辅助用具，如手杖、助行器、坐位支架等，利于其日常生活活动的进行。

（五）电疗法

应用各种电流或电磁场预防和治疗疾病的方法称电疗法（electrotherapy）。

据所采用电流的频率不同，电疗法常分为以下三大类：

低频电疗法：采用0～1kHz的低频电流，包括直流电疗法、直流电药物离子导入疗法、感应电疗法、电兴奋疗法、间动电疗法、超刺激电疗法、经皮电刺激神经疗法、痉挛肌电刺激疗法、神经肌肉电刺激疗法、功能性电刺激疗法、直角脉冲脊髓通电疗法和电睡眠疗法等。

中频电疗法：采用1～100kHz的中频电流，包括等幅正弦中频电疗法、调制中频电疗法、干扰电疗法、音乐电疗法和波动电疗法等。

高频电疗法：采用100kHz以上的高频电流，包括共鸣火花疗法、中波疗法、短波疗法、超短波疗法、分米波疗法、厘米波疗法和毫米波疗法等。

下面介绍几种常用的电疗法。

1. 直流电疗法、直流电药物离子导入疗法和电化学疗法

（1）概述：直流电疗法（galvanization）是应用电压50～100V方向恒定不变的电流作用于人体以治疗疾病的方法。利用直流电将药物离子通过完整的皮肤、黏膜或伤口导入体内以治疗疾病的方法称为直流电药物离子导入疗法（iontophoresis）。借助直流电极下的化学反应治疗肿瘤的方法则称为电化学疗法（electrochemotherapy）。直流电疗法的生物学作用基础在于直流电的极性作用。

（2）治疗作用

1）细胞膜通透性改变：蛋白质向阳极迁移（电泳），阳极下蛋白质密度增高，细胞膜通透性下降，消肿作用较明显；水向阴极迁移（电渗），阴极下水分增多，细胞膜通透性增高，有消炎、软化瘢痕、松解粘连作用。

2）细胞膜电位改变：阳极下膜电位上升（超极化），组织兴奋性下降，有镇静作用；阴极下膜电位下降（易除极化），组织兴奋性增高。直流电作用于神经节或反射节段，可反射地调节节段区的兴奋抑制过程。

3）电极下pH改变：阳极下产生酸性电解产物，pH值下降，阴极下产生碱性电解产物，pH上升。电化学疗法即利用这种电化学作用改变肿瘤组织的微环境，促使肿瘤变性坏死。

4）促进局部血液循环：蛋白质变性、分解，释放扩张血管物质，并由于组织内离子浓度改变，刺激神经末梢，而致局部小血管扩张，促进局部血液循环。

5）静脉血栓退缩：较大电流强度直流电可促使静脉血栓机化、退缩，离开阳极，退向阴极，使血管重新开放。

6）促进骨折愈合：直流电阴极插入骨折处，通以10μA的微弱电流，有促进骨生长、加速骨折愈合作用。

7）直流电药物离子导入疗法：兼具直流电与药物的作用，根据电学"同性相斥"的原理，药物阳离子在阳极下导入人体，阴离子在阴极下导入人体。导入的药量虽不多，但局部药物浓度较高，局部产生治疗作用。导入的药物也可随血液、淋巴液进入远隔部位产生作用，或通过刺激神经末梢或穴位经络产生治疗作用。

（3）治疗技术

1）衬垫法：采用直流电疗机，导电橡胶电极或铅板电极，与电极形状相似稍大、厚 1cm 的吸水衬垫。治疗时先用一个或两个电极和衬垫，以温水浸湿衬垫，需进行药物离子导入时，将药物洒在滤纸上，将滤纸、衬垫和电极依次放在患部皮肤上，是为作用极。另一衬垫和电极为辅极，对置或并置于相应部位。按照治疗需要和药物极性，通过导线将电极分别与直流电疗机的阴阳极相接，将电极、导线与衬垫妥善固定，避免电极与导线夹直接接触皮肤而致烧伤。治疗的电流强度为 $0.03\sim0.1mA/cm^2$，通电时电极下有轻度针刺感。每次治疗 $15\sim25min$，每日或隔日一次，$10\sim20$ 次为一疗程。

2）电水浴法：采用直流电疗机，塑料或陶瓷盆，铅片电极或炭棒电极置于盆壁。治疗时盆内盛温水，需进行药物离子导入时，于盆水中加入药液，患者将需治疗的肢体放入盆水中，另一铅片电极与衬垫置于肢体近端或相应节段。单个肢体治疗时电流强度 $10\sim15mA$，两个肢体治疗时 $15\sim20mA$。余同衬垫法。

3）离子导入药物的选择：①易溶于水，易于电离。②导入的有效成分及其极性应明确。③成分纯，不得同时应用几种药物或多味中草药煎剂，或阴阳极交替导入。④局部应用有效。由阳极导入的常用药物离子有钙、镁、锌、维生素 B_1、透明质酸酶、黄连素、普鲁卡因、草乌等，由阴极导入的离子有碘、溴、氯、维生素 C、水杨酸等。

4）电化学疗法：采用直流电疗机，电极为数条粗细不等的铂金丝。治疗时先行局部麻醉，将套有塑料绝缘套管的铂金丝的裸露部分插入瘤体内，接阳极。另几根铂金丝插在瘤体的周围，接阴极。一般采用 $4\sim10V$、$40\sim80mA$ 电流，因瘤体的大小与深度而异。每次持续作用 $120\sim180min$，直至肿瘤变黑、坏死、缩小甚至消失为止。一般需治疗数次。治疗时要注意保护正常组织。肝、肺等深部脏器治疗时需在 B 超或 X 线引导下穿刺插入电极，防止损伤大血管、心脏和纵隔等。

（4）临床应用

1）适应证：直流电与直流电药物离子导入疗法适用于关节炎、神经痛、自主神经功能紊乱、周围神经伤病、慢性溃疡、慢性炎症浸润、血栓性静脉炎、瘢痕、粘连、高血压病、慢性盆腔炎、颞颌关节功能紊乱、颈椎病、角膜斑翳等。电化学疗法适用于肝癌、肺癌、皮肤癌等。

2）禁忌证：恶性肿瘤（局部电化学疗法除外）、昏迷、有出血倾向、高热、急性湿疹、急性化脓性炎症、局部金属异物、局部皮肤破损、有心脏起搏器金属电极、心力衰竭、对直流电和导入药物过敏者等。

2. 神经肌肉电刺激疗法

（1）概述：应用低频脉冲电流刺激运动神经或肌肉，引起肌肉收缩，以恢复神经肌肉功能治疗疾病之法称神经肌肉电刺激疗法（neuro muscular electrical stimulation，NMES），亦称电体操疗法（electro gymnastic the rapy）。

（2）治疗作用：①治疗失用性肌肉萎缩。②促进失神经支配肌肉的恢复。③增加和维持关节活动度（ROM）。④肌肉运动再学习和易化作用。⑤强壮健康肌肉。⑥由于"肌肉泵"的作用，能减轻肢体肿胀。⑦替代矫形器或代偿肢体已丧失的功能。

（3）治疗技术：采用三角波和方波的低频脉冲诊疗仪。首先进行强度-时间曲线检查，确定肌肉失神经支配的程度和应选用的脉冲电流参数，包括持续时间［$t_宽$，轻度失神经用 10～50ms，中度失神经 50～150ms，重度失神经 150～300ms，极重失神经 400～600ms。上升时间（$t_升=t_宽$）、下降时间（$t_降=t_升$ 的 2/3 或 1/3）、间歇时间（$t_止$ =$t_宽$ 的 3～5 倍）、脉冲频率 1000/（$t_升+t_宽+t_止$）Hz］。

治疗时将阴极的点状电极置于患肌的运动点上，另一较大电极接阳极置于肢体近端或躯干，电极下均应放厚衬垫。其电流强度以引起肌肉明显收缩而无疼痛为度，肌肉收缩的次数以不引起过度疲劳为度。刺激数分钟后休息数分钟，重度失神经支配的肌肉，应减少每分钟收缩次数，每次治疗共收缩 40～60 次；收缩次数随病情改善逐渐增加，缩短休息时间，每次治疗可达 80～120 次以上。疗程根据神经损伤程度而定，轻者 3 个月，重者 1 年。

（4）临床应用

1）适应证：下运动神经元伤病引起的弛缓性瘫痪、失用性肌萎缩等。

2）禁忌证：上运动神经元伤病的痉挛性瘫痪、植入心脏起搏器者等。

3. 功能性电刺激

（1）概述：应用低频电流刺激丧失功能或功能不全的器官或肢体，以其所产生的即时效应来替代或纠正器官或肢体功能的康复治疗方法称功能性电刺激（functional electrical stimulation，FES）。

（2）治疗作用

1）代替或矫正肢体和器官已丧失的功能，如偏瘫患者的足下垂、脊柱侧弯。

2）功能重建。FES 在刺激神经肌肉的同时，也刺激传入神经，加上不断重复的运动模式信息，传入中枢神经系统，在皮层形成兴奋痕迹，逐渐恢复原有的运动功能。

（3）治疗技术：采用有 1～8 个通道能输出低频电流的电刺激器，电流的基本波形为方波或其他波形，脉宽 0.1～1ms，成组脉冲宽度可达 1.8s，频率为 20～100Hz。各通道或以同时或按一定延时先后刺激一组以上肌群，各通道的脉冲组宽度和刺激强度可分别进行调节。近年来有一种微型植入式电刺激器，电极和电池植入人体内，由微机控制。开始时每次刺激 10min，每日数次；随着功能的逐渐恢复，延长刺激时间，并调节各种参数，最后过渡到自主活动。

（4）临床应用

1）适应证：脑卒中、脊髓损伤、脑瘫后的上下肢运动功能障碍、呼吸功能障碍、特发性脊柱侧弯等。

2）禁忌证：植入心脏起搏器者禁用其他部位功能性电刺激，意识障碍、周围神经损伤、肢体骨关节挛缩畸形等。

4. 经皮电刺激神经疗法

（1）概述：经皮电刺激神经疗法（transcutaneous electric nerve stimulation，TENS）是通过皮肤将特定的低频脉冲电流输入人体刺激神经，以减少或消除疼痛的方法，亦称周围神经粗纤维电刺激疗法。这种疗法所采用的电流为频率 2～160Hz，波宽 2～500μs 的单相或双相不对称方波脉冲电流。

（2）治疗作用：①较低频率、较宽波宽的脉冲电流作用于皮肤后，能引起脑内吗啡样多肽释放，镇痛作用时间较长。②较高频率、较窄波宽的脉冲电流作用于皮肤后，通过"闸门控制"机制产生镇痛作用，镇痛时间较短。

（3）治疗技术：采用的治疗仪目前有三种类型。

1）电针型频率较低（1～10Hz）、波宽较宽（0.15～0.5ms）。

2）常规型频率较高（75～100Hz）、波宽较窄（0.01～0.15ms）。

3）短暂强烈型频率较高（150Hz）波宽较宽（>0.3ms）。

治疗时将两个电极对置或并置于疼痛部位或穴位上，电极下涂导电糊，据病情及个人耐受性选择治疗仪种类及强度，每次治疗 20～60min，每日 1～3 次。治疗急性疼痛时，一个疗程为数天，治疗慢性疼痛时，其疗程较长。

（4）临床应用

1）适应证：各种原因的急、慢性疼痛。

2）禁忌证：植入心脏起搏器者、对电流特别敏感者，早期妊娠下腹部、颈动脉窦区等。

5. 调制中频电疗法

（1）概述：中频电流被低频电流调幅调制后，其幅度和频率随着低频电流的幅度和频率的变化而变化的电流称为调制中频电流（modulated medium frequency electrotherapy）。应用这种电流治疗疾病的方法称为调制中频电疗法。其调制中频电流含有 2～8kHz 的中频电流及 1～150Hz 的低频电流，其中低频电流有不同的波形（正弦波、方波、三角波、梯形波、微分波等）与频率（1～150Hz），有不同的调制方式（连调、间调、断调、变调）和不同的调幅度（0～100%），因之调制中频电流兼有中频电与低频电两种电流各自的特点和治疗作用，作用较深，且不产生电解刺激作用，人体易于接受，且不易产生适应性。

（2）治疗作用：①镇痛作用。②改善局部血液循环和淋巴回流。③兴奋神经-肌肉组织，引起肌肉收缩，锻炼肌肉，防止肌肉萎缩。④增加平滑肌张力。⑤调节自主神经功能。⑥消炎作用，主要用于非化脓性炎症，有促进消散和吸收作用。

（3）治疗技术：采用电脑中频电疗仪。这种仪器通常用硅橡胶电极治疗，操作简便安全。治疗时可根据患者的病情选用相应的治疗处方，将两个电极对置或并置于治疗部位。其电流强度以患者耐受为度，一般为 $0.1\sim0.3mA/cm^2$，每次治疗 20min，每日一次，20 次为一疗程。

（4）临床应用

1）适应证：软组织损伤、肩关节周围炎、颈椎病、腰椎间盘突出症、骨性关节炎、神经痛、周围性或中枢性瘫痪、腰背筋膜炎、胃肠张力低下、尿潴留、术后肠麻痹、术后粘连等。

2）禁忌证：恶性肿瘤、有出血倾向、治疗部位有金属物、对电流不能耐受者、植入心脏起搏器者、心前区及孕妇下腹部等。

6. 干扰电疗法

（1）概述：以两组不同频率的中频正弦交流电流交叉地输入人体，在体内电力线交叉处形成干扰场，产生差频为 $0\sim100Hz$ 的低频调制的中频电流，即干扰电流（又名交叉电流），以这种干扰电流治疗疾病的方法称为干扰电疗法。近 20 年来在传统静态干扰电疗法的基础上又推出了动态干扰电疗法和立体动态干扰电疗法。

（2）治疗作用：①镇痛作用：100Hz 的固定差频和 $90\sim100Hz$ 或 $0\sim100Hz$ 的变动差频，能明显提高痛阈。②促进局部血液循环：50Hz 的固定差频和 $25\sim50Hz$ 的变动差频，能扩张血管，改善血液循环，尤以前者较明显。③提高平滑肌和横纹肌的张力：尤以 $1\sim10Hz$ 的变动差频为显著。④对自主神经的调整作用：100Hz 的固定差频可减低交感神经的兴奋性；$20\sim40Hz$ 的变动差频能兴奋迷走神经。实验证明，其可使高血压患者收缩压及舒张压下降，而对正常人的血压无明显影响。⑤促进骨折愈合。

（3）治疗技术

1）静态干扰电疗仪：输出频率 4000Hz 与（4000±100）Hz 两路正弦交流电。两组电极交叉对置，使病灶处于电流交叉处。

2）动态干扰电疗仪：输出频率 4000Hz 与（4000±100）Hz 两路正弦交流电的波幅被波宽 6s 的三角波所调制，两路电流发生周期为 6s 的节律变化。

3）立体动态干扰电疗仪：采用一对星状电极对置或并置于病灶区，使三路在三维空间流动的 5000Hz 正弦交流电交叉进入人体，特点为形成立体、动态、多部位的刺激效应。

根据病情选择不同的差频，电流强度以患者的耐受为度，每次治疗 $20\sim30min$，每日一次，$10\sim20$ 次为一疗程。

（4）临床应用

1）适应证：软组织损伤、坐骨神经痛、关节炎、肩关节周围炎、颈椎病、腰椎间盘突出症、胃下垂、习惯性便秘、尿潴留、尿失禁、肠粘连、术后肠麻痹、雷诺病等。

2）禁忌证：同调制中频电疗法。

7. 等幅中频电疗法

（1）概述：应用频率为 1～5kHz 的等幅正弦电流治疗疾病的方法称为等幅中频电疗法（undamped medium frequency electrotherapy）。因其频率在音频范围内，故国内习惯称为"音频电疗法"。常用频率为 2kHz。

（2）治疗作用：①软化瘢痕和松解粘连。②镇痛作用。③促进局部血液循环。④消散炎症及其残留浸润硬结。

（3）治疗技术：采用音频电疗仪。电极多为铅片、薄铜片或硅橡胶片。电极衬垫厚 3～4mm。治疗时一般采取对置法或并置法。其电流强度以患者耐受为度，每次治疗 20～30min，每日一次，10～30 次为一疗程。

（4）临床应用

1）适应证：瘢痕挛缩、术后粘连、注射后硬结、尿道狭窄、硬皮病、眼睑硬结和瘢痕、阴茎海绵体硬结、肩关节周围炎、血栓性静脉炎、慢性盆腔炎、附件炎、腰肌劳损、带状疱疹后遗神经痛、声带肥厚、狭窄性腱鞘炎等。

2）禁忌证：与调制中频电疗法相同。

8. 超短波疗法与短波疗法

（1）概述：应用波长 10～1m，频率 30～300MHz 的交变电磁场治疗疾病的方法称为超短波疗法（ultrashortwave therapy）。因常用电场法治疗，故亦称超高频电场疗法。短波疗法（shortwave therapy）是应用波长 100～10m，频率为 3～30MHz 的高频电磁波治疗疾病的方法，因主要是产生热效应，故又称短波透热疗法。超短波疗法和短波疗法都属于高频电疗法。这两种疗法的生物学作用基础主要是热效应和非热效应。

（2）治疗作用：超短波与短波的治疗作用相似，但前者的作用深度深于后者，可达骨组织，在脂肪中产热较多。①增强血液循环，供血增加，改善组织营养，加速炎症产物和水肿的消散。②可使单核-巨噬细胞系统的功能增强，有利于病原菌的控制和炎症的吸收和消散。③可使感觉神经的兴奋性下降起镇痛作用；血液循环的改善则有利于减轻缺血性疼痛，也有利于致痛介质的排除。④可缓解胃肠平滑肌痉挛，解痉止痛。⑤促进组织生长修复。⑥大剂量时所产生的高热有抑制和杀灭肿瘤细胞的作用，并有与放疗、化疗协同治疗肿瘤的作用。⑦小剂量时非热效应明显，如增强免疫系统的功能，影响神经的兴奋性等。

（3）治疗技术：超短波常用波长为 6m、7.37m，相应频率为 50MHz、40.68MHz，小型机功率为 25～50W，大型机功率为 250～300W，肿瘤治疗仪可达 1kW 次上。治疗仪配有大小不等的圆形或矩形电容电极。治疗时患部处于超短波电极所产生的高频交变电磁场中。

短波常用波长为 22.12m、11.06m，相应频率为 13.56MHz、27.12MHz。最大输出功率为 250～300W，肿瘤治疗仪可达 1～2kW。治疗仪配有电缆电极、电容电极和涡流电极等。治疗时患部处于短波电流产生的高频交变磁电场中。

1) 治疗方式

①电容场法：将电容电极对置或并置于患部进行治疗。本法以高频电场作用于人体，对置时作用较深，在脂肪层中产热较多。

②感应场法（又称电缆法）：将电缆绕成不同形状置于治疗部位，也可采用涡流电极对准患部。电缆或电极与皮肤的间隙为1～2cm。本法以高频交变磁场作用于人体，作用较表浅，在浅层肌肉中产热较多。

2) 治疗剂量

①无热量患者：无温热感，适用于急性炎症的早期、显著水肿或血液循环障碍的部位。

②微热量患者：微有温热感，适用于亚急性和慢性炎症。

③温热量患者：有舒适的温热感，适用于慢性炎症和慢性疾病。

④热量患者：有明显的热感，但能耐受，适用于恶性肿瘤的高热疗法。

调节剂量时应首先使治疗仪输出处于谐振状态，其电流表指针上升到最高，之后通过改变间隙来调节治疗剂量。恶性肿瘤高热治疗时务使瘤内温度达到43～44℃。

急性炎症每次治疗7～10min，每日一次；慢性疾病每次治疗10～15min，每日一次，15～20次为一疗程；恶性肿瘤高热疗法每次治疗1h，每周2～3次，10次左右为一疗程，疗程后休息7～10天可行第二疗程，应与放疗、化疗的疗程基本同步。

（4）临床应用

1) 适应证：适用于各种炎症和伤病的急性期与亚急性期，也适用于慢性期，如气管炎、支气管炎、肺炎、面神经炎、周围神经损伤、软组织损伤、膀胱炎、盆腔炎、关节炎、腰椎间盘突出症、胃炎、肠炎、胃肠功能紊乱、颈椎病、肩关节周围炎、急性肾功能衰竭、肾炎、各种感染等。高热疗法配伍放疗、化疗适用于乳腺癌、肺癌、皮肤癌、膀胱癌、直肠癌、结肠癌、食管癌等。

2) 禁忌证：恶性肿瘤（小剂量）、活动性肺结核、局部金属异物、有出血倾向、昏迷、高热、心肺功能衰竭、妊娠、植入心脏起搏器者等。

9. 微波疗法

（1）概述：应用波长1m～1mm，频率为0.3～300GHz的电磁波治疗疾病的方法称微波疗法。按波长微波又分为分米波（波长10～3dm）、厘米波（波长30～1cm）和毫米波（波长10～1mm）三个波段。目前用得最多的是波长为12.24cm、频率为2450MHz的厘米波；波长为33cm、69cm，频率为915MHz、434MHz的分米波，以及波长为8mm，频率为37.50GHz的毫米波。微波疗法的生物学作用基础主要是热效应和非热效应。

（2）治疗作用：微波具有高频电疗法共有的治疗作用。由于微波的频率特别高，因此非热效应明显，尤其是毫米波。分米波的作用深度深于厘米波和毫米波，可达深层肌肉。主要治疗作用：①改变血液循环，消散炎症。②镇痛作用。③促进组织再生修复。④增强免疫能力。⑤大剂量时所产生的高热有抑制或杀灭肿瘤细胞的作用，与放疗、化疗并用有协同作用。

（3）治疗技术：分米波、厘米波治疗机最大输出功率为 200～250W，治癌机为 500～700W，毫米波治疗仪为 30～100mW。以上各种治疗机均配有用于体表的各种形状的辐射器，还有用于阴道、直肠、外耳道的体腔辐射器。

采用一般体表辐射器时，辐射器与体表皮肤保持 3～10cm 距离。辐射器内有冷却装置时可直接接触皮肤进行治疗。体腔内治疗时先在体腔辐射器外套一清洁的乳胶套，套外涂以液体石蜡（用于阴道、直肠时）或滑石粉（用于外耳道时），然后插入体腔内行之。分米波、厘米波的治疗剂量、疗程与超短波、短波疗法相同。毫米波治疗时使辐射器尽量靠近治疗部位的皮肤，其强度为 $1～10mW/cm^2$，每次治疗 20～30min，每日一次，5～15 次为一疗程。治疗时应避免毫米波直接辐射眼部，以免引起角膜、晶体等损伤。行分米波、厘米波治疗时也应注意保护眼、睾丸、小儿骨骺部位，避免直接接受辐射而发生损伤。

还有一种微波组织凝固疗法，采用波长为 12.24cm 的微波（厘米波）治疗仪，功率 150～200W，附有针状、叉状、铲状等裸露小天线，治疗时将小天线直接插入体表赘生物或经内镜插入体腔内赘生物，利用组织内生高热行凝固治疗。凝固治疗一般采用 70～100W，每次点凝数秒钟，使之瞬间变白、萎缩、脱落，每周一次，2～6 次为一疗程。

（4）临床应用

1）适应证：炎性浸润、伤口溃疡、软组织损伤、肌炎、肩关节周围炎、腰肌劳损、关节炎、坐骨神经痛、中耳炎、鼻窦炎等；高热治疗适用于体表及体腔内的恶性肿瘤，如皮肤癌、乳腺癌、恶性淋巴瘤、宫颈癌、直肠癌等；凝固治疗适用于体表赘生物治疗及通过内镜治疗胃息肉、胃出血、鼻息肉、宫颈炎等。

2）禁忌证：同超短波、短波疗法。分米波、厘米波还禁用于眼部、阴囊部及小儿骨骺部。毫米波还禁用于眼部。

（六）光疗法

应用人工光源或日常辐射治疗疾病的方法称光疗法（phototherapy）。

按照光波波长排列，依次分为红外线、可见光和紫外线。现代用于医疗的人工光源主要有红外线、蓝紫光、紫外线、激光等。

1. 红外线疗法

（1）概述：应用光谱中波长位于红光之外的热辐射线治疗疾病的方法称为红外线疗法（infrared therapy）。红外线是一种非可见光线，红外线的光谱范围为 760nm～1000μm。一般随波长的增加，穿透皮肤能力减弱。医学上将 760nm～1.5μm 段称为近红外线（短波红外线），穿透皮肤能力较强，可达皮下组织；将 1.5～1000μm 段称为远红外线（长波红外线），穿透皮肤能力较弱，只达到表皮。红外线的生物学作用基础主要是热效应。

（2）治疗作用：①改变局部血液循环。②缓解痉挛。③镇痛。④促进炎症消散吸收。⑤促进组织再生、修复、愈合。

（3）治疗技术：其治疗设备主要有两类：一类是不发光的红外线灯，由电阻丝或有涂料的辐射板（棒）构成，辐射远红外线与部分近红外线；另一类是发光红外线灯即白炽灯和钨丝红外线灯，主要辐射近红外线和少量可见光。治疗时裸露患部，照射距离以使患者感到温热为准，每次 20～30min，每日 1～2 次，10～20 次为一疗程。

（4）临床应用

1）适应证：炎症浸润吸收期、延迟愈合的伤口、神经炎、神经痛、肌纤维组织炎、关节炎慢性期、腱鞘炎、静脉炎、浅表性溃疡、软组织损伤（24h 后）、腰肌劳损、肌痉挛、冻疮、压疮等。

2）禁忌证：恶性肿瘤、急性炎症、有出血倾向、活动性结核、高热、直接辐射眼部等。

2. 红光疗法

（1）概述：作用于视网膜能引起光感的辐射线称为可见光，其波长范围为 760～400nm，包括红、橙、黄、绿、青、蓝、紫七色光，其能量从红光到紫光逐渐增高。利用可见光治疗疾病的方法统称为可见光疗法（visible light therapy）。红光疗法（red light therapy）是应用波长在 760～600nm 的红色光线对人体疾病进行治疗的方法。其穿透组织的能力较强，红光的生物学作用基础主要是热作用。

（2）治疗作用：①镇痛作用。②止痒作用。③消炎、消肿。④缓解肌肉痉挛。⑤促进组织再生、修复、愈合。⑥软化瘢痕、松解粘连。

（3）治疗技术：采用红光灯或太阳灯前加红色滤光板。功率 100～200W，灯距 10～20cm，每次治疗 20～30min，10～20 次为一疗程。

（4）临床应用

1）适应证：神经痛、面神经炎、扭伤、注射后硬结、炎症浸润吸收期、术后伤口浸润、伤口愈合迟缓、粘连、瘢痕、慢性溃疡、皮下瘀血、抑郁症等。

2）禁忌证：同红外线疗法。

3. 紫外线疗法

（1）概述：紫外线系非可见光线，因位于可见光谱紫色光线的外侧而得名。利用紫外线照射来预防或治疗疾病的方法称紫外线疗法（ultraviolet therapy）。用于医疗的紫外线其波长范围在 400～180nm。

常分为三段：波长 400～320nm 为长波紫外线（简称 UVA）；波长 320～280nm 为中波紫外线（简称 UVB）；波长 280～180nm 为短波紫外线（简称 UVC）。紫外线具有较高的量子能量，可引起显著的光化学效应。

（2）治疗作用：紫外线照射于人体皮肤，人体吸收紫外线后，组织内形成血管活性物质，皮下微血管扩张，皮肤照射野中出现红斑。红斑持续数日后出现色素沉着，并有脱皮。其治疗作用如下：

1）杀菌作用：短波紫外线（UVC）有明显的杀菌作用。

2）抗炎作用：其机制是其一系列作用，如杀菌、改善病灶血行、刺激并增强机体防御免疫功能等的综合表现。

3）促进维生素 D_3 的形成：人体皮肤中 7-脱氢胆固醇经 $275\sim297nm$（以中波为主）紫外线照射后成为胆钙化醇，再经肝肾羟化而成为维生素 D_3，维生素 D_3 可促进肠道对钙、磷的吸收及肾小管对钙、磷的再吸收，维持血中钙、磷离子积，促进骨盐沉着，达到防治佝偻病、软骨病的目的。

4）脱敏作用：小量多次紫外线照射可使组织产生少量组胺，但形成的组胺又刺激机体产生大量组胺酶，致血中过量的组胺被降解而脱敏。此外，紫外线照射后维生素 D 增多，致使机体对钙的吸收增多，钙离子可降低神经系统兴奋性和血管通透性，亦有利于减轻过敏反应。

5）免疫、保健作用：紫外线照射后，人体细胞免疫和体液免疫功能均增强，表现为吞噬细胞增多，吞噬能力增强；体液中补体、凝集素、调理素等增加，从而提高人体的抵抗力，达到增强体质、防治疾病之目的。

6）镇痛作用：紫外线红斑量照射后，可降低感觉神经的兴奋性，局部痛阈上升，感觉时值延长。其镇痛机制为局部血液循环加快，致痛介质排除加速；紫外线红斑在大脑皮质形成一个强兴奋灶，干扰和抑制了疼痛在皮质形成的兴奋灶。

7）促进组织再生、修复：小剂量紫外线照射可刺激细胞分裂增殖，促进肉芽和上皮的生长，加速伤口愈合；大剂量照射则抑制 DNA 的合成和细胞分裂，使细胞死亡。所以在临床上对于感染性经久不愈的伤口、皮肤溃疡，往往采用大剂量紫外线照射，一则有控制感染的作用，二则可促使坏死组织分离脱落，俟创面清洁后再改用小剂量照射促进愈合。对于创面增生之苍白、水肿样营养不良性肉芽，用紫外线红斑量照射则可抑制其增生，并可改善其血运及营养状况而有利于愈合。

8）光致敏作用：在内服或外用呋喃香豆精类药（如补骨脂素等）或煤焦油类药物后再照射紫外线，上述光敏剂吸收了特定波长的紫外线（UVA）后，在机体内产生光加成反应或光动力作用，从而加强了紫外线对 DNA 合成和细胞丝状分裂的抑制，抑制了上皮细胞的增殖，用以治疗银屑病。呋喃香豆精与紫外线合用，能加强黑色素细胞的功能，用以治疗白癜风。

9）紫外线照射血液并充氧回输治疗（ultraviolet blood irradiationand oxygenation, UBIO）：有改善血液流变学性质、降血脂、降血黏、提高携氧能力、提高免疫功能等作用。

（3）治疗技术

1）治疗设备：常用的紫外线光源有高压水银石英灯、低压水银石英灯（又称冷光水银石英灯)、黑光灯(低压水银荧光灯)等,前两者主要用于体表照射,黑光灯主要用于光敏治疗。高压水银石英灯的水冷式体腔灯头和低压水银石英灯通过石英导子也可进行体腔、伤口和窦道照射治疗。

2)治疗剂量:测量紫外线的剂量方法颇多,临床上常采用生物剂量(B、D)测定法,生物剂量又称最弱红斑量(minimal erythema dose,MED)。一个 MED 是指紫外线在一定距离下垂直照射皮肤引起最弱红斑所需的时间,单位是秒。不同个体、疾病的不同阶段等对紫外线的敏感度不同,故治疗前必须先测定生物剂量。

紫外线照射的剂量按照射野皮肤反应的强弱分为六级:

①亚红斑量<1MED,皮肤无红斑反应。可用于全身照射治疗。

②阈红斑量 1MED,皮肤出现刚可看见的红斑。可用于脱敏治疗。

③弱红斑量 1~2MED,皮肤轻度发红。可用于增强局部血运,促进上皮增生愈合。

④中红斑量 3~5MED,皮肤红斑明显,伴有轻度疼痛。可用于抗炎、镇痛等。

⑤强红斑量 6~8MED,皮肤红斑显著,伴有水肿或水疱形成,红斑边缘隆起于皮面,患者明显灼痛。可用于抗炎、镇痛、促使创面坏死组织分离脱落。

⑥超强红斑量>8~10MED,皮肤红斑显著,伴有出血点,水肿明显并伴大水疱形成,红斑局部剧烈灼痛。可用于顽固创面或对紫外线不敏感的疾病。

3)照射方法:有全身照射、局部照射、体腔照射和光敏治疗等数种。全身照射多隔日一次,20 次左右为一疗程。局部照射的剂量因部位、病情和治疗目的而异,每日或隔日一次,3~10 次为一疗程。为维持治疗所需要的红斑,下一次照射剂量应在前次照射剂量的基础上适当增加。

光敏疗法(photosensitization therapy)又称光动力学疗法或光化学疗法,紫外线照射与光敏剂呋喃香豆精类药,如 8-甲氧基补骨脂素(8-MOP)等或煤焦油制剂合用,隔日一次,20~30 次为一疗程。

紫外线照射血液并充氧回输治疗(UBIO)时,自患者肘静脉抽 200mL 血注入石英瓶内,照射紫外线,同时充氧、震荡后将血液立即回输给患者,隔日一次,5~10 次为一疗程。

紫外线照射时注意保护患者和操作者的眼睛,以防发生电光性眼炎,非照射部位应严密遮盖,避免超面积、超剂量照射。光敏治疗的患者在疗程中应避免日晒,保护皮肤和眼睛。

(4)临床应用

1)适应证:①全身照射:适用于佝偻病、骨质疏松症、骨软化症、免疫功能低下、过敏症、银屑病、玫瑰糠疹等。②局部照射:适用于疖、痈、急性蜂窝织炎、丹毒、急性淋巴管炎、甲沟炎、风湿性关节炎、类风湿关节炎、肋软骨炎、静脉炎、扁桃体炎、牙廓软骨膜炎、过敏性鼻炎、带状疱疹、支气管哮喘、急性神经痛、急性支气管炎、肺炎、伤口感染、愈合不良等。③体腔照射:适用于鼻、咽、外耳道、口腔、窦道、阴道和直肠等腔道感染。④光敏治疗：适用于白癜风、银屑病等。⑤紫外线照射血液并充氧回输治疗：适用于高脂血症、高黏血症、脑梗死、冠心病、肺心病、突发性耳聋等。

2）禁忌证：红斑性狼疮、急性泛发性湿疹、血卟啉病、着色性干皮病、皮肤癌变、日光性荨麻疹、光过敏性疾病、活动性肺结核、急性肾炎或伴有肾功能不全的其他肾病、恶性肿瘤、应用光敏药物（光敏治疗时除外）。紫外线照射血液充氧回输治疗还禁用于脑出血。

4. 激光疗法

（1）概述：激光是由处于谐振腔中的某些物质在外界能源的激励作用下，发生粒子反转并被激发，在大量粒子从高能级跃迁回低能级时，经过谐振腔振荡放大发射出来的光线，还因激光是受激辐射放大的人工光，所以它优于普通光，具有单色性好、亮度大、方向性强、相干性好等特点。应用激光治疗疾病的方法称为激光疗法（laser therapy）。激光的生物学作用基础主要是光效应、热效应、压强效应和电磁场效应。

（2）治疗作用

1）低功率激光体外照射

①消炎作用：局部血管扩张，改善血运；改变血管通透性，减轻充血和水肿；提高机体免疫功能，增强抗感染能力，从而有消炎作用。

②促进组织生长：提高酶的活性，促进代谢，刺激蛋白质合成和胶原纤维、成纤维细胞的形成，加速伤口、溃疡的愈合，促进毛发和断离神经再生。

③镇痛作用：能提高痛阈，降低末梢神经兴奋性；减轻局部水肿、充血；加快致痛介质的移除，抑制致痛介质的合成。

④刺激激活与调节作用：刺激穴位，向穴位输入能量，有"光针"作用；刺激神经反射区的神经末梢，反射作用于相应节段和全身，有调节神经功能和免疫功能的作用。

2）低功率激光血管内照射

①改善血液流变学性质，纠正微循环障碍。

②降血脂、降血黏度。

③激活某些受体（如过氧化氢酶、血浆酮蓝蛋白、超氧化物歧化酶等），使之产生光照活化反应，使细胞利用氧的能力加强，氧化过程活化，调节机体的生化过程。

④使激肽释放酶-激肽系统正常化。

⑤可促使血浆细微结构正常化，阻断血管壁病理恶性循环，有助于它们对光量子的共振吸收和进行正常的免疫反应，预防血管壁破坏性改变。

3）高功率激光经聚焦后产生高温、高压效应，使组织发生变性、凝固、坏死，乃至汽化，用于表浅皮肤病变的外科治疗、切割（主要用于外科手术）；散焦激光则用于穴位照射和体外照射。

4）光敏诊治癌瘤

①利用血卟啉（HpD）等光敏剂在激光照射下发出荧光的特性，可对肿瘤做出定位诊断。

②瘤细胞内的 HpD 受激光辐照后在能量转移过程中，在细胞内产生单体氧，单体氧以其活跃的氧化能力改变氧化酶的作用，抑制细胞呼吸及氧化磷酸化功能和细胞膜钙离子的功能，最终造成瘤细胞死亡，用于治疗癌瘤。

（3）治疗技术

1）低功率激光体外照射或血管内照射：采用 He-Ne 激光器或半导体激光器（AsGa 或 Ga-Al-As），前者输出红光，后者为红光、红外激光。其功率均为毫瓦级，可直接或通过光导纤维行之，每次 10～20min，穴位或伤口照射时，每部位 3～5min，每日一次，10～15 次为一疗程；行血管内照射时，在肘静脉插入激光光纤针，输出功率 2～3mW，每次照射 60～90min，每日或隔日一次，7 次为一疗程。间歇 5～10 天后可行第二疗程治疗。

2）高功率激光照射：采用二氧化碳（CO_2）激光器、掺钕钇铝石榴石（Nd-YAG）激光器、输出红外激光，还有氩离子（Ar^+）激光器，输出蓝绿色激光。其功率均为瓦级。行激光外科治疗时，将聚焦光束对准患部，瞬间产生组织凝固、炭化、汽化，较小病灶可一次消除，较大病灶可分次处理，也可通过内镜进行体腔内治疗；穴位照射或体外照射时，则采用散焦照射。将散焦光束对准治疗部位，距离一般为 50～100cm，以局部有舒适的温热感为度，每次照射 15～20min，每日一次，5～10 次为一疗程。治疗中注意防止烫伤。

3）光敏诊治癌瘤：对 HpD 皮肤划痕过敏试验阴性的患者，先由静脉滴入 HpD，48～72h 后照射激光。一般用氩离子激光或其他红光激光，可于体表直接照射或通过内镜光导纤维行腔内照射。一般仅治疗一次，必要时一周后再治疗一次。

激光照射时，应注意保护好眼睛，用布巾遮盖眼部或戴防护眼镜（眼镜的性能应与激光的种类相应）。光敏治疗者于注射药物一个月内居住暗室，严禁日光直晒。

（4）临床应用

1）适应证：①低功率激光体表照射适用于口腔溃疡、过敏性鼻炎、支气管哮喘、咽炎、炎症、伤口愈合不良、脱发、面肌痉挛、慢性溃疡、神经痛、关节炎等。②低功率血管内照射适用于高脂血症、高黏血症、脑梗死、脑损伤、冠心病等。③高功率激光外科治疗适用于皮肤赘生物，宫颈糜烂，支气管、胃肠、膀胱内肿物，手术切割及止血等。④光敏治疗适用于皮肤及鼻、咽、口腔、食管、胃、直肠、膀胱等体腔内肿瘤。

2）禁忌证：有出血倾向、皮肤结核、心肺肾功能衰竭、恶性肿瘤（光敏治疗时除外）。低功率激光血管内照射禁用于脑出血。

（七）超声疗法

1. 概述

在物理学中，人们将声波依其频率高低和人耳对声波的感受能力，按如下区分与命名。频率为 $10^{-4}\sim16Hz$ 的声波称次声或亚声；频率为 $16\sim2\times10^4Hz$ 的声波称为可听声；频率为 $2\times10^4\sim10^9Hz$ 的声波称为超声；频率为 $10^9\sim10^{13}Hz$ 的声波称为特超声。应用超声能以各种方式作用于人体以治疗疾病的方法统称为超声疗法。超声疗法所采用的超声频率多为 $0.8\sim1MHz$（传统超声）、$1.5\sim3MHz$（高频超声）及 $30\sim50kHz$（低频超声）。超声是一种机械振动波，属弹性纵波。

超声在人体内传播过程中，其振动能量会不断地被人体组织所吸收，其吸收机制有三：①黏滞吸收。②热传导吸收。③分子弛豫吸收。为了表征不同媒质对超声的衰减程度，在医学超声中常常使用超声衰减半价层的概念。超声在传播时，其声强下降到初始值一半时所经过的距离（cm）定义为半价层。不同的媒质，其半价层亦各异。实验亦证明，超声衰减与超声频率之间基本上成正比关系。超声生物效应的物理机制主要是机械（力学）机制、热学机制及理化机制等。

2. 治疗作用

①降低神经兴奋性，提高神经痛阈，对周围神经疾患，如神经炎、神经痛等可产生明显镇痛效果。②可减轻炎症反应，促进炎症渗出物的吸收，有消炎作用。③改善局部营养，促进真皮再生与创口愈合，中小剂量能促进骨痂生长，有修复作用。④有软化瘢痕、松解粘连的作用，并能缓解肌腱挛缩。⑤作用于神经节时可调节其分布区神经血管和内脏器官的营养和功能。⑥动物实验显示超声有溶栓作用。⑦利用高功率聚焦超声可用于碎石和破坏肿瘤等。

3. 治疗技术

（1）直接治疗法：采用传统的超声治疗仪。

1）固定法：以往多用于神经根或较小的病灶及痛点等的治疗。目前已较少应用此法。

2）移动法：于治疗部位涂布超声耦合剂后，轻压声头，均匀移动于受辐照部位。声强为 $0.5\sim1.5W/cm^2$，每次治疗 $5\sim10min$，$10\sim15$ 次为一疗程。适用范围较广的病灶治疗。若治疗较广范围，且用脉冲输出时，治疗时间可适当延长至 $15\sim20min$。

（2）间接治疗法：采用传统的超声治疗仪。

1）水下辐射法：系在温开水中（水中不得有气泡）进行超声治疗的一种方法，声头应有防水装置。适用于体表不平或有局部剧痛而不宜直接接触的部位，如四肢远端、开放性创伤、溃疡等。声头距离治疗部位 $2\sim4cm$，缓慢移动。

2）辅助器治疗法：借助水枕、反射器、漏斗、接管等辅助器进行治疗，或腔内超声辐射器进行体腔内治疗。若采用水枕法，则将温开水注入薄乳胶囊中，囊中不得有气泡。囊外和治疗部位皮肤上均涂以少量耦合剂，使水囊紧贴皮肤，声头紧贴水囊进行治疗。本法适用于：①不规则或不平的体表。②特殊的治疗部位，如眼、牙齿、阴道、前列腺等。借助辅助器治疗的优点是，可使超声能量高度集中于受治的病灶。

（3）超声穴位疗法：系将超声经特制的微型声头作用于人体穴位以进行治疗的方法。疗法特点：超声作用于穴位，起到调节经络的特异作用。

（4）超声药物透入疗法：简称声透疗法。系将拟透入的药物加入耦合剂中，利用超声的作用使药物经皮肤或黏膜透入人体内的一种治疗方法。其耦合剂的配制，有人推荐用吸水性较好的甲基纤维素，与药物溶液混合成浆状，再加入 35% 硫酸镁、30%二甲基亚砜，可增加药物透入皮肤的通透性。

（5）超声雾化吸入疗法：系气雾吸入疗法中的一种，是利用超声的空化作用，使药液在气相中分散，将药液变成直径<5μm 的微细雾滴（气溶胶），通过吸入直接作用于细支气管和肺泡内的一种治疗方法。

（6）超声-间动电混合疗法：是将超声与间动电流混合输出作用于人体以治疗疾病的一种治疗方法。采用专用的超声-间动电治疗机。每次治疗 5～10min，电流强度不宜太大。此法兼有超声和间动电的作用。

（7）超声·中频电同步治疗法：系将正弦调制的超声波（脉动的声能）与正弦调制的中频电流（脉动的电能）联合（同极输出）并同步（调制频率相同并同位相）重叠输出，两种物理因子、两种能量同时作用于人体以治疗疾病的方法。采用专用的超声·中频电同步治疗机。此法兼有调制超声与调制中频电的作用，并二者可产生明显的交互作用、协同作用。

（6）和（7）两种疗法，治疗时一般先调节超声输出，再调节电流输出。以上各种疗法，眼、卵巢、睾丸部位应避免应用中、大剂量超声，以免造成损伤。切忌声头在空戴时输出超声，以免损坏声头内的晶片。在骨表面治疗时，因超声引起骨膜振动，易致疼痛或热损伤，故超声强度不宜过大。

（8）高功率聚焦超声治疗癌症：是利用高功率聚焦超声的靶向升温作用，以杀灭肿瘤细胞的一种治疗方法。采用专用的高强度聚焦超声肿瘤治疗系统即 HIFU 超声聚焦刀行之。

（9）超声波碎石：即体外冲击波碎石术，系在人体之外产生冲击波（机械波）能量，通过人体组织传入体内，并予以会聚，使之在结石处提高能量密度，足以将结石击碎的一种治疗方法。采用专用的体外冲击波碎石机行之。

4. 临床应用

（1）适应证：各种软组织损伤、神经炎、神经痛、神经根炎、关节炎、肩周炎、腱鞘炎、瘢痕、粘连、注射后硬结、慢性盆腔炎、输尿管结石、输卵管闭塞、阴茎硬结、冠心病、玻璃体浑浊、中心性视网膜炎、脑血管病偏瘫、血肿机化、关节纤维性强直等。

（2）禁忌证：有出血倾向者，孕妇下腹部、睾丸、小儿骨骺部，活动结核、恶性肿瘤（高功率聚焦超声治疗者除外）、急性炎症者等。

（八）磁场疗法

1. 概述

应用外磁场或磁性物质作用于人体穴位或病变局部，达到治疗疾病目的的方法称为磁场疗法，简称磁疗。磁场对人体的作用较复杂，其生物学作用基础是磁场影响体内生物电和生物高分子磁矩取向作用，使生物体产生一系列理化反应，改变原生物电流大小和运动方向，产生微弱涡电流，影响体内电子运动方向及细胞内外离子分布，从而影响细胞膜电位之变化，影响神经的兴奋和抑制，改善细胞膜通透性，促使细胞内外物质交换等。

2. 治疗作用

（1）消炎、消肿作用：磁场能改善血运，从而促进渗出液的吸收及炎性产物的排除，并能提高机体免疫力，抑制致病菌，因而有利炎症的消散与水肿的消除。

（2）镇痛作用：磁场可降低末梢神经的兴奋性，阻滞感觉神经的传导，提高痛阈；由于血运之改善，可使致痛介质被移除；提高某些致痛介质水解酶的活性，使致痛介质转化；缓解肌肉痉挛。

（3）改善睡眠作用：磁场能抑制中枢神经兴奋性，改善睡眠，调整自主神经功能。

（4）降压作用：磁场能改善血管紧张度和血液黏度，改善微循环，降低外周阻力，使血压下降。

（5）软化瘢痕与松解粘连：磁场能抑制成纤维细胞生长及纤维化，可使瘢痕由硬变软，颜色变浅。

（6）对肿瘤的作用：磁场强度达到一定阈值时，对肿瘤细胞有抑制、退化和变性的作用，主要是抑制肿瘤细胞中脱氧核糖核酸（DNA）的合成，故强磁场可用于治疗肿瘤。

（7）磁处理水的溶石、排石作用：研究发现，磁处理水可使原来较松软的结石破碎，原来较坚硬的结石大块结晶变成小圆球，溶解碳酸盐结石的能力是自来水的1.5～2倍。

3. 治疗技术

（1）静磁场疗法（Static magnetic field therapy）

1）直接敷磁法：将磁片或磁珠用胶布敷贴在选定的穴位或病灶处，敷贴数日后检查或更换之。一般每个部位可敷贴1～2片，同名极或异名极并列，总共最多6片。

2）间接敷磁法：将磁片用织物或塑料薄膜制成磁帽、磁枕、磁项链、磁腕带、磁腰带、磁衣和磁绷带等，系在患处或对准穴位进行治疗。

3）耳磁法：将磁珠或小磁片敷贴于耳部穴位上行之。

（2）动磁场疗法（Dynamic magnetic field therapy）

1）旋转磁场疗法（Rotated magnetic field therapy）：采用旋磁治疗机行之。机内有微电机带动磁片旋转产生动磁场，其磁感强度为 0.08～0.15T，治疗 15～20min，每日一次，15～20 次为一疗程。

2）电磁疗法（Electromagnetic therapy）：采用电磁治疗机行之。用电流通过感应线圈使铁芯产生交变。磁场或脉动磁场进行治疗。磁感强度一般选为 0.1～0.4T，每次治疗 15～20min，每日一次，15～20 次为一疗程。

（3）磁处理水疗法：饮用水经一定强度的磁化器处理后即为磁处理水，患者每日饮 2000～3000mL。

4. 临床应用

（1）适应证：软组织损伤、软组织炎症、关节炎、神经痛、乳腺小叶增生、腰背肌筋膜炎、胃肠功能紊乱、溃疡病、支气管哮喘、胆石症、网球肘、肋软骨炎、颞颌关节炎、高血压、面肌抽搐、痛经等。

（2）禁忌证：出血倾向、皮肤溃疡、高热、孕妇、心力衰竭、恶性肿瘤晚期及恶病质患者、植入心脏起搏器者。

（九）石蜡疗法

1. 概述

石蜡热容量大，加热时吸收大量熔解热，冷却时放出同量热量，故热作用明显。因导热性小，不含水分和气体，热不易向四周扩散，患者可耐受较高温度而没有灼热感。石蜡还具有良好的可塑性、黏稠性及延展性。利用加热熔化的石蜡作为温热介质接触体表，将热能传至机体治疗疾病的方法称石蜡疗法。该疗法是传导热疗法的一种。该疗法生物学作用基础主要是温热作用、机械压迫作用和化学作用等。

2. 治疗作用

①润泽作用：石蜡含油质，对皮肤、瘢痕产生润泽，使皮肤柔软而富于弹性。②软化瘢痕、松解粘连。③加强血液和淋巴循环。④消肿，有助于炎症反应的消散。⑤对肌肉有解痉作用、止痛作用。⑥促进上皮生长、创面愈合。

3. 治疗技术

石蜡熔解时必须隔水加热，以免温度过高破坏蜡质。石蜡可反复使用，定期加入15%～20%新蜡。用于创面、溃疡面及体腔的石蜡必须严格消毒，且不可重复使用。

（1）蜡饼（蜡盘）法：将已经熔化的蜡倒在浅盘中，厚约 2cm，待冷却成饼，表层温度 50℃左右时，取出蜡饼敷于治疗患部，用塑料布和棉垫包裹保温。此法适用于躯干或肢体。

（2）浸蜡（蜡浴）法：将治疗的肢体迅速浸入蜡液中并迅速取出，稍冷却形成蜡膜后再浸入，反复多次，每次浸入深度不超过第一次蜡膜之范围，直至形成 0.5～1cm 厚度的蜡套，然后浸于蜡液中。本法适用于四肢远端。

（3）刷蜡法：用软毛排笔蘸取加热后的石蜡，于治疗部位迅速而均匀地涂刷。每次涂刷的边缘不宜超出第一层蜡膜，反复涂刷使蜡厚度达到 1～2cm，然后用棉垫包裹保温或外加一块蜡饼后再保温治疗。

本法适用于躯体或面部。各种方法蜡疗每次 20~30min，每日一次，20 次为一疗程。

4. 临床应用

（1）适应证：术后粘连、瘢痕、术后关节挛缩、肩关节周围炎、腱鞘炎、冻伤、关节强直、软组织扭挫伤恢复期、慢性溃疡、慢性盆腔炎等。

（2）禁忌证：出血倾向、恶性肿瘤、活动性结核、皮肤感染、高热、急性炎症、急性传染病等。

（十）冷疗法

1. 概述

利用低温治疗疾病的方法统称为低温疗法（Hypothermia therapy）。利用低于体温与周围空气温度但在 0℃ 以上的低温刺激机体局部来达到治疗疾病目的的方法称为冷疗法（Cold therapy）。冷疗法不同于冷冻疗法（Cryo therapy），冷冻疗法是指利用 0℃ 以下的低温作用于机体某部，并借冷冻破坏组织的作用，以达治疗疾病目的的一种治疗方法。冷疗法的生物学作用基础主要是冷刺激作用。

2. 治疗作用

（1）止痛、止痒作用：能降低感觉神经末梢的兴奋性和感觉神经传导速度，降低感觉的敏感性，冷刺激冲动向中枢传导可掩盖或阻断痛冲动，达到止痛止痒目的。用于治疗牙痛、偏头痛、痛经等。

（2）止血作用：可使毛细血管收缩，减轻局部充血。用于治疗扭挫伤早期、胃溃疡出血等。

（3）解痉作用：可使肌肉兴奋性下降，运动神经传导速度减慢，肌肉的张力及收缩力下降，从而使肌肉痉挛缓解。用于治疗肌肉痉挛等。

（4）消散急性期炎症：冷刺激引起的血管反应与代谢抑制，可使炎症急性期的水肿、渗出消退并抑制淋巴生成，故对炎症的急性期有良好作用。用于治疗感染性炎症早期、关节炎急性期等。

（5）物理降温：冷刺激皮肤可使体内热通过热传导散发。全身冷疗时，先是毛细血管收缩，继发毛细血管扩张，增加散热，降低体温。用于治疗高热、中暑及脑缺氧等。

3. 治疗技术

（1）冷敷法：将毛巾浸入冷水或冰水后敷贴于患部，持续数小时。

（2）冰袋法：将冰块捣碎放入橡皮袋中或使用化学冰袋敷于局部，或缓慢移动摩擦，持续 20~30min。

（3）冰贴法：将冰块隔着毛巾间接敷贴，持续 5~15min。

（4）浸泡法：将肢体浸泡在 4~10℃ 的冷水中，持续 5~30min。

（5）喷射法：用氯乙烷等在距体表 2cm 处向患病部位体表喷射（用喷雾器）5～20s，间歇 30～60s 后再喷，反复数次。

（6）冷疗机治疗：根据患部之大小和治疗需要，选用冷疗头和温度，将冷疗头按在患部或缓慢移动冷疗头，每次 1～5min。

冷疗时要注意掌握温度，患者出现明显冷痛或寒战时应终止治疗，防止过冷引起组织冻伤。喷射法禁用于头面部，以免损伤眼、鼻、呼吸道。患者接受冷刺激后出现皮肤潮红、瘙痒、荨麻疹、血压下降、虚脱时应立即终止冷疗，保暖、喝热饮料。

4. 临床应用

（1）适应证：见"治疗作用"。

（2）禁忌证：高血压、雷诺病、动脉硬化、动脉栓塞、血液循环障碍、感觉障碍、冷致血红蛋白尿、对冷敏感者及厌恶寒冷者等。

四、作业疗法

（一）概述

作业疗法（Occupational therapy，OT）是为恢复患者功能，有目的、有针对性地从日常生活活动、职业劳动、认知活动中选择一些作业，对功能障碍或残疾的患者进行训练，改善或提高其功能水平的一种康复治疗方法。

作业治疗着眼于帮助患者恢复正常的、健康的、有意义的生活方式和生活能力，可能的话还要恢复或取得一定的工作能力（不一定恢复原来的职业）。当患者生病或残疾时，其个体技能、家庭角色、社会角色功能丧失，所以，作业治疗通过帮助改造个体，或通过改造家庭环境，或通过改造社会环境，使患者掌握日常生活技能，适应居家（住房、居住环境）条件下的生活，以及适应在新的环境和条件下工作。

（二）作业疗法的作用

1. 提高生活自理能力

通过日常生活活动训练（Activities of daily living，ADL）和使用自助具，提高伤、病、残者穿衣、进食、翻身、起坐、行走、如厕等生活自理能力和家务处理能力。

2. 改善肢体功能

通过功能性作业训练，改善肢体（尤其是上肢）的活动能力，如增大关节活动范围，增强肌力和协调性等，更好完成日常生活动作。

3. 改善认知和感知功能

通过认知、感知训练，提高伤、病、残者的注意力、记忆力思维能力及感觉、知觉能力。

4. 克服心理障碍

通过各种作业活动，调节伤、病、残者的情绪和积极性，增强克服困难的信心。

（三）作业疗法的种类

1. 按作业名称分

木工作业；编织作业；黏土作业；金工作业；皮工作业；制陶作业；手工艺作业；电气装配与维修；日常生活活动；治疗性游戏；认知作业；书法、绘画、园艺；文书类作业；计算机操作等。

2. 按治疗目的和作用分

减轻疼痛的作业；增强肌力的作业；改善关节活动范围的作业；增强协调能力的作业；增加耐力的作业；改善整体功能的作业；调节精神和转移注意力的作业。

（四）作业疗法的分析和选择

作业分析为医生提供怎样能够使患者平衡日常生活技能、工作娱乐，怎样激发人们去组织日常生活习惯和技巧，克服功能障碍，使之成为行为模式和角色。活动分析显示人体功能的复杂性，整体能力如神经肌肉控制的协调性、感觉关节功能的稳定性、解决问题的能力、创造性及对情况做出选择的技巧。活动是一种一步一步的操作过程，许多活动中，顺序非常重要。活动分析可以把活动按作业实际顺序分解成最简单的成分，然后一步一步按顺序完成作业训练。例如中风后患者重新学习穿衣，他首先学习脱衣这一较简单的动作，然后学习穿上衣、穿下衣、系扣，最后再练习穿鞋。

1. 一般性活动与治疗性活动

一般性活动包括维持日常生活所必需的活动（如穿衣、进食、行走、个人卫生等），能创造价值的工作活动（如各种职业性工作活动），以及消遣性活动（打球、下棋、游戏等）。它可能是每日生活活动，人类生存的基本活动，可以是癖好，可受社会文化调节，是可学会的。

治疗师经过选择和分析，将一般性活动改造，合成为新的活动，并根据患者与环境要求，设计成治疗性活动，为患者治疗所用。所以治疗性活动是经过选择的、有结构、有目的的，它模拟真实活动，是可以学会的活动。治疗性作业活动的特点如下：

（1）有一定的治疗目标，对身体活动功能，如心理上、情绪上、健康上有一定治疗作用。

（2）患者本人参加，从中受到训练，由于作业的成果而感到一定满足。

（3）与患者日常生活或工作学习有关。

（4）有助于改善或预防功能障碍，提高患者生活质量。

（5）符合患者的兴趣，活动方式可在一定范围内由患者自己选择。

（6）活动时间、活动量、活动难度等，可依年龄、性别、体质等因素加以调节。

（7）活动的性质及作用以科学知识和治疗师的专业经验为依据，不是盲目的。

2. 作业分析

在选择作业活动之前，应对活动所含的技能成分及患者的功能状况进行分析，为有目的的选择治疗性作业活动做准备。

（1）作业活动的技能成分分析

1）运动方面：运动的协调性和柔韧性、肌力、肌张力、耐力、粗大运动、精细运动、关节柔韧性。

2）感觉方面：视觉、听觉、触觉、本体感觉、实体觉、平衡觉。

3）智能方面：记忆力、注意力、语言交流及思想表达能力、理解力、解决问题能力、判断力、贯通能力、组织能力、安排和利用时间能力。

4）心理方面：独立自主精神、顺应精神、积极性、现实感、自制力、自尊心。

5）社交方面：集体精神和合群性、合作共事精神。

例如，我们在课堂上的教与学活动就包括了以上五种技能成分。

（2）患者的功能状况分析

1）患者的姿势与肢位。

2）关节运动方向和活动范围。

3）肌肉收缩的方式。

4）抵抗负荷。

5）协调性和平衡能力。

例如，当我们为一位类风湿关节炎患者选择作业活动时，应首先分析其功能状况，然后选择与之相适应的作业活动。

（3）作业分析的内容

1）属于体力性还是脑力性。

2）技能成分。

3）技能水平。

4）是否可分等级。

5）所需时间。

6）可重复性。

7）灵活性。

8）文化背景要求。

9）年龄范围。

10）安全性。

11）价格。

12）适应范围。

13）禁忌证。

3. 作业选择

（1）按运动功能训练的需要选择

1）肩肘屈伸功能训练选择木工（砂磨、刨木、拉锯）、篮球运动等。

2）腕指关节功能训练选择油彩、绘画、乒乓球等。

3）手指精细活动功能训练选择编织、泥塑、刺绣、弹琴、书法等。

4）髋膝屈伸训练选择自行车运动、上下楼梯等。

5）足踝活动训练选择缝纫（脚踏）、自行车等。

（2）按心理及精神状况调整的需要选择

1）为转移注意力选择下棋、玩牌、游戏、社交等趣味性活动。

2）为镇静、减少烦躁选择绘画、刺绣、编织等简单、重复性强的作业。

3）为提高自信心选择书法、雕塑、制陶等艺术性作业及手工艺作业。

4）为宣泄过激情绪选择锤打作业及重体力劳动等作业。

5）为减轻罪责感选择清洁、保养、打结等简单手工劳动。

（3）按社会生活技能和素质训练的需要选择

1）培养集体生活习惯和合群性集体性活动。

2）培养时间观念、计划性和责任感的计件作业、计划工作等。

3）在选择作业活动时，还要因地制宜、因人而异。

4. 作业活动的实施计划

（1）选择活动。

（2）活动个体化选择实施的作业活动与患者的个人情况相匹配。

（3）分析活动结构顺序按正常发育顺序，或按正常活动顺序，或按改进的顺序设计作业活动。

（4）选择活动方法（教与学的方法）。

1）示范法。

2）解决问题法。

3）书写作业法。

4）视听辅助法。

5）角色扮演法。

6）专项实地考察法。

（5）选择活动形式可采用单个形式、小组形式等作业活动。

5. 作业活动的实施原则

（1）准备治疗性活动。

（2）预先选择患者的体位。

（3）按结构顺序，把动作分解为一步一步，并解释一步一步之间的关系。

（4）指令语言简单明了，每一步掌握后再进行下一步。

（5）开始时需示范，中间和结束时需检查。

（6）观察患者疲劳指征。

（7）适当地给予支持和帮助。

（8）熟悉计划中的下一步情况。

（9）用显而易见的方法评定患者的进步。

（10）准备下一步活动。

（五）作业活动训练

1. 日常生活活动训练

日常生活活动训练是作业治疗的基本方式之一，训练目的在于提高患者的自理生活能力，如穿衣、进食、个人卫生、如厕等，训练患者用新的生活方式完成日常生活活动，在家务活动中，学会省力，减少家务活动的能量消耗。

（1）床上移动训练：翻身、左右移动、床上起坐、坐位平衡等。

（2）穿脱衣服训练：穿脱衣服时，患肢先穿后脱，也可将衣服改制成便于穿脱的式样，如用拉锁代纽扣，用尼龙搭扣代鞋带等。

（3）进食用餐训练：主要是训练使用各种餐具，如持匙、用勺、用筷、端碗、送食物进口等。

（4）个人卫生训练：先训练梳洗、剃须、整容，再训练如厕、洗澡等，有时需要根据患者残疾情况，进行一些便器、浴池的改装，或在便池和浴池周围增设扶手等。

（5）家务劳动训练：包括洗菜切菜、烹调、洗刷餐具炊具、铺床、洗衣、熨烫衣物、打扫卫生、选购食品、管理家庭经济、养育儿女等。必要时对家庭环境进行改造。

2. 上肢功能训练

上肢功能训练包括增强肌力，改善关节活动度，减轻疼痛，增强耐力和协调性的训练。

（1）插件作业可用于改善脊柱、肩、肘、腕、手指等的功能。因治疗目的不同，采用不同的体位和方法。为了改善脊柱运动，可用墙式插件，置于视野水平位高度，患者站位或坐位。当拔除一件时，转身把它放进后面或侧面或上面的盒子里。左右手交替拔放可促进躯干左右旋转或左右侧身功能。为了改善肩、肘、腕运动，可用桌式插件，活动中患者为了拔除离他最远的插件，必须在不同体位尽最大可能肩前屈或肩外展、伸肘，当拔除一件时，患者利用肩后伸把插件放进后面的盒子里。为了改善肩内旋和外旋，可用墙式插件，患者坐位或站位，当一只手拔除一件时，把它从颈后（外旋）或从腰后（内旋）递给另一只手，然后置于盒。为了改善前臂旋前和旋后，可把插件改成圆盘状正好插入小柱内，患者于旋前位拔除圆盘件，于旋后位插入圆盘件，或利用腕屈伸运动取出盘件。为了改善拇指运动，可用栓状插件，利用拇对指运动、内收、屈曲运动及手指运动夹住木栓，拔除插件。为了改善掌指关节和指间关节伸展，可改用尼龙搭扣制成训练板，搭扣阴面固定于板上，阳面固定于移动件上，移动件上有一指环（大小可让拇指进出）。训练时治疗者手指伸进指环，一边伸指间关节一边拔除移动件。

（2）木工作业训练锯木、刨削和钉钉等，是日常生活中常用的、简单易行的作业活动。

（3）黏土作业活动训练包括调和黏土作业活动和黏土造型作业活动，对提高上肢肩、肘、腕运动功能和陶冶情操有显著作用。

（4）硅胶土作业活动对增强手指肌力和关节活动范围，提高手的精巧性较为理想。

（5）纺织作业是以纺织机为器械进行操作的作业活动。纺织机的工作原理是把在平面上平行排列的经线和与此成直角的纬线编织起来制成织物，对增强肩、肘、腕、上肢运动功能较为理想。

3. 日常生活自助具的指导使用

当患者完成日常生活动作有困难时，如梳洗、穿鞋袜、进食等，帮助指导他们借助自助具完成日常生活动作。

（1）穿衣用具穿衣棍、穿袜用具、穿鞋用具、魔术扣、系扣可弯钩、硬钩、弹性鞋带等。

（2）个人卫生用具长柄发梳，长柄海绵或牙刷、指甲刷，轮椅式便池等。

（3）洗澡用具双环毛巾、长臂洗澡刷、肥皂手套、防滑地胶、洗澡椅等。

（4）转移助具扶手、绳梯、帆布扶手装置、转移滑板、转移转板、轮椅等。

（5）饮食用具防漏碟边、免握餐具、加大手柄餐具、双耳杯、吸管固定器、轮椅夹杯。

（6）其他家居用品，轮椅台面、高压水瓶、稳定板、单手托盘、长臂拾物器等。

（7）书写辅助用具，加粗笔、免握笔、自动手提式楔形箱、自制挂床书写板、指取式屏幕、带特制键盘的计算机等。

4. 其他训练

文娱活动训练、园艺训练、治疗性游戏训练等。

5. 家居环境咨询

根据瘫痪或其他严重功能障碍的情况，为患者提供有关出院后住宅条件的咨询（包括进出通路、房屋建筑布局、设备等），提出必需的装修意见。

6. 手矫形器和夹板的制作和使用指导

为手功能障碍的患者提供简单的矫形器夹板，经过训练，使手保持在功能位，进行一些简单的活动。

（六）作业疗法的临床应用

作业疗法在临床应用十分广泛，骨科、神经科、精神科、内科、儿科、老年病科等，均有应用。

1. 功能性作业疗法

骨科疾病和神经科疾病时，常伴有躯体功能障碍或残疾，通过功能性作业疗法，改善肢体的活动能力，并根据障碍的性质、范围、程度，有针对性地采用适当的作业活动，以增大关节运动范围，增强肌力，改善运动的协调性和灵活性，改善手的灵巧性，提高肌肉运动的耐力，改善对运动的调控能力，最后使患者能完成日常生活活动和工作学习活动。

临床上患者由于疾病或损伤常继发心理障碍，例如沮丧、抑郁、焦虑、失望等，通过临床心理支持性作业疗法，如谈家常、消遣性活动，可改善患者的精神状态和情绪，使患者主动配合临床治疗和康复治疗。

2. 儿童作业疗法

对有儿童发育障碍或其他残疾的儿童，在治疗师和家长配合下，通过神经发育疗法和治疗性游戏活动，促进患儿感觉运动技巧的发展，提高其生活技能和社会生活能力，使其心理和生理发育跟上同龄儿童水平。

3. 老年病作业疗法

老年患者各方面功能逐渐衰退，所以对老年病患者，通过日常生活活动教育和训练，教会使用辅助器械和适应性技巧，以代偿或弥补运动、听力和视力等功能的缺陷，对记忆力、理解力衰退的患者进行认知训练，并使用消遣活动促进心理精神卫生，改善社会生活能力和生存质量。

4. 精神疾患作业疗法

对精神分裂症等精神疾病患者，在生活技能上、心理和行为上、社交和职业上进行训练，使患者能适应出院后在家庭和社会的生活、学习和劳动。

第四节　心理治疗

一、概述

心理治疗（psychological therapy）是运用心理学的原则和方法，治疗患者认知、情绪、行为等方面问题的过程。其目的在于改变患者存在的对健康不利的观念、态度和行为，分为分析性心理治疗、认知性心理治疗、支持性心理治疗、行为性心理治疗等。依据方法对象和期限不同分为个人心理治疗、集体心理治疗、夫妻心理治疗、短期心理治疗和长期心理治疗等。但在实际工作中经常混合应用。大量资料表明，不论躯体残疾还是精神残疾，加强不同方式的心理治疗都会促进患者的康复进程。残疾人，特别因事故、疾病等原因刚刚受伤致残的人，存在着医疗、康复、社会和心理等诸多混淆在一起的问题，因此在患者康复的整个过程中，心理治疗或帮助也是不可缺少的康复手段。但是需要指出的是，单单心理医生或某一方面人员都很难解决这些问题，必须联合患者、家属、康复人员（包括各方面康复、医疗、心理专业人员和社会工作者等）共同配合，根据心理障碍评估的结果，正确调整治疗方案，进行积极的心理治疗。

二、康复医学中常用的心理疗法

在残疾人的康复中，应用的心理治疗方法较多，现将最常用的加以介绍。

1. 心理会谈法

会谈在心理诊断和心理治疗中都占有重要位置，是临床心理评估和心理治疗的基本技术。

（1）按照会谈目的分类

1）诊断性（评估）会谈：所谓诊断性会谈是指临床心理学家，通过与患者谈话过程，了解患者病情的来龙去脉，心理异常表现的性质，病前的生活遭遇，可能存在的心理冲突，患者的性格特点，行为和习惯等，从而达到对疾病做出诊断的目的。

2）治疗性会谈：在实施了一系列评估手段并得到客观评估结果后，进行的以准备进行心理治疗为目的的会谈。

（2）按照会谈形式分类：分为结构性会谈和非结构性会谈。结构性会谈又叫标准化会谈，非结构性会谈又叫自由会谈。

1）结构性会谈：是由临床心理学家按所需资料的要求，以比较固定的方式或规范标准且目标明确的程序，编制出会谈的提纲和问卷，或按某一诊断性评定量表进行。医生主动向患者发问，要求患者按问题回答。其优点是能比较系统地搜集材料，不遗漏所要的问题，有目的、有重点地进行追问和检查，又可以节省时间，还可以对会谈对象的情况进行比较。其缺点是过于主动查问，方式刻板，会引起患者反感，只能得到"是"与"否"的简单回答，不容易得到详细的、深刻的资料。

2）非结构性会谈：事先不预设一定的问卷，无定型的标准程序，临床医生可以同患者自由会谈，让患者自然而然地说出他想要说的话，这种方式便于患者在不知不觉中，没有戒心地谈出和暴露出内心的真情实意和心灵深处的矛盾与冲突，从而可发现心理障碍的症结所在。这种方法既利于诊断，又比较灵活。这种会谈的缺点是需要时间较多。

临床实际工作中，根据患者的病情、工作需要，灵活地选择不同的会谈方式，或者两者结合起来，灵活交替运用。

会谈很重要，是一种技巧，也是一种艺术。会谈成功与否取决于很多因素。会谈者具备的个人素质是会谈成败的基础。个人素质包括：具有相应的专业知识，良好的心理素质，敏锐的观察力、通情达理，以及社交才能等。

与患者建立良好的关系是会谈成功的关键。如何才能让患者敞开自己的心扉，倾吐出来自己的苦恼，只有心理治疗人员和患者建立彼此信任和友好的关系，才能做到这点。因此，尊重患者，信任患者，理解患者，随时准备很好地帮助患者，才会与患者建立起良好的关系，取得心理会谈的成功。

会谈中要注意善于察言观色，把握住会谈方向，特殊情况特殊处理，以保证会谈能有效地继续进行下去。

2. 精神分析疗法

由弗洛伊德所创立的经典心理分析疗法，过去曾非常盛行，并为心理治疗打下了很好的基础。

此疗法的特点是使患者在无拘束的会谈中领悟自己心理障碍之所在，并逐步加以解决。经典精神分析疗法特别强调潜意识和意识的知识及心理防卫机制，还强调关于人格的结构、人格的发展、人的本能等。

精神分析的目的是分析患者所暴露的、压抑在潜意识中的心理冲突，并通过会谈技术给予解决。该疗法采用的技术包括：自由联想、释梦、移情、解释等，并从日常生活中的心理病理问题的分析中纠正患者的心理障碍。

3. 理性情绪疗法（Rational emotive therapy，RET）

理性情绪疗法由美国情绪心理学家 Ellis 所奠基，是认知疗法的一种，它是于 20 世纪中期崛起的心理疗法。

理性情绪疗法的基本理论认为，人们的情绪和行为反应不是由某一诱发事件本身直接引起的，而是由经历这一事件的个体对诱发事件的看法、认知和解释所引起的，也就是说人们对客观事物的思维和认识是决定人们情绪反应和行为的关键。通常认为，人们的情绪反应和行为是直接由诱发事件所引起的。但理性情绪疗法的理论认为，诱发事件只是引起情绪反应的间接原因，而人们对诱发事件的看法和解释才是引起人们情绪反应和行为的直接原因。人们对社会中所发生的一切事件不外有两种看法，两种信念，即合理的信念和不合理的信念。所谓信念就是人们对所发生事件的看法、理解和评价。如果合理的信念占主导地位，即对所发生的事情有比较积极的正确认识，则人们会采取正确的态度、有效的措施处理之，所产生的情绪反应也是比较积极满意的；如果不合理信念占主导地位，则会产生一系列不良的情绪反应，处理问题的态度也是消极的，效果往往也是不满意的。

理性情绪疗法的关键是由心理学家对患者的不合理信念进行分析、说服和争辩，使不合理信念改变为合理的信念，由此恢复正常的情绪反应和行为后果。该疗法基本分三个阶段：心理诊断阶段、领悟和修通阶段和再教育阶段。

4. 行为疗法（Behavior therapy）

行为疗法是 20 世纪 50 年代发展起来的一种有效的心理疗法。行为疗法又叫行为矫正。目前这种方法已广泛应用于各个领域，如医学、康复医学、教育等各个方面。该疗法是基于实验心理学的成果，帮助患者消除或建立某些行为，从而达到治疗目的的一门医学技术。

其理论基础是行为主义理论中的学习学说、巴甫洛夫的经典条件反射学说和斯金纳的操作条件反射学说。行为主义理论认为，人的心理病态和各种躯体症状都是一种适应不良的或异常的行为，是在以往的生活经历中，通过"学习"过程而固定下来的，同样可以通过"学习"来消除和纠正。其他学说也是以"刺激＝反应"的学习过程解释行为的。

以下是该疗法的常用治疗技术。

（1）系统脱敏疗法：系统脱敏疗法的基本思想是：一个原可引起微弱焦虑的刺激，再次暴露在全身处于松弛状态下的患者面前时，会失去引起焦虑的作用。

系统脱敏疗法在实施时，先评定主观不适单位，让患者按一定的标准评定自己的主观感觉。给自己不同情景中的心情一个较为恰当的评分。接着让患者细心体会什么是紧张，什么是放松。领会了紧张与放松的主观感觉之后，才宜进行放松训练。最终要求受训者在日常生活环境中可以随意放松，达到运用自如的程度。放松训练也可借助各种生物反馈仪。

设计不适层次表，让患者评定各种刺激因素的主观不适单位，并依次将各种刺激因素排列成表。刺激因素的确定和排次要得到患者认可。不适层次表的设计关系着治疗快慢和成败。

完成上述准备工作后进行系统脱敏，让病人想象、松弛，再想象、再松弛，如此重复多次之后，患者在想象中面对刺激因素时的紧张感觉会逐步减轻。最终，患者示意在想象中已不再紧张，即算完成一级脱敏。然后逐步升级。在系统脱敏期间和之后，应不断在现实生活中演习。只有当新建立的正常反应迁移到日常生活中后，脱敏才算成功。

（2）冲击疗法：也称满灌疗法，治疗理论认为让患者持久地暴露在惊恐因子面前，其惊恐反应终究会自行耗尽。

首先向患者认真地介绍冲击疗法的原理和过程，尤其要如实地告诉患者在治疗中必须付出的痛苦代价。患者及其家属同意后应在治疗协议上签字，进行必要的体格检查和详细的精神状况检查，排除心血管疾病、内分泌疾病及癫痫等重大躯体疾患，排除重精神病。

冲击疗法主要用于治疗恐怖症，也可用于治疗某些强迫症。优点是方法简单，疗程短，收效快。缺点是它忽视了患者的心理承受能力，患者痛苦大，实施难。与系统脱敏疗法的对照研究表明，此法不宜滥用和首选。

（3）厌恶疗法：是一种通过轻微的惩罚来消除适应不良行为的方法。当患者的不适行为即将出现或正在出现时，施加一个可带来一定痛苦的刺激（也叫负性条件），如催吐药物、针刺或没有危险的电击，使患者产生厌恶的主观体验。经过反复实施，不适行为和厌恶体验就建立了条件联系。以后凡当患者欲实施或实施这一不适行为时，便会产生厌恶体验。为了避免这种厌恶体验，患者只有放弃或中止原有的不适行为。

负性条件可以是痛苦性的刺激，也可以是治疗者否定性的态度（皱眉、摇头、训诫），是剥夺患者的某些舒服行为（如不准看电视）。负性条件的选择事先要征得患者和家属的同意，不能引起患者太大的伤害。

厌恶疗法是目前尚有争议的疗法，应该在严格控制下使用。

（4）消极练习法：消极练习法与厌恶疗法不同，它并未给患者附加一个另外的痛苦的刺激；它与冲击疗法也不一样，它要求患者重复完成的正是他原来嗜好的行为。消极练习法是因多次重复一个动作后引起的积累性抑制。

（5）认知行为疗法：经典的行为疗法只强调行为的变化，而很少关注认知过程。实际上行为的变化会伴有认知的改变。认知与行为不仅常常结伴而行，也可互为因果。所以矫正行为应与矫正认知相结合。

（6）娱乐疗法：娱乐疗法是通过娱乐活动的方式增进身心健康的心理治疗方法。娱乐活动形式多样，如听音乐、看电影、看电视、看戏剧表演、跳舞、游戏、下棋、打牌、游园等。娱乐疗法对心理有多方面影响，可以抒发情感、改善心境、消除紧张、提高自信。实施时应本着自愿参加的原则，内容的安排要因人而异，要考虑患者的兴趣、爱好。

第五节　中国传统康复疗法

中国传统康复疗法包括针灸、推拿、中药、饮食、气功、传统运动疗法等。

一、针灸康复法

针灸康复法包括针刺和灸疗。针刺是采用不同的针具刺激人体的一定部位，运用各种操作方法以激发经气，调整机体功能，治疗疾病。艾灸是采用艾绒等各种药物以烧灼熏熨体表的一定部位，也是通过经络传导功能的作用而取得治疗效果。针刺是机械性的刺激，艾灸是温热性的刺激，针和灸临床上常结合应用，故合称针灸。

1. 针灸的作用

针法是通过对穴位的刺激，激发经络的功能而起治疗作用。灸法的作用与刺法有相同之处，也是通过刺激经络穴位以加强机体气血运行和神气活动从而取得疗效的。因而也有调气和治神的作用。它同针刺的不同之处是具有温热刺激的特点。灸法在血寒运行不畅、留滞凝涩的情况下适用，有温经散寒、通行血脉的作用。

总之，针灸的作用是和调气、治神密切相关的，不论针和灸，其目的都在于调整机体各部分的阴阳，使之从不协调的病理状态恢复为正常。

2. 针刺疗法的应用

（1）毫针疗法：是最常用的针法，临床上多用 25～75mm 长和 28～32 号粗细的毫针。

1）针刺的方向和深度：针刺的方向和深度主要根据局部解剖的特点和患者的胖瘦情况来掌握。如直刺可以用于腹部、侧腹的深处和肌肉丰富的部位；斜刺用于腰背、臀部或肘膝关节的上下斜穿处；横刺用于头面、背胸部，有重要脏器的体表也须用沿皮横刺。操作时必须随时注意观察和询问患者的感觉反应，以便掌握针刺的方向和深度。如果患者有不正常的感觉，应立即停针。进针达到一定深度时应有酸胀感，切勿盲目深刺，一般以有得气感为度。凡属虚证者感应要缓和，属实证者感应可稍强。

2）注意事项：①操作时必须取慎重态度，防止刺伤内脏或大血管。②为防止弯针、滞针以至折针，针刺前必须注意针具的检查。③疲劳体弱者不宜行针。④患者体位必须舒适持久，防止发生晕针。⑤孕妇不宜针刺。⑥出血性疾患不宜针刺。⑦皮肤感染等特殊情况不宜针刺。

（2）电针疗法：此疗法是针刺穴位得到感应后，在针上通以电流，利用电刺激代替手的机械刺激，以加强刺激强度。在电刺激的频率选择方面，应该考虑到人体神经对电刺激的传导问题，一般神经对电刺激的传导不超过 2500 次/sec 范围。如果用高于这个频率的电脉冲刺激人体，神经上的冲动传导也不会多于 2500 次/sec，因此在选择电脉冲频率上应加以考虑。

1）适应范围及选穴．凡针刺治疗的适应证，一般均适用于电针；对某些神经痛和神经麻痹等疾患，效果更佳。电针选穴一般选其主穴，但需用两个穴位，使两个穴位之间也有电流通过感。

2）注意事项：①电针刺激量一般不大于单纯针刺量，同时也要注意由电针引起的肌肉强烈收缩会出现弯针、折针或晕针现象。②近延髓部位的穴位如用电针，更要注意调至患者耐受为止，切不可行强烈电刺激。③在对严重的心脏病患者、高血压患者用电针时，要密切观察心律、血压变化情况。

3. 灸法的应用

灸法既是指采用艾绒等为主烧灼、熏熨体表的方法，还可包括一些非火源性的外治方法。主要是给予穴位温热刺激，通过经络的调整作用，扶正祛邪、温经通络、行气活血、祛湿逐寒、消肿散结，从而达到康复治疗的目的。由于灸法具有以上作用，因此，对虚证、寒证、阴证为主的慢性疾病有特殊的效果，如瘫痪、痿证、风湿痹证、哮喘、虚劳等。临床上一般灸法与针法合用，更能提高疗效，所以经常统称为针灸治疗方法。

（1）直接灸法：用艾绒做成艾炷直接放在皮肤上操作治疗疾病。

（2）间接灸法：也称间隔灸。灸炷不直接接触皮肤，中间有衬隔物品。衬隔物品多种多样，如衬隔姜、蒜、盐、附子、胡椒、黄土、黄蜡等，多根据衬隔物品的名称对灸法命名，如"隔姜灸"。

（3）温针灸：在临床上最常用，而且既简便又安全，是患者最易接受的一种方法。按针刺要求施以手法，在针尾放置 2cm 左右的艾卷，将其底部点燃，使其热力随针进入肌肤，以达治疗作用。

二、推拿康复法

推拿康复法是用手或肢体其他部位，按各种特定的技术和规范化动作，在患者体表进行操作，通过功力的"渗透"而产生治疗作用的一种治疗方法。

推拿主要是靠手法技术的运用来治疗疾病。推拿手法的各种基本动作，均来源于人类日常生活动作，如推、拿、按、压、摩、揉、捏等，手法技术应该具备持久、有力、均匀、柔和、渗透的基本要求，即用均匀、柔和的力量在施治部位行连贯性的动作，使外力深透于内，起到良好的治疗作用。

1. 基本手法

（1）摩法：摩法又可分为指摩法和掌摩法。用食、中、无名指指面或手掌心附着在体表的一定部位上（用手指做摩法的称指摩法，用手掌心的称为掌摩法），肘关节微屈，腕部放松，然后连动前臂做缓和协调的环旋活动，顺时针或逆时针均可。动作要轻柔，压力要均匀，每分钟频率为120次。

（2）按法：用手指或掌心着力在体表某一部位或穴位上，逐渐用力下压称按法。按压方向要垂直，用力要由轻到重，稳而持续使刺激充分透达到机体组织的深部。指按法是用食、拇、中指按压体表的一种方法。掌按法是用掌根、鱼际或全掌着力压体表的手法。可以单掌，也可以双掌交叉重叠按压。

（3）推法：它是用指或掌着力于人体的一定部位或穴位上，行单方向的直线或弧形移（推）动。推法又可分为平推、直推、旋推、分推、合推等方法。平推时着力较重，推时需有压力，用力要稳，推时速度要缓慢。根据病变部位不同可以用拇指平推，也可以用手掌平推、拳平推及肘平推等。

（4）拿法：要领为腕部放松，用指面着力，揉捏动作连绵不断，用力由轻至重，再由重到轻，根据推拿的部位不同可以用三指拿、四指拿、五指拿。

（5）一指禅推法：其动作要领为手握空拳，拇指自然伸直盖住拳眼，使拇指位于食指第二节处，用大拇指指端、罗纹面或偏峰着力于一定部位或经络穴位上，要做到动作协调灵活，力量沉着，刚柔相济。

（6）㨰法：动作要领为用手背近小指侧部或小指、无名指、中指的掌指关节突起部分附着于一定部位上，通过腕关节屈伸外旋的连续往返摆动，作用于治疗部位上，每分钟㨰动140次左右。

（7）揉法：有掌揉法和指揉法两种，其动作要领如下：

1）掌揉法：在大鱼际或掌根部着力，手腕放松，以腕关节带动前臂行小幅度回旋活动，压力轻柔，揉动频率一般每分钟120～140次。

2）指揉法：用拇指或中指面或用食、中、无名指面轻压在一定部位或穴位上，腕部放松，行轻柔的小幅度的环旋活动，频率同掌揉法。

（8）擦法：用手掌紧贴皮肤，稍用力下压并做上下或左右直线往返摩擦，使之产生一定的热量，称为擦法，可分为掌擦法、鱼际擦法和侧擦法。掌擦是用手掌心紧贴皮肤；鱼际擦是掌指并拢微屈成空拳，用大鱼际及掌根部紧贴皮肤；侧擦是手掌伸直，用小鱼际紧贴皮肤。做擦法时必须直线往返，擦时往返距离要拉得长，而且动作要连续不断，压力要适中，摩擦时不使皮肤起褶为宜，摩擦频率一般每分钟 100 次左右。

（9）搓法：是一种常用的辅助手法。其动作要领为用两手掌面夹住肢体的一定部位，相对用力做相反的来回快速搓揉。

（10）抖法：动作要领为用双手或单手握住患肢远端微力行小幅度上下连续颤动，使关节有松动感。

（11）摇法：常用来防治各部位关节酸痛或运动功能障碍等。要领：用一手握住或扶住被摇关节近端肢体，另一手握住关节远端的肢体，行缓和回旋的摇转。其幅度由小到大，动作必须缓和，用力要稳，摇转幅度的大小应根据病情恰如其分地掌握，要在一定的生理活动范围内进行。

（12）扳法：其动作要领为用双手向同一方向或相反方向用力，使关节伸展或旋转。扳时要因势利导，不超出生理功能范围。动作要稳，要准确、轻巧，不能强拉硬扳。

（13）背法：医者和患者背靠背站立，用双肘挽住患者的肘弯部，将患者背起使其双脚离地，同时以臀部着力颤动，牵伸患者腰及脊柱。

2. 推拿康复法的临床应用

（1）推拿康复法的适应证和禁忌证：推拿治疗条件简便，副作用少，所以适应证广，如外伤性腰椎间盘突出症、四肢骨折后、软组织劳损等；内科疾病如高血压病、溃疡病、神经衰弱等；神经肌肉疾病如偏瘫、截瘫、周围神经麻痹、脊髓前角灰质炎，以及其他疾病，如类风湿脊椎炎、肩关节周围炎、血管闭塞性脉管炎、烧伤后遗症等。仅在病情危重，有出血、休克、高热、昏迷时禁忌推拿，另外，如妊娠期须慎行，局部有皮肤病或创面时也暂不宜推拿。

（2）操作时间：一般治疗时间为 15～30min。

（3）进行推拿时的注意事项：①应针对病情，选择手法。②患者宜取坐卧位，在肌肉放松的姿势下进行。推拿部位的近侧端不应有紧束的衣带，以免影响血液或淋巴循环。③操作程序：一般先用揉擦手法，以改善局部血液循环，放松肌肉，范围可较大，随后着重在病变部位的按摩，如在四肢，一般从远端到近端，在腹部则按顺时针方向推动，强度要由轻到重，如病情需要随后可行摇、抖、引伸等手法，最后仍用揉、擦等手法结束。④小范围按摩约 15min，大范围需 20～30min。⑤推拿部位尽可能暴露，垫干净毛巾或擦滑石粉以防止擦破皮肤，若有条件可加用药酒、药粉，可在按摩时收到药物的治疗效果。

三、中药康复法

（一）定义

中药康复法分为内治法和外治法。两者都是以中医辨证论治和康复疗法理论，恰当地配方遣药，从而达到调理阴阳、协调脏腑功能、扶正祛邪、延年益寿为目的的康复疗法。所不同的是，两者在药物的吸收方式上有所差异，前者的药力通过消化道吸收，而后者的药力则是通过体表的渗透作用吸收。

（二）治疗作用

中药在康复医学中的应用主要体现在预防疾病、疾病早期的脏腑功能失调、疾病后期的多虚多瘀及气血不足之证和对运动系统功能障碍的疗养三方面。通过辨证施治，并结合现代医学对疾病的认识，可以针对某些疾病的前期表现或危险因素进行中药治疗，阻止这些疾病的发生和发展，经常能获得西药所不能及的疗效；而在疾病的后期可以通过中药的培补正气、活血化瘀等使正气复原、阴平阳秘，促进神形的早日康复；另外，在运动系统的骨、关节和肌肉功能障碍的治疗上，中药熏蒸和外洗亦有特殊的优势。

（三）方法简介

1. 中药内治法

中药内治方法很多，但是根据康复患者的具体情况，多为老弱病残者，都存在形神不足、五脏皆虚，再加之久病多瘀，因而此处就将补益法、活血化瘀法和抗衰益寿法行重点介绍。

（1）补益法："虚则补之"是中医学的治则之一。补益是针对形神受损，脏腑、气血、阴阳诸虚不足，通过内服药物的手段，尽量康复形神功能，平秘阴阳，巩固疗效。故本法主要用于老弱病残一类慢性虚损痼疾。根据病因的不同，采用的补益剂也有所不同，大致可分为补益脏腑和补益阴阳气血剂。如具有温补肾阳之功的右归丸即可治疗元气虚损、肾阳不足、命门火衰等病证，而归脾汤则可治疗心血不足之证。

（2）活血化瘀法：活血化瘀法可用于气滞血瘀的患者。此类患者多与心脑血管疾病有关，如心绞痛、高血压、中风等，多有气滞血瘀之证，因此活血化瘀法是最常用的治法之一。本法可单独使用，也可兼施补法。例如补虚化瘀法中之补阳还五汤，是中风后遗症之常用剂，可治疗由于久病入络形成的血瘀证候，培补正气以助化；再如补血化瘀之桃红四物汤，可针对血虚夹瘀之慢性出血性疾病、损伤、妇科病证进行治疗，可活血补血、逐瘀调经。

（3）抗衰益寿法：抗衰益寿法是指以补益脾肾为主的强身抗衰、延年益寿的中药内治法。此法主要用于老年患者的康复治疗和康复养生。通过药物养生，以达到抗衰益寿之目的。具体的治法可分为补肾保精法、健脾益气法、抗衰益智法。

中医康复法强调"杂合而治",因此在内服中药的同时及条件允许的情况下,提倡积极地进行康复训练及其他的一些物理治疗。

2. 中药外治法

中药外治法是用各种中草药,经过炮制、加工,通过外用途径对患者全身或局部病位、穴位实施敷、洗、熏、熨、贴等治疗的方法。它具有药物理疗的特点。这是针对残疾、老年病和慢性疾病,根据中医辨证所制定的。外治法一方面具有治疗作用的药气被肌肤表面吸收,借以疏通经络、调和气血、调理脏腑功能;另一方面与热疗、机械力等因素结合,体现了"杂合而治"的优点。

（1）药物敷贴法:药物敷贴法是根据中医辨证而选用不同方药在体表的特定部位进行贴敷。本法应用广泛,优点是不经消化道吸收、不发生胃肠道反应,药物直接接触病处,或通过经络气血的传导而达到治疗作用,本法可用于治疗内脏诸证及肩背腰膝痛证。

（2）药熨疗法:药熨疗法是将药物加热后置于患者体表选定部位,进行热敷或往复移动,在热气与药气的作用下,以促其腠理疏通、经脉调和、气血运行,从外治内,调理脏腑功能,从而解除疾苦的一种方法。这一古老的外治方法以其简、便、验、廉而深受广大群众的欢迎。本法在中医辨证属寒湿、气血瘀滞或虚寒性的病证治疗上,更有其他疗法所不可替代的治疗作用。

（3）熏蒸疗法:熏蒸疗法是选用适当的药物煎汤,利用热蒸汽熏蒸患处,或利用烧烟熏所产生的温热药气,通过皮肤毛窍作用于机体起到祛风除湿、疏通气血、活血化瘀、祛邪扶正作用的一种治疗方法。

药物外治法除以上提及三种之外,临床上还有汤洗疗法、擦药疗法、敷脐疗法、喷雾疗法等,其内容丰富,各具特色。

四、饮食康复法

（一）定义

饮食康复法是指以中医理论为原则,在传统中医理论和现代营养学的指导下,将特定中药和（或）食物进行合理地组方或单独食用,指导患者在治疗、康复过程中正确地、有选择地使用食物或加有药物的食物,通过饮食这一人类生活的基本过程,使之较快、较彻底地达到康复的目的。

（二）治疗作用

用于食疗的食物多数本身既是中药又是食品,另有一些是经现代营养学证实有特定预防、保健作用的食品。中医学有一种观点认为治病"三分在药,七分在养",说明了用药之外的日常调养的重要性,这与现代康复医学的药物治疗与功能锻炼并行的思想有类似之处,食疗就是日常调养的一个方面。从康复医学的角度讲,长期的合理的饮食可以最大限度地减少某些疾病的危险因素,也可以促进某些疾病的最终康复。

（三）疗法简介

饮食康复分为两类。一类是饮食宜忌，即单纯应用饮食的调养进行治疗，趋利避害。日常饮食与药物一样具有四气五味，但其功效力舒缓，且色、香、味俱全，故老幼皆易于接受。另一类是药膳，即在日常饮食与药物相结合，它的功效介于日常饮食与药剂之间。因其以膳的形式出现，容易克服与消除或减轻对单纯药物的恐惧与厌恶心理。

1. 饮食宜忌

对正常人而言，只要不过分偏食或暴饮暴食，普通饮食就能维持正常的生理平衡，对健康不产生危害。但在疾病或正虚状态下，这些原本对人体影响不明显的普通食物，也会产生较明显的或正或负的效应，可促进或延缓治疗、康复的过程。所以，必须注重饮食宜忌。如胃脘痛，虚寒者宜食用具有温中作用的饴糖、酒等，而忌用生冷寒凉之品；阴虚型就当忌辛热之品。这是同病而不同证型在饮食宜忌上的差异。饮食宜忌还有一层意思就是在疾病的不同阶段，根据病程的发展变化，所选饮食也要随之变化。如温病初起，当以清解之法，故忌生冷使邪伏；而一旦邪热入里，出现壮热、烦渴、便结等里热诸症，又当多食水果等清凉之品，以生津除热；后期正气已复，热退身凉，则宜清淡而忌油厚味。饮食宜忌还强调不要食用可能引发宿疾的食品，如《饮膳正要》中有记载鲤鱼"天行病后不可食，有宿瘕者不可食"。

2. 药膳

药膳是指在食物中添加药物或以药物为主加工制成普通食物的膳食，它含有药与膳两种成分，既可作为普通膳食而食用，又因含药物成分而起到治疗作用，是临床治疗、康复的主要或辅助手段。药膳所选用的药材，必须在精选的基础上，严格依法炮制，否则，药味偏重或是形态不佳都会影响食味，失去"膳"的特色，而药味偏淡，又会失去"药"的功用。药膳常用的烹调方法多与日常饮膳方法无异。同时，药膳也有药性，与其他药物一样，不可偏食，也不宜盲目多食，当在辨证的基础上适当选用。历代医家都认为，药膳也有配伍禁忌，应予重视。具体的配伍禁忌和常用药膳可于专著中详细了解。

五、气功康复法

1. 气功康复法的作用机制

气功康复法的实质就是人体通过各种内向的自我心身锻炼，调神、调身、调气，有目的地进行自我调节，协调人体生物场的"能量流"，或平衡阴阳、调和气血来达到防病治病，增强体质，延缓衰老，提高人类整体素质的一种方法。

2. 气功在康复中的应用

调身、调息和调心是气功三大要素，或称基本方法。调身是指注意体位姿势和全身放松的锻炼；调息是指呼吸及行气的锻炼；调心是指思想入静和守意锻炼。只有三者密切结合，相互协调，才能把气功练好。

六、传统运动康复法

（一）传统运动康复法的特点

传统运动康复法同中医学的其他康复疗法一样，也具有整体观念和辨证论治的特点，也是在阴阳五行、脏腑经络、病因病机、诊法治则等中医理论指导下施行的。它特别强调精神修养和意念活动锻炼，概括其基本特点，有如下三方面：

1. 强调主观能动性

在锻炼时，首先应树立积极的人生观，对于身体康复有坚定信心；其次应加强思想修养，善于控制自己的思想和行为，按客观规律主动调整自己的生活方式，以达到祛病康复，保健延年的目的。

2. 发挥整体调节性

传统运动疗法，不是简单地针对某个病证或某一身体局部的特异疗法，而是强调改善人体整体功能状态，增强自我调节功能，提高身体的免疫能力和防御能力，靠机体自身的稳态机制，祛疾愈病，维持康健。

3. 突出顺其自然性

顺其自然体现在以下两个方面，一是指运动疗法的功法大都易学易练，不受外界条件、环境限制，强调在自己身上下功夫。二是指这一类功法锻炼起来，多在形与意上模仿、幻想自然界某些情景，如鹤翔、虎扑、猿灵、鹿静、海阔、天高等，强调形似神随，动静结合，在形动的同时，疏通经络，调和气血，从而起到康复、保健、延年的作用。

（二）五禽戏

五禽戏由东汉末年著名医家华佗所创，它主要是通过模仿熊、虎、猿、鹿、鸟五种禽兽的动作特征，形神兼练，而达防病治病、延年益寿之目的。锻炼时，既要形似，更要神似，才能起到治病强身的作用。

（三）八段锦

八段锦是由八种不同的动作所组成，因其能延年益寿，健身除疾，有如展示给人们一幅绚丽多彩的锦缎，故名八段锦。八段锦的八种术式分别以身体的伸展、仰俯，肢体的屈伸运动，伴随呼吸的调整，来加强对五脏六腑的功能性锻炼，每一式的作用皆有重点，练习时可有选择地单练某一式或某几式，逐渐全面练习，以达全面的健身康复作用。

（四）易筋经

"易"指活动、变换之意，"筋"泛指肌肉、筋骨。易筋经就是活动锻炼，使瘦弱之躯变成强壮之躯的方法。练习此功，对于青少年来说，可以纠正身体的不良姿态，促进肌肉骨骼的生长发育；对于年老体弱者来讲，可防止肌肉萎缩，促进血液循环，调整和加强全身各系统的功能，对于慢性疾病的康复及延缓衰老，都很有益处。

（五）太极拳

太极拳不仅是一项增强体质的健身运动，也是一种防治疾病的有效手段。"太极"源于古代哲学概念，指宇宙间派生万物之本原，包含阴阳动静两个对立方面，动而生阳，静而生阴，对立统一，消长转化。太极拳就是以太极哲理为指导的功法，练之以激发人体的自身调节作用，达到"阴平阳秘"的状态，使生命力更加旺盛。太极拳练身、练意、练气三者结合。练身即全身放松，动作柔和，由易到难。练意即专心致志，心静神宁，使大脑得以休息调整。练气即呼吸深细慢匀，气沉丹田，最终达到内外合一，浑然无间的境界。

第六节 常见风湿疾病的康复

骨关节炎

骨关节炎（Osteoarthritis，OA）是一种常见的慢性关节疾病，也称骨性关节病、退行性关节炎、增生性关节炎、老年性关节炎和肥大性关节炎等。其主要病变是关节软骨的退行性变和继发性骨质增生。多见于中老年人，女性多于男性。好发在膝关节、髋关节、脊柱及手指关节等部位，其中膝关节的发生率最高。受损关节出现不同程度的关节僵硬与不稳定，导致功能减退，甚至功能丧失。因此，早期诊断与治疗对防止骨关节炎致残有重要意义。

一、分类

可分为原发性和继发性两类。

1. 原发性骨关节炎

病因不清，患者没有创伤、感染或先天性畸形的病史，无遗传缺陷，无全身代谢及内分泌异常，多见于中老年肥胖者。

2. 继发性骨关节炎

可发生于任何年龄，主要原因：①关节的先天性畸形，如先天性马蹄内翻足。②创伤，如关节内骨折。③关节面后天性不平整，如骨缺血性坏死。④关节畸形引起的关节面对合不良。⑤关节不稳定，如韧带、关节囊松弛等。⑥医源性因素，如长期不恰当地使用皮质激素，可引起关节软骨病变等。

二、病理

最早的病理变化发生在关节软骨，表现为关节软骨局部发生软化、糜烂，造成软骨下骨裸露，继发滑膜、关节囊及关节周围肌肉的改变，使关节活动受限，关节不稳定。由于关节的应力失调，关节面承受应力大小不均，从而促使关节进一步破坏，形成恶性循环，病变不断加重。

三、临床表现

其主要症状是疼痛，开始时为钝痛，以后逐步加重；由于软骨下骨的充血，患者会感到在静止时有疼痛，稍加活动后疼痛反而减轻，称为"休息痛"。如果活动过多，因关节摩擦，又产生疼痛。

患者感觉关节活动不灵活，特别是晨起或休息后，关节有僵硬感，活动后可逐渐缓解。关节活动时可有摩擦音，有时会发生关节交锁。

体检显示关节肿胀，有中度渗液，关节周围肌肉萎缩，有不同程度的活动受限和肌肉痉挛。

X线片显示关节间隙变窄，关节边缘有骨赘形成，软骨下骨硬化和有囊腔形成。到后期，骨端变形，关节面凹凸不平，边缘骨质明显增生。

四、康复评定

1. 疼痛的评定

可采用视觉模拟评分法进行评定，对治疗前后的评定结果进行比较。

2. 关节活动范围测定

关节活动障碍是骨关节炎的主要临床表现之一，通过关节活动度（ROM）测定可了解关节活动受限程度。

3. 肌力测定

骨关节炎患者，因肢体运动减少，可致失用性肌萎缩，肌力减弱。肌力测定可反映患肢肌肉的状态。常用的测定方法为徒手肌力检查法、等长肌力测定法和等速肌力测定法，其中等速肌力测定法可定量评定肌肉功能。

4. 日常生活活动能力评定

严重的骨关节炎患者常影响其日常生活活动能力，应进行日常生活能力（ADL）评定，以了解患者日常生活活动能力水平。

五、康复治疗

1. 康复治疗目标

骨关节炎康复治疗的目标包括：①缓解关节疼痛。②减轻关节肿胀。③保持关节活动功能。④增强患肢肌力，增加关节稳定性。⑤矫正关节畸形。

2. 康复治疗方法

（1）一般治疗：注意休息，保护关节，避免过度活动或损伤。急性期，关节肿胀、疼痛明显，应卧床休息，支具固定，防止畸形。

（2）运动疗法：应用运动疗法增强肌力，可减少肌肉萎缩，增加关节的稳定性。通过关节活动练习，可改善关节的活动范围，提高患者的日常生活活动能力。运动疗法可通过医疗体操或利用各种康复器械进行。

①关节活动练习：适宜的关节活动可以促进关节内滑液循环，改善软骨营养，减轻滑膜炎症，防止关节僵硬。可先进行关节不负重的主动运动，如肩、肘、腕等关节常采用摆动运动训练的方式。下肢宜采取坐位或卧位进行，以减少关节的负荷。如关节活动障碍明显，可利用康复器械进行关节连续被动运动（CPM）训练，必要时可做恢复关节活动范围的功能牵引治疗。②肌力练习：肌力练习除可减少肌肉萎缩，增强的肌力还能增加关节的稳定性，保护关节，延缓骨关节炎的病程进展。常用的肌力练习方法包括等长、等张和等速肌力训练。③有氧运动：有氧运动可促进体内脂肪消耗，减轻体重，减少关节负荷，降低罹患骨关节炎的危险因素，有利于缓解骨关节炎的症状。有氧运动包括游泳、散步、太极拳、园艺及轻松的舞蹈等。

（3）理疗：可应用热疗法，如蜡疗法或红外线疗法等，具有镇痛、消肿作用；应用低中频电疗，如音频电疗法、干扰电疗法、调制中频电疗法等，具有促进局部血液循环作用；应用高频电疗法，如短波、超短波、微波疗法，具有消炎、镇痛、缓解肌肉痉挛、改善血液循环的作用。

（4）药物治疗：合理的药物治疗可以减轻患者的关节疼痛和炎症，保持关节运动功能，延缓病情的发展。目前常用的药物包括以下几类：①非甾体抗炎药物（NSAID）：具有消炎、止痛作用，是各种骨关节炎最初治疗的首选药物。目前临床上常用的NSAID类药物包括：莫比可、万络、西乐葆、诺福丁等。②补充氨基葡萄糖药物：骨关节炎常由于关节软骨蛋白多糖生物合成异常而出现退行性变。维骨力的活性成分是氨基单糖——硫酸氨基葡萄糖，它能刺激关节软骨细胞产生正常的蛋白多糖，具有保护关节软骨、防止骨关节炎的发展、缓解关节疼痛等作用。③透明质酸：将透明质酸注射到关节腔内，提高关节腔内的透明质酸浓度，在关节软骨的表面形成保护层，重新恢复关节软骨已损伤的生理屏障。同时透明质酸可以增加关节内的润滑作用，减少关节活动产生的摩擦疼痛。临床上常选用透明质酸钠进行膝关节腔内注射，每周1次，连续4~5周为1个疗程，疗效一般可持续半年至1年。

（5）矫形器及辅助具的应用：如关节支持用具、夹板、楔形鞋垫等矫形器的应用可预防、矫正由于骨关节炎引起的关节畸形，保持和补偿关节功能。手杖、助行器及轮椅等辅助具的应用可以减轻负重关节的应力负荷，从而减慢关节畸形的发展。

（6）手术治疗：骨关节炎的晚期出现畸形或持续性疼痛，影响生活自理时，可行手术治疗。如膝内翻畸形可行胫骨上端高位截骨术。根据患者年龄、职业及生活习惯等可选用膝关节置换术、髋关节置换术等。术后应积极进行关节功能恢复性康复训练。

原发性纤维肌痛综合征

原发性纤维肌痛综合征简称纤维肌痛综合征，是一种以慢性弥漫性肌痛、僵硬、疲惫感、睡眠障碍等为主要特征的症候群。

临床医学上常将此综合征归类为非关节性风湿症。人们将一些累及软组织或支持组织如筋膜、肌腱、韧带、滑液囊和关节的邻近结构有风湿症状的疾患统称为非关节性风湿症。该组疾患可表现为急性局部性疼痛（如滑囊炎）或慢性弥漫性疼痛（如纤维肌痛综合征）。一般认为非关节性风湿症分为两型，即①原发型（真性纤维织炎型）：纤维肌痛综合征即属此类。此型患者没有任何全身性疾患，仅表现有纤维肌痛综合征的临床特点，如弥漫性肌肉酸痛、僵硬、疲劳等。②继发型：患者有原发疾患，如风湿病、感染及骨性疾病等，而纤维肌痛性症状常伴随原发疾病而存在。

一、病因

纤维肌痛综合征病因目前尚不十分清楚，有人认为可能为系统性血管性疾病，与自身免疫有一定关系。

二、临床特点

纤维肌痛综合征临床表现主要特点是慢性弥漫性疼痛、特有压痛点及睡眠障碍等。此症以女性为多见。有专家认为好发于育龄（20~40岁）之女性，占总发病率的80%~90%，也有专家认为此病好发于更年期年龄段之女性。患者主要症状表现为弥漫性肌肉骨骼疼痛，肢体发僵与疲劳。病前多有受凉、过度疲劳或感染的历史，继之发病。疼痛性质为酸痛，疼痛部位以颈、肩、胸、下腰背部肌肉为最显著，夜间加重。患者可伴有肌无力及运动受限，但被动运动可无障碍。天气变化、潮湿及寒冷、疲劳或活动过多可加重疼痛症状。休息、气候温暖、解除刺激因素、热水浴、按摩等，可使症状减轻。所有症状都可在晨起时加重，活动后减轻，尤其发僵及疲乏感更是如此。患者可于清晨起床时即感疲劳乏困，身体僵硬，可持续数小时，有些人早、晚均感僵硬。运动及体力劳动不当可使疼痛及僵硬感加重。患者叙述四肢关节肿胀、僵硬，尤以手部小关节为著。另外患者还可出现容易疲劳无力、食欲减退、睡眠紊乱、头痛、全身不适、感觉异常、焦虑等表现。此病常常并发心脏二尖瓣脱垂和结肠易激惹综合征，需在临床上提起注意。

患者在体检时，阳性所见不多。有时受检对象可表现为一外观正常的健康人。部分患者可发现有助于临床诊断的体征，如局部肌肉有压痛、肌肉萎缩（晚期）、体重下降、低热、盗汗、肋骨与肋软骨处压痛、压痛区扣触后局部皮肤明显发红等，但患者始终没有关节炎或滑膜炎的表现，也没有畸形发生。

实验室检查，可无任何阳性发现，如用于检查关节炎症的试验项目多为阴性，白细胞计数在正常范围、类风湿因子和抗核抗体阴性、C 反应蛋白阴性，血清铁降低、血清铜升高。个别患者有阳性表现的方面可为血沉增快、α_2 球蛋白升高、白蛋白相对降低。白细胞计数也可轻微升高。X 线检查无异常发现。皮肤、筋膜和肌肉活检表现为无病理改变或非特异性表现。肌电图检查一般无异常。

三、临床诊断

女性患者如有上述临床表现，弥漫性肌痛、僵硬、疲惫，有相似于类风湿的症状和体征，但无明显关节体征，实验室检查也无类风湿病阳性所见者，应考虑本病。

四、康复检查与评定

（一）评估与诊断标准

美国风湿病学院（American College of Rheumatology）1990 年提出的纤维肌痛综合征诊断标准，可以作为评定时的检查标准。具体内容如下：

1. 具有广泛疼痛的病史

具有以下情况者，其疼痛可视为广泛性。左侧半身疼痛，右侧半身疼痛，腰部以上疼痛与腰部以下疼痛。另外，必须具备中轴骨骼疼痛（颈椎、前胸、胸椎或下背疼痛）。肩及臀部疼痛被视为受累一侧的疼痛，下背痛被视为下部神经节段性疼痛。

2. 压痛点

指压 18 个疼痛点部位至少有 11 个在指压时有压痛，这 18 个压痛点部位如下：

（1）枕部：双侧，在枕下肌肉附着处。

（2）斜方肌：双侧，在下颈部，斜方肌上缘的终点处相当 $C_3 \sim C_7$ 椎间隙水平。

（3）冈上肌：双侧，在肌肉的起端，肩胛冈以上近内侧缘处。

（4）第二肋：双侧胸肌，位于第二肋骨软骨交接处上面，骨软骨结合处的外侧。

（5）外上髁：双侧，在肱骨外上髁远侧 2cm 处。

（6）臀肌：双侧，在臀部外上 1/4 处肌肉的前皱褶处。

（7）大转子：双侧，在股骨大转子粗隆后方 2cm 处。

（8）膝部：双侧，相当膝内侧脂肪垫，关节线近侧。

（9）内踝：双侧，位于内踝上腓肠肌与跟腱交界处。

指压应适当用力（相当于 4kg），压痛点"阳性"，意指患者肯定压诊引起疼痛，而非自发疼痛。

进行压痛点检查时，应采取对照点同时检查，以保证结果的准确性。压痛点与对照点在检查时应穿插进行，压痛点阳性时表现明显压痛，而对照点则压痛不明显。常用的对照点为前额中间、前带中部的掌侧、拇指甲、大腿中部前部肌肉等处。

（二）疼痛的评定

疼痛是纤维肌痛综合征的主要症状。判定患者的疼痛性质与程度，可以作为制定康复治疗方案的依据、检验康复治疗效果的指标。因此疼痛的评定在此类患者中是甚为重要的。疼痛的评定方法较多，主要有直接评痛法和综合评痛法。现将常用评痛法介绍于后，供实际工作中选用。

1. 直接评痛法

（1）词语定级法：又称描述定级法。此方法是一种以词语来表述评定疼痛的简单评痛方法，此种方法简单易行，但难以量化统计分析。常用方法有：

1）两级词汇评痛：无痛、疼痛。

2）五级词汇评痛：无痛、轻痛、中等疼痛、严重疼痛、十分严重疼痛。

3）十二级词汇评痛：隐约痛、微痛、轻痛、少许痛、中等疼痛、颇有些痛、明显痛、相当痛、十分痛、很痛、非常痛、剧烈疼痛。

（2）数字定级法：此方法使用顺序数字来表示患者疼痛程度。用 0～10 顺序数字（0、1、2、3、4、5、6、7、8、9、10），0 表示无痛，10 表示剧痛，1 至 9 顺序表示疼痛由轻至重的程度。为提高表示疼痛的灵敏度，有人提出了应用 0～100 分级法，由患者选定。

（3）目测类比定级法：此方法为使用一条直线，一端表示无痛，另一端表示非常剧烈疼痛，由患者根据自己疼痛程度在线上划定某一位置来表达自身疼痛的强弱。此方法可避免语言表述的暗示偏向等误差，在使用中比词语和数字定级法更为准确。

目测类比定级法具体做法是使用 10cm 长的线段横划于纸上，每 1mm 一格，精度为 1/100，线中不注字，让患者在该线段上选定相当自己疼痛水平的位置。划线也可做竖线，下方无痛，上方为剧烈疼痛。应用划线测痛方法，患者无法准确记忆每次测定的位置（线段的长度），从而可以减少数字定级的记忆性伪差。

2. 综合评痛法

由于疼痛是一种复杂的体验，必须用多元法来评定才能反映实际情况，因此人们尝试绘制一些多元评分法，其中以麦吉尔（McGill）疼痛评分表最为常用，表中有四大类 20 项 78 个词，1～10 项为感觉类，11～15 项为情感类，16 项为评价类，17～20 项为杂类。

麦吉尔（McGill）疼痛评分表系根据英语词汇经有关人士多次研讨后制定的，即使如此，在 78 个词语中也还有一些是同义语、有些词语的含义极难区分，现已有人用简化的 McGill 表。对于中国疼痛患者，比较难以从译词中作确切的选择，我们有必要通过大量的工作，制定比较适合我国使用的疼痛评分表。

（三）肌力评定

纤维肌痛综合征累及纤维组织及肌组织，临床上肌痛是一重要症状。这种疼痛具有慢性迁延性的特点，常常使患者因肢体疼痛、僵硬而影响肢体活动。一般来说患者表现为肌肉紧张，不会发生肌萎缩、肌无力，但对于患病时间较长者，肢体活动减少，有可能发生肌肉萎缩和肌力下降，此时对患者的肌力评定则是必要的，肌力评定常采用徒手肌力检查（MMT）。

（四）关节活动度评定

纤维肌痛综合征患者多无关节症状，缺乏类风湿关节炎的关节受损表现，关节无活动障碍及变形。但因患者关节活动减少，受损身体姿势异常及肌肉张力改变等也可导致关节活动度的减小。因此关节活动度的检查也是一项重要内容。

（五）日常生活活动能力评定

纤维肌痛综合征患者广泛慢性肌肉疼痛、僵硬、疲乏、睡眠不佳，影响正常生活，严重者日常生活活动能力下降。

（六）心理功能的评定

现代医学从生物医学模式逐渐发展成为生物-心理-社会的医学模式，康复是其重要内容。纤维肌痛综合征疼痛的迁延性对患者身心影响极大，尤其在心理上产生不良影响，因此对患者心理状态加以评定进而对其采取心理康复治疗，使其正确对待慢性疾病的影响，提高身心健康水平有重要意义。

五、康复治疗

此病无明显特效疗法，非治疗患者也可恢复，但病程较长。积极康复治疗可缩短病程，提高疗效。

（一）精神治疗

本病是一种非致残性疾患，部分患者虽然长期疼痛难忍，身体疲惫，但多可治愈，自然转归一般尚好。因此应做患者思想工作，使其保持良好的心理状态，正确对待疾病，消除对疾病的恐惧和不必要的精神负担，积极做力所能及的各种健身活动，提高身体素质；心情放松，减少紧张因素；养成良好的睡眠习惯，克服身心疲劳。做到以上诸点有助于患者尽快战胜疾病，恢复身体健康。

（二）药物治疗

可给予患者止痛剂、镇静剂及缓解症状治疗。

阿米替林 12.5～50mg 晚间服用，可镇静、催眠，缓解僵硬和疼痛。另外，此药还有镇痛、抗抑郁及增加内啡肽的功能。阿米替林的副作用有口干、嗜睡、便秘、视力模糊、胃肠道不适、排尿困难、心悸等。因此患有青光眼、前列腺肥大、心绞痛、心动过速者禁用。如疼痛及抑郁较严重，还可选用丙米嗪 12.5～50mg 每日 1 次，晚间服。

多数专家认为，皮质类固醇药物及非甾体抗炎药物无明显效果。但也有专家提出各种治疗措施无效的患者，也可采用肾上腺皮质激素治疗，有时可收显著疗效，很快控制症状，但不宜滥用和长期大剂量使用。在应用激素治疗期间宜补充钙剂及维生素D 以防止骨质钙的丧失。

（三）物理疗法

患者通过适当的运动疗法，可以改善血液、淋巴循环，缓解疼痛组织痉挛，牵伸挛缩组织，扩大关节活动范围，防止肌肉挛缩。具体做法多采用主动运动训练，可做徒手体操、使用轻器械或在器械上做操，每日 2 次，每次 15～30 分钟，运动类型应以无应力的伸展运动为主。

另外，可对患者应用温水浴、红外线照射、热敷袋，可缓解疼痛，促进恢复。经皮电刺激神经疗法（TENS）有显著镇痛作用，对患者较为适用。其他，如干扰电疗法、正弦调制中频电疗法、磁疗法等也可用以止痛。

（四）中医疗法

中医学认为此病属"痹证"范畴，痹为闭阻不通之意，肌肉、关节和气血为病邪闭阻，不通则痛，因而引起机体多处疼痛酸沉等症状。在治疗时应申请中医师协同会诊，辨证施治。

另有许多中成药，可根据需要选用，如天麻丸、小活络丹、舒筋活络丸等。火罐局部应用能温通经络、祛湿逐寒、行气活血、消肿止痛。艾灸用于疼痛局部上方回旋熏灸可达活血止痛功效。外贴含有适当中药成分之膏药也可活血止痛，常用的有麝香追风膏、狗皮膏等。

（五）其他

调节生活环境，防止潮湿、寒冷，保持身体温暖，根据季节、气候变化，适当保温，可减轻症状发作。腰背痛发作严重的患者应适当休息，如卧位时可使身体消除压力、减少张力、肌肉松弛，使疼痛缓解。积极参加体育锻炼，坚持每日散步、游泳、骑车等有助病情恢复。

类风湿关节炎

一、疾病概述

类风湿关节炎（RA）是风湿免疫疾病中最常见的疾病之一，因为它对关节的破坏，导致关节疼痛和畸形从而引起患者致残率而被越来越多地关注。RA 是以慢性对称性关节炎为主要临床表现的自身免疫性疾病。RA 有反复发作、缠绵难愈的特点，受寒、劳累、饮食不节、情绪等因素都是 RA 诱发及加重的重要原因。

二、功能评估

对 RA 康复评估，重点是肌力、关节活动度、疼痛、手功能、作业评定等方面。

1. 肌力

肌力评定部分已进行了详细介绍，在此不再赘述。对于 RA 患者评定肌力时有一些注意事项。因 RA 疾病活动期，关节肿胀疼痛明显，可以行等长收缩活动，避免抗较大阻力的等张运动，这样会加重关节的疼痛和肿胀。另外，还要关注拮抗肌的情况，是否存在肌肉失衡的情况。

2. 关节活动度

RA 患者往往出现明显的关节活动度受限，多是由于关节肿胀、关节囊和韧带张力增高，甚至肌肉和软组织挛缩造成的。在疾病活动期可以暂时不查被动关节活动度，避免加重关节局部的疼痛和肿胀。

3. 疼痛与晨僵

疼痛与晨僵是 RA 患者最痛苦的主诉，要重点评估疼痛与晨僵的范围、程度和持续时间等。

4. 手功能

因 RA 疾病的特殊性，手部小关节容易受累，要特别注意评定手功能及手部畸形情况。

5. 作业评定

要重点关注由于疼痛、关节活动受限等引起的作业能力的障碍，比如 ADL 能力、生活质量等。

6. 心理评定

因为 RA 患者很多都伴有严重的疼痛、功能障碍，甚至关节畸形，严重影响患者的工作和生活，给患者造成了极大的心理负担。因此，进行准确的心理评定，对于了解患者情况、评价疗效都是非常有意义的。

三、康复治疗

RA 的发展过程可分为疾病活动期和临床缓解期。因为 RA 对关节的破坏，而导致的高致残率，让越来越多的临床医师意识到"合理的运动处方"，对于 RA 患者提高生活质量、预防残疾是非常有意义的。RA 康复也逐步成为以风湿科医师、物理治疗师、职业治疗师、心理治疗师为主，以护士和社工为辅，共同组成的一个整体的治疗单元，即多学科协作组。中国医学历史悠久，对于 RA 的护理和调摄也有很多记载。在现代社会，中西医结合、多学科专业人员共同参与的康复护理模式已经成为一个发展趋势。治疗理念也从传统的被动治疗转变为以患者为中心的主动治疗模式。对患者积极的宣教和训练效果的监督，成为医师、治疗师和护士非常重要的工作。

疾病活动期康复的主要目标是通过休息和药物疗法减轻疼痛和控制炎症。随着炎症缓解，患者进入临床缓解期，康复的重点是扩大关节活动度，增强相关肌肉的绝对力量和耐力，恢复和扩展日常生活能力；炎症得到控制后，康复目标应转移到恢复日常生活能力和工作能力，重点教育患者使其重新掌握自理生活的方法。此时康复疗法的治疗目的是维持关节活动度、预防关节畸形、维持或增强肌力、维持或增强作业活动能力、建立活动和休息平衡的生活习惯、教给患者解决问题的方法，使其能在日常生活和工作中根据实际情况改变常规的活动方式以保护关节、节约能量，同时达到最高水平的日常生活能力。RA 的康复治疗主要目的在于减轻关节炎症反应；抑制病变发展及不可逆的骨质破坏，尽可能保护关节和肌肉的功能；配合药物治疗，最终达到降低疾病活动度甚至病情完全缓解的目标。

（一）疾病活动期的康复治疗

对于 RA 患者疾病活动期的治疗，以物理治疗和矫形器的使用最为常见，对疼痛和肿胀的管理在这一阶段也是非常重要的。

1. 对于疼痛的管理

疼痛是一直伴随 RA 发病始终的，也是在活动期让患者感觉最痛苦的地方，面对疼痛，我们一方面要对患者积极宣教，告知患者在活动期不能做引起关节疼痛的动作，也要帮助患者合理管理疼痛、避免因为疲劳引起的 RA 复发。现在很多物理治疗在患者的活动期对于缓解疼痛、肿胀有很好的疗效，物理治疗对于 RA 患者也是十分有意义的，在国外对 RA 的物理治疗越来越普遍、也越来越专业化。

物理治疗的第一步就是对患者的病情、关节功能从康复的角度进行评估，评估是非常重要的，现在通过一些量表可以帮助我们明确患者的情况、对比前后治疗的有效性。初评主要包括三方面，即患者一般临床情况、局部关节情况、活动功能。一般临床情况，主要包括病史、以前的治疗情况、用药史、辅助检查等；局部关节情况，主要包括疼痛、主动及被动的关节活动度、肌力、韧带情况、关节畸形情况、关节软组织肿胀程度、皮肤红肿、皮肤的完整性等；活动能力，主要包括 ADL、工作能力等。治疗师要对其进行多方面的综合评估。

物理治疗的目的是帮助患者减轻疼痛、增加肌肉力量，保证对日常生活、工作及娱乐活动有功能需求关节的活动能力。冰敷是在活动期最为简单、有效的物理治疗方法之一，可以缓解疼痛、肿胀，但我们要注意冰敷的时机和持续时间，一般推荐冰敷时间不超过半小时，冰水混合物是比较适合的，还要特别小心不恰当冰敷方法带来的冻伤等问题。

物理治疗中的按摩。虽然现在没有大规模的试验数据表明按摩是 RA 康复的首选治疗手段，但它仍然是一个基本治疗方法，如深度的指尖揉法可以打开纤维囊性结节的粘连。手法治疗对手功能的康复也扮演着重要角色，对缓解手损伤、僵硬、恢复手的实用性都有非常重要的作用。一个强化治疗包括手法、被动伸展、主动锻炼，几种方式的联合应用会有比较好的效果。但有一点需要我们关注，在骨科临床中非常常用的 Maitlang's 关节松动手法对 RA 患者不太适用。

水疗在 RA 康复中也是非常有临床意义的，因为它能提供一个低重力环境，可以很大程度缓解疼痛、扩大关节活动范围（特别是由于肌力不足以抗重力所致的关节活动范围受限）。患者可以在水中活动，治疗师也可以利用 Bad Ragaz 技术对患者进行辅助和指导。Bad Ragaz 技术是利用水的特性，比如浮力可以产生漂浮和延迟效应就对运动产生辅助。Bad Ragaz 技术是可以贯穿 RA 治疗始终的，可以帮助改善关节活动范围和肌力，而且水疗还可以帮助患者改善心肺功能。水疗推荐温度为 37℃，温暖的环境可以帮助放松肌肉。一般一次训练时间为 20 分钟左右，训练完成后要让患者保暖并充分休息。应用水疗也要评估患者是否适合进行，如康复后期，相对功能比较好的患者就没必要进行水疗，因为水疗的优势之一就是提供一个低重力环境，对于功能相对比较好的患者显然没有必要。还有一些患者，如二便失禁、有严重的皮肤疾病、高血压、近期罹患过心梗或心力衰竭等都不太合适进行水疗。

电疗，如生物反馈，是通过仪器把人体自身生理、病理信息变成可视化的方法，它可以帮助患者放松肌肉、缓解血管痉挛。低中频电疗加之中药外用导入关节，作用于疼痛局部，也有非常理想的效果。

待疼痛有所缓解后，还有很多其他形式的物理治疗可以帮助患者恢复。热疗是一个历史悠久的风湿康复治疗形式，它可以在短时间缓解疼痛、放松肌肉、扩张血管、逐步增加运动耐量，但热疗不是一个单独的治疗手段，要和其他手段一起应用。

蜡疗也是一个传统的康复手段，尤其是在手功能锻炼时常常被应用。蜡疗是一种将加热的蜡敷在患处或将患处浸入蜡液中的理疗方案，就像给患者带了"蜡手套"，它可以帮助软化纤维粘连、增加局部血流量。但应用蜡疗时，要小心烫伤，并且皮肤有破溃的时候不推荐使用。

超声治疗也是一种常见的 RA 康复手段，利用超声波穿透皮肤，改善血液循环、促进细胞修复、防止粘连、预防瘢痕的形成。治疗时，要用耦合剂并使超声探头紧贴治疗部位。在这点上我们可以和中医学进行很好的结合，如可以在中医穴位上使用超声治疗仪，以对全身进行整体调理。

2. 矫形器的使用

矫形器是一个可以辅助功能障碍患者和保护关节、避免疼痛的体外装置，如手夹板、颈托等。矫正器本来应该在康复过程中扮演很重要的角色，但由于其力学结构设计复杂，需要专业的设计人员，加之有些内科医师对其认识不足、患者也没有这方面的康复知识，另外费用较高，所以目前在国内临床中很少运用。

举一个简单的例子，腕夹板分为休息型和工作型。在 RA 的康复过程中，休息型腕夹板运用比较广泛，在 RA 活动期使用，可以缓解疼痛。如果可能的话，建议把腕关节固定在伸展 10°~15° 的功能位，一般用弹力绷带固定，可以避免垂腕影响患者以后的日常生活。

手指夹板。疼痛的手指关节也可以用夹板固定，比如疼痛的拇指关节用对向肌夹板固定，可以稳定关节；而且可以在不损失功能的前提下，缓解关节疼痛。现在很多国外研究发现，手夹板可以在锻炼及日常生活中使用，可以有效防止尺偏畸形，也可以让患者抓握的控制性更强。手夹板一般分为休息型和工作型。休息型常常是晚上睡觉时佩戴，比较舒适；工作型一般固定更紧，在手功能锻炼时使用，较休息型佩戴的舒适性相对差一些。手夹板多是热可塑材料制成的，这种材料在高温下变软，可以弯曲成各种形状，待冷却后会变硬、保持形状。这种材料本身并不贵，但是手夹板要根据每个患者的手大小、关节疼痛肿胀情况、关节畸形情况、平时的工作性质等进行设计，不能量产，所以费用比较高，很多患者无法承担。

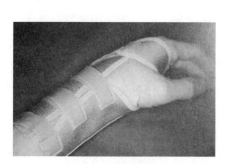

通用矫形器夹板

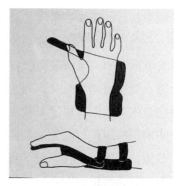

伸腕位工作型腕夹板

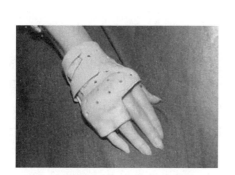

由热可塑材料制造的工作型手夹板

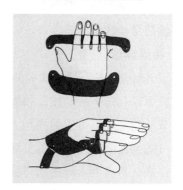

掌指关节尺侧偏夹板

3. 能量保存

能量的保存简单来说就是指使用恰当的生活设施或辅助工具，减少在完成某些特定动作时患病关节承受的应力或持续的时间。关于能量保存现在有很多国外文献有相关论述，这对于减少 RA 的复发很有意义。这也是康复作业治疗师一项很重要的工作内容，就是通过改变患者的生活节奏（包括简化工作流程、能量保存等）来实现提高患者生活质量的目的。其实，生活中有很多细节，如果我们多关注，对患者加以指导，患者就可能用自己有限的体力，做更多的事情，帮助他们可以更多地独立生活、改善关节功能，也能增强他们的信心。比如洗衣服时，我们可以多用滚筒洗衣机，因为滚筒洗衣机的装衣口要低于直筒洗衣机，使其能够更轻松地把衣服从洗衣机放入或者取出；再如可以多穿化纤类衣服，这样可以免熨，简化了熨衣服这个工作环节。很多国外文献对于能量保存都有具体分析论述，我们可以提供一些建议。无论休息和工作，都不要长时间保持在某一个姿势下，一般不超过 20～30 分钟，以防止肌肉僵硬，要求每隔 20～30 分钟变换姿势，如定时活动双手，避免连续不断地书写、连续使用键盘等。运用正确的身体姿势和姿势平衡保持能量，这种好的姿势可以使头和躯干的重量维持在骨骼的重力线上。如果身体在一个不正确的姿势下活动，患者会消耗更多的能量，因为他必须要对抗重力才能维持一个好的姿势，如耸起的肩部、前伸的颈部和屈曲的背部将导致肌肉的张力增高、疼痛和劳累。站立时要比坐位时多消耗 25% 的体能，如果有可能应该尽量在坐位下进行工作。尽量坐着完成熨衣服、做饭等日常生活活动。一个正常的工作高度会使头和颈部得到伸展。如当肩关节放松时工作台面应该比肘关节低 2cm。应该避免患者自己在家锻炼身体时，做压力过大而又不能及时停止的活动，如快速跑步机等，因为它会导致突然严重的疼痛，将会给那些脆弱的关节造成损伤。用双手而非单手拿餐具，双手配合一起完成任务更有效率，也有利于能量保存。使用一些现代自动化的设施代替人工。

关节保护、能量保存概念的提出，可以帮助降低疲劳和减少工作中的能量消耗，节省体力，更合理地分配自身体能，也可以有效避免由于外伤、劳累所导致的关节局部炎症反应。医生应帮助患者通过更合理的使用关节、肌肉来减少很多可以避免的关节疲劳感甚至是病情的加重。

4. 特殊体位

由于 RA 患者长期处于病痛的折磨，常会自然形成一系列的代偿动作，以帮助更好地完成手部日常生活动作，如果这些动作不会导致关节过度伸直、重要肌肉群的废用、关节活动范围不可逆的损伤，我们可以不特意去纠正患者的这些动作。但如果这些动作可能会造成患者日后关节活动能力的废用，就要特别引起关注。如由于膝关节伸直后疼痛，患者为求舒适而将膝关节屈曲，久而久之，关节便固定于半屈曲位，出现肌肉的失用性萎缩和关节周围组织顺应性降低，导致不能伸直，影响日后行走的步态等，这就需要我们关注并及时纠正这种不恰当的体位。另外，保持正确的姿势就是在保护我们的关节。我们建议患者要使用正确的姿势，让我们的关节能够得到适当的休息，有效缓解关节疼痛的症状。当坐位和卧位时，关节应该有很好的支持，才能减轻关节的压力。如为了下肢关节获得良好的支撑，椅子应该有一个合适的深度，保持屈髋膝踝 90°，同时还应该配备木制的椅背支撑架，椅子两侧应配备结实、稳定的扶手。床要选择平坦、稍硬些的以便提供对身体的支持，当躺在床上时，使身体保持在一个正常的生理曲线上，同时要提供一个比较有支撑性的枕头，常规的枕头容易导致颈部后伸和紧张。平躺时保持髋膝关节伸展，膝关节处应避免使用枕头等物体支撑，因为这会导致关节产生屈曲挛缩。当有皮下结节时，配备毯子和泡沫材料的靠垫有利于减轻对结节部位的压力。

（二）临床缓解期的康复治疗

临床缓解期的治疗要关注关节活动度、肌力、日常生活能力和提高生活质量等方面，这一阶段也是康复治疗和护理的关键时间段，对于疾病的缓解、功能的恢复、避免复发等都有很积极的作用。

1. 维持关节活动度的训练

积极进行牵伸训练可以有效地维持关节活动度。由于关节内肿胀，关节周围组织已经处于极度被牵张的状态。因此，疾病活动期不宜再进行牵拉性治疗，以免进一步加重结构损伤。炎症控制后，可以进行动作较轻柔的关节被动活动以防止肌肉和结缔组织短缩而造成固定畸形。在进行活动之前，先给予温热治疗以改善局部循环和缓解局部疼痛。一般来说，由于关节活动练习所引起的疼痛和不适，应在停止训练后 1 小时内缓解，否则提示运动量过大或时间过长。在达到新的关节活动范围时可采用夹板加以维持。要防止进行可能引起畸形的任何被动活动，如对于掌侧半脱位的腕关节不宜做背伸动作。可以在医院使用专业的设备、在专业人员的指导下进行被动（CPM）模式的活动，逐步提高患者主动的关节活动范围。根据情况，维持最大的活动范围也是十分重要的，如肩关节活动受限患者，可以进行悬吊练习、钟摆练习等以维持关节活动度。

2. 关节周围肌肉的主动肌力训练

在 RA 患者中，关节主动锻炼是更有意义的。比如有些患者膝关节疼痛，一方面是病情所致，另一方面也是因为股四头肌的废用。增加局部肌力，可以使膝关节更稳定，帮助缓解疼痛。但我们选择的运动类型及强度应该是因人而异的，要根据患者病情的差异、年龄、性别，制定不同的方案。最简单的方法是股四头肌静态练习即等长肌力练习。另外，还可以练习直腿抬高，根据情况选择是否进行负重练习。对于一个 80 岁的老年 RA 患者，可以负重 1~2kg，对于一个年轻患者可以负重超过 10kg，所负重量以能完成 30 个动作为宜，而且要及时、多次进行重新评估，根据结果来确保治疗方案是否合适。

除了增加肌力，治疗师还应该鼓励患者多进行日常生活能力训练，鼓励患者进行游泳、骑车等关节负重较小的活动，也可以根据病情、爱好选择散步、慢跑、跳舞等运动。在患者的治疗过程中，医师、治疗师最容易犯的错误就是没有把患者当成一个"社会人"，我们往往只关注肢体功能的基本情况，而没有考虑患者生活中的实际活动所需要的功能。我们应该更有针对性地设计训练项目，如一个住在平房的人，我们一直帮他练习上下楼梯，对他的意义就不大。物理治疗师应该与作业治疗师紧密结合，以帮助患者完成以日常生活为目标所制定的康复方案。对患者而言，一个具体日常动作的改善，能让他看到明显的疗效，从而增加依从性。

3. 自我训练及宣教

在国外，安排患者在家中进行自我训练并监督训练结果成了现在治疗师很重要的工作。治疗师与患者保持密切联系、定期家访，这样可以减少患者来医院的时间和金钱成本，而且也能更好地发现患者个体化的问题，由家庭医生、社区护士帮助患者联系相关的物理治疗师、作业治疗师、风湿科专科医师等共同帮助患者解决问题。当然，宣教也是现代康复的一个越来越重要的部分，我们不仅可以使用传统的"面对面"方式，教会患者如何在家里进行自我锻炼，还可以通过制作视频、照片、发放宣传册，通过网络、微信等形式对患者进行宣教。同时，还可以对健康人进行预防保健宣教，这既可以减少患者的疼痛，也可以节省很多不必要的花费。

4. 作业职业治疗

患者下一阶段的康复，就需要作业治疗师（OT 师）对患者日常生活能力进行有针对性的训练和跟踪。治疗的第一步是评估，评估包括收集数据、评估数据、找出最重要的问题。第二步是制定训练目标及计划。第三步是实施计划。然后再次评估，评价结果、制定新的目标及计划，以此循环。OT 师的具体评估项目，主要为日常生活能力（ADL）、手功能测定、生活工作能力、个人情绪控制等。因为 RA 患者病情的特殊性及手功能对日常生活的完成又有至关重要的意义，手功能评定是非常重要的，其包括拇指对掌、腕关节伸展、球状握等，这些基本功能决定了患者能否独立完成日常生活动作。

OT 师另一个非常重要的工作就是帮助患者早日回归工作岗位、实现个人价值，可以通过训练模拟工作动作及改造环境来实现。职业回归要求 OT 师观察患者的工作环境及工作动作，找出困难点帮助患者进行有针对性的训练。如果患者原来的工作负重太大、难度过高或者过于精细，如装卸工、精细零件的装配工等，通过训练难以恢复到工作所需的水平，OT 师可以建议患者考虑重新选择工作类型。

家庭回归也是 OT 师非常重要的工作之一。OT 师在患者出院前，要为患者进行"家庭评估"，以确保患者出院后可以在家中独立生活。当然在国外也有很多表格来帮助 OT 师进行评估，包括患者是否能独立生活，还是需要生活助具，甚至需要环境改造。如患者是否需要拐杖、较高的坐便器、床挡、防滑地板等。OT 师同时也要和患者的家属进行沟通，这点也是至关重要的，因为家人的帮助和鼓励会带给患者最大的安全感。

5. 心理治疗

对于有心理问题的患者，由专业人员及时给予心理疏导，对于疾病的康复是特别有意义的。

6. 传统中医治疗

中医学也为 RA 患者提供了很多有效、简便易行的康复及锻炼方法，如针灸、气功等。针灸是一种非常有效的治疗方法，尤其是对全身多处关节疼痛更加适用，可以通过针灸疏通经络、调节全身气机来缓解症状，而且现代研究表明，针灸可促进内啡肽的释放，内啡肽是人体具有镇痛作用的物质。

八段锦、太极拳和关节操等在 RA 患者的临床缓解期也是非常好的选择之一。

强直性脊柱炎

一、疾病概述

强直性脊柱炎（AS）是一种以中轴关节慢性炎症为主，也可累及内脏及其他组织的慢性进展性风湿性疾病。其主要侵犯脊柱，累及骶髂关节和周围关节，炎症也可累及关节滑膜、关节软骨，以及肌腱、韧带附着于骨的部位，常引起韧带钙化和骨性强直，甚至关节畸形。

二、功能评估

对强直性脊柱炎康复评估，重点是疾病活动度评估，脊柱关节活动度、僵硬程度、疼痛、步态及综合功能评估等。

1. 疾病活动度评估

对强直性脊柱炎的疾病活动度评估临床上最常用就是 Bath 强直性脊柱炎疾病活动指数性指数（BASDAI）、强直性脊柱炎疾病活动度评分（ASDAS）、强直性脊柱炎评估问卷（ASAQ）和视觉模拟定量表（VAS）。它们可以综合反映患者疾病活动度和炎症反应程度，而且易于操作，对于判断疾病情况及预后很有意义。

2. 强直性脊柱炎的功能评定

临床医学更看重患者的疾病情况，但康复医学更关注患者的功能情况。强直性脊柱炎的功能评定主要分为单项功能评定、个体功能评定及社会功能评定。首先，在评定前要向患者详细说明方法和目的，以取得患者的充分理解和配合；其次，要选择适当的评估方法，避免患者过度疲劳和疼痛；最后，必要时要进行健患侧对比。

（1）身体形态评估：身体形态评估要重点关注脊柱形态，是否有驼背畸形、扁平胸等畸形。

（2）关节活动度评估：强直性脊柱炎患者可出现外周和脊柱关节病变，因此在评估的过程中，要特别关注脊柱关节活动度，同时要注意外周受累关节的评估。

脊柱关节活动评估包括颈椎及胸腰椎活动度检查，详见关节活动度。此外还有一些特殊查体，针对颈椎活动度的枕墙距和枕耳距，测量时让患者足跟和后背靠墙，下巴自然在水平线，尽最大努力使头的枕部靠向墙，测量枕壁距和左右耳——壁距均值，以厘米记录。针对胸腰椎活动度的特殊检查，包括指地距、Schober 试验、胸廓活动度和脊柱侧弯的评定。指地距是指用地面垂直的刻度标尺对指尖地面距离进行测量，患者直立，双腿保持伸直状态，腰部慢慢前屈，至腰部不能再前屈，测量中指尖至地面的距离。单独靠指地距不能作为脊柱活动度的评估标准，因为髋关节能代偿一部分的腰椎活动度。Schober 试验，患者站直，标记两个髂后上嵴的连线，在连线上方的 10cm 处做标记 A，连线下方 5cm 处再做标记 B，让患者尽最大努力向前弯腰，测量两个标记间的距离的变化，记录测量距离的增加值，以厘米记录。胸廓活动度，让患者双手放松或置于脑后，测量第4肋间水平的胸围，记录最大吸气和最大呼气时胸围差值，以厘米记录。脊柱侧弯的评定，患者足跟和背靠墙，双膝不要弯曲，身体不要前倾，手的指尖在左大腿上做一个标志，身体向一侧弯曲，但不屈膝或抬足跟，也不得移动肩部和臀部，弯曲后做第二个标志，记录两者间的差值，分别记录左右两次测量的最佳测量结果，最后计算左右两侧的均值，以厘米记录。

此外，由于强直性脊柱炎的特殊性，我们还要特别关注骶髂关节活动受限的检查，以 Gaenslen 试验最为常用。Gaenslen 试验，又称"4"字试验，操作方法是患者仰卧位，一侧下肢伸直，另一侧下肢以"4"字形状放在伸直下肢近膝关节处，并一手按住膝关节，另一手按压对侧髂嵴上，两手同时下压。下压时，骶髂关节出现疼痛、屈侧膝关节不能触及床面者为阳性。

（3）脊柱功能综合评估：康复评估除了要关注患者的肢体、关节和肌肉的形态、活动度、力量等，还要特别注意对于功能障碍的评定。通过治疗我们可改善患者的关节活动度、肌肉力量等，但最重要的还是关节功能的改善。针对脊柱功能的评定，临床上用的是 Keitel 功能试验和 BASMI 测量表。Keitel 功能试验是综合评估脊柱功能的，可以用于疾病初次评定、也可以作为治疗前后的对比，以观察疗效。得分越低，表示患者脊柱功能越好。具体如下：

试验	评分		
	3	1	0
Schober-Wright 征	<2cm	≥2cm，<4cm	≥4cm
指尖与地面距离	>30cm	>10cm，≤30cm	<10cm
枕墙距	>3cm	>0cm，≤3cm	0cm
胸围呼吸差	<2cm	<4cm	≥4cm
单腿站立	完全不能	单侧能	两侧均能
下蹲	1/4 蹲	半蹲	全蹲

BASMI 测量表以腰椎侧弯、枕耳距、腰椎弯曲、最大踝间距、颈椎旋转角度 5 项作为脊柱活动度的临床监测指标，国际脊柱关节炎评估组织（ASAS）推荐用 10 分或者线性定义。

（4）肌力的评定：针对患者受累肌肉的不同，可以有针对性地进行肌力测试，详见肌力评估部分。因强直性脊柱炎有其病情的特殊性，要特别注意针对背肌、腹肌的肌力及肌肉耐力的测试。背肌肌力可以借助拉力计进行测试，测试时，双膝伸直，将器械把手调节至膝盖高度，让患者双手抓住把手，然后伸腰上拉把手。对于男性，测试正常值是其体重的 1.5~2 倍；对于女性测试正常值是其体重的 1~1.5 倍。进行背部拉力测试时，容易引起腰痛，不适用于腰痛明显者及老年人，如果测试引起患者疼痛明显，可暂停测试，改用其他方法进行评估。

（5）步态分析：在正常行走过程中，身体各部分按一定的次序移动，有关肌肉则有节奏地收缩（等张缩短或等张延伸）与松弛，使关节进行适合的活动，以达到其正常步行的步幅、速度等。当患者患有 AS 时，其运动系统受到影响，肌群肌力和肌张力、关节活动度、下肢长度、脊柱和骨盆状态等改变都有可能影响到行走能力，有必要进行步态分析，确定有无异常步态及异常步态的性质和程度，为步行的功能评定、训练提供必要的依据。

（6）疼痛评定：AS 常影响患者脊柱关节、外周关节和周围肌肉肌腱，可出现累及部位的疼痛，具体部位涉及骶髂关节、腰背、胸椎、颈椎、椎旁肌肉和外周关节等。一般呈休息后加重、活动后减轻的特点。此外，在腰部、胸骨突关节、胸骨柄-胸骨体关节、肋骨与肋软骨接合处及所有胸椎也可有触痛。疼痛可依据描述的 VAS 量表和 NRS 量表（数字评价量表）表示。

（7）肺功能评定：因为 AS 患者常常有胸廓活动度异常，从而影响肺功能，需要对肺功能进行评估。

（8）心理评估：AS 常引起韧带钙化和骨性强直，甚至关节畸形，影响活动和美观，很多患者会产生心理问题，严重的心理问题也会引起治疗效果大打折扣，因此心理评估非常重要。

（9）作业评定：重点包括日常生活活动能力（ADL）评定、生活质量的评定、环境的评定等。

三、康复治疗

强直性脊柱炎功能锻炼的基本原则是循序渐进、持之以恒。具体方案根据病情而定，以锻炼后疼痛持续不超过 2 小时为宜。刚开始接受锻炼的患者每次 10～30 分钟，以减少体力消耗，等适应后适当延长时间。睡前可活动各大关节，减轻晨僵，开始锻炼时会有一些不适，坚持 3～4 天后就会适应，要做全身和局部相结合的活动。

采用呼吸训练、有氧运动、牵伸运动相结合的方式。建议患者采用硬板床休息，避免关节负重，预防和减轻驼背畸形。当患者精神状态良好、无疲劳感时可进行有氧运动和关节功能性锻炼。

1. 急性活动期

患者卧床休息，采用呼吸训练和床上运动法，如每日醒来后不急于起床，先放松腹背部肌肉 1 分钟，然后下肢做屈伸运动 2 分钟，最后侧躺做弯腰运动 5 分钟，幅度以患者略微感觉酸痛为准。

2. 疾病缓解期

（1）关节功能性锻炼：关节功能性锻炼主要针对中青年强直性脊椎炎患者群体，它对保存和恢复关节功能非常重要，该方法有助于维持脊柱的正常生理曲度，增加肌肉和关节的柔韧度，预防后期可能发生的脊椎畸形、关节强直。

（2）维持胸廓活动度的锻炼：运用深呼吸、腹式呼吸及扩胸运动练习可以最大限度地扩张胸廓，促进膈肌运动。有研究表明，维持胸廓活动度的锻炼对于患者生活质量的提高很有意义。

（3）全身耐力锻炼：游泳、步行、骑车可增强心肺功能和全身肌力、肌肉耐力。其中，游泳作为一种水中运动还能增加肌肉和韧带的柔韧性，并对改善姿势异常、关节囊纤维化及钙化，以及增加肺活量均有良好作用。水的浮力可以帮助放松肌肉关节，减少对受累关节的刺激。

（4）背肌及腹肌核心锻炼：背肌及腹肌核心锻炼可以促进脊柱的稳定性，有研究表明，还可以延缓受累关节强直时间，减轻疼痛，减少药物用量，改善脊柱功能和生存质量。

（5）医疗体操：坚持练习医疗体操是一种综合的功能锻炼方法。体操医疗一般包含脊柱及髋关节的活动、呼吸训练和腰背肌训练等内容。可以在给予药物治疗的同时进行医疗体操训练，对于缓解疾病活动度很有积极意义。

（6）中华医学会推荐的运动康复强直性脊柱炎运动处方：中华医学会推荐的运动康复强直性脊柱炎的运动处方如下：

方式	目标	强度/频率/持续时间	目标疗程
有氧耐力跑、低强度混合供氧变速跑	增加心肺能力，扩张胸廓（各年龄人群）	最大心率55%～85%；5～7天/周；40～60分/天；1次/天	5～6个月
扩胸弓步走50米2组；25%最大力量哑铃扩胸4组，每组30次	扩胸，增加胸廓附近肌群力度（中年以下人群）	最大心率60%～80%；3～5天/周；40～50分/天；1次/天	14～18周
有氧游泳和混合供氧游泳	增加心肺能力，扩张胸廓，提升脊柱肌群稳定性（各年龄人群）	最大心率60%～80%；7天/周；40～60分/天；1次/天	4～6个月
自身力量训练：俯卧抬上体每组30次；仰卧起坐每组25次；左右侧卧起25次。锻炼俯卧、仰卧、左右侧卧综合4组	增强人体核心区域力量，提升脊柱肌群稳定性（中年以下人群）	最大心率60%～80%；3～5天/周；40～50分/天；1次/天	4～6个月
医疗体操	提升脊柱及身体关节的活动度、核心肌肉群力量训练（中老年或病情较严重人群）	最大心率55%～75%；7天/周；20～40分/天；2次/天	4～6个月

（7）传统中医疗法：拔火罐疗法也是一种简单、有效的辅助治疗方法。用罐器具扣在患处或穴位上，采用烧火、温热或直接抽取罐中空气，造成罐中负压使其紧吸在皮肤上，用来治疗疾病。拔火罐具有温散寒邪、活血行气、拔脓祛腐作用。这种方法操作简单，患者在家庭中就可以操作，医生可以给予适当指导。

八段锦、太极拳和关节操等方法也是 AS 患者在临床缓解期非常好的选择之一。一方面可以帮助患者增加关节肌肉力量和协调性、充分拉伸关节，还可以从内调整患者的气机、精神、情志，达到内外双修的理想效果，正所谓"恬淡虚无，真气从之，精神内守，病安从来"。

关节置换术后康复

一、概述

（一）人工关节简介

人工关节是用一些生物材料或非生物材料制成关节假体，用以替代病变的关节结构，恢复关节功能。用于制造人工关节的材料，应具备良好的生物相容性、良好的机械性，并有良好的耐磨性、耐腐蚀及耐疲劳性等。人工关节材料的选择十分重要，目前尚无任何单一材料能满足上述要求，故临床上常用两种以上材料配合制成。常用生物医学工程材料大致可分为四种：①金属材料，如钴铬钼合金，即维太利钴基耐热合金，钛及其合金，316L 和 22A 不锈钢等。②高分子聚乙烯。③陶瓷材料。④炭质材料等。人工关节置换是目前治疗关节强直、严重的骨性关节炎、因外伤或肿瘤切除后形成的大块骨缺损等的一种有效方法。一般来说关节的骨干端均采用金属杆髓腔插入式，而相对应关节面则采用超高分子聚乙烯假体，如人工髋关节。

膝关节是全身最大、结构复杂的关节，运动功能要求较高。人工膝关节置换后，要求达到负重、伸屈、外展及旋转活动，稳定性好。人工膝关节的设计种类多样，大致可分为三种类型。①髁型人工膝关节：髁型关节设计基础是膝关节的韧带基本正常，而股骨髁和胫骨平台假体之间并无任何连接。在切除关节时可借提高胫骨平台或降低股骨髁来恢复侧副韧带的紧张度。术后作用于骨与人工关节间的主要是压力。该型关节不适用于骨质疏松、骨和韧带严重破坏及明显畸形的患者。②铰链式人工膝关节：结构简单，操作容易，易于矫正各种畸形。适用于严重骨和韧带破坏及骨肿瘤切除的患者。优点是可以获得稳定、无痛、迅速恢复步行的功能。缺点是负载完全由轴承担，常可引致骨与人工关节间的松动或疲劳折断。③其他类型：如球臼式人工膝关节，结合了髁型和铰链型的优点。必须强调指出，人工膝关节置换术并不是一种完美的手术方式，虽然大多数患者疗效满意，但必须注意适应证的选择，否则肯定会影响疗效。手术适应证选择是否正确是影响临床效果的首要因素。

人工关节与骨组织的连接固定，可分为骨黏合剂固定及无骨黏合剂固定两类。用骨黏合剂固定附着牢固，患者可早期活动，有利于关节功能恢复。其缺点是骨黏合剂聚合后产生的单体毒性反应、聚合热损害，以及假体-骨水泥-骨之间的交接面弹性模量的差异和晚期黏合剂的老化问题，均可造成假体松动和骨质吸收等问题。无骨黏合剂固定，即生物力学固定，是使骨组织生长入假体表面的间隙内，起到固定作用。但其黏合牢固程度不如前者，因此，使用后者固定的人工关节置换术后患者不能早期活动。一般认为人工髋臼、股骨头柄及胫骨平台用骨水泥固定最好。人工膝关节的股骨下端假体用骨水泥或生物固定皆可。

人工关节置换可以达到切除病灶、消除疼痛、恢复关节功能的目的。但人工关节置换术仍存在许多并发症，例如深静脉血栓、深部感染、假体松动、柄断裂、假体关节脱位、关节周围异常骨化等。

（二）人工关节置换适应证

主要为退行性关节病、破坏性类风湿关节炎和某种程度的创伤后关节炎。一般下肢关节置换的必要性高于上肢。

（三）人工关节置换禁忌证

绝对禁忌证是近期患有化脓性关节炎、被置换关节的周围出现麻痹或神经病性关节炎。相对禁忌证是严重骨质疏松、关节周围严重且无法矫正的韧带缺损和其他某种程度的生理或心理性缺陷。

康复治疗目的：消除疼痛，恢复肌肉、骨骼及关节活动的功能，养成避免使人工关节过分受力的生活习惯。

二、康复评定

评定前应详细阅读病历、手术报告、手术前后的 X 线片等资料。由于关节置换手术本身直接影响术后康复计划，治疗师还应了解手术的详细情况。例如：①人工髋关节置换术（total hip replacement，THR）假体的位置：假体应按正常解剖位置放入，标准的髋臼假体位置是前倾 15°±10°，外翻 40°±10°，股骨假体旋前 5°～10°。如髋臼前倾过多，则在外旋、内收伸直位时不稳；如髋臼前倾不够，则在屈曲、内收内旋位时不稳；如髋臼外翻过多，则在屈曲 60°、内收内旋位时不稳；如髋臼外翻不够，则在极度屈曲、内收内旋位时易发生假体间撞击；如股骨假体前倾过多，则在极度屈曲、内收内旋位时不稳。康复工作人员只有了解假体位置的优劣，才能很好地指导患者锻炼，因而能避免训练时发生脱位等并发症。②手术入路对关节稳定性的影响：如THR 手术切口后入路很少出现髋关节伸展、内收外旋位的不稳；前入路较少引起髋关节屈曲时不稳。

评定内容主要有：

（一）疼痛评定

可采用视觉模拟评分法（VAS）。

（二）关节活动功能评定

同前。

（三）肌力评定

肌力评定大多采用徒手肌力测定（MMT）。

（四）关节稳定性的评定

下肢的主要功能是负重和行走，只有关节的稳定性良好，才能更好地发挥下肢的功能。

（五）X 线片评定

关节置换术后 X 线片的评定极其重要，可观察关节假体置换的位置、关节角度、假体是否松动及骨质情况等。

（六）人工髋关节置换术（THR）效果的评定

THR 的效果受手术病种、关节假体种类、固定方式、手术技术及术后康复等方面因素的影响。术后评定系统是衡量手术成功与否的重要依据，通过对上述因素和术后恢复情况的评定，形成一个手术效果的结论。目前国际会议上普遍应用 Harris 标准和 Charnley 标准进行评定。

（七）人工膝关节置换术（total knee replacement，TKR）效果的评定

人工膝关节置换术的效果评定有多种方案，目前 HSS 标准最为常用。这一评定标准将临床疗效分成优（>85）、良（70～84）、中（60～69）和差（<59）四级。

三、康复治疗

（一）人工髋关节置换术（THR）

1. 目的和原则

（1）目的：①预防并发症。②恢复关节的活动和肌力。③训练位置转移的方法。④训练平衡。⑤训练步行。⑥恢复日常生活功能。⑦进行护理和保护人工髋关节的教育。⑧提供所需的辅助器具。

（2）原则：康复计划的制定必须遵循个体化、渐进性、全面性三大原则。

2. 方法

（1）术后第 1～7 天

1）手术当天：仰卧位，在术侧肢体外下方垫入适当厚度的软垫，使髋、膝关节稍屈曲，患者穿防旋转鞋（"丁"字鞋）避免下肢外旋，并减轻疼痛。

2）术后第 1 天：撤除软垫，尽量伸直术侧下肢，以防屈髋畸形。根据引流量，术后 24～48h 内拔除引流管，引流物作细菌培养及药敏试验。术后使用足底静脉泵，促进下肢血液循环。可适当服用镇静止痛剂，减少疼痛刺激，保证患者休息好。

3）术后前 3 天：深呼吸练习；踝关节主动屈伸练习；股四头肌、腘绳肌和臀大肌、臀中肌的等长收缩练习；术后 1～2 天，拔除引流管，拍摄 X 线片，判断假体的位置，如无特殊问题，可开始下一步练习。

4）术后第 4～7 天：髋、膝关节屈伸练习，练习时臀部不能离开床面，可以在床上坐起至髋关节屈曲小于 45°，逐渐由起初的被动运动向助动的主动、再到完全主动练习过渡；髋关节伸直练习，可在仰卧位屈曲健侧髋、膝关节，做术侧髋关节主动伸直，充分伸展屈髋肌及关节囊前部；股四头肌等张练习；上肢肌力练习。

注意点：①避免术侧髋关节置于外旋伸直位，为防止患者向对侧翻身而髋外旋，床头柜应放在手术侧。②保持术侧肢体的外展，可在双腿间置入三角垫，但须防止下肢外旋。③如有术侧髋关节中度屈曲不稳定，在坐位行髋关节练习时，应避免上身向术侧倾斜。④手术后入路，应避免患侧下肢过度屈曲、内收、内旋，特别是屈曲、内收、内旋的联合动作；侧方入路和前侧入路，应避免患侧下肢的过度伸展、内收、外旋，特别是伸展、内收、外旋的联合动作。

（2）术后第2~6周：使用骨水泥固定假体的患者可以进行下列练习，但必须在医生指导下进行。

1）床上进行屈髋肌力量练习。髋关节半屈位的主动或主动抗阻屈髋练习。注意术后进行主动早期直腿抬高练习不仅对屈髋肌锻炼意义不大，相反经常引起髋臼承受过高压力，不利于非骨水泥固定的髋臼假体的骨组织长入，同时伤口区疼痛，影响患者锻炼，故术后早期不提倡这项练习。如无特殊情况，可允许患者翻身。正确的翻身姿势是：伸直术侧髋关节，保持旋转中立位，伸直同侧上肢，手掌垫在大粗隆后面，向术侧翻身，防止患肢外旋。俯卧位，有利于被动伸展髋关节。

2）立位练习髋关节伸展，骨盆左右摇摆，髋内外翻畸形矫正，屈髋练习，髋旋转。

3）步行练习。若使用骨水泥固定型假体又是初次髋关节置换术，术中也没有植骨、骨折等情况，患者术后第3天即可步行练习。若用非骨水泥固定型假体者，则至少在术后6周才能开始步行练习。有大粗隆截骨、术中股骨骨折的患者，行走练习更应根据X线片情况，推迟到术后至少2个月。先用步行器辅助行走，待重心稳定，改用双侧腋杖。步行练习时，术侧下肢至少负重20~30kg。

4）踏车练习开始时间多在患者步行练习之后，一般在术后2~3周开始，也可以根据患者的具体情况适当调整。开始时，稍用力，保持车速25km/h左右，术后6~8周逐渐加快，以踏车10~15min后出现疲劳感为宜。双足踩板后，尽可能升高车坐垫以减少屈髋程度。能踏满圈后，逐渐调低坐垫以增加髋关节屈曲度。先练后跟蹬，熟练后改前掌蹬。身体前倾，可增加髋关节屈曲，双膝并拢或分开，可使髋关节内外旋。

（3）术后第7周：患侧下肢可以全负重，可以坐普通的椅子，但不可下蹲。

（4）术后第6~8周：坐位练习。术后6~8周内，患者以躺、站、行走为主，坐的时间尽量缩短，每天4~6次，每次30min。因为坐位下髋关节最容易出现脱位、半脱位，如果患者术中关节稳定性欠佳，不宜坐位练习。坐位练习的内容：伸髋、屈髋、屈髋位旋转。

进行第一次随访，根据复查髋关节的正侧位X线片结果及体检情况，提出下一步的康复计划。此阶段康复重点是提高肌肉的整体力量，指导患者恢复日常活动能力。对髋关节某些活动仍受限者，应加强针对性功能锻炼。

（5）术后4个月：术后第二次随访时间为术后4个月。评定内容：①肌力恢复是否正常。②能否独立行走（无须支具辅助），无跛行，能行走较长距离。③关节活动度能否满足日常生活需要，如无疼痛、跛行可弃拐。此阶段康复重点是提高肌耐力，方法包括抗阻力的直腿抬高练习、侧卧位髋关节外展和俯卧位伸髋练习等。

3. 预后及预防

（1）合理使用拐杖。拐杖使用时限应至无疼痛及跛行时。最好终生使用单手杖，减少术侧髋关节的磨损，尤其是外出旅行或长距离行走时。

（2）预防及控制感染。对拔牙、扁桃体摘除、插导尿管等有可能造成感染的任何手术或治疗措施都应及时预防，防止血运传播造成关节内感染。

（3）节制性生活。术后6～8周内避免性生活，性生活时要防止术侧下肢极度外展，并避免受压。

（4）避免髋关节重度活动。避免重体力活动及需要髋关节大范围剧烈活动的运动项目，以减少术后关节脱位、骨折、假体松动等问题。

（5）避免将髋关节放置在易脱位的姿势，如髋关节过度屈曲、内收、内旋位，术侧髋关节伸直、内收外旋位。

（6）避免在不平整或光滑路面行走，以防跌倒。

（7）保持患肢经常处于外展位或中立位。术后6～8周内屈髋不要超过90°。

（8）出现术侧髋关节任何异常情况，均应及时与医生联系。

（9）第三次复查在术后1年，以后每年复查1次。复查内容包括髋关节正侧位X线片，人工髋关节功能评分等。

（二）人工膝关节置换术（TKR）

1. 目的和原则

（1）目的：改善患者身心健康状态，主动参与康复训练；防治术后并发症；增强膝关节屈伸肌的肌力，改善膝关节周围肌力及其软组织平衡协调性，保持关节稳定。

（2）原则

1）因人而异，区别对待：由于不同患者的体质、病情、心理素质、主观功能要求、手术等不尽相同，TKR康复没有统一的标准程序，应区别对待。

2）局部与整体观念：膝关节仅是下肢负重行走的一个关节，如类风湿关节炎累及多关节、多器官，因此，单纯处理膝关节并不足以改善功能，康复必须兼顾身体其他部位。

3）循序渐进的原则：TKR患者有长期的疼痛、畸形及功能障碍，膝关节周围软组织及骨质都受到侵犯，所以患者的功能水平只能逐步提高，切忌操之过急，以致发生不应有的损伤。在康复训练中，如出现血栓形成、伤口愈合不佳、感染、关节脱位、骨折、髌腱断裂、腓总神经损伤、髌骨脱位、假体松动、磨损、变形、断裂等情况，必须停止训练，及时处理。

2. 方法

（1）手术当日至术后第3天

1）注意患者有无心肺功能异常、休克、伤口出血量过多等症状，必须待患者全身和局部状况平稳后方可开始功能训练。

2）深呼吸锻炼。

3）术侧下肢肌肉等长收缩训练；伸直膝关节，主动或被动踝关节屈伸。

4）双上肢主动性活动训练。

5）术后第 2～3 天拔引流管，引流管尖部及管内凝血块行细菌培养及药敏试验，拍膝正侧位及屈膝 45°髌骨轴位 X 线片。

（2）术后第 4 天至 2 周：康复训练的主要目标是逐步恢复膝关节活动度（ROM），至少 0°～90°。恢复股四头肌、腘绳肌肌力。每次训练强度应在患者耐受程度内进行，并且训练完毕后，不应加重肢体原有的疼痛、肿胀。

1）CPM（连续被动活动）练习，开始运动范围 20°～70°。

2）主动膝关节运动（去掉 CPM 器械后训练）。

3）股四头肌、腘绳肌训练。

4）使用骨水泥者，一般情况下，术后第 4 天在医护人员的帮助下练习站立、行走。如关节不稳，可带膝支架。对术前有严重屈膝畸形者，在此期间夜间仍需用石膏托固定于伸膝位，一般应连续 4～6 周。

5）CPM 活动范围 0°～100°。

（3）术后 2～6 周

1）继续关节活动度和肌力训练。

2）ADL（日常生活能力）训练、作业治疗、理疗。

3）膝关节正侧位 X 线片。

（4）术后 6～12 周：膝关节 ROM 0°↔125°，自行车、踏车、蹦床、缓步、游泳、术侧下肢负重、斜板平衡训练。

（5）术后 12～20 周：散步、灵敏技巧训练、跨越障碍训练、侧向运动。

（6）术后 24 周：股四头肌恢复达到原有肌力 75%～80%，全范围关节 ROM 恢复、无肿胀、平稳良好。能够缓慢跑步、穿戴限制膝关节旋转的支架，可参加适度的体育活动。

3. 预后及预防

（1）参阅人工髋关节置换术后的"预后及预防"部分。

（2）术后 3 个月、6 个月、12 个月及以后每年 1 次拍摄 X 线片复查膝关节。